Manual of **Perioperative Care in Adult Cardiac Surgery**

成人心脏外科围手术期管理

原著第 6 版

编著 [美] Robert M. Bojar

Chief of Cardiothoracic Surgery
Saint Vincent Hospital
Worcester, Massachusetts, USA

丁以群◎译

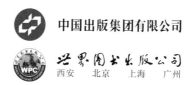

中国出版集团有限公司

世界图书出版公司

西安 北京 上海 广州

图书在版编目（CIP）数据

成人心脏外科围手术期管理：原著第 6 版 /（美）罗伯特·M. 伯加
（Robert M. Bojar）编著；丁以群译 . —西安：世界图书出版西安有限公司，2023.3

书名原文：Manual of Perioperative Care in Adult Cardiac Surgery, 6th Edition
ISBN 978-7-5232-0215-9

Ⅰ.①成… Ⅱ.①罗… ②丁… Ⅲ.①心脏外科手术 – 围手术期 – 处理
Ⅳ.① R654.2

中国国家版本馆 CIP 数据核字（2023）第 032788 号

书　　名	成人心脏外科围手术期管理（原著第 6 版）
	CHENGREN XINZANG WAIKE WEISHOUSHUQI GUANLI
编　　著	［美］Robert M. Bojar
译　　者	丁以群
责任编辑	马可为
装帧设计	新纪元文化传播
出版发行	世界图书出版西安有限公司
地　　址	西安市雁塔区曲江新区汇新路 355 号
邮　　编	710061
电　　话	029-87214941　029-87233647（市场营销部）
	029-87234767（总编室）
网　　址	http://www.wpcxa.com
邮　　箱	xast@wpcxa.com
经　　销	新华书店
印　　刷	西安雁展印务有限公司
开　　本	787mm × 1092mm　　1/16
印　　张	41
字　　数	890 千字
版次印次	2023 年 3 月第 1 版　2023 年 3 月第 1 次印刷
版权登记	25-2023-009
国际书号	ISBN 978-7-5232-0215-9
定　　价	398.00 元

医学投稿　xastyx@163.com　‖　029-87279745　029-87279675
☆如有印装错误，请寄回本公司更换☆

谨以此书献给

我深切怀念的父母。

他们用一生来帮助别人，也激励我如斯。

致谢 Acknowledgements

心脏手术需要关注细节，以确保获得最佳的结果。围手术期的决策涉及医疗团队所有成员，而成员之间需要密切合作和沟通，这涵盖了心脏外科医生、麻醉医生、心脏内科医生、临床助手、注册护士、灌注师、呼吸治疗师以及重症监护和普通病房的护士。识别问题并寻求其他领域专家的意见对于优化围手术期管理具有非常重要的作用。我真诚地感谢我身边的许多人，他们付出了宝贵的时间，在自己谙熟的专业领域帮助我审稿。我要感谢 Joseph Hannan、Arie Farji-Cisneros、Dharmender Chandok、Suzanne Martin、Rachel Kaplan 和 Fady Marmoush 医生。我还要感谢助理医生 Philip Carpino、体外循环灌注师 Bettina Alpert、助理医生 Joshua Deisenroth 和康复治疗师 Wanda Reynolds，他们帮助我审稿并给出了修改建议。最后，我要感谢我的首席医生助理 Theresa Phillips，她帮助我的患者协调治疗事宜，同时帮助我审阅了很多章节的书稿，以确保其准确性。

译者序 Foreword

20 年前，我在以色列做心外科 fellow 期间，有幸读到了 *Manual of Perioperative Care in Adult Cardiac Surgery* 一书的第 3 版，当时就被它的"好"深深吸引——细致的描述、流畅的文笔、清晰的条目，内容详尽程度无出其右者，全景式解析心脏外科围手术期涉及的诊断技术、术前考量、心脏麻醉、体外循环、心肌保护、ICU 监护、纵隔出血等一系列问题，我们面临的所有问题几乎都可以从中寻找到答案，真可谓一部"答案之书"。2004 年回国后的前半年，恰在 ICU 轮转。于是我将书中的关键条目整理出来，列出 200 余项，每天早晨坐地铁上班时背上一轮，感觉又回到了高考前的状态。刷的习题集多，考试不怕；背的 ICU 处理条目多，看 ICU 的患者不慌。随着对书中内容的理解和掌握，我的处理过程更加有理有据、有板有眼，这也使得我这个外科医生颇感自豪。

机缘巧合，我在 2021 年接触到了本书的最新版——第 6 版，一阵兴奋之情又涌上心头，我希望能像几年前翻译 *Cardiac Operative Surgery* 那样，再拼一次，把这部专业佳作译成中文，方便更多的国内同道学习。本书内容极其丰富翔实、翻译工作量巨大，付梓之际还能回味到当时翻译时后脖梗热辣的刺痛和胀痛……

无论是尊重权威的本心，还是医学教育所要求的尊重统计学证据，都让我认为：指南、专家共识是临床工作的利器。如果读者也有相似的想法，那么这部著作不失为心脏外科围手术期管理的导师。它适合不同资历的心脏外科医生、心脏外科 ICU 医生、麻醉医生，甚至适用于负责会诊的内科医生。对于刚刚开始专科培训的心脏医生来说，此书有助于他们选择一条正确的诊疗道路和正确的进步方法；而对于高年资医生来说，书中大量的循证数据和对指南的剖析有助于打开思维，批判性地审视各个大型临床试验及治疗指南，实为不可多得的作品。正如英文版书评，有人将之称为"圣经"——它意味着真理、道路和生命；有人将之称为"chained book"——它是挂在 ICU 墙上、随时翻查而不能被拿走独享的锦囊。

最后，我要衷心感谢我们的团队——朱力行、严霞、周晓东、张程、张维敏、黄艳医生，他们各尽其能又精诚合作，完成了本书定稿前的最后校对把关工作；同时，我要感谢本书的责任编辑马可为女士，如果没有她的帮助和精神鼓励，难以想象本书能够如期高质量出版。

相信这本书不仅能为大家带来知识，还能帮助身在临床一线的各位同仁享受到面对复杂多变的临床状况时游刃有余的自信和愉悦！

丁以群

2023 年 1 月于香港大学深圳医院

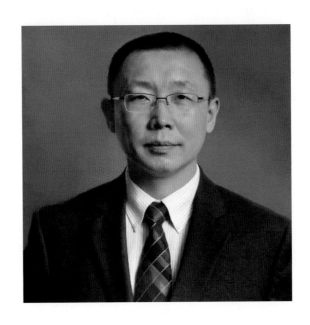

丁以群　医学博士,主任医师,现任香港大学深圳医院儿童心脏科主任,高级顾问医生。曾获得全国先进工作者、全国卫生系统先进工作者、深圳市劳动模范。美国胸心外科学会（AATS）会员、美国胸外科医师协会（STS）会员。1993年毕业于北京医科大学。1993—2014年就职于广东省人民医院心脏外科,2015年由深圳市政府引进深圳市儿童医院,2021年加入香港大学深圳医院。曾连续受邀于第95届、第96届、第97届、第98届AATS年会做大会发言,工作成绩得到国际学术界的广泛认可。

进入 21 世纪，心脏外科面临诸多挑战。冠状动脉支架术的发展，使得大多数冠心病患者优先接受了经皮冠状动脉介入治疗（PCI），于是，外科医生面对的便似乎只有那些不适合放置冠状动脉支架或支架治疗失效的患者。近几年来，经导管主动脉瓣置换（TAVR）的势头压过了外科主动脉瓣置换（SAVR）；同时，经导管二尖瓣技术也在不断发展，应该会得到更广泛的应用；降主动脉手术几乎被腔内支架技术完全取代；电生理学家在心律失常消融治疗方面发挥着越来越重要的作用。以上所提及的这些新技术几乎都源于同一个理念——越来越多的患者倾向于接受侵入性更小的方法来治疗结构性心脏病，这些治疗措施的创伤更小、并发症更少、康复更快，生活质量也因此得到了提高。而今，这一理念已经成为现实。

然而，这些新方法可能仅适用于临床疾病谱两个极端的患者，对于大多数患者来说，外科手术仍不失为最佳方法，而且，由于这些疾病固有的病理，可能会不可避免地需要应用体外循环技术。毫无疑问，手术患者的敏感性在不断提高，客观上要求更为出色的围手术期管理及更为理想的结果，这是临床工作中至关重要的一点——无论对于接受心脏直视手术的患者还是接受经导管入路手术的高风险患者，这一要求始终没有改变。

本书的第 6 版增加了自上一版出版以来，即过去近 10 年中所出现的一些新的指南、药物和概念，引用了其中重要的参考文献，如果这些文献有所更新，则会添加更多最新的文献。无论文献来源多么模糊，读者都可以在线访问几乎所有的参考文献。我鼓励读者在网上查阅美国心脏病学会（ACC）基金会、欧洲心脏病学会（ESC）和美国胸外科医师协会（STS）的最新指南。一如既往，我希望本版所提供的全面、最新的综述，能够帮助医务工作者为心脏外科患者提供尽可能理想的医疗服务。

Robert M. Bojar 医学博士

美国马萨诸塞州伍斯特市

2020 年 10 月

郑重声明

　　由于医学是不断更新和拓展的学科，因此相关实践操作、治疗方法及药物都有可能改变，希望读者审查书中提及的信息资料及相关手术的适应证和禁忌证。作者、编辑、出版者或经销商不对书中的错误或疏漏以及应用其中信息产生的任何后果负责，关于出版物的内容不作任何明确或暗示的保证。作者、编辑、出版者和经销商不就由本出版物所造成的人身或财产损害承担任何责任。

目 录 Contents

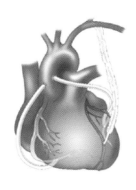

第1章
成人心脏外科疾病概述

第 1 章
成人心脏外科疾病概述

每一位从事心脏外科手术评估与管理的医务人员，都应对心脏疾病有一定的基本认识，这一点非常重要。本章将阐述一些最常见的成人心脏病知识，包括病理生理、手术适应证、术前分析要点及各种不同的外科干预策略。在随后两章节中，我们将阐述诊断技术及术前的综合分析。与心脏外科手术相关的麻醉问题、与术式相关的一些特殊的术后治疗策略，将在第 4~8 章中进行讨论。从美国心脏病学会（ACC）网站（www.acc.org）可以获取最新版心脏疾病评估及管理指南。

1. 冠状动脉疾病（coronary artery disease）

（1）**病理生理** 冠状动脉疾病（CAD）是动脉粥样硬化性血栓疾病所导致的进行性冠状动脉阻塞。致病的主要风险因素包括：高血压，血脂异常［尤其是高 LDL（低密度脂蛋白）、低 HDL（高密度脂蛋白），Lp（a）（脂蛋白 a）、apoB（载脂蛋白 B）或甘油三酯升高］，糖尿病及肥胖（或上述多因素的共同作用，称为代谢综合征）；吸烟和早发 CAD 家族史也是罹患 CAD 的风险因素。临床的一系列表现源于氧供与氧需失衡导致的心肌灌注不足（心肌缺血），进而无法满足代谢的需要。因冠状动脉内径出现进行性狭窄而导致的氧供与氧需失衡，通常会造成慢性稳定型心绞痛，人们将之称为"稳定型缺血性心脏病"（SIHD）；而大多数急性冠脉综合征（ACS）是斑块破裂、血栓叠加所致，此综合征包括典型的"不稳定型心绞痛"、非 ST 段抬高心肌梗死（NSTEMI）及 ST 段抬高心肌梗死（STEMI）。矛盾的是：斑块破裂更常见于没有严重狭窄的冠状动脉节段。人们越来越认识到：内皮功能异常是导致缺血综合征恶化的重要因素。ACS 患者通常会出现全身性炎症反应，表现为 C- 反应蛋白升高，这预示着不良的结局。

（2）**一级预防** 心血管疾病的一级预防涵盖了对各种可矫正风险因素的控制。对于胆固醇水平正常的人群（除非是存在早发 CAD 家族史的人群），以及通过动脉粥样硬化性心血管疾病（ASCVD）风险计算公式（https://clincalc.com/cardiology/ascvd/pooledcohort.aspx）确定为低风险的人群，通常不建议服用他汀类药物。此外，根据 ACC 2019 年的研究报告[1]：阿司匹林这一曾被广泛认定为可用于一级预防的药物，目前也仅被认为存在 IIb 级推荐证据，用于 40~70 岁伴有高 ASCVD 风险的人群，但对于存在出血风险的人群不做推荐。对于年龄＞ 70 岁或服用阿司匹林可导致出血风险升高的任何年龄段人群，禁止常规服用阿司匹林。

（3）**稳定型缺血性心脏病（SIHD）的管理策略**

1）对于有症状的冠心病，初始治疗方案为药物治疗，包括阿司匹林、硝酸盐类、

β受体阻滞剂及钙通道阻滞剂（CCB）。对于存在顽固性心绞痛的患者，可加用雷诺嗪，其作为二线用药来舒缓症状。此药可抑制心肌细胞的钠离子内流，导致心肌细胞内钙离子水平降低，进而降低心肌细胞张力及氧需；雷诺嗪并不会导致心动过缓或低血压，但这一点有时会成为其与其他抗心绞痛药物联用的限制性因素。应给予他汀类药物控制血脂异常，其可有效地稳定斑块。对于左心室（LV）功能障碍[射血分数（EF）＜40%]及伴发高血压、糖尿病的患者，可使用血管紧张素转化酶抑制剂（ACEI）及血管紧张素受体阻滞剂（ARB）。对于 SIHD 人群，氯吡格雷、替格瑞洛等 P2Y12 抑制剂通常不会带来获益。

2）研究发现：对于 SIHD 人群，经皮冠状动脉介入治疗（PCI）并不能降低死亡率，也不能降低发生心肌梗死及其他严重心血管不良事件的风险[2]；因此，优化的药物治疗是此类人群的首选治疗方案。鉴于此，进行心导管检查应基于如下基本原则：患者出现严重的影响身体机能的症状，或者有严重的心肌缺血需行心肌血运重建。采用非侵入性功能检查进行风险分层是非常重要的，通过运动负荷试验、核素成像或多巴酚丁胺负荷超声心动图，能够获得可诱发性心肌缺血的客观证据。

3）在实施介入性诊断与治疗决策时，必须考虑下列因素：血管造影评估的冠状动脉疾病累及范围，采用有创性手段评估的冠状动脉血流储备分数[3]（fractional flow reserve，FFR）或瞬时血流储备[4]（instantaneous flow reserve，iFR）的生理学意义，后者不受推注腺苷的影响。在行 PCI 或冠状动脉旁路移植术（CABG）决策时，其他需要获得的重要信息还包括患者的左心室功能状态及伴发疾病，如糖尿病等。针对 SIHD 患者，有多项研究比较了 PCI 与药物治疗，结果显示：PCI 可减少心绞痛的发作，但可能增加短期内发生心肌梗死的风险，不会降低远期发生心肌梗死的风险，也并不会提高生存率[5]。但是对于存在严重心肌缺血的患者，PCI 可减少对急诊行冠状动脉血运重建的需要，并可降低心肌梗死的发生风险。完全血运重建会带来更优的临床结局。与 PCI 相比，CABG 可使很多患者更好地达到上述目标[6]。人们已经接受联合使用类似 SYNTAX 评分这样的系统化解剖学评估手段进行综合决策。

4）对于 SIHD 人群，人们将合理应用标准（appropriate use criteria，AUC）与复杂矩阵相结合，综合制定冠状动脉血运重建的策略[7]。该方法按照病变血管的数量（1、2 或 3 支）、存在的症状、抗心绞痛治疗的使用情况，以及无创或有创性检查（FFR、iFR）提示的患者发生心源性事件的风险进行细分，此风险分为低、中、高 3 级。

a. 可将 SYNTAX 评分（http://www.syntaxscore.com）与 AUC 指南相结合，决策罹患多支血管病变或左主干病变的患者应首选 PCI 抑或 CABG。这一评估手段在覆盖了心血管造影评估的同时，还包含了每一条血管的狭窄部位及狭窄程度、病变部位造影的复杂度、血管内径及钙化情况等附加评分。SYNTAX 试验将患者分为低风险人群（0~22 分）、中风险人群（23~32 分）及高风险人群（＞32 分），以心脏和脑血管的严重不良事件（MACCE）作为主要终点事件，包括：死亡、心肌梗死、卒中及需要再次血运重建。

b. SYNTAX 试验的 5 年随访数据显示：对于低风险人群，PCI 和 CABG 有着相似的 MACCE 发生率；但对于存在 3 支血管病变（＞ 22 分）或左主干严重病变的中、高风险人群，CABG 显示出更为理想的治疗效果——更低的 MACCE，更彻底的血运重建，减少对再次血运重建的需要，以及更理想的远期疗效[8-9]。

c. FREEDOM 试验结果显示：对于伴发多支血管病变的糖尿病患者，CABG 的疗效优于 PCI[10-11]。是否合并糖尿病这一指标目前已进入 AUC 关于多血管病变及左主干病变的指南中。对于糖尿病患者群，SYNTAX 评分仅能预测 PCI 的MACCE 结果，因此，不建议应用该评分指导治疗[12]。

d. 对于中、高风险人群组，如果 PCI 治疗后"残余 SYNTAX"评分＞ 8，则提示血运重建不完全，其 30 d 及 1 年生存率欠佳[13]。事实上，完整的 SYNTAX 试验结果提示：与 CABG 相比，PCI 的心肌梗死相关死亡率是前者的 10 倍，但受累者主要集中在糖尿病、多支血管病变及高 SYNTAX 评分的人群。

e. SYNTAX 评分的一个缺点是：其仅使用了血管造影来决策最佳血运重建方案。对于罹患严重冠状动脉解剖病变并伴有其他显著临床共病的患者，外科手术或许有更大优势，因此，人们设计出 SYNTAX II 评分系统。这一新系统包含了 8 项预测因素，即 2 项解剖因素（SYNTAX 评分及未经干预的左主干病变）及 6 项临床预测因素 [年龄、肌酐清除率、EF、女性、外周血管疾病、慢性阻塞性肺疾病（COPD）]。在 SYNTAX II 研究中，PCI 使用了二代药物洗脱支架和血管内超声，结果发现：一些 SYNTAX 评分较低的患者行 PCI 治疗面临较高的死亡率，而一些评分较高的患者却有更理想的疗效。总体而言，与原来的评分体系相比，SYNTAX II 可以获得更准确的 4 年死亡率预测[15]。年轻患者、女性、因左心室 EF 下降而需调低 SYNTAX 评分者，行 PCI 或 CABG 的 4 年生存率相似；而对于高龄、罹患 COPD 者或有左主干病变但尚未接受治疗者，虽然其解剖学 SYNTAX 评分较高，但 PCI 的治疗效果理想。通过 www.syntaxscore.com 可获得 SYNTAX II 评分的计算方法，同时可比较 PCI 与 CABG 的 4 年生存率。

f. 虽然在 SYNTAX II 评分系统中，糖尿病因素并不能区别 PCI 与 CABG 的疗效差异，但其他的一些研究——包括 FREEDOM 试验对于伴发多支病变的糖尿病患者的亚组分析——均发现：无论糖尿病患者是否使用胰岛素治疗，CABG 的疗效均优于 PCI；从另一个角度来看，无论接受 CABG 还是 PCI，使用胰岛素的患者的疗效通常都会较无须使用胰岛素的人群差[16]。

g. 因此，在确定血运重建首选治疗方案时，SYNTAX 或 SYNTAX II 评分可作为部分因素进行分析。除了高龄、女性、吸烟、糖尿病等因素外，对于因多血管病变及未治疗的左主干病变而行 PCI 的患者，这两个评分系统对他们的死亡率和 MACCE 均有很强的预测性。针对罹患复杂的多支病变的患者，这两个评分系统为他们选择 CABG 作为治疗手段提供了循证的合理性支持。

5）SIHD 外科手术适应证——解除症状。应用外科手段行血运重建治疗的第一适应证即改善症状。在这一人群中，虽然相当比例的患者适合 PCI 治疗，但如果患者合并糖尿病、SYNTAX 高评分，或无法获得满意的 PCI 治疗，则必须考虑行 CABG[5]。

  a. Ⅰ 类适应证。

   • 尽管采用了指南指导下的药物治疗(GDMT)，但存在 ≥ 1 支血管的严重狭窄，并伴有难以耐受的心绞痛。

  b. Ⅱa 类适应证。

   • ≥ 1 支血管的严重狭窄，且无法采用 GDMT。

   • 复杂的 3 支血管病变（SYNTAX 评分 > 22）伴有或不伴有左前降支（LAD）近心端狭窄。

  c. Ⅱb 类适应证。

   • ≥ 1 支血管的严重狭窄，且在 GDMT 情况下仍出现心肌缺血及难以耐受的心绞痛，可考虑再次行 CABG。

  6）SIHD 外科手术适应证——提高生存率。虽然解除症状是所有血运重建治疗手段的目标之一，但相对于药物治疗，外科治疗的另一个重要目标就是提高长期生存率。例如：如果左主干狭窄 > 50% 或存在多支病变，伴有广泛心肌缺血和（或）左心室功能下降，虽然可以考虑施行 CABG，但有限的数据表明，PCI 同样可以胜任。然而，CABG 可以通过预防心肌梗死来延长寿命，而 PCI 却可能无法实现这一目标[17]。下文所述的 CABG 推荐是基于 20 世纪 80 年代早期的针对慢性稳定型心绞痛的随机对照研究结果，并进行了少量修订，同时结合了 2011 年的 CABG 指南[5]。对于这些解剖学亚型，已经证明 CABG 可以比药物治疗获得更理想的生存率。因此，对于这些人群，即使没有失能性症状，仍可以考虑选择外科手术。PCI 虽然并未被证明存在生存率优势，但仍然经常用于下列适应证。

  a. Ⅰ 类适应证。

   • 未经干预的左主干病变，狭窄超过 50%。

   • 3 支血管病变，伴有或不伴有 LAD 近心端病变。

   • 2 支血管病变，伴有 LAD 近心端病变。

   • 疑似因缺血所致室性心动过速并发猝死后的幸存者。

  b. Ⅱa 类适应证。

   • 2 支血管病变，不伴有 LAD 近心端病变，且无大面积心肌缺血。

   • 1 支血管病变，伴有 LAD 近心端病变 [已施行左胸廓内动脉（LITA）旁路移植]。

   • LAD 近心端病变或多支血管病变，EF 低至 35%~50%，在拟行血运重建区域存在存活心肌。

  c. Ⅱb 类适应证。

   • 1 支、2 支或 3 支血管病变，但左主干未累及，且 EF < 35%。

  7）人们对严重缺血性左心室功能异常患者的最佳治疗方案，目前存在争议。STICH（Surgical Treatment for Ischemic Heart Failure）试验对此类患者进行了 CABG 与最佳药物治疗的比较，结果显示：CABG 会增加 30 d 死亡率，但 10 年生存率更高，转折点发生在术后 2 年[18]。

  a. 在意向性治疗分析（intention-to-treat analysis）中，生存率与是否存在心绞痛无关；但如果将转折点纳入分析，则可见预后获益。无论哪一种分析，均显示外科手术可以更理想地解除心绞痛[19]。

  b. 冠状动脉病变更为广泛、左心室功能障碍更严重（EF < 27%）、左心室扩张更显著（收缩末期容积指数 > 79 mL/m²）的患者，药物治疗的效果更差，但上述风险因素并非 CABG 死亡的预测因素，因此，CABG 对此类人群疗效更好。

  c. STICH 试验的另一项有趣的发现是：无论梗死区是否存在存活心肌，外科疗效无差异；事实上，这一发现与治疗策略的选择无关[20]。但这似乎与其他多项研究及荟萃分析的结果存在矛盾——后两者认为：存活心肌检测有助于判断哪些患者将更加受益于外科手术[21]。本研究的一个潜在局限性是采用铊负荷成像——其在分辨存活心肌方面弱于 PET（正电子发射断层扫描）。因此，人们认为：对于左心室功能存在中度障碍的患者，存活心肌的存在预示着生存获益；但对于更为严重的左心室功能障碍者，则并不能预示存在生存优势[19]。

  d. 其他一些研究比较了 PCI 和 CABG 对伴有左心室功能障碍的糖尿病患者的疗效，结果显示：无论是死亡率、心肌梗死发生率、MACCE 发生率还是需再次血运重建，行 CABG 者所面临的风险均低于 PCI[22]。

（4）急性冠脉综合征的管理策略

  1）NSTEMI 患者或无肌钙蛋白漏出的不稳定型心绞痛患者通常存在心肌缺血及心肌梗死复发的病理基础。此类人群在接受标准治疗（如硝酸盐、β 受体阻滞剂、他汀类、ACEI）的同时，应配合使用阿司匹林（162~325 mg）和肝素或低分子量肝素（LMWH）[23-24]。P2Y12 抑制剂（常规选用氯吡格雷或替格瑞洛）可配合阿司匹林用于 NSTEMI 患者，但肌钙蛋白水平正常的患者无须使用。启动"双抗"治疗（dual antiplatelet therapy）有助于改善临床症状，可为 PCI 提供充分的血小板抑制，而 PCI 适用于此类人群中的大部分患者，能够有效缓解心肌缺血、预防心肌梗死。对于有中高风险发生临床不良事件者，或表现出很高的血栓栓塞风险者，应考虑加用糖蛋白（GP）Ⅱb/ Ⅲa 抑制剂（Ⅱb 级推荐）。如果不适合 PCI 或操作失败，则可以根据第 5 页"6）"中列出的解剖学因素来判断患者是否存在 CABG 适应证。

  a. 对于低风险患者，可选择药物治疗以稳定病情，然后通过无创检查来评估可诱发的心肌缺血的严重程度 ["缺血指导策略"（ischemia-guided strategy）]，进行风险分层。通过不同的评分系统（GRACE 或 TIMI 评分用于评估不稳定型心绞痛、NSTEMI）对患者在短期内发生缺血事件的风险进行定量评估。GRACE 评分可用于评估发生院内死亡或治疗后 6 个月内死亡的风险；TIMI 评分则可用于评估 14 d 内死亡及新发或复发心肌梗死的风险，也可用于评估严重复发、需要紧急实施血运重建的风险。这两个评分均可在多个网站在线完成，例如 www.mdcal.com（搜索"GRACE"或"TIMI"）[24]。

b. 对于中高风险患者，则采用"早期有创干预策略"（early invasive strategy），在早期即对患者实施心导管检查。与"缺血指导策略"相比，虽然此策略被认为可改善预后，但一些研究指出，两者的 10 年结局相似[25]。心导管检查可在早期即确定患者的冠状动脉解剖状况，并可早期干预以预防心肌损害。根据患者就诊时的情况，将此策略细分为：即时（< 2 h）、早期（< 24 h）和延迟（25~72 h）心导管检查。"即时"检查适用于复发或顽固性心绞痛、心电图（ECG）在静息状态也会发生改变、新发心力衰竭、新发二尖瓣反流及血流动力学状态不稳定的患者。新发 ST 段压低伴肌钙蛋白升高或 GRACE 评分 > 140 的患者，适用于"早期"检查。伴有糖尿病、慢性肾脏病、EF < 40%、GRACE 评分在 109~140 或 TIMI 评分 ≥ 2 的患者，可选择"延迟"检查[24,26]。

c. 由于大部分患者在入院时即给予 P2Y12 抑制剂，而此时尚不明确冠状动脉病变的严重程度；因此，一部分接受了心导管检查的患者可能并不适合行 PCI，而另一部分患者可能行 CABG 的获益会大于 PCI（即大部分罹患多支病变或左主干远心端病变的糖尿病患者），对于后一类人群，推荐紧急行 CABG。如果可将 CABG 手术推迟至心导管检查完成 24 h 后，再在体外循环下完成手术，则可以降低发生肾功能障碍的风险[27]。然而，在确定手术时机时，务必首先预判心肌缺血复发与术后大出血哪一个更有可能发生。对于无须急诊手术（emergent surgery）、仅需紧急手术（urgent surgery）的病例，如果患者已经服用了 P2Y12 抑制剂，则应将手术至少推迟 24 h。在可能的情况下，可行血小板聚集试验，以确定患者对 P2Y12 抑制剂是否敏感[28-29]。如果抑制度 < 30%，通常可安全地实施手术而无须依赖输注血小板来控制纵隔出血。

2）STEMI 通常伴随冠状动脉堵闭，在事件发生后数小时内，如果无法实施 PCI，也可考虑溶栓治疗，但 PCI 仍为最佳首选方案。临床疗效与干预时间相关（"时间就是心肌"），如果"从急诊室至首次球囊扩张的时间"（door to balloon）< 90 min，可获得最佳疗效。然而，一些病例即使症状已经出现达 12 h，或在 12~24 h 内出现心力衰竭，即使持续呈现心肌缺血症状，或血流动力学状态、电生理状态不稳定，甚至包括在任何时间发生心源性休克者，仍应考虑行 PCI[24]。对于后者，最新的数据显示：在行 PCI 前如果能够采用机械循环支持（MCS）装置，如 Impella（Abiomed, Danvers, MA），可以提高生存率[30-31]。如果没有抗血小板治疗禁忌证，应给予所有 STEMI 患者单剂阿司匹林 325 mg、负荷剂量的氯吡格雷 600 mg 或替格瑞洛 180 mg；到达急诊室时，应即刻给予肝素或比伐芦定（如有条件，可在救护车上就给药）。

a. 对于罹患多支血管病变的患者，在对"罪犯"血管进行 PCI 时，是否应对其他非"罪犯"、但狭窄血管一并植入支架？对这一问题目前存在争议，即使患者已经发生心源性休克，此争议仍然存在。一些观察性研究认为同期治疗可以获益[32-33]；然而，如果确定其他的病变血管更适合通过外科手段进行血运重建，那么这些已接受 P2Y12 抑制剂防止支架血栓的患者就应转行 CABG。一旦所谓的"罪犯"血管获得开放，那么极少会需要行急诊手术。因此，可停

止口服 P2Y12 抑制剂，转用静脉注射短效 P2Y12 抑制剂（坎格瑞洛）或使用
GP Ⅱb / Ⅲa 抑制剂作为向外科手术的过渡。

b. 如果无法完成 PCI，或者由于广泛的左主干受累或多支血管病变而不建议行
PCI，则应行急诊手术。早期的外科手术研究认为：如果不能在症状发生 6 h 内
行 CABG，则可以抢救的心肌寥寥；在 7~24 h 手术会显著增加死亡率；而 24 h 之后
进行手术死亡率反而会下降[34]。因此，一旦超过 6 h 的窗口期，如果没有心源
性休克、活跃性的心肌缺血，或进行性加重的心肌缺血及大面积心肌受累，可
将手术推迟；但事实上，常常存在大面积心肌受累的情况。然而，对于活跃性
的心肌缺血，无论是否并发心源性休克，通常都需要行紧急 CABG，与就诊的
时间无关。源自美国胸外科医师协会（STS）数据库的报告指出：心源性休克
患者的手术死亡率为 20%，术中需要机械循环支持的人群死亡率上升至 37%，
术后需要机械循环支持的人群死亡率更高达 58%[35]。因此，在没有活跃性的
心肌缺血或末梢器官功能障碍的情况下发生心源性休克，应考虑单纯使用机
械循环支持[24]。

c. 如果无法施行 PCI 或尝试后失败，ACC 指南建议以下情况应行急诊手术。

- Ⅰ 类适应证。
  - 持续性心肌缺血或血流动力学状态不稳定，对非外科手术治疗无效 [指
    南中并未说明是否包括主动脉内球囊反搏（IABP）]。
  - 心源性休克，不考虑从心肌梗死到发生休克的间隔时间，也不考虑从心
    肌梗死到行 CABG 的间隔时间。
  - 出现心肌梗死的机械性并发症。
  - 左主干或多支血管病变，同时出现致命性室性心律失常。
- Ⅱb 类适应证。
  - 多支血管病变，就诊 48 h 内心绞痛复发或发生心肌梗死。
  - 年龄 > 75 岁，ST 段抬高或出现左束支传导阻滞（LBBB），如果处于
    心源性休克状态，无须考虑发病至就诊的间隔时间。

（5）关于血运重建策略（CABG 与 PCI）的其他观点

1）关于 CABG 和 PCI 孰优孰劣的讨论，充斥于无数的研究和文献中，且这一讨
论仍在持续。PCI 一般适用于病变范围较小的人群，这一观点亦见于 AUC 指南，在
决策时应结合 SYNTAX 评分。然而，PCI 也用于存在极高外科手术风险的患者，这
可能是由于冠状动脉病变严重至无法行旁路移植（"搭桥"），或存在限制外科手
术的严重共病。一些高风险病例需在机械循环支持下才能成功完成 PCI，首选装置为
Impella[36]。

2）研究显示：在 FFR 而非解剖学指导下，PCI 可在 SIHD 人群中获得更优的疗效，
减少对实施紧急血运重建的需要[37]。在 2011 版 ACC 的 CABG 指南中，并未提及应用
FFR 指导外科血运重建。一些研究指出：FFR 指导有助于减少桥血管数量、提高桥血
管通畅率、降低心绞痛发生率，且可明显降低 6 年心肌梗死的发生率及病死率[38-40]。

这些工具有助于决策哪些患者需要接受外科手术，并有助于决定对哪些血管进行旁路移植。

3）第二代药物洗脱支架（DES）可以降低因再狭窄而需要再次血运重建的风险，降低支架血栓发生率，较裸金属支架（BMS）有更低的心肌梗死发生率，但对死亡率无显著影响[41]。对于存在阿司匹林和（或）一种 P2Y12 抑制剂抵抗的患者，其发生支架血栓栓塞的风险更大，然而，根据血小板功能试验结果调整治疗方案，其对疗效的影响并未能显示出优越性[42]。为了尽可能降低支架血栓的发生率，建议植入 BMS 的患者服用阿司匹林和一种 P2Y12 抑制剂，时间至少为 1 个月，而植入 DES 的患者服用此类药物的最短时间为 6 个月至 1 年[43]。

4）不应将 PCI 或 CABG 视为独立的冠心病治疗方案。例如，一种杂交治疗方案是：应用 PCI 对导致 STEMI 的"罪犯"血管进行干预，以迅速挽救心肌，然后通过外科手段对其他病变血管进行干预。如果患者在完成 PCI 干预后仍需要施行紧急外科手术，那么治疗策略必须满足：在尽可能降低围手术期出血风险的同时，将支架栓塞的发生风险也降至最低。人们提出如下方案：对于 3 支血管病变的患者，通过外科手段建立 LITA 至 LAD 的血管旁路，在得到 CABG 远期获益的同时，将病变转化为 2 支血管病变，此时即可实施药物治疗或 PCI[44-45]。然而，一项研究显示：杂交手术的中期再干预率有所升高[46]。

（6）术前考量

1）在进行心脏外科手术前，必须完善病史和体格检查。PCI 主要针对患者的心脏问题，其对肾脏以外的其他脏器的影响很小；直视心脏手术则不同，会造成大量的潜在并发症，尤其是当患者术前已经存在其他伴发疾病时，如 COPD、肝肾功能障碍、脑血管疾病、糖尿病等，此时的情况将尤为严峻。术前关注并认真处理这些问题可优化手术结局。这些问题将在第 3 章中详细讨论。

2）心肌缺血：对于重症冠心病患者，应对正在发生和将要发生的心肌缺血进行积极的处理，这有助于降低手术风险。干预措施包括：充分镇静、镇痛，应用抗心肌缺血药物来控制心率及血压（静脉输注硝酸盐及 β 受体阻滞剂），给予抗血小板药物及抗凝药物（阿司匹林、P2Y12 抑制剂、肝素、GP Ⅱb/ Ⅲa 抑制剂），以及（或）置入 IABP 来应对顽固性心肌缺血。即使已经完成心导管检查并准备手术，也绝不能在手术前停止积极的干预措施！这一点无论如何强调都不为过。在施行了所有上述措施后，如果患者仍呈现进行性心肌缺血，则必须立即行急诊手术。

a. 所有抗心绞痛药物均应持续使用至手术当日，包括手术日的早晨。有研究表明：对于择期手术的患者，术前给予 β 受体阻滞剂可降低围手术期死亡率，当然，这一获益可能仅限于陈旧性梗死的患者[47-48]。对于那些在手术当天早晨入院的患者，务必提醒其来医院前服用药物。

b. 普通肝素（UFH）常用于 ACS、罹患冠状动脉左主干病变或术前使用 IABP 的患者。可在外科手术前 4 h 停用肝素，但对于有较高缺血风险的患者，可持续用至手术开始。使用 UFH 并不会导致中心静脉置管遭遇出血等问题。对于使用肝素的患者，应每日复查血小板计数，保持对可能发生的肝素诱导的血小板减少症（HIT）的警觉。对于并无临床表现的患者，术前无须评估 HIT 抗体。

c. 低分子量肝素（LMWH）常常用于 ACS 患者，也用于心导管检查。为了降低围手术期出血的风险，应至少在手术前 24 h 停用。非维生素 K 拮抗剂口服抗凝药（NOAC，如达比加群酯、阿哌沙班、利伐沙班、依度沙班）应在术前 48 h 停药，对于存在肾功能障碍的患者，停药时间应更长[49-51]。磺达肝癸钠偶尔会用于预防静脉血栓栓塞，其半衰期为 17~21 h，最迟应在术前 60 h 停药。

d. 阿司匹林常规用于冠心病患者，或者入院就诊时开始用药。对所有拟行 CABG 的患者，81mg 的阿司匹林可持续给药至手术时。大多数研究表明：此剂量的阿司匹林可改善疗效，且不会明显增加出血的风险[52-55]。

e. 术前数日服用 P2Y12 抑制剂可显著增加出血及需要再开胸止血的风险，因此，建议择期手术前 5 d 停用氯吡格雷和替格瑞洛，而普拉格雷则需在术前停用 7d[55]。对于非体外循环手术，术前仅停药 3 d 可以接受[56]。相比术前的停药时间，血小板聚集试验或许可以更好地决定何时手术具有较低的出血风险[28-29]。

- 对于某些病例，可首先急诊完成"罪犯"血管的球囊成形及可能的支架植入，然后施行紧急外科手术来实现彻底的血运重建。在这种情况下，最好使用短效血小板抑制剂用作向外科手术的过渡，以降低支架栓塞的风险。静脉用坎格瑞洛是一种理想的药物，其半衰期仅为 3~6 min，术前 1~2 h 停药即可[57]。此外，也可使用 GP Ⅱb/ Ⅲa 抑制剂，但需要在术前 4 h 停药，这样在手术开始时，近 80% 的血小板活性将得以恢复。

- 对于曾植入冠状动脉支架（BMS < 1 月，DES 6~12 月）而需要外科手术的患者，如果停用 P2Y12 抑制剂，有增加支架栓塞的风险。P2Y12 反应单位（PRU）试验可显示患者对 P2Y12 抑制剂的敏感性。如果 PRU 提示 > 30% 受到抑制，则最好避免手术。在未进行该试验的情况下，停药 3 d 虽然可能会残留一些具有保护性的抗血小板活性作用，但仍有望减少术中出血。

f. 贫血会使术后的临床结局变差，但这种不理想的结局也可能与贫血相关的其他风险因素有关，如心力衰竭或慢性肾脏病。事实上也有报道指出：风险校正后，输血对并发症发生率及死亡率造成的影响甚于贫血本身[58-61]。

- 大部分住院患者会因反复多次的抽血检查、心导管检查过程中的失血和输液而发生医源性获得性贫血。对于血流动力学状态不稳定的患者，虽然 80~100 g/L 的血红蛋白含量可使患者受益，但根据指南建议：对于 ACS 患者，仅当血红蛋白 < 80 g/L 时才输血[58,61]。

- 对于病情稳定的术前患者，如果预期其体外循环期间的血细胞比容（HCT）会 < 20%，那么，术前输血也并非没有道理。在体外循环期间，过低的 HCT 会导致胶体渗透压和血液黏度下降，使补液需求量增加，进而造成细胞外水肿，在体外循环期间及之后都更加难以维持足够的血压。HCT < 20% 会增加肾功能障碍、卒中、缺血性视神经病变及死亡的发生风险。术中的严

重贫血会导致出血量增加，反而需要输入更多的血制品。因此，术前输血至充足的水平可降低术后并发症的发生率，且有可能从整体上减少术中及术后的输血量，甚至可能降低死亡率。

3）其他术前用药。

a. 胺碘酮：有助于降低术后房颤的发生率。术前或术中启用胺碘酮的策略已成功应用于临床（见第 11 章）[62]。

b. 他汀类：已证实其可降低手术死亡率，降低卒中、术后谵妄、房颤及发生急性肾损伤的风险[63-66]。

c. 类固醇：已证实其可减轻因外科手术所致的全身性炎症反应，有助于改善心肌功能，且有可能降低房颤的发生率[67]。目前并未明确证实其可改善肺功能，但明确知道其会导致术后高血糖加重。由于人们对此类药物的获益存在争议，因此并未得到广泛应用。

（7）手术操作

1）经典 CABG 是经胸骨正中切口、在体外循环辅助下完成。通过灌注心脏停搏液进行心肌保护。术中选用多种血管材料，在堵闭点远端建立旁路。将带蒂的 LITA 吻合于 LAD，辅以第 2 条 ITA 或桡动脉桥，连接于左侧的冠状动脉血管；也可应用大隐静脉作为血管桥连接在主动脉和冠状动脉靶血管之间（图 1.1）。

a. 在内镜下获取大隐静脉可有效地减轻患者的不适感，降低腿部水肿的发生率，减少伤口愈合问题，同时还具有美观的效果。但有一点需要关注：应用内镜获取大隐静脉有可能对血管内膜造成损伤，使血管远期通畅度降低，从而影响远

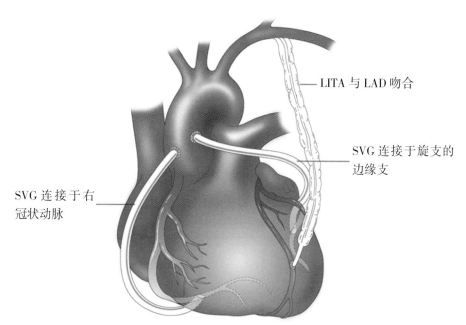

图 1.1　冠状动脉旁路移植术（CABG）。左胸廓内动脉（LITA）与左前降支（LAD）吻合，大隐静脉（SVG）桥分别连接主动脉与旋支的边缘支及右冠状动脉

期生存率；但随着经验的积累，目前尚未发现此关注点成为问题[68-70]。

b. 为了提高无事件生存率，建议附加动脉桥血管（双侧 ITA、桡动脉）[71-73]。在获取桡动脉时，同样可使用内镜完成操作，以减少出血。操作完成后，在皮下腔道内置入引流管以防止血液淤积。用局部血管扩张剂来处理桡动脉桥，例如维拉帕米与硝酸甘油的混合剂，这有助于减少桥血管痉挛[74]。STS 指南建议：在手术期间给予全身性血管扩张剂，建议静脉使用地尔硫䓬 0.1 mg/（kg·h）（通常为 5~10 mg/h）或硝酸甘油 10~20 μg/min [0.1~0.2 μg/（kg·min）][71]。当患者转入重症监护室（ICU）后，上述药物仍应继续使用，然后转为口服氨氯地平 5 mg 每天 1 次，或单硝酸异山梨酯缓释片（依姆多）20 mg 每天 1 次，用药疗程可持续数月。据称此用药方案可有效预防动脉桥痉挛，虽然并没有严格的学术研究，但已获得临床界的广泛认可，而目前尚无常规性应用指征[75]。

2）人们对于体外循环副作用的担忧促进了非体外循环下冠状动脉旁路移植术（OPCAB）的快速发展，在避免使用体外循环的状态下可实现完全性血运重建。借助心包深部提吊线及各种不同的牵开器，将心脏置于某一特定位置，以便在不影响血流动力学状态的前提下更方便地完成血管桥的吻合。稳定器有助于减小靶血管吻合区域的运动幅度（图 1.2）。冠状动脉腔内分流栓或主动脉 – 冠状动脉分流管有助于在切开靶血管后减少出血。

a. 如果出现下述情况，有必要转为体外循环。

• 冠状动脉非常细小、病变严重或走行于心肌内。

• 左心室功能非常差，心脏严重扩大或心肌肥厚，无法在不影响血流动力学状态、不发生心律失常的情况下充分调整心脏的位置。

• 心脏非常小并呈垂直位。

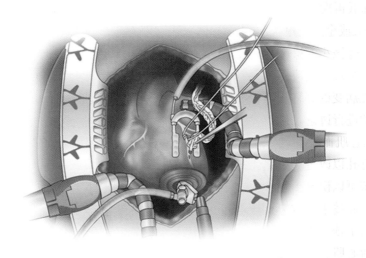

图 1.2　非体外循环下冠状动脉旁路移植术（OPCAB），需要通过多种技术（借助心包深部提吊线及心尖吸引稳定装置）来调整心脏的位置，以确保血流动力学状态稳定。稳定装置可减少靶血管吻合区附近的运动，近心端血管阻断带有助于减少吻合口出血

- 即使放置了远心端冠状动脉分流管，在近心端阻断后仍然出现无法控制的心肌缺血和心律失常。
- 在应用血管阻断带及腔内分流栓的情况下，仍出现难于应对的出血。

b. OPCAB 可有效减少输血量，降低房颤的发生率，但至于是否能降低卒中和肾功能障碍的发生风险，目前尚存在争议[76]。一般情况下，OPCAB 移植的血管桥数量较少，因此血运重建不彻底，也因此导致需要再次血运重建的概率增加。大量的长期随访研究发现：OPCAB 的生存优势低于体外循环下的旁路移植[77-79]。人们对于此技术持较为冷静的热情，据估计其在 CABG 总量中的占比不足 20%。一项随机研究结果显示：对于发作 6 h 以内的 STEMI 或并发心源性休克的患者，OPCAB 可表现出更为理想的疗效[80]；但是，大多数心脏外科医生仅对相对轻症应用此技术。其最主要的优势在于：对于合并多种疾病的极高危患者，此技术可避免使用体外循环。

c. 对于存在严重心室功能障碍的患者，如果没有体外循环支持，心脏难以耐受外科操作。在这种情况下，可应用右心室辅助装置来改善血流动力学状态。另一方案是在体外循环辅助下，排空心腔，在不停搏情况下完成旁路移植。对于存在升主动脉病变的患者，此技术有一定优越性，可以避免放置主动脉阻断钳，通过在安全区插管及主动脉打孔，利用 Heartstring 近心端密封装置（MAQUET Cardiovascular）来完成近心端吻合。

3）微创直视下冠状动脉旁路移植术（MIDCAB）是经左前胸小切口、在非体外循环下完成 LITA 与 LAD 的吻合。可在直视下获取双侧 ITA，并在右胸做一小切口，经此完成右冠状动脉旁路移植术[81-82]。将 LITA 与 LAD 外科吻合、其他病变血管放置支架的杂交技术也有报道。一项关于 MIDCAB 的荟萃分析指出：与 LAD 行 PCI 相比，MIDCAB 可降低再次行血运重建的风险[83]。

4）机器人或全腔镜冠状动脉旁路移植术（TECAB）可缩小手术切口，减小创伤。可使用机器人经微小的操作窗完成双侧 ITA 的获取及与相应靶血管的吻合[84]。这一术式可在非体外循环下完成，也可选择经股动、静脉插管建立体外循环。通常，TECAB 仅用于局限性病变的旁路移植，但事实上其存在更为广泛的应用空间。相关的麻醉技术将在第 4 章进行讨论。

5）激光心肌血运重建（TMR）是通过应用二氧化碳或钬激光（Holmium-YAG）对心肌进行打孔以改善心肌灌注的技术。虽然这些孔道会在数天后闭合，但因此造成的炎症反应却可以诱导新生血管的形成，这可能与血管内皮生长因子等多种生长因子的上调相关。此技术最常作为 CABG 的辅助手段，对存在存活心肌但无法实施旁路移植的区域进行干预[85-86]。当然，此技术也可以作为一种独立的治疗手段进行应用，适用于存在存活心肌、但无法实施旁路移植手术的病例，可经左胸切口或在胸腔镜下完成[87]。在改善症状方面，TMR 的推荐级别为Ⅱb。对于存在存活心肌、但无法行旁路移植手术的缺血区域，行 TMR 干预是合理的[5]。

2. 左心室室壁瘤（left ventricular aneurysm）

（1）病理生理 主要的冠状动脉发生堵塞将造成广泛的心肌透壁坏死，导致心肌组织转变为纤薄的瘢痕组织，由此形成的左心室室壁瘤（LVA）会在心室收缩期表现为运动功能丧失。大多数 LVA 发生在前尖区，这是由 LAD 堵塞并缺少侧支血管所致。在缺少通畅的梗死相关血管时，更易形成 LVA。与之相对的情况是：早期通过 PCI 或溶栓治疗恢复灌注，可限制心肌损害的蔓延，保存心外膜组织的存活能力，出现低动力区。这将导致缺血性心肌病，伴发心室扩张、重构后球形几何形态改变，但并不会形成室壁瘤。

（2）临床表现 缺血性心肌病所致 LVA 的最常见表现为收缩功能障碍，以及由此导致的心力衰竭。由于缺乏具有收缩功能的心肌组织，室壁瘤节段的心室壁将发生几何重构，加之心室容积扩大，前向血流将会减少，这将导致心室壁僵硬度上升、左心室舒张末压升高。同时，由于扩张的心室在收缩时会表现出室壁张力升高，加之多支血管病变，即可发生心绞痛。由于左心室存在失动力区和低动力区，易在其中形成血栓，因此，超过 50% 的病例会发生体循环栓塞。心肌缺血、心肌受到的牵拉增加，以及在瘢痕和存活心肌的交界区形成大折返通路（macroreentry circuit），会导致自律性（automaticity）升高及电活动触发，进而导致恶性室性心律失常及猝死。

（3）手术适应证 无症状室壁瘤的自然预后较好，通常无须手术。与之截然相反的是假性室壁瘤，这种室壁瘤是因心室肌破裂、形成局部包裹所致。假性室壁瘤的预后难以预测，是手术的绝对适应证。对于因心室容积严重超负荷而致左心室扩张、但无症状或仅有轻度症状的患者，以及左心室功能下降但尚未出现严重心力衰竭症状者，外科手术有助于改善病情。对于室壁瘤内形成大块血栓的患者，也应考虑手术治疗。然而，外科手术最常见的适应证是存在心绞痛、心力衰竭、栓塞及心律失常这四种表现之一，外科手术可改善症状或延长寿命。心律失常可以通过经室壁瘤非影像引导下的心内膜切除术进行治疗，可同时行或不行冷冻治疗（cryosurgery），后续须放置植入式心脏复律除颤器（ICD）。

（4）术前考量

1）在评估心室大小及容积、非梗死节段室壁运动状态、判断是否存在血栓以及评估二尖瓣功能（扩张型心肌病时二尖瓣功能多异常）等方面，超声心动图是最佳的诊断措施。双平面左心室超声成像有助于确定失动力区及低动力区，还可用于评估非梗死节段的功能状态。心脏 CT 血管造影（CTA）或心血管（心脏）磁共振（CMR）同样有助于明确诊断，后者还可用于评估心肌细胞活性[88]。

2）伴有左心室功能障碍的 LVA 患者，通常可服用 ACEI 类药物及 β 受体阻滞剂。在心肌梗死后早期亦可给予抗凝药，但对于已形成血栓的慢性室壁瘤患者，由于血栓栓塞的风险较低，可能无须抗凝[89]。如果患者已经在服用华法林，建议在术前准备阶段换用肝素。

（5）手术操作

1）标准的室壁瘤切除术（"线性修复"）：切开室壁瘤瘤体，切除瘤壁（如果累及室间隔，则需要一并做部分切除），用毛毡条加固、线性闭合切口（图 1.3）[90-91]。

2）如果室壁瘤或低动力区较大，拟缩小心室容积、恢复椭圆形几何构型，可采用心室腔内重建技术。

  a. "室壁瘤内缝术"（endoaneurysmorrhaphy）适用于大型室壁瘤。在室壁瘤基底部，将一块心包片或 Dacron 片缝合至正常心肌组织边缘，在补片外对合瘤壁（图 1.4）。与线性修复相比，此技术可保留左心室几何构型，更好地改善心室功能。

  b. Dor 手术是一个更为精细的室壁瘤内缝术，使用圆形补片进行心室成形，人

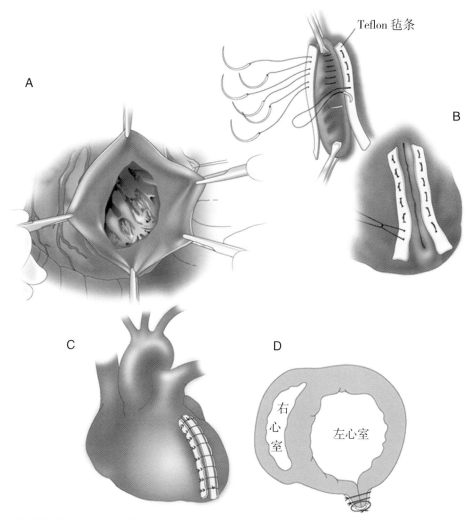

图 1.3　使用线性闭合技术修复左心室室壁瘤。A. 切开纤薄的瘢痕组织，做部分切除；清除全部左心室腔内的血栓。B. 用带垫片缝线穿缝两条毛毡条，闭合室壁瘤切口。C. 用另一毛毡条加固后连续缝闭切口。D. 修复后的横截面示意图

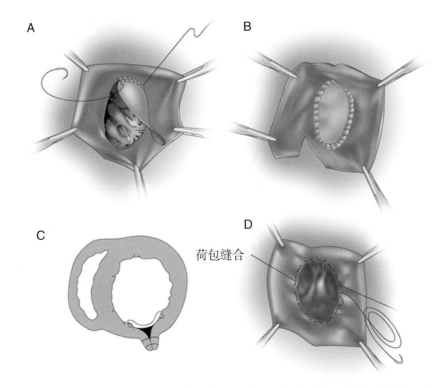

图 1.4　室壁瘤内缝术。A、B. 在瘤体基底部的正常心肌与瘢痕组织交界处缝合一块心包片，以更好地保留心室的几何构型。用与线性修复相同的缝合方式将左心室室壁瘤切缘缝闭。C. 修补后的横截面示意图。D. Dor 手术是室壁瘤内缝术的改良术式，在瘤体基底部做荷包缝合以恢复左心室的几何构型，再用一块心包片修补室壁瘤口

们将之称为"外科心室重建术"（surgical ventricular restoration, SVR）。此术式不仅适用于室壁瘤，还可应用于前壁低动力的缺血性心肌病（图 1.4D）[92-93]。手术步骤包括：在可收缩与不可收缩节段的交界处做环形缝合，用补片旷置无收缩功能的心室节段。此术式可重建一个椭圆形心室腔，显著改善心室容积及功能。一般情况下，此手术可在不停搏状态下完成，有助于术中更好地辨认正常节段与低动力节段的分界。

c. 虽然 SVR 可以缩小左心室容积，但其临床疗效并不一致。有研究表明：在 CABG 同期行 SVR，有助于改善临床状态、提高远期生存率[94-96]。但根据针对冠心病相关性前壁低动力或失动力的 STICH 试验发现：如果 EF < 35%，并无证据显示左心室容积的缩小可改善 4 年后的临床症状或降低死亡率[97]。

3）对于反复发生室性心动过速的患者，无论是否行心内膜标测（endocardial mapping），行心内膜切除均可获得理想的疗效[98-99]。

4）应对严重病变的血管行 CABG。如果可以恢复间隔区再灌注，可对 LAD 及对角支建立血管旁路。

5）如果二尖瓣存在 2 级或更为严重的反流，可在同期干预二尖瓣。二尖瓣反流的形成机制通常是由于心室扩大，使瓣叶受到朝向心尖方向的牵扯；二尖瓣环扩张也

是原因之一。在行心室重建时，可选择全环行二尖瓣成形，疗效理想。

3. 室间隔穿孔（ventricular septal rupture）

（1）**病理生理** 继发于主要冠状动脉栓塞的大面积心肌损伤可造成室间隔坏死及穿孔。这种并发症多见于心肌梗死发生 1 周内，最常见于前尖壁（源于 LAD 栓塞），少见于后壁（源于右冠状动脉栓塞）。在急性心肌梗死中，不足 1% 的患者可继发此症；由于针对 STEMI 实施早期恢复再灌注的策略，目前此并发症的发生率已有所下降。如闻及响亮的全收缩期杂音，则提示存在室间隔缺损（VSD），此杂音源于经穿孔区的左向右分流。患者通常会因左向右分流而发生急性肺水肿及心源性休克[100]。

（2）**手术适应证** 几乎所有心肌梗死后 VSD 均需行急诊手术，以避免发生进行性多器官衰竭。一份源自 STS 数据库 2012 年的报告显示：如果在穿孔发生 7d 内进行外科手术，死亡率为 54%，死因通常为血流动力学状态不稳定，患者常并发心源性休克；7 d 后手术，死亡率下降至 18.4%，这可能是由于这部分患者的血流动力学状态较为稳定，VSD 较小，分流量（Qp∶Qs）< 2∶1，自然选择的结果使这部分人群能够生存至接受后续风险已有所下降的手术[101]。导致手术死亡的风险因素包括：术前接受透析治疗、高龄、女性、心源性休克、使用 IABP、中重度二尖瓣反流、再次手术及急诊手术[102]。

（3）**术前考量**

1）Swan-Ganz 导管可发现右心室血氧饱和度上升，仅凭此指标即可迅速做出诊断。二维超声心动图可以明确 VSD 诊断，并与急性二尖瓣反流鉴别，后者可呈现相似的临床表现。

2）使用正性肌力药物的同时降低后负荷；通常，出现 VSD 的全部患者均需放置 IABP，以应对急诊行心导管检查及外科手术。

3）在行心导管检查时，应同期完成冠状动脉造影，以确诊冠心病并明确分流的严重程度。

（4）**手术操作**

1）对于心肌梗死后 VSD，传统的手术方式是在心室壁梗死区上做一切口，切除坏死的室间隔组织，用 Teflon 毡条或心包片修补室间隔及游离壁。此术式要求全层缝合，但仍存在缺损复通的倾向。

2）更为理想的手术方式是将圆形心包片缝合固定于梗死区与正常心室肌的交界。由于补片缝针的锚定点位于心肌存活区而非坏死区，因此，此术式不仅可旷置梗死的室间隔区域，消除分流，还能降低复通率（图 1.5）[103]。

3）对病变严重的冠状动脉应进行旁路手术。早期的研究显示，这将有助于提高短期及长期生存率；但近期来自 STS 的数据并不支持这一观点[101,104]。

4）如果 VSD 较小或外科手术风险过高，可以考虑用 Amplatzer 的 VSD 封堵器经皮闭合 VSD[105]。对于心源性休克患者，为了改善血流动力学状态及脏器功能，可考虑使用机械循环支持，以期日后进行低风险、非急诊的手术。

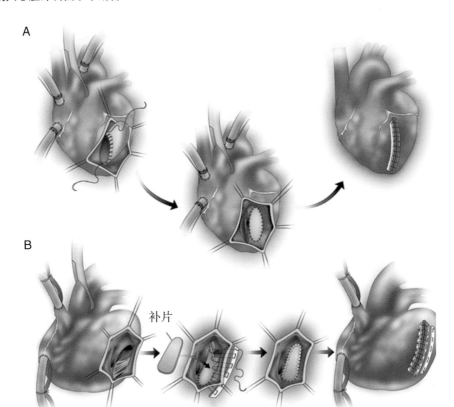

图 1.5 采用旷置技术闭合心肌梗死后室间隔缺损（VSD）。A. 前间隔 VSD。B. 后间隔 VSD。将心包片缝合锚定在正常心肌上，远离缺损，以此消除穿隔血流（经许可引自：David, et al. Semin Thorac Cardiovasc Surg，1998，10:105－110. ）[103]

4. 主动脉瓣狭窄（aortic stenosis）

（1）病理生理　主动脉瓣叶增厚、钙化和（或）瓣叶融合将导致主动脉瓣狭窄（AS），造成左心室流出道梗阻[106-107]。年轻患者的 AS 常常源自先天性二叶主动脉瓣，而年长患者则更常因瓣叶的退行性改变。在年长患者中，主动脉瓣硬化很常见，可能是动脉粥样硬化的表现，但通常并不会发展成 AS。AS 的发展可能与内皮细胞活化及动脉粥样硬化有关，也与其他一些心脏风险因素相关，如高血压、高血脂、糖尿病等，但并无证据显示针对这些风险因素的药物，如他汀类等，可减缓退行性 AS 的发展[108-109]。

1）瓣叶开口的病变导致压力负荷过载，左心室发生代偿性肥厚，心室顺应性下降。左心室壁增厚有助于维持正常的室壁张力和 EF。

2）如果室壁厚度的增加不能与室内压的升高保持同步，那么，室壁张力将会升高，EF 则会下降。因此，如果重度 AS 患者出现 EF 下降，应判断是否存在后负荷过高（即：心室的肥厚不足以克服梗阻）或心肌收缩力下降。如果为后者，则手术风险将会增加。

3）如果左心室出现与病情不匹配的过度肥厚，室壁张力将会下降，而心室也将处于高动力状态，EF 非常高，这往往预示着术后预后不良[110]。

（2）**症状**　与 AS 相关的典型症状是心绞痛、气促及晕厥。但大部分患者主诉的第一症状往往是易疲劳和活动受限。

1）心绞痛的原因包括：室壁张力升高导致心肌氧耗增加，心室肥厚导致单位重量（质量）的组织血供减少以及（或）冠状动脉扩张储备有限。肥厚的心脏对缺血性损伤更为敏感，运动可诱发心内膜下缺血，进而导致收缩或舒张功能受限。因此，无论是否合并冠心病，都有可能发生心绞痛。

2）左心室舒张功能障碍将导致充盈压（左心室舒张末压）升高，最终会出现进行性收缩功能障碍，进而发生充血性心力衰竭，造成不断恶化的劳力性呼吸困难。

3）经主动脉瓣口的心排血量相对固定，因此当外周血管扩张时，会出现虚弱、头晕甚至晕厥的症状。

4）如果发生房颤，会感觉心悸；而如果房颤持续，则临床状况将会恶化，因为肥厚的心室需要依赖心房收缩才能维持满意的每搏输出量。

（3）**诊断**　对于大多数患者，只有当 AS 发展至严重程度才会出现症状（表 1.1）。

表 1.1　主动脉瓣狭窄（AS）的分级

A 级	存在发展成 AS 的风险
B 级	进行性 AS
C 级	无症状的重度 AS（AVA < 1 cm^2）
	C1：无症状，平均跨瓣压差 > 40 mmHg
	C2：无症状，左心室功能障碍
D 级	有症状的重度 AS（AVA < 1 cm^2）
	D1：有症状，高跨瓣压差
	D2：有症状，严重的低血流、跨瓣压差下降、LVEF 下降
	D3：有症状，严重的低血流、跨瓣压差下降、LVEF 正常（矛盾性低血流）[106]

AVA：主动脉瓣口面积；LVEF：左心室射血分数

一般通过多普勒超声心动图来评估 AS 的严重程度，仅对诊断有些模棱两可的病例行心导管检查。根据 ACC 指南：已确诊的重度 AS 患者，禁行左心室导管检查及经瓣膜测量跨瓣压差（Ⅲ级推荐），这些操作会增加栓塞性卒中的风险[111]。在外科手术前行冠状动脉造影有助于判断是否合并冠心病。

1）多普勒超声心动图可测量瞬时最大流速、平均跨瓣压差，利用连续性方程计算主动脉瓣口面积（AVA），以此判定 AS 的严重程度（表 1.2、表 1.3，图 1.6）。由于这些计算还依赖左心室流出道（LVOT）横截面积这一参数，因此可以想象：一个 AVA 很小、但体型也很小的患者并不一定存在真正严重的 AS。LVOT 的速度时间积分（VTI）与主动脉瓣口的 VTI 比值可以消去 LVOT 值，从而获得一个"无尺寸（干扰）指数"。利用超声短轴切面，用面积法来直接测量 AVA，同时评估瓣叶钙化程度及收缩期瓣叶分离的情况。

2）跨瓣压差与瓣口面积及跨瓣血流相关，即使 AVA < 1.0 cm^2，只要每搏输出量小，同样可获得较低的跨瓣压差。AVA 与跨瓣压差的不匹配可能会对诊断造成困扰：我们难以辨别哪些患者是真正的重度 AS，可受益于医疗干预，而哪些不会[112-114]。

表 1.2　超声心动图对主动脉瓣狭窄（AS）严重程度的评估

指标	轻度	中度	重度
射血速度（m/s）	< 3.0	3.0~4.0	> 4.0
平均跨瓣压差（mmHg）	< 25	25~40	> 40
主动脉瓣口面积（cm^2）	> 1.5	1.0~1.5	< 1.0
主动脉瓣口面积指数（cm^2/m^2）			< 0.6
无尺寸指数（dimensionless index）			< 0.25

表 1.3　严重主动脉瓣狭窄（AS）的血流动力学状态与主动脉瓣置换适应证

分级	症状	AVA（cm^2）	峰值流速（m/s）	平均跨瓣压差（mmHg）	其他考量
C1	无	< 1	> 4	> 40	瓣叶严重钙化或运动耐量试验阳性
C2	无	< 1	> 4	> 40	左心室功能障碍（EF < 50%）
D1	有	< 1	> 4	> 40	
D2	有	< 1	< 4	< 40	左心室功能障碍（EF < 50%）
D3	有	< 1	< 4	< 40	SVI < 35 mL/m^2

AVA: 主动脉瓣口面积；EF: 射血分数；SVI: 每搏输出量指数

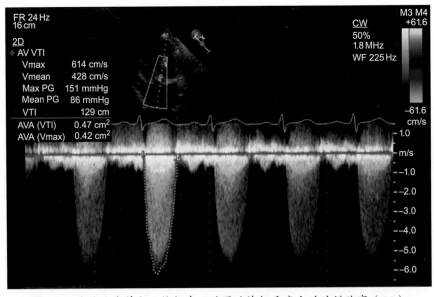

图 1.6　连续波多普勒二维超声心动图确诊极重度主动脉瓣狭窄（AS）

因此在行超声心动图检查时，计算每搏输出量指数（SVI）是非常重要的。低血流状态（SVI < 35 mL/m²）既可出现在 EF 下降的患者，也可出现在 EF 尚有储备的患者，这就要求分类系统需兼顾 SVI 和 EF[115]。

　　a. 血流量正常、高跨瓣压差（NF/HG）：符合重度 AS 的传统定义，即 AVA < 1.0 cm²，峰值流速（Vmax）> 4 m/s，或平均跨瓣压差 > 40 mmHg。

　　b. 血流量正常、低跨瓣压差（NF/LG）：对于大多数病例而言，并非重度 AS。但有报道指出：NF/LG 患者如果 AVA 指数 < 0.6 cm²/m²，主动脉瓣置换有助于改善其生存率[113-114]。

　　c. 血流量下降、高跨瓣压差（LF/HG）：从跨瓣压差和 AVA 来判断，符合重度 AS 诊断。

　　d. 血流量下降、低跨瓣压差（LF/LG）：见于具有正常 EF 的患者，人们将其称为"矛盾性 LF/LG" AS（如果有症状，即为 D3 级）；也可见于 EF 下降的患者（如果有症状，即为 D2 级）。如果不接受外科治疗，LF/LG 患者的生存率低于其他组别，主动脉瓣置换可以显著提高此类患者的生存率[116]。

　　3）对于 LF/LG 和 NF/LG 患者，多巴酚丁胺负荷超声心动图（DSE）非常重要，有助于判定 AS 的严重程度。对于左心室功能正常的患者，DSE 的价值较为有限，仅可以提示患者可能是假性重度 AS；但对于左心室功能受损的患者，DSE 可以评估心室的收缩储备，确诊是否为真正的重度 AS——如果是假性重度 AS，那么多巴酚丁胺可以提升心排血量而不会造成跨瓣压差的同步升高，AVA 可提高到 > 1 cm²。无论是在 EF 正常还是下降的 AS 人群中，约 1/3 的 LF/LG 患者为假性重度 AS[113]。

　　4）针对 LF/LG 和 NF/LG 患者，建议对主动脉瓣钙化程度进行定量分析，以便明确重度 AS 的诊断。主动脉瓣钙化程度与临床结局相关[117-119]。

　　5）除非不能明确诊断，否则一般不需要利用心导管检查来评估 AS 的严重程度。在大多数心导管室内可通过软件计算 AVA，但需要获取跨瓣血流量（实质就是心排血量或每搏输出量）、跨瓣峰值压差和平均压差。后两个数据源自从左心室到主动脉的拉管测压（图 2.4）。可使用 Gorlin 公式人工计算 AVA：

$$AVA = \frac{CO/(SEP \times HR)}{44.3 \times \sqrt{mean\ gradient}}$$

　　AVA：主动脉瓣口面积（正常值为 2.5~3.5 cm²）；CO：心排血量（mL/min）；SEP：每搏收缩射血期（s）；HR：心率（/min）；mean gradient：平均跨瓣压差（mmHg）

　　或者，按照简化的 Hakki 公式计算 AVA：

$$AVA = \frac{CO}{\sqrt{peak\text{-}to\text{-}peak\ gradient}}$$

　　CO：心排血量（L/min）；peak-to-peak gradient：峰值跨瓣压差（mmHg）

6）如果通过上述检查能够明确重度 AS 的诊断，但患者并无症状，可考虑行运动试验来决策是否有必要行主动脉瓣置换 [120-121]。一项荟萃分析结果显示：如果运动试验异常（定义为：可诱发出现症状、血压下降或收缩压上升幅度＜20%，运动耐力低于正常的 80%，ST 段压低 ≥ 2 mm，或者出现复杂的室性心律失常），此类患者发生心血管不良事件的概率可能会上升 3 倍。这一发现已经整合入 2014 版主动脉瓣置换适应证指南，即运动试验阳性是主动脉瓣置换的 I 级推荐指征。

7）事实上，指南中关于主动脉瓣置换的所有适应证均指向重度 AS 诊断本身，无关是否存在症状。但一些伴有左心室收缩功能障碍的中度 AS 患者，有症状，有发生心血管不良事件的风险，此类人群能否受益于早期主动脉瓣置换尚不明确 [122]。

（4）自然病史

1）据估计，40% 的无症状重度 AS 患者会在 2 年内出现症状，约 67% 将在 5 年内出现症状 [123-124]。AS 的发展速度存在差异，应进行一系列的超声随访以判断血流动力学状态的进展情况，这一结果可预测临床结局。高血流喷射速度、左心室肥厚或严重的瓣叶钙化会加速 AS 的进展，缩短无症状时间。

2）虽然左心室收缩功能障碍在 AS 患者中并不常见，但确为不良预后的征兆，远期预后堪忧。对于因后负荷过重导致左心室功能障碍的病例，主动脉瓣置换通常可改善生存率。梅奥诊所的一项研究发现：重度 AS 伴随 EF ＜ 50% 的无症状患者，5 年死亡率接近 50%，主动脉瓣置换无助于改善生存率 [125]。另一项针对伴有左心室功能障碍的中度 AS 的研究发现：大多数患者有症状，且临床不良事件发生风险较高 [122]。

3）无症状患者的脑钠肽（BNP）水平与发生不良事件相关，这些不良事件包括与主动脉瓣疾病相关的死亡及因心力衰竭住院。因此，BNP 或 pro-BNP 水平是支持是否早期行主动脉瓣置换的指标 [126]。

4）AS 患者一旦出现症状，如果未施以治疗，预后非常差：平均生存年限为 1~2 年，5 年生存概率不足 20%[127]。时值经导管主动脉瓣置换（TAVR）的时代，上述数据得到了进一步证实：“不能手术的”PARTNER B 人群，如果不施行主动脉瓣置换，1 年生存率仅为 50%[128]。出现心力衰竭症状的患者预后最差，平均生存年限仅为 1 年；出现晕厥症状者，平均生存年限为 2 年；出现心绞痛者，平均生存年限为 4 年。

5）人们几乎可以明确地认定主动脉瓣置换可有效提高生存率，使老年患者恢复正常寿命。但一项研究发现：对于较年轻的患者（＜50 岁），即便进行了主动脉瓣置换，其预期寿命仍会显著缩短 [129]。从理论上讲，在心肌发生纤维化前进行干预可改善远期预后，这也就证实了对无症状重度 AS 进行干预的必要性 [130]。

（5）ACC 2014 版主动脉瓣置换指南 [107]

1）I 类适应证（建议行主动脉瓣置换）。

• D1 级：有症状，峰值流速 ≥ 4 m/s 或平均跨瓣压差 ＞ 40 mmHg；也涵盖另一类人群——静息状态下无症状，但在运动耐量试验时出现症状。

• C2 级：无症状，高跨瓣压差伴左心室功能下降（EF ＜ 50%）。如前文所述，梅奥诊所认为此类人群即使行主动脉瓣置换，预后仍较差 [122]。

• 峰值流速 ≥ 4 m/s 或平均跨瓣压差 ≥ 40 mmHg 的重度 AS（所有 C 级或 D 级），因其他疾病需要施行心脏手术。

• 对于达到主动脉瓣置换标准的患者，如果其升主动脉直径 ≥ 4.5cm，无论主动脉瓣为二叶还是三叶瓣，均需行升主动脉置换。

2）Ⅱa 类适应证（行主动脉瓣置换是合理的）。

• C1 级：无症状的极重度 AS，峰值流速 ≥ 5 m/s 或平均跨瓣压差 ≥ 60 mmHg，或峰值流速为 4~4.9 m/s、平均跨瓣压差 50~59 mmHg、运动耐量试验阳性。在 2014 版指南发表后，有研究指出：如果在出现症状前行主动脉瓣置换，则远期生存率更为理想 [130]。

• D2 级：有症状，AVA < 1 cm²，平均跨瓣压差 < 40 mmHg，但伴有 EF 下降。由于跨瓣压差与跨瓣血流相关，而此类患者表现为 "LF/LG" 的重度 AS。应考虑行 DSE 来明确心室功能不良、每搏输出量下降主要是与真正重度 AS 所导致的后负荷不匹配相关，还是与收缩力下降相关。

– 如果多巴酚丁胺可以提高每搏输出量（或心排血量），而几乎不导致跨瓣压差增加，且 AVA > 1 cm²，则提示可能是假性重度 AS；但如果跨瓣压差和心排血量同步增加，而 AVA 仍然维持 < 1 cm²，则可以确诊重度 AS。主动脉瓣置换可使此类患者明显受益。

– 欲确诊 D2 级 AS，一般要求在多巴酚丁胺的作用下，峰值流速 > 4 m/s，或平均跨瓣压差 > 40 mmHg；但如果多巴酚丁胺并不能将每搏输出量增加 20% 以上，则 DSE 的有效性将受到影响，存在一定的局限性。此类患者的心肌收缩力储备差，提示并非为后负荷不匹配所致，由此推断主动脉瓣置换可能无法改善左心室功能。但有研究表明：无论行外科主动脉瓣置换（SAVR）还是 TAVR，均可改善左心室功能并提高远期生存率，这与收缩力储备无关 [132-133]。有趣的是，有研究证实 BNP 的升高（> 550 pg/mL）是手术死亡的强烈预测因子，其重要性甚至高于 DSE 所提供的 "心肌收缩力储备缺乏" 这一信息 [134]。有研究指出：在评估 AS 严重程度和主动脉瓣置换疗效方面，DSE 的价值相对有限 [135]。AVA 推算值（projected AVA，将血流量标准化至正常水平后 AVA 的估算值）可很好地鉴别真正的重度 AS 和假性重度 AS，AVA 推算值与在保守治疗患者中观察到的死亡率有更好的相关性 [136-137]。

• D3 级：有症状，AVA < 1 cm²（AVA 指数 ≤ 0.6 cm²/m²），低跨瓣压差，血压正常，EF 正常。另外，可见瓣膜钙化导致瓣叶活动明显受限。如果 SVI < 35 mL/m²，则可以认定此类病患属于 "矛盾性 LF/LG" 的重度 AS [137]。即使瓣膜存在严重的狭窄，跨瓣血流的减少同样会使压差下降。这种情况可见于房颤、合并二尖瓣反流、舒张期充盈受损的患者；高血压会使这一现象进一步加重，这主要是因为动脉顺应性下降或血管阻力增加 [112]。此类患者药物治疗预后差，但 SAVR 或 TAVR 均可提高生存率 [114,138-139]。尽管如此，仍有一项研究指出：

EF 正常的 LF/LG 患者，其生存率与轻中度 AS 相似，主动脉瓣置换对此无明显影响[140]。

- 峰值流速在 3~3.9 m/s 的 B 级中度 AS，因其他疾病需要行心脏手术。对于 AVA < 1.4 cm² 的此类中度 AS 患者，大部分外科医生都会选择在行其他心脏手术的同时行主动脉瓣置换，以避免在未来数年内需再次手术干预。然而，TAVR 的出现使得部分医生放弃对 AVA > 1.2 cm²、平均跨瓣压差 < 20 mmHg 的患者施行主动脉瓣置换。

3）Ⅱb 类适应证（"可能考虑行主动脉瓣置换"）：适用于外科手术风险低、无症状的重度 AS（C1 级）。此时主动脉瓣峰值流速 ≥ 4 m/s 或平均跨瓣压差 ≥ 40 mmHg，系列随访发现血流速度的年增幅 > 0.3 m/s。

（6）根据 2017 版合理应用标准制定的主动脉瓣置换适应证[141]　多家学会在 2014 版指南的基础上，于 2017 年进行了更新，对重度 AS（AVA < 1 cm²）行主动脉瓣置换的合理性提出评估标准，面向 95 种不同的临床情况，提出"合理""可能合理"及"几乎不合理" 3 个标准。这一评估主要针对 C1~C2 级和 D1~D3 级患者、因并发疾病或体质虚弱而有可能改变手术策略的患者，以及还需要施行其他心脏手术（升主动脉、瓣膜、CABG）及再次手术的患者。针对不同类别，提出行 SAVR 或 TAVR 的建议。本版指南与 2014 版的区别如下。

1）对于下列情况，主动脉瓣置换为"可能合理"：高跨瓣压差（峰值流速为 4~4.9 m/s）的无症状 AS，负荷试验阴性且没有出现症状或病情快速恶化的征兆，如峰值流速年增幅 > 0.3 m/s、严重的瓣叶钙化、BNP 升高、在没有高血压的情况下发生严重的左心室肥厚。按照 2014 版指南，此类 C1 级患者除非其峰值流速 > 5 m/s，否则无须行主动脉瓣置换；但根据 2017 版指南和合理应用标准指南，如果此类患者负荷试验呈阳性或存在上述预测因素，行主动脉瓣置换是"合理"的。

2）对于瓣膜严重钙化、EF 正常的 LF/LG 重度 AS，即使无症状，行主动脉瓣置换也属于"可能合理"。而根据 2014 版指南：此类患者属于 C 级，而非 D3 级，因此，只有当患者出现症状且 SVI < 35 mL/m² 时才考虑行主动脉瓣置换。

3）对于有症状且有 EF 储备的 NF/LG 患者，以及 AVA < 1 cm² 且有严重瓣叶钙化的患者，行主动脉瓣置换属于"合理"。根据 2014 版指南，后一种情况属于"瓣叶钙化、瓣叶活动度显著下降"范畴，指南要求只有当 SVI 下降才达到主动脉瓣置换的标准。

4）在低剂量 DSE 下无血流储备，EF 在 20%~49% 的 LF/LG 重度 AS 患者，行主动脉瓣置换属于"不合理"。虽然在 2014 版指南中并未专门提及，但文献中确有说明：对于此类患者，虽然风险很高，但 SAVR 和 TAVR（首选）可改善血流动力学及临床症状[132-133]。

5）对于在静息状态下平均跨瓣压差 < 20 mm Hg、EF < 20% 且无血流储备的患者，行主动脉瓣置换属于"不合理"。此类患者的主要问题是：如果超声提示重度 AS，但缺乏心肌收缩力储备，此时主动脉瓣置换能否改善临床症状？在高风险面前，

外科手术可能是禁忌的；但如果患者症状严重、精神状态正常、无其他严重的合并疾病，在能够理解外科治疗有可能无助于改善病情的情况下，可以考虑行高风险"挽救性"TAVR。

（7）术式的选择：TAVR 与 SAVR

1）针对病情逐步发展的低 STS 风险评分的患者，TAVR 与药物治疗及与 SAVR 的比较试验，均证实了 TAVR 具有出色的临床疗效，因此，TAVR 于 2019 年在美国获批，可用于低风险患者[142]。人们同时发现：球囊扩张式（主要为 Edwards 的 SAPIEN 系列瓣膜）与自膨胀式 TAVR 瓣膜（主要为 Medtronic 的 CoreValve/Evolut 系列瓣膜）具有相似的疗效。因此，预测手术风险的 STS 风险模型虽然增加了对更多合并疾病的评估，如体质虚弱，但其在选择合理术式方面的重要性有所下降。

2）在改善血流动力学状态方面，TAVR 优于 SAVR，其跨瓣压差更小[143]；与 SAVR 相比，经股动脉的 TAVR 所面临的死亡率及并发症发生率基本相同或者更低。最新一代 TAVR 的卒中发生率约为 2%，对植入永久起搏器的需求也在逐步下降，目前约为 5%，与 SAVR 相仿或稍高。TAVR 的创伤更小，因此患者的康复更快，生活质量也更加理想。目前存在的问题是：如果年轻的患者选择 TAVR，这种经导管植入的瓣膜的长期耐久性如何[144]？是否可成功地植入二叶主动脉瓣？是否适用于单纯主动脉瓣反流？要满足这些要求，很可能需寄希望于全新的瓣膜设计。

3）TAVR 的合理使用标准仍在不断完善，因此任何已经发表的建议都是过时的。STS-TVT 注册研究在追踪各种植入数据，在过去几年中，TAVR 的手术量已经超过 SAVR；但如果需要进一步的增长，必须纳入更多的低风险人群。TAVR 的适应证与 SAVR 相同，但更适于高风险及疗效不确定的患者。

（8）术前考量

1）对于＞40 岁或存在冠心病风险、心绞痛及负荷试验阳性的年轻人，在行 SAVR 或 TAVR 前应行冠状动脉造影。如果没有广泛的心肌缺血，通常可直接行 TAVR；但对于选择 TAVR 而非 SAVR+CABG 的患者，可考虑优先或同期完成 PCI。

2）AS 患者一旦发生缺血综合征，应非常审慎地处理。务必慎用降低前负荷（硝酸甘油）、后负荷（钙通道阻滞剂）和心率（β 受体阻滞剂）的药物，它们可能会导致心排血量下降，诱发危重 AS 患者心脏停搏。同时，必须控制房颤时的心室率。

3）部分 AS 患者因结肠血管发育不良（Heyde 综合征）而有胃肠道出血史。此病与获得性 2A 型 von Willebrand 综合征相关[145-146]，其病理学基础是：当最大的 von Willebrand 多聚体因子通过狭窄的主动脉瓣时，会受到增大的剪切力作用而发生蛋白水解，从而影响凝血功能。不难理解，如果人工瓣膜发生类似的功能障碍，也会面临同样的病理改变[147]。这些多聚体对于血小板介导的凝血过程非常重要，数量减少时可引发出血。对于由该综合征引发的血小板功能异常的患者，可在麻醉诱导后给予去氨加压素（0.3 μg/kg），即可明显降低围手术期出血量[148]。主动脉瓣置换往往可解决这一出血问题。

4）为了降低围手术期发生人工瓣膜心内膜炎（PVE）的风险，应在手术前优先完成口腔疾病的治疗，除非存在禁忌。梅奥诊所的一项研究显示：在术前等待期间拔牙，30 d 死亡率为 3%[149]。

5）在 SAVR 中，有多种因素会影响术式及人工瓣膜的选择，包括患者年龄、长期抗凝的禁忌证以及患者对避免抗凝的意愿。所有植入机械瓣的患者均需终生服用华法林，单纯使用 NOAC 是无法满足抗凝要求的。生物瓣发生结构性衰败与年龄呈负相关；如果存在肾衰竭，则衰败进程会加快（图 1.7）。瓣膜保存技术的进步延长了人工瓣膜的使用寿命，有助于年轻人接受生物瓣。当生物瓣发生严重的狭窄或反流时，可选择 TAVR 行"瓣中瓣"治疗。此策略提供了良好的血流动力学表现，甚至优于前次瓣膜置换 —— 外科置换时生物瓣瓣架可能在球囊扩张下发生断裂，使得经导管施放的瓣膜在原瓣膜口内能够更好地外展 [150]。

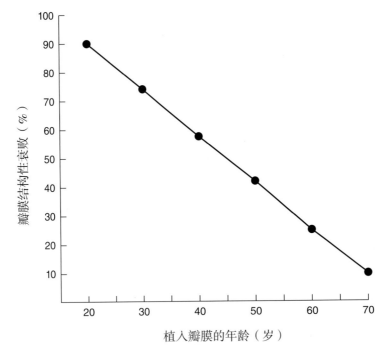

图 1.7　患者植入生物瓣的年龄与 15~20 年后发生结构性衰败的风险关系（经许可引自：Rahimtoola. J Am Coll Cardiol, 2010, 55:2413-2426.）

6）在行 TAVR 时，瓣膜的选择往往受到医生喜好和经验的影响。如果主动脉瓣环较小，使用 Medtronic 的 CoreValve Evolut 可获得更小的跨瓣压差，此瓣膜是将猪心包置于镍钛合金支架上，较 Edwards 瓣膜处于更高的环上位置。

（9）手术操作

1）主动脉瓣手术可选择全胸骨正中切口，也可以通过微创切口完成。例如胸骨上段或下段的"J"形或"T"形切口，经第 3 或第 4 肋间进胸，也包括右前第 2 或第 3 肋间切口 [151-153]。选择微创手术入路时，可经胸骨切口或股血管行体外循环插管，如果选择后者，术前应完成腹腔和盆腔的 CT 扫描，以评估髂股动脉的大小、弯曲度及钙化情况。

2）选用人工机械瓣或生物瓣行 SAVR 曾经是治疗 AS 的标准术式（图 1.8），但目前对于大多数患者来说，SAVR 的地位已经被 TAVR 取代。

a. 双叶倾斜碟片机械瓣已经完全取代了单叶倾斜碟片瓣。术后需终生服用华法林。瓣膜的寿命取决于并发症的发生情况，如血栓形成、导致瓣叶功能受损的内生血管翳及感染性心内膜炎。

b. 生物瓣包括猪心包瓣和牛心包瓣，这两种瓣膜都是通过热处理和化学处理来延长寿命的。对于复杂手术或高龄患者，经常会考虑选用可快速施放的瓣膜来缩短主动脉阻断时间，此类瓣膜有 Sorin Perceval 瓣和 Edwards Intuity 瓣，它们的瓣叶设计相似，都可以在数分钟内完成植入、固定。较低的瓣架易导致束支传导阻滞和完全性传导阻滞，完全性传导阻滞的发生率约为 10%[154-155]。

c. 无支架瓣可提供更大的有效瓣口面积，可以行冠状动脉下植入或根部置换。此类产品最主要的优点在于可用于主动脉根部较小的患者（图 1.9）[156-157]。

d. Ross 手术是应用患者自身的肺动脉瓣和根部来替换主动脉根部，用同种异

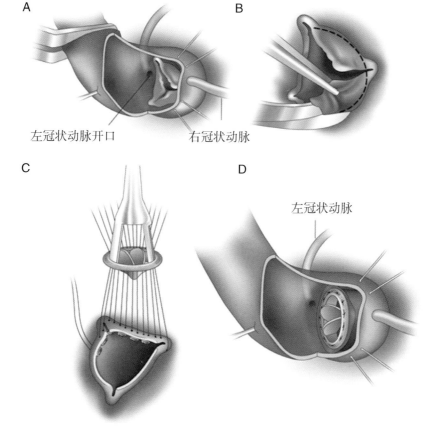

图 1.8　主动脉瓣置换（AVR）。A. 做主动脉横切口，缝置提吊线。B. 切除主动脉瓣，清理瓣环创面，测瓣。C、D. 用带垫片缝线穿缝瓣环和人工瓣膜缝合环，下瓣至瓣环水平，打结。缝闭主动脉切口

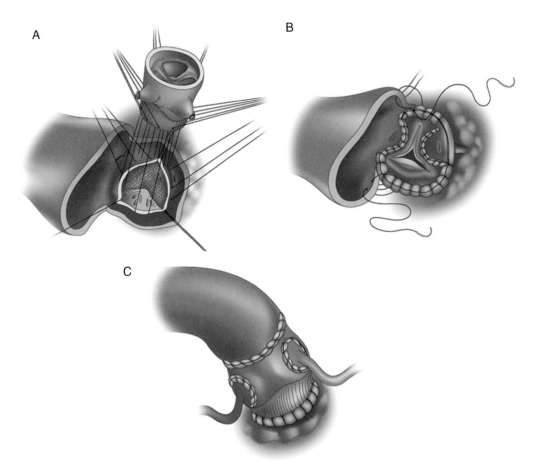

图 1.9　无支架瓣膜较支架瓣膜可提供更大的有效开口面积，有利于肥厚的左心室恢复。A. 近心端缝合线将固定于人工瓣膜的低矮的 Dacron 裙边缝合在主动脉瓣环上。B. 在冠状动脉下植入 Medtronic Freestyle 瓣膜。远心端缝合线位于冠状动脉开口下，但同时需要在两个瓣窦缝出扇形。C. 无支架瓣可用于根部置换，但需要将两个冠状动脉开口重新缝合固定其上。远心端吻合线即与升主动脉的端－端吻合

体带瓣血管替代肺动脉瓣（可以说是单瓣疾病的双瓣手术）。这是一个非常复杂的术式，主要用于年龄 < 50 岁、不希望服用抗凝药的年轻患者（图 1.10）[158–159]。

e. 同种异体带瓣血管通常用于主动脉瓣罹患感染性心内膜炎的患者，当然，使用其他类型的人工瓣膜也可以获得相似的结果 [160–161]。

f. 主动脉根部置换通常使用带瓣管道，适用于须置换升主动脉的情况（图 1.11）。如果 Valsalva 窦没有发生扩张，可在置换主动脉瓣的同时行冠状动脉上方的升主动脉置换，简化手术。对于年轻的患者，可使用商品化的带机械瓣人工血管；对于老年患者，可使用 "bioroot" 技术来避免抗凝，即：将一生物瓣缝置在 Dacron 人造血管的近心端 [162]。

3）TAVR 是将一个固定于导管输送装置的生物瓣在血管腔内植入。虽然有大量的瓣膜在研和测试，但最普及的两种瓣膜为：Edwards SAPIEN 系列——球囊扩张牛心

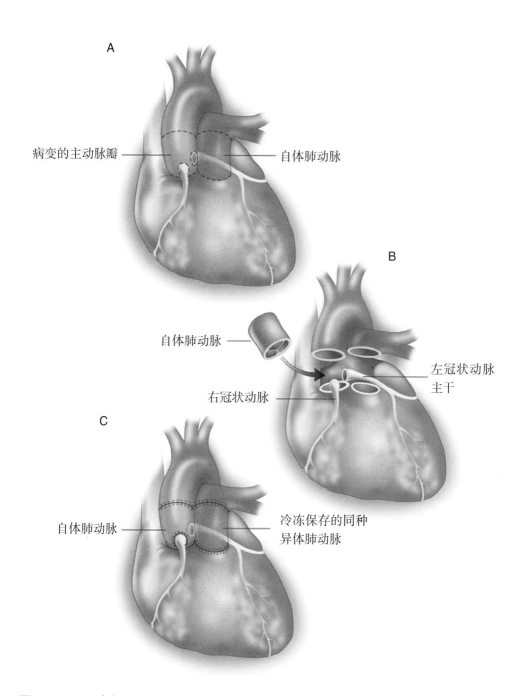

图 1.10　Ross 手术。A. 切开主动脉，将病变的主动脉瓣切除；仔细切除肺动脉瓣和主肺动脉，游离冠状动脉。B. 自体肺动脉转置于主动脉根部。C. 重新移栽冠状动脉，用一条冷冻保存的同种异体带瓣肺动脉重建右心室流出道

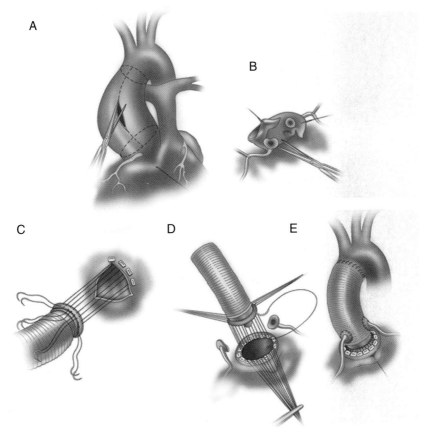

图 1.11 Bentall 手术。A. 切开主动脉，向近心及远心端延长。B. 游离、切取冠状动脉开口。
C、D. 将一人工瓣膜和人造血管的近心端缝合在一起后，吻合在主动脉瓣环上。E. 将冠状动脉
重植在主动脉根部，完成人造血管远心端吻合

包瓣（图 1.12），以及 Medtronic CoreValve/Evolut 系列——通过鞘管施放固定于自膨
胀镍钛合金瓣架的猪心包瓣（图 1.13）。两种瓣膜均可用于治疗自体主动脉瓣的狭窄
及生物瓣的狭窄或反流（"瓣中瓣"技术）。

　　a. CT 是术前评估的关键步骤。胸部成像可用于评估主动脉瓣环面积和周长，
用于选择大小合适的瓣膜。测量冠状动脉开口与主动脉瓣环的距离，以确保
瓣膜置换后不会造成冠状动脉开口堵塞。这一点在"瓣中瓣"置换时尤其重
要。对于冠状动脉开口较低的患者，为了避免冠状动脉开口堵塞，有必要行
BASILICA 技术（即：将人工生物瓣叶的扇形结构撕裂，以预防医源性冠状动
脉开口阻塞）。通过腹腔和盆腔成像来评估髂股动脉的大小、弯曲度及钙化情况，
以确定是否可以选择经股动脉入路实施 TAVR（图 2.37）。

　　b. 股动脉入路的风险较低。如果此入路不可行，应行锁骨下动脉成像，以评估
腋动脉、锁骨下动脉入路，如可行，可采用经皮穿刺或切开。其他的替代入路
包括：通过胸骨上段切口的经腔静脉或主动脉入路，经颈动脉入路，经心尖入
路[163-165]。经心尖入路曾经是第二选择，但其并发症较多，尤其是在老年患者中。

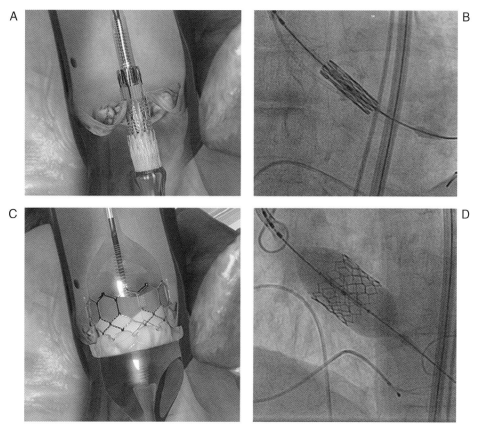

图 1.12　经导管主动脉瓣置换（TAVR）的示意图和 X 线成像，图中所使用的瓣膜为 Edwards SAPIEN 3 瓣膜。A、B. 穿过原主动脉瓣环的初始位置。C、D. 经球囊扩张后，瓣膜完全展开（感谢 Edwards Lifesciences 提供图片 A 和 C）

c. TAVR 瓣膜的瓣架宽度小于 SAVR，而其设计也适合瓣叶更好地开放。TAVR 较 SAVR 可以获得更为理想的血流动力学状态，尤其是对于那些主动脉瓣环狭小的患者。在高、中、低风险的患者中，TAVR 与 SAVR 的临床疗效相同或优于 SAVR。最主要的风险是卒中，发生率约为 2%，使用脑保护装置（如 SENTINEL 脑保护系统，Boston Scientific Sentinel Device）可降低卒中的发生率[166-168]。另一重要的风险是发生需要植入永久起搏器的完全性房室传导阻滞，随着在左心室流出道植入部分的减少，此风险明显降低，已降至 5% 以下。对于术前存在右束支和左前半束支传导阻滞的患者，此风险相对较高。

4） 瓣膜交界切开术（commissurotomy）和主动脉瓣叶清理（debridement）之类的修复性手术，在重度 AS 的治疗中并没有明显的价值。但对于中度 AS 患者，当其严重程度尚未达到需行瓣膜置换时，可考虑行主动脉瓣叶清理，清除钙化灶有助于将主动脉瓣置换推迟数年之久。

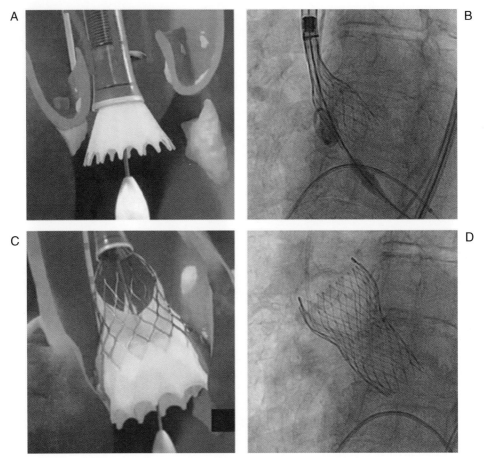

图1.13 应用 Medtronic Evolut Pro 瓣膜行 TAVR 的示意图和 X 线成像。A、B. 退出约束性鞘管，使自膨胀镍钛合金支架部分展开。C、D. 瓣膜完全展开（感谢 Medtronic，Inc. 提供图片 A 和 C）

5. 主动脉瓣反流（aortic regurgitation）

（1）病理生理　主动脉瓣反流（AR）是由于主动脉瓣叶异常（钙化性退行性变、二叶瓣以及感染性心内膜炎所致瓣叶结构毁损）或主动脉根部扩张所致的对合不良（特发性主动脉根部扩张所致主动脉瓣环扩张，主动脉夹层伴瓣叶脱垂）所导致[106]。

1）急性 AR 通常是由感染性心内膜炎或 A 型夹层所致。心室无法急性扩张以应对因反流导致的容量负荷的骤然增加，从而造成左心室舒张末期容积（LVEDV）和舒张末期压力（LVEDP）升高，最终导致左心室衰竭、心源性休克及肺水肿。如果急性 AR 作用于肥大的左心室，会导致充盈压急剧升高。后负荷升高会引起急性心肌缺血（左心室扩张）、代偿性心动过速。如果 LVEDP 上升接近主动脉舒张压，就会导致灌注压下降，可能因此猝死。

2）慢性 AR 可导致左心室的压力和容量超负荷，进而导致左心室持续性扩张（LVEDV 升高）、室壁张力升高、室壁顺应性升高及进行性肥大。大部分患者可在数年内无症状，即使是重度 AR 患者也是这样，这是因为：即便后负荷增加，但前负荷储备的调动和心室的代偿性肥厚也可使 EF 维持正常。每搏输出量的增加使前向血流量保持正常，表现出脉压升高和外周搏动增强。最终，由于后负荷升高、心肌收缩力受损，导致左心室收缩功能下降和 EF 降低。通常，患者会在此时出现呼吸困难等症状，而冠状动脉血流储备受损将会诱发心绞痛（表 1.4）。

表 1.4　慢性主动脉瓣反流（AR）的分级

A 级	存在发生 AR 的风险（二叶瓣，Valsava 窦扩张，风湿性心脏病）
B 级	进行性 AR
C 级	无症状重度 AR
	C1：无症状，EF ≥ 50% 且 LVESD ≤ 50 mm
	C2：无症状，EF < 50% 或 LVESD > 50 mm（LVESD 指数 > 25 mm/m^2）
D 级	有症状重度 AR（无论 EF 如何），中重度左心室扩张

LVESD：左心室收缩末期直径；EF：射血分数

3）一般情况下，存在严重心力衰竭症状（NYHA Ⅲ～Ⅳ级）或收缩功能障碍的患者，如果伴有 EF 下降和（或）左心室收缩末期直径（LVESD）增加，会面临更高的围手术期死亡率，远期生存率也会下降。如果后负荷升高是导致左心室收缩功能减退的原因，且这种状态持续的时间并不长，那么，曾一度下降的 EF 会在术后恢复正常。但是，如果左心室功能障碍持续时间较长，则通常会出现心肌收缩力下降，即使手术治疗，术后疗效也欠满意。

（2）诊断　应通过细心的监测确定患者出现症状和进展至重度 AR 的时间，并查找左心室开始呈现功能障碍的证据。超声心动图和主动脉根部造影有助于评价 AR 的严重程度（图 2.8）。在评估瓣膜形态、主动脉根部大小、左心室腔尺寸、室壁厚度及收缩功能上，超声极具价值。彩色和脉冲多普勒可用于评估 AR 的严重程度（表 1.5）。

（3）手术适应证（根据 2014 版 ACC 指南）[107]

1）Ⅰ类适应证（"建议手术"）。

表 1.5　中重度主动脉瓣反流（AR）的超声心动图表现

	中度	重度
多普勒反流束宽度	LVOT 的 25%~64%	≥ LVOT 的 65%
缩流断面（vena contracta）	0.3~0.6 cm	> 0.6 cm
舒张期逆向血流	无	有
反流容积	每搏 0~59 mL	每搏 ≥ 60 mL
反流分数	30%~49%	≥ 50%
有效反流口面积（EROA）	0.1~0.29 cm^2	≥ 0.3 cm^2
左心室扩张	无	有
压力减半时间	200~500 ms	< 200 ms

LVOT：左心室流出道。经许可改自：Nishimura, et al. Circulation, 2014,129:e521 - 643.[107]

a. D 级：有症状的重度 AR，无论左心室收缩功能状态如何。一旦心脏发生严重扩张，说明可能已经发生不可逆的心肌损害，远期疗效欠佳。如果不进行手术治疗，有心绞痛症状的患者预期年死亡率＞10%，而有心力衰竭症状患者的年死亡率＞20%[106]。部分中度 AR 患者出现 EF 下降、左心室扩大及 LVEDP 显著升高后即可出现症状。

b. C2 级：无症状的重度 AR 伴静息状态 LVEF＜50%，除非有其他导致 LVEF 下降的原因。此级别患者已处于失代偿状态，出现症状的速率为每年 25%。随着心室重构的进展，EF 将进一步下降，左心室也将进一步扩大（LVESD ≥ 40 mm），远期生存率下降，因此须尽快行手术干预[169]。如果 EF 下降的病因与 AR 无关（如既往心肌梗死、心脏的浸润性疾病、扩张型心肌病），那么手术并不会使左心室功能得到改善，因此也就没有手术适应证。

c. 如果因其他原因需要行心脏手术，可同期行主动脉瓣置换。

2）Ⅱa 类适应证（"手术是合理的"）。

a. 无症状重度 AR，EF 正常，但 LVESD＞50 mm 或 LVESD 指数＞25 mm/m²。如果有左心室扩张的证据，表明患者已进入失代偿状态，一旦 LVESD＞50 mm，则发生收缩功能障碍的年风险近 20%；而如果 LVESD＞55 mm，则风险上升至25%。

b. 对于中度 AR，如果因其他原因需要行心脏手术，同期行主动脉瓣置换是合理的。

3）Ⅱb 类适应证（"可考虑外科手术"）。

a. C1 级：无症状重度 AR，EF 正常，但左心室进行性重度扩张 [左心室舒张末期直径（LVEDD）＞65 mm]。此类患者有较高的猝死风险。

4）其他建议。

a. 在术前随访期间，系列的超声检查有助于早期发现心室失代偿。左心室收缩功能障碍的严重程度将影响未经手术治疗患者的生存率，以及手术后的远期预后。LVESD 为 40~49 mm 的 C1 级无症状患者，虽然发展至出现症状、左心室功能障碍或死亡的年风险仅为 4%，但依然会有 25% 的患者可能在症状出现前即出现左心室功能障碍、甚至死亡。因此，一旦出现心室功能失代偿的征象即应手术，此时，患者的 EF 通常已下降至＜50%，LVESD 已经＞50 mm。

b. 对无症状患者是否应进行负荷试验，指南中并未明确说明。高风险包括出现症状、运动耐量＜预期值的 85%、心肌收缩储备丧失且血流动力学指标处于临界状态（LVEF 50%~55% 或 LVESD 接近 50 mm）及三尖瓣环收缩期位移＜21 mm（右心室功能障碍的征象）。这些表现有助于发现那些看似无症状、实则有症状者，以及存在亚临床左心室功能障碍的患者，尽早手术可使此类人群受益。在负荷试验时，EF 下降对预后的影响尚不清楚。上述这些问题并未在 2014 版指南中提及。

c. 主动脉瓣罹患感染性心内膜炎将造成急性 AR 及血流动力学状态受损、瓣周脓肿、传导阻滞，即使无须急诊手术，也应考虑行紧急手术（见"9. 感染性心内膜炎"）。其他应尽早手术干预的情况包括：栓塞事件发生后仍存在残余赘生物，大的活动性赘生物，活动性菌血症。

（4）术前考量

1）高血压患者可给予 ACEI、ARB、氨氯地平、β 受体阻滞剂、利尿剂、醛固酮受体拮抗剂（螺内酯、依普利酮）。降低血压有助于增加前向血流，减少反流；但过度降低后负荷可能造成舒张期冠状动脉灌注压不足，加重心肌缺血。在使用 β 受体阻滞剂控制心肌缺血时应格外慎重，心率的下降可导致反流量进一步增加。急性 AR 患者禁用 β 受体阻滞剂，它们会阻断代偿性心动过速。为了避免术后发生血管麻痹，手术当天早晨应停用 ACEI 和 ARB 类药物，但此观点尚存争议。

2）为了确定优势冠状动脉及可能存在的冠状动脉狭窄，术前应对所有患者行冠状动脉造影。

3）禁止使用 IABP 来控制心绞痛。

4）所有非急诊瓣膜手术，均应在术前处理好牙齿方面的问题。

5）为了合理选择人工瓣膜，术前应明确是否存在使用华法林的禁忌证。

（5）手术操作

1）主动脉瓣置换是治疗成人 AR 的传统方法，包括生物瓣或机械瓣置换、Ross 手术、同种异体带瓣血管置换等。目前正在研究治疗单纯 AR 的 TAVR 瓣膜[170]。

2）主动脉瓣成形同样是成功的备选方案。术中将部分瓣叶组织切除后，重新缝合切缘以改善对合形态（尤其适用于二叶主动脉瓣）；常常会在同期行瓣环成形。对于年轻的患者，主动脉瓣成形可以更多保留自体瓣叶组织，因此较主动脉瓣置换更具价值[171]。

3）如果同时存在升主动脉瘤（主动脉瓣环扩张症），可考虑行带瓣管道置换（Bentall 手术）（图 1.11）。对于年轻患者，首选商品化带机械瓣管道；但如果患者存在严重的抗凝禁忌证，则可通过将生物瓣与人造血管连接成一个"bioroot"（生物主动脉根部）更轻松地完成 Bentall 手术[172]。另一个替代方案是选用 Medtronic Freestyle 无支架瓣，并延长管道来替换升主动脉[173]。

4）如果可对主动脉根部充分重塑，就可以对部分罹患严重 AR 的患者施行保留主动脉瓣的根部置换，即使是二叶主动脉瓣和马方综合征也可以成功地应用此技术（图 1.14）。切除主动脉，保留附着瓣叶交界的血管壁，将一段人造血管吻合在瓣环下水平，将瓣叶交界重新悬吊于人造血管内。将主动脉残根与人造血管吻合后，再将冠状动脉纽扣植于人造血管上[174-176]。

6. 二尖瓣狭窄（mitral stenosis）

（1）病理生理[106]　几乎所有的二尖瓣狭窄（MS）均继发于风湿热。瓣叶增厚，交界融合，腱索增厚、短缩，导致二尖瓣口逐渐变小，左心室充盈速度下降。舒张期二尖瓣跨瓣压差的存在导致左心房和肺静脉压力升高。初始阶段，左心房的内径和顺应性

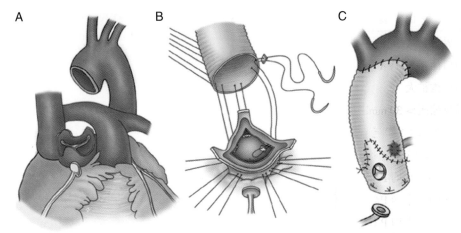

图 1.14 保留主动脉瓣叶的根部置换。A.横断主动脉，保留附着瓣叶交界的血管壁，游离冠状动脉纽扣。B.在主动脉瓣环下水平面缝置多条定位缝线，穿缝人造血管近心端。C.打结定位缝线后，将瓣叶交界重新悬吊于人造血管腔内，并将窦底切缘与人造血管内壁缝合。再植冠状动脉纽扣，吻合人造血管远心端

均有所增加，在运动和心率加快时（如房颤）会出现症状。随着病情加重、左心房重构，会出现诸如气促、端坐呼吸、咯血等心力衰竭症状。机体的适应性，包括肺小血管通透性下降、肺小动脉收缩及血管壁增厚等，虽然可以减轻症状，但会造成肺动脉高压，进而导致右心衰竭及功能性三尖瓣反流。随着 MS 和肺动脉高压的恶化，静息状态下心排血量会下降，且在运动状态下无法增加。房颤的出现会进一步使左心房压力升高、左心室充盈速度下降、心排血量减少。左心房内易形成血栓，易导致机体发生血栓性栓塞（表 1.6）。

表 1.6 二尖瓣狭窄（MS）的分级

A 级	存在 MS 的风险（舒张期二尖瓣呈穹顶样）
B 级	进行性 MS［瓣叶呈风湿性改变，二尖瓣口面积（MVA）> 1.5cm^2］，肺动脉压正常，左心房轻中度扩大，压力减半时间 < 150 ms
C 级	无症状的重度 MS
D 级	有症状的重度 MS——运动耐量下降，劳力性气促

（2）自然病史　MS 是一个缓慢发展的进程，可在数十年内都不出现症状。症状轻微患者的 10 年生存率可达 80%，而一旦出现症状，生存率将明显下降。一些早期的研究显示：有症状者的 10 年生存率仅为 33%；如果心功能为 NYHA Ⅲ～Ⅳ级，10 年内的死亡率为 100%[177]。重度肺动脉高压（肺动脉压 > 80 mmHg）患者的平均存活期不足 3 年。因此，如果患者出现Ⅱ～Ⅲ级症状，即应考虑干预治疗。

（3）诊断　MS 的严重程度主要由超声心动图来判定，也可通过心导管检查来判定（表 1.7）。

　　1）超声心动图可测量舒张期平均跨瓣压差，并通过连续性方程计算二尖瓣口面

表 1.7　重度二尖瓣狭窄（MS）在超声心动图和血流动力学方面的异常

瓣叶交界融合，瓣叶在舒张期呈穹顶样
二尖瓣口面积（MVA）≤ 1.5 cm^2（≤ 1.0 cm^2 时为极重度 MS）
左心房严重扩大
肺动脉收缩压 > 30 mmHg
注意：跨瓣压差可用于测量 MVA，但无助于评估狭窄程度
右心导管可定量评估平均 PAP
轻度 PAH：平均 PAP > 25~40 mmHg
中度 PAH：平均 PAP 41~55 mmHg
重度 PAH：平均 PAP ≥ 55 mmHg

PAP：肺动脉压；PAH：肺动脉高压。经许可改自：Nishimura, et al. Circulation, 2014,129: e521 – 643.[107]

积（MVA）。超声还可测量压力减半时间，通过三尖瓣口血流速度估测肺动脉压，并使用超声评分对瓣叶的形态进行评估（表 1.7）[178]。此外，可以评估瓣叶的活动性、厚度、钙化及瓣下结构增厚的程度，也可用于评估是否适合行瓣膜球囊成形。

2）心导管可通过心排血量及跨瓣平均压差［肺毛细血管楔压（PCWP）减去左心室平均舒张压］来计算 MVA。肺动脉压可用右心导管直接测量。

$$MVA = \frac{CO/(DFP \times HR)}{37.7 \times \sqrt{mean\ gradient}}$$

MVA：二尖瓣口面积（正常值为 4~6 cm^2）；CO：心排血量（mL/min）；

DFP：每搏舒张期充盈时间（s）；HR：心率（/min）；

mean gradient：平均跨瓣压差（肺毛细血管楔压 – 左心室平均舒张压）（mmHg）

3）对于症状与 MS 严重程度不匹配的患者，运动负荷超声心动图有助于评估疾病的严重程度[179]。运动将导致心率增加、舒张期心室充盈时间缩短。严重的 MS 将导致平均跨瓣压差升高和（或）肺动脉压升高。对血流动力学有明显影响的 MS 是指运动试验可诱发平均跨瓣压差升高至 > 15 mmHg（DSE 显示 > 18 mmHg），或者肺毛细血管楔压升高至 > 25 mmHg，此类患者需要干预。其他高风险表现还包括在运动达到峰值时，右心室收缩压升高至 > 60 mmHg，但这一点并未在指南中述及。

（4）干预的适应证[107]

1）经皮二尖瓣球囊成形术（PMBV）可用于存在干预适应证、且瓣叶形态超声评分理想的患者。一般情况下，术后 MVA 将达到术前的 2 倍，平均跨瓣压差下降 50%，长期疗效非常出色。如果存在 PMBV 禁忌证，或由于瓣叶形态不理想、存在左心房血栓、二尖瓣反流达到 3~4+ 级而不具备行 PMBV 的可行性，应考虑行二尖瓣直视手术[180-181]。

2）I 类适应证。

a. D 级：对于瓣叶解剖状态理想、有症状的重度 MS（MVA < 1.5 cm^2）建议行 PMBV。

b. D 级：心功能为 NYHA Ⅲ~Ⅳ级的重度 MS 患者，如果为非高风险、不适合行 PMBV，可行二尖瓣直视成形手术。

c. C / D 级：如果因其他原因需要行心脏手术，可同期完成二尖瓣手术。

3）Ⅱa 类适应证。

a. C 级：对于极其严重的无症状 MS（MVA < 1.0 cm²），行 PMBV 是合理的。

b. D 级：对于心功能 Ⅲ~Ⅳ级的重度 MS 患者，在行其他心脏手术时，同期完成二尖瓣手术是合理的。

4）Ⅱb 类适应证。

a. C 级：对于新发房颤、瓣叶解剖理想的无症状重度 MS（MVA < 1.5 cm²）患者，可考虑行 PMBV。

b. B/D 级：存在症状，且 MVA > 1.5 cm² 的患者，如果运动试验时出现明显的血流动力学改变，可考虑行 PMBV。

c. D 级：NYHA Ⅲ~Ⅳ级的重度 MS 患者，如果认为外科手术风险过高，即使解剖学状态欠佳，也可以考虑 PMBV。

d. 中度 MS（MVA 1.6~2.0 cm²）患者，如果因其他原因行心脏手术，可考虑同期行二尖瓣手术。

e. 任何 C 级或 D 级的重度 MS 患者，在充分抗凝治疗后仍反复出现栓塞事件，可考虑行二尖瓣手术并行左心耳切除术。

（5）术前考量

1）心排血量的下降通常会对血流动力学造成损害，并会因房颤而进一步加重。快速心室率将导致舒张期充盈时间缩短、左心室前负荷下降、左心房压力升高。因此，围手术期应使用 β 受体阻滞剂或钙通道阻滞剂来控制房颤时的心室率。需仔细平衡有可能导致肺水肿的容量超负荷及因强化利尿而导致的低血容量，在心排血量处于边缘状态时，低血容量可能会损害肾功能。因此，必须仔细调整前负荷，确保血流经过狭窄的瓣膜后左心室仍能获得足够的充盈。

2）很多患者由于长期 MS 而呈现恶病质，发生呼吸衰竭的风险会加大。术前的强化利尿和营养补充有助于降低术后早期并发症的发生率。

3）如果因房颤、左心房血栓栓塞或栓塞史而服用华法林，应在术前 4 d 停药。由于大部分并发房颤的 MS 患者有较高的栓塞风险，因此应在办理入院前即转用低分子量肝素作为术前过渡，但也应在术前 24 h 停药。如果国际标准化比值（INR）下降至治疗区间以下，手术前 1d 应考虑给予普通肝素。NOAC 类药物（达比加群酯、阿哌沙班、利伐沙班）不可应用于风湿性 MS 患者。

（6）手术操作

1）由于 PMBV 治疗效果理想，因此，闭式二尖瓣交界成形术已被 PMBV 取代。对于罹患重度 MS 的孕期妇女，应避免体外循环，因此，上述两种术式均可考虑。

2）如果无法施行 PMBV，或有证据显示存在左心房血栓，可行二尖瓣交界直视切开成形术，其血流动力学效果优于 PMBV 和闭式手术，可有效提高长期无事件生存率。在这一点上，高超声评分或房颤患者受益最显著[180-183]。虽然术后 9 年的症状再发生率为 60%，但大部分症状与二尖瓣反流或冠心病有关，并非因 MS 复发[106]。

3）如果瓣叶已经发生钙化、纤维化，或瓣下结构存在明显融合，则适合行二尖瓣置换（图 1.15）。

4）经导管治疗 MS 的技术尚处在很早期阶段。可将主动脉瓣的经导管"瓣中瓣"技术用于治疗人工生物瓣的 MS 或反流[184-185]。如果影像学资料提示人工瓣叶移位可能造成左心室流出道梗阻，那么须行 LAMPOON 手术（撕裂二尖瓣前叶以预防左心室流出道梗阻）。经导管"瓣中瓣"技术可用于治疗伴有极严重二尖瓣环钙化的 MS，但患者的死亡率很高[186]。经导管二尖瓣置换（瓣叶经过特殊设计）已获得成功，其未来的应用或许会更为广泛[184]。

5）如果房颤持续时间 > 6 个月，那么术后很可能依然呈现房颤。因此，对于并发阵发性或持续性房颤的患者，应考虑行 Maze 手术，并在同期完成左心耳旷置，其存在多种技术路线。外科"切缝"Cox-Maze 技术已被"能量"的应用（一般使用射频

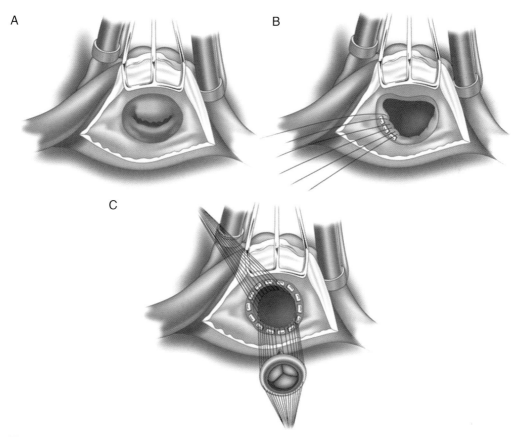

图 1.15　经后路行二尖瓣置换（MVR）。A. 在房间隔沟后切开左心房，置入心房拉钩。虽然前后瓣叶均可保留，但通常会切除前瓣叶。B. 保留后瓣叶，需将其裹入缝合线圈内。C. 沿瓣环褥式缝置带垫片缝线，穿缝瓣叶或将瓣叶包入线圈内，再穿缝人工瓣膜的缝合环。打结固定人工瓣膜。在左心房内往返缝闭左心耳

消融和冷冻消融）所取代，术中可以按预设做出理想的透壁消融线，治疗房颤的成功率很高（见"13. 房颤"）。如果左心房 > 6 cm，则成功的可能性较小[187-188]。

6）左心手术后，肺血管阻力下降，功能性三尖瓣反流会有所改善，但对于房颤、左心房增大及中度三尖瓣反流的患者，三尖瓣反流很可能会持续存在，甚至加重。由于中度三尖瓣反流经常会发展成重度，进而影响远期生存率，因此，对于中重度三尖瓣反流及三尖瓣环扩张的患者，建议同期行三尖瓣成形[189-190]。关于二尖瓣反流患者的三尖瓣成形问题，将在后文详述。

7. 二尖瓣反流（mitral regurgitation）

（1）病理生理　人们根据病理变化将二尖瓣反流（MR）分为原发性（退行性改变）和继发性（功能性改变）两个亚型[106-107,191]。

1）原发性 MR 通常是由于瓣叶发生黏液样变或弹性纤维缺失而呈现瓣叶冗余，并伴随腱索延长或断裂。这将导致瓣叶脱垂和连枷样运动，并通常并发瓣环扩张。风湿性改变会导致瓣叶扭曲、腱索受损。感染性心内膜炎则通常伴发赘生物形成、瓣叶变形或穿孔。

2）继发性 MR 也称功能性 MR，与左心室功能障碍有关，最常继发于心肌梗死，也可与肥厚型或扩张型心肌病有关。左心室重构导致左心室几何形态发生改变，乳头肌移位，这将使二尖瓣受到朝向心尖方向的力的牵扯，而瓣环也同时发生扩大，进而造成二尖瓣对合不佳，形成 MR。由于此类 MR 因心室功能受损所致，而非原发的瓣叶或腱索问题，因此预后不良。

> a. 人们曾使用"缺血性 MR"一词来指代大部分因冠心病导致的继发性 MR。"缺血性 MR"包括心肌梗死引起急性乳头肌断裂所致的急性 MR，或乳头肌下方的室壁缺血性功能障碍所致的急性 MR，以及既往心肌损害导致的慢性 MR。
>
> b. 慢性房颤和限制性心肌病（淀粉样变）的患者，如果因左心房扩大而引发单纯的瓣环扩张，即可发生"心房功能性 MR"。

（2）临床表现

1）急性 MR 常常继发于心肌梗死、急性心肌梗死伴乳头肌断裂、感染性心内膜炎及特发性腱索断裂，这将导致急性左心室容量超负荷、前向血流减少，以及新发的反流进入内径小且顺应性差的左心房，进而发生心源性休克和急性肺水肿。

2）慢性 MR 也可表现出容量超负荷，左心房和左心室顺应性逐渐加大，而 LVEDV 也会随着左心室的扩张而逐渐增加。伴随着左心室的扩张，左心室也会发生一定程度的肥大，以便使收缩期左心室室壁张力保持在正常水平。前负荷的增加使每搏输出量增加，保证了前向血流量；与此同时，后负荷因左心室射血至左心房而有所下降，从而使心室收缩期室壁张力维持正常。当患者处于代偿期时，由于能维持心肌收缩力，EF 一般会有所增加。通常患者并无症状，甚至当心室发生失代偿时也可不出现症状。如果 EF 降至正常低值区间，通常提示心肌收缩功能发生了一定程度的减退。最终，长期的容量超负荷将导致左心室进一步扩张，心肌收缩力明显下降，后负荷增加，

EF 下降。所有这些问题将造成左心室收缩末期容积（LVESV）增加、前向血流减少、充盈压升高，心力衰竭的症状也将进一步恶化。

（3）诊断　为了把握 MR 的发展进程、评估左心室大小和功能，应进行一系列的超声心动图检查，从而明确何时进行干预才能优化临床结局。

1）具有三维成像功能的经食管超声心动图（TEE）是定量评估 MR 严重度、确定 MR 形成机制的最佳手段，还可同时评估左心室功能并估测肺动脉压。TEE 可确定 MR 是因腱索延长或断裂所致瓣叶脱垂的原发性（退行性）病变，还是因为瓣环扩大、左心房扩张导致瓣叶受到心尖方向的牵扯所致的继发性（功能性）病变。通常，如果只有一个瓣叶脱垂或受到心尖方向的拴系，将出现偏心性反流束（图 2.22 和图 2.23），瓣环扩大则会出现中心性 MR（图 2.24）。在辅助外科医生决策是否可行瓣膜成形术以及行哪一种成形术式时，TEE 具有非常重要的价值，甚至从一开始就可以决定患者是否应行瓣膜置换（表 1.8 和表 1.9）。

表 1.8　原发性二尖瓣反流（MR）的分级

A 级	存在发生 MR 的风险
B 级	进行性 MR
	1. 严重脱垂，但对合正常
	2. 风湿性改变，瓣叶活动受限，中心对合面积缩小
	3. 存在感染性心内膜炎既往史
	4. 中心性反流面积占左心房的 20%~40%，或在收缩晚期出现偏心性反流
	5. VC < 0.7 cm, RV < 60 mL, RF < 50%, EROA < 0.4 cm^2
	6. 左心房轻度扩大，没有左心室扩大，肺动脉压正常
C 级	无症状的重度 MR
	C1 级：LVEF > 60% 及 LVESD < 40 mm
	C2 级：LVEF ≤ 60% 及 LVESD ≥ 40 mm
	1. 重度脱垂，伴对合面积缩小或出现瓣叶飘动
	2. 风湿性改变，瓣叶活动受限，中心对合面积缩小
	3. 感染性心内膜炎既往史
	4. 中心性反流面积＞左心房的 40%，或在全收缩期出现偏心性反流
	5. VC ≥ 0.7 cm, RV ≥ 60 mL, RF ≥ 50%, EROA ≥ 0.4 cm^2
	6. 左心房中至重度扩大
	7. 左心室扩大
	8. 在静息或运动状态下出现肺动脉高压
D 级	有症状的重度 MR——其他表现与 C 级相同，并出现心力衰竭症状（运动耐力下降，劳力性气促）

VC：缩流断面；RV：反流体积；RF：反流分数；EROA：有效反流口面积；LVEF：左心室射血分数；LVESD：左心室收缩末期直径。经许可改自：Nishimura, et al. Circulation, 2014, 129: e521‐643.[107]

表 1.9　继发性二尖瓣反流（MR）的分级

A 级	存在发生 MR 的风险
B 级	进行性 MR
	1. 局部室壁运动（RWM）异常伴轻度二尖瓣瓣叶拴系
	2. 瓣环扩张伴轻度中心对合面积减少
	3. 由原发性心肌病所致 RWM 异常、左心室扩张、收缩功能减退
	4. 有效反流口面积（EROA）< 0.4 cm², 反流体积（RV）< 60 mL, 反流分数（RF）< 50%
C 级	无症状的重度 MR
	1. RWM 异常及（或）左心室扩张伴严重二尖瓣瓣叶拴系
	2. 瓣环扩张伴重度中心对合面积减少
	3. 由原发性心肌病所致 RWM 异常、左心室扩张、收缩功能减退
	4. EROA ≥ 0.4 cm², RV ≥ 60 mL, RF ≥ 50%
D 级	有症状的重度 MR——其他表现与 C 级相同，经血运重建及合理的药物治疗后仍存在心力衰竭症状（运动耐力下降，劳力性气促）

2017 版 AHA/ACC 指南修改了用于定义重度 MR 的血流动力学参数，重点在于重度原发性 MR 特征性改变的更新。经许可改自：Nishimura RA, Otto CM, Bonow RO, Carabello BA, Erwin Ⅲ JP, Fleisher LA, Jneid H, Mack MJ, McLeod CJ, O'Gara PT, Rigolin VH, Sundt Ⅲ TM, Thompson A. 2017 AHA/ACC focused update of the 2014 AHA/ACC guideline for the management of patients with valvular heart disease. J Am Coll Cardiol, 2017, doi: 10.1016/j.jacc.2017.03.011

　　a. 彩色血流多普勒及定量参数，如有效反流口面积（EROA）、反流分数（RF）、反流体积（RV），是合理评估 MR 严重程度的重要手段[191]。

　　b. 可验证原发性 MR 是否存在左心房或左心室的扩大，如果存在，则符合重度 MR，否则 MR 可能并非重度。

　　c. 部分继发性 MR 的严重程度不易评估，这是因为左心房和左心室的扩大及收缩期肺静脉血流钝化等表现可能与潜在的心肌病有关。此外，由于继发性 MR 的反流口呈月牙形，因此有可能低估有效反流口面积[191]。

　　d. 在术前清醒状态下评定的 MR 严重度与术中麻醉状态下评定的结果经常会有差异，这是体循环阻力和负荷状态发生改变所致。因此，建议术前通过 TEE 定量评估 MR 的病变程度及确定准确的解剖学成因，这一点非常重要。但是，术前为进行 TEE 而使用镇静剂同样会导致对 MR 严重程度有一定的低估。

　　2）如果 TEE 无法获得定论，可行心脏磁共振（CMR）成像，后者有助于评估左心室功能及 MR 严重度。人们认为：CMR 在定量评估反流体积、反流分数、左心室容积和 EF 方面比 TEE 更精确[191]。

　　3）还可以使用左心室造影来评估左心室功能和 MR 的严重程度，但在评估严重度方面，左心室造影的灵敏度较低，它依赖于导管的位置、注射造影剂的剂量和速度、左心房和左心室的大小，以及是否存在心律失常或心肌缺血。

（4）急性 MR 的干预指征

1）因乳头肌断裂导致的急性 MR，常常会造成心力衰竭或心源性休克，必须在发生多器官衰竭前行急诊手术。

2）因活动性感染性心内膜炎导致的重度 MR、且并发血流动力学状态恶化是紧急手术的 I 类适应证。

（5）慢性原发性 MR 的干预指征 [107,191-193]

1）I 类适应证。

a. D 级：有症状，重度 MR，LVEF > 30%。

b. C2 级：无症状，重度 MR，LVEF 介于 30%~60% 和（或）LVESD ≥ 40 mm。

c. 同期施行其他心脏手术的慢性重度 MR。

d. 满足上述适应证的患者，二尖瓣成形术均优于瓣膜置换。

2）IIa 类适应证。

a. C1 级：对于无症状的重度 MR，LVEF > 60%、LVESD < 40 mm 的患者，如果成功完成瓣膜成形的可能性达到 95%，则行二尖瓣成形术是合理的。对于新发房颤或在静息状态下肺动脉收缩压 > 50 mmHg、"非常有可能成功行二尖瓣成形"的患者，行二尖瓣成形也是合理的。此建议基于大量文献，证实对于无症状的 MR 患者，二尖瓣成形有助于改善远期生存率 [194-197]。如果二尖瓣成形不可行，应在手术前对此类患者进行定期随访，监测其临床症状及血流动力学异常。

b. C1 级：如果系列超声检查发现左心室内径进行性增大或 EF 进行性下降，对二尖瓣施行手术干预是合理的。因此，如果 LVEF 有下降、但仍 > 60%，而 LVESD 达到 40mm，应实施手术。这些指南的更新是基于人们发现：一旦血流动力学参数达到上述指标，则左心室可能已经存在收缩期功能障碍，而早期手术有助于改善疗效 [191]。

c. 如果因其他原因拟行心脏手术，那么对于慢性中度 MR 患者可同期实施二尖瓣手术。

3）IIb 类适应证。

a. D 级：有症状的重度 MR 且 EF ≤ 30%，可考虑行二尖瓣成形或置换。由于严重的收缩功能障碍，此类患者属于高风险人群，远期结局不佳。

b. D 级：对于心功能 III ~ IV 级的重度 MR 患者，如果瓣膜解剖理想，但外科手术因风险过高而成为禁忌时，可考虑行经导管二尖瓣成形术（"MitralClip"）[198]。对于手术风险 > 6% 的人群，一般可考虑选择此治疗方式。虽然经导管二尖瓣成形术的最初指征是退行性 MR，但现已逐步扩展至药物治疗无效的功能性 MR。

（6）继发性 MR 的干预指征

1）大多数研究发现：虽然手术干预可改善继发性 MR 患者的症状，但并未证实手术具有生存优势。因此，ACC/AHA 对于继发性 MR 的治疗并未提出任何 I 类适应证[199]。对于中度缺血性 MR，多项研究比较了单纯行 CABG 和 CABG + 二尖瓣成形，并未发现两者在 2 年生存率和左心室逆重构方面有所改善[200-203]。CTSN 试验比较了二尖瓣成形和置换（通常同期行 CABG）治疗重度缺血性 MR 的差异，2 年死亡率约为 20%（二尖瓣成形为 19%，二尖瓣置换为 23.2%）[204]。一项荟萃分析发现，两组在死亡率方面具有可比性[205]。其他数项针对非缺血性重度 MR，但发生心力衰竭、左心室功能下降的患者的研究结果发现：与药物治疗相比，二尖瓣成形有助于改善症状，但并无生存优势[206-207]。因此，无论是否实施外科干预，继发性 MR 的预后均不佳。

2）Ⅱa 类适应证：C 级至 D 级——在 CABG 或主动脉瓣置换同时，如果患者存在慢性重度 MR，那么同期行二尖瓣手术是合理的。对于重度 MR，大部分医生会在上述手术时选择同期进行干预，因为这样会预期改善症状。对于中度或重度 MR 者，尽管二尖瓣手术使患者发展至晚期 MR 的情况有所减少，但并未对生存率有所帮助。

3）Ⅱb 类适应证。

a. D 级：按照指南指导进行药物治疗（GDMT）的重度 MR 患者，如果仍存在 Ⅲ～Ⅳ 级心力衰竭症状，可考虑行二尖瓣手术治疗。对于此类人群，二尖瓣成形和置换在长期生存率方面疗效相似，但二尖瓣成形术后的复发率明显高于置换人群[204,208]。在 CTSN 试验中，成形组的 2 年 MR 复发率为 58.8%，而置换组则为 3.8%。因此建议行保留腱索的二尖瓣置换。

b. B 级：在行 CABG 的同时，可考虑对中度 MR 行二尖瓣成形。术后随访发现：此策略将降低中度 MR 患者所面临的风险，但发生不良事件的风险和 2 年生存率，与单纯行 CABG 相似。

4）未指定的适应证：2019 年，MitraClip（Abbott）获批用于经皮二尖瓣成形术，治疗功能性 MR。在两项支持性试验中，仅有一项试验认为此技术具有生存优势，其所治疗的患者是 MR 更为严重、但左心室功能障碍稍轻的人群[209-210]。因此得出的结论是：如果患者在接受基于 GDMT 治疗时仍持续存在 NYHA Ⅱ～Ⅳ 级症状，MR 达 3+ 级以上［EROA ≥ 30 mm² 和（或）RV ≥ 45 mL］，LVEF 为 20%~50%，LVESD ＜ 70 mm，MitraClip 技术可减少心力衰竭再住院率和病死率[211]。

（7）其他建议

1）罹患二尖瓣疾病的患者发生房颤是很常见的。如果左心房内径在 5.5~6 cm 或房颤发生 6 个月以上，那么，如果仅行二尖瓣手术，则术后房颤很可能继续存在[106]。对于非缺血性 MR，术后房颤可能导致生存率下降，远期心功能恶化，长期免于卒中的比率下降，因此，在行二尖瓣手术的同时，应同期完成 Maze 手术，并切除左心耳[187-188,212-213]。对于缺血性 MR 伴发房颤的患者，也应做此考量，其主要目的是降低卒中发生风险。左心房减容有助于提高左心房的机械性能，提高 Maze 手术疗效[214]。一份来自梅奥诊所的研究显示：左心房 ＞ 50 mm 或轻度以上三尖瓣反流的患者，二尖瓣成形术后所面临的远期房颤风险将更高；三尖瓣成形并不会降低房颤的发生风险。这一结论使人们提出：即使术前没有发生房颤，也建议同期行 Maze 手术[215]。

2）对于存在中度功能性 MR 并拟行主动脉瓣置换的患者，在主动脉瓣置换术后，约 70% 的患者 MR 程度会减轻，其生存率与同期行二尖瓣成形的人群相似。可以获得更好疗效的患者包括：小左心房，术前存在心力衰竭，三尖瓣或二尖瓣反流程度较轻，更大的左心室伴更低的 EF，同时存在主动脉瓣反流，右心室收缩压较低[216]。如果退行性 MR 伴有单一瓣叶脱垂和偏心性反流，左心室流出道梗阻疏通并不太可能减轻 MR，因此，对于 2~3+ 级的 MR 患者，应考虑行瓣膜成形。

（8）术前考量

1）急性 MR 患者，由于心排血量下降，易发生肺水肿及多器官功能衰竭。使用正性肌力药物、扩血管药物及常使用的 IABP 可暂时性改善心肌功能，而紧急施行心导管或手术可增加前向血流。对于进行性低氧血症和高碳酸血症患者，通常需要气管插管和机械辅助通气。利尿剂的使用必须非常谨慎，在改善肺水肿的同时应避免发生肾前性氮质血症。部分因腱索断裂而发生急性肺水肿的患者，随着病情的稳定将逐渐演化为慢性 MR，这种状态可行择期手术。

2）慢性 MR 患者可使用利尿剂或醛固酮受体拮抗剂（螺内酯、依普利酮）来降低前负荷，使用 ACEI 或 ARB 等血管扩张剂来改善前向血流。但 ACEI 通常仅对有症状且合并高血压或收缩功能障碍的患者有益。为了避免发生相关的围手术期低血压，在手术当天早晨应停用 ACEI。

3）为了获得理想的前向血流，在保证充足的前负荷的同时，应密切监测心力衰竭症状的出现。高血压会导致反流加重，因此应予以避免。如果患者存在缺血性 MR 或心排血量处于临界状态，使用血管扩张剂或 IABP 往往可改善前向血流。

（9）手术操作

1）90% 以上退行性 MR 患者可行二尖瓣重建，后瓣成形的成功率高于前瓣。成形技术包括：瓣环成形、瓣叶成形、人工腱索及腱索转移（图 1.16、图 1.17）[107, 219~220]。这

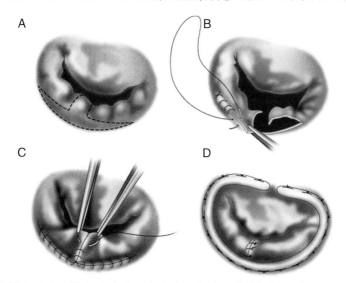

图 1.16　二尖瓣成形术。最常见的病理改变是二尖瓣后叶连枷样运动。A. 按照图中虚线做四边形切除，切除连枷部分的瓣叶，然后沿瓣环将剩余的后瓣叶切开。B. 将瓣叶缝合固定在瓣环上（"滑动成形"）。C. 对合瓣叶。D. 植入二尖瓣成形环

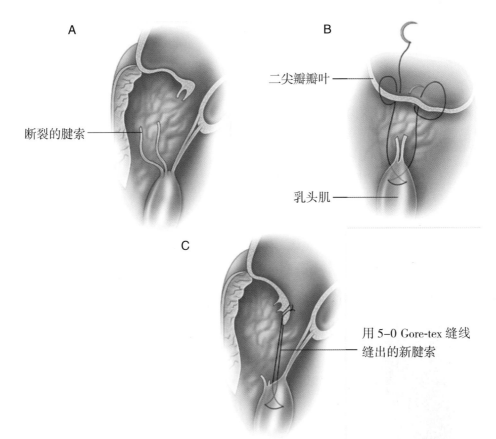

A

断裂的腱索

B

二尖瓣瓣叶

乳头肌

C

用 5–0 Gore-tex 缝线
缝出的新腱索

图 1.17　用聚四氟乙烯（PTFE）行人工腱索重建，主要用于二尖瓣前瓣脱垂。A. 断裂的腱索。B. 在乳头肌的顶部做"8"字穿缝，缝线的两根针分别穿缝瓣叶游离缘两次，打结缝线，使其长度与正常腱索的长度相同。C. 打结后的完成图（经许可引自：Kaiser, et al. Mastery of Cardiothoracic Surgery.1e,2e. Amsterdam: Lippincott Williams and Wilkins ）

些瓣膜成形技术也可用于感染性心内膜炎二尖瓣受累的患者[221-222]。对于退行性 MR 合并冠心病的患者，二尖瓣成形较二尖瓣置换更具生存优势；但对于缺血性 MR，则瓣膜置换更具优势——虽然生存率相同，但 MR 复发率更低[204, 208]。

　　2）如果二尖瓣成形效果不满意，应行二尖瓣置换。因乳头肌断裂导致的急性 MR 往往需要行二尖瓣置换。对于缺血性 MR，瓣膜置换与成形有相似的疗效和生存率，但前者的 2 年复发率明显较低。因 MR 而行二尖瓣置换的患者至少要保留后瓣腱索，以改善心室功能，使左心室破裂的风险最低。

　　3）传统的二尖瓣手术通常选择胸骨正中切口，而各种"小切口"在临床实践中也获得了成功。胸骨上段或下段小切口、右前外侧切口及经右胸的机器人手术入路可为二尖瓣手术提供非常好的术野显露。随着经验的积累，小切口手术同样可以获得与传统入路相似的成形成功率，同时出血更少、房颤发生率更低，且更为美观[223-226]。后两种入路需要在股动、静脉置管建立体外循环，因此会出现与此相关的并发症。

　　4）对于阵发性或持续性房颤患者，应同期行 Maze 手术；而关于双心房 Maze 是否优于单心房 Maze，目前尚存争议[188, 213, 227]。

　　5）三尖瓣反流或三尖瓣环扩张将影响长期预后，因此，应在行二尖瓣成形或置换时同期处理。

　　6）经皮 MR 治疗还处于不断探索的阶段，适用于退行性和功能性 MR[211, 228]。MitraClip 模仿"Alfieri 缝合"技术，用镍钛合金夹夹住前后瓣叶，以获得"缘对缘"对合的效果（图 1.18）。在非体外循环下经心尖行人工腱索重建也获得了成功[229-230]。

　　a. EVEREST Ⅱ试验比较了退行性 MR 患者接受 MitraClip 与外科治疗的效果，结果显示：MitraClip 可成功减轻 MR 的严重程度，改善高危患者的临床症状，但其减轻 MR 严重程度的能力弱于外科手术。约 30% 的患者后续会转行外科手术，大部分发生在术后第 1 年，人们认为 MitraClip 修复可以表现出一定的耐久性。由于入组患者多为高危人群，5 年死亡率为 20%~25%，与外科手术相当[198]。

　　b. EVEREST Ⅱ期试验包含了一部分接受 MitraClip 的功能性 MR 患者。此术式

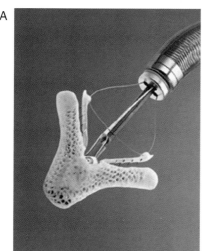
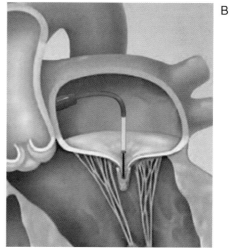
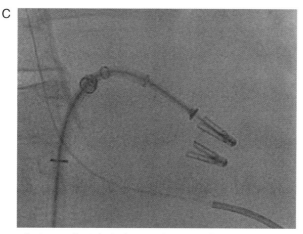

图 1.18　A. MitraClip 装置。B. 装置穿过房间隔进入左心房，施放瓣膜夹，抓取前后瓣叶。C. X 线影像证实第一枚瓣膜夹已经施放，另一枚瓣膜夹尚在输送装置中，位于第一枚的外侧（图片 B 由 Mitraclip.com 惠赠）

可成功降低 MR 的严重程度，缩小左心室大小，改善症状，减少因心力衰竭所致的住院。高危患者 1 年生存率仅为 74%，但非高危患者可达 86.4%[198]。

c. 后续针对功能性 MR 使用 MitraClip 的研究结果出现争议。来自 2018 年 COAPT 试验的数据显示：经过最佳药物治疗后仍存在症状的、严重继发性或功能性 MR 患者，经皮二尖瓣修复可使术后 2 年住院率和死亡率下降，但在复合终点事件方面，MitraClip 与外科治疗仍存在很明显的差异（46% *vs.* 68%）[209]。而在同期出炉的 Mitra-FR 研究显示：两种治疗手段的 1 年生存率并无任何差异；虽然本研究人群的严重程度弱于 COAPT 试验人群，但包括了有更高 LVESV 的危重患者[210]。COAPT 试验的结论是：只有接受了一个疗程的最佳药物治疗及必要的心脏再同步化治疗（CRT）后，确定无效者才建议行 MitraClip 治疗；适宜人群为 LVEF 在 20%~50%，且 LVESD < 70 mm[211]。

d. 这些研究证实：继发性 MR 伴左心室功能障碍者的预后差，1 年死亡率为 22%~24%（Mitra-FR 试验显示：无论是否接受干预，死亡率均相似）。而 COAPT 试验显示 2 年死亡率分别为 29%（接受干预）和 46%（未接受干预）。

8. 三尖瓣疾病（tricupid valve disease）

（1）病理生理[106]

1）三尖瓣狭窄（TS）非常罕见，通常是由风湿性心脏病所致，与二尖瓣狭窄并存。TS 几乎不可避免地与三尖瓣反流（TR）同时存在。

2）80% 的 TR 都是功能性的，即：由于左心疾病导致肺动脉高压，进而造成右心室压力和容量超负荷。TR 可源于任何病因导致的肺动脉高压，这样的病理会引起右心室扩张、重构，进而导致三尖瓣环扩张、瓣叶拴系。其他导致 TR 的常见原因包括：感染性心内膜炎（经常是静脉注射毒品或血液透析所致）、心内膜起搏电极所致瓣叶扭曲和毁损[231]。右心室出现收缩功能障碍后，右心房及体静脉的压力会进一步升高，导致右心衰竭的征象，前向血流减少，出现疲乏及低心排血量的表现，常并发房颤。

（2）诊 断

1）TS 呈现体静脉淤血征象（颈静脉怒张、腹水、肝大、四肢水肿）及肝淤血所致的肝功能异常。重度 TS 的超声心动图可显示压力减半时间 ≥ 190 ms，瓣口面积 ≤ 1 cm²，下腔静脉及右心房发生扩张。如果并发 TR，则舒张期跨瓣压差会进一步增加，右心房压升高。

2）TR 所造成的收缩期杂音会在吸气时增强，可见明显的颈静脉搏动，偶尔会出现肝区搏动。超声心动图可以确诊，同时可以评估三尖瓣解剖、TR 的严重程度、右心室的大小与功能，还可以测量肺动脉及右心室压力，以及确定病因（表 1.10、表 1.11）。

（3）手术适应证[178]

1）三尖瓣狭窄（TS）。

a. I 类适应证。

• 建议在行左侧瓣膜手术的同时，矫治重度 TS。对于低手术风险患者，尤其

表 1.10　功能性三尖瓣反流（TR）的分级

A 级	存在发生 TR 的风险
B 级	进行性 TR：超声心动图提示轻至中度 TR（表 1.11）
C 级	无症状的重度 TR：超声心动图提示重度 TR（表 1.11）
D 级	有症状的重度 TR：超声心动图表现与 C 级相同，但存在疲劳、心悸、气促、腹胀、厌食及四肢水肿

经许可改自：Nishimura, et al. Circulation，2014，129: e521 - 643.[107]

表 1.11　功能性三尖瓣反流（TR）的超声心动图表现

	轻　度	中　度	重　度
中心射流面积	< 5 cm^2	5~10 cm^2	> 10 cm^2
连续多普勒射流密度	柔和、抛物线样	密集、多样的轮廓	密集、三角形，伴早期峰值
缩流断面宽度	不确定	< 0.7 cm	> 0.7 cm
肝血流	大部分在收缩期	收缩期平钝	收缩期逆向血流
三尖瓣环扩张	早期	早期	> 40 mm 或 > 21 mm/m^2
右心房、右心室、下腔静脉大小	正常	正常至轻度扩大	随着下腔静脉的呼吸变异度减低而有所扩张
右心房压	正常	正常	升高
右心室功能	正常	正常	后期下降
瓣叶拴系	轻度	中度	明显
其他			舒张期室间隔发生摆动

经许可改自：Nishimura, et al. Circulation，2014，129: e521 - 643.[107]

是中度至重度 TR 患者，建议行三尖瓣置换。

• 建议对有症状的单纯重度 TS 患者行手术治疗。此类患者可能有Ⅲ~Ⅳ级症状，包括肝淤血、腹水及外周水肿，且对限盐和利尿剂治疗无效。通常需要行三尖瓣置换。

b. Ⅱb 类适应证：对于单纯性有症状的重度 TS，如果不伴有 TR，且外科风险较高，可考虑经皮三尖瓣交界球囊成形术。

2）三尖瓣反流（TR）[232]。

a. Ⅰ类适应证：C~D 级；如果重度 TR 患者因二尖瓣病变需要行瓣膜手术，建议同期行三尖瓣手术。如果存在严重的右心室功能障碍，手术应非常谨慎小心。

b. Ⅱa 类适应证。

• B 级：如果三尖瓣环扩张（> 40 mm 或 > 21 mm/m^2）或存在右心衰竭既往史，那么在左心瓣膜手术时应同期行三尖瓣成形术，这有助于改善轻中度或更为严重的功能性 TR。如果不能有效地缩小扩大的瓣环，后续可能发生右心室功能障碍，这对功能的恢复会造成不利影响。

- D 级：原发性有症状的 TR 患者，如果药物治疗无效，可通过外科手术缓解症状。

c. Ⅱb 类适应证。

- B 级：伴有肺动脉高压的中度功能性 TR，在左心瓣膜手术的同时，可考虑行三尖瓣成形。
- C 级：对于重度原发性 TR 及三尖瓣进行性扩张的患者，如果伴有或仅存在收缩功能障碍，即使无症状或仅有轻微症状，也可考虑行三尖瓣的外科干预。但如果在三尖瓣成形术前存在右心室收缩功能障碍，则手术存在高风险。
- 既往曾行左心瓣膜手术的患者表现为单纯 TR，且出现症状，如果没有明显的肺动脉高压或右心室收缩功能障碍，可考虑再次手术修复三尖瓣，而前述两种因素会明显增加手术风险。

d. 感染性心内膜炎三尖瓣受累的患者，持续存在脓毒血症时。

3）关于 TR 的管理：三尖瓣环扩大及反流的不良影响。

a. 如果不进行治疗，重度 TR 的预后非常差，1 年生存率仅为 64%，因此，在行左心瓣膜手术时务必要对三尖瓣进行干预[233]。同期完成的二尖瓣成形术在理论上可降低肺动脉压、缩小扩张的右心室、减轻三尖瓣反流。虽然手术可以有效地将升高的右心室后负荷释放，但由于扩张的瓣环通常并不会恢复到正常的大小和形态，因此 TR 的减少程度无法预测。术前重度 TR 可增加手术死亡率，术后远期重度 TR 可降低长期生存率。因此对于此类患者，可以长期维持三尖瓣功能的成形术是非常重要的。

b. 中度 TR 也可降低患者的生存率，1 年生存率约为 79%[233]。虽然左侧瓣膜手术后 TR 的改善程度不可预测，但为了防止 TR 的进展、右心室功能障碍及出现心力衰竭症状，此类患者同样应当行三尖瓣成形[234-236]。

c. 人们已发现：在左侧瓣膜手术后，有大量风险因素可导致 TR 持续存在或进行性发展，其中数个风险因素可通过三尖瓣成形术得以消除[107]，包括：三尖瓣环扩张（超声提示三尖瓣环 > 40 mm 或 > 21 mm/m^2，术中测量 > 70 mm），右心室功能障碍，瓣叶拴系高度（收缩中期瓣叶对合点与瓣环平面的距离）> 5 mm，肺动脉高压，房颤及穿过三尖瓣口的心内膜电极[237]。

d. 研究发现：瓣环扩张是 TR 进行性发展的预测因子。对于此类患者，无论 TR 的严重程度如何，三尖瓣成形均有助于减慢 TR 的发展进程，改善右心室重建，获得更理想的功能结局，但三尖瓣成形并不会提高生存率[238-240]。一项研究发现：如果瓣环扩大，即使 TR 为轻度甚至无 TR，如果不进行治疗，TR 都会逐渐加重；但三尖瓣成形并不会改善功能性结局，也不能提高生存率[241]。重度 TR 会导致右心室收缩功能恶化，一项研究提示：右心室功能障碍是远期生存率下降的原因，而非严重的 TR[242]。

（4）术前考量

1）右心压力的升高导致肝脏被动淤血，进而引发凝血功能异常，术前和术中必须积极处理。通常，这些患者术前的 INR 无法调整至正常水平。

2）虽然限盐和利尿有助于改善肝功能，但只有在手术完成后才可能使肝功能指标有显著改善。

3）要获得满意的前向血流，必须使中心静脉压保持在较高的水平。窦性心律比房颤更能提供理想的血流动力学状态，但却经常出现房颤。对于 TS 患者，减慢心率有助于病情的改善；但对于 TR 患者，则需要更快的心率。

（5）**手术操作**

1）风湿性 TS 可施行三尖瓣交界成形术（球囊扩张或直视成形）。

2）应用成形环（Carpentier）或缝合技术（De Vega）进行三尖瓣环成形可缩小扩大的三尖瓣环，恢复其几何构型（图 1.19）。一些医生在处理功能性 TR 时，偏向使用稍小的人工瓣环（26~28 mm）[243]。使用成形环的确可明显降低复发率，但一些研究发现，即使如此，TR 的 5 年复发率仍然较高（约 16%）[244-247]。如果患者存在严重的瓣叶拴系（拴系距离＞ 0.76 mm 或拴系面积＞ 1.63 cm^2），要获得满意的疗效，需要多种辅助技术[248]。

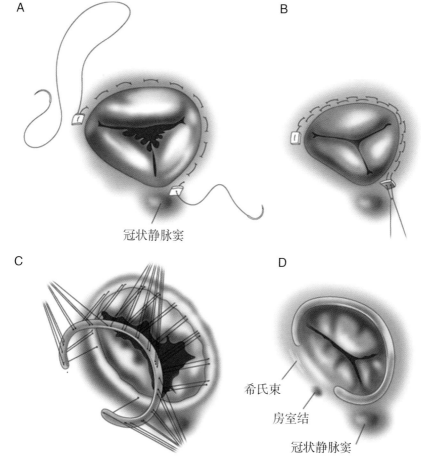

图 1.19　三尖瓣成形包括缩小扩大的瓣环以矫治功能性反流。A、B. 圆周缝合技术（De Vega 技术）。C、D. 缝置三尖瓣环。在操作时应注意冠状静脉窦的位置和传导束的近端

3）三尖瓣成形需要一系列技术。大部分瓣环扩大发生在后瓣环，去除后瓣的二叶化手术是用带垫片缝线沿后瓣环从前后瓣交界穿缝至隔后瓣交界，此技术可矫治大部分功能性 TR（图 1.20）[249]。对于感染性心内膜炎导致的后瓣或隔瓣结构崩解，也可采用此技术，很多病例可因此避免三尖瓣置换[250-251]。

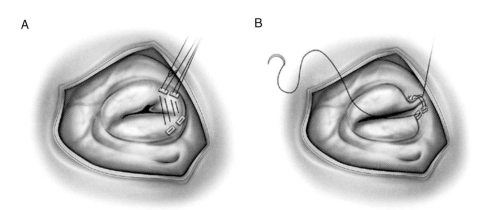

图 1.20　三尖瓣二叶化技术治疗功能性反流。A. 将两条带垫片缝线沿后瓣环从前后交界至后隔交界做褥式缝合。B. 打结缝线完成"二叶化"，可以消除三尖瓣反流

4）如果三尖瓣瓣叶发生卷缩和对合不良，无法通过瓣环成形消除 TR，则应考虑行三尖瓣置换。在人工瓣膜选择方面并无特殊要求[252-253]。右心系统使用生物瓣相较机械瓣血栓栓塞发生率更低，而且因人工瓣膜在此状况下承受的压力低，可以获得更长的使用寿命。首选生物瓣的另一个原因是三尖瓣置换术后患者的远期寿命较为有限，这与右心室功能障碍及伴发晚期的多瓣膜病变有关。有报道指出：无论是单纯行三尖瓣置换还是与左心手术同行，术后的总体死亡率均可达到 20% 左右[252-255]。但来自 STS 数据库的资料则提示死亡率仅为 9% 左右[256-257]。

5）MitraClip 已成功用于经皮三尖瓣成形[258]。二叶化可以在一定程度上减轻 TR，但此技术并不能缩小瓣环。目前正在开发其他的一些装置用于改善三尖瓣对合，并重构瓣环[259-260]。

6）由于三尖瓣手术需要在传导系统附近缝针，因此，一些患者术后易发生传导阻滞。如果担心术后可能需要放置永久起搏器，可在右心室缝置心外膜起搏导线，确定感知阈和捕获阈后，将电极埋置于皮下囊袋，以备后续连接永久起搏器。一项研究显示：三尖瓣手术后，超过 20% 的患者需要使用永久起搏器[261]。

7）三尖瓣感染性心内膜炎的治疗将在下一节中阐述。

9. 感染性心内膜炎（infective endocarditis）

（1）病理生理　感染性心内膜炎（IE）可导致瓣叶结构受损，同时可侵入周围心肌组织，而瓣膜赘生物还可能造成机体栓塞及持续的脓毒血症。栓塞源于二尖瓣的可能性大于主动脉瓣，病原体多为葡萄球菌，多为较大（＞10~15 mm）或可活动的赘生物。自身瓣膜心内膜炎（NVE）多由草绿色链球菌、金黄色葡萄球菌、凝固酶阴性葡萄球

菌感染引起。三尖瓣 IE 通常由静脉吸毒所致，但在静脉吸毒人群中，仅有 25% 是单纯累及三尖瓣[262-263]。大部分置换机械瓣和生物瓣的患者，人工瓣膜心内膜炎（PVE）的发生率为 0.5~1/100（患者·年），最常见的病原体为葡萄球菌。

（2）诊　断

1）改良 Duke 标准可用于诊断 IE[106-107]，它包括两项主要标准（血培养阳性和符合 IE 的超声表现）及多项次要标准（易感条件、发热、血管及免疫学表现）。

2）经胸超声心动图（TTE）通常用于确定赘生物、瓣膜病变的病理及人工瓣膜瓣周脓肿。其诊断 NVE 的灵敏度为 50%~90%，特异度为 90%；诊断 PVE 的灵敏度仅为 40%~70%[264]。

3）在诊断复杂病变方面，例如瓣叶穿孔、脓肿或瘘管等，经食管超声心动图（TEE）通常有更高的灵敏度和特异度。以下情况应考虑行 TEE 检查：TTE 检查为阳性或无法确诊，存在并发症或拟行手术治疗（图 2.25、图 2.26）。

4）当发生 PVE、起搏导线或除颤电极受累时，TTE 和 TEE 均无法确诊的情况很常见。此时可考虑核素成像，包括代谢成像（^{18}FDG PET-CT 扫描）或利用 SPECT（单光子发射计算机断层扫描）进行放射性标记白细胞闪烁扫描（radiolabeled leukocyte scintigraphy），可能有所帮助[264-266]。

5）心脏 CT 有助于确诊瓣周并发症。如果主动脉瓣发生心内膜炎，也可行心脏 CT 来排除冠状动脉病变，以避免在主动脉根部进行导管操作，这一点非常重要[267]。

6）如果患者存在神经系统并发症，应常规行脑部 CT。此检查尤其适用于确定是否存在脑出血——这是在病变早期行外科手术的禁忌证。脑部 MRI 可以发现亚临床脑部并发症，包括栓塞、脓肿、出血等，高达 80% 的患者存在此类并发症[264]，当然这些发现可能并不会影响早期手术的决策。脑部 CT 血管造影还可以发现一些小的颅内真菌性动脉瘤（mycotic aneurysms），超过 30% 的患者罹患此病[264]，这可以解释为什么很多患者术后会出现小的异位出血性卒中[268]。

（3）NVE 和 PVE 的外科适应证　经药物治疗后，很多 IE 患者可获得较好的预后，但由于某些病理改变预示着不良预后，因此需施行紧急外科手术。这些情况包括：瓣膜反流所致心力衰竭，感染的心肌浸润（cardiac invasion），因存在大的赘生物而导致栓塞风险升高。下文所述的 ACC/AHA 指南并没有区分左心和右心 IE[107]；欧洲心脏病学会（ESC）指南则做出了区分，并对手术时机提出了建议（表 1.12）[269]。ACC/AHA 关于在完成全周期抗生素治疗前进行早期手术的适应证如下。

1）I 类适应证。

a. 瓣膜功能障碍导致出现心力衰竭症状。虽然此时手术风险很高，但不应将手术推迟至发生心源性休克或肺水肿后，除非患者从并发症（重度卒中）中恢复的可能性渺茫。推迟手术可造成多器官衰竭，患者可能未经外科手术已死亡。

b. 由金黄色葡萄球菌、真菌或其他高度耐药病原体所致的 IE。这些病原体攻击性强，可能形成大的赘生物、栓塞、心肌浸润及反复感染。

表 1.12　欧洲心脏病学会（ESC）左心瓣膜感染的外科手术适应证

心力衰竭		
建议类别	手术时机	
I	急诊 （emergent）	NVE 或 PVE，伴有重度主动脉瓣或二尖瓣反流、梗阻或瘘管，导致顽固性肺水肿或心源性休克
I	紧急 （urgent）	NVE 或 PVE，伴有重度主动脉瓣或二尖瓣反流或梗阻，并伴有心力衰竭症状，或超声发现可导致心力衰竭的血流动力学指标恶化（高 LVEDP、肺动脉高压、高左心房压）
未控制的感染		
I	紧急	存在局部未控制的感染（脓肿、假性血管瘤、瘘管、扩大的赘生物），即：启用抗生素治疗后 7~10 d 仍然持续存在血培养阳性；主动脉瓣 NVE 患者有 10%~40% 可出现瓣周脓肿，而 PVE 患者的发生率可达 56%~100%
I	紧急 / 择期	真菌或多重耐药菌感染
IIa	紧急	合理使用抗生素并充分控制感染转移灶后，血培养持续阳性
IIa	紧急 / 择期	葡萄球菌或 HACEK 革兰氏阴性菌所致 PVE
预防栓塞		
I	紧急	主动脉瓣或二尖瓣 PVE 或 NVE，在使用抗生素的情况下，在发生 ≥ 1 次栓塞后赘生物仍 > 10 mm
IIa	紧急	主动脉瓣或二尖瓣 NVE，赘生物 > 10 mm，伴有重度瓣膜狭窄或反流，外科手术风险低
IIa	紧急	主动脉瓣或二尖瓣 NVE 或 PVE，伴 > 30mm 的巨大赘生物
IIb	紧急	主动脉瓣或二尖瓣 NVE 或 PVE，伴孤立性 > 15 mm 的赘生物，且无其他手术适应证

NVE：自身瓣膜心内膜炎；PVE：人工瓣膜心内膜炎；LVEDP：左心室舒张末压；HACEK：由 5 个菌属组成，H 代表嗜血杆菌属（*Haemophilus*），A 代表放线杆菌属（*Actinobacillus*），C 代表心杆菌属（*Cardiobacterium*），E 代表艾肯菌属（*Eikenella*），K 代表金氏菌属（*Kingella*）。经许可改自：Habib, et al. Eur Heart J, 2015，36：3075−3128.[269]

　　c. 有证据显示因局部扩散导致传导阻滞、主动脉根部或瓣周脓肿、损毁性穿孔性病变（心肌内瘘管形成、主动脉瓣 IE 所致二尖瓣穿孔）。对于人工瓣膜，则可能发生缝合缘哆裂，超声可提示瓣周漏或人工瓣膜的瓣环摆动。

　　d. 持续性感染，即：经过规范的抗生素治疗 5~7 d，仍持续存在菌血症或发热。

　　e. 对于 PVE，如果已完成全疗程抗生素治疗，其间血培养为阴性，而后感染复发，此时需手术治疗。

　　2）IIa 类适应证：经抗生素治疗后，再次发生栓塞并伴有赘生物。开始抗生素治疗的第 1 周栓塞风险最高，可达 50%，而后快速下降，2 周后会降至非常低的水平[269-271]。因此建议在极早期即行干预，以避免再次栓塞。栓塞的风险因素包括：高龄、糖尿病、房颤、既往栓塞史、赘生物长度及金黄色葡萄球菌感染[272]。

3）Ⅱb 类适应证：即使没有栓塞记录，只要活动性赘生物直径＞10 mm。附着于二尖瓣上和致病菌为葡萄球菌属的赘生物，栓塞的风险尤为显著。早期手术可减少栓塞事件的发生，提高生存率[273-274]。

（4）特殊问题

1）神经系统并发症：15%~30% 的 IE 患者存在明显的神经系统并发症，另有 35%~60% 的患者可发展至无临床症状的脑栓塞[264-265,269]。一些人担心早期手术时肝素化及低血压可能会加重神经系统功能的恶化，但这一点并未得到证实。对于 CT 未发现脑出血的患者，为了预防再次发生栓塞，建议行紧急手术。如果有证据支持颅内出血，应将外科手术推迟至少 4 周以上。但对于 MRI 提示微小出血的患者，并不应等同于此类颅内出血者，也不应视为紧急外科手术的禁忌证[269]。无论手术的时机如何，术后均有＞10% 的患者罹患异位性颅内出血，这可能与真菌性血管病变或未发现的真菌性动脉瘤有关[274]。对于大部分患者，外科手术的适应证为心力衰竭、未控制的感染、存在栓塞高风险的大的活动性赘生物以及相对少见的瓣周脓肿。在外科手术前，可通过 CT 或 MR 血管造影来确定颅内感染性动脉瘤的存在。

2）三尖瓣感染性心内膜炎（TVIE）：占全部 IE 的 5%~10%，通常发生于静脉吸毒人群，也可见于放置血液透析管及植入起搏、除颤电极的患者[275-276]。金黄色葡萄球菌是最常见的病原体。患者通常会表现出发热、菌血症和脓毒性肺栓塞，大部分患者最终会发展成三尖瓣反流。幸运的是，静脉给予抗生素可成功治愈 70%~85% 的患者，且死亡率相当低。对于静脉吸毒人群，建议手术的"阈值"相当高，因为这部分人群常会因再次静脉吸毒而重复发生 IE，生存率也会受到影响[262,276-281]。

a. 针对 TVIE（41% 为静脉吸毒者）的荟萃分析发现：三尖瓣成形和置换的 4 年生存率相似，但成形可能会有更高的残余中重度三尖瓣反流发生率，IE 复发率更低，再手术率更低，且可以减少需植入永久起搏器的情况[276]。

b. 克利夫兰诊所针对 TVIE 的一项研究发现：相当比例（44%）的三尖瓣成形术后患者存在中重度三尖瓣反流，但这一病变并不会随着时间而加重；与三尖瓣置换相比，成形的 7 年生存率显著改善。静脉吸毒和心内有植入装置者的 TVIE 5 年生存率相似，而透析患者并发 TVIE 后的 5 年生存率仅为 18%[278]。

c. 另一项来自克利夫兰诊所针对静脉吸毒罹患 IE 的研究发现：其死亡风险和术后 3~6 个月再手术率将升高 10 倍，且与受累瓣膜的位置无关，最大的可能是因为恢复静脉吸毒[279]。

d. 一项来自波士顿针对静脉吸毒者的研究发现：该人群与瓣膜相关的并发症发生率升高近 4 倍，通常是由于瓣膜的再次感染[263]。研究还发现：静脉吸毒者与非静脉吸毒者相比，10 年生存率无差异（约为 70%），但前者的 8 年再感染率可达到 60%。其他的研究发现：静脉吸毒人群的 10 年生存率更低，仅为40%[280]。

e. 如果 TVIE 患者并发左心心内膜炎，且有标准的手术适应证，或发生心内膜起搏电极感染、PVE 时，建议早期进行手术干预。TVIE 并发左心心内膜炎的患者，生存率会受到影响。对于仅罹患 TVIE 的静脉吸毒者，人们曾建议选用保守治疗策略：仅当菌血症持续存在，而且为非脓毒性肺栓塞时，才是行早期手术的强适应证。对于其他罹患重度三尖瓣反流的人群，建议在三尖瓣遭受广泛的损毁前即早期行三尖瓣成形术，这可以有效地防止三尖瓣再次发生 IE[279]。克利夫兰诊所的数据支持不惜一切代价来尝试三尖瓣成形。但人们并不清楚，这家世界级医学中心的策略和结论是否适用于经验较少的医生，是否具有可复制性。外科手术适应证如下。

- 因重度三尖瓣反流所致的心力衰竭进一步恶化，利尿治疗无效。
- 持续存在 > 20 mm 的赘生物，同时并发菌血症（且有可能为脓毒性肺栓塞复发）。
- 难于根除病原体（真菌）。
- 在充分的抗生素治疗情况下，菌血症存在 7 d 以上（尤其是葡萄球菌属或假单胞菌属）。

3）心内植入式电子装置相关的感染性心内膜炎（CDRIE）：因植入起搏器和除颤器所致，虽然难以识别，但对于有心内植入装置的患者，只要血培养阳性，就必须怀疑。本病需要与局部感染（包括装置及容纳装置的囊袋）进行鉴别，这些感染发生时，电极可能并未受累。在诊断心内电极相关性赘生物时，TEE 较 TTE 更为灵敏，但并非总能与血栓及粘连的组织鉴别开来。心腔内超声、^{18}FDG PET-CT、放射标记白细胞闪烁扫描有助于确诊[269]。如果怀疑 CDRIE，应将相关装置彻底移除，包括起搏器和起搏电极[264,269]。

a. 最好经皮经静脉直接拔除心内膜电极，以避免打开心脏，但这样做存在中度风险，且需要专门的技术。拔除电极时，可能造成赘生物栓塞，不过通常没有明显的临床表现。

b. 如果经皮拔除的尝试失败，或存在严重结构损毁性的 TVIE，或赘生物 > 20 mm，应考虑开胸手术移除电极。

c. 如果患者依赖起搏器，则需要临时经静脉放置起搏电极，但它们是日后发生心内装置感染的风险因素。在允许植入永久起搏器前，将主动固定电极（active fixation leads）与体外起搏器连接，即可获得安全可靠的起搏功效[282]。

d. 如果有 NVE 或 PVE 的证据，但没有 CDRIE 的证据，可暂时搁置起搏器系统装置，因此，欧洲的指南将移除装置和电极设为Ⅱb级适应证。

4）血液透析患者的 IE：血液透析患者发生血源性感染的风险很高，更易发生 NVE 及 PVE。有两项研究表明：一旦此类患者发生 IE，其住院死亡率可分别达到 23.5% 和 37%[283-284]。美国的国家数据显示：在此类患者中，仅 10%~15% 可以生存 3 年[283]。而外科的研究显示：手术死亡率非常高（一项关于主动脉瓣置换的研究结果是 42%）[285]；

50% 的患者在 5 年内复发 PVE，而 5 年的总生存率仅约 20%[278,286-287]。因此，可以预知：即使遵循合理的指南进行治疗，此类患者的预后也非常差。

5）经导管植入瓣膜的感染：发生率为每年 1%~2%（与外科手术的结果相仿），多在植入 6 个月内发生[288-289]。它们常与患者又接受了其他外科手术相关，也可与长期血管内插管（血液透析）或外周血管疾病相关。虽然目前处理此类并发症的经验还较为有限，但单纯药物治疗的院内死亡率可达到 50%。由于很多患者是因为存在高外科风险而行 TAVR，所以通过手术来移除这类瓣膜时将面临高风险。对于接受 TAVR 的低风险患者，这必将成为更常见的问题，而其干预适应证与通过外科手术行瓣膜置换后所患 IE 的干预适应证相似，但有可能需要更复杂的主动脉根部处理。

（5）术前考量

1）抗生素治疗：在理想的情况下，患者术前应接受 6 周的抗生素治疗，这会将 PVE 的风险从 10% 降至 2%。但血流动力学状态的恶化、心肌浸润及栓塞的风险迫使手术必须在更早期完成。对于血流动力学状态恶化的患者，术前应努力尝试改善血流动力学状态及肾功能，而如果有证据显示器官功能发生进行性恶化，尤其是出现了急性主动脉瓣或二尖瓣反流，则不应拖延手术。在彻底解决了感染源、微生物学检查明确了病原体为高药敏致病菌（如链球菌）以后，可适当缩短抗生素使用疗程，但即使如此，也应在围手术期完成完整的 6 周疗程。

2）罹患主动脉瓣 IE 时，如果瓣周感染导致传导系统受累，患者可发生传导阻滞。在这种情况下，术前即需要经静脉置入起搏导线。

3）如果在主动脉瓣上发现有活动的赘生物，应尽可能避免行冠状动脉造影。可行 CT 血管造影来排除冠状动脉狭窄。

（6）手术操作

1）外科手术可消除全部的感染组织，引流并清理脓腔，修复或置换受到破坏的瓣膜[290]。在置换被 IE 累及的主动脉瓣时，同种异体主动脉瓣是较为理想的选择，它可以增强患者对感染的抵抗力，与被感染的主动脉根部组织有良好的相容性[160,291]。但同种异体主动脉瓣的置换技术很复杂，如果外科医生没有这方面的经验，则有可能面临更高的死亡率。多项研究表明：机械瓣和生物瓣都是理想的替代方案，其并发症发生率及远期死亡率与使用同种异体主动脉瓣相仿[292-293]。生物瓣和机械瓣发生 PVE 的风险很相近。

2）罹患 IE 的二尖瓣通常都是可以修复的，尤其是当主要病理表现为瓣叶穿孔时。因此，有很多人倡导通过早期手术来保留自体瓣膜[294]。当病变进入更为严重的阶段时，则通常需要行瓣膜置换。

3）对三尖瓣罹患 IE 的处理通常都更加保守，尤其是对静脉吸毒人群，他们有很高的风险发展成 PVE。

a. 如果存在手术指征，通常建议行三尖瓣成形术，应非常积极地尝试瓣膜成形[278-280]。切除感染组织后，进行二叶化处理常常可以获得成功；如若失败，可考虑行三尖瓣置换，但同时需要准备好接受高复发的风险。需要再次说明的是：克利夫兰诊所的数据建议，即使存在大量三尖瓣反流也应尝试行三尖瓣成形，尽一切可能避免行三尖瓣置换[278]。

b. 虽然大多数外科医生相信瓣叶切除仅适用于极端病例，且在无肺动脉高压的情况下才能实施。但一项单中心研究比较了瓣叶切除和三尖瓣置换及成形，他们发现：30 d 死亡率相似，而 1 年内再入院率低于三尖瓣置换（尽管有 60% 的患者失访）[295]。三尖瓣置换术后的再入院率为 23%，且通常与感染复发有关。显然，由于很多患者术前已存在重度三尖瓣反流，他们能够很好地耐受瓣叶切除而并不会出现重度心力衰竭。通常，如果三尖瓣成形不能获得成功，而患者因左心瓣膜疾病需要行手术治疗，或存在肺动脉高压，且非静脉吸毒者，可考虑行三尖瓣置换。如果静脉吸毒患者复吸的可能性很大、瓣膜无法修复，那么瓣叶切除是一个合理的治疗选择。

10. 肥厚型梗阻性心肌病（hypertropic obstructive cardiomyopathy）

（1）病理生理   肥厚型梗阻性心肌病（HOCM）的特征性病理改变是心脏舒张功能障碍，并存在不同程度的左心室流出道（LVOT）动态梗阻。后者最常见的原因是室间隔基底部肥厚伴二尖瓣收缩期前向活动（SAM）导致的二尖瓣与室间隔对合，这样的病理改变同时会造成二尖瓣前后瓣叶对合不良，进而出现二尖瓣反流。二尖瓣及乳头肌的一系列病变会引起二尖瓣前后瓣叶延长，前外侧乳头肌向前、向基底方向移位，前外侧乳头肌或异常腱索嵌入附着在二尖瓣前瓣叶中部[296-300]。

（2）临床表现   HOCM 存在几种不同的临床表现形式。

1）患者通常会出现充血性心力衰竭的症状，这与舒张功能障碍、LVOT 梗阻、二尖瓣反流有关。约 70% 的患者存在静息性或激发性 LVOT 梗阻，25% 的患者在静息状态下存在明显的跨瓣压差。无论在静息状态还是运动状态下 LVOT 梗阻伴 > 30 mmHg 的跨瓣压差，都是预测发生心力衰竭的独立因素，且预后不良。LVOT 梗阻还可造成血流动力学状态恶化，进而导致晕厥。

2）心肌的肥厚增生将造成冠状动脉微血管床及毛细血管密度异常，导致微血管缺血，发生心绞痛。

3）室性及室上性心律失常可见于 HOCM，猝死发生率为每年 0.5%~1.5%，多见于 30 岁以下的患者，60 岁以上人群则较为罕见。如果存在以下关键风险因素，则猝死风险会进一步增加[300]。

• 既往心脏停搏史。

• HOCM 相关性猝死家族史。

• 持续性室性心动过速（VT）；非持续性 VT，但反复发作，且发作时间延长。

• 严重的左心室肥厚 > 30 mm。

• 左心室心尖室壁瘤。

• 心肌延迟强化（LGE）显示左心室质量增加 > 15% 。

• 伴 EF < 50% 和左心室心尖室壁瘤的晚期 HOCM。

4）严重心力衰竭可致心室重构和收缩功能障碍，可能需要心脏移植。

5）20% 的患者因心房扩大而发生房颤，这在重度心力衰竭及收缩功能障碍的患者中并不少见。由于重度左心室肥厚和缺少心房射血，左心室充盈会受到影响，心排血量将下降。患者通常对房颤的耐受性差，因此它是不良预后的预测因素。治疗方案包括：应用胺碘酮控制心律，使用抗凝药降低卒中的风险，如果患者无法良好耐受，可考虑行心导管射频消融术，或外科行心肌切除的同时完成 Maze 手术。

6）无梗阻的肥厚型心肌病的病程一般呈良性，仅有 10% 的患者会出现Ⅲ～Ⅳ级心力衰竭症状，其生存率与相同年龄的对照人群相近[301]。

（3）诊断

1）静息及运动状态下的超声心动图可确定 HOCM 的解剖分型（最常见为室间隔上部肥厚）、静息状态下的流出道压力阶差、二尖瓣反流的严重程度及形成机制（通常为 SAM）。TEE 可发现二尖瓣瓣叶和乳头肌的异常，以便进行外科处理，因此，TEE 是极其必要的。

2）在行左心导管时，可发现 Brockenbrough-Braunwald-Morrow 征。此征象会出现在室性期前收缩后，虽然舒张期心室充盈时间延长，但由于 LVEDP 升高及左心室收缩压升高，仍会造成脉压下降而非升高。心肌牵拉幅度的增加会导致心肌收缩力增强，流出道压力阶差将会增加，血压下降。

3）采用钆剂进行对比增强的 CMR 可改善对猝死风险的分层。猝死风险与 LGE 程度成正比，而 LGE 反映的是心肌发生纤维化的区域（图 2.40）。如果不存在 LGE，则猝死风险较低；而当 LGE 超过心室质量的 15% 时，即使没有其他风险因素，患者仍面临较高的猝死风险。LGE 的范围与左心室逆重构、进展至左心室收缩功能障碍的终末期 HOCM 相关[300,302-303]。

（4）干预的适应证

1）在降低猝死风险方面，目前并没有一种药物治疗方案有确实的疗效；但 β 受体阻滞剂可降低心肌收缩力，能够有效降低因运动而升高的跨瓣压差，通常可改善症状。无论是否存在梗阻，均建议服用此类药物。维拉帕米为二线替代药物。如果存在明显的 LVOT 梗阻，可加用丙吡胺，此药可减轻 SAM，并可降低流出道跨瓣压差。

2）双腔起搏和双心室起搏可能有助于降低跨瓣压差，但这一方案仅适用于植入了双腔复律除颤器（ICD）的人群及不适合行消融术的患者。

3）对于下述患者，需行进一步干预：使用药物治疗后仍持续存在症状，且静息或激发状态下跨瓣压差 > 50 mmHg 的患者；或因 LVOT 梗阻而发生晕厥的患者。对于虽无症状、但存在高猝死风险的患者，也应考虑进一步干预，这部分人群包括：年轻患者，峰值跨瓣压差 > 80 mmHg 者。

（5）术前考量

1）必须避免一切可导致低血容量及血管扩张的治疗措施，以避免流出道压力阶差升高。可通过扩容来维持前负荷，同时应用 α 受体激动剂来维持体循环阻力。

2）使用 β 受体阻滞剂和钙通道阻滞剂来降低心率和心肌收缩力是药物治疗

HOCM 的核心，应持续使用至手术。

（6）手术操作[304]

1）传统的外科术式是经主动脉切口在主动脉右冠瓣下楔形切除 1.5cm×4cm 的室间隔肌肉。

2）随着对 SAM 形成机制的认识加深，目前的手术方案更为精细、复杂，包括：扩大室间隔肌肉的切除范围至乳头肌基底部，部分切除或游离乳头肌在左心室壁上的附着点并将其置于更加靠后的位置；如果二尖瓣前叶有冗余，还可以进行折叠。这样就减少了可造成 SAM 的瓣叶及腱索的松弛度（图 1.21）。外科手术可成功治疗重度左心室肥厚，还可以治疗导致 LVOT 梗阻或二尖瓣反流的其他瓣下问题，这些是无法通过乙醇消融来实现的。

a. 在应用"切除 – 折叠 – 松解"这一概念时，应根据：室间隔厚度（如果 > 18 mm 则需切除），二尖瓣前叶高度（如果 > 30 mm 或 > 17 mm/m^2，则需将其折叠），前外侧乳头肌前向移位情况（通过向侧壁扩大切除至乳头肌基底上的游离壁来达到松解或切除的目的）。根据需要切除导致心室中段梗阻的心肌或异常腱索，并对融合的乳头肌进行松解[296]。

b. 一个成功的手术可显著降低压力阶差，消除二尖瓣反流，改善心功能，并有可能降低猝死风险。对于存在明显 LVOT 梗阻或二尖瓣反流、但室间隔基底部并非严重肥厚的患者，可通过"折叠"和"松解"来有效降低压力阶差，而无

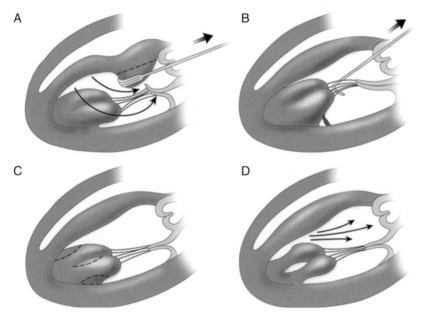

图 1.21　A. 肥厚型梗阻性心肌病（HOCM）的特征性病变为室间隔肥厚，这将导致流出道血流朝向二尖瓣前瓣，形成二尖瓣收缩期前向活动（SAM）。广泛的室间隔肌肉切除术常常需要切除中部室间隔肌肉。B、C. 在神经拉钩牵拉辅助下，将反常附着、肥厚的异常乳头肌从室壁上进行部分切除并修剪。D. 术后，左心室流出道（LVOT）血流将朝向更靠前的方向

须切除室间隔肌肉。

c. 对于二尖瓣本身不存在病变，也没有腱索延长的患者，心肌扩大切除及瓣下结构的处理可消除 SAM 和二 2 尖瓣反流[305]。只有当存在上述问题时，才有必要行二尖瓣置换[306]。

3）在左前降支（LAD）的上间隔支行乙醇消融可造成室间隔上部梗死。对于部分经过筛选的患者实施这一治疗，可减小室间隔基底部的厚度（可能需要 3 个月以上的时间）、扩大 LVOT、减少 SAM。有证据显示：该措施可实质性降低压力阶差，改善症状，提高运动耐力，并有可能提高生存率[307]。

a. 对照研究显示：与乙醇消融相比，切除室间隔肌肉可获得更小的压力阶差，同时还可以降低植入永久起搏器的概率（3% *vs.* 10%）；但在远期生存率、心功能评级及治疗室性心律方面并没有显著性差异，可能仅对 < 65 岁患者可表现出更好的症状解除率[307]。

b. 心脏直视手术可解决乳头肌病变、严重的左心室肥厚，并可同期完成其他心脏手术（治疗冠心病或房颤），同时消除了对乙醇消融带来的致心律失常灶的长期担忧。因此，心肌切除术受到更多青睐，而乙醇消融仅用于年龄较大和存在高手术风险的患者。

4）应用 MitraClip 行经导管二尖瓣成形术对 HOCM 的治疗效果有限，但可用于伴有 SAM、且存在心肌切除禁忌的重度二尖瓣反流患者，也可用于因冠状动脉解剖原因而无法行乙醇消融的患者。此术式可降低 LVOT 压力阶差，改善二尖瓣反流[308]。

5）对于存在高猝死风险的患者，可考虑植入 ICD（如前所述），其也可用于 "ICD 是唯一可能降低风险、延长寿命的手段" 的患者群。

11. 主动脉夹层（aortic dissections）

（1）**病理生理**　主动脉夹层的病因是主动脉内膜撕裂，血液进入血管中层形成假腔，此假腔被主动脉近外壁的中层和心外膜所包裹。随着心脏的收缩，此假腔可向近心和远心方向扩大，且可能累及分支；如果外层薄弱，有可能发生破裂。将所有累及升主动脉的夹层定义为 Stanford A 型（DeBakey Ⅰ ~ Ⅱ型，或近心型），将未累及升主动脉的夹层定义为 Stanford B 型（DeBakey Ⅲ型，或远心型）（图 1.22）。过去，人们将发作 2 周内的主动脉夹层称为 "急性"，超过 2 周则称为 "慢性"。国际急性主动脉夹层登记处（The International Registry of Acute Aortic Dissections，IRAD）进行了重新定义：超急性（症状发作 < 24 h），急性（2~7 d），亚急性（8~30 d），慢性（> 30 d）[309]。大部分主动脉夹层患者均存在囊性变或主动脉壁张力升高（通常是因高血压）[310-311]。有一种主动脉夹层的变异类型，即：在主动脉壁内存在血肿，但无内膜撕裂，该亚型的治疗方法通常与其他夹层的治疗无异。

（2）**临床表现**

1）A 型夹层：该型会危及生命，因此，所有因急性胸痛发作而至急诊室就诊的患者均应排除此症。因对 A 型夹层不同临床表现缺乏认识导致 40% 以上的患者被误

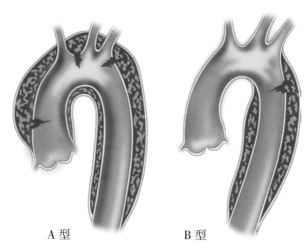

A 型　　　　　　　　　B 型

图 1.22　主动脉夹层的分型。A 型夹层累及升主动脉。B 型夹层不累及升主动脉，通常源自左锁骨下动脉远心处；如果病变逆向扩展，可将其视为 A 型

诊[312]。发作 24 h 内的 A 型夹层患者，如果单纯接受内科治疗，死亡率达 15%~30%（每小时达 1%~2%）；在其后的 24 h 死亡率可达 10%~20%，而后下降[313]。因此，早期怀疑并评估是至关重要的，有助于尽早实施手术。

a. 传统上认为：内膜破裂导致剧烈胸部撕扯痛，向后背放射；血压严重升高，X 线片提示纵隔增宽，入院时心电图（ECG）正常。但 IRAD 的数据提示，此类典型症状并不常见。IRAD 2015 年的报告分析了此前 3 年的人口统计学数据趋势后发现：内膜破裂导致剧烈胸部撕扯痛的发生率仅为 23.8%，入院时高血压为 27%，纵隔增宽为 52.2%，胸部 X 线片正常者为 28.6%，ECG 正常者为 40.7%[314]。随时间推移没有发生变化的主要症状是 "急性剧烈疼痛"，这通常是患者所经历过的最剧烈疼痛，疼痛可表现在颈部、胸部、背部或腹部。疼痛源自主动脉壁撕裂及病灶的扩大。疼痛的症状经常会有所减轻，或时轻时重——如果临床医生不能充分重视，这些情况会造成很大的误导。

b. 基于 IRAD 数据，"主动脉夹层风险评分"（aortic dissection detection risk score, ADD）于 2011 年出炉，它非常有助于优先处理存在胸痛症状的患者[315]。该评分量表可用于评估 3 类临床症状，每一类症状记 1 分。研究表明，近 96% 夹层患者的 ADD 评分为 1~3 分。建议对 2~3 分的患者进行快速的影像学检查，对于 1 分的患者，如果没有其他明确的诊断，也应进行快速影像学检查。对于存在无法解释的低血压及纵隔增宽的患者，即使 ADD 评分为 0，也建议进行快速影像学检查。即使这些临床表现都不存在，对于晕厥或存在夹层高风险的患者（如高血压），如果没有明显的其他诊断，仍需行主动脉影像学检查。

• 高风险情况：马方综合征，主动脉疾病家族史，已知存在主动脉瓣疾病或胸主动脉瘤，或之前对主动脉进行过干预。

• 高风险的疼痛特征：胸痛、背痛或腹部疼痛，发作突然，疼痛剧烈或呈撕

裂样疼。需注意：最初的文献认为出现上述三个特征之一即可，无须全部。

• 高风险的体检特征：脉搏消失，左右两侧或上下肢存在显著压差，局灶性神经功能缺损并伴胸痛、主动脉瓣反流杂音、低血压或休克。

c. 内膜撕裂的位置及夹层的波及范围存在差异，潜在的并发症包括：心包积血所致心脏压塞（最常见的致死原因）、主动脉瓣反流、心肌梗死、卒中、分支动脉血流下降所致低灌注，后者可累及头臂干，导致晕厥、卒中、双上肢压差加大。如果脊髓灌注依赖于肋间动脉，可发生截瘫；如果肠系膜动脉或肾动脉受累，进入肠管或肾的血流将会减少；如果髂股动脉受累，流向远心端进入双下肢的血流会减少。每出现一个低灌注器官，外科手术的死亡率将会增加约 10%[316]。

d. 通常 D- 二聚体会升高，但并非一定，可见于急性夹层，这有助于支持疑似的诊断[317-318]。但是，如果 ADD 评分为 0，且 D- 二聚体为阴性，可基本排除主动脉夹层[319]。另一项正在研究的生物学标志物为平滑肌肌球蛋白重链蛋白（smooth muscle myosin heavy chain protein），其由受损的主动脉中层平滑肌释放。

2）B 型夹层：传统的理论认为，该型患者会出现背部疼痛，并向腹部放射；但 IRAD 数据显示，78% 的 B 型夹层患者表现为前胸疼痛，可见疼痛的部位与夹层病变的位置并不存在可靠的相关性[314]。夹层可能破裂出血至纵隔、胸腔或腹腔。胸主动脉和腹主动脉分支血管一旦受累，可造成相应器官低灌注。

（3）外科手术适应证

1）A 型夹层：除非患者存在无法承受的风险，否则所有 A 型夹层患者均需手术治疗。不适于手术的高风险情况包括：高龄，总体状态差，严重共病，广泛的肾、心肌、肠梗死或大面积卒中。一些经筛选的肠系膜低灌注患者，可在外科修复夹层前先行开窗术并（或）放置血管内支架[320-321]。外科手术同样适用于所有慢性 A 型夹层。

2）B 型夹层：对于非复杂的 B 型夹层，通常可行内科药物治疗，死亡率为 2%~6%[322-325]。传统观点是对复杂夹层行介入（腔内干预）或外科治疗，此类情况包括：持续性疼痛，无法控制的高血压，有证据显示动脉瘤扩大或破裂，内脏、肾或下肢血流减少。药物治疗的远期预后并不理想，发生动脉瘤扩大或演变为复杂的夹层的可能性高达 30%~40%。如果患者的心率和血压无法得到满意控制、假腔血流持续通畅、初始主动脉直径 > 40 mm、假腔直径 > 22 mm、近心端入口撕裂 > 10 mm，则恶化的可能性会进一步增加[325]。鉴于此，对非复杂夹层、但存在发展速度加快等高风险因素的患者，应择期行腔内治疗以提高生存率。慢性 B 型夹层，如果血管直径达到 6 cm，应行手术治疗。

（4）术前考量及诊断

1）内科药物治疗。

a. 一旦怀疑主动脉夹层，所有患者必须使用药物降压（收缩压降至 110 mmHg 左右）、控制心率（60~70 /min）、减弱心脏射血力（dp/dt）。在密切监测的同时，尽快完成各项检查，以便确诊或排除。

b. 推荐的抗高血压治疗包括：β 受体阻滞剂（艾司洛尔、美托洛尔、拉贝洛尔），根据情况加用或不加用硝普钠（使用剂量见表 11.8）。氯维地平也有助于控制病情。应积极地管理以防止夹层破裂直至手术，这非常关键。

2）体格检查。

a. 认真检查脉搏有助于判断夹层累及的范围。重点关注颈动脉、桡动脉和股动脉搏动。年轻的胸痛患者双侧上肢存在显著的血压差是诊断夹层的关键线索。心脏体检可闻及主动脉瓣反流杂音。

b. 术前细致的神经系统检查非常重要，因为术后发现的神经功能障碍可能在入院就诊时已经存在。如果神经系统的功能状态发生改变，则提示可能存在脑灌注的进行性恶化，只能通过急诊手术来解决。但是，体外循环期间脑部低灌注同样可以造成明显的脑损伤。如果发现肾功能障碍（尿素氮或肌酐升高、少尿）或肠缺血（腹痛、酸中毒），则有必要修正手术入路。再次出现胸痛或背部疼痛通常意味着夹层的范围、直径扩大或发生破裂。

3）诊断检查。

a. 通常，胸部 X 线片可发现纵隔增宽或主动脉轮廓不规则；但在 A 型夹层患者中，有高达 30% 的患者无异常表现（图 2.1）[314]。在急诊室通过床旁 X 线机获得的影像可能难以评估纵隔宽度，因此应根据临床情况来确定是否有必要做更精确的影像学检查。

b. 对于严重胸痛的患者，如果 ECG 异常，则可能更符合急性冠脉综合征；而如果 ECG 正常，则可能提示夹层。但 IRAD 的数据显示：仅有 30%~40% 的 A 型夹层患者表现出正常的 ECG。40% 的患者呈现非特异性 ST 段改变，而 20% 的患者呈现心肌缺血改变，这可能与夹层伴冠状动脉开口受累有关。

c. 大多数医院会首先行增强 CT 扫描。在发现血管内膜片及鉴别真、假腔血流方面，增强 CT 扫描的灵敏度和特异度均达到 90% 左右（图 2.32、图 2.33）。容积再现成像（volume-rendered imaging）可提供非常高质量的夹层影像（图 2.34），同时还可证实分支动脉血流是否受到影响。

d. TEE 是发现血管内膜片、诊断心脏压塞和主动脉瓣反流的最佳工具（图 2.27）。

• 如果 CT 扫描可以确诊 A 型夹层，则最好推迟 TEE 检查，直至在手术室完成麻醉后再进行。如果诊断存疑，则应非常慎重地行 TEE 检查，镇静可能导致心包积液患者发生低血压；如果镇静不充分，急性高血压会加速夹层破裂。在 TEE 检查前，可使用 TTE 来排除大量心包积液。

• 如果 CT 扫描或超声发现心包积液，通常提示血液透过血管外膜缓慢地渗出，而非通过没有限制的血管破口进入心包腔。心包内的积血仅需很小的压力即能对小的主动脉破口产生充分的压迫，阻止进一步出血。在这种情况下，一般不建议行心包穿刺，主动脉与心包腔间压力差的增加会造成更为严重的血管破裂。但在抢救时，尤其是在没有行心脏外科手术能力的小医院，控制性心包穿刺引流是一种明确的挽救生命的手段 [326-327]。

e. 磁共振成像（MRI）在夹层诊断方面拥有最高的灵敏度和特异度，但对于急诊抢救的患者来说，很难完成此检查（图 2.39）。进一步而言，对于需要密切监护并给予静脉药物输注的患者，MRI 的使用通常会受到限制。

f. 在诊断急性夹层时，主动脉造影几乎没有使用价值。腹部脏器血管的低灌注状态可以通过 CT 血管造影来确认。

g. 由于急性主动脉夹层必须进行急诊手术修补，因此患者通常无须行冠状动脉造影。但当 ECG 存在明显的病理改变时，有时需将冠状动脉造影作为初始的诊断方法，以明确冠状动脉开口处的血流减少是由主动脉夹层所致。相比而言，冠状动脉造影适合为慢性夹层患者制定更理想的外科手术策略。

（5）手术操作

1）A 型夹层。

a. 修复术包括主动脉瓣重新悬吊或置换（如果存在主动脉瓣反流），节段性切除发生内膜撕裂的主动脉，将一段人造血管与主动脉远心及近心断端缝接在一起（图 1.23）。使用 BioGlue（CryoLife，一种生物胶）有助于提高人造血管与自体组织的整体性。如果主动脉根部损毁难以重建，可考虑行 Bentall 手术（带瓣管道）。如果内膜撕裂范围跨越主动脉弓，或者撕裂起源于降主动脉，应考虑行全弓置换，通常在远端放置"冻象鼻"（腔内支架），术中采用常规脑灌注技术进行脑保护[328]。在经验丰富的中心，"全主动脉修复"似乎并不会增加死亡率，反而会因减少了后续干预而改善远期预后。内脏低灌注可进一步增加死亡率，在升主动脉修复前行开窗术可能有助于改善疗效[331]。如果髂股动脉供血区发生低灌注，应在完成升主动脉置换后考虑加做血运重建手术。

b. 在行 A 型夹层手术时，常常会需要一段时间的深低温停循环（DHCA）；但对于部分患者，可以在阻断降主动脉的情况下完成人造血管远心端吻合[332]。有多个体外循环插管位点可供选择，但最常用的位点是腋动脉或股动脉。体外循环初始选用股动脉插管，虽然可能存在脑部低灌注问题，但研究显示两种插管位点的结果相似[333-334]。如果患者存在心脏压塞，应在打开心包前完成体外循环插管，甚至开始体外循环转机；否则，解除心脏压塞意味着可能触发主动脉大面积破裂，而此时体外循环尚未开始。

c. 如果夹层撕裂点位于主动脉弓，而未累及升主动脉，通常可遵照 B 型夹层的处理原则，即单纯行内科药物治疗。IRAD 数据提示：对于此类人群，由于外科手术更为复杂，其死亡率高于药物治疗组[335]。

d. 降主动脉或弓部的夹层撕裂，如果向升主动脉方向逆行扩大，其治疗具有挑战性。可经胸骨正中切口修复升主动脉和主动脉弓，并在降主动脉内置入"冻象鼻"[328,336]。

e. B 型夹层放置支架后，如果发生逆向夹层，则难于处理，可考虑行全弓置换，并在部分保留先前胸主动脉腔内修复（TEVAR）支架的同时置入"冻象鼻"[337]。

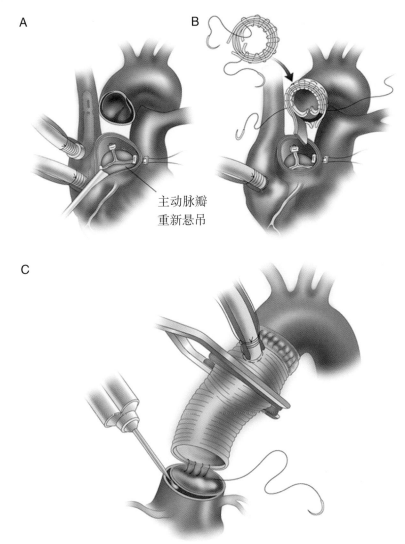

主动脉瓣
重新悬吊

图 1.23 A 型夹层的修补。A. 行主动脉切口，将切口段主动脉切除，悬吊主动脉瓣。B. 远心和近心端缝合均较为脆弱，需要加固。在停循环期间，开放主动脉阻断钳，用两条毡条加固远心吻合口，分别置于真腔内和血管外膜外。C. 完成远心端吻合，在人造血管上插入主动脉插管，在其近心端放置阻断钳，恢复顺行体外循环血流。在假腔内注入 BioGlue 以稳定远心和近心缝合线。完成近心端吻合，同样使用毡条加固

2）B 型夹层。

a. 复杂 B 型夹层的传统手术方式是切除发生内膜撕裂的主动脉，并用一段人造血管进行替代。与粥样硬化性主动脉瘤相比，B 型夹层缺少侧支循环，术后将面临更高的截瘫风险。因此，术中应保持远心灌注以避免脊髓缺血。真腔血流的恢复有助于改善内脏器官的低灌注。另外，也可以行经皮开窗术，在真腔与假腔之间建立沟通，必要时可加做一条血管桥以改善脏器或远端肢体的灌注。

b. 由于外科修补将面临很高的手术死亡率及并发症发生率，因此建议在可行

的情况下，对复杂 B 型夹层行 TEVAR[322-325]。此术式会将破口封闭，并容许在假腔内形成血栓。如果术后真腔血流仍然无法达到满意，应加行开窗术和支架。由于非复杂 B 型夹层有很高比例会发生低灌注和形成动脉瘤（IRAD 研究显示可达 50%），建议对"高风险"非复杂的夹层行 TEVAR，促进假腔内形成血栓及主动脉重构。在发病 3 个月内，主动脉仍保留有充分的可塑性来实现充分的重构，因此，如果寄希望于获得最佳结果，应在此时间窗内完成 TEVAR[323]。

12. 胸主动脉瘤（thoracic aortic aneurysms）

（1）病理生理　就自然病史而言，升主动脉瘤常常源于血管中膜的退行性变，而主动脉远弓、胸主动脉及胸 - 腹主动脉病变则通常与动脉粥样硬化相关。慢性夹层的扩大可以在任何部位造成动脉瘤样改变。虽然动脉瘤的进行性扩大会对毗邻组织造成压迫，但事实上，大部分死亡是由于动脉瘤破裂或夹层[310-311]。

（2）升主动脉瘤的手术适应证

1）升主动脉瘤预防性切除的指南是基于该病的自然病史。研究表明，主动脉相关不良事件（AAE）的发生风险主要与主动脉大小有关，包括破裂、夹层和死亡。但死亡这一终点事件具有迷惑性，因为死亡可能并非由于主动脉原因，但却被误认为属于 AAE；另外，一个因夹层或破裂死亡的病例会被计入统计两次。这些研究并未将其他一些潜在的相关因素考虑在内，例如主动脉的僵硬度和膨胀性。尽管如此，人们还是担心"主动脉大小"这一准则可能并不适用于所有的成年患者，应根据体表面积或采用更常用的身高进行修正，即指数化的主动脉大小。

2）从所发表的文献来看，破裂或夹层的风险仅有少许差异。这些数据提示：如果主动脉直径＜ 5.5 cm，风险很低（图 1.24）。2018 年，一份来自耶鲁 - 纽黑文医院主动脉研究所的报告显示，在 780 名罹患升主动脉瘤的患者中，不同直径主动脉发生夹层的年转化率如下：4.0~4.4 cm 为 1.2%，4.5~4.9 cm 为 2.0%，5~5.4 cm 为 1.8%，单独发生破裂的情况罕见[338]。一项来自波士顿的研究显示出相似的 5 年风险结果：4.5 cm 为 0.4%，5.0 cm 为 1.1%，5.5 cm 为 2.9%[339]。当不良事件风险高于外科风险时，建议

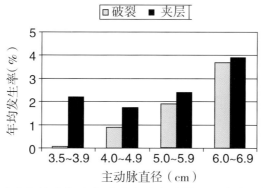

图 1.24　基于主动脉初始直径的主动脉夹层或破裂风险（改编自：Davies, et al. Ann Thorac Surg，2002，73:17 - 27.）

手术治疗，但这依赖于外科团队的经验。需要说明的是，波士顿的研究还发现，这些风险与主动脉瓣是否为二叶瓣无关。

3）ACC 手术适应证指南仅仅基于主动脉直径来确定。

 a. Ⅰ类适应证。

  • 主动脉根部或升主动脉直径＞5.5 cm[340]。虽然这些指南是针对二叶主动脉瓣患者，但同样适用于三叶瓣人群。此指南不同于之前联合委员会发布的Ⅰ类手术适应证指南，即：如果没有遗传性疾病时主动脉直径＞5.5 cm；当存在与遗传相关的异常时（包括二叶主动脉瓣），主动脉直径＞5 cm[341]。

  • 马方综合征时，主动脉直径≥4.5 cm。

  • Loeys-Dietz 综合征时，主动脉直径≥4.2 cm（2010 版建议）。

  • 急性 A 型主动脉夹层。

 b. Ⅱa 类适应证。

  • 存在主动脉夹层家族史，主动脉根部直径≥5 cm；主动脉直径年增长速度＞0.5 cm；或者患者的外科手术风险较低（＜4%），当然这是基于有经验的外科团队[342]。同样，虽然这些指南是针对二叶主动脉瓣，但同样适用于三叶主动脉瓣人群[343]。研究发现：存在家族史的患者，其夹层发生的年龄更小，主动脉生长速度更快，发生夹层的风险升高 3 倍。因此，对于此类人群，可将预防性实施主动脉置换的标准降低，可小于 ACC 指南建议的数值[344]。

  • 主动脉瘤直径≥4.5 cm，但存在因主动脉瓣病变而需要手术的情况。一项研究发现：如果在行主动脉瓣置换时主动脉直径超过 5cm，术后发生主动脉夹层的风险超过 25%。目前建议：无论二叶还是三叶主动脉瓣，如果主动脉直径≥4.5 cm，均建议行升主动脉置换[345]。

4）上述的这些指南条款和 IRAD 数据存在冲突，后者显示：60% 的主动脉夹层发生在主动脉直径＜5.5 cm 的情况下，40% 发生于主动脉直径＜5 cm 的情况下[346]。另有研究显示：当主动脉夹层发生后，主动脉的直径将会增大 7 mm。这提示：对直径稍小的主动脉进行置换手术可能具有合理性[338]。

 a. 不考虑患者体形的大小、"一刀切"的指南可能无法对风险做出精确的评估。耶鲁团队首先提出了主动脉大小指数（aortic size index, ASI），即主动脉直径除以体表面积（BSA）（附录 17）[347]。他们发现：当 ASI＜2.75 cm/m^2 时，发生不良事件的风险较低；当 ASI 在 2.75~4.25 cm/m^2 时，风险居中；而当 ASI＞4.25 cm/m^2 时，风险将明显上升。对于罹患特纳综合征、身材矮小的女性患者，ASI＞2.5 cm/m^2 即被视为风险显著升高，具备手术适应证[348]。

 b. 但进一步的研究发现：身高比 BSA 能更精确地预测 AAE。2002 年，有学者曾提出主动脉截面积 / 身高比（$\pi r^2/h$，身高 h 的单位为 m）的观点，当比值＞10 时，夹层的风险升高，这也成为 2010 版指南的Ⅱa 类适应证，并进入 2013 版 STS 指南[341,349]。这一标准最初应用于马方综合征和二叶主动脉瓣患

者 [350-351]，但后来发现，它同样适用于三叶主动脉瓣患者 [343]。有意思的是：根据指南，主动脉直径为 4.5~5.5 cm、主动脉瓣叶为三叶者不具备手术适应证，因为低于 5.5cm 的标准；但是，42% 此类患者的主动脉截面积 / 身高比值 > 10 [343]。

c. 其后，耶鲁团队进一步发现：与 ASI 相比，主动脉身高指数（AHI）与 AAE 存在更强的相关性 [338]。AHI 是主动脉直径（cm）除以身高（m）。当 AHI > 2.43 cm/m 时，风险将明显升高（附录 18）。需要注意的是：低风险患者发生夹层、破裂及死亡的总风险为每年 4%，但这里却包含了非主动脉疾病导致的死亡。

d. 而后，耶鲁团队发现：升主动脉长度（AAL）与 AAE 风险具有比 AHI 更强的相关性 [352]。AAL 是从主动脉瓣环至无名动脉间升主动脉中轴的长度。由此又衍生出一个新的概念——长度身高指数（LHI），即 AAL 除以身高。与 AAL < 9 cm 相比，当 AAL ≥ 13 cm 时 AAE 风险将升高 5 倍；而与 LHI < 5.5 cm/m 相比，LHI ≥ 7.5 cm/m 同样面临 5 倍的风险。在最近的报道中，他们将 AHI 变更为直径身高指数（DHI）。将 AHI 重新定义为 DHI+LHI，这就将主动脉长度的概念融入其中（附录 19）。这一概念有赖于对主动脉长度的精确测量，但在大多数医院，此数值的测量并不是 CT 血管成像的常规步骤。研究发现：当 AHI < 9.33 cm/m 时，AAE 风险低；当 AHI 在 9.38~10.81、10.86~12.50 和 ≥ 12.57 cm/m 三个区间时，风险呈持续升高 [352]。

（3）主动脉弓和降主动脉瘤的外科适应证

1）弓部主动脉瘤：根据联合指南，所有此类患者均满足 IIb 类适应证 [341]。

a. 需要手术的升主动脉瘤延伸至主动脉弓。这需要切除升主动脉及置换部分主动脉弓，操作需在 DHCA 下进行，同时行腋动脉插管来保证大脑的顺行灌注。需要注意的是，在与二叶主动脉瓣相关的主动脉病变中，75% 会累及主动脉弓，对于此类患者，应考虑行半弓或全弓置换 [353]。每年增长速度 > 0.5 cm 或出现症状即为手术适应证。

b. 急性夹层伴发弓部内膜撕裂，或有证据显示病变向弓部扩大，或存在大范围组织破坏，或主动脉壁渗血、破裂的患者，应行全弓置换 [328-330]。慢性夹层伴有弓部扩大或远弓部动脉瘤扩展至降主动脉，选择手术治疗也是合理的。注意：如果弓部内膜撕裂、升主动脉受累，则必须行手术治疗；如果升主动脉未受累，也可考虑药物治疗 [335]。

c. 单纯退行性或粥样硬化性动脉瘤、直径 > 5.5cm。

2）胸主动脉和胸 - 腹主动脉瘤（图 1.25）——下述情况均为干预治疗的 I 类适应证，在可行的情况下，更倾向于腔内支架。

a. 有症状的动脉瘤。

b. 胸主动脉瘤直径 ≥ 5.5 cm（粥样硬化性或慢性夹层）及胸 - 腹主动脉瘤直径 > 6.0 cm。如果患者罹患结缔组织病，此数值要求应适当降低。

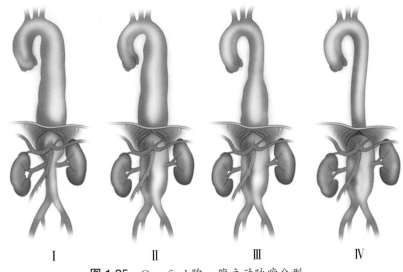

Ⅰ　　　　　Ⅱ　　　　　Ⅲ　　　　　Ⅳ

图 1.25　Crawford 胸 – 腹主动脉瘤分型

　　c. 复杂急性 B 型夹层，非复杂 B 型夹层、但存在向远心方向扩大的高风险[323]。

（4）术前考量

　　1）对于拟行主动脉瘤切除的患者，术前风险评估非常重要，尤其是存在高风险的降主动脉瘤。

　　2）对于 > 40 岁的患者，在择期手术前均应行冠状动脉造影。同时，由于大部分手术需要行冠状动脉扣移植，因此，在行升主动脉和主动脉弓手术前，所有患者均需行冠状动脉造影，以确定冠状动脉的解剖及优势血管。

　　3）术中可能经历停循环（可导致卒中、抽搐），主动脉阻断（Ⅱ型动脉瘤的风险最高），放置可能覆盖肋间动脉的腔内支架（可导致截瘫），而这些操作都存在影响神经系统功能的风险。因此，术前应对神经系统功能进行基线评估，这一点非常重要。术前应与患者充分沟通，使其知晓这些灾难性并发症，并签署知情同意书。

　　4）术前应优化肺功能。很多降主动脉瘤患者合并有 COPD，胸部切口、术中对肺的操作、抗凝及反复输血均会对肺功能造成负面影响。

　　5）造影后必须密切监测肾功能，尤其是对糖尿病患者。术前应使肌酐恢复至基线水平，以降低主动脉阻断带来的肾功能障碍风险。术前水化对降低发生肾功能障碍的风险有所帮助。

　　6）CT 成像有助于确定动脉瘤范围及可能的锚定区，因此非常必要。在放置腔内支架前，必须评估主 – 髂动脉，如果存在严重的狭窄、扭曲或大范围的粥样硬化，可能需要选择其他动脉入路，甚至放弃所设计的治疗方案。

（5）手术操作

　　1）升主动脉瘤。

　　a. 如果动脉瘤位于窦管交界的上方, 可在冠状动脉开口上方置换一段人造血管，无须在冠状动脉开口水平进行操作。

　　b. 如果主动脉窦受累，则必须切除并置换。如果同时合并中重度主动脉瓣病变，可行带瓣管道置换（Bentall 手术，图 1.11）。这个管道可以是已装配了机械瓣的人造血管，也可以是手工缝制的"bioroot"（将生物瓣与人造血管缝合在一起），还可以是无支架带瓣主动脉根部（图 1.9）[354-355]。如果瓣膜仅存轻微病变或可以实施瓣膜成形，应考虑保留主动脉瓣的术式，即使患者罹患马方综合征或二叶主动脉瓣（图 1.14）[356-357]。术式的设计取决于动脉瘤的累及范围及主动脉瓣反流的病理生理。

c. 升主动脉瘤的修补需在体外循环下完成。根据远心端吻合位置的不同，可采用简单的主动脉阻断或须在 DHCA 下完成。如果计划采用 DHCA，可在动脉瘤上置入主动脉插管，后续的手术过程中会将瘤体切除。经人造血管的侧支或在人造血管上直接插入主动脉插管重新启动顺行灌注。另一个替代径路是采用股动脉或腋动脉插管，后者在停循环期间可提供顺行脑灌注（ACP），同时可以避免股动脉插管产生的逆向血流，从而避免可能发生的粥样斑块栓塞。

d. 如果采用 DHCA，中心体温应降至 18~20℃。在此温度下，可认定为脑电静默，从而提供 45 min 安全期，使神经系统的损伤风险降至最低。可采用联合策略来改善 DHCA 期间的脑保护，包括：甲基泼尼松龙 30 mg/kg，使用冰帽，经上腔静脉持续逆行脑灌注（RCP），或者更为理想的直接 ACP 或经腋动脉的ACP[358-363]。如果选用腋动脉插管，手术可在中度低温下完成[361]。

2）主动脉横弓部动脉瘤。

a. 如果病变累及升主动脉和近端主动脉弓，可借助 RCP 或 ACP 在 DHCA 下完成半弓修复。将一段人造血管吻合在主动脉弓底，保留头臂干与主动脉弓的自然连接。

b. 扩大的主动脉弓修复是将一段人造血管吻合在降主动脉的近心端，并在停循环下将头臂干以岛状血管片形式吻合在人造血管上。也可使用去分支手术，即：使用三分叉血管分别吻合主动脉弓分支。此方式有助于缩短 DHCA 时间，提高脑保护效果，并有可能因此降低神经系统并发症的发生率（图 1.26）[364-365]。

c. 远弓修复无须体外循环，可经左胸切口完成，但通常会在左心转流或体外循环下完成。当在近心端吻合或执行更为复杂的操作时，无法置入主动脉阻断钳，短时间的 DHCA 有助于操作。对于某些经过筛选的病例，可在植入腔内支架的同时行颈动脉或锁骨下动脉的弓上分流术。

d. 如果计划未来实施降主动脉修复，可在弓部的远心吻合端置入一条血管，悬吊于降主动脉中，为后续的左侧开胸手术（"象鼻"手术）创造有利的准备[366]。"冻象鼻"手术是在主动脉弓部手术时向远心端置入一段带支架的血管，日后在更远心位置放入支架[367]。

3）胸主动脉瘤。

a. 对于病变更为广泛的主动脉，可在直视下完成人造血管植入，并将 T8~T12 肋间动脉移植至人造血管上。手术径路为左胸切口或胸 – 腹联合切口，术中需采用单肺通气技术。

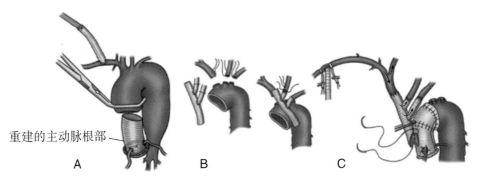

重建的主动脉根部

A　　　　　B　　　　　C

图 1.26　使用三分叉血管行主动脉弓置换。A. 经腋动脉插管建立体外循环，阻断主动脉，完成近心端主动脉根部重建。B. 在深低温停循环（DHCA）下，横断主动脉弓分支血管，横断的位点在分支发出点上方 1 cm 处，将三条分支血管与人造血管的三个分叉分别吻合。C. 在三分叉血管近心端阻断钳尚未开放时即可恢复脑部供血。完成远弓部吻合后，将两条人造血管吻合对接。最后将三分叉血管吻合在升主动脉人造血管的近心处

　　b. 在主动脉阻断期间或放置腔内支架时，应采取多项联合措施（药物、脑脊液引流、分流术）预防脊髓缺血，降低截瘫发生风险[368–370]。在手术期间，可在主动脉阻断钳近心段（下肺静脉、左心房、主动脉近心段）与远心段（主动脉远心段、股动脉）之间缝置一条分流管，以维持脊髓和肾灌注。可通过Biomedicus 离心泵加压，将血液以设定的速率泵回患者体内；至于是否在体外循环管路中加入氧合器，并非关键点，加或不加均可。对于胸 – 腹主动脉瘤，在手术期间使用单纯辅助循环的左心转流装置可降低截瘫发生率，但如果病变较为局限，则无此必要[371]。

　　c. 由于降主动脉阻断技术存在固有的风险，因此，TEVAR 被广泛地用于胸主动脉瘤和胸 – 腹主动脉瘤的治疗。术前需通过 CT 或 MRI 仔细评估锚定区位置，再经股动脉入路进行放置。虽然截瘫依然是 TEVAR 必须面临的风险，但此技术可有效降低早期死亡风险及术后并发症，包括肾损伤、出血、肺炎和心脏并发症[372–374]。

　　d. 股动 – 静脉转流可为远心端提供血运保障。当病变范围大或存在钙化而无法施放阻断钳时，可在 DHCA 的同时使用该转流技术，保护内脏器官和脊髓。

　　e. 在右侧桡动脉和股动脉置入测压管，监测主动脉阻断期间近心端和远心端血压。如果使用了左心转流，这一监测手段则更加重要。

13. 心房颤动（atrial fibrillation）

（1）病理生理[188]

　　1）心房颤动（简称"房颤"，AF）是由于存在多个折返通路，阻碍了心房组织的同步电活动，进而抑制心房产生有效的机械收缩。局灶性激动点维系了折返电活动。心房的扩大易诱发此心律失常，而后造成心房的进一步扩大及重构，最终导致永久性房颤。房颤可导致如下问题。

a. 房室同步性丧失，使心室充盈及每搏输出量减少，可导致头晕、疲劳、气促。如果心室肥厚或心室率快，症状会更严重。

b. 左心耳内存在血栓则易发生血栓栓塞和卒中。

c. 表现出心律失常相关症状（心悸）。

d. 如果不能良好地控制心率，将会继发心肌病。

e. 远期认知功能障碍。

2）房颤既可以是一种独立存在的表现（"孤立性房颤"）——没有合并结构性心脏病，也可以存在于有基础心脏病变的人群中。更常见于老年人及合并高血压、瓣膜病或冠心病的患者。分类如下。

a. 阵发性房颤：房颤多次发作（两次以上发作），自行终止；或在发作 7d 内可通过医疗干预终止。这类患者的心房激动点多位于肺静脉汇入左心房处的周围。

b. 持续性房颤：持续时间＞ 7 d，对药物及电复律敏感。折返环通常起源于左心房。

c. 永久性房颤：药物和电复律无效，且持续时间超过 1 年。

（2）管理要点与外科手术适应证

1）应用药物控制心室率（β 受体阻滞剂、钙通道阻滞剂、胺碘酮）有可能使房颤患者恢复窦性心律。服用华法林或非维生素 K 拮抗剂口服抗凝药（NOAC）防止血栓栓塞。如果决定手术，应持续使用控制心率的药物直至手术；NOAC 类药物应在术前 36~48 h 停用，而华法林则在术前 5 d 停用。对于栓塞性卒中高风险的患者，包括 CHA_2DS_2–VASc 评分 ≥ 5（附录 10A）、3 个月内有卒中或血栓栓塞史者、风湿性二尖瓣狭窄者，应采用过渡性抗凝方案。

2）下述情况应考虑消融术：心室率不能有效控制，存在导致生活能力丧失的症状，不能耐受抗凝治疗或治疗效果不满意[375–376]。对源自肺静脉开口附近的阵发性房颤，如果标测理想，导管消融的效果极好；对于持续性房颤，也可获得较理想的成功率（60%）。永久性房颤患者，如果抗凝治疗存在高风险或疗效不满意，可经导管行左心耳封堵术（Watchman device，Lariat）（图 1.27）[377–378]。这可以使患者摆脱终生抗凝，但需注意：在植入 Watchman 装置后，仍应短期服用华法林。

3）通过单纯的消融术或在其他心脏手术的同时行消融术来恢复窦性心律，可改善症状，提高生活质量和远期生存率，还可降低卒中发生率[376]。即使不行消融术，单纯的左心耳封堵术也可将卒中风险降低 50% 以上。很多学会给出了行消融术的建议。2017 版 STS 操作指南对外科消融术提出以下建议[188]。

a. Ⅰ类适应证：在 CABG、主动脉瓣及二尖瓣手术的同期行消融。

b. Ⅱa 类适应证。

- 无结构性心脏病但存在有症状的房颤，Ⅰ/Ⅲ类抗心律失常药物及导管消融术无效者，建议单纯行外科消融。

- 无结构性心脏病但存在有症状的永久性房颤，建议单纯行 Cox-Maze Ⅳ 手术。

- 在行其他心脏外科手术时，无论是否行外科消融，均建议行左心耳切除术。

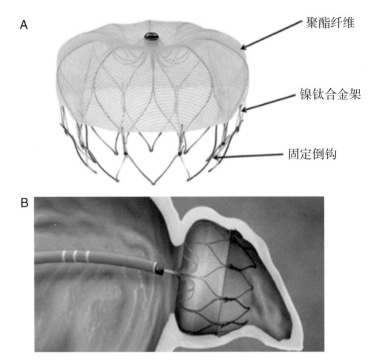

聚酯纤维

镍钛合金架

固定倒钩

图 1.27 将 Watchman 装置置于左心耳开口部，防止在左心耳内形成血栓。此装置内皮化速度相当快，但在短期内仍然建议服用华法林（感谢 Boston Scientific Corporation 提供 A 图，B 图来自 http://azheartrhythmcenter.com/resources/procedure-instructions/watchman-device/）

（3）手术操作

1）1987 年，Cox 设计了一种操作复杂的"切缝"手术，称为"Maze"手术，用于房颤消融，恢复房室同步，保留心房的血液转运功能。后续的迭代成就了 Cox-Maze Ⅲ 手术，它不仅可以离断微小的折返通路，还能保证窦房结的功能，将窦房结发出的冲动传导到左、右心房。近 90% 的患者可消除房颤，但约 10% 的患者需要用起搏器。

2）目前的消融主要是采用冷冻或射频消融，模仿最初 Cox-Maze Ⅲ 的损伤缝合线，人们将其称为 Cox-Maze Ⅳ [379-381]。要获得成功，损伤线必须透壁。

　　a. 通常，左心房是最主要的折返灶，因此左心房 Maze 手术最为常见。但大多数研究均认为：双侧 Maze 手术可更有效地消除房颤 [382-384]。而这样做更易造成出血，也面临更高的起搏器使用率，这主要是与窦房结功能障碍有关 [384]。

　　b. 导致成功率下降的因素包括左心房过大、年长及长时间罹患房颤。与射频消融相比，冷冻消融的失败率更低 [188,385-386]。一项研究显示：术前发生房颤的病程每增加 1 年，术后 2 年房颤复发的风险就会增加 20%，其原因在于组织发生了更为严重的重构 [386]。当左心房 > 5cm 时，复发的可能性会进行性升高 [387]。

　　c. 虽然上述新技术已经完全替代了"切缝"的 Maze 手术，但比较性研究发现：新技术面临更高的失败率 [388]。

3）对于阵发性房颤，在行双侧肺静脉隔离（PVI）的同时行左心耳旷置，通常可以获得成功。完成方式包括：心内导管消融，双侧胸腔镜心内膜消融，或者在行其他心脏手术的同时来完成。主动脉瓣置换术后行双侧 PVI 的成功率高于二尖瓣手术时操作的成功率，这往往是由于前者的左心房较小[188]。

4）对于持续性房颤拟行二尖瓣手术的患者，其最佳的消融线设定尚存在争议。荟萃分析显示：双心房 Maze 手术可较左心房 Maze 获得更理想的房颤矫治成功率，但另有一些研究认为两种术式的结果相同[382-384,389-390]。一项研究发现：在房颤治疗成功率方面，双侧 PVI 和双侧 Maze 手术相似（60%~65%），但消融术导致的需要植入永久起搏器的比例高达 21.5%[391]。虽然一般认为，双侧 PVI 并不足以治疗持续性房颤，但上述研究似乎证实了"在行主动脉瓣置换或 CABG 时同期完成双侧 PVI 及左心耳切除"的合理性，完全的左心房 Maze 手术的确可以获得更高的成功率[392-393]。

5）左心房 Maze 手术：对于持续性房颤，最起码应行左心房 Maze 手术（图 1.28）。此术式最常见是与二尖瓣手术同期进行，因为此类患者中 30%~50% 术前既已存在房颤[391]。此术式的消融线包括：环绕左、右肺静脉开口的两个消融框（box lesion），再从左或右消融框的下边至二尖瓣环做另外一条消融线，切除左心耳后，从左心耳基底切缘至左肺静脉环绕线做一消融线。当左心房直径＞6cm 时，左心房减容术有助于病情的改善[394]。当通过起搏确认有传导阻滞时，应用神经节标测（ganglionic pleximapping）和消融有助于改善疗效[395]。在射频消融术后，使用抗心律失常药物可使 2 年无房颤的比率达到 65%~85%；如果不使用药物，此比率为 55%~75%[380-381,388]。

6）右心房 Maze 手术：右心房的 Maze 手术包括切除右心耳（或在其基底部做一消融线），从房间隔开始朝向房室沟做一右心房切口，通过此切口做消融线——向上延伸至上腔静脉，向下延伸至下腔静脉，跨过卵圆窝下行至冠状静脉窦，从下腔静脉

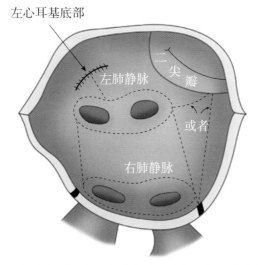

图 1.28　左侧 Maze 手术的消融线环绕左、右肺静脉，并将两个环连接在一起；再从靠近左或右肺下静脉的下消融框至二尖瓣环做一条消融线；切除左心耳后，从左心耳基底切缘至左肺静脉环绕线另做一消融线。最后往返缝闭左心耳基底切口

至冠状静脉窦，从冠状静脉窦至三尖瓣环（峡部损伤线）。另外一条消融线是从三尖瓣前瓣延伸至右心耳切除缘，从三尖瓣后瓣延伸至房室沟（图 1.29）。

　　7）通过切缝来旷置左心耳是 Maze 手术不可缺少的一部分[396]。对于房颤患者，

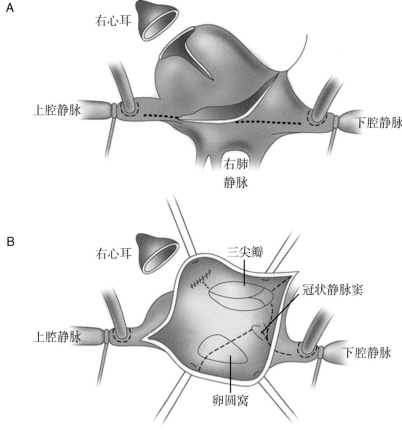

图 1.29　A. 右心 Maze 手术包括：对右心耳基底部进行消融及行右心房切口，并源于此条切缝线行多条双极或单极消融线。B. 图中虚线即为心内膜消融线

如果行 PVI 或其他未行消融的心脏手术，行左心耳切缝旷置为 IIa 类适应证。

　　a. 虽然左心耳切除可显著降低栓塞性卒中的风险，但即使恢复了窦性心律，满意地切除了左心耳，风险仍将持续存在。一项研究发现：即使恢复了窦性心律，仍有 30% 的患者在接受 Maze 手术后，因左心房丧失了机械收缩能力，卒中风险将增加 5 倍。另外，巨大左心房（容积指数 ≥ 33 mL/m²）可使卒中风险增加 3 倍。鉴于此，如果存在上述两种风险之一，即使已恢复了窦性心律，仍建议接受抗凝治疗[397]。

　　b. 接受了二尖瓣手术的窦性心律患者，如伴左心房增大或存在轻度以上二尖瓣反流，其远期发生房颤的风险将会增加，因此主张在行 Maze 手术的同时切除左心耳[215]。心脏直视手术后房颤的发生率约为 25%，但通常是自限性的，因此，目前尚不清楚在常规直视手术时单独行左心耳切除是否合理。

　　8）对于"孤立"的持续性房颤并存在消融适应证的患者，如果导管消融失败，

通常可考虑微创外科入路来行外科消融。目前存在多种术式。

    a. 双侧胸腔镜入路：通常可通过射频消融完成心外膜 PVI 及左心耳切除。

    b. Dallas 损伤术（图 1.30）：该方法为一种心外膜操作。通过微创切口完成肺静脉开口的隔离，连接肺静脉消融线，并从左纤维三角跨越左心房顶至主动脉瓣基底部做一消融线，模拟左心房 Cox-Maze Ⅲ 手术中的二尖瓣峡部损伤线[398]。可同时行部分自主神经去神经化手术及左心耳切除术[399]。

    c. 杂交消融术（convergent procedure）：参见图 1.31。由于人们逐渐认识到慢

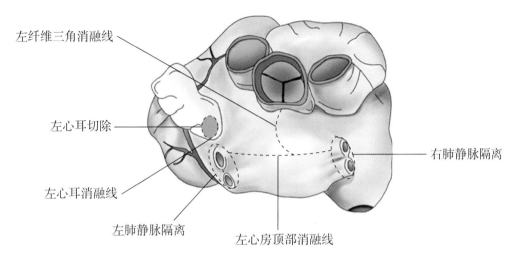

图 1.30 经胸腔镜入路行心外膜消融治疗房颤。隔离双侧肺静脉开口，连接左、右肺静脉开口消融线。另外，在左心房顶做一消融线，从二尖瓣前瓣环处的左纤维三角延伸至左冠瓣和无冠瓣连接处的基底部，以模拟心内膜二尖瓣峡部消融线

性心房扩张及重构可以在左心房后壁造成异常传导径路，于是提出了一种杂交治疗方案（译者注：即微创外科心外膜消融、经导管心内膜消融）。它包括部分性双侧 PVI，以及通过肋下入路实施的多次左心房后壁心外膜射频消融和经导管心内膜消融，后一步骤由电生理医生进行操作，从而完成彻底的 PVI[400]。此术式可用于药物治疗或导管消融无效的有症状患者。2017 年专家共识将此术式确定为 Ⅱb 级适应证[375]。

14. 晚期心力衰竭（advanced heart failure）

（1）病理生理 晚期心力衰竭（HF）是因左心室重构造成进行性功能减退、并由此出现的临床综合征。最常见的原因是由于冠心病所致的多发性心肌梗死（缺血性心肌病），也可源自扩张型心肌病或终末期瓣膜病。随着心室功能的减退，左心室发生扩张，其几何构型从椭圆形变为球形。这将引起室壁张力升高，进而导致氧耗量增加，造成心肌细胞的病理性肥大，收缩功能进一步下降，并出现功能性二尖瓣反流。这些病理改变将导致难治性心力衰竭。另外，心室重构将增加发生室性心律失常的可能性[401]。

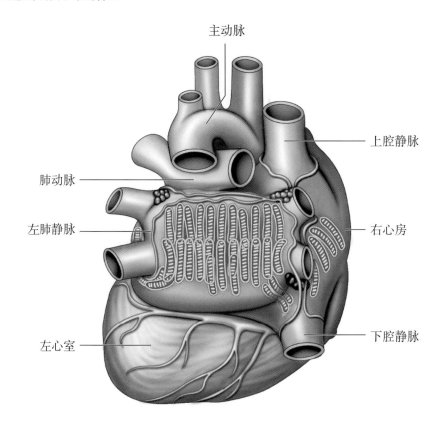

主动脉

上腔静脉

肺动脉

左肺静脉

右心房

左心室

下腔静脉

　心外膜消融线

心内膜消融线

图 1.31　杂交消融术。采用剑突下切口，行双侧肺静脉隔离（PVI），并连接左心房后壁的多个消融线，继之跨越肺静脉行心内膜消融（经许可引自：Gersak, et al. Ann Thorac Surg ，2016，102:1550 - 1557.）[400]

1）神经内分泌的激活可促发心室重构。不同种类激素水平的升高将增加钠潴留，引起外周血管收缩，加重血流动力学负担。这同样也会对心肌细胞造成直接损害，刺激心肌纤维化。神经内分泌的激活与心力衰竭加重的关系是药物治疗的基础。

2）晚期心力衰竭的预后非常差，确诊后 1 年内的死亡率可达 50%。D 级患者的5 年死亡率高达 80%[401]。

（2）分类与治疗要点

1）一般情况下，可将心力衰竭患者分为有心功能储备和心功能下降两大类。前者通常是由于长时间高血压所致的舒张功能衰竭，而后者则可由心肌梗死引发的缺血性心肌病、严重瓣膜病或其他非缺血性扩张型心肌病所致。很多患者是收缩和舒张功能衰竭并存。

2）NYHA 心功能分级（附录 1B）用于评估患者的功能储备和症状，从体力活动不受限逐渐发展至严重受限，运动能力越来越弱，最终无法活动（Ⅳ级）。

3）ACC/AHA 指南将心力衰竭定义为 4 级。

a. A 级：存在发生心力衰竭的高风险。应积极控制此类患者所面临的风险因素（原发性高血压）。

b. B 级：结构性心脏病伴左心室肥厚、EF 下降，但无心力衰竭。这些患者需要更为积极的药物治疗，包括 β 受体阻滞剂、ACEI、ARB 类药物控制血压，使用利尿剂减轻容量负荷。如果出现 EF ≤ 30% 的无症状缺血性心肌病，应在心肌梗死 40 d 后植入 ICD。

c. C 级：并发心力衰竭的结构性心肌病。此类患者可为 NYHA Ⅰ ~ Ⅳ任何一级，EF 可处于正常或下降状态。治疗包括：β 受体阻滞剂、ACEI、ARB 类药物，并给予利尿剂；对于存在心绞痛、广泛心肌缺血的患者可考虑行 CABG；对存在明显瓣膜病变的患者行瓣膜手术。心功能下降患者，如果持续存在Ⅱ ~ Ⅳ级症状，且为 C 级或 D 级，应考虑如下措施[402]。

• 加用醛固酮受体拮抗剂（螺内酯或依普利酮）。

• 用血管紧张素受体脑啡肽酶抑制剂（ARNI，沙库必曲缬沙坦）替代 ACEI 或 ARB。

• 对 EF ≤ 35% 且心肌梗死后 > 40 d 的患者植入 ICD。

• EF ≤ 35%，正常窦性心律，QRS 间期 > 150 ms 并存在左束支传导阻滞（LBBB），是心脏再同步化治疗（CRT）的Ⅰ类适应证；对于 QRS 间期稍短、无 LBBB 的患者，是 CRT 治疗的Ⅱa 和Ⅱb 类适应证。

• 如果使用 β 受体阻滞剂后心率仍 > 70 /min，使用伊伐布雷定。

d. D 级：需要特殊干预措施的顽固性心力衰竭。此类患者多为 NYHA Ⅳ级，需使用循环辅助装置用作心脏移植的过渡期准备或作为终极治疗手段[403]。

4）INTERMACS（Interagency Registry for Mechanically Assisted Circulatory Support，机械辅助循环支持机构间登记处）将 D 级伴 NYHA Ⅳ级的晚期心力衰竭患者分成 7 级（表 1.13 和附录 1D）。ROADMAP 研究显示：心室辅助装置可提高 INTERMACS 4~7 级患者的生存率，但与 4 级相比较，5~7 级患者的临床获益较少[404]。

（3）手术适应证及外科术式　根据病理及心室功能障碍的程度，有多种外科治疗手段可用于治疗晚期心力衰竭。

1）对于缺血性心肌病，CABG 有助于减少心绞痛发作、改善心室功能、减轻心力衰竭症状、降低猝死发生风险、提高生存率。ACC/AHA 建议对下列患者行血运重建[401–402]。

a. Ⅰ类适应证：心绞痛，在解剖结构上可实施 CABG 或放置血管内支架，尤其是左主干或与左主干同级的血管发生病变。

b. Ⅱa 类适应证。

• 轻至中度左心室收缩功能障碍，伴明显的 LAD 或多血管病变，存在可改善生存率的存活心肌。此建议与大量文献的研究结果相符合，即：CABG 可改

表 1.13　INTERMACS（IM）心力衰竭评级

IM 分级	描　述	NYHA 分级	ACC 分级	MCS 启用时间
1	心源性休克（循环崩溃）	IV	D	数小时内
2	使用正性肌力药物后心功能仍进行性恶化（快速恶化）	IV	D	数天内
3	使用正性肌力药物可维持病情稳定（药物依赖性稳定）	IV	D	数周内
4	复发性晚期心力衰竭，使用口服药物后仍存在静息状态症状（经常住院）	非卧床IV	D	数周至数月
5	运动不耐受（足不出户）	非卧床IV	D	不确定
6	运动受限（尚能行走）	非卧床 IV	C~D	不确定
7	晚期 NYHA III级	IIIB	C~D	不确定

MCS：机械循环支持

善存在多支血管病变及左心室功能受损患者的生存率。此外，如果证实在狭窄或堵塞血管的对应供血区有存活心肌，则更可能表现出上述生存优势。

• 对于严重的冠心病、EF < 35%、存在心力衰竭症状的患者，CABG 或药物治疗可降低死亡率和并发症发生率。来自 STICH 试验的远期随访数据显示：CABG 带来的 10 年生存率的提高程度可与药物治疗相似 [18-20]。

c. IIb 类适应证：缺血性心脏病、严重左心室收缩功能障碍（EF < 35%），以及具有可进行手术的解剖基础（无论有无存活心肌），这些情况均可考虑 CABG。STICH 试验的亚组研究发现：无论有无存活心肌，CABG 的治疗结局均不受影响，特别是对于严重左心室功能障碍的患者，对于他们而言，心肌的存活性已经失去了对预后的预测意义 [19]。

2）主动脉瓣手术：存在症状，尤其是有心力衰竭症状的主动脉瓣狭窄患者，其平均生存时间仅为 1~2 年 [127]。对于大多数患者，TAVR 和 SAVR 的远期疗效相似，但由于 TAVR 的创伤更小、康复速度快，应作为有晚期心力衰竭症状患者的首选。

3）二尖瓣手术。

a. 缺血性二尖瓣反流是导致心力衰竭及不良预后的重要因素。对于急性缺血，单纯行血运重建即可降低二尖瓣反流的严重程度；但对于慢性缺血性二尖瓣反流，血运重建的获益并不明显。对于存在中重度左心室功能障碍的患者，应在行 CABG 的同时行限制性二尖瓣环成形以应对二尖瓣反流；虽然此策略有可能改善症状，但是否具有生存获益尚存在争议 [200-207,405]。

b. 在 2013 版 ACC/AHA 的心力衰竭管理指南中，将对 D 级患者施行二尖瓣手术或经皮二尖瓣成形术设定为 IIb 类适应证，主要是因为患者能否从中受益尚不确定 [401]。对于扩张型心肌病患者，放置小的限制性成形环有助于促进逆重构（通常可使收缩末期容积指数减小 15% 以上），恢复正常的几何构型，并减轻心力衰竭症状。但在改善远期生存率方面并不显著，仅在部分研究中获得证实[405-409]。疗效可能有赖于心室的大小，不理想的疗效常见于严重扩张的心室（LVESD > 65 mm）及非缺血性心肌病[410]。

c. 针对重度缺血性二尖瓣反流，有研究比较了二尖瓣成形和置换的疗效，发现两者的 2 年生存率相似，均为 80% 左右，但二尖瓣成形存在更高的复发率（58% *vs.* 3%）。同样，针对与心力衰竭相关的不良事件，二尖瓣成形面临更高的风险（58% *vs.* 3%）。在这些研究中，并未设立药物治疗对照，患者也未接受 CABG[204]。

d. 虽然 MitraClip 最初被批准用于治疗退行性二尖瓣反流，但有数项研究发现：此装置同样有助于改善因功能性二尖瓣反流而导致的晚期心力衰竭。如前所述，2018 年发表的两项试验结果表明：与药物治疗相比，MitraClip 可以更好地改善症状，降低再入院率。但仅有一项试验显示此装置具有生存优势，尤其适用于二尖瓣反流严重、但左心室功能障碍程度较轻的患者[209-210]。因此，如果将 MitraClip 用于遵循 GDMT（如果适用，也包括 CRT）后 NYHA 分级持续为 Ⅱ～Ⅳ级，伴≥ 3+ 级二尖瓣反流 [EROA ≥ 30 mm^2 和（或）RV ≥ 45 mL]，且 LVEF 为 20%~50%、LVESD < 70 mm 的患者，可降低其心力衰竭的再入院率及死亡率[211]。

4）心脏再同步化治疗（CRT）：即心房 - 双心室同步起搏。已证实此措施可改善心力衰竭症状、提高运动耐力、促进逆重构。如果患者的 QRS 间期 > 120 ms，则双心室同步性的丧失将对心室充盈产生不良影响，心肌收缩力下降，室间隔发生矛盾运动，二尖瓣反流进一步加重。通过对双侧心室的同步刺激，CRT 可延长左心室充盈时间，减轻室间隔矛盾运动和二尖瓣反流。最适合 CRT 的人群为：C~D 级心力衰竭伴 EF ≤ 35%，且 QRS 间期 ≥ 120 ms 者。但数项研究发现：与 ICD 相比，即使是 B 级心力衰竭（无症状心力衰竭）患者，CRT 也可表现出生存优势[411]。

5）植入 ICD：存在功能障碍的心室发生扩张，常常会伴发室性心动过速（简称"室速"），因此 ICD 适用于很多 B~D 级心力衰竭患者。可选择经静脉或经皮植入[412]。

a. Ⅰ类适应证。
- EF ≤ 35%（NYHA Ⅱ～Ⅲ级）或 EF ≤ 30%（NYHA Ⅰ级），且心肌梗死后 > 40 d 或血运重建后 > 90 d、遵循 GDMT、预期生存 > 1 年的患者，主要用于一级预防。
- 因既往心肌梗死而出现非持续性室速，EF < 40%，在电生理测试中可诱导出现室速或室颤。

b. Ⅱa类适应证：有 NYHA Ⅳ级症状并拟植入左心室辅助装置（LVAD），或拟行心脏移植者[413]。

6）外科心室修复：适用于因单一区域发生心肌梗死而出现局部低动力或失动力、且存在Ⅲ～Ⅳ级症状的患者[414]。在 CABG 同期切除无功能的心肌组织，以缩小心室、恢复几何构型、降低室壁张力，从而改善心室功能。在行外科心室修复前，建议行心脏 MRI（心肌延迟强化），以发现心肌瘢痕，评估仍存活心肌的功能。

　　a. 左心室收缩末期容积指数（LVESVI）是影响缺血性心肌病患者生存的最重要决定因素之一。一项研究发现：对于 LVESVI > 60 mL/m² 的患者，单纯药物治疗、CABG 或二尖瓣成形，获益均有限[415]。但 STICH 试验结果指出：对于初始 LVESVI < 70 mL/m² 的患者，CABG 联合外科心室修复虽不能改善症状、提高运动耐力，但可缩小左心室容积并可获得生存优势[416-417]。其他研究发现：如果前壁存活心肌得到血运重建[418]，则 LVESVI 的缩减将会更加理想；如果外科心室修复后的随访期内 LVESVI < 60 mL/m²，则生存率将会提高[419]。

　　b. 对于心室容积大伴中度二尖瓣反流的患者，CABG 联合外科心室修复可通过缩小左心室的球形度来减轻二尖瓣反流。两组乳头肌间距的增加、瓣叶受到心尖方向牵扯可导致二尖瓣反流，上述手术可以缩小左心室的长径和短径，病因的改善可使反流减轻[420]。但对于 3~4+ 级的反流，应考虑在行外科心室修复的同时完成二尖瓣成形，研究结果显示这将会提高 5 年生存率[414]。

　　7）如果患者罹患晚期心力衰竭，无法接受上述任何的手术治疗，或者即使接受了手术仍存严重症状，则需要采取更为强化的干预策略。

　　a. 建议对 INTERMACS 1~2 级的患者紧急植入心室辅助装置（VAD）。但 ROADMAP 研究发现：与 5~7 级的患者相比较，非卧床的 3~4 级患者在接受 VAD 后，生存率同样会有所提高[404]。

　　b. 晚期心力衰竭患者，如果 EF < 15%，最大运动试验的峰值摄氧量（VO₂）< 10~15 mL/(min·m²)，应考虑行心脏移植。对于 INTERMACS 较轻分级的患者，可在心脏移植前接受药物治疗；但对于严重的患者，应在心脏移植前植入 VAD 作为过渡。

　　c. 对于不适合心脏移植的患者，可将 VAD 作为终极治疗手段，最常用的 VAD 包括 HeartMate Ⅲ（Abbott）和 HeartWare（Medtronic）[421]。

15. 心包疾病（pericardial disease）

（1）病理生理和诊断技术　　心包可受累于多种系统性疾病，表现为心包积液或缩窄性病变。心包积液最常见的原因包括：特发性病变（可能为病毒感染）、心脏切开术后、恶性肿瘤、尿毒症、化脓性病变及结核病。缩窄性心包病变的最常见原因包括：特发性或病毒性疾病、心脏切开术后、放疗和结核病。术后早期和晚期因血性心包所致心脏压塞将在后续章节中讨论。

　　1）大量心包积液会导致心脏压塞，进而出现进行性低心排血量。二维超声心动图是最佳的诊断方法，可描述积液量及心脏压塞的血流动力学证据[422]。检查结果如下。

　　a. 右心房和右心室在舒张期塌陷。

　　b. 左、右心室表现出显著的交互变化（吸气相右心室扩大、左心室缩小，呼气相出现相反的改变，室间隔在吸气相向左侧回弹）。

　　c. 呼吸相血流异常：吸气相的二尖瓣血流量减少超过 20%（E 波峰值速度），

呼气相的三尖瓣血流量减少超过 40%。

d. 心房收缩期的肝静脉逆向血流增加。

e. 下腔静脉扩张超过 20mm，吸气相塌陷消失。

f. 心导管检查发现：心内压平衡（RVEDP=PCWP=LVEDP）

2）尽管心脏收缩功能正常，但心包的缩窄性病变仍会造成低心排血量。

a. 心导管检查可见右心室压力出现"方波征"（square-root sign），提示快速
的早期充盈和舒张期平台，这是右心室充盈严重受损的结果（图 1.32）。舒张
末期压力会出现平衡，呼吸时相左、右心室的充盈会出现相反的变化。

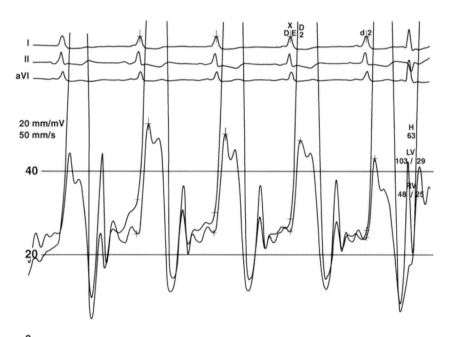

图 1.32　缩窄性心包炎的左、右心室实时压力曲线。注意其中的"切迹－平台"（dip-and-plateau）
特征性波形，为心室在舒张期充盈突然减少所致。也需要注意心室舒张压的平衡关系（经许可
引自：Myers, et al. Am Heart J, 1999, 138:219－232.）

b. 超声表现与心脏压塞相似，但扩大的下腔静脉并不会跟随呼吸出现变化。

c. 心脏 CT 和 MRI 可用于确认心包的厚度，MRI 还可以确认是否存在心包炎症
反应。

d. 可以外科矫治的缩窄性病变和无法外科矫治的限制性病变，存在很多相同的
征象，不易鉴别。后者的病理基础是心脏舒张功能障碍，它可以合并或不合并
收缩功能异常。但显著的肺动脉高压常提示限制性疾病，鲜见于心包缩窄性疾
病。有多种超声心动图方法可进行鉴别，见于心包缩窄性疾病而非限制性疾病
的表现包括：室间隔回弹，不同呼吸相的跨瓣血流变异 [422-426]。

（2）外科手术适应证

1）大量心包积液经无创治疗（针对尿毒症的透析治疗、针对感染的抗感染治疗、

针对恶性肿瘤的放疗和化疗、针对黏液性水肿的甲状腺激素替代疗法）后无效，可首先行经皮穿刺引流（心包穿刺置入引流管或球囊扩张心包开窗术）[427]。超声心动图有助于积液定位，判断是否易行经皮穿刺。如果发现持续存在大量心包积液，则提示经皮穿刺引流无效。如果无法实施上述治疗措施或心包积液复发，需考虑行外科引流。

2）对于造成顽固性低心排血量、肝大、外周水肿的限制性心包疾病，应行心包开窗。程度较轻的限制性心包疾病可自愈，或经非甾体抗炎药、类固醇治愈。

（3）术前考量

1）亚急性心脏压塞会导致体静脉压力升高，最终因低心排血量综合征而导致器官灌注受损。通常，患者会表现为少尿性肾功能障碍、呼吸功能恶化及肝淤血。在将积液引流出心包腔以前，上述症状不会得到改善。如果存在凝血功能障碍，可输注新鲜冰冻血浆。

2）无论是心脏压塞还是缩窄性心包病变，都会导致低心排血量。机体自身的代偿机制会通过加快心率及增加交感张力来维持血压和心排血量。维持充分的前负荷对增加心排血量至关重要。须避免使用 β 受体阻滞剂和血管扩张剂。对于因缩窄性心包病变而处于低心排血量的患者，术前几天应使用正性肌力药物。如果患者术前的左心室收缩、舒张功能异常，术后往往需要更大剂量的正性肌力药物，同时面临更高的死亡率和不良的远期预后。术前支持治疗可使此类人群获益[428]。

3）对于大量心包积液的患者，术前行心包穿刺有助于提升麻醉诱导的安全性，麻醉诱导可导致血管扩张、允盈压下降及显著的低血压。

4）对于血流动力学状态极度脆弱的患者，更为慎重的策略是在麻醉诱导前完成消毒、铺巾。

（4）手术操作

1）心包积液：如果经皮心包引流无法缓解病情或存在禁忌，应考虑外科手术。

a. 在剑突下打开心包腔，引流心包腔内液体，取少量液体进行病理检查。留置心包引流管数日，以诱发粘连形成，从而缩小心包腔（图 1.33）。对于病情不稳定的患者，这是最安全的做法；而对于恶性心包积液和存活时间较为有限的患者，此策略最为理想。与经皮导管引流相比，该方案的复发率较低[429]。

b. 使用胸腔镜或小的胸部切口行心包开窗，将心包积液引流至胸膜腔，并留取少量积液进行病理检查。此操作需要全身麻醉（简称全麻），对疑似胸膜肺部疾病的患者最为适宜。一项研究结果显示：与剑突下引流相比，经胸腔镜引流复发率更低[430]。

2）缩窄性心包炎。

a. 心包剥离切除术最理想的入路为胸骨正中切口，在体外循环下完成。对怀疑有感染的患者，可采用侧胸部切口。将双侧膈神经前 2 cm 的心包组织完全切除，或至少做到尽可能大的显露。应首先完成主动脉和肺动脉表面的心包剥离，然后是左心系统，最后是右心室，这样的顺序有助于避免肺水肿。

b. 如果难于找到增厚的心包与心外膜之间的分离层面，手术会相当费时。如果

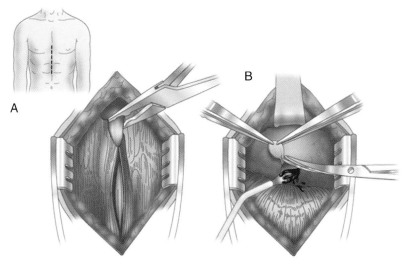

图 1.33　剑突下入路行心包引流。A. 在胸骨剑突连接处做一切口，向下延长 5 cm。切开腹直肌筋膜后，切除剑突。B. 将胸骨向上牵拉，去除腹膜前脂肪。夹住心包，切除一小块用于病理检查；将手指伸入心包腔，破坏粘连间隔，吸出心包内积液。在心脏下方置入后胸引流管

存在致密的钙化粘连，但无法找到清晰的解剖平面时，使用体外循环辅助可以更安全地分离，但由于肝素化，出血量可能会增加。通常，可保留与心脏有极其严重粘连的钙化区域，无须勉强剥离，以减少出血量及心包损伤。

c. 一种罕见情况是术后严重的炎症反应导致心外膜缩窄，据称部分患者在术前曾接受纵隔放疗。治疗方法是在心外膜瘢痕上做类似"华夫饼"样的多条纵横交错的切口，以改善心室的扩张和充盈。

d. 心包剥离切除术的手术死亡率为 5%~10%。导致远期疗效欠佳的因素包括：较高的 NYHA 分级，放疗诱导的缩窄性心包炎，肺动脉高压，左心室收缩功能恶化，存在低钠血症或肾功能障碍[428,431]。

16. 先天性心脏病：房间隔异常（congenital heart disease:atrial septal abnormalities）

（1）病理生理

1）从胚胎学角度看，房间隔包括两层间隔，这就形成了一种"翻板"样开口，允许胚胎期循环经此开口从右向左流动。出生后，房间隔上的缺口闭合，即形成了完整的房间隔。有 25% 的人这一开口保持开放，称为"卵圆孔未闭"（PFO）。PFO 的风险在于：当右心房压力大于左心房时，将出现经 PFO 的右向左分流，可能造成矛盾性栓塞。这种情况可见于用力、举重物和咳嗽时，但半数以上患者是在静息状态下发病。

2）房间隔膨胀瘤（ASA）是指在卵圆窝处存在冗余组织，导致房间隔出现过度运动。此异常可导致在左心房侧发生血小板 – 纤维蛋白碎片附着，有可能造成体循环栓塞，最常见于存在右向左分流时，而 50%~80% 的 ASA 患者存在这一问题。当存在 PFO 或瘤体内穿孔时会发生分流。仅有 2% 的 PFO 患者合并 ASA，但一经存在，

发生卒中的概率比单纯 PFO 高出 4 倍。总体而言，在发生不明原因的卒中患者中，40% 存在 PFO，10% 同时具有 ASA 和 PFO[432-434]。

3）在罹患先天性房间隔缺损（ASD）的患者中，有一小部分可在发生持续性左向右分流的情况下，毫无症状地成长至成年。随着分流量的增加，右心房和右心室扩大，引起肺动脉高压、房颤、三尖瓣反流。未经治疗的大的 ASD 将最终导致分流逆转，无法再进行手术治疗。

（2）临床症状

1）PFO：大多数罹患 PFO 的患者并无症状。临床表现通常为短暂性脑缺血发作（TIA）、脑卒中或偏头痛。一项研究结果发现：在诊断为不明原因脑卒中、年龄 < 55 岁的患者中，约 30% 存在 PFO 和（或）ASA；而在年龄 > 55 岁的患者中，这一比例上升至 40%[435]。人们认为：经 PFO 的分流是"斜卧呼吸 – 直立性低氧综合征"（platypnea-orthodeoxia syndrome，即：从平卧位坐起或站起时出现呼吸困难和低血氧）的原因。

2）ASD：临床表现取决于 ASD 的大小、分流程度以及是否存在部分型肺静脉异位引流（见于静脉窦型 ASD）。患者可表现为气促、疲劳、运动不耐受、频发肺部感染，以及因房性心律失常导致的心悸。大部分 ASD 为左向右分流，但其中有 15% 的患者可罹患矛盾性栓塞[436]。

（3）评　估

1）对不明原因的卒中患者，可行生理盐水发泡试验 TEE，以确定是否存在经 PFO 的右向左分流；生理盐水发泡试验同样适用于经颅多普勒超声成像。由于栓子多来自心脏或因为血小板 – 纤维蛋白颗粒过小而难以发现，因此无创的下肢静脉检查结果多为阴性。

2）ASD：超声心动图可以确诊 ASD 的位置、大小，同时决策是否可行经皮封堵，也可定量分析左向右分流程度，评估右心房与右心室的大小、右心室功能障碍程度及肺动脉高压的严重程度。

（4）干预适应证

1）对于无症状 PFO 患者，无须预防性治疗，因为孤立的 PFO 并非卒中的独立风险因素[432]。

2）对发生偏头痛及脑缺血事件的患者行 PFO 封堵引起了人们的兴趣[437]，但一项采用经皮 PFO 封堵治疗偏头痛的临床试验，未能达到 50% 的偏头痛发作缓解率[438]。

3）对于存在与 PFO 相关的 TIA 及不明原因卒中者的最佳治疗策略，目前存在争议。推荐采用阿司匹林和（或）华法林治疗，因为卒中的复发风险相当低（4 年时的风险约为 2.5%）[439]。虽然多项研究表明"PFO 封堵无助于卒中的二级预防"，但其后却有越来越多的证据显示：使用 Amplatzer 等 PFO 封堵器进行经皮封堵比抗血小板治疗能更有效地降低部分患者发生卒中的风险[434,439]。一项长期随访研究发现：10 年卒中发生率为 1%[440]。可建议合并 ASA 的 PFO 患者进行封堵术，此类人群卒中复发的风险明显升高（4 年时的风险为 15%）[441]。

4）如果出现 ASD 相关症状，右心房和右心室扩大（即使没有症状），或分流导致 Qp∶Qs > 1.5∶1，应闭合 ASD。外科治疗可通过减小右心室的容积和压力来改善患者的心功能状态，但并不能改善右心室的收缩功能。闭合 ASD 还可使左心室容积稍稍缩小，同时提升 EF。但这一干预措施在提高生存率方面仅有很微弱的贡献，且无法降低房颤的发生率[442]。年龄超过 30~40 岁的 ASD 患者的术前房颤更为常见、肺动脉压更高，肺动脉高压是远期死亡（因心律失常或心力衰竭）的预测因素[443-445]。只要肺动脉压低于血压的 2/3 或对血管扩张药物有反应，即可进行干预治疗；而不可逆的肺动脉高压是闭合 ASD 的禁忌证。

（5）治　疗

1）对 < 38 mm、边缘状况良好的继发孔型 ASD 及 PFO，可行经皮介入封堵术。植入封堵器（Amplatzer）后，应接受 6 个月抗血小板治疗（阿司匹林加或不加氯吡格雷）。

2）外科手术可用于治疗更大的、无法进行封堵的继发孔型 ASD，以及所有非继发孔型 ASD，包括合并肺静脉异位引流的上腔静脉窦型 ASD，以及原发孔型 ASD。通常采用补片进行修补。多选择右胸小切口入路[446]。

17. 其他成人先天性心脏病（adults with other congenital heart disease）

关于其他种类的成人先天性心脏病的治疗措施，请参考 www.acc.org 网站中的 ACC/AHA 指南[447]。

参考文献

请登录 www.wpcxa.com 下载中心查询或下载，或扫码阅读。

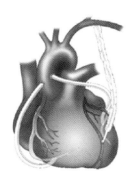

第 2 章
心脏外科诊断技术

♡ 第2章
心脏外科诊断技术

通过全面的病史问询和体格检查，通常可以明确患者心脏疾病的一般情况；如需要更准确地了解病情，则必须辅以相关诊断检查。有多种有创和无创的检查手段应用于临床，用来确定拟行外科手术治疗的心血管病变的病理及严重程度。本章将简要介绍临床医生常用的基本诊断方法，并阐述其在术前评估中的作用。更为深入的讨论请参阅医学网站，例如 www.uptodate.com 及 www.emedicine.medscape.com。

1. 胸部 X 线片

（1）**术前诊断**　术前应对全部患者行后前位及侧位胸部 X 线片检查。其征象不但可与诊断相印证，还可以为外科医生提供更多重要的信息（图 2.1）。

　　1）与临床诊断相匹配的 X 线片征象。

　　a. 容量超负荷（主动脉瓣或二尖瓣反流）或扩张型心肌病患者会表现出左心室扩大。

　　b. 左心室肥厚（LVH）（主动脉瓣狭窄，高血压）。

　　c. 心影增大（心包积液）。

　　d. 左心房扩大或二尖瓣及瓣环钙化（二尖瓣疾病）。

　　e. 上纵隔增宽（主动脉夹层或主动脉瘤）。

　　f. 肺血重新分布（充血性心力衰竭）。

　　2）发现其他相关的潜在异常。

　　a. 肺部：肺气肿，肺炎，肺实质结节，肺间质病变，曾行肺切除手术。

　　b. 胸膜腔：渗出，气胸。

　　c. 纵隔：肿瘤或与主动脉疾病相对应的纵隔增宽。

　　d. 骨骼：漏斗胸，既往胸部手术所致肋骨切除。

　　e. 异物：既往经胸骨正中切口手术残留的钢丝，人工心脏瓣膜，起搏导线，中心静脉导管，主动脉内球囊反搏（IABP）装置。

（2）**手术参考**　胸部 X 线片还可提供其他影响手术可行性及手术技术的信息。

　　1）应格外关注升主动脉的钙化情况，此病变会增加卒中的发生风险。手术时，应选取理想的动脉插管位置（选择股动脉或腋动脉）、避免阻断主动脉（不停搏或在室颤下完成手术），或采用非体外循环手术以避免动脉插管和主动脉阻断。可能有必要在深低温停循环（DHCA）下完成主动脉瓣置换或切除升主动脉。伴严重升主动脉钙化、且有症状的重度主动脉瓣狭窄，通常是行经导管主动脉瓣置换（TAVR）的适应证。术中可使用心表超声来评估升主动脉粥样硬化。如果术前胸部 X 线片（通常为侧位片）

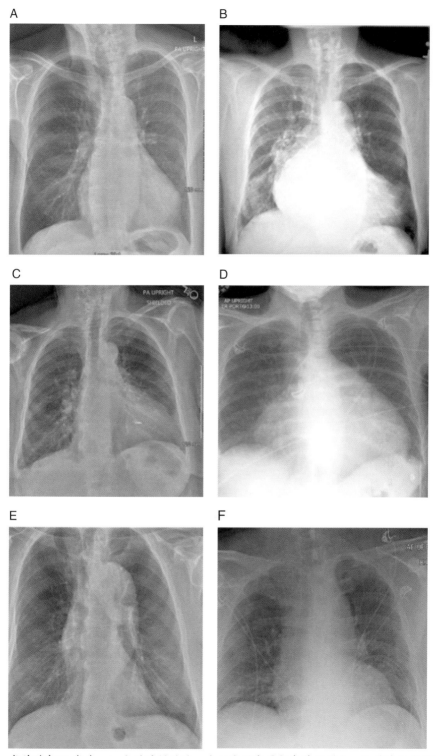

图 2.1　术前胸部 X 线片。A. 主动脉瓣反流，左心室因容量超负荷而增大。B. 重度二尖瓣狭窄，左心房明显扩大，投照在心影右侧缘。C. 慢性二尖瓣反流导致左心室容量超负荷。D. 大量心包积液，心影明显增大。E. 升主动脉瘤，纵隔增宽。F. 急性 A 型主动脉夹层，纵隔增宽

或透视怀疑升主动脉钙化，可行非增强的 CT 扫描（图 2.10）。在主动脉结处存在孤立的钙化是胸部 X 线片常见征象，通常并无显著意义。

2）如果一侧膈肌抬高，通常不会去获取对侧的胸廓内动脉（ITA），尤其是合并糖尿病的患者，此类人群更易发生膈神经麻痹[1-2]。

3）二尖瓣反流患者如果存在二尖瓣环钙化，会影响二尖瓣成形或置换，使手术操作更为困难，需要更具创造性的外科技术。

4）再次手术的患者，术前必须完成胸部后前位及侧位 X 线片检查。通过后前位胸片，可以判断 ITA 蒂的近心端（通过金属夹识别）与胸骨中线的水平距离，但如果需要 ITA 的精确走行，则通常需要行选择性 ITA 造影。侧位胸片可以显示主动脉瘤近心端、右心室，偶尔可显示胸骨后的 ITA。如果担心开胸时会损伤这些结构，可在开胸前通过股动脉或腋动脉建立体外循环，甚至开始体外循环。另一个方法是行侧胸切口，这一入路尤其适用于二尖瓣的再次手术（右胸切口）或左冠状动脉的再次手术（左胸切口）。

5）在行微创手术时，应明确心脏的位置和心尖的指向（头尾轴向上的位置及与中线的位置关系），例如：体型较瘦的人及伴发肺气肿的患者，其心脏的轴向较为垂直，位置相对偏下，因此，在行主动脉瓣手术时，应选择更低的肋间切口，同时做部分上段胸骨切口或前胸部切口进行辅助，以获得更理想的显露。

6）对于伴发充血性心力衰竭的患者，术前的强化利尿或体外循环期间的超滤有助于改善手术疗效。

2. 心电图（ECG）

（1）**概述**　12 导联 ECG 所提供信息极具价值，术前必须仔细复习，以确定病变性质、手术的紧急程度，选择更为合理的抗心律失常治疗方案及明确其他围手术期管理要点。

（2）**常见的心率及心律异常**

1）冠心病患者如果出现窦性心动过速，通常提示 β 受体阻滞不全，这将导致患者术前易于发生心肌缺血，术后则易于发生房颤。对于大多数患者，术前应使用 β 受体阻滞剂。

2）术前窦性心动过缓的患者，术后通常需要一段时间的起搏器辅助，同时，有可能不耐受 β 受体阻滞剂或胺碘酮，这些药物原本需要预防性使用，以避免术后发生房颤。伴有病态窦房结综合征或快－慢综合征的患者，术后需要安装永久起搏器的可能性更大。

3）房颤患者如果存在快速心室率，须使用药物控制心室率。冠心病患者可能因此突发心肌缺血，而有严重左心室肥厚的患者则可能发生心排血量下降。对于长时间持续性房颤，寄希望通过预防用药来避免术后房颤的努力通常难以奏效，术后需服用抗凝药来预防血栓栓塞性卒中。对于阵发性或持续性房颤患者，可在行其他心脏手术的同时实施 Maze 手术。

　　4）室性快速性心律失常可源于活动性心肌缺血或陈旧性心肌梗死。如果血运重建后仍有室性心动过速（VT），应在术后考虑行电生理检查。如果可诱发 VT，或血运重建 90 d 后射血分数（EF）仍＜ 35%，应安装植入式心脏复律除颤器（ICD）。

（3）传导问题

　　1）束支传导阻滞的 ECG 表现会使缺血性改变难于被识别。如果基于临床表现判断罹患急性冠脉综合征的患者面临高风险，应尽早行心导管检查。

　　2）Swan-Ganz 肺动脉导管的置入会使左束支传导阻滞（LBBB）的患者发生心脏停搏的风险升高。因此，应在开胸后可以立即行心外膜起搏时再行导管置入。

　　3）右束支传导阻滞（RBBB）合并Ⅰ度房室传导阻滞的患者，在 TAVR 术后易发生完全性房室传导阻滞，有可能需要植入永久起搏器。

　　4）如果罹患主动脉瓣心内膜炎的患者发生传导异常，则提示感染可能已经累及主动脉瓣环，这是紧急（urgent）手术的适应证。

　　5）下壁心肌梗死可导致传导阻滞，术前需要使用临时起搏器。

（4）心肌缺血及梗死

　　1）当 ST 段及 T 波的改变提示心肌缺血时，应积极处理：静脉给予硝酸甘油，使用抗血小板药物 [阿司匹林，P2Y12抑制剂(氯吡格雷、替格瑞洛、普拉格雷)，以及(或)糖蛋白 Ⅱb/ Ⅲa 抑制剂]，使用普通肝素或低分子量肝素，或同时置入 IABP。通常，需要尽早采取有创干预措施，包括紧急实施 PCI 或外科手术。近期发生的心肌梗死会影响手术的时机和风险。如果患者病情较稳定，待数日后再行手术有助于降低手术风险；但是，如果患者出现反复胸痛、心肌缺血、心源性休克，或存在危及生命的冠状动脉病变，则应尽早手术，推迟手术是不明智的。

　　2）如果左心室功能下降，ECG 出现 Q 波，则更多是因透壁心肌梗死；如果没有 Q 波，则提示可能为慢性心肌缺血或冬眠心肌，而非梗死。应进一步评估心肌细胞存活程度，以便确定手术是否有助于改善左心室功能并提高生存率。

（5）经静脉植入起搏器及 ICD

　　1）外科手术时使用电刀可扰乱经静脉植入的永久起搏器的功能。可将一块磁铁置于起搏器表面来修正起搏模式至 VOO 模式。

　　2）术前应暂停 ICD 的运行。

　　3）手术期间，双腔起搏的右心房电极可能发生移位，节律发生器也可能会受到电刀的干扰，因此，所有起搏器在术后应立即进行核验，确保正确的感知和起搏。

3. 冠心病的负荷试验及心肌灌注成像

（1）概述　在发现潜在冠心病及相关功能异常的试验中，负荷试验扮演着非常重要的角色。除了基础的运动负荷试验外，静息和负荷状态的心肌灌注成像（MPI）在识别存活和缺血心肌方便具有更高的灵敏度和特异度，而缺血心肌将从介入治疗中获益。目前，此技术已发展得非常成熟和先进，本节仅对其主要特点进行阐述 [3-5]。

（2）运动 ECG（运动耐量试验）　对于有运动能力的患者，可依据分级策略在运动平板上完成最大运动(或＞85% 最快预估心率以获得理想的灵敏度)负荷试验(图2.2)。对于 LBBB、心室起搏、左心室严重肥厚及基线 ECG 存在 ST 段改变者，很难从 ECG 上发现缺血性改变，对于此类人群应首选影像学检查。ECG 可明确运动试验期间 ST 段的压低，但不足以确定缺血部位，而影像学检查可以更精确地定位。

1)运动耐量试验的灵敏度和特异度不尽理想，临床上对负荷试验的合理解读依赖于检查前判断罹患冠心病的可能性大小[6-7]。例如，当无症状、非糖尿病患者表现为运动耐量试验阳性时，结果可能是假阳性；而有症状、存在多个风险因素的患者表现为运动耐量试验阴性时，也并不能排除冠心病。因此，如果根据临床表现判断冠心病病变的可能性为中度，则运动 ECG 对此类人群最有帮助。

2)运动负荷试验的价值表现在可以模拟出现症状的临床境况，并确定在何种负荷程度下会发生症状。如果运动试验可以诱发出现症状，则通常意味着可能存在较严重的冠心病，也可在一定程度上说明预后情况。

3)出现下列征象表明存在多支血管病变，且预后不良。如果在低负荷状态下（＜ 6 MET；注：MET 为活动时的耗氧量，1MET 为每千克体重每分钟耗氧 3.5L ）仍然可以诱发出现，说明病情更为严重。

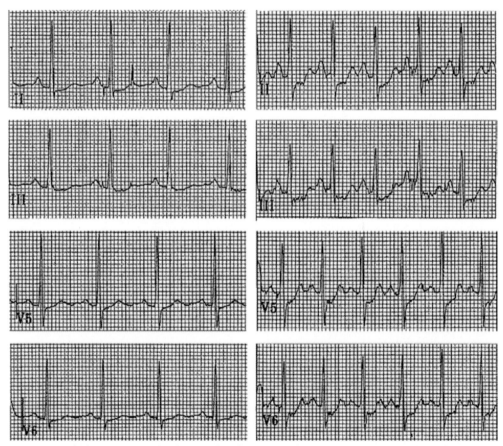

图 2.2　运动负荷试验阳性。(左)运动前的基线 ECG (Ⅱ、Ⅲ、V5 及 V6 导联)。(右)2 级运动 4 min 后 ECG。当心率达到 157 /min 时，上述导联出现 ST 段的 3 mm 压低，提示下壁心肌缺血

a. 出现心绞痛症状。

b. 多个导联出现 2 mm 以上的 ST 段压低，恢复需要 5 min 以上。

c. ST 段抬高。

d. 血压上升不超过 120 mmHg 或持续下降超过 10 mmHg，或低于静息水平。

e. 持续 VT。

（3）放射性核素心肌灌注成像（rMPI）[8-11]　　通过静息和负荷状态成像，可评估心肌灌注、心肌活力、整体心肌功能及局部室壁运动异常。可通过运动诱导负荷的增加，也可以通过使用冠状动脉扩张剂或正性肌力药物（多巴酚丁胺）进行评估，实现心肌氧耗增加和轻度血管扩张。在静息状态下，狭窄远端阻力血管可以通过自主调节、扩张血管来维持血流——此时，灌注压虽然有所下降，但仍可维持远端灌注。通过运动或血管扩张剂的使用，诱导不同的冠状动脉表现出血流储备的差异，即正常血管的血流量可增加 3~5 倍，而狭窄远心区域血流的增加则远远低于此水平。这一差异可用于辨识缺血区，并由此推断出冠状动脉可能存在狭窄。

1）在诊断冠心病方面，rMPI 比运动负荷试验有更高的灵敏度和特异度，可以更有效地确定缺血的程度及位置。如果患者无法行运动负荷试验，或基线 ECG 的改变导致无法正确解读运动 ECG，此时，rMPI 即可表现出最佳的适用性。还可进行单光子发射 CT（SPECT）和正电子发射断层扫描（PET），前者的可用性更广。SPECT MPI 常用的放射性示踪剂包括 ^{99m}Tc - 替曲膦（tetrofosmin, Myoview）和 ^{99m}Tc - 甲氧基异丁基异腈（sestamibi，Cardiolite），目前已经完全取代了 ^{201} 铊。

2）如果患者可以运动，可使用运动平板或单车，在峰值运动状态或出现症状时，注射放射性同位素，并继续运动数分钟，然后行 SPECT 成像。在行低运动量运动平板评估时，同时使用血管扩张药物可获得满意的影像，心脏方面的副作用也更少[12]。

3）如果患者不能运动，一般会使用血管扩张剂，即药物负荷试验。最常用的药物为瑞加德松（regadenoson，Lexiscan），这是一种选择性腺苷 A2A 受体激动剂；次选药物有腺苷和双嘧达莫。在行单纯的负荷试验时，可静脉推注瑞加德松 400 μg，盐水冲管，10~20 s 后推注放射性同位素，并在 15~45 min 后成像。这些药物会扩张冠状动脉，使正常的冠状动脉血流从基线水平上升 4 倍（冠状动脉血流储备：冠状动脉最大血流与基线血流之比）。如果冠状动脉狭窄导致血流受到限制，冠状动脉血流储备将会减少，相应供血区心肌对示踪剂的摄取也会减少[13]。在峰值负荷状态下，如果示踪剂摄取量减少（"冷区显像"），意味着不可逆的心肌梗死或缺血。

4）如果患者对血管扩张剂的使用存在禁忌，如罹患低血压、病态窦房结综合征、高度房室传导阻滞、气管痉挛性肺疾病，或正在使用茶碱，此时可使用多巴酚丁胺来完成 MPI[14]。起始剂量为 5 μg/（kg·min），每隔 3min 增加一次剂量，分别为 10 μg/（kg·min）、20 μg/（kg·min）、30 μg/（kg·min），最终加至 40 μg/（kg·min）。多巴酚丁胺可提高心率（变时作用）、增加心肌收缩力（正性肌力作用），引起氧需增加，进而导致心肌血流量增加。一经达到目标心率（有时需要加用阿托品）或出现症状，即可推注放射性核素，用时 10 s，待药物循环 1 min 后，即可完成图像采集。

　　5）静息及负荷方案可用于评估心肌的存活度及心肌缺血，因此最常被临床采用。最常用策略是：给予放射性示踪剂（如：替曲膦 9 μg）获取静息影像后，推注血管扩张剂，而后再次给予 3 倍剂量的示踪剂，并在 15~60 min 后采集图像（图 2.3）。

　　6）可在运动后或使用双嘧达莫后，推注 ^{201} 铊行负荷 – 再分布检查。推注示踪剂后 10 min 内完成初始负荷成像，2.5 ～ 4 h 后再次采集以获得再分布影像。如果仍存在

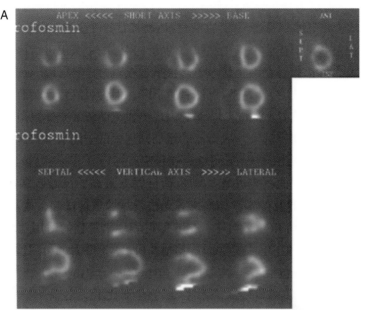

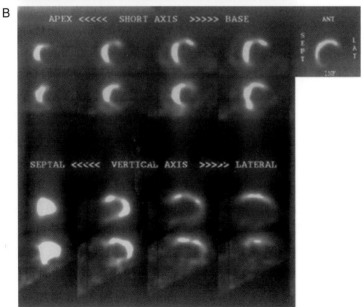

图 2.3 　^{99m} Tc– 替曲膦负荷成像。A. 负荷状态（每组的上图）和再分布（每组的下图）后的短轴（上两排）和垂直长轴（下两排）图像。负荷成像证实：前尖区示踪剂摄取减少，再分布期有所改善，符合心肌缺血的表现。B. 相同的成像角度，在负荷状态下呈现下侧壁充盈缺损，再分布期未见改善，符合心肌梗死的表现

示踪剂残余影像，可推注小剂量 ^{201} 铊，并在 18~24 h 后采集延迟影像。后者在确定心肌活力方面的灵敏度会有所提高 [15]。另一个方案是仅采集静息状态下的初始及延迟再分布影像，评估心肌活力 [9]。

（4）负荷磁共振成像（MRI）　具有非常出色的空间和时间分辨率，可以非常有效地评估局部室壁运动异常，用于发现、定位并定量心肌缺血的程度 [11]。MRI 可用于静息及负荷灌注成像以及多巴酚丁胺负荷心脏磁共振成像（CMR），在辨识显著的冠状动脉狭窄方面的灵敏度和特异度均超过 80%。一些学者认为核素成像是评估心肌灌注的金标准，建议对负荷试验结果模棱两可的中高风险患者接受此无创检查。这一策略要求先进行心脏 CT 扫描来评估解剖性狭窄，如存在狭窄，则继之行负荷 MRI 来评估是否存在明显的血流动力学改变。可用磁共振心肌延迟强化（LGE）来确定心肌存活区和非存活区。

（5）负荷超声心动图　冠状动脉狭窄患者，负荷诱导所致的心肌缺血会导致局部室壁运动异常 [16]。运动负荷超声心动图（ESE）可通过运动平板或单车来实现。另外一种替代运动的方案是使用多巴酚丁胺来增加心肌氧需（多巴酚丁胺负荷超声心动图，DSE）。如果血流的增加无法满足氧需，那么所诱发的心肌缺血将会导致狭窄冠状动脉供血区出现室壁运动异常。因此，通过此措施可以判断缺血的位置和程度。与运动ECG 相比，DSE 有更高的灵敏度和特异度，可与运动核素成像相媲美。

（6）存活心肌试验 [17]　对于左心室功能严重减退的患者，存活心肌试验有助于鉴别坏死心肌和"冬眠心肌"，后者在血运重建后可恢复功能。但在临床应用中，其效用受到质疑，没有达到预期的效果。

1）通常，无论是否存在心绞痛，对于心力衰竭患者的存活心肌进行血运重建都有助于左心室功能的改善，并可减轻症状；但一部分患者虽有症状的改善，却没有整体或局部的功能改善 [18-19]。过度重构和较大的收缩末期容积会使左心室功能改善难以达到预期。

2）大量的荟萃分析研究指出，术前心肌存活度与冠状动脉旁路移植术（CABG）后生存率的改善高度相关 [20]，而有些研究并不认同这样的结论。随访长达 10 年的STICH 试验结果显示：无论是药物治疗还是外科手术，只要有存活心肌，就可以改善左心室功能，但这并不代表可以改善生存率 [21]。STICH 的另一项分析指出：对于左心室存在中度功能障碍者，心肌存活度是预测生存获益的一个因素，但当左心室功能恶化至"重度"以后，则不再具有预测性 [22]。

3）用于检测心肌存活度的措施如下。

a. 应用 ^{99m}Tc 示踪剂（替曲膦和甲氧基异丁基异腈）的 SPECT 成像是基于线粒体功能的完整性来判断心肌存活度。门控 SPECT 可利用常规静息及负荷成像来评估心室功能及心肌存活度。

b. 应用铊剂的 SPECT 成像同样可用于评估心肌存活度 [23]。铊的摄取反映了细胞膜的完整性，因此在静息状态下，无论心肌存活区是否缺血，都可存在灌注并有铊滞留。通过静息 – 再分布成像，非缺血的存活区可有铊存留；而如果在静息状态下心肌缺血，最初会显示明显的充盈缺损，但 4 h 后的再分布影像中会显影，这提示心肌存活。在负荷 – 再分布成像中，在负荷状态下缺血区会显示充盈缺损，而在再次推注铊剂或 18~24 h 后的延迟成像中会证实再分布 [15]。

c. PET 或 SPECT 成像中的 ^{18}F– 脱氧葡萄糖（^{18}FDG）摄取是一种非常灵敏的检测心肌存活的手段。^{18}FDG 可显示心肌对葡萄糖的摄取情况，可用于评估代谢和细胞活性。在评估灌注的过程中，首先推注 ^{13}N– 氨水或 ^{82} 铷，然后推注 ^{18}FDG，评估代谢情况。灌注与代谢匹配的区域可能是没有缺血，抑或是已经发生梗死；灌注下降但保有代谢的状态则提示为存活的冬眠心肌。对于铊成像确定为无活性区域，可通过 ^{18}FDG 的摄取确认是否存在存活细胞 [24]。

d. 多巴酚丁胺负荷超声心动图（DSE）可用于判断心肌收缩储备，并由此反映心肌的存活度 [15]。在行超声心动图检查时，给予小剂量多巴酚丁胺来观察整体或局部室壁运动发生的变化。如果左心室功能障碍的患者发生双相反应（小剂量时功能改善，大剂量给药负荷达到峰值时心功能恶化），则高度预示局部心肌收缩功能存在恢复的可能 [25]。

e. 延迟强化 MRI 可反映细胞膜的完整性，通过使用钆造影剂还可评估心肌细胞的存活度。推注造影剂后，正常心肌的钆浓度很低，图像中呈黑色；而异常心肌则会累积钆，表现为高增强的白色 [26]。磁共振 LGE 见于无活性的透壁心肌梗死区。肥厚型梗阻性心肌病患者如果 LGE > 15%，则有很高的猝死风险 [27]。如果 MRI 测得的舒张期室壁厚度 > 5.5 mm，则预示 CABG 术后心肌收缩力将会恢复。MRI 提供的高质量图像可清晰地辨识心外膜和心内膜的分界，因此可评估室壁的厚度及运动情况 [28]。

4. 瓣膜病的负荷超声心动图

（1）**概述** [29-30]　对于没有症状的瓣膜病患者，运动负荷超声心动图（ESE）在评估生理及血流动力学异常程度方面具有非常大的价值，且可用于评估预后（见"7. 超声心动图"）。在评估跨瓣压差、反流程度、每搏输出量、肺动脉压及右心室收缩压（RVSP）、右心室和左心室的大小及功能时，应分别行静息状态和负荷状态超声心动图。如果出现以下情况，应视为异常。

1）未达到预期负荷便已出现症状。

2）运动能力小于预期的 85%。

3）血压下降，或升高幅度 < 20 mmHg。

4）RVSP 升高，> 60 mmHg。

5）瓣膜反流加重。

6）EF 下降或出现室壁运动异常。

7）发生持续的室性心律失常。

（2）**主动脉瓣狭窄（AS）**　是一种进行性发展的疾病，患者通常会限制自身的活动，并因此否认存在症状。由于一经发生症状即可对生存造成负面影响（平均生存期仅 1~2 年），因此，建议"无症状"C 级重度 AS 患者行负荷试验。有研究证实：如果在行运动负荷超声时因出现异常症状而需停止，则预期发生严重不良心脏事件的风险将增加 8 倍，猝死风险将增加 5.5 倍[29]。另外，主动脉瓣平均跨瓣压差增加 > 20 mmHg，或发生运动诱发的肺动脉高压，可增加发生严重不良心脏事件的风险。因此，ACC/AHA 及欧洲心脏病学会（ESC）指南均建议：出现症状的患者（Ⅰ级）或运动负荷试验时血压出现异常反应的患者（Ⅱa 级）行主动脉瓣置换均是合理的。

　　1）在评估左心室功能下降的 D2 级低流量、低跨瓣压差 AS 时，DSE 具有非常高的价值，它可以鉴别真正的 AS 和假性重度 AS：后者在给予多巴酚丁胺后，主动脉瓣口面积（AVA）将会增加，这将导致心排血量增加而跨瓣压差并不升高。

　　a. D2 级患者，如果在给予多巴酚丁胺后平均跨瓣压差上升至 > 40 mmHg，即可确诊重度 AS。但常见的情况是：跨瓣压差并不能达到这一水平，而计算所得 AVA < 1.0 cm²。当心肌收缩储备不足时，就会出现这种 AVA 与跨瓣压差不匹配的情况，即：每搏输出量增加 < 20% 或 EF 下降。这表明左心室功能不良的原因是心肌本身的功能障碍，而不仅仅是与后负荷不匹配。此类人群即使接受主动脉瓣置换（SAVR 或 TAVR），也仅能达到次理想状态，仍将面临非常高的死亡率；但与不治疗相比，瓣膜置换仍可改善 AS 的不良自然病程。

　　b. 对于收缩储备差的患者，DSE 可能难以鉴别真正的 AS 和假性重度 AS。因此建议：将跨瓣血流量校正至正常水平，以此获得"推算的主动脉瓣口面积"（projected AVA），应用此数值来评估 AS 的严重程度更为准确[31]。

　　2）对于 D3 级 AS 患者，DSE 的价值尚不明确，患者会表现出矛盾性的低血流、低跨瓣压差，但 EF 正常。因此，通常是根据每搏输出量指数进行诊断，< 35 mL/m² 即可确诊；如果没有达到这一标准，可以认为重度 AS 诊断并不成立。此时再次体现出"推算的主动脉瓣口面积"这一参数的价值所在，但通过 CT 评估的主动脉瓣钙化或许对重度 AS 的诊断更具提示性[32]。

（3）主动脉瓣反流（AR）　　AR 发展至有症状的状态是一个相当缓慢的过程，即使出现左心室进行性功能障碍，患者常常仍无症状。ESE 检查可用来诱发症状或评估收缩储备，如果出现负面结果，则意味着即使行主动脉瓣置换仍有可能面临不可逆的左心室功能障碍。如果在运动负荷试验后出现 EF 下降，则提示应尽早考虑手术治疗。其他的一些细微改变，如早期右心室收缩功能障碍或测量值接近指南所建议的手术标准（EF 50%~55% 或 LVESD 接近 50 mm），均被认为是高风险情况。

（4）二尖瓣狭窄（MS）　　当临床症状与血流动力学状态不一致时，ESE 或 DSE 可帮助评估 MS 的严重程度。一些重度 MS 患者并无症状，而另外一些中度 MS 的患者却可表现出症状。运动后心率加快，舒张期充盈时间缩短，二尖瓣跨瓣压差加大，左心房压及肺动脉压升高。近 50% 无症状的中重度 MS 患者可在运动期间出现症状[30]。其他的高风险状态包括：DSE 提示平均跨瓣压差升高 > 18 mmHg；或运动时平均跨瓣压差 > 15 mmHg，伴运动峰值时 RVSP > 60 mmHg。如果 RVSP 快速升高，则在运动量不大的情况下易出现呼吸困难[33]。

（5）**二尖瓣反流（MR）**　当临床症状与 MR 病变程度不匹配时，负荷超声有助于评估运动所导致的血流动力学改变。原发性退行性 MR，如果出现以下情况则视为高风险：RVSP 上升至 > 60 mmHg，运动耐力低于预期值的 85%，隐匿性左心室功能不全，房颤及心率异常。对于继发性（功能性或缺血性）MR 患者，ESE 可以揭示因缺血导致的亚临床左心室功能障碍。而如果患者出现肺水肿、缺血性室壁异常运动、有效反流口面积 > 13 mm^2，则提示 MR 为重度。

5. 心导管检查

（1）**概述**　心导管检查仍是大多数心脏疾病诊断的金标准[34]。大多数根据临床表现和检查结果判定可以行介入治疗（PCI 或心脏手术）的患者，都具备行心导管检查的适应证。但存在例外情况，包括：急性 A 型夹层 —— 需要紧急外科处理；有赘生物的主动脉瓣感染性心内膜炎，此时在根部行心导管操作可能会造成栓塞。

（2）**技术**（表 2.1、表 2.2，图 2.4 至图 2.6）

1）右心导管：用于罹患瓣膜病、冠心病及左心室功能障碍的患者。置入 Swan-Ganz 肺动脉导管可获取各心腔内压力及血氧饱和度，以发现心内分流（房间隔或室间隔缺损）。从肺动脉开孔获得的混合静脉血氧饱和度（SvO$_2$）间接地反映了心排血

表 2.1　从左、右心导管获得的信息

右心房压升高	三尖瓣狭窄（大的 "a" 波） 二尖瓣反流（大的 "v" 波） 右心室功能障碍（肺动脉高压、右心室梗死） 缩窄性心包炎、心脏压塞、限制型心肌病
右心室压升高	右心室功能障碍（肺动脉高压、右心室梗死） 缩窄性心包炎（方形波，快速的 "x" 和 "y" 下降支） 限制性心脏病 心脏压塞（缺少 "y" 下降支）
肺动脉压升高	二尖瓣狭窄、反流 左心室收缩或舒张功能障碍（缺血性心脏病，扩张型心肌病，主动脉瓣狭窄、反流） 其他病因导致的肺动脉高压 缩窄性心包炎、心脏压塞、限制型心肌病
PCWP 升高	二尖瓣狭窄（窦性心律时出现大的 "a" 波） 二尖瓣反流（大的 "v" 波） 左心室收缩或舒张功能障碍（缺血性心脏病，扩张型心肌病，主动脉瓣狭窄、反流） 缩窄性心包炎、心脏压塞
LVEDP 升高	左心室收缩或舒张功能障碍（缺血性心脏病，扩张型心肌病，主动脉瓣狭窄、反流） 缩窄性心包炎、心脏压塞

PCWP：肺毛细血管楔压；LVEDP：左心室舒张末压

表 2.2　心腔内压力的血流动力学正常值

位　置	压　力（mmHg）
右心房	平均：3~8
右心室	收缩：15~30
	舒张：3~8
肺动脉	收缩：15~30
	舒张：5~12
	平均：9~16
肺毛细血管楔压	5~12
左心房	5~12
左心室	收缩：90~140
	舒张末：5~12
主动脉	收缩：90~140
	舒张：60~90
	平均：70~105

量情况。同时可行热稀释心排血量测量，与左、右心导管测得的跨瓣压差数据一起，通过 Gorlin 公式计算瓣口面积。

2）左心导管：将导管送入主动脉，经主动脉瓣口进入左心室。可测量左心室舒张末压（LVEDP），通过左心室造影来评估 EF [（舒张末期容积 – 收缩末期容积）/ 舒张末期容积]（图 2.7），辨别是否存在 MR（图 2.8），通过 Fick 法计算心排血量。可通过拉管测压来计算主动脉瓣跨瓣压差，但有研究指出：对于 AS 患者，导管穿行主动脉瓣口会增加卒中的风险 [35]。因此，如果超声心动图确诊重度 AS，则应避免行心导管检查。

3）在诊断缩窄性心包炎方面，左、右心导管测得的压力有很大价值（图 1.32）[36-37]。

4）主动脉根部造影（"root shot"）可用于诊断主动脉瓣病变，评估 AR 程度（图 2.9）。如果造影导管出现过度抖动，则提示主动脉根部扩张。可通过主动脉造影来估算主动脉直径，这是升主动脉置换的必要步骤。CT 或超声心动图可以更准确测量主动脉直径。

5）X 线透视仍可提供很多有价值的信息。

a. 如发现升主动脉钙化，则需要行非增强 CT 做进一步的评估（图 2.10）。

b. 严重的冠状动脉钙化或广泛植入冠状动脉内支架，则几乎不可能实施 CABG。

c. 确定导管在血管内的位置及辅助装置、IABP 的位置。

d. 严重的二尖瓣环钙化将使二尖瓣成形及置换面临技术挑战（图 2.11）。

e. 人工瓣膜发生"摆动"（rocking）提示感染性心内膜炎累及瓣环并有可能发生撕裂，导致人工瓣膜与所缝合的自体瓣环分离。

f. 人工瓣膜的碟片活动幅度受限符合瓣膜血栓或血管翳内生所致的"卡瓣"（图 2.12）。

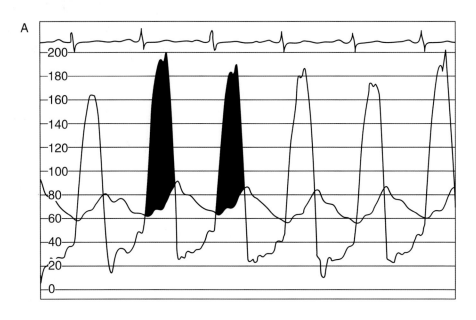

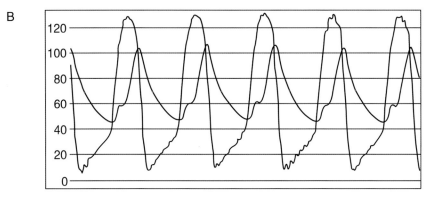

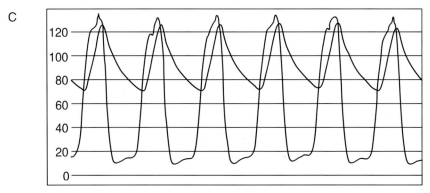

图 2.4　在 TAVR 术中所做的左心导管检查。A. 同时描记左心室和主动脉根部压力，应用软件计算得出峰值跨瓣压差为 100 mmHg，平均跨瓣压差为 78 mmHg。B. 另一例中度主动脉瓣狭窄（AS）伴重度主动脉瓣反流（AR）患者的血流动力学参数描记。注意：左心室舒张末压（LVEDP）几乎与主动脉舒张压低点持平。C.TAVR 完成后，主动脉舒张压明显升高，而 LVEDP 显著下降

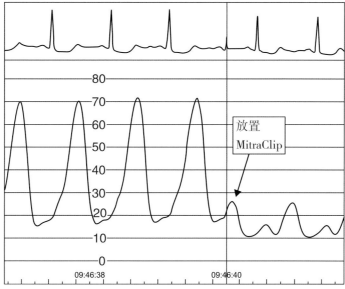

图 2.5　在行 MitraClip 操作时，直接测量左心房"v"波。"v"波达到 70 mmHg，提示重度二尖瓣反流（MR）

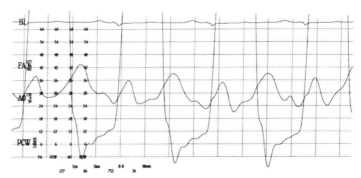

图 2.6　二尖瓣狭窄（MS）的左心导管检查。肺毛细血管楔压（PCWP）与平均左心室舒张压之间存在约 20 mmHg 的压差

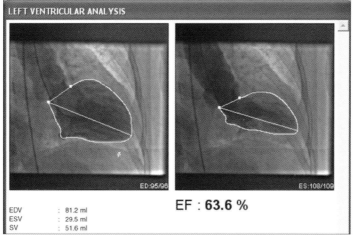

图 2.7　左心室造影。射血分数（EF）=（舒张末期容积 – 收缩末期容积）/ 舒张末期容积。左图：舒张末期；右图：收缩末期

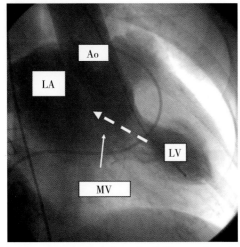

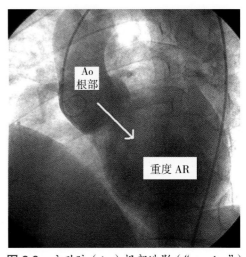

图 2.8　收缩末期的左心室造影，可见二尖瓣重度反流（MR）至扩大的左心房。Ao：主动脉；LA：左心房；LV：左心室；MV：二尖瓣

图 2.9　主动脉（Ao）根部造影（"root shot"）：应用猪尾导管在主动脉近心端造影，显示主动脉直径及主动脉瓣反流（AR）的程度，本例患者为重度

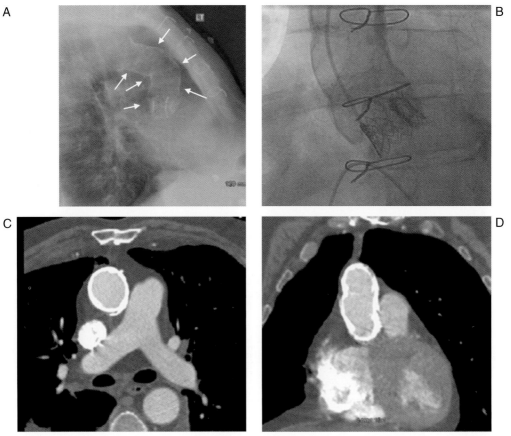

图 2.10　A. 侧位胸片提示升主动脉严重钙化。B. 推注造影剂前的 X 线透视影像，升主动脉壁上可见严重钙化。C、D. 横轴位和冠状位的非增强 CT 扫描可进一步显示钙化情况，呈现"陶瓷"主动脉。鉴于外科手术面临高风险，此患者接受了经导管瓣膜置换

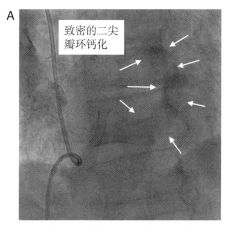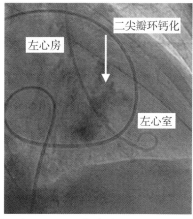

图 2.11　X 线透视成像可见致密的马蹄形二尖瓣环钙化灶。A. 左前斜位 30°。B. 右前斜位 30°、头位 30°

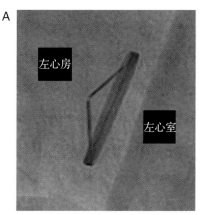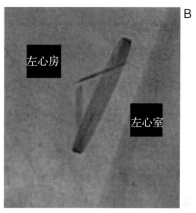

图 2.12　X 线透视成像显示一例二尖瓣位的 St. Jude 人工瓣膜。A. 收缩末期，瓣叶关闭防止反流。B. 舒张期，受瓣膜血栓的影响，瓣叶几乎没有打开，阻碍了左心室充盈，导致左心房压升高

6. 冠状动脉造影

（1）**概述**　冠状动脉造影作为心导管检查的一部分，是将特殊预成形的导管直接置入冠状动脉开口并向冠状动脉内注射造影剂（图 2.13、图 2.14）。通过造影，可以确定冠状动脉循环为右侧优势还是左侧优势（即后降支是由右冠状动脉还是左冠状动脉发出），并判断狭窄的位置、累及范围及严重程度（图 2.15）。这些信息可用于确定患者是否具备干预的适应证，是选择 PCI 还是 CABG。常常使用 SYNTAX 或 SYNTAX Ⅱ 评分进行干预策略的决策。在设计手术计划时应分析解剖因素，根据靶血管的管径及病变向远心端累及的范围，确定靶血管的质量及 CABG 的可行性。

（2）**体位**　通过后前位（AP）、右前斜位（RAO）、左前斜位（LAO）并附加一定的头位（cranial）和足位（caudal），可以使每一支血管都获得理想的显示。再次手术时，应通过正后前位投照来显示胸廓内动脉（ITA），以判断 ITA 是否非常靠近胸骨中线（图 2.16）；而侧位投照可用于判断其与后胸骨板的位置关系。有时可在造影中发现非常特有的征象，例如肿瘤血流征（tumor blush）（图 2.17）。

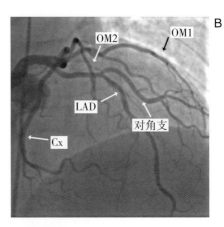

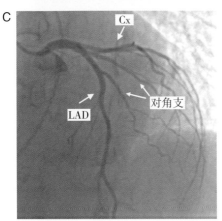
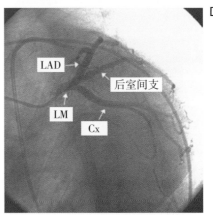

图 2.13　4 种投照位的左冠状动脉成像。A. 右前斜位 30°、足位 30° 可以很理想地显示旋支（Cx）边缘支系统的多条分支。B. 右前斜位 30°、头位 30° 是显示左前降支（LAD）及其对角支分支起始处的最佳角度。C. 左前斜位 30°、足位 30° 可以理想地显示 LAD 及 Cx 的起始处。D. 另一名患者。左前斜位、足位、"蜘蛛位" 显示左主干（LM）发出的 3 条分支血管，包括 1 条大的中间支

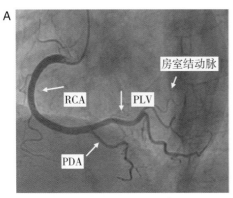
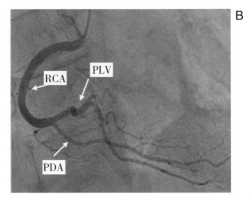

图 2.14　右冠状动脉造影。A. 左前斜位 30° 投照。B. 右前斜位 30° 投照。右冠状动脉（RCA）在后十字交叉处分支为左心室后支（PLV）和后降支（PDA）。PLV 的最佳观察角度为左前斜位，PDA 的最佳观察角度为右前斜位

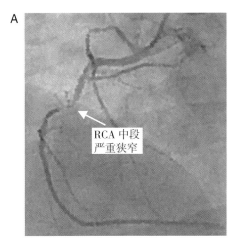

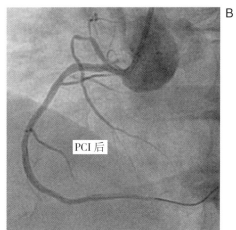

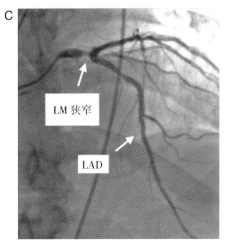

图 2.15 冠状动脉重度狭窄。A. 右冠状动脉（RCA）中段狭窄达 99%。B. 经皮冠状动脉介入（PCI）干预后。C. 左主干（LM）狭窄 80%。LAD：左前降支

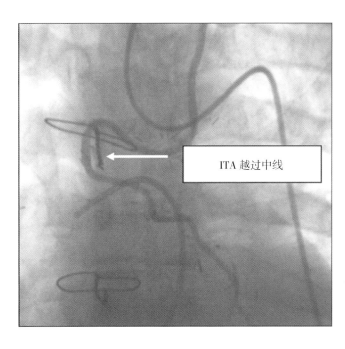

图 2.16 左胸廓内动脉（ITA）选择性造影，后前位投照。ITA 蒂被肺推向中线，再次手术开胸时存在风险

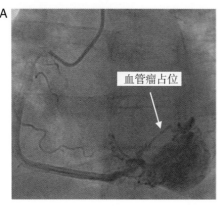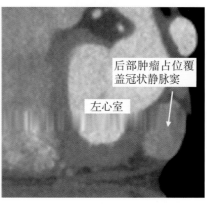

图 2.17　A. 右冠状动脉造影显示左心室支终末的肿瘤血流征。B.CT 和 MRI 显示此占位病变覆盖了近房室沟的冠状静脉窦，证实为副神经节瘤

（3）**结果解读**　目前，冠状动脉造影仍是诊断冠心病的金标准。但在解读冠状动脉狭窄的意义、决定手术方案时，需要注意冠状动脉造影的局限性。

1）病变可以呈同心性，也可以呈偏心性。对于单纯的同心性狭窄，管径与截面积减少的大致关系是：狭窄 50% = 截面积减少 75%，狭窄 67% = 截面积减少 90%。因此，狭窄 > 50% 属于严重病变。

2）注射造影剂后计算管腔直径狭窄百分数——将该动脉最狭窄节段的直径与最粗直径进行比较，动脉发生扩张的情况除外。对于弥漫性冠状动脉疾病患者，如果整条血管均已发生病变和狭窄，那么，所谓的最粗大节段也并非"正常血管"的直径，因此，造影有可能低估病变的严重程度。

3）血管内超声（IVUS）可显示整条血管壁，可以更精准地计算狭窄的真正程度，即"最小管腔面积"（MLA），单位为 mm^2（图 2.18）。IVUS 可用于识别能从放置支架中获益的狭窄，尤其是确认左主干的狭窄。对于有症状、左主干 MLA < 7 mm^2 的患者，或无症状、左主干 MLA < 5.5~6 mm^2 的患者，可以认定为严重病变[38-39]。其他血管的近心端 MLA < 4 mm^2，被认定为严重病变。光学相干断层成像（OCT）是 IVUS 的光学模拟，但其分辨率是 IVUS 的 10 倍。OCT 有助于评估自身冠状动脉斑块，最常用于评估冠状动脉支架的情况，因为其可分辨夹层、血栓及支架贴壁不全[40-41]。

4）狭窄的严重程度与功能改变之间缺少明确的对应关系。利用测压管获得的冠状动脉血流储备分数（FFR）有助于判断是否具备介入干预的适应证[42-44]。该指标可以评估狭窄远心端可达到的最大心肌血流与正常状态下血流的比值。当狭窄 > 50% 时，充血性血流（hyperemic flow）将明显下降。在计算 FFR 时，将一条导管送入狭窄的远心端，在冠状动脉内注入腺苷，也可以静脉推注腺苷，诱导冠状动脉发生充血反应，然后测量狭窄两侧的压力，如果远心压与近心压比值（FFR）≤ 0.8，则可认为病变对功能有明显影响，血运重建将有助于改善临床症状；反之，通常无法从血运重建中获益。此参数同样有助于对左主干病变的意义进行分类[45]。

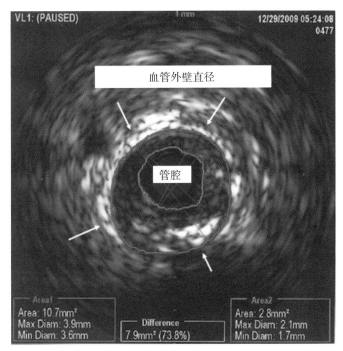

图 2.18　左主干的血管内超声（IVUS）。将 2F 的超声探头送入血管，获得管腔及周围的血管壁影像，可用于计算最小管腔面积（MLA）。本例 MLA ＜ 4 mm²，符合左主干重度狭窄

5）瞬时无波比血流储备分数（iFR）是一种基于非充血压力来定义狭窄严重程度的参数 [46-47]，它利用舒张时的无波期测量狭窄对其远心端血管床的影响。虽然这一参数在概念层面较为复杂，但总体而言，当 iFR ≤ 0.89 时即可认为显著影响功能，与 FFR ≤ 0.8 有非常好的相关性，在指导 PCI 方面有可媲美的效果。

6）很少应用 FFR 来指导外科血运重建。但有研究表明：应用此参数有助于减少旁路血管的建立数量，且具有更高的旁路血管通畅率，术后心绞痛发生率更低，显著降低 6 年内发生心肌梗死及死亡的风险。这样的信息有助于决策哪些患者有外科手术的必要，而且事实上可以决定哪些血管需要进行旁路手术 [48-50]。

7）由侧支血管供血的闭塞冠状动脉可能较为粗大，在外科手术时是理想的靶血管（但并非总是如此）。有症状且存在存活心肌（由慢性阻塞的冠状动脉包绕）的患者，可从 PCI 或 CABG 中获益。

（4）主要适应证

1）任何疑似冠心病、且根据临床表现有可能实施干预的患者，包括：ST 段抬高心肌梗死（STEMI），急性冠脉综合征 [非 ST 段抬高心肌梗死（NSTEMI）或不稳定型心绞痛]，运动试验阳性的稳定型缺血性心脏病，缺血性肺水肿。

2）年龄＞ 40 岁，因其他原因拟行心脏直视手术的患者。如果存在多项早发性冠心病的风险因素，即使更为年轻，也应考虑行冠状动脉造影。

3）心脏移植术后应每年进行随访，以明确供心是否发生了隐匿性冠心病。

（5）注意事项　桡动脉是行冠状动脉造影的理想入路，可避免发生腹股沟血肿以及后果更为严重的腹膜后血肿。行 PCI 的患者，更可能发生出血并发症，因为此类患者在术前即需服用阿司匹林和 P2Y12 抑制剂，或许还包括糖蛋白 Ⅱb/ Ⅲa 抑制剂，而在导管室时还可能使用肝素或比伐卢定。罹患严重左主干病变的患者可能无法耐受在冠状动脉开口中的导管操作，更易发生心肌梗死、心律失常、血流动力学状态恶化，甚至死亡。造影后的结局通常与患者术前的临床状况及伴发疾病有关，尤其是肾功能障碍。

1）服用二甲双胍的糖尿病患者，应在行造影当天早晨停药。

2）有很多药物可降低造影剂诱导性急性肾损伤（AKI）的风险，但并未获得一致性的证实，因此，大部分预防策略是建议在插入造影导管前、操作中及之后通过水化来稀释肾脏中造影剂的浓度。但需要注意：过度水化可导致心力衰竭及静脉压升高，同样会对肾功能造成损害[51-53]。在血流动力学指导下的水化是基于中心静脉压（CVP）[54]或 LVEDP[55] 的策略，已证实可降低发生造影剂诱导性 AKI 的风险，尤其适用于心力衰竭和慢性肾脏病患者。目前最常用的方案来自 POSEIDON 试验研究[55]，涵盖了插入造影导管前、操作中及之后的治疗方案。

- 插入导管前：3.5 mL/（kg·h）× 4 h。
- 如果 LVEDP < 13 mmHg，则 5 mL/（kg·h）。
- 如果 LVEDP 为 13~18 mmHg，则 3 mL/（kg·h）。
- 如果 LVEDP > 18 mmHg，则 1.5 mL/（kg·h）。
- 造影检查后：1.5 mL/（kg·h）× 1 h。

7. 超声心动图

（1）概述　超声心动图可提供心脏及胸主动脉的实时二维和三维影像。在术前、术中及术后，可评估右心室和左心室的大小及功能，利用彩色多普勒、连续波多普勒和脉冲多普勒可评估瓣膜功能，因此，超声心动图是一种重要的无创检查手段[56]。虽然术前可通过经胸超声心动图（TTE）获得充分信息（图 2.19 和图 2.20），但由于经食管超声心动图（TEE）的超声探头与心脏的距离更近，故可提供更加理想的影像。二维及三维成像在评估二尖瓣病理及二尖瓣成形的疗效（包括经外科手术或经皮修复）上均极具价值。关于外科患者 TEE 最重要的超声切面图像将在第 4 章讨论。

（2）TEE　术前应用 TEE 评估二尖瓣反流（MR）是非常重要的，它可以判断 MR 的状态及严重程度，这不同于术中评估 —— 在手术过程中，心脏负荷状态发生了改变。二维图像可以辨明瓣叶脱垂、腱索断裂、乳头肌断裂及瓣环扩张（图 2.21 至图 2.24）。彩色血流分析可用于评估反流的程度及病理状态（瓣叶脱垂或拴系所致偏心性反流束，或由于瓣环扩张所致中心性反流束）。有多种方法用于计算反流分数（RF）、反流体积（RV）、瓣膜有效反流口面积（EROA），这些参数均可用于评估 MR 的严重程度（见第 1 章）[57]。三维成像有助于定位病变的位置，在行 MitraClip 手术前，这一信息尤为重要[58-59]。

1）对于感染性心内膜炎，TEE 可提供非常清晰的赘生物影像（图 2.25），此类

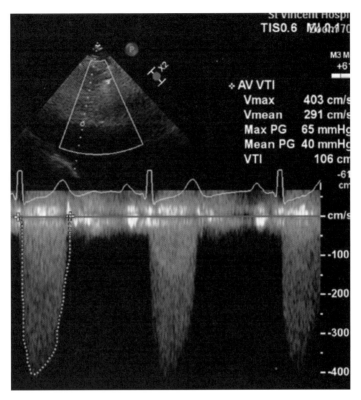

图 2.19　通过经胸超声心动图（TTE）的连续波多普勒成像来确定主动脉瓣狭窄（AS）的严重程度。该患者患有重度 AS，峰值血流速度为 4 m/s，平均跨瓣压差为 40 mmHg

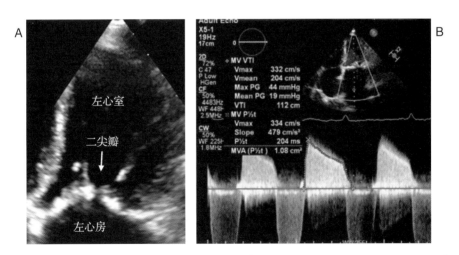

图 2.20　A. 重度二尖瓣狭窄（MS）患者的经胸超声心动图（TTE）成像显示：瓣叶显著增厚，舒张期开放受限。B. 连续波多普勒成像显示二尖瓣平均跨瓣压差为 19 mmHg

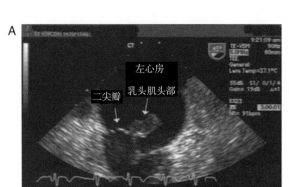
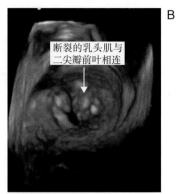

图 2.21　通过经食管超声心动图（TEE）显示二尖瓣的病理状态。A. 因乳头肌断裂造成的急性二尖瓣反流（MR），注意前瓣叶与相连的断裂的乳头肌顶部一同连枷样运动。B. 三维成像可见断裂的乳头肌顶部与二尖瓣前叶相连

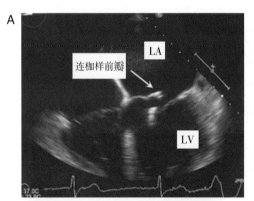
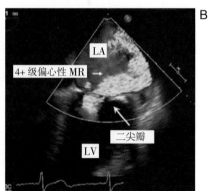
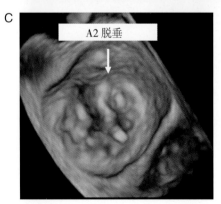

图 2.22　退行性二尖瓣反流（MR）和断裂的腱索。A. 前瓣连枷样运动，钙化的腱索断裂。B. 彩色血流多普勒显示向后喷射的血流，为 4+ 级 MR（彩色图像为明亮的马赛克样黄色 / 绿色喷射束）。C.A2 脱垂的三维图像

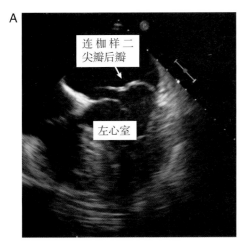

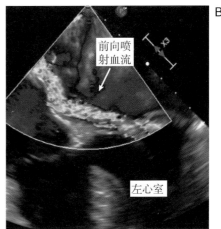

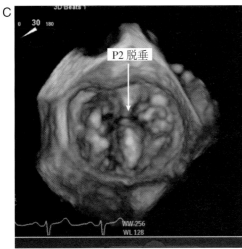

图 2.23　A. 腱索断裂，二尖瓣后瓣叶发生连枷样运动。B. 彩色血流多普勒显示向前的喷射血流，为 4+ 级反流。C.P2 脱垂的三维图像

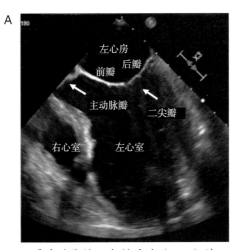

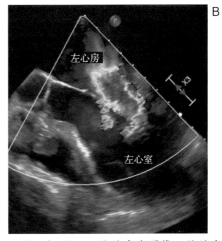

图 2.24　严重功能性二尖瓣反流（MR）的 TEE 五腔心切面。A. 收缩末期图像：收缩末期容积升高（EF 为 25%），无瓣叶脱垂证据。B. 彩色多普勒显示严重功能性 MR 的中心性反流束

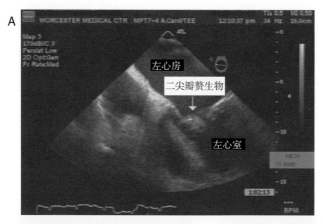

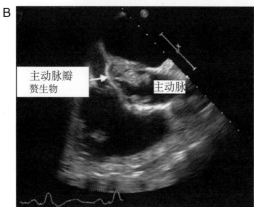

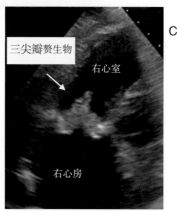

图 2.25　感染性心内膜炎的超声心动图。A.TEE 显示二尖瓣前叶赘生物。B.TEE 长轴切面可见主动脉瓣上赘生物。C.TTE 显示一名静脉吸毒患者的三尖瓣赘生物

病变同时可造成严重的 MR（图 2.26）。在发现瓣周脓肿、人工瓣膜赘生物、心内膜起搏和除颤电极参与病变方面，TEE 优于 TTE。

2）对于大部分疑似主动脉夹层的患者，虽然增强 CT 是首选的诊断措施，但 TEE 在诊断夹层、发现内膜撕裂的起始点、真腔与假腔的血流差异、确定 AR 严重程度及发现心包积液方面有着非常高的灵敏度和特异度。这一检查通常是在术中完成，但对于诊断不清的病例也可在术前完成（图 2.27）。

3）TEE 通常是确定心脏肿瘤的位置及其附着点的最佳手段（图 2.28、图 2.29）。

4）在诊断心包积液和心脏压塞时，如果 TTE 不能做出定论，可行 TEE 检查，后者在此方面极具价值。

（3）**多巴酚丁胺负荷超声心动图（DSE）**　可用于辨识心肌缺血、心肌存活状态，判断心脏的收缩储备，以及低流量、低跨瓣压差患者的 AS 严重程度，这是一种以左心室功能不全（D2 级）为主的病变，偶尔也会有左心室功能正常的情况（D3 级）[16,29-30]。

（4）**小结**　表 2.3 和表 2.4 中总结了术前和术后超声心动图可提供的信息，第 4 章的表 4.1 总结了术中 TEE 的应用。

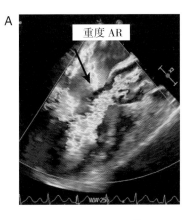

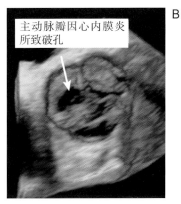

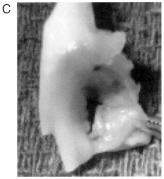

图 2.26　A.TEE 显示感染性心内膜炎所致重度中心性主动脉瓣反流（AR）。B.三维短轴切面显示一个瓣叶存在破孔。C.切除的主动脉瓣叶

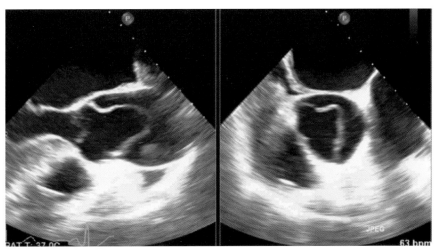

图 2.27　TEE 所示升主动脉 A 型主动脉夹层。注意：血管内膜片在每一收缩期发生摆动，将真腔与假腔分隔开来

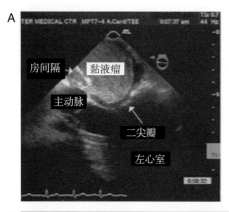

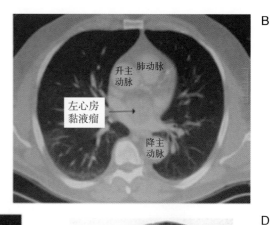

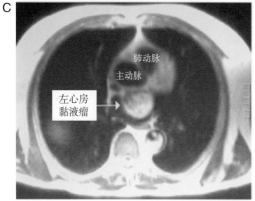

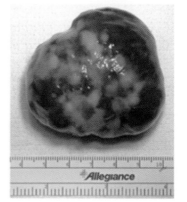

图 2.28 A.TEE 所示巨大左心房黏液瘤，瘤体附着于房间隔上部。B、C.在行 TEE 前，CT 和 MRI 均已证实此占位病变。D.切除后的黏液瘤

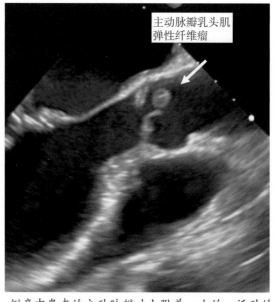

图 2.29 TEE 显示一例卒中患者的主动脉瓣叶上附着一小的、活动的赘生物，为乳头肌弹性纤维瘤，附着于主动脉瓣的无冠瓣上

表 2.3 术前超声心动图获得的信息

所有患者	整体和局部室壁运动异常
	舒张期功能障碍的征象
	瓣膜功能
	主动脉粥样硬化
	心包腔内的液体及厚度
	确定是否存在心内分流
冠状动脉疾病	整体和局部室壁运动异常
	舒张期功能障碍的征象
	左心室附壁血栓
	确定是否存在二尖瓣反流
	缺血区负荷成像
主动脉瓣狭窄	根据血流速度计算跨瓣压差
	测量瓣叶面积
	瓣环直径（根部扩大，同种异体血管大小的选择）
	如果为低血流、低跨瓣压差，行负荷试验
	确定是否存在二尖瓣反流
主动脉瓣反流	反流的严重程度
	瓣环直径（同种异体血管大小的选择）
升主动脉瘤	主动脉窦、升主动脉及近端主动脉弓的直径
主动脉夹层	血管内膜片的位置
	确定是否存在主动脉瓣反流
	确定是否存在心包积液
二尖瓣狭窄	左心房大小
	舒张期平均跨瓣压差
	测量瓣膜面积
	确定是否存在左心房血栓
二尖瓣反流	左心房大小
	反流的严重程度
	病理（瓣环扩张，前后瓣叶脱垂，腱索过长或断裂，乳头肌断裂）
三尖瓣疾病	根据三尖瓣反流束的速度计算肺动脉压（$4v^2$）
	跨瓣压差（狭窄）或反流的严重程度
心内膜炎	赘生物
	瓣环脓肿
	瓣膜反流
心脏占位	肿瘤、血栓及赘生物的位置及与心脏结构的毗邻关系
心脏压塞	心房或心室在舒张期塌陷
	对心脏造成压迫的液体的位置

表 2.4　术后行超声心动图检查的指征

低心排血量	左心室或右心室收缩功能障碍 左心室舒张功能障碍 心脏压塞 低血容量
新发或持续存在的心脏杂音 （复发的充血性心力衰竭）	瓣周漏 瓣膜成形效果不佳 小瓣膜的流出道压力阶差，二尖瓣前瓣收缩期前向活动（SAM） 室间隔缺损复发
植入心室辅助装置后对心 室功能进行评估	左心室或右心室收缩功能

8. 无创性冠状动脉造影

（1）**概述**　无创成像技术的发展使 CT 和 MRI 可用于冠状动脉解剖的评估。虽然这些方法都存在一定的局限性，但在评估冠状动脉近心段时具有非常好的时间和空间分辨率。通常，建议对负荷试验存在争议、存在中度冠状动脉病变风险或症状不典型的患者行此类检查，不建议应用于无症状患者的筛查，也不用于症状典型、确定将会实施 PCI 或 CABG 的患者。

（2）**多排 CT（MDCT）或多层 CT（MSCT）**　机架每旋转一次至少可获得 64 层切面影像（最好是 256 层或 320 层）。服用 β 受体阻滞剂将心率降至 < 70/min，即可消除细微运动产生的伪影，从而获得更为理想的动脉影像 [60-62]。

　　1）冠状动脉 CT 造影（CCTA）可获得非常理想的冠状动脉及桥血管影像，其灵敏度和特异度均可达到 80%~90%（图 2.30）[63-64]。它可以非常精确地发现具有临床意义的病变（狭窄 > 50%）。其缺点在于需要使用造影剂，存在放射性；心律不齐、严重冠状动脉钙化、血管支架放置术后及血管非常细小（< 1.5 mm）可影响成像质量。虽然血管支架会影响 CCTA 的成像质量，但在评估支架内狭窄方面非常精准 [64]。禁忌证为肾功能障碍或对造影剂过敏。

　　2）CCTA 还有助于辨识靠近大动脉的异常冠状动脉近心段走行，但由于这种情况多见于年轻患者，因此心脏 MRI 是更为理想的检查手段，可避免放射性损害。

　　3）采用复合技术可同时评估解剖状态及生理学意义。CCTA 与 SPECT MPI 技术结合，可以提高 CCTA 的精确度 [65]。FFR 源于 CCTA，通过特殊的软件可非常精确地在多支血管病变中筛选出具有血流动力学影响的严重病变，且已证实其在此领域优于常规 CTA、SPECT 或 PET[66-69]。

（3）**心血管磁共振（CMR）成像**　可显示冠状动脉近心段，但其灵敏度和特异度均低于 CCTA，因此并不建议将其作为诊断冠状动脉疾病的常规手段（图 2.31A、B）[71-72]。

　　1）CMR 的优势在于无放射性，也不使用造影剂，冠状动脉钙化对成像质量的影响较小，心率较快时产生的运动伪影较少。但对于已经植入血管支架、心律不齐及呼吸不规律的患者，成像质量欠理想。

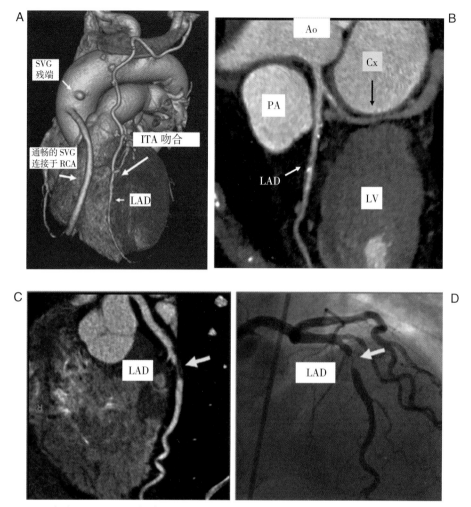

图 2.30　A. 东芝 Aquilion CT 机获得的冠状动脉 CT 造影（CCTA）。此患者曾行旁路手术，左胸廓内动脉（LITA）至左前降支（LAD），大隐静脉桥（SVG）连接右冠状动脉（RCA），目前均通畅。在主动脉上见 SVG 残端。B. 通过多平面重建，可以更为全面地评估冠状动脉。本病例 LAD 存在弥漫性钙化。C.CCTA 显示 LAD 严重狭窄。D. 有创冠状动脉造影上显示的与 CCTA 相对应的狭窄病变。Ao：主动脉；Cx：旋支；LV：左心室；PA：肺动脉。经许可改自：Cury, et al. J Am Coll Cardiol Img, 2016, 9:1099-1113.（C、D）[70]

2）在评估冠心病方面，CMR 最主要的适应证如下。

　　a. 冠状动脉畸形，可以辨识冠状动脉近心段走行（尤其是年轻患者），见图 2.31C。

　　b. 冠状动脉瘤。

　　c. 大隐静脉或 ITA 桥血管狭窄。CMR 发现严重病变的灵敏度和特异度均超过 90%[72]。但如果患者存在症状，且需要干预，通常不建议行 CMR，除非常规的血管造影无法对桥血管选择性插管造影。在评价桥血管方面，CMR 与 CCTA 有着相似的精确度。

3）CMR 可提供有关心肌血流及功能的重要信息，因此会用于评估罹患冠心病患

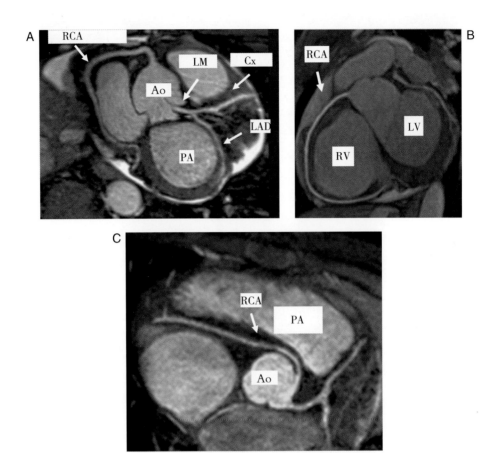

图 2.31　心血管磁共振（CMR）成像。A. 主动脉基底水平面显示左、右冠状动脉的起始。B. 矢状面上右冠状动脉（RCA）心前段的走行。C. 异常起源于左冠状动脉主干（LM）的右冠状动脉，走行于主动脉（Ao）和肺动脉（PA）之间。Cx：旋支；LAD：左前降支；LV：左心室；RV：右心室。图片分别由 AD Elster, ELSTER LLC.（A），Siemens Medical Solutions USA, Inc.,（B），以及 Public Domain（C）惠赠

者的心功能（见"9. 应用 CT 和 MR 评估主动脉与心脏疾病"）。

　　4）新型起搏器和 ICD 的设计已经考虑到 MRI 的检查条件，可以安全地完成 CMR 检查。而旧型号，即所谓的"legacy devices"——起初被认为是 MRI 检查的禁忌证，而目前已证明，在 1.5T 的磁场环境下行 MRI 是安全的[73]。

9. 应用 CT 和 MR 评估主动脉与心脏疾病

（1）CT　主要用于评估主动脉疾病，但除了 CCTA 外，CT 还有几个潜在的功能用于评估肺部疾病。64 排或更高分辨率的 CT 成像辅以彩色容积再现多平面重建（color volume-rendered multiplanar reformation）可提供非常出色的血管图像。适应证如下。

　　1）对于存在典型或不典型主动脉夹层症状的患者进行确诊（图 2.32 至图 2.34），需使用造影剂，通过适当的门控还可同时排除肺栓塞。应用 CT 可进行行术后随访，以发现动脉瘤远心端的病变。

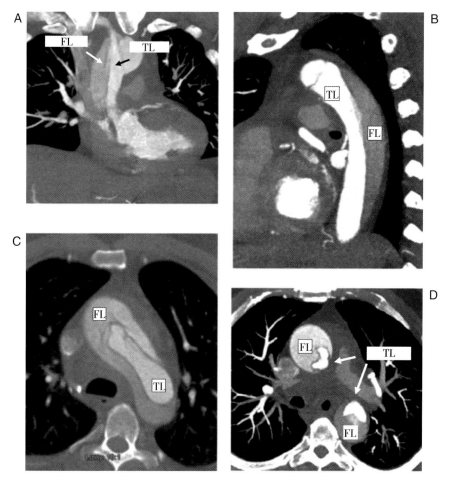

图 2.32　A 型主动脉夹层的增强 CT 扫描。A~C 为主动脉弓水平图像。A. 冠状面。B. 矢状面。C. 横断面。D. 心脏中部水平图像。注意：血管内膜片将血管腔分为真腔（TL）和假腔（FL），真腔的透光性较弱，受到延伸至降主动脉的假腔的严重压迫

2）评估主动脉直径。

　　a. 增强 CT 辅以三维重建可提供水平面、矢状面、冠状面及可旋转的三维图像（图 2.35）。这些图像可用于精确测量主动脉直径，否则，通过水平切面测量一个倾斜结构（如主动脉的扭曲或扩张节段）的直径，会获得虚高的结果。而通过软件可提供对中轴线的分析来克服上述缺陷。这一方法通常用于拟行腔内支架治疗的降主动脉瘤患者 [74]。中轴线分析也同样用于预测主动脉夹层的风险 [75]。容积再现可更好地判断动脉瘤在远心端的涉及范围，有助于决策是否需要在停循环状态下完成远心端吻合。如果动脉瘤向近心端（即主动脉弓方向）逐渐缩小，可在此放置主动脉阻断钳以便完成远心端吻合。

　　b. 降主动脉瘤（图 2.36）。在设计胸主动脉内支架（TEVAR）时，须考虑动脉瘤远心和近心端的累及范围，以及扭曲的程度。

3）通过胸部 X 线片及荧光透视（图 2.10）来评估升主动脉的钙化情况，无须使

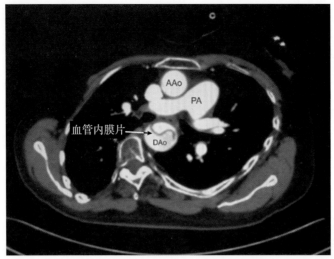

图 2.33 B 型夹层的 CT 增强扫描。此夹层起自左锁骨下动脉远心处，未累及升主动脉。注意分隔真腔与假腔的血管内膜片。AAo：升主动脉；DAo：降主动脉；PA：肺动脉

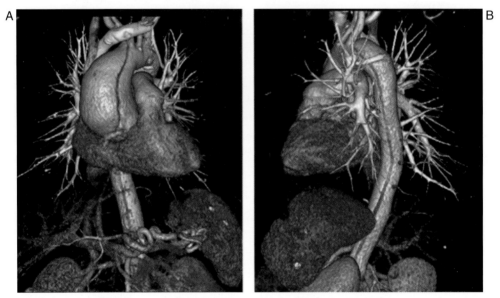

图 2.34 A 型夹层的容积再现图。A. 冠状位。B. 矢状位

用造影剂。

4）再次手术前，通过 CT 确定右心室、主动脉、大隐静脉桥的位置，以及 ITA 桥血管与胸骨的相对关系[76]。对于拟行微创手术的患者也应进行类似的评估，以确定切口位置。这同样有助于 TAVR 手术计划的制定。

5）如果诊断为缩窄性心包炎，应发现心包及胸腔积液，并明确心包的厚度。

6）发现心腔内占位病变（图 2.28B）。

7）评估腹主动脉及髂股动脉。微创手术时，需要通过股动脉插管建立体外循环，因此，术前对血管的评估非常重要，否则逆行灌注有可能导致已经罹患弥漫性病变的

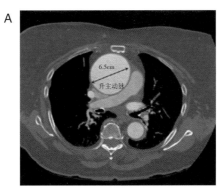

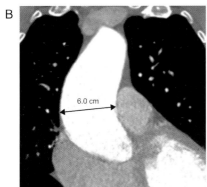
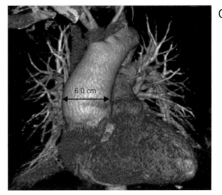

图 2.35　CT 显示扩张的升主动脉（AAo），需行升主动脉置换手术。A. 如果测量平面与升主动脉不同轴，则轴位获得的数据并不准确。B. 冠状面（和矢状面）可以更为准确地测量从主动脉根部到弓部升主动脉的直径。C. 三维容积再现成像：通过旋转来准确测量近弓部的主动脉直径

血管进一步发生严重的夹层，而粥样硬化病变又可能造成脑部栓塞。另外，在 TAVR 术前，同样应评估髂股血管的大小、钙化和扭曲的情况。如果存在严重异常，应考虑选择其他血管入路（图 2.37）。

8）评估腹膜后血肿，这是经皮穿刺置入股动、静脉插管后易发生的并发症（图 2.38）。

9）通过术前胸部 X 线片来发现肺及纵隔异常。以术前 CT 作为基线，避免术后的改变被曲解为肺部病变。

（2）心血管磁共振（CMR）成像　可用于确定缺血或非缺血性心肌病，获得主动脉及其分支血管的成像，分析先天性心脏病，获得冠状动脉或桥血管的影像[77-81]。

1）CMR 可用于已植入冠状动脉支架的患者（磁场 < 3 T），还可用于植入现代人工机械瓣膜的患者（注意：大部分二叶人工机械瓣的组分是碳和硅，而非金属），以及体内留存心外膜起搏导线的患者[82-86]。对于植入了老款起搏器及除颤器者，如果磁场强度 < 1.5 T，CMR 也是安全的[73]。

2）CMR 的最主要优点在于避免了放射性，因此应作为年轻患者的首选。关于 CMR 的禁忌证，可在多个网站利用相关词条进行搜索。

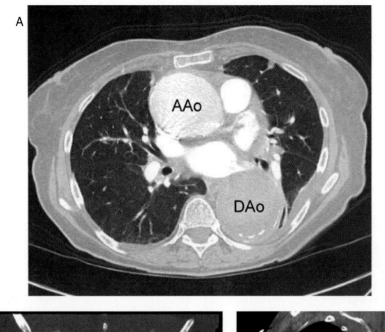

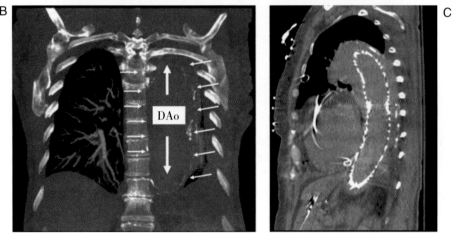

图 2.36　A. 升主动脉（AAo）及胸部降主动脉（DAo）的 CT 成像。B. DAo 的冠状面成像显示巨大的主动脉瘤（无造影剂增强）。C. 在动脉瘤内植入血管内支架

　　3）采用多巴酚丁胺或冠状动脉扩张剂行药物负荷 CMR 可帮助辨认心肌缺血区，在发现冠状动脉病变方面的灵敏度高于 DSE，同时可用于预测血运重建后心功能的恢复情况[84-85]。可使用钆（区分存活心肌与梗死心肌）或多巴酚丁胺（收缩期室壁厚度＞ 2 mm 这一指标可用于预测心功能的恢复）来评估心肌存活性。

　　4）在诊断主动脉夹层方面，CMR 是灵敏度和特异度最高的检查手段（图 2.39）。它不但可以发现真腔和假腔具有不同的血流速度，还可判断分支血管是否已经受累。但在一般情况下，CMR 无法用于不稳定的患者，他们往往需要密切的监护和静脉给药。当根据临床表现高度怀疑夹层、而其他诊断均无法确诊时，应考虑 CMR。其最常用于主动脉夹层修补术后的随访，用于评估假腔的状况以及动脉瘤向远心端波及的范围。

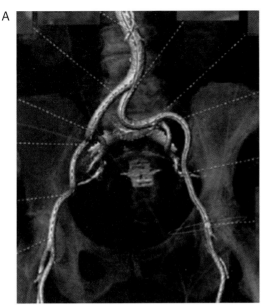
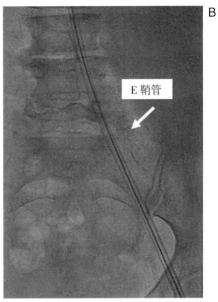

图 2.37　A. 3Mensio 分析（Pie Medical Imaging BV，the Netherlands）：通过 CT 扫描发现髂股血管存在中度扭曲。B. 在没有钙化的情况下，通常可以通过使用 Super Stiff 加硬钢丝或 Lunderquist 导线将血管拉直，并插入 Edwards E 鞘管（箭头）

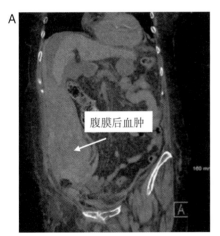
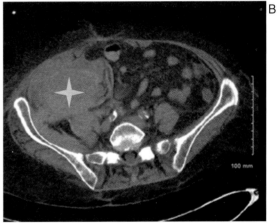

图 2.38　CT 扫描发现股动脉穿刺置管后出现的腹膜后血肿。A. 腹部。B. 盆腔

5）心肌延迟强化（LGE）可辨识局部心肌纤维化和梗死，因此可用于评估心肌存活度，以及预测血运重建后心肌收缩力得以改善的可能性。对于肥厚型梗阻性心肌病（HOCM）患者，LGE 程度越高，发生猝死的风险就越高[27]。CMR 可用于判断 HOCM 患者左心室的不同病理改变，同时也有助于确诊其他非缺血性心肌病（图 2.40）。

6）磁共振血管造影（MRA）可用来诊断主动脉及脑血管疾病，所使用的技术包括飞行时间（time-of-flight, TOF）MRA 和钆增强 MRA 技术（图 2.41）。结合自旋回波序列（spin-echo）和稳态自由进动序列（steady-state free precession, SSFP）的 CMR

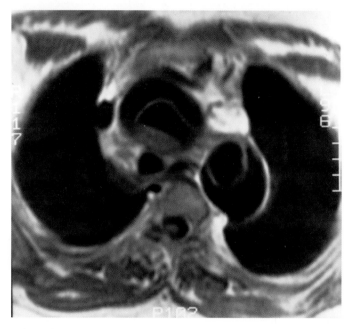

图 2.39　CMR 可见血管内膜分隔了真腔和假腔。本例主动脉夹层患者病变范围广泛，累及升主动脉及胸部降主动脉

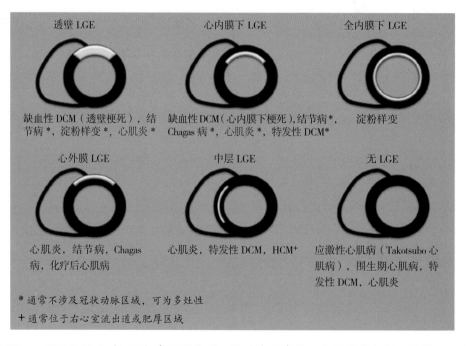

图 2.40　心肌延迟强化（LGE）在不同类型心肌病中的表现。典型形态包括：透壁、心内膜下（全局或局部）、心外膜及中层 LGE。可用于鉴别缺血性（心内膜下和透壁）和非缺血性心肌病、肥厚型梗阻性心肌病（HOCM）、心肌炎、结节病及淀粉样变。DCM：扩张型心肌病；HCM：肥厚型心肌病（经许可引自：Silva Marques, et al. Heart, 2015,101:565－572.）

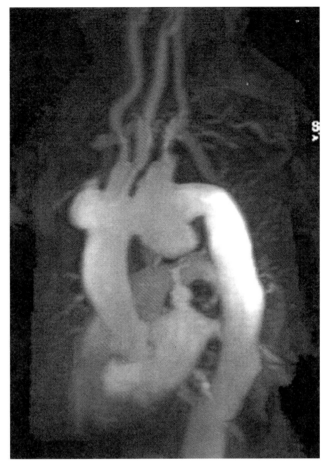

图 2.41　钆增强 MRA 显示主动脉弓部动脉瘤。水平面影像难以显示，旋转后显示如图

可以获得出色的三维主动脉影像，显示主动脉瘤的真腔和假腔、主动脉瓣周脓肿及移植物周围积液。

7）CMR 的电影序列可区分血液（高亮部分）和心肌组织（黑暗部分）。它有助于评估心室功能、瓣膜病变及心腔内占位病变（图 2.28 C）。

8）CMR 可用于评估心包炎或肿瘤对心包的浸润，同时可以鉴别限制型心肌病及缩窄性心包炎。

参考文献

请登录 www.wpcxa.com 下载中心查询或下载，或扫码阅读。

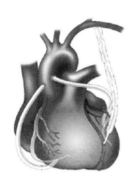

第 3 章
术前管理与患者准备

第 3 章
术前管理与患者准备

1. 常规考量

（1）概述 当一名患者拟接受心脏外科手术时，医护人员应对其总体的身体状况及共病情况进行全面评估，这一步骤至关重要。通过详细的病史问询和体格检查发现心脏及非心脏方面的问题，以便最大限度地减少术后并发症的发生（表3.1）。有时，合并的多种疾病和（或）生活质量的下降可能使原本可以手术的患者呈现出手术禁忌。对于新确诊的心脏异常应给予高度关注，它可能出现于初始评估之后，需行进一步的检查。应获取非近期进行的实验室检查结果作为基线数据，必要时可实施进一步的评估和咨询。

表 3.1　心脏直视手术术前评估

病史（注意关注括号中的内容）

1. 吸烟（COPD，支气管痉挛，氧合情况）
2. 酗酒（肝硬化，术后戒断）
3. 糖尿病（伤口感染，使用双侧 ITA，鱼精蛋白反应风险）
4. 神经系统症状（短暂性脑缺血发作，陈旧性卒中，既往行颈动脉内膜剥脱术）
5. 大隐静脉剥脱术（可供替代的桥血管）
6. 远端血管重建（可供替代的桥血管）
7. 泌尿系统症状（因泌尿系统感染使用抗生素，放置导尿管有无问题）
8. 溃疡病 / 消化道出血（应激性溃疡的预防）
9. 活动性感染（尿道感染，下肢溃疡）
10. 凝血功能障碍（停用华法林后的过渡治疗，部分药物的停用）
11. 目前用药情况，重点是抗血小板药及抗凝药
12. 药物过敏史
13. 既往胸心外科手术史或介入治疗史（剥取 ITA 时的胸膜粘连）

体格检查

1. 皮肤感染、皮疹
2. 龋齿（瓣膜手术）
3. 血管检查：颈动脉杂音（卒中），腹主动脉瘤和外周血管搏动（放置 IABP，微创手术或主动脉手术时经腹股沟插管）
4. 双上肢血压差异（使用带蒂 ITA）
5. 心、肺（充血性心力衰竭，新发杂音）
6. 静脉曲张

表 3.1（续）

实验室检查

1. 血液方面：CBC，PT，PTT，血小板计数

2. 生化检查：电解质，尿素氮，肌酐，血糖，肝功能（使用他汀类药物前的基础值）

3. 如果在不吸氧情况下血氧饱和度＜ 90%，行动脉血气分析

4. TSH（如果曾使用胺碘酮）

5. HbAlc 水平（评估糖尿病控制情况或发现未诊断的糖尿病）

6. BNP/pro-BNP 水平

7. 尿常规

8. 胸部 X 线片（后前位和侧位）

9. 心电图

10. 静脉描记（静脉曲张，曾行静脉剥脱术）

11. 不吸氧状态下的肺功能（对吸烟者行 COPD 的定量评估）

COPD: 慢性阻塞性肺疾病；ITA: 胸廓内动脉；IABP: 主动脉内球囊反搏；CBC: 血细胞计数；PT: 凝血酶原时间；PTT: 部分凝血活酶时间；TSH: 促甲状腺激素；HbAlc: 糖化血红蛋白；BNP: 脑钠肽；pro-BNP: 脑钠肽前体

（2）**评估人口学因素、心脏疾病及非心脏共病情况**　这将有助于医生、患者及家属审视手术风险。美国胸外科医师协会（STS）在 www.sts.org 平台提供了手术风险计算法，随着数据的增加，每隔数年就会进行一次计算公式的更新。这种计算机辅助评估为大多数心脏手术提供了可靠的数据支持，将术后并发症的发生风险进行科学的量化，如再开胸止血、卒中、呼吸机辅助时间的延长及肾衰竭。其他一些国家的心脏外科则可能借助 EuroSCORE（www.euroscore.pil-media.com）来实现相似的评估。在术前咨询时，心脏外科医生可利用这些信息与患者进行手术计划的交流，完成详尽的术前告知，使其知晓潜在并发症，并签署知情同意书。使用与 STS 数据库兼容的软件，将本医院未校正和已行风险校正的数据录入后，进行广泛的分析，还可以与本国平均水平进行比较。

（3）**麻醉评估**　心脏麻醉医生应与患者面谈并进行体检、讨论麻醉相关问题，诸如镇静、麻醉用药、管路监测、苏醒及机械辅助通气。麻醉医生还应仔细了解患者的用药情况并给出建议（与外科医生的要求相结合），以确定哪些药物在术前需要调整或停用。

（4）**患者教育**　为患者提供一些关于心脏疾病及拟行手术的宣传小册子，这将有助于减轻患者对手术的紧张和忧虑。如有可能，应由有术后管理经验的护士或医师助理与患者一同讨论临床护理、康复过程，让患者对住院期间的情况有更贴近现实的期盼。告知患者在什么时间会做什么手术，术后每天将会有哪些可能的情况，预期的出院时间，选择什么样的出院后护理（居家护理、专业的康复团队或者有经验的护理团队），这将有助于增强患者的参与感，加速康复过程，早日出院。

2. 病史

（1）**概述**　简要概括患者心脏症状的特点、持续时间及表现方式，以便采用加拿大

分级系统（适用于心绞痛）或纽约心脏学会分级系统（NYHA，适用于心绞痛和心力衰竭）（附录 1B 和 1C）对症状进行分级，NYHA 还被纳入 STS 风险模型中。仔细回顾病史及全面的"系统回顾"，有助于发现非心脏问题对机体的影响，并在围手术期关注这些问题。

（2）慢性阻塞性肺疾病（COPD） 这一术语常用于有长期大量吸烟史的患者，并未体现出呼吸损害的程度；而更科学地定义 COPD 严重程度的指标为肺功能检查（PFT）。尽管对于没有呼吸功能限制的患者，并无行肺功能检查的必要，但 30%~40% 的患者存在临床症状与肺活量不匹配的现象 [1-2]。因此，不进行肺活量检测可导致 COPD 的患病率被低估，而 STS 数据库中 COPD 的不良反应风险也会被低估。

1）2020 年 2.40 版 STS 数据库关于慢性肺疾病的定义如下。

a. 轻度：第 1 秒用力呼气容积（FEV_1）达到预期值的 60%~75% 和（或）需要长期吸入或口服支气管扩张剂。

b. 中度：FEV_1 达到预期值的 50%~59% 和（或）需要长期使用类固醇激素治疗。

c. 重度：FEV_1 < 50% 预期值和（或）在不吸氧的情况下，PO_2 < 60 mmHg 或 PCO_2 > 50 mmHg。

2）虽然有研究指出，COPD 的严重程度与 CABG 术后发生呼吸衰竭和死亡的风险并无相关性 [3-4]；但大多数研究发现，严重 COPD 患者的肺炎、呼吸机使用时间延长、房颤、深部胸骨切口感染、住院时间延长及手术死亡的风险均有所升高 [2,5-8]。这些并发症更易发生于老年和服用类固醇激素的患者。当 COPD 与其他多种风险共存时，如高血压、外周血管疾病、左心室功能减退等，CABG 术后的远期生存率会下降 [3]。一项研究发现：对于 COPD 患者，无论是否采用体外循环完成冠状动脉手术，呼吸系统并发症发生率均有所升高，但两者并无显著差别 [9]。

3）患者的体能储备和功能状态有助于判定其是否可耐受手术，这是非常重要的评估，它包括步行上一段楼梯，或在水平路面行走数百英尺（1 英尺 = 0.304 8 m），这种运动试验甚至与肺活量等指标具有相同的重要性。如果肺功能检查存在明显异常，包括：FEV_1 < 0.6 L 或 < 预期值的 50%，FEV_1/FVC（用力肺活量）比值 < 预期值的 70%，弥散能力 < 预期值的 50%，都有可能导致心脏外科手术后死亡率及并发症发生率升高 [2,4-10]。

4）可引起呼吸困难加重的情况还包括不断恶化的 COPD 和充血性心力衰竭。胸部 X 线片有助于鉴别上述两种诊断，但它们经常会同时出现。很难定量判断心脏因素对肺功能检查异常或肺弥散功能下降的具体影响，尤其是那些存在二尖瓣病变的患者。在这种情况下，必须进行仔细的临床判断，以便确定外科手术是否可以改善患者的肺功能状态，抑或会使肺功能进一步恶化。

a. 当存在收缩和舒张功能障碍时，心房和心室将分泌脑钠肽（BNP），其分泌水平一般会与患者的年龄及射血分数（EF）相关 [11]。BNP 有助于区分呼吸困难主要是因呼吸还是心脏原因所致：当 BNP < 100 pg/mL（ng/L）时，通常意味着问题可能主要源于肺部病变，例如加重的 COPD；如果 BNP > 500 pg/mL，则意味着呼吸困难通常由心力衰竭失代偿所致；BNP 为 100~500 pg/mL 可能与左心室功能下降、但未失代偿有关，同时必须分析肺功能状态并进行鉴别 [12]。

b. 术前 BNP 升高（两项研究以 > 385 pg/mL 为界值）是术后左心室功能障碍、需使用正性肌力药物或主动脉内球囊反搏（IABP）的预测因子，并与术后 1 年及 5 年的死亡率升高有关 [13-16]。

c. 有些医院使用 BNP 前体（pro-BNP）而非 BNP，其解读方式与 BNP 相同。各医院的正常参考值会有差异，而这一数据的正常区间也会因年龄而发生改变。年龄小于 75 岁，pro-BNP 的正常值为 < 125 pg/mL；大于 75 岁，pro-BNP 的正常值为 < 450 pg/mL。以下情况视为急性心力衰竭 [17]：50 岁以下，> 450 pg/mL；50~75 岁，> 900 pg/mL；75 岁以上，> 1800 pg/mL。

5）每个患者均需在不吸氧状态下测量基线脉搏血氧饱和度（SpO_2），如果 < 90%，应在不吸氧状态下行动脉血气分析。如果患者存在严重的 COPD 或肺间质病变，术后撤离呼吸机时，对术前与术后的血气分析进行比较很有价值。PCO_2 升高（> 50 mmHg）是术后发生肺源性并发症或死亡的关键标志。另外，如果患者在家中需要吸氧或基线 PO_2 < 60 mmHg，则手术可行性处于非常临界的状态。

6）对于主动吸烟者来说，除了严重的 COPD，其他肺部并发症也很常见，这主要是由于经常咳痰及下呼吸道细菌定植所致。其他风险因素包括：高龄、肥胖、糖尿病、术前心功能不稳定、肺动脉高压、急诊手术及脑血管病史 [18-20]。瓣膜手术的 Logistic 风险模型发现，呼吸衰竭更常见于：年龄 > 70 岁、糖尿病、既往心肌梗死史、充血性心力衰竭、再次手术或急诊手术、心内膜炎手术、复杂手术及体循环时间 > 3 h 者（图 10.2）[21]。

7）应建议主动吸烟者术前戒烟至少 4 周（2 个月则更为理想），以减少气道分泌物，改善黏液纤毛的输送能力 [22]。术后，主动吸烟者易发生低氧血症，在肺功能方面易呈现更为严重的梗阻性和限制性病变，更易咳嗽，易导致胸骨哆裂，而纤维蛋白原水平及血小板聚集性也会升高，更易发生栓塞性并发症，并增加胸骨伤口感染的风险 [20,22-23]。应在告知患者吸烟对术后康复及远期疗效的不良影响后，尽快使用药物辅助患者戒烟，例如伐尼克兰（varenicline）或安非他酮（bupropion），但部分患者由于尼古丁成瘾，极难戒掉，甚至术前无法实现戒烟。遗憾的是，如果术前仅有数日的戒烟并不会产生多少有益效果，反而会导致气道分泌物增多。因此，如果患者声称"已经戒烟"，一定要追问"什么时候开始的？"，这一点非常重要，因为入院前数天的戒烟仍会增加肺部并发症的风险。

8）如果存在活动性肺、支气管感染（以咳痰为证），术前应使用抗生素治愈。使用支气管扩张剂治疗支气管痉挛，如果病情严重，可以使用类固醇激素。这种情况应请呼吸科医生进行会诊。对于严重 COPD 患者，短时的肺康复训练有助于改善围手术期肺功能，降低肺部并发症风险 [24]。

9）一些长期服用大剂量胺碘酮的患者在术后易发生肺毒性反应和急性呼吸窘迫综合征（ARDS），主要表现为呼吸困难、低氧血症、X 线片出现渗出性改变以及弥散功能减退，死亡率非常高[25]。如果术前即表现出肺毒性及弥散功能减退，或许应禁止行心脏手术。应避免可导致病变恶化的潜在因素，例如高浓度吸氧、长时间体外循环及过量输液，这是非常重要的。一种少见的情况是：在服用胺碘酮仅非常短的时间后就出现了 ARDS，表现为特质性（idiosyncratic）或超敏反应[26]。短期使用胺碘酮预防房颤的患者，无须行基线肺功能检查，但如果预期用药时间超过 1 个月（例如 Maze 术后），就应该在术前行肺功能检查。

（3）**严重酒精成瘾**　这些患者可能面临术中出血及术后肝功能障碍、躁狂及酒精戒断症状。为了预防术后出现谵妄，可考虑使用硫胺素、叶酸及苯二氮䓬类药物。选择人工生物瓣以避免术后抗凝。

1）转氨酶轻度升高的临床意义尚不明确，一般无须进一步评估。但对于存在酗酒史的患者，轻度升高并不能排除酒精性肝炎或肝硬化的可能，应请消化科会诊。肝转氨酶轻度升高常常是由于使用他汀类药物治疗血脂异常。非酒精性脂肪性肝炎同样可发展成肝硬化，评估方法与前述相同。

2）有胃肠道出血史、凝血酶原时间（PT）延长（以 INR 值来报告）、提示肝合成功能受损或营养不良的低白蛋白、胆红素升高及血小板减少表明存在严重的肝硬化伴门脉高压和（或）脾功能亢进。为了评估手术风险及术后发生肝衰竭的风险，应行肝活检。如果接受手术的患者有食管静脉曲张，需避免实施经食管超声心动图 (TEE)。

3）用于评估肝硬化患者手术预后的两个风险模型分别是 Child-Turcotte-Pugh（CTP）评分和梅奥终末期肝病（Mayo End-stage Liver Disease，MELD）评分。CTP A 级肝硬化（表 3.2）通常可耐受体外循环，但会面临更高的术后并发症发生风险，包括因免疫功能障碍和营养不良状态导致的感染，因血小板减少症及合成功能受损导致的出血，胃肠道并发症及呼吸、肾、肝衰竭[27]。肝硬化患者的死亡风险因素包括：高龄、高胆红素血症、高中心静脉压、腹水、急诊手术、长时间体外循环及围手术期血小板减少症[27-28]。

表 3.2　Child-Turcotte-Pugh 肝硬化分级

总胆红素 (mg/dL)	白蛋白 (g /L)	INR	腹　水	脑　病
＜ 2：1 分	＞ 35：1 分	＜ 1.7：1 分	无：1 分	无：1 分
2~3：2 分	28~35：2 分	1.7~2.2：2 分	可控制：2 分	药物可控制：2 分
＞ 3：3 分	＜ 28：3 分	＞ 2.2：3 分	控制效果不佳：3 分	控制效果不佳：3 分

CTP A 级：5~6 分；B 级：7~9 分；C 级：10~15 分。INR：国际标准化比值。总胆红素单位换算：1 mg/dL=17.1 μmol/L

4）严重的酒精性肝硬化（C 级）或 CTP 评分 ≥ 8 的患者通常不适合行心脏外科手术，手术死亡率往往极高。2015 年的一篇综述指出：A 级行心脏外科手术的平均手术死亡率为 9%，B 级 37.7%，C 级为 52%[29]；而 1 年死亡率同样非常高，分别达27.2%、66.2% 和 78.9%。尽管如此，仍有一些孤立的小规模研究显示出较好的生存率。一项来自中国台湾的研究指出：总手术死亡率为 16%，与 CTP 或 MELD 评分无相关性，但本研究中的 C 级患者仅占 9%[30]。

5）MELD 评分涵盖了肝、肾方面的变量，是预示外科风险更灵敏的指标[28]。它的计算综合了 INR、血清肌酐和总胆红素等多个指标的自然对数（www.mayoclinic.org/meld 中提供了计算方法）。一项研究指出：MELD 评分 ≥ 15 时，手术死亡风险为 50%[31]。另一项研究指出：当 MELD 评分 > 13.5 时，死亡风险为 56%，1 年生存率为 23.8%[28]。另一个不良结局的预测指标是血小板计数 < 96×10^9/L（反映严重的肝纤维化）[32]。

6）如果心脏疾病被视为是影响该患者生活质量和寿命的主要因素，且患者同时合并严重肝脏病变，并认为体外循环可能是导致术后发生不良事件的主要原因，则应考虑在非体外循环下完成手术[33]。

（4）糖尿病　由于糖尿病所致的代谢紊乱及炎症前、血栓前状态，患者可发生广泛且弥漫性的动脉粥样硬化[34]。其病谱跨度从轻微的、可通过饮食控制即达到血糖良好控制的状态，到需要口服降糖药物，直至需要使用胰岛素的重度糖尿病。病变越严重、血糖控制越不理想，则出现肥胖、充血性心力衰竭、外周血管疾病、广泛的冠状动脉病变及慢性肾脏病的风险就越大[35]。尽管如此，糖尿病伴发的多支血管病变的远期外科疗效仍在不断提高[36-37]。

1）一般情况下，糖尿病会使术后的卒中、感染、肾功能障碍及死亡风险升高，即使是在非体外循环术后仍然如此[35,38]。还有研究发现：糖尿病会降低大隐静脉桥的通畅性（因此需使用更多的动脉桥血管），远期生存率也有所下降[39]。非胰岛素依赖型糖尿病的疗效相对理想，术后早期并发症发生率稍低，包括呼吸衰竭、肾衰竭及纵隔感染；如果没有明显共病，远期预后理想[34,37]。

2）如果 CABG 术前 3~4 个月糖化血红蛋白（HbAlc）> 7%，说明血糖控制不理想，术后常伴有不良结局，包括胸骨感染、卒中、肾衰竭及心肌梗死，远期生存率也会下降[40-43]。一项研究指出：当 HbAlc > 8.6% 时，CABG 术后死亡风险将增加 4 倍[44]。

3）优化围手术期管理策略，须特别关注潜在的糖尿病相关并发症。

a. 控制一切术前既已存在的感染（尿道感染在女性糖尿病患者中尤其常见）。

b. STS 指南建议：术前 24 h 停用口服降糖药，而在术前一天晚餐后不应使用胰岛素[45-46]。为了降低神经系统并发症和感染的风险，应监测术中血糖，积极地控制在 120~180 mg/dL（6.6~10 mmol/L）[46]。有意思的是，有文献指出：围手术期高血糖，即使患者并不合并糖尿病，也将面临较差的预后，与正常血糖相比，1 年死亡率升高 2 倍；但如果糖尿病患者的血糖控制理想，其疗效与相同血糖的非糖尿病患者相同[47]。

c. 如果糖尿病患者存在任何慢性肾脏病的表现，在行心导管检查和手术时必须采取必要的措施来优化肾功能（见第 12 章）。

d. 随着双侧胸廓内动脉（ITA）或桡动脉用于桥血管，糖尿病患者 CABG 的远期疗效得到了改善，而大隐静脉桥的通畅性会因糖尿病而受到不良影响。虽然有数项研究指出使用双侧 ITA 会增加深部胸骨切口感染的风险，尤其是合并糖尿病的肥胖女性；但另有一些研究指出，细致的骨骼化 ITA 获取技术可避免此

并发症 [48-52]。需注意的是：糖尿病患者在获取 ITA 后更易发生膈神经麻痹，因此，应避免在膈神经附近使用电刀进行操作 [53]。

e. 目前大部分患者会使用甘精胰岛素（Lantus）控制血糖，虽然其有效性和安全性优于 NPH 胰岛素 [54]，但鲜有使用 NPH 胰岛素的患者面临鱼精蛋白过敏风险的升高 [55]。

f. 按既定策略（附录 6）处理术后高血糖是围手术期管理非常重要的一步，可确切地降低手术的并发症发生率和死亡率 [45]。请内分泌医生会诊有助于治疗顽固性高血糖。

（5）**神经系统症状**　无论是既往存在卒中史，还是目前正处于活动期（短暂性脑缺血发作，TIA），这些患者围手术期卒中的风险都会有所升高，必须进行术前评估 [56-57]。在需要行 CABG 的人群中，10%~15% 的患者存在明显的颈动脉疾病。对特定人群（年龄＞65 岁、颈动脉杂音、TIA、卒中）进行的选择性筛查可发现，大部分患者面临高风险 [58]。对于高血压、外周血管病变以及左主干病变或主动脉钙化（后两项特别是女性）者，应进行筛查 [59]。

1）一般情况下，应对存在神经系统症状、颈动脉内膜切除（CEA）术后、无症状但存在颈动脉杂音的患者行无创的颈动脉超声成像，并测量血流速度，评估严重的狭窄及血流限制性病变。如果颈内动脉的收缩期峰值血流速度（PSV）＞230 cm/s，颈内动脉与颈总动脉的 PSV 比值＞4.0，或舒张末期血流速度＞100 cm/s，则意味着存在斑块并有明显狭窄。如果无创检查不能确诊或需要更精确的成像，叵行颈动脉造影（通常选择 MR 血管造影）做进一步评估。

2）有症状的颈动脉病变需要在心脏手术前或同期行 CEA。对于存在不稳定型心绞痛或存在明显的心肌缺血风险、且存在神经系统症状的患者，应同期行 CABG 和 CEA 手术。

3）对于需要行心脏手术、同时存在无症状颈动脉病变患者的管理策略，目前存在争议，在"3. 体格检查"中将会讨论。

（6）**曾行大隐静脉剥脱和（或）结扎或远端血管重建**　对这类患者，外科医生应保持警惕，使用这些血管作为旁路血管可能面临一些潜在问题，难以获得理想的疗效。

1）在下肢行无创静脉描记可获得更理想的大隐或小隐静脉，但有时这些检查结果也并不可靠 [60]。可考虑能否用双侧 ITA 对病变血管建立旁路，并确认是否存在禁忌证（尤其是有病理性肥胖和糖尿病的女性患者）。

2）可使用多普勒评估掌血管弓或通过桡动脉压迫行数字容积描记（digital plethysmography）来评估此桡动脉是否可用作桥血管（即确认是否为尺动脉占优势）。禁忌证包括：雷诺综合征，桡动脉占优势，曾行桡动脉穿刺置管。应告知患者获取桡动脉的潜在并发症，尤其是拇指背侧和部分鱼际的麻木感，创伤可导致桡神经浅支受损，发生拇指无力。这些并发症的发生率可达 30%~35% [61-62]。吸烟、高龄、糖尿病、肥胖及外周神经疾病患者前臂神经损伤的发生率会更高 [63-64]。

3）应避免在拟获取桡动脉的上肢行静脉穿刺及置入静脉留置针，也应提醒麻醉医生避免在此侧放置桡动脉测压管。

（7）**泌尿系统症状**　如果存在泌尿系统症状，常提示有活动性尿道感染，术前必须治疗。男性患者如果有前列腺癌放疗史、经尿道前列腺切除史，或其他与前列腺增生相关的症状，在手术室插尿管时可能面临一些困难，此时有必要使用 coudé 尿管。如果无法插入导尿管，应请泌尿科医生会诊。可在扩张尿道后经尿道或耻骨联合上穿刺置管。术后应延长尿管留置时间，直至患者可完全恢复下床活动或完成了更全面的泌尿系统评估。

（8）**严重溃疡或胃肠道出血史**　须行内镜评估，如果患者在术后需要抗凝治疗，则需更加重视。对于有严重冠心病的患者，应推迟行有创检查。此类患者在术后应使用质子泵抑制剂（PPI），但对于是否常规预防使用或对存在胃肠道出血高风险的患者乃至 ICU 患者均使用，目前存有争议[65-67]。使用 PPI 或组胺拮抗剂抑制胃酸分泌，有助于降低应激性溃疡风险，却会增加肺炎风险；使用硫糖铝可大幅降低这一风险，但无法降低危重患者的胃肠道出血风险[68]。尽管如此，硫糖铝通常会被常规使用；对于接受双抗治疗或接受了一种抗血小板药物而伴有额外胃肠道出血风险的患者，应考虑给予 PPI[66]。

（9）**感染**　如果体内存在感染源（常见为尿道感染或皮肤感染），则感染风险将会增加。术前必须发现并治疗合并感染。上呼吸道感染可增加发生肺部并发症的风险，而细菌性感染则有可能增加血源性胸骨感染的风险，且可能累及人工瓣膜。为了降低耐甲氧西林金黄色葡萄球菌（MRSA）感染，一致建议鼻腔预防性使用莫匹罗星，除非初始鼻拭子检查为阴性[69-70]。

（10）**用药史**　应评估患者目前所使用的全部药物，确定哪些应持续使用至手术前，哪些应在术前停用，哪些在手术当天早晨停用（见 "4. 心脏外科术前的药物调整" 和 "7. 术前用药"）。对于长期服用类固醇的患者，在手术开始时静脉给予应激剂量的氢化可的松 100 mg，其后应持续使用数个上述剂量。

（11）**过敏史**　认真、仔细回顾过敏史，在病历中做详细记录。通常，不良反应可被视为一种过敏，但更多的是提醒医疗团队在术后应避免应用这些药物，以减少不良作用。对于那些真正过敏的抗生素，应换用其他抗生素作为预防用药。发生在手术室的乳胶过敏应引起注意，过敏者避免使用含有乳胶的制品（包括手套、尿管、Swan-Ganz 导管，以及术中使用的橡胶紧缩套带）。

（12）**其他**　其他一些重要的既往史，例如胸部癌症放疗（常见于纵隔淋巴瘤、乳腺癌、肺癌）、精神疾病史都应在病历中详细记录。对各个系统应进行全面回顾，以便发现有可能影响手术结局的合并疾病。

3. 体格检查

（1）**概述**　评估患者的一般情况、精神状态及情感状态，记录于病历并以此作为基线状态，方便术后对比。在行心导管检查前，进行简易精神状态检查（MMSE）量表评估，作为患者衰弱状态测试的一部分。

（2）**活动性皮肤感染或皮疹**　可在术后导致继发性胸部切口感染，因此，术前必须进行治疗。

（3）**龋齿**　对于拟行人工材料（瓣膜、人造血管）植入的患者，术前必须处理好龋齿[71-72]。但对于严重缺血性心脏病及重度主动脉瓣狭窄的患者，应审慎推荐拔牙。即使在局麻下进行牙齿治疗操作都有可能引发心脏并发症。一项来自梅奥诊所的研究发现：在等待手术期间进行牙齿治疗，3% 的患者会在治疗后 30 d 内死亡[73]。

（4）**颈动脉杂音**　是颈动脉病变的标志，在严重冠心病患者中有 10%~15% 会并发颈动脉病变。由于严重的颈动脉病变可能会诱发术后卒中，明显增加手术死亡率，因此，对于所有存在颈动脉杂音的患者均应行无创检查，以评估双侧或单侧颈动脉病变的严重程度[74-75]。

1）对于合并无症状颈动脉病变、且需行心脏直视手术的患者，其管理策略存在争议。1999 年的一项荟萃分析结果显示：与分期手术相比，同期完成 CEA 和 CABG 面临更高死亡率或卒中率[76]；但 2014 年的另一项荟萃分析则显示两者的结果相同[77]。另外一项研究结果显示：分期完成颈动脉支架和 CABG 与同期完成 CEA 和 CABG 的结果相同，心肌梗死发生率均低于分期行 CEA 和 CABG[78]。这些研究提示：同期完成这两处手术，其疗效并不劣于分期治疗；但分期手术的第二期（CABG）不可过分拖延，以防在间隔期发生心脏不良事件。

2）由于颈动脉病变是主动脉粥样硬化的标志，故主动脉钙化或粥样硬化患者面临更高的卒中风险也在意料之中，这可能也解释了为什么近半数行同期手术的患者会在围手术期发生手术操作对侧的卒中[79]。

3）如果患者出现急性冠脉综合征（ACS）或大面积心肌缺血，大多数医生会对单侧颈动脉狭窄 > 90% 的患者同期行 CABG 和 CEA；相比而言，对于稳定型心绞痛，可首先完成颈动脉支架或 CEA，其总体的卒中、心肌梗死及死亡风险更低。需行急诊 CABG 的患者，则仅行 CABG 即可，此时可以接受由所伴随的颈动脉病变带来的轻微升高的卒中风险。

4）对于双侧病变（双侧狭窄 > 75%）的患者，如果仅行 CABG，卒中风险将会明显升高（一项报告指出达 10%~15%），尤其是一侧狭窄、另一侧闭塞的患者[74]。但即使是同期手术，卒中率同样很高。因此，如果心脏状况允许，建议分期手术，优先完成 CEA。如果因不稳定型心绞痛、左主干或三支血管严重病变而致大范围心肌面临危险，可先行颈动脉支架或同期手术，应理解和接受卒中风险会有所增加这一现实。

（5）**双上肢血压**　如果收缩压压差 > 10 mmHg，应判定存在严重锁骨下动脉狭窄，这是使用带蒂 ITA 血管桥的相对禁忌证[80]，也见于部分 A 型夹层患者。

（6）**心脏杂音**　如果在行心导管检查时并未发现瓣膜病变，但可闻及心脏杂音，术前必须行超声心动图检查，有时可发现新发生的缺血性二尖瓣反流或之前漏诊的主动脉瓣病变。在人工瓣膜选择、风险评估及知情同意等方面，最好在术前即考虑到可能要行额外的瓣膜手术，而不是在手术过程才意识到问题的存在。

（7）**腹主动脉瘤**　如果触诊发现有腹主动脉瘤存在的可能，应行超声检查。应避免经股动脉置入 IABP 以防远端肢体斑块栓塞。在微创手术时，如果选择股动脉插管，术前务必行 CT 进行评估。

（8）**外周血管疾病**　对于存在严重外周血管病变的患者，应仔细检查脉搏搏动情况。这种情况常合并脑血管病变，因此要求术前即完成颈动脉的无创检查[59]。在心脏外科手术后，外周血管病变会对远期生存率产生不良影响，但它并不能预测手术死亡率，STS 风险计算公式中纳入了这一因素[81-83]。股动脉搏动减弱提示"上游"主 – 髂动脉病变。如果升主动脉存在严重病变，则必须更换主动脉插管位点，可考虑腋动脉插管[84]。

　　1）如果存在主 – 髂动脉病变，则意味着股动脉不适合插管，微创手术及放置 IABP 时尤为如此。腹部盆腔 CT 有助于评估髂股血管，进而判定经皮股动脉插管的可行性，以及估测体外循环是否会导致逆行夹层或逆行脑部栓塞。

　　2）实施经导管主动脉瓣置换（TAVR）前必须行腹部盆腔 CT 扫描。需评估血管扭曲、钙化及内径大小，以便确定是选择股动脉径路还是其他备用径路。

　　3）外周血管病变会导致剥取大隐静脉后腿部切口愈合不良，但如果选用内镜获取大隐静脉则要好很多。如果计划未来行外周血管重建，应选择另外一侧下肢来获取静脉桥血管。

（9）**静脉曲张或深静脉血栓（DVT）史**　如果存在这一情况，会给 CABG 的桥血管带来潜在问题。应判断大隐静脉是否曲张。无创的静脉描记有助于找出一段质量正常的大隐静脉，即使其他节段已发生严重曲张[60]。同时应评估小隐静脉，以确定是否可作为备用桥血管。还应评估桡动脉，前文对此已详述。有时需要双侧 ITA 作为桥血管，但应告知患者这将增加胸骨感染的风险。

4. 心脏外科术前的药物调整

　　回顾患者之前及现在的用药情况，这一点非常重要，尤其要注意抗血小板和抗凝药物的使用，根据临床情况来决策是否应继续使用或在术前停药（表 3.3 和表 3.4）。

（1）**阿司匹林（aspirin）**　是缺血性心脏病患者最常使用的药物，ACS 患者应常规服用。术前使用阿司匹林有助于降低围手术期心肌梗死和死亡率，提高血管通畅度，改善 CABG 结局[85-90]。虽然这一结论得到了多项荟萃分析的证实，但其中一位作者所

表 3.3　术前需停用的血小板抑制剂

	作用机制	效应持续时间	术前停药
阿司匹林	抑制环氧化酶	7 d（血小板的寿命）	3~7 d（如果时间充足）
氯吡格雷	抑制 ADP 受体 P2Y12（不可逆）	7 d（血小板的寿命）	5 d
普拉格雷	抑制 ADP 受体 P2Y12（不可逆）	7 d（血小板的寿命）	7 d
替格瑞洛	抑制 ADP 受体 P2Y12（不可逆）	1~2 d（半衰期为7~8 h）	5 d
替罗非班	抑制糖蛋白 IIb/ IIIa 受体	4~6 h	4 h
依替巴肽	抑制糖蛋白 IIb/ IIIa 受体	4~6 h	4 h
阿昔单抗	抑制糖蛋白 IIb/ IIIa 受体	> 24 h	24 h

表 3.4　术前需停用的其他抗凝药

	作用机制	效应持续时间	术前停药
华法林	抑制凝血因子的合成	4~5 d	4~5 d
普通肝素	与抗凝血酶Ⅲ结合，抑制凝血酶和因子 Xa	4 h	4 h
低分子量肝素	抑制因子 Xa 和因子Ⅱ	12~18 h（半衰期为 4.5 h）	24 h
磺达肝癸钠	抑制因子 Xa	48 h（半衰期为 17~21 h）	60 h
比伐芦定	直接凝血酶抑制剂	2 h（半衰期为 25 min）	1~2 h
新型口服抗凝药（NOAC）	因子Ⅱa 抑制剂（达比加群酯），因子 Xa 抑制剂（阿哌沙班、利伐沙班、依度沙班）	8~12 h	48 h

发表的一项试验结果却并未证实上述获益 [88]。阿司匹林通过不可逆地乙酰化血小板环氧化酶，抑制血栓素 A_2 形成，从而抑制血小板聚集，可在血小板的全寿命周期起效（7~10 d）。因此，在体外循环对血小板功能造成破坏的同时，阿司匹林可起到叠加作用。

1）虽然术前服用阿司匹林可增加围手术期出血量，但一般仅发生于服药量＞81 mg/d 时。因此，对于大部分拟行 CABG 的患者，建议持续服用阿司匹林 81 mg /d，直至手术当天 [87,89-90]。接受其他心脏直视手术的患者，可在术前 3~5 d 停药，这足以允许血小板完成充分的再生，使血小板抑制最小化。

2）患者对阿司匹林的反应有相当大的变异性。一些患者有一定的抵抗性（通常是服用肠溶阿司匹林），而另一些患者则表现出明显的血小板功能抑制。有多种血小板聚集试验用于评估阿司匹林的抗血小板作用，但它们并不能说明血小板的抑制程度，因此，术前也鲜有检测的必要 [91]。服用大剂量阿司匹林的患者及存在血小板功能障碍的患者，如尿毒症、遗传性假性血友病（Von Willebrand's disease），可能会表现出更多的失血。如果能检出此类患者，建议在术前数日停用阿司匹林。

3）有研究指出：即使术前服用了阿司匹林，术后早期的血小板聚集及血栓素的形成仍然会表现出增强 [92]。因此，如果患者存在阿司匹林抵抗，那么，血小板将会表现出更强的活性，使桥血管栓塞的风险增加 [93]。对于体外循环和非体外循环旁路术后，血小板活性是否增强这一问题，多项研究的数据间存在矛盾 [94-95]。术前常规使用阿司匹林以及在术后 6~8 h 即恢复使用阿司匹林，有助于在一定程度上减轻血小板活化及聚集的程度，更好改善桥血管的通畅性，降低围手术期心肌梗死发生率，有助于提高体外循环和非体外循环旁路术的生存率 [93,96]。

（2）P2Y12 抑制剂　为噻吩并吡啶类（thienopyridines）药物，通过不可逆地改变血小板二磷酸腺苷（ADP）受体 P2Y12，抑制 ADP 介导的糖蛋白 Ⅱb/ Ⅲa 受体的激活，从而达到抑制血小板活化和聚集的目的。对于接受裸金属支架的患者，应与阿司匹林联合使用 1 个月，而接受药物涂层支架的患者则需要联合使用 6~12 个月，以降低支架内血栓的风险[97]。但很多患者在 PCI 术后会无限期地长时间服用。此类药物也用于 ACS 及拟行 PCI 的患者，无论是否为择期手术。

1）氯吡格雷（clopidogreli）：是经过两步生物转化而形成的活性代谢物，可起到抑制血小板的作用。CYP2C19 等位基因的多态性可使转化率降低，导致出现氯吡格雷耐药。在 PCI 操作前给予 300~600 mg 的负荷剂量，即可在数小时内使近 40% 的血小板受到抑制，而后每日服用 75 mg。虽然其半衰期为 7 h，但其抗血小板作用可持续血小板的全寿命周期，因此，如果拟行择期外科手术，建议术前停用 5 d[89]。

2）替格瑞洛（ticagrelor）：是可逆的非竞争性 P2Y12 受体抑制剂。与氯吡格雷相比，其起效更快，血小板抑制作用更明显。替格瑞洛及其代谢物均具有药理活性，给予 180 mg 负荷剂量后 1.5 h 即可达到作用峰值，后续按照每次 90 mg、每天 2 次给药。对于 ACS 患者，在降低死亡率方面，替格瑞洛优于氯吡格雷，而严重出血的发生率（12%）相似。其半衰期为 7~8 h，停用 72 h 后血小板功能可以恢复 80%[98]，亦即如果替格瑞洛停药 72 h，手术即可安全进行，但仍建议术前停药 5 d[89]。

3）普拉格雷（prasugrel）：是一种前体药物，其活性代谢产物可以对 P2Y12 受体产生不可逆性拮抗。其效力约为氯吡格雷的 10 倍，1 h 即可达到 50% 的血小板抑制率，最大抑制率可达 80%。对于拟行 PCI 的 ACS 患者，虽然普拉格雷的临床疗效优于氯吡格雷，但却面临更高的出血风险，不建议用于 75 岁以上的患者，以及有 TIA 或卒中史的患者。虽然其半衰期为 7 h，但由于其对血小板功能的抑制不可逆，因此要求在术前至少停用 7 d[89]。

4）坎格瑞洛（cangrelor）：是一种静脉用可逆性 P2Y12 受体抑制剂。由于本药无须在体内转化为有活性的代谢物，因此可在数分钟内即快速达到近 100% 的血小板抑制。其半衰期为 3~6 min，可在停药后 1~2 h 内恢复血小板功能[99]。

5）在服用 P2Y12 受体抑制剂数天内手术无疑会使围手术期出血、输血及再开胸止血的风险升高[100]，因此建议停药 5~7 d 后再行手术[89]。但事实上，与出血更为相关的因素是患者对这些药物的反应（主要是对氯吡格雷的反应），而非停用的时机[101]。血小板功能测定可判断患者对 P2Y12 抑制剂的敏感性，如果血小板抑制率（血小板反应单位，PRU）< 30%，手术可安全进行，出血风险并不会升高[102]。

a. ST 段抬高心肌梗死（STEMI）或其他伴顽固性心肌缺血的 ACS 患者，如果不适合 PCI，应行急诊（emergency）手术。此时所面临的出血风险最高；在给予 P2Y12 抑制剂负荷剂量 6 h 内或维持剂量 4 h 内输注血小板，部分活化代谢物会与外源性血小板结合，导致疗效难以达到预期。

b. 因存在严重解剖异常而施行的紧急（urgent）手术，通常会在导管检查后 1 周内进行，此时抗血小板药物的药效尚未完全消退。在决定手术时机时，应权衡心肌缺血与术后出血（需输注血小板）之间的利弊。显然，只要有临床适应证，就不应推迟手术；而在确定何时出血的风险会降低、何时可以手术的问题上，血小板功能测定具有极为重要的价值。

c. 有些患者虽然在近期植入了冠状动脉支架，但仍需进一步的手术治疗。例如，一名 STEMI 患者可能存在多支血管病变，在"罪犯"血管安放支架后可快速恢复潜在梗死区的灌注，再通过紧急手术来解决其他存在问题的血管。另一种情况是患者在数月前曾植入药物涂层支架，近期再次发生胸痛。如果在术前 1 周停用 P2Y12 抑制剂可能会增加支架栓塞的风险，因此，除了在不停用 P2Y12 抑制剂的情况下进行手术这一方案外，还有两个可行方案：①停药 3 d，继续服用阿司匹林再行手术，此时抗血小板作用仅有轻微残留；②术前 5 d 停用 P2Y12 抑制剂，继续服用阿司匹林，给予糖蛋白 IIb/ IIIa 抑制剂数天，并在术前 4 h 停用。第 2 种方案更为理想。术后应尽可能早地给予负荷剂量的 P2Y12 抑制剂 [103]。

d. 有人提出：如果术前没有停用 P2Y12 抑制剂，术后可以使用抗纤溶药物，例如氨甲环酸，可减少术后出血 [104]。

（3）**肝素（heparin）**　对于 ACS 患者，如果拟行紧急外科手术，应在心导管检查前、后给予肝素。如果术前应用 IABP，也应给予肝素。术前使用华法林者可使用肝素作为过渡。

1）普通肝素（UFH）：使用剂量基于体重（附录 7），通过部分凝血活酶时间（PTT）进行监测，确保 PTT 处于 50~60 s 的治疗区间。通常可在术前 4 h 停用，但对于危重冠心病，最好持续使用至进入手术室，这并不会使各种术前置管面临严重的出血风险。持续使用 UFH 数日后，应每日复查血小板计数，以评估是否发生了肝素诱导的血小板减少症（HIT），详见后文。

2）低分子量肝素（LMWH）：例如依诺肝素钠，可与抗凝血酶结合，加速抑制活化的因子 Xa，但对凝血酶（因子 IIa）的抑制作用很小。由于其效用高、使用简单、无须监测，因此通常建议常规用于 ACS 患者（1mg/kg，皮下注射，每天 2 次）。在心导管检查时，可替代 UFH。它还常用于住院患者的静脉血栓预防，剂量为 40 mg，皮下注射，每天 1 次。但有研究证实：使用 LMWH 会增加围手术期出血的风险 [105]。其清除半衰期为 4~5 h，用药 12 h 后抗因子 Xa 的活性仅残留 30%。通常，建议术前停药时间为 5 个半衰期，约 24 h，以减少围手术期出血。虽然 LMWH 的效应可被血小板因子 4（PF4）逆转，但 60% 的 LMWH 可被鱼精蛋白中和 [106]。

（4）**华法林（warfarin）**　主要用于人工机械瓣置换、房颤、深静脉血栓和肺栓塞既往史及高凝血症的患者。应在术前 5 d 停用华法林，术前 24 h 内复查 INR。低风险患者在停用华法林期间无须使用过渡性抗凝药物 [107-108]。

1）高风险患者在停药后、手术前的过渡期可使用 UFH 或 LMWH。对于门诊患者，当 INR 低于治疗范围时（通常在停用华法林后 2 d），给予依诺肝素钠，1 mg/kg，皮下注射，使用 2~3 d，术前 24 h 停用。由于停药后仍存在一定程度的残余抗凝效果，因此术前的数小时无须给予 UFH。对于住院患者，可以使用 UFH，并在手术前 4 h 停用。高风险患者如下 [108]。

a. 二尖瓣机械瓣置换。

b. 主动脉瓣机械瓣置换伴血栓栓塞的风险（如房颤、血栓栓塞既往史、高凝状态、非二叶人工瓣、左心室收缩功能不良，或 > 1 个机械瓣置换）。

c. 高栓塞性卒中风险的房颤患者（CHA_2DS_2-VASc 评分 ≥ 5，3 个月内曾发生卒中或体循环栓塞，合并风湿性二尖瓣狭窄）。

d. 3 个月内曾发生静脉血栓。

e. 既往停用期曾发生过血栓栓塞。

2）如果患者需要紧急手术，而 INR 处于高水平，口服维生素 K 5 mg 可使 INR 在 24 h 内降低。静脉给予维生素 K 可更快速地逆转 INR（注射时间为 30 min），但存在发生过敏反应的风险。皮下注射维生素 K 的疗效不可预测，且吸收延迟，不建议采用。如果手术更为紧急，可考虑输注新鲜冰冻血浆（FFP），还可输注单剂凝血酶原复合物浓缩物（PCC），内含 500 U 的 Ⅸ 因子（通常为 25~50 U/kg），可快速逆转 INR[109]。

3）拟植入起搏器或 ICD 的患者，如果在接受双抗治疗或使用肝素作为华法林停用后的过渡，出血风险将会增加。大多数研究均未认定治疗级 INR 会增加出血风险，因此，高风险患者在术前最好不要停用华法林；对于低风险患者，术前 4 d 停用华法林而不使用其他过渡治疗手段是安全的[110]。

（5）非维生素 K 拮抗剂口服抗凝药（NOAC）　也称为直接口服抗凝药（DOAC），可抑制因子 Ⅱa（达比加群酯，直接凝血酶抑制剂）或因子 Xa（阿哌沙班、利伐沙班、依度沙班）（表 3.5）。在降低非瓣膜病房颤患者卒中风险及治疗静脉血栓方面，这些药物即使不优于、也至少和华法林等效。此类药物通常用于并发房颤的瓣膜病及结构性心脏病患者，但不可用于人工机械瓣置换术后或风湿性二尖瓣疾病的高风险患者[108,111]。此类药物的平均半衰期约 12 h，因此，可在术前 48 h 左右或 4~5 个半衰期停药。但多项临床研究发现：对于合并肾功能障碍的患者，这一停药时长可能并不充分，因此建议延长停药时间[108,112]。如果患者需行急诊手术或发生严重的出血，可使用逆转抗凝血的药物（表 3.5）；如果没有这些药物，可使用 PCC50~75 U/kg

表 3.5　非维生素 K 拮抗剂口服抗凝药（NOAC）

	所抑制因子	半衰期▲	剂 量	排 泄	逆转剂
达比加群酯	Ⅱa	12~17 h	150 mg，每天 2 次	80% 经肾脏	依达赛珠单抗 5 mg，静脉注射 2 次
阿哌沙班	Xa	8~15 h	5 mg，每天 2 次	15% 经肝脏 27% 经肾脏	Andexanet/PCC*
利伐沙班	Xa	5~13 h	20 mg，每天 1 次	30% 经肝脏、33% 经肾脏	Andexanet/PCC*
依度沙班	Xa	10~14 h	60 mg，每天 1 次	50% 经肾脏	PCC*

*Andexxa（andexanet alfa）为重组因子 Xa：剂量为 400~800 mg，给药速度为 30 mg/min，而后为 4~8 mg/min，使用 2h；PCC（凝血酶原复合物浓缩物）：50~75 U/kg。▲正常肾功能时的估算半衰期，半衰期受年龄和肾小球滤过率影响

进行拮抗。

（6）磺达肝癸钠（fondaparinux）　是因子 Xa 的间接抑制剂，其通过抗凝血酶来催化对因子 Xa 的抑制作用。当用于静脉血栓预防时，每天剂量为 2.5 mg，皮下注射；对于已经形成的血栓，可采用基于体重的更大剂量（< 50 kg：5 mg；50~100 kg：7.5 mg；> 100 kg：10mg）。在治疗静脉血栓方面，已被 NOAC 完全取代，且无法通过使用鱼精蛋白进行中和。由于其半衰期长达 17~21 h，故最少要在术前 60 h 即应停药。

（7）比伐芦定（bivalirudin）　是一种直接凝血酶抑制剂，已获批用作 PCI 操作期间的抗凝药，替代 UFH。其优点在于半衰期短（25 min）并可避免暴露于肝素。术中使用的剂量为 0.7 mg/kg 静脉推注，而后以 1.75 mg/（kg·h）持续滴注。由于其半衰期短，因此出现严重外科出血（非来自股动脉穿刺）的风险仅见于在用药后 1~2 h 内实施的急诊手术。对于 HIT 患者，此药可用于体外循环期间的抗凝。

（8）依替巴肽（eptibatide）和替罗非班（tirofiban）　均为短效静脉药物，是纤维蛋白原与血小板糖蛋白 Ⅱb/ Ⅲa 受体结合的可逆性拮抗剂[113]。它们偶尔会用于计划早期干预的 ACS 和非 ST 段抬高心肌梗死（NSTEMI）。在心导管检查后，如果认为 CABG 是最佳的血运重建方案，则可与肝素同时使用。

1）依替巴肽：180 μg/kg 静脉推注，而后以 2 μg/（kg·min）的速度维持 72~96 h。此药半衰期为 2.5 h，停药 4 h 后血小板功能可恢复至正常水平的 50%~80%。

2）替罗非班：在 30min 内推注 0.4 μg/（kg·min），而后以 0.1 μg/（kg·min）的速度维持 48~96 h。此药半衰期为 2 h，停药 4~8 h 后血小板聚集功能可恢复至正常水平的 90%。

3）对于上述药品，建议在术前 4 h 左右停药（表 3.3）。但需要指出：一些研究发现，即使在术前 2 h 停药，甚至在手术开始切皮时停药，也并没有发现体外循环术后出现出血风险增加的情况。这可能归因于短暂性"血小板麻醉"效应，亦即体外循环对血小板数量和功能的不良影响被抵消[114]。

4）阿昔单抗（abciximab）：是一种单克隆抗体的 Fab 片段，可与血小板表面的 Ⅱb/ Ⅲa 受体相结合。当纤维蛋白原和 vW 因子与活化血小板的这一受体结合后，血小板聚集将受到显著抑制。阿昔单抗的半衰期为 12 h，血小板功能会在停药 48 h 后恢复。因此，如果患者已经用药，应在可能的情况下，将手术推迟至少 24 h。如果确需行急诊手术，应意识到术后可能会面临严重出血。输注血小板可减少与阿昔单抗结合的血小板总量，呈现止血效果[115]。血液浓缩器有助于清除残余的游离阿昔单抗，使血小板的止血功能更为理想，优于中和游离抗体[116]。幸运的是，在大部分心脏中心，阿昔单抗已被短效可逆性糖蛋白 Ⅱb/ Ⅲa 拮抗剂所取代。

（9）溶栓治疗　除非是在没有行急诊 PCI 和外科手术能力的医院，否则组织型纤溶酶原激活剂（tPA）已很少用于 STEMI 患者。如果需行急诊手术，应意识到可能面临严重出血的情况。虽然这些药物的半衰期不到 30 min，但在半衰期过后，仍可能引起持续性全身出血，所导致的结果包括纤维蛋白原消耗，凝血因子 Ⅱ、Ⅴ 和Ⅷ水平下降，血小板聚集功能受损，并会出现纤维蛋白碎片。因此，在可能的情况下，应将手术至少推迟 24 h。

（10）**非甾体抗炎药（NSAID）**　其对血小板环氧化酶（COX-1 和 COX-2）的作用具有可逆性，通过抑制血栓素 A_2 的形成使血小板功能发生障碍，其抗血小板作用主要依赖于剂量及半衰期。一般情况下，术前数日停用即可[117]。

（11）**ω-3 脂肪酸（鱼油）**　可降低术后房颤的发生率，但由于其抑制血小板黏附及血小板激发的纤维蛋白形成，所以有可能导致出血，因此使用受限，但这一情况仅在同时服用阿司匹林或因子 Xa 抑制剂的人群中表现明显[118-119]。鱼油还会抑制凝血酶的形成，故而与华法林存在协同作用。鉴于此，通常建议术前停用鱼油、亚麻籽油和磷虾油。但是，大量的研究及 2018 年的 OPERA 随机试验发现：鱼油并不会增加心脏手术的围手术期出血，不过这些研究中，所有受试对象在术前均已停用抗血小板药和抗凝药[118-120]。

（12）**其他药品和食物**　包括维生素 E、银杏、大蒜，甚至紫葡萄汁中的黄酮类，均被发现可抑制血小板功能[121-124]，但它们是否会对围手术期出血或手术结局产生不良影响则并不确定，尽管如此术前还是应停用。术前必须询问患者有无服用这些药品和食物，它们通常并未被列入所服用药物的清单中。

（13）**相关病史**　须询问有无病理性出血疾病及低凝情况，这将指导围手术期的抗凝管理，并为出血问题的治疗提供方向。

1）抗磷脂综合征是一种自身免疫疾病，机体内出现抗磷脂（APL）抗体（抗心磷脂抗体）和（或）狼疮样抗凝物。该病罕见，与血管病变相关联。这些抗体会使机体处于高凝状态，可导致动、静脉血栓，而凝血试验提示 PTT 升高及常见的血小板减少症。APL 抗体会影响高岭土激活的全血激活凝血时间（ACT），因此建议术中选用硅藻土监测 ACT。但在手术过程中，ACT 与肝素水平可能并不完全对应，因此，建议行肝素 - 鱼精蛋白滴定测试，以确保充分抗凝，肝素的目标水平为 3.4 U/mL[125-126]。一项研究建议：对于抗磷脂综合征正常风险人群，肝素水平设定在 3 U/mL，而存在 APL 抗体相关性血小板减少症史的高危人群，肝素水平设定在 5U/mL[126]。另外，可选择比伐芦定作为体外循环抗凝的替代药品（见第 4 章）。

2）其他一些高凝状态，例如因子 V Leiden 突变，凝血酶原基因突变，或 C、S 蛋白缺乏，通常难于发现，直至术后持续出现栓塞才可能确诊。但是，如果已经获知患者存在这些综合征，则应采取积极的抗凝措施以降低术后血栓发生风险。术前，在停用华法林、INR 低于治疗水平后，应采用过渡期抗凝措施。如果患者因存在抗凝血酶Ⅲ缺乏所致的高凝状态，在体外循环期间应通过给予新鲜冰冻血浆或抗凝血酶Ⅲ浓缩物（Thrombate）来获得充分的肝素化[127]。

5. 实验室检查

（1）**全血细胞计数，PT，PTT**

1）中度贫血［血红蛋白（Hb）< 100 g/L］的患者，术后将面临显著升高的不良事件发生风险及手术死亡率[128-130]。贫血与合并疾病（如充血性心力衰竭、慢性肾脏病）

的同时出现,将使器官更难以耐受氧供受损,因此可增加非心源性事件的发生,如卒中、肾衰竭,甚至是胸部切口的感染。虽然贫血和输血均与包括死亡在内的不良结局有关,但似乎输血与不良结局的相关性更强[131-132]。不断有研究证实输血对外科疗效的负面影响,包括桥血管堵塞的风险增加,因此在下达输血医嘱前,须仔细评估[133-136]。但是,有多项大规模研究及一项荟萃分析结果显示:在术后感染、卒中及心脏、呼吸和肾脏并发症及死亡率方面,严格控制输血与自由输血策略结果相似[137-139]。

a. 住院行心导管检查的患者,血细胞比容(HCT)发生中等程度下降的情况并不少见。这可能源于反复抽血检查、导管检查前后的水化、导管检查期间的失血。桡动脉径路比股动脉径路的出血量少很多。

b. 对于缺血性心脏病患者,当 Hb < 80 g/L 时,建议考虑输血;在体外循环期间,过低的 HCT 可对神经系统及肾脏造成不良后果。另外,如果术中输注多个单位红细胞,常常会造成凝血功能异常,需要输注其他成分血。如果计算发现体外循环期间的 HCT 可能会 < 20%,那么,对术前 HCT < 26% 的住院患者进行输血就是合理的,这一措施可减轻术前心肌缺血,而更重要的是,可以减轻手术期间血液稀释的程度,减少输全血及成分血的数量。

2)白细胞的升高可能与感染有关,术前必须发现。这可以是炎症反应的一般性标志,也可以是使用类固醇或骨髓增生异常的反映。有研究指出:术前白细胞增高可导致围手术期心肌损伤、卒中和手术死亡风险升高,1 年生存率会下降[140-141]。

3)对于使用肝素的患者,应每天复查血小板,以便及时发现肝素诱导的血小板减少症(HIT)。如果血小板计数下降并因此怀疑 HIT,应行进一步检查,如肝素诱导性血小板聚集试验(通过 5- 羟色胺释放试验来分析)或检测 IgG 特异性肝素抗体[142]。如果这些试验结果为阳性,则有必要对体外循环期间的抗凝策略进行调整。在没有血小板减少症的情况下,并不建议常规检测肝素抗体。术前的血小板聚集试验有助于评估残余的阿司匹林和 P2Y12 抑制剂的抗血小板效应,尤其是后者;同时还有助于确定理想的手术时机[102-103]。

(2)基础的代谢检查(电解质、尿素氮、肌酐、血糖)和糖化血红蛋白

1)对于Ⅲ~Ⅳ级慢性肾脏病患者,术后发生急性肾损伤的情况十分常见,尤其是那些合并糖尿病的人群,这预示着手术死亡率升高、远期生存率下降[143-144]。在导管术中及术后充分水化,将体外循环手术推迟至导管术后 24 h 以上(非体外循环手术无须如此),可降低肾毒性[145-146]。对于有较高风险出现肾功能障碍的患者,导管检查后应复查血清肌酐。如果血清肌酐升高,只要临床情况允许,应推迟手术,直至数值回归基线。但对于血流动力学状态下降、肾功能逐渐恶化的患者,则不应推迟手术,否则可能导致更加难以逆转的肾衰竭及多器官衰竭。术中一些特殊举措及术后血流动力学方面的支持至关重要,有助于减轻肾损害(见第 12 章)。

2)高血糖会导致不良事件的发生,包括卒中、伤口感染、肾衰竭及死亡[46]。因此,围手术期须积极地控制血糖。糖化血红蛋白(HbA1c)的升高表明过去 3 个月血糖控制不理想,感染风险会增加,近期及远期死亡率均会升高[40-44]。

3）低钠血症常见于正在接受利尿治疗的患者，也见于左心室功能下降及心力衰竭的患者。低钠血症会使冠状动脉不良事件、伤口感染、肺炎、住院时间延长及手术死亡的风险增高[147-148]。根据血浆渗透压，可分为高容量性、低容量性和正常容量性低钠血症。评估尿钠水平有助于调整治疗策略，包括限液、调整利尿剂用量及静脉输注生理盐水[149]。

4）高钾血症常常是肾功能障碍的表现，术前应积极处理。大部分术中所使用的心脏停搏液为高钾溶液，会使高钾血症进一步加重。

（3）肝功能检测　包括胆红素、碱性磷酸酶（AKP）、谷丙转氨酶（ALT）、谷草转氨酶（AST）、白蛋白及血清淀粉酶。纽约州注册数据显示：AKP 和 AST 升高是 CABG 手术死亡的重要预测因子，建议将它们纳入风险评估模型[150]。如果异常的肝功指标提示肝炎或肝硬化，应行进一步评估。慢性被动性肝淤血（三尖瓣病变、右心衰竭和缩窄性心包炎）可能需要在手术完成后才能有所改善。有时，对于罹患心源性休克和急性肝损害伴肝酶显著升高的患者，需要行急诊手术。此类患者在术后所面临的严重肝功能障碍风险将会更高。肝功指标的基线值很关键，几乎全部患者在术前和术后均需服用他汀类药物，而此类药物最常见的不良作用即为肝功指标的升高。

（4）其他实验室检查

1）促甲状腺激素（TSH）：针对术后房颤预防性或治疗性使用胺碘酮的患者，术前需测量 TSH。胺碘酮中富含碘，会对甲状腺功能造成一系列影响。15% 长期服用胺碘酮的患者将发生甲状腺功能亢进或减退[151]。

2）BNP 和 pro-BNP：可用于鉴别呼吸困难的产生原因。如果因瓣膜病变导致收缩和舒张功能障碍、心力衰竭，BNP 将会升高。CABG 和主动脉瓣手术后，BNP 的升高与术后心室功能障碍、需使用正性肌力药物或 IABP 及死亡率的升高相关[11-16]。

3）C- 反应蛋白：因 ACS 入院的患者应检测 C- 反应蛋白。存在感染或炎症反应的患者 C- 反应蛋白会升高。术前 C- 反应蛋白的升高（> 10 mg/L）与术后死亡率的升高相关，而 > 5 mg/L 与 CABG 术后远期生存率的下降相关[152]。此外，C- 反应蛋白升高也与桥血管堵塞率升高相关。

（5）尿液分析　如果尿液分析提示污染，则应采取措施做洁净取样。如果怀疑尿路感染，应行尿培养。择期手术前服用数日抗生素。如果需要行紧急体外循环手术，给予 1~2 剂抗菌谱覆盖革兰氏阴性菌的抗生素即可；但如果拟行瓣膜手术，则应考虑术前接受数天的抗生素治疗。

（6）胸部 X 线片（后前位及侧位）　可用于排除活动性肺部疾病，以便在术前得到治疗。发现肺部结节后，应在术前行 CT 扫描进一步评估，术后的影像学解读存在一定困难。如果发现主动脉严重钙化，应尽快回顾导管造影时的升主动脉情况，通常采用非增强 CT 以确诊升主动脉钙化。如果确诊，应修正手术入路；对于一部分老年患者，应视为不宜施行手术。如果患者曾行 CABG，现需要选择胸骨正中切口再次手术，术前必须行侧位胸片检查，以明确近端心脏结构及 ITA 蒂与后胸骨板的距离。后前位胸片还有助于设计微创手术入路。胸部 X 线片所能提供的其他重要信息前文有述。

（7）**心电图（ECG）**　可将术前 ECG 视为基线，以便与术后 ECG 进行比较。如有证据显示在导管检查后出现新的心肌梗死或心肌缺血，则有必要再次评估心室功能，有时甚至需要再次行冠状动脉造影。如果患者经评估可行择期手术，但 ECG 出现了活动性缺血的征象，则应立即入院并尽快手术。

　　1）如果存在房颤，应控制其心室率，并明确房颤病史的发生时长。如果房颤发病 < 6 个月，那么术后恢复为窦性心律的可能性接近 80%；但如果发病时间 > 6 个月，则不太可能恢复为窦性心律。因此，房颤的发病时长决定了术后治疗的积极程度，并可能影响是否在原手术计划的同时行 Maze 手术的决策。

　　2）如果患者原本存在左束支传导阻滞，那么，在置入 Swan-Ganz 导管时发生完全性传导阻滞的风险将会增大。除非有紧急起搏手段（外置起搏贴片、经静脉起搏导线），否则应在开胸后再将 Swan-Ganz 导管送入主肺动脉。束支传导阻滞的存在也为缺血的判断造成了困扰。右束支传导阻滞合并Ⅰ度房室传导阻滞会增加 TAVR 术后发生完全性房室传导阻滞的风险。

　　3）如果患者术前存在显著的心动过缓，尤其是那些并未服用 β 受体阻滞剂的患者，术后常常需要使用起搏器。因此，术中应放置心房和心室起搏导线。对于这类患者，术后应避免使用 β 受体阻滞剂和胺碘酮来预防术后房颤，否则会遭遇严重的心动过缓。

（8）**小结**　大多数患者术前 1 个月内的检查结果都是可以接受的，但最好能在术前数日复查全血细胞计数、电解质、尿素氮、肌酐等。

6. 术前血液准备与贫血管理

（1）**自体输血**　适用于稳定型心绞痛或瓣膜性心脏病患者[153]。但目前使用并不广泛，这归因于以下因素：①大多数病例为紧急手术；②担心自体输血会促发严重冠心病患者的心绞痛；③人们对输血所致丙型肝炎和艾滋病传染的担心在逐渐减弱；④在可采用其他减少失血措施（使用抗纤溶药物、术中自体血回收、非体外循环手术）的情况下，质疑自体输血的成本 - 效益；⑤血库运输方面的考量。因此，各心脏中心普遍认为自体输血无必要，也不鼓励。如果实施，当 HCT 在 33% 时，就可以每周"捐出"1 U 血，这样经过术前 2~3 周，即可使 HCT 恢复至正常水平。

（2）**补充铁剂的同时使用重组促红细胞生成素（EPO）**　可促进机体非常快速生成红细胞，这一点对于贫血、自体输血等患者非常有帮助[154]。有研究证明：术前 1~2 d 皮下注射单剂 500~1 000 U/kg EPO 可降低输血需求[155-156]。另一个同样有效的替代策略是：术前 2d 每天皮下注射 14 000 U，其后 3 d 每天给予 8 000 U[157]。

（3）**输血风险**　由于对丙型肝炎病毒（1/1 500 000~1/250 000 U）和人类免疫缺陷病毒（1/750 000 U）检测能力的精化，使因输血而感染的风险变得非常低，减轻了人们对输血的过度恐惧。尽管如此，输血并非无害：它可导致发热、过敏及其他输血反应，还会增加感染、卒中、肾功能障碍、呼吸并发症的风险，同时会增加总死亡率[135]。一丝不苟的血液保护策略有助于减少用血（见第 9 章）[136]。

（4）输血策略　围手术期输血率在不断下降，目前手术患者输注各种成分血的比例低于 40%。虽然为了在体外循环期间将 HCT 维持在＞ 20% 而需要输血，但有研究指出：与更为宽松的输血策略（Hb ＜ 90 g/L 时输血）相比，严格的输血策略（Hb ＜ 75 g/L 时输血）经过演进，已经可以获得相似的临床疗效[137-139]。

7. 术前用药

（1）抗心绞痛药　所有的抗心绞痛药均应持续使用，即使是手术当天早晨也不应停药，以防心肌缺血复发。可考虑用短效 β 受体阻滞剂或钙通道阻滞剂来替代长效药（用酒石酸美托洛尔替代琥珀酸美托洛尔，用地尔硫䓬片替代地尔硫䓬缓释片）。对于术前应用 β 受体阻滞剂可否降低 CABG 术后死亡率这一问题，目前仍有争议——数项研究显示，这种获益仅见于近期发生心肌梗死的患者[158-160]。然而，术前服用 β 受体阻滞剂是一项 STS 评分的质量指标，被纳入公开报告中。

（2）降压药　可在术前给予降压药，如 β 受体阻滞剂或钙通道阻滞剂，以防止血压反弹，使麻醉过程更稳定。但对于手术当天晨起是否应停用血管紧张素转化酶抑制剂（ACEI）或血管紧张素受体阻滞剂（ARB），仍存在争议。这些药物会降低体外循环期间及之后的体循环阻力，出现血管麻痹。有研究证实，这会使死亡率增加，对正性肌力药物的使用需求增加，同时也会提高发生房颤的风险[161-162]。这些药物对肾功能的影响也同样存在争议，不同的研究显示：直至手术时仍服用这些药物有可能增加肾功能障碍的风险，但也有可能降低此风险[163-164]。

（3）地高辛　如果使用地高辛控制心室率，应持续使用至手术当天的早晨。

（4）影响肾功能的药物　应停用一切可能在手术期间影响肾功能的药物，包括噻嗪类利尿剂及袢利尿剂，如呋塞米。

（5）抗凝及抗血小板药　可按照下述方案来调整（详见"4. 心脏外科术前的药物调整"）

1）冠心病患者应服用阿司匹林 81 mg 直至手术，非冠心病患者应在术前 3~5 d 停药。

2）氯吡格雷和替格瑞洛应在术前 5 d 停药，普拉格雷则应在术前 7 d 停药。如果在术前 1 个月内植入裸金属支架或在 6~12 个月内植入药物涂层支架，用药方案为：①持续用药；②术前停药 3 d；③停药后使用糖蛋白 Ⅱb/ Ⅲa 抑制剂作为过渡用药。如需紧急手术以防止缺血事件发生，尽快手术是重中之重，此时可暂不考虑停药的时间问题。

3）应在术前 5 d 停用华法林，以便使 INR 恢复正常。对于存在高风险、且未住院的患者，应使用 LMWH 作为华法林停药后的过渡。如果 INR 仍高于正常，可口服维生素 K，INR 会在 1~2 d 下降；如需紧急逆转 INR，可静脉推注维生素 K 5 mg，输注新鲜冰冻血浆，或使用凝血酶原复合物浓缩物（25~35 U/kg）。

4）一般情况下，对于重症冠心病患者，UFH 会持续使用至手术；但如果将 UFH 作为过渡用药，应在术前 4 h 停药。

5）LMWH：术前最后一次用药应在术前 24 h。

6）NOAC 类药物：最后一剂药物应在术前 48 h 使用，如果患者存在肾功能障碍，应更早停药。如需急诊手术，一些价格昂贵的拮抗药物可供使用，但可能并未列入药典（依达赛珠单抗拮抗达比加群酯，活化因子Ⅹa拮抗阿哌沙班或利伐沙班）。

7）磺达肝癸钠：至少应在术前 60~72 h 停药。

8）短效糖蛋白Ⅱb/Ⅲa 抑制剂应在术前 4 h 停用。

9）使用阿昔单抗或正在接受溶栓治疗的患者，应将手术推迟 12~24 h。

10）如果患者确需紧急或急诊手术，必须备好血小板和凝血因子以对抗上述药物残留的抗凝血作用。

（6）降糖药　糖尿病患者应在术前一晚进食后停用胰岛素或口服降糖药。STS 指南建议：术前 24 h 应停用口服降糖药，但允许术前一天早晨的用药[46]。在手术室内常规监测血糖，并静脉给予胰岛素使血糖 < 180 mg/dL（10 mmol/L）。

（7）抗心律失常药　可持续使用至手术。长期服用胺碘酮可导致术后呼吸衰竭，因此，如果有证据显示存在肺部并发症，应在考虑行手术治疗时就停药，仅短期停药几乎不会降低围手术期风险，因为胺碘酮的半衰期非常长。胺碘酮可用于预防房颤，因此可在术前服用负荷剂量 [10 mg/（kg·d）] 数日，也可在手术时启用静脉用药。

（8）他汀类　所有行心脏外科手术的患者均需给予他汀类药物，其可降低发生房颤、谵妄、手术死亡的风险[165-169]。有数项研究发现：他汀类药物可降低术后急性肾损伤的风险[168-169]，但一项关于瑞舒伐他汀的研究却得出了相反的结果[170]。

（9）糖皮质激素　对于长期服用糖皮质激素的患者（多见于治疗 COPD 或自身免疫性疾病），术前应给予应激剂量（stress dose）的糖皮质激素。其他患者在围手术期使用糖皮质激素具有边缘性的获益[171]。

（10）抗生素　术前预防性使用的抗生素必须在切皮前给入。万古霉素应在距离切皮 2 h 内给入，而其他抗生素则应在距离切皮 1 h 内给入。

1）通常选择第一代头孢菌素类抗生素作为预防用药，如头孢唑啉，它可有效对抗革兰氏阳性菌。有证据显示：使用第二代头孢菌素类抗生素，如头孢呋辛，可降低总感染率。

2）如果患者对青霉素或头孢菌素类抗生素存在严重过敏反应，可选用万古霉素；由于其对革兰氏阳性菌有良好的抗菌性能，多用于瓣膜手术的患者。但万古霉素对革兰氏阴性菌的覆盖较差，因此 STS 指南建议加用氨基糖苷类药物来提高预防效果，而这并非常规[172]。有些中心对青霉素过敏的患者联合使用万古霉素和头孢唑啉或左氧氟沙星。但为了尽可能减少耐万古霉素肠球菌菌株的出现，不可随意滥用万古霉素，这一问题正越来越多地引起重症监护室的关注。如果患者对万古霉素过敏，则建议不要选用头孢菌素类抗生素，而使用达托霉素，它是效果仅次于万古霉素的替代药品。

（11）术前用药　应由麻醉医生负责。虽然在等待进入手术室期间给予轻度镇静可使部分患者受益，但大多数患者应在建立静脉通路后，由麻醉医生给予咪达唑仑和（或）芬太尼。术前抗生素医嘱则由外科或麻醉团队负责。

8. 术前医嘱及核查清单

　　在患者同意接受手术治疗后即应完成术前医嘱（检查及药物），包括一般性问题及患者的特殊情况。通常，将标准化的医嘱输入电脑系统，预先打印，并在必要时根据个体化情况进行修正（表3.6）。手术前一晚，相关的医生、医生助理、护士需完成简要但涵盖关键信息的术前小结，以便在手术开始前复习。应避免遗漏关键事项（表3.7和附录3）。对于择期手术，外科团队应确认所有的必需信息均已复习，

表 3.6　常规术前医嘱单

1. 收治科室：_____
2. 手术日期：_____
3. 术式计划：_____
4. 诊　　断
□ 血细胞计数及分类
□ PT/INR　□ PTT
□ 电解质，尿素氮，肌酐，血糖
□ 肝功能（胆红素，AST，ALT，碱性磷酸酶，白蛋白）
□ TSH
□ 血脂分析
□ 糖化血红蛋白
□ 尿液分析及培养（如有必要）
□ 心电图
□ 胸部 X 线片（后前位及侧位）
□ 脉搏血氧饱和度（未吸氧），如果 < 90% 应行动脉血气分析
□ 抗体筛查　□ 交叉配血：_____单位浓缩红细胞
□ 颈部双侧超声
□ 双侧数字化桡动脉检查
□ 双侧静脉描记
□ 肺功能检查
□ 其他：_____
5. 治疗与评估
□ 入院时生命体征
□ 测量身高、体重
□ 午夜后禁食（除服药饮用少量水）
□ 手术当天 5:00AM 备皮（胸部、下肢、双侧腹股沟）
□ 用洗必泰刷洗胸部及双下肢（术前一晚及手术日早晨）
□ 学习激励性肺活量测定（incentive spirometry）
□ 戒烟教育

表 3.6（续）

6.用　药
□ 2% 莫匹罗星（百多邦软膏）：术前一晚及手术日早晨用拭子涂抹鼻腔
□ 0.12% 洗必泰漱口液漱口：在等待进入手术室前
□ 维生素 C：2g，术前一晚 9:00 PM
□ 头孢唑啉：　□ 1g IV　□ 2g IV ——带药入手术室
□ 万古霉素 20 mg/kg=＿＿ g IV ——带药入手术室
□ 立即停用 P2Y12 抑制剂（与外科医生一同核查 PRU 测试结果）
□ 阿司匹林减量至 81 mg/d（如果患者正在服用更大的剂量）
□ 停用 NOAC 时间（AM/PM）：＿＿＿＿（术前 48 h 停药）
□ 停用肝素时间：＿＿＿＿
□ 持续滴注肝素进入手术室
□ 停用低分子量肝素时间（AM/PM）：＿＿＿＿
□ 停用糖蛋白Ⅱb/Ⅲa 抑制剂：手术日 4:00AM
□ 美托洛尔 ＿＿ mg，口服，每 12h 1 次；当收缩压＜ 100 mmHg 或心率＜ 60 /min 时停用（冠状动脉旁路移植患者）
□ 停用 ACEI 或 ARB：手术日早晨
□ 停用所有糖尿病用药：手术日早晨
□ 停用所有利尿药：手术日早晨

PT：凝血酶原时间；INR：国际标准化比值；PTT：部分凝血活酶时间；AST：谷草转氨酶；ALT：谷丙转氨酶；TSH：促甲状腺激素；IV：静脉注射；PRU：血小板反应单位；NOAC：非维生素 K 拮抗剂口服抗凝药；ACEI：血管紧张素转化酶抑制剂；ARB：血管紧张素受体阻滞剂

表 3.7　术前核查清单（参见附录 3）

1. 术式计划：＿＿＿＿＿＿＿＿＿＿
2. 手术记录单及知情同意书
3. 麻醉知情同意书
4. 手术适应证：＿＿＿＿＿＿＿＿
5. 心导管及超声检查结果
6.STS 风险评分（或 EuroSCORE 评分）
7. 实验室检查
a.电解质，尿素氮，肌酐，血糖
b.凝血酶原时间（PT），部分凝血活酶时间（PTT），血小板计数，全血细胞计数
c.尿液分析
d.胸部 X 线片
e.心电图
f.其他检查结果：颈动脉检查，肺功能检查，静脉描记
8. 备血确认单
9. 术前书面医嘱：抗生素，用药调整
10. 患者对停药的确认

异常情况已明确说明。在患者入院或手术前一晚就应将患者的信息发送至手术室，患者第二天手术或入院并手术时需要这些资料。下列信息应明确说明。

1）手术计划。

2）手术适应证。

3）心导管检查资料小结。

4）实验室检查结果。

5）手术记录单及知情同意书。

6）麻醉记录单及麻醉知情同意书。

7）STS 风险评分（或 EuroSCORE 评分）。

8）确认已经成功交叉配血并备血。

a. 表 3.8 显示了备血指南。一般可根据患者的血容量（通常与患者的体重和性别相关）及术前的血红蛋白水平来确定可能的输血量。在体外循环期间，常常需输注大量晶体溶液，为了维持满意的 HCT（> 18% ~20%）需要输血；而在通常情况下，越复杂、手术时间越长的体外循环手术，所需要的输血量就越大。

表 3.8　心脏直视手术备血指南

术式	浓缩红细胞备血量
非体外循环下微创冠状动脉旁路移植	完成血型检查和筛查
体重 > 70 kg 且 HCT > 35%	1 U
体重 < 70 kg 或 HCT < 35%	2 U
再次手术	3 U
升主动脉手术	3 U
降主动脉手术	6 U

HCT：血细胞比容

b. 其他可能导致输血量增加的因素包括：高龄，紧急或急诊手术，心室功能不良，再次手术，INR 升高，术前使用抗血小板药物，胰岛素依赖型糖尿病，外周血管疾病，慢性肾脏病，白蛋白 < 40 g/L，营养不良 [173-174]。

9）术前医嘱（一些医院由麻醉团队负责此项工作）。

a. 抗生素（永远都需要行皮试）。

• 头孢唑啉：切皮前 1 h 内，在手术室静脉注射头孢唑啉 1~2 g，剂量需按体重进行调整。STS 指南建议：体重 < 60 kg，剂量为 1 g；体重 > 60 kg，剂量为 2 g [172]。大部分团队的用药剂量为：体重 < 120 kg，剂量为 2 g；体重 > 120 kg，剂量为 3 g。单剂静脉推注可在 20 min 达到峰值血药浓度，60 min 达到峰值组织间隙浓度，因此理想情况下，应在术前 20~30 min 给药。头孢唑啉的半衰期为 1.8 h，体外循环会导致其血浆浓度下降 50%，因此，体外循环应加用 1 g，或术中每 3~4 h 给予 1 g。

• 术前 2 h 内注射万古霉素 20 mg/kg，注射时间不少于 30 min，以避免发生低血压或"红颈综合征"[172]。

 – 通常情况下，不因需要体外循环而加量。

 – STS 指南建议剂量为 15 mg/kg，但大多数团队采用 20 mg/kg[175]，此剂量可获得更理想的万古霉素浓度。一种简单的剂量调整策略是：体重＜ 80 kg，剂量为 1 g；体重在 80~120 kg，剂量为 1.5 g；体重＞ 120 kg，剂量为 2 g。

 – STS 指南还提供了一种 IIb 级适应证的用药方案，即：建议加用一种氨基糖苷类抗生素，如庆大霉素 4mg/kg，使抗菌谱覆盖革兰氏阴性菌[172]。

b. 停药等特殊医嘱见"7. 术前用药"。

c. 抗菌洗剂 [氯己定（洗必泰）] 可用于手术前晚及手术日早晨沐浴，最好是多次使用而非单次[176]。

d. 2% 莫匹罗星鼻腔软膏可有效减少鼻腔内定植的金黄色葡萄球菌，并减少由此类病原菌导致的外科切口感染。但对于鼻腔内无金黄色葡萄球菌定植的患者，莫匹罗星不仅无效，还可能增加耐药菌感染的风险[177-180]。如果可以做聚合酶链式反应（PCR）测试，可将莫匹罗星的使用限制在 MRSA（耐甲氧西林金黄色葡萄球菌）阳性的患者群；如果不能做 PCR，可考虑在术前、术中及术后数日常规使用莫匹罗星涂鼻（每天 2 次，连用 3 d）。

e. 0.12% 洗必泰溶液漱口。

f. 备皮：最好在手术当天早晨完成备皮。有研究发现：备皮的时间点与手术越靠近，感染率越低。用剪刀优于剃刀，后者会增加感染风险[181]。

g. 午夜后开始禁食。

h. 按照麻醉医生意见调整术前用药。

10）对于未住院的患者，在病历记录中应简要更新病史及体格检查，说明目前的病情是否与术前评估时的病情相同。

9. 风险评估与知情同意

（1）概　述

1）心脏外科术前准备的一项重要工作是风险评估。风险分层有助于患者及其家属深入了解手术的真实风险，包括并发症的发生及死亡；同时也可使医护团队意识到那些高风险患者术前需要更为积极的治疗，以使其达到更为理想的状态。在所有心脏手术前，必须签署知情同意书，知情同意书中应量化说明手术死亡的预估风险（predicted risk of operative mortality，PROM），优先使用 STS 风险评估公式（www. sts. org）或 EuroSCORE 评分（www.euroscore.pil-media.com），列出本手术的常见并发症，并根据患者的个体情况说明可能存在的风险。

2）虽然每家医院及医生的手术成功率越来越公开，但死亡与医疗质量的关系却并不确切。死亡的最常见相关因素是基础的心脏病变及共病，而最为重要的是对患者的选择。术后出现并发症始终较为常见，尤其是老年患者，而其中相当一些并发症并不能预防。对术后并发症的预测及预防可影响总死亡率，但通常更易受到并发症影响的是术后康复的速度。

（2）风险分层　基于 4 个重要的且内部相关联的风险因素类别，其中很多因素已纳入 STS 及 EuroSCORE 风险模型。

1）人口统计学因素：包括独立于疾病、与患者自然情况相关的因素，如年龄、性别、种族。

2）患者相关性共病：是指那些不一定与所患心脏疾病直接相关，但却会对心脏外科手术后的康复产生显著影响的疾病。事实上，大多数患者的并发症和死亡是与术前存在的合并疾病相关，如糖尿病、肾功能障碍、脑血管疾病及 COPD。这些合并症会使患者更易受到体外循环的损伤，在低心排血量状态后更易出现并发症。与死亡率上升有关的一些异常的实验室检测结果（例如贫血及白细胞、肌酐或血糖升高）通常与患者的合并疾病相关。

3）心脏及与手术相关的因素：临床表现（稳定型缺血性心脏病与 ACS、近期发生的心肌梗死、心力衰竭）、心脏疾病的病程及受累程度（单纯的冠心病、伴发瓣膜病变、肺动脉高压）、心室功能障碍程度等是判断手术风险的重要因素。一些可反映心功能状况的异常实验室检查指标（升高的 BNP、C- 反应蛋白及肌钙蛋白）均与死亡率升高相关 [13,152,182]。对于绝大多数处于中低风险状态的患者，上述指标一般并不会导致死亡率的明显上升。手术范围或程度的增加会使基线风险升高，而再次手术的风险是初次手术的 2~3 倍。一些并不常见的外科情况，如在非常近期发生心肌梗死（24 h 内）、严重的左心室功能障碍（EF ＜ 20%），以及心源性休克（伴或不伴心肌梗死的机械性并发症，如室间隔穿孔或乳头肌断裂），这些是强力的死亡风险因素。心脏切开术后的心室功能障碍将加重与术前共病（如慢性肾脏病）相关的器官功能衰竭，还可能会增加手术死亡率。

4）术前状态：急诊手术是最大的即时死亡风险因素。这类患者通常是因不稳定型心脏疾病而在术前处于"危重状态"，包括活动性心肌缺血、血流动力学状态严重受损（如心源性休克）等，需使用正性肌力药物及 IABP 支持，甚至需要心肺复苏。

（3）手术死亡的术前预测

1）数个风险模型可用于估测患者的手术风险。随着数据量的增加，STS 风险模型仍在不断升级与完善中，可在 www.sts.org 网站的 "resources" 及 "risk calculator"链接中进行计算[183-184]。该风险模型不仅可用于估算死亡率，还可用于估算再开胸止血、肾衰竭、伤口感染、呼吸衰竭的风险，同时用于分析住院时长（LOS）。正确输入每例患者的数据，每季度上传一次数据至 STS 数据库后，每一个外科手术计划均可获得风险校正后的疗效及与 STS 基准值的比较。目前，STS 风险计算经过不断完善，纳入了更多的实验室检查数据及临床状态，但并未纳入所有可影响手术风险的因素。STS风险模型和 ASCERT 远期生存概率计算模型（均可见于 www.sts.org）所提供的 7 年远期生存率结果相似[185-186]。

2）另一个风险计算模型是 EuroSCORE（www.euroscore.pil-media.com）。与其他风险模型相比，最初的 EuroSCORE 模型倾向于高估低风险患者的死亡率，低估高风险患者的死亡率。而后，随着采用计算机模型构建的、逻辑更为精密的 EuroSCORE 模型的出现，可以更加准确地预测高危患者的死亡率。2011 年该系统升级成为 EuroSCORE Ⅱ 风险计算模型，增加了诸如肝功指标、肌酐清除率及一些经体重校正后的变量。它还可用于那些未纳入 STS 风险模型的术式。

3）一些研究比较了 STS 评分体系和 EuroSCORE Ⅱ 评分体系，发现在风险预测方面两者相似，均优于最初的 EuroSCORE 系统。但对基于术式的评估，STS 评分在评估主动脉瓣置换或 CABG 联合瓣膜手术方面更有价值；而 EuroSCORE Ⅱ 对单纯 CABG 及二尖瓣手术的预测更为准确，对高风险患者的预测也更为准确[187]。

4）在手术死亡预测方面，最为重要的临床情况如下（按重要性进行降序排列）。

　　a. 急诊手术，包括一些非常强力但相当少见的风险因素（心源性休克、正在进行心肺复苏）。

　　b. 肾功能障碍。

　　c. 再次手术。

　　d. 高龄（＞ 75~80 岁）。

　　e. 心室功能差（EF ＜ 30%）。

　　f. 女性。

　　g. 左主干病变。

　　h. 其他合并疾病，例如 COPD、外周血管疾病、糖尿病、脑血管病变。

（4）手术并发症的术前预测及管理

1）虽然引起并发症和死亡的风险因素存在较小的差异，但列出的因素一经出现，就更易发生并发症[188]。尽管大部分因素是不可调整的，例如年龄、性别、再手术、手术紧急程度、心脏病变的严重程度，但它们可使医护人员更清醒地意识到相关患者术后并发症的发生率会升高。在降低术后并发症发生率及死亡率方面，术前发现既已存在的器官功能障碍或其他风险因素是非常关键的。对于高龄患者，这一点尤其重要，此类人群更易发生肾功能障碍、呼吸问题、卒中、出血及房性心律失常。表 3.9 中列出了一些术后严重并发症的风险比及死亡率。虽然这些数据有些过时，希望这期间手术结局会有所改善，但这的确说明了不遗余力地通过避免并发症来优化手术结局的重要性。对后续并发症的关注有助于采取必要措施防止它们的发生，或一旦发生也可减小其不良影响。

2）肾衰竭：需要透析的患者，死亡率可达近 50%。有多种风险模型可用于预测术后急性肾损伤及需要透析的风险（图 12.1 至图 12.4）[189-190]。对于术前存在肾功能障碍的患者来说，术前、术中及术后对肾功能的优化至关重要。即使并不需要透析，但慢性肾脏病仍与手术死亡率升高、远期生存率下降相关（见第 12 章）。

3）长时间辅助通气：根据 STS 数据库的定义，从患者离开手术室至停止机械辅

表 3.9　冠状动脉旁路移植术后并发症及死亡风险（STS 数据库）*

风险因素	首次手术后的发生率▲	风险比 (RR)	死亡率（%）
多器官功能衰竭	0.6	28.52	74.4
心脏停搏	1.3	29.63	64.1
肾衰竭（透析）	0.8	17.61	47.6
脓毒血症	0.9	13.92	38.6
肾衰竭（未透析：肌酐＞ 2.0 mg/dL）	2.8	13.53	30.6
辅助通气时间＞ 5d	5.5	10.73	21
永久性卒中	1.5	10.35	28
心脏压塞	0.3	8.25	25
抗凝相关性出血	0.4	8.23	25
围手术期心肌梗死	1.2	6.64	19
消化道并发症	2.0	6.02	17
再开胸止血	2.1	4.53	13
深部胸骨切口感染	0.6	3.74	11

★ 数据源自 20 世纪 90 年代中期 STS 数据库，现已无法获得上述数据。1 mg/dL=88.4 μmol/L。
▲译者注：本列数据似有歧义，但因出版前未能获得进一步证实，故保留原著数据

助通气，如果超过 24 h，即为长时间辅助通气，属于术后并发症的一种。气管插管＞ 5 d 的患者，死亡率约为 20%。数种风险模型可用于预测术后需长时间辅助通气的风险（图 10.2）[21,191]。对于肺功能下降的患者，术前应积极地处理一切有希望治愈的肺部疾病，这一点非常重要。措施包括：使用抗生素治疗肺部渗出性疾病及支气管炎（及推迟手术），使用支气管扩张剂治疗支气管痉挛，使用利尿剂治疗充血性心力衰竭，机械通气治疗低氧血症及高碳酸血症。术中管理策略包括审慎的液体管理，逐步降低肺动脉压，对支气管痉挛的患者使用糖皮质激素及支气管扩张剂，根据需要使用正性肌力药物等。术后，在血流动力学状态允许的情况下积极利尿，使用支气管扩张剂，早期恢复活动，使用激励性肺活量测定，这些常规措施有助于减少肺部并发症（见第 10 章）。

4）已存脑血管病变：无论是否有症状，均会增加卒中风险。很多时候可将其视为严重动脉粥样硬化的标志，而大多数卒中与主动脉上的外科操作有关，并非因已经存在的颈动脉病变。虽然发生永久性卒中的风险仅为 1%~2%，但高龄患者的发生率较高。围手术期发生永久性卒中的患者死亡率可达 25%。高风险患者应排除颈动脉疾病，术中使用心表超声发现升主动脉及主动脉弓粥样硬化灶，使用脑血氧测定仪，体外循环手术时维持较高的血压，或选择非体外循环手术，这些措施均适用于高龄患者，可降低发生卒中及神经认知障碍的风险。

5）纵隔出血：无论是否采用体外循环，纵隔出血都是心脏外科手术后重要的关注点。出血可源自手术出血或（和）凝血功能障碍。复杂手术尤其是瓣膜手术，纵隔

出血发生率较高。仔细的外科止血仍是关键，尤其是对于那些组织状态差的老年患者。纵隔出血将使血流动力学状态下降，原因包括低心排血量或心脏压塞，同时对输全血及成分血的需求增加，而这是感染、呼吸衰竭、肾功能障碍及死亡率升高的独立风险因素。因纵隔出血及心脏压塞而行再次手术可导致死亡率显著升高（分别为13%和25%）[192]。术前须特别注意根据情况调整抗血小板治疗或抗凝治疗、抗纤溶药物的使用，术中保持警觉和耐心，以最大限度地降低出血风险及其不良后果。

6）抗凝相关性出血：尤其需关注迟发性心脏压塞，它可能成为抗凝治疗的术后并发症。如果术后出血逐渐减少至很少量，可在24 h内常规开始服用阿司匹林。有些医生在术后使用氯吡格雷，尤其是因NSTEMI而行非体外循环或体外循环下CABG的患者。对于房颤、机械瓣置换术后服用华法林，但INR尚未达到治疗水平，以及需要预防静脉血栓的患者，可使用肝素。服用多种抗血小板药或抗凝药的患者，发生迟发性出血的风险较高，而此类患者常常可能合并多种其他疾病。医生必须仔细权衡术后早期抗凝的利弊，并对术后迟发性心脏压塞的早期症状和体征保持高度警觉。如果及时发现，这一问题很容易纠正；而如果不能发现，这将是致命的。

7）深部胸骨切口感染：发生率虽然低于1%，但难以处理。偶尔会发生于ICU中的危重患者，导致死亡率显著升高（10%~20%）。术前控制感染，围手术期对鼻腔内存在金黄色葡萄球菌定植的患者使用莫匹罗星涂鼻，手术开始前合理使用预防性抗生素（不超过48 h），管理有创管路，使用胰岛素严格控制术中及术后高血糖等，以上措施对减少深部胸骨切口感染十分重要。但遗憾的是，无论多么理想的管理策略，都几乎不能完全消除深部胸骨切口感染的发生。

参考文献

请登录 www.wpcxa.com 下载中心查询或下载，或扫码阅读。

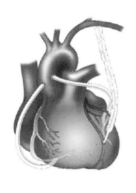

第4章
心脏手术麻醉

第4章
心脏手术麻醉

虽然出色的术前及术后管理可以使患者的康复从复杂、棘手变得平安、顺畅，但手术室内的工作通常会对患者的预后产生最为显著的影响。娴熟的技术及彻底、迅速的手术治疗是这一阶段唯一的工作。麻醉技术及监测手段的进步、体外循环（CPB）及心肌保护技术，使外科医生可以成功地救治合并多种疾病的危重心脏病患者。对于因合并疾病而面临高风险的患者，非 CPB 手术优点尤其明显。利用微创及经皮干预技术来解决瓣膜问题可以在减少创伤的情况下，让患者迅速康复。本章将阐述术中监测、经食管超声心动图（TEE）、针对不同类型心脏外科手术的麻醉管理策略，以及在手术室、杂交手术室、杂交导管室，CPB 或非 CPB 辅助等不同情况下麻醉管理的要点。

1. 术前访视

（1）**概述**　所有心脏外科手术前，心脏麻醉医生均应完成术前访视，以便回顾患者病史，完成一些体格检查，告知患者或家属术中监测及术后机械辅助通气技术等。在访视的过程中，应发现一些需要进一步检查或有可能影响术中麻醉管理的潜在问题。

1）病史：心脏方面的症状、严重的合并疾病、既往麻醉史和手术史、过敏史、用药史以及近期是否使用类固醇激素。

2）体检：心、肺、松动的牙齿、影响气管插管的口腔解剖异常（Mallampati 评分）、甲颏间距（颈部完全伸展时甲状软骨切迹至颏突的距离，< 7 cm 提示可能插管困难）、颈部活动度及下颏松弛度。

（2）**术前药物调整**　麻醉医生应与患者再次确认外科医生的用药医嘱，明确哪些药物应持续使用至手术前，哪些药物应停用，哪些需要调整剂量。应重点向患者说明以下问题。

1）所有抗高血压及抗心绞痛药应持续使用，包括手术当天的早晨。例外的情况是血管紧张素转化酶抑制剂（ACEI）和血管紧张素受体阻滞剂（ARB）的使用，目前认为手术当天早晨应停用，以降低围手术期体循环阻力过低的风险[1-4]。

2）手术前一晚需停用长效胰岛素，手术当天早晨停用胰岛素或口服降糖药。在到达手术室后复查血糖，必要时术中应静脉滴注胰岛素并反复复查血糖。

3）根据外科医生的建议停用抗凝药及抗血小板药[5-6]。

a. 应最少在术前 4 d 停用华法林，以便手术期间国际标准化比值（INR）可以恢复至正常。对于较为紧急的手术，应使用维生素 K、新鲜冰冻血浆或凝血酶原复合物浓缩物（Kcentra）逆转 INR[7]。

b. 对于拟行瓣膜手术、且没有冠心病的患者，应在术前 3~5 d 停用阿司匹林。

但对于大多数合并冠心病的患者，应持续使用阿司匹林 81 mg 每天 1 次，这对于围手术期出血影响甚微。而术前使用阿司匹林是否有助于保持桥血管的通畅性目前尚存在争议[8-11]。

c. 氯吡格雷和替格瑞洛应在择期手术前 5 d 停用，而普拉格雷则应在择期手术前 7 d 停用。如果在植入了药物洗脱支架（DES）后 6~12 个月需要施行外科手术，术前停用 P2Y12 抑制剂会增加支架血栓栓塞的风险。在这种情况下（以及植入DES 后需紧急手术时），应采取过渡措施，例如先停用 P2Y12 数日，然后启用糖蛋白 Ⅱb/ Ⅲa 抑制剂，并在术前 4 h 停用[12-13]。

d. 对于罹患严重冠心病的患者，普通肝素（UFH）的使用应持续至进入手术室；而其他患者可在术前 4 h 停用。

e. 其他抗凝药物效应的完全消失需要耗时 4~5 个半衰期。因此，对于半衰期为 4~5 h 的低分子量肝素（LMWH），应在术前 24 h 停用。非维生素 K 拮抗剂口服抗凝药（NOAC）包括达比加群酯、阿哌沙班、利伐沙班等，对于肾功能正常的高龄人群，其半衰期约为 12 h，因此，最后一剂应在术前 48 h 使用[6]。

（3）**其他**　签署麻醉知情同意书，告知各种监测插管等，同时需说明潜在的并发症。

2. 术前用药

在患者进入等待区或手术室放置各种监测管路前，通常并不给予术前药物。静脉通路建立后，即可给予小剂量咪达唑仑 (1~5 mg 静脉注射) 和芬太尼 (0.2~2 μg/kg 或 50~200 μg)，以减轻患者的焦虑，同时产生一定的遗忘效应，从而可以更为安全地建立其他监测通路，避免造成血流动力学负担。应在切皮前 1h 内预防性给予抗生素（如果选用万古霉素，应在切皮前 2 h 内注射）[14]。

3. 术中监测及 TEE

（1）**概述**　应全面监测拟行心脏外科手术的患者。在麻醉诱导、CPB 前、CPB 期间及心脏恢复活动以后，均可能发生血流动力学状态的改变及心肌缺血，这将对心肌功能和康复均产生严重的负面影响。需要说明的是：虽然高血压和心动过速都可以导致心肌氧耗的增加，但在氧耗增加程度相同的情况下，心率的加快更易造成心肌缺血[15]。

（2）**手术室内的标准监测**　包括 5 导联 ECG、桡动脉（偶尔会选用股动脉）测压、无创袖带测压、经中心静脉导管［测量中心静脉压（CVP）］或 Swan-Ganz 肺动脉导管测压、脉搏血氧饱和度（SpO_2）监测及呼气末 CO_2 监测（图 4.1）。此外，还要监测脑氧、中心体温（通常使用有温度探头的 Foley 尿管）及尿量。

1）对于并不复杂的冠状动脉旁路移植术（CABG），如果心室功能正常或轻度减弱，可使用中心静脉导管而非肺动脉导管，同样可以充分评估充盈压[16]。

2）一些特殊设计的 Swan-Ganz 导管可用于连续测量心排血量和混合静脉血氧饱和度（SvO_2）。

3）将 TEE 作为一种常规的监测手段具有很好的成本 - 效益比，可用于调整手术

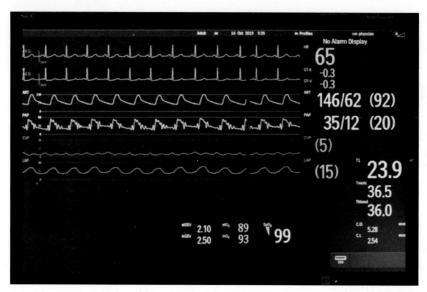

图 4.1　手术室监护仪显示屏。从上至下分别是：ECG 的 2 个导联、动脉压、来自 Swan-Ganz 导管的肺动脉压及中心静脉压（CVP）、第三种压力监测（初始用于监测逆灌停搏液的压力，而后通常是监测股动脉压）。屏幕右侧显示的是心率、血压（收缩压、舒张压及平均压）、3 个体温读数 [分别反映心肌温度、血温（Tblood 来自肺动脉）、中心温度（Tvesic）]、心排血量及心指数。屏幕最下方是吸入麻醉剂浓度、吸氧浓度（FiO₂）和呼出氧浓度及脉搏血氧饱和度（SpO₂）

策略 [17-19]。同时还应具备行心表超声的条件，以评估升主动脉粥样硬化，升主动脉粥样硬化的情况将影响手术操作 [20-21]。

（3）Swan-Ganz 肺动脉导管　通常会在完成麻醉诱导及气管插管后置入 Swan-Ganz 肺动脉导管，以减轻患者的不适感。但对于严重左心室功能障碍的患者，应考虑在麻醉诱导前置管。血流导引的导管可用于测量右心（CVP）和左心的充盈压 [肺动脉舒张压（PADP）和肺毛细血管楔压（PCWP）]，并通过热稀释法获得心排血量。虽然各家医院几乎均使用这些技术来监测患者术中情况，并由此获得 CPB 前、后客观的心功能数据；但截至目前，尚无证据显示获得这些数据会影响心脏外科手术的结局。

1）通常会经一 8.5F 的导引鞘将导管置入颈内静脉，偶尔也会经锁骨下静脉置入。置管过程中可将超声探头置于颈部以辨识颈内静脉，这非常有助于顺利置管（图 4.2）。导引鞘有一侧孔，经此可将血管活性药物、钾等溶液注入中心静脉。有些多通道导引鞘，例如 8.5 F 或 9 F 高流量高级静脉通路（AVA）装置（Edwards Lifesciences），或 Teleflex 多通道导管（MAC），其近端开口为 12 G，远端开口为 9 F，适用于上肢静脉较差及外周静脉通路有限的患者，将多个三通与导引鞘管侧孔相连，或与 AVA/MAC 的附加孔连接，所有药物均可通过这样的连接方式输注。

2）当导管进入右心房，将导管尖端的球囊打胀，推送导管进入右心室、肺动脉，直至进入楔入位置，从压力波形的变化可以确定导管尖端所处的位置（图 4.3）。球囊放气后，肺动脉压力波形应再次出现。注意：对于左束支传导阻滞（LBBB）的患者，

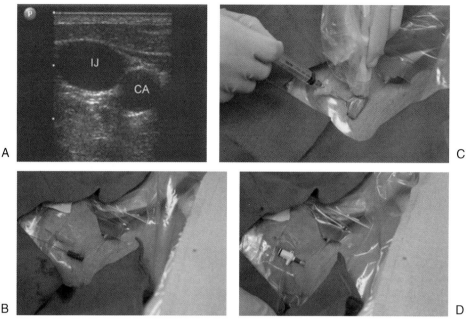

图 4.2　A.使用超声辨识颈内静脉（IJ）及其与颈动脉（CA）的位置关系。B. 在超声引导下，用一根小口径定位针定位颈内静脉。C.随后在颈内静脉内插入一根相对更粗的针，并置入导丝和扩张鞘。D.在导丝的引导下，将导引鞘置入颈内静脉，然后插入 Swan-Ganz 导管

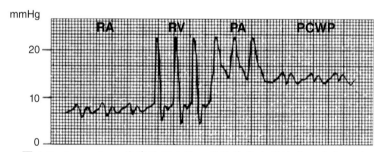

图 4.3　Swan-Ganz 导管的压力波。当导管依次通过右心房（RA）、右心室（RV）和肺动脉（PA），进入肺毛细血管楔入位置后，在导管远端口（肺动脉）记录的心腔内压和肺毛细血管楔压（PCWP）

　　当肺动脉导管穿行右心室时，有可能发生完全性房室传导阻滞。在这种情况下，除非可以确保通过外置起搏导线或除颤电极贴片立即进行起搏，否则最好是等待开胸后再送入导管，这样，外科医生可根据需要直接起搏心脏[22]。

　　3）将 Swan-Ganz 导管的近端开口（距离导管尖端 30 cm）置于右心房，用于测量 CVP，以及注射用于测量心排血量的液体。在推注测量心排血量的液体时，务必防止血管活性药物混入，否则它们会进入 CVP 测量口。注意：当退出导管、尖端位于右心房时，切忌从 CVP 测量口推注任何液体或药物，此时的 CVP 测量口已经位于患者的体外！而且，为了进退方便，导管通常置于一个无菌鞘中，因此出现上述问题时

不易被发现。这一点必须牢记于心！尤其是准备经此端口注入关键药物时，例如插管前的肝素。

4）应始终将远端开口的压力传导并显示在监视器上，避免将导管送入过深、达到持续楔入的位置，这可能导致肺动脉损伤。术中很少需要将球囊充胀（使导管"楔入"），也永远不要经此肺动脉开口注入药物。

5）一系列针对 Swan-Ganz 导管的改进实现了更多的功能。

a. 通过带有起搏端口的 Swan-Ganz 导管，可置入右心房和右心室起搏电极，有助于微创手术。

b. 一些 Swan-Ganz 导管通过特殊设计可评估连续心排血量（CCO），并可使用光纤血氧仪监测混合静脉血氧饱和度（SvO_2）（图 4.4）。这些监测手段有助于非 CPB 手术过程中对血流动力学状态的评估及手术治疗的实施。Vigileo/FloTrac (Edwards Lifesciences) 心排血量监测装置同样有助于非 CPB 手术[23-24]，如果难于置入 Swan-Ganz 导管，或通过热稀释法测定的心排血量不可靠时（中重度三尖瓣反流），可采用这一监测手段[25]。

c. 可监测 CCO 和 SvO_2 的 Swan-Ganz 导管，通常也可以测量右心室的射血分数（EF）和舒张末期容积，这对于肺动脉高压和右心室功能下降患者的监测格外有帮助[26]。

6）在置入肺动脉导管的过程中，首要的关注点是肺动脉穿孔、穿行右心室时出现的心律失常，以及 LBBB 患者可能出现的传导阻滞。Swan-Ganz 导管的其他并发症在第 7 章中有详述。

7）肺动脉穿孔是一个非常严重的并发症[27-29]，可以发生在置管的过程中，也可能发生在手术过程中，这是因为手术期间的低体温会导致导管变得僵硬，当进行心脏操作时，冷硬的导管可能穿进肺内。因此建议在 CPB 期间，将导管稍稍回抽以避免动脉穿孔；在 CPB 结束后，再将其送入预定位置。导管发生移位进入楔入位置会有明显表现：CPB 前后的肺动脉压力波形将会消失，在 CPB 期间，当减轻心脏压迫时，则可能表现出非常高的肺动脉压。

a. 如果发生肺动脉穿孔，可在气管插管内见到出血。治疗策略为维持气体交换、

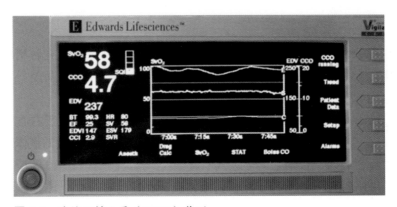

图 4.4　连续心排血量（CCO）监测

控制出血。在呼吸通路中施以呼气末正压（PEEP）。如果咯血情况并不严重，在 CPB 结束、鱼精蛋白中和之后即会好转。

　b. 如果出血导致气道受阻，应恢复 CPB，并在肺动脉内进行引流；然后行支气管镜，通过放置支气管封堵器或双腔气管插管实现单肺通气。开放胸腔进行评估。如果通过 PEEP、肺门血管堵闭均无法改善出血，则需要行肺切除。可考虑行股动 – 静脉体外膜肺氧合（ECMO），通过降低肺动脉压来控制出血，但由于需要持续肝素化，因此具有一定风险[30]。由于存在复发的风险，因此在出血得到控制后，需要行肺血管造影和栓塞。

（4）术中 TEE　对于大部分心脏中心，术中 TEE 已经成为常规，这有助于实施 CABG，对于瓣膜手术更是必备[17-19,31]。在麻醉后、肝素化之前插入超声探头。TEE 可用于评估右心室和左心室的节段性及整体性室壁运动，对于发现心肌缺血具有很高的灵敏度[32]，同时可以辨识是瓣膜的病变还是心腔内占位（表 4.1，图 2.21 至图 2.28）。彩色血流多普勒、连续波多普勒及脉冲多普勒可用于分析瓣膜的功能状态及可能存在的分流。如果担心升主动脉和主动脉弓存在粥样硬化，虽然 TEE 也可对粥样硬化灶显像，但心表超声可获得更理想的成像效果[20-21]。无论是心脏内科医生还是心脏麻醉医生，需经过专业训练，才能更好地操作和解读 TEE。

表 4.1　术中超声心动图的应用

体外循环前	发现或确诊术前病变（表 2.3）
	针对升主动脉、主动脉弓和降主动脉行心表超声检查以确诊粥样硬化
	发现或确诊心腔内血栓（左心耳、左心室心尖）
非体外循环手术期间	发现局部室壁运动异常
体外循环后	
冠状动脉病变	节段性功能障碍（血运重建不完全或不彻底）
瓣膜病变	体外循环结束后心腔内存在气体
	右心室和左心室功能状态（二尖瓣置换术后旋支被缝闭，主动脉瓣置换术后冠状动脉开口受阻）
	瓣周漏或成形效果不理想所致瓣膜反流
	二尖瓣成形或置换后发生流出道梗阻
	人工瓣叶开放、关闭受阻
	瓣膜交界切开后残余狭窄
室间隔缺损修补	残余分流
主动脉内球囊反搏（IABP）	IABP 位置与主动脉弓的相对位置关系
所有患者	评估医源性主动脉夹层

　1）在置入超声探头前，必须仔细判断患者是否存在使用 TEE 的禁忌证，否则可能会造成下咽部、近段或远段食管穿孔、出血等灾难性并发症，此类并发症的发生率不高于 0.1%[33-36]。在操作 TEE 时应非常谨慎，对于既往有食管手术史或罹患食管狭窄、

Schatzki 环（是一种食管贲门交界处的黏膜环，可引起食管狭窄）或食管静脉曲张等食管疾病的患者，应避免使用 TEE。

2）TEE 探头可以送入、退出、旋转及 180°扭转探查多平面，因此可以提供非常理想的多角度影像。将探头在食管内上下活动后可送入胃内，以获得经胃切面成像。1999 年，美国超声心动图协会（ASE）及心血管麻醉医师协会定义了 20 个标准切面用作常规检查[37]；2013 年，又将标准切面拓展到 28 个[31]，包括了 15 个食管中段（ME）切面、9 个经胃底（TG）切面和 4 个主动脉切面，所有这些切面按顺序完成检查。通过这些切面，可以实现 4 个瓣膜、4 个心腔及大血管的多个长轴（LAX）和短轴（SAX）切面成像。2013 版的更新可登录 www.onlinejase.org 查询，并提供了各个切面的视频。在心脏外科手术期间最重要的切面如下（图 4.5 至图 4.7）。

　　a. 食管中段的多平面成像可显示四腔心及五腔心平面（0~10°）、二尖瓣交界切面（50°~70°）及二腔心切面（80°~100°）（图 4.5）。这些切面的影像有助于评估是二尖瓣的哪一部分病变导致了退行性二尖瓣反流。而双腔静脉切面（图 4.5E）和主动脉瓣基底短轴成像可用于经皮二尖瓣手术中优化房间隔穿刺点。食管中段短轴成像（图 4.6A）可显示三叶主动脉瓣，而食管中段长轴左心室流出道切面（图 4.6B）可很好地评估主动脉瓣和二尖瓣病变、左心室功能、定位 MitraClip 装置及在 CPB 结束时评估心腔内空气。

　　b. 在 TG 位将探头向前屈（图 4.7），最为重要的成像如下。

　　　•左心室短轴切面（0~20°）：显示了从心尖到心底的图像，用于评估左心室的整体运动和节段性运动功能及左心室的室壁厚度。

　　　•TG 二腔心切面（90°~110°）：可用于评估二尖瓣及瓣下结构，以及左心室前壁和下壁的运动情况。

　　　•TG 右心室二腔心（流入道）切面（探头顺时针旋转 90°~110°）：可以显示三尖瓣和右心腔。

　　　•TG 长轴切面（120°~140°）：可用于测量主动脉瓣压力阶差。

　　　•深 TG 五腔心切面：可用于评估左心室功能，但主要是用于测量主动脉瓣的压力阶差。

　　c. 在显示主动脉时，通常首先获得 TG 切面，而后将探头回拉进入食管获得短轴和长轴切面图像，可评估升主动脉、主动脉弓和降主动脉。

　　3）在 CPB 下行 CABG 前，TEE 可以提供节段性及整体性心室功能的基线数据。可选择左心室的 TG 中乳头肌短轴切面和大部分食管中段长轴切面，评估局部室壁运动（RWM）。如果心肌保留增厚的能力则说明心肌具有活性，而变薄的心肌则意味着心肌梗死。完成 CABG 后，先前缺血区会有轻微改善，如果使用正性肌力药物，效果会更明显。低动力区代表心肌顿抑或处于冬眠状态，有一定的收缩贮备，在血运重建后功能会逐渐恢复。新发的低动力区可能与吻合或桥血管问题所致低灌注有关，也可能是因为血运重建不充分或心肌保护欠佳。新发的二尖瓣反流反映了负荷状态的改变，但也可能与缺血性功能障碍有关。

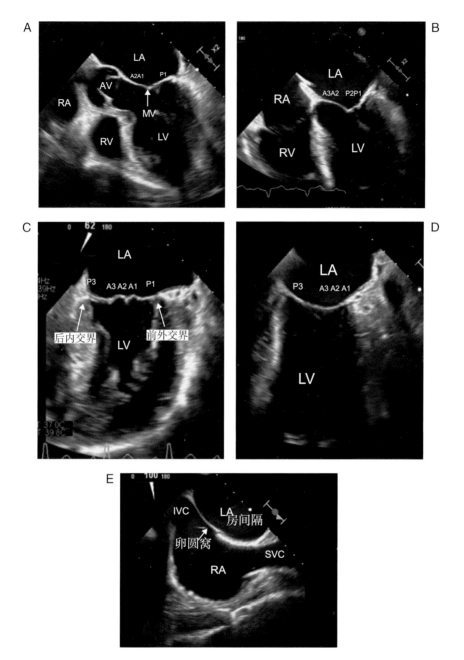

图 4.5 二尖瓣手术的最佳 TEE 切面。二尖瓣成形时可将置于食管中段的探头旋转,以逐次评估每一个瓣叶。切面包括:A. 五腔心切面(0~10°);B. 四腔心切面(0~10°);C. 二尖瓣交界切面(50~70°);D. 二腔心切面(80~100°)。食管中段长轴切面(图 4.6B)显示了 A2 - P2 及左心室流出道(LVOT)和主动脉瓣。行 MitraClip 的最佳 TEE 切面包括:E. 双腔静脉切面(90~110°)和心底部短轴切面,可用于房间隔穿刺;二尖瓣交界切面可判断夹合器由外至内的方向,食管中段长轴切面(LVOT)是评估夹合器前后位置的最适切面。LA:左心房;LV:左心室;RA:右心房;RV:右心室;AV:主动脉瓣;MV:二尖瓣;IVC:下腔静脉;SVC:上腔静脉

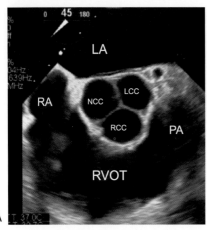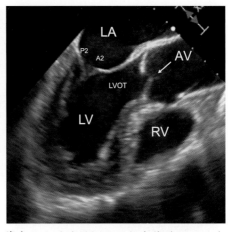

图 4.6　显示主动脉瓣的最佳 TEE 切面：A. 食管中段主动脉瓣切面短轴成像（25°~45°）；B. 食管中段主动脉瓣（AV）切面长轴成像（120°~140°）。这些切面也可用于 MitraClip 的操作，心底部食管中段短轴切面用于判断房间隔穿刺的前后定位，而食管中段长轴切面或左心室流出道（LVOT）切面可用于判断前后瓣下方夹合器的位置。食管中段长轴切面是评估二尖瓣功能、左心室（LV）功能，以及主动脉瓣和二尖瓣手术撤停体外循环后发现心腔内气体的最佳切面。LCC：左冠瓣；RCC：右冠瓣；NCC：无冠瓣；LA：左心房；RA：右心房；PA：肺动脉；RVOT：右心室流出道

4）对于非 CPB 下心脏外科手术，食管中段超声窗是评估右心室和左心室功能以及判断是否存在二尖瓣反流的最理想切面，可以此作为术前基线资料。如果冠状动脉堵塞，可在左心血管旁路移植时使用 TEE 来评估急性左心室节段性功能障碍或急性二尖瓣反流；也可在右冠状动脉旁路移植时评估右心室功能障碍的情况。当心脏被托起、离开胸腔时，无法使用 TG 切面进行评估 [38-39]。如果桥血管吻合完成后持续出现局部室壁运动异常，则提示此桥血管血流不足，通常问题出现在吻合点。然而，即便没有出现局部室壁运动异常，吻合点也可能有问题。

5）在微创手术（通常是主动脉瓣或二尖瓣手术）时，可用 TEE 来协助外科医生定位逆灌管的位置，因为此时无法通过手指的触感来定位。还可以用 TEE 定位股静脉插管在心脏内的位置及主动脉腔内球囊的位置。在停 CPB 时，TEE 可用于评估心腔内气体残留情况及瓣膜的工作状态。

6）在主动脉瓣手术中，观察主动脉瓣的最佳超声窗是食管中段短轴和长轴切面，并通过 TG 切面来测量跨主动脉瓣压差。以下切面对于外科医生来说非常重要。

a. 可使用面积测量和连续波多普勒、脉冲多普勒定量描述主动脉瓣狭窄（AS）的程度，并测出跨瓣峰值压差和平均跨瓣压差，同时可使用连续性方程来计算主动脉瓣口面积。

b. 通过彩色血流和连续波多普勒来定量说明主动脉瓣反流（AR）的程度。如果存在中至重度主动脉瓣反流，那么在主动脉根部顺行灌注心脏停搏液将无法达到停搏的效果。

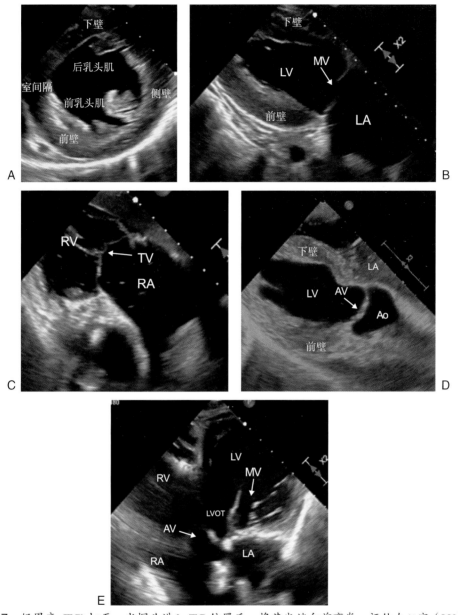

图 4.7　经胃底 (TG) 切面。当探头进入 TG 位置后，将其尖端向前弯卷。评估左心室（LV）功能的最佳切面包括：A. TG 中乳头肌（PM）短轴切面（0~20°），从左心室心尖延伸到心底部；B. TG 二腔心左心室长轴切面（90~110°），可以显露二尖瓣结构及左心室前、后壁功能；C. TG 二腔心右心室（流入道）切面（90~110°），用于评估三尖瓣病变；D. TG 长轴切面（120~140°）和 E. 深 TG 五腔心切面（0~20°），用于测量主动脉瓣跨瓣压差。LA：左心房；RA：右心房；RV：右心室；TV：三尖瓣；AV：主动脉瓣；Ao：主动脉；MV：二尖瓣

　　c. 评估左心室的肥厚程度和特征（向心性肥厚、室间隔增厚）。

　　d. 评估主动脉瓣环及根部大小，并辨识心内膜炎患者是否并发瓣周脓肿。

　　e. 通过观察跨二尖瓣血流来判断是否存在收缩和（或）舒张功能障碍，这会影

响左心室充盈压，并影响停机后药物的使用。

f. CPB 结束后，食管中段长轴切面是判断心腔内气体的最佳切面，而评价心室功能的最佳切面为食管中段长轴切面、TG 长轴切面和短轴切面。分析瓣叶的开放及关闭状态，判断是否存在瓣叶反流及瓣周漏，进而计算跨瓣压差。主动脉瓣生物瓣置换术后的瓣叶反流应该很小，且为中心性；但如果因主动脉瓣缝线导致瓣叶扭曲，则可能出现偏心性反流。St. Jude（Abbott）二叶机械瓣置换术后可见多束痕量反流。如果出现瓣周漏，需要在直视下重新评估。同种异体瓣膜置换、自体肺动脉瓣置换（Ross 手术）及保留自身瓣膜的主动脉根部手术后，应确认瓣叶的功能状态。偶尔可见一些少见的情况，如室间隔缺损、主动脉 – 左心房瘘等。通过食管中段短轴切面可观察到进入左冠状动脉主干的血流。

g. 如果在全麻下经导管行主动脉瓣置换（TAVR），可同期行 TEE 检查。如果仅为镇静状态下进行的操作，则使用经胸超声心动图（TTE）通过胸骨旁长轴和短轴切面足以判断瓣周漏的存在，通过心尖四腔心切面可计算跨瓣压差。

7）二尖瓣手术：TEE 是发现导致二尖瓣反流的解剖异常的必要手段，可定量分析反流的严重程度，并评估术后疗效。观察二尖瓣的最佳声窗为食管中下段切面，包括食管中段的二腔心和四腔心切面、食管中段二尖瓣交界切面及食管中段长轴切面。将这些切面所获得的信息与三维正面成像结合，可清晰显示二尖瓣的所有瓣叶结构，精确定位导致反流发生的位点[40]。

a. 在 CPB 开始前，即应完成瓣膜病变的确认，明确二尖瓣反流的形成机制。例如，退行性二尖瓣反流伴有连枷样瓣叶可导致偏心性反流束；功能性二尖瓣反流伴左心室功能下降会导致乳头肌移位重构，从而形成中心性反流；如果瓣叶拴系，则会产生偏心性反流（图 2.22 至图 2.24）。旋转探头，依次获得四腔心切面、二尖瓣交界切面及二腔心切面，可以定位发生脱垂的瓣叶[41]。对于部分罹患二尖瓣反流的患者，可能会出现术前超声与术中 TEE 结果不完全匹配的结果，这种情况并不少见，可能是由于负荷状态发生改变所致。还应评估左心耳，排除血栓。

b. 对于拟行二尖瓣成形的患者，应分析是否存在收缩期前向活动（SAM）的标志性表现。包括：舒张末期直径（EDD）< 45 mm，主动脉 – 二尖瓣成角< 120°，对合缘 – 室间隔距离< 25 mm，后瓣叶高度> 15 mm，室间隔基底部直径≥ 15 mm[42]。

c. 在行二尖瓣手术时，评估右心室功能同样非常重要。右心室功能不全的表现包括：右心室面积变化分数（FAC）< 35%，或三尖瓣环平面收缩期位移（TAPSE，是指三尖瓣环外侧角在收缩末期与舒张末期的距离）< 16 mm[43]。

d. 在 CPB 停机的过程中，可通过 TEE 来判断心腔内是否存在空气。在 CPB 结束后，应通过 TEE 来判断瓣叶成形后的功能，如果是二尖瓣置换，应排除瓣周漏的存在（图 4.8），还应评估左心室和右心室的功能。有时，TEE 还会发现一些意外情况，具体如下。

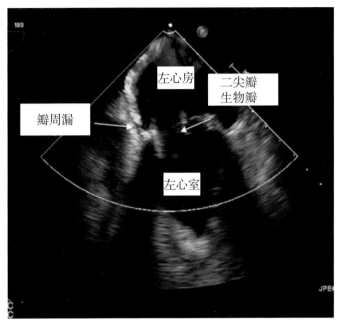

图 4.8　二尖瓣生物瓣置换术中 TEE 显示存在瓣周漏

• 二尖瓣前瓣 SAM 导致左心室流出道发生梗阻，见于二尖瓣成形后或保留前瓣的二尖瓣置换后。

• 由于组织陷入人工瓣叶结构或造成梗阻，导致瓣膜功能障碍。

• 困难的二尖瓣手术后出现主动脉瓣反流（二尖瓣环缝线穿缝主动脉瓣瓣叶，或由于二尖瓣过小，导致主动脉瓣瓣环发生扭曲）。

• 二尖瓣缝线缝入旋支，导致左心室侧壁发生明显的活动度下降。

e. 在全麻、TEE 引导下，使用 MitraClip 装置行经皮二尖瓣成形术。在行房间隔穿刺时，应选择专门的切面（双腔静脉切面、心底部短轴切面、四腔心切面），然后将 MitraClip 装置向下送至二尖瓣处，应避免进入肺静脉或左心耳。选择二尖瓣交界切面和左心室流出道切面进行指引，并辅以三维正面成像，将瓣叶夹合器放置在合适的位置，并确保方向正确。在施放瓣叶夹之前和之后，均应评估其稳定性。

8）患者一经进入麻醉状态，即可用 TEE 对主动脉夹层进行确诊（图 2.27）。通过 TEE，不仅可以找到内膜破损点，还能确定是否存在主动脉瓣反流，以及是通过单纯的悬吊还是主动脉瓣置换来处理。如果存在大量心包积液，则有必要在切开心包前，经腹股沟或腋窝紧急插管，建立体外循环。TEE 还可发现因插管或主动脉阻断而造成的医源性主动脉夹层[44]。

9）在胸主动脉手术过程中，如果肺动脉压升高与前负荷的升高不成比例，TEE 有助于评估主动脉阻断前后的心功能表现及心腔的容量状态，从而调整液体与药物的使用[45]。在使用腔内技术治疗创伤性主动脉破裂、B 型夹层、胸主动脉瘤等胸主动脉病变时，其腔内覆膜支架的放置位置常常需要使用 X 线透视来确定，此时应将 TEE

探头回退，以免干扰 X 线束。

4. 不同类型心脏手术的麻醉考量

（1）**概述**　麻醉的管理必须个体化，应综合考虑患者的年龄、共病、冠状动脉或瓣膜病变的程度、左心室功能障碍的程度以及是否计划术后早期拔管等。这些因素决定了应选择哪些药物才能避免心肌抑制、心动过速或心动过缓，以及对抗血管张力的变化。通常，所有的心脏直视手术需采用平衡麻醉技术（联用静脉麻醉药和吸入麻醉药），以尽可能减轻心肌抑制。本节将重点阐述不同类型手术所面临的特殊问题。

（2）**冠状动脉旁路移植术（CABG）**

1）在 CPB 开始前，尤其是在麻醉诱导期，一切可增加心肌氧耗的因素都应避免，例如心动过速、高血压等。低血压常常是因麻醉药物、抗焦虑药（咪达唑仑）和镇静药（异丙酚）造成血管扩张所致，可通过补液及使用 α 受体激动剂来拮抗低血压。事实上，低血压比高血压更易造成心肌缺血。

2）在 CPB 开始前，及时发现并处理心肌缺血至关重要。TEE 是诊断缺血性局部室壁运动异常最灵敏的手段，推荐用于所有心脏手术。心肌缺血还可以表现为肺动脉压升高或心电图中的 ST 段改变。应使用硝酸甘油、β 受体阻滞剂（艾司洛尔）及麻醉药积极处理，通常可以控制 CPB 前发生的心肌缺血[46]。如果考虑患者可能存在心肌缺血，可置入主动脉内球囊反搏（IABP）；但是，如果患者生命体征不稳定，则应立即开机 CPB。

3）麻醉和镇静药物的使用是冠状动脉手术的标准用药，尤其是对于左心室功能不全的患者。手术过程中使用小剂量芬太尼或舒芬太尼，辅以吸入麻醉药；在手术接近结束时使用异丙酚或右美托咪定，有助于术毕后早期拔管。使用短效麻醉剂，如瑞芬太尼，辅以快速起效、快速失效的吸入麻醉剂，如七氟醚、地氟烷，可实现"超快速通道"——在手术室内或刚刚转运至 ICU 后即可拔除气管插管[47]。瑞芬太尼可减轻全身炎症反应、缩短辅助通气时间，但可导致胸壁僵硬及慢性疼痛综合征达 1 年之久[48-49]。

4）非体外循环冠状动脉旁路移植（OPCAB）的监测常常需要放置 Swan-Ganz 导管连续监测心排血量，同时测量 SvO_2。在转动心脏以显露冠状动脉时，为了获得稳定的血流动力学状态，可能需要倾斜手术台（头低脚高的 Trendelenburg 体位并向右旋）来增加心脏充盈，谨慎补液，使用抗心律失常药物（利多卡因、镁剂）、α 受体激动剂（去氧肾上腺素）及正性肌力药物（肾上腺素、米力农），有时需要置入 IABP。在行远心端吻合时，为了减少心脏的运动，可使用 β 受体阻滞剂减慢心率。在吻合近心端时，当在主动脉上施用了侧壁钳，则需将收缩压降至 80~90 mmHg，以减轻主动脉损伤的风险。在 OPCAB 期间，为了防止低体温，可使用加温系统，特别是 Kimberly-Clark 加温装置[50]。成功的非 CPB 手术的关键因素是外科医生能准确判断何时采用非 CPB 手术、何时转为 CPB 或右心转流，而相应的麻醉医生有能力熟练地把握 OPCAB 的麻醉策略，一助也能积极地胜任助手的工作。OPCAB 的麻醉细节讨论详见"9. 非体外循环冠状动脉旁路移植术（OPCAB）的麻醉考量"。

5）在微创冠状动脉旁路移植术（MIDCAB）期间，需要通过直视或内镜、机器人辅助来获取胸廓内动脉（ITA）。然后在胸部做一微小切口，将胸廓内动脉（ITA）与左前降支（LAD）吻合，当然，也可能通过机器人来完成此操作。通常会使用单肺通气技术。即使使用了稳定装置，仍需要使用药物来减慢心率。如果使用机器人进行操作，可实施不停搏旁路手术或在股动、静脉插管 CPB 下完成。

（3）左心室室壁瘤（LVA） 由于 LVA 可导致左心室功能严重障碍，因此，应避免一切可能导致心肌抑制的麻醉药物。在 CPB 前后，使用 Swan-Ganz 导管优化前负荷和心肌收缩力非常重要。TEE 是监测左心室附壁血栓最为灵敏的手段，还可以很好地评估心室室壁厚度和活动度（动脉瘤所致的无动力、低动力及动力异常）。矫治 LVA 无须阻断主动脉，这样可以方便外科医生通过触摸感受到存活心肌与瘢痕心肌之间的边界。在闭合室壁瘤的过程中应充分排气，并通过 TEE 进行监测。

（4）室间隔缺损 通常是在急诊的情况下完成矫治，此时的患者处于心源性休克状态，需要正性肌力药物和 IABP 的辅助。因此，必须避免心肌受到进一步的抑制。体循环高压会加重心室间分流，应予避免。在判断是否存在左向右分流时，TEE 具有重要价值。

（5）主动脉瓣手术

1）主动脉瓣狭窄（AS）：对于罹患 AS 的患者来说，麻醉诱导是一个非常危险的阶段。此类患者的左心室通常会肥厚、僵硬，伴有严重的舒张功能障碍。应避免一切会导致心排血量下降的情况，如低血容量、心肌抑制、血管扩张、心动过速或心律失常等。

a. 血压问题：低血压通常是血管扩张的结果，会造成心肌缺血。应适当补液以维持血管内容量，但应意识到：当心室顺应性下降时，少量的补液即可导致肺动脉压迅速升高，从而对肺功能造成负面影响。体循环阻力的维持需要小剂量推注或持续滴注 α 受体激动剂，如去氧肾上腺素或去甲肾上腺素。高血压会导致 CPB 时的主动脉插管面临危险，可通过异丙酚或 β 受体阻滞剂加深麻醉来缓解血压的升高。CPB 结束后，应严格控制高血压，以减轻主动脉切口的出血，避免发生主动脉夹层。

b. 心率：左心室肥厚的患者，如果丧失了心房收缩，会导致心排血量明显下降。因此，CPB 建立前发生的房颤，常常会伴随严重的低血压，须进行复律。快速型心律失常会损害左心室的充盈，因此可造成心肌缺血。短效 β 受体阻滞剂，如艾司洛尔或静脉用美托洛尔，有助于控制窦性心动过速。折返性室上性或交界性心动过速需进行复律。窦性心动过缓或缓慢的交界性心律可造成低血压，当打开心包后，可通过右心房心表临时起搏来恢复室上性心律。在切开心包之前，如果心率非常缓慢，可推注 5~15 mg 麻黄素或 5~10 μg 肾上腺素，也可以是 0.2~0.4 mg 格隆溴铵。

c. 观察主动脉瓣最理想的 TEE 超声窗为食管中段短轴和长轴切面（图 4.6）。在 CPB 开始前，应通过 TEE 获取如下信息：瓣膜狭窄和反流的严重程度及主动脉瓣环的直径。在撤停 CPB 的过程中，须评估心腔内气体，最佳超声窗为食管中段左心室流出道长轴切面。在 CPB 结束后，评估瓣叶的功能、跨瓣压差及左心室功能至关重要，应由麻醉医生和外科医生共同评估。如果瓣膜功能存在严重异常（主要是瓣周漏及瓣膜反流），尤其是因人工瓣膜缝合环导致冠状动脉开口受阻引发相关的局部室壁运动显著异常，应立即诊断并处理。

d. 大多数主动脉瓣手术选择胸骨正中切口。微创手术可选择胸骨上段小切口或右上胸部切口。可经胸部切口或外周血管行 CPB 插管，有时需要麻醉医生帮助插入静脉引流管、肺动脉引流管或心脏停搏液灌注管。关于微创主动脉瓣置换的麻醉管理，将在"11. 微创主动脉瓣手术的麻醉考量"中进行讨论。

e. CPB 结束后，因短暂性房室传导阻滞而需要房室起搏的情况，在主动脉瓣手术后并不少见，近 5% 的患者可能因持续性传导阻滞而需要植入永久起搏器。如果患者表现为Ⅲ度房室传导阻滞，那么在关胸前应调整起搏电压以确保心室捕获。

f. 关于 TAVR 的麻醉管理，将在"13. 经导管主动脉瓣置换（TAVR）的麻醉考量"中进行讨论。

2）主动脉瓣反流（AR）：慢性 AR 可造成心室容量超负荷、左心室进行性扩大、心室功能受损、舒张压下降，进而导致冠状动脉灌注受损。

a. 低血压会加重冠状动脉缺血，而高血压和心动过缓会加重 AR。因此，应通过维持满意的前负荷、治疗心动过缓、避免在 CPB 开机前发生高血压或低血压、仔细平衡各个参数，以获得理想的血流动力学状态。应避免使用可导致心肌收缩力下降的吸入麻醉药物。此类患者在 CPB 期间及停机后易发生血管扩张，因此常需缩血管药物的辅助。

b. 评估 AR 的最佳切面为食管中段长轴和短轴切面，以及 TG 长轴切面，辅以彩色多普勒成像，并可以测量压力减半时间（P1/2t）。通过食管中段短轴切面仔细检查主动脉瓣情况，决策瓣膜成形是否可行。

c. 严重 AR 会导致心肌保护欠佳，尤其是右心室心肌的保护，这是因为心脏停搏液很难顺行注入主动脉根部的冠状动脉，因此通常需要逆行灌注或在冠状动脉开口直接灌注。右冠状动脉堵塞的患者发生右心室功能障碍的风险会更高。对于术前既已存在左心室功能障碍的患者，CPB 后往往需要使用正性肌力药物，而有很多患者，即使其心功能满意，仍然出现血管扩张和低血压，此时则需要使用 α 受体激动剂或升压素来维持血压。

d. 罹患此症的患者，通常会表现出左心室扩张、顺应性良好，在 CPB 结束后需要大量的输液来维持前负荷和心排血量。

（6）肥厚型梗阻性心肌病　所有可导致低血容量或血管扩张的治疗措施均应避免，否则会增加流出道压力阶差。可通过输液来维持前负荷，并使用 α 受体激动剂来维持体循环阻力。在术前和 CPB 开始前，使用 β 受体阻滞剂和钙通道阻滞剂来减慢心率、降低心肌收缩力可有所帮助。主要激动 β 肾上腺素受体的正性肌力药物会增加压力阶差，应避免使用。TEE 有助于外科医生处理瓣下乳头肌异常，而非仅限于实施室间隔肌肉切除。术前和术后均应评估二尖瓣反流的程度[51]。

（7）二尖瓣手术

1）二尖瓣狭窄（MS）：严重的 MS 可导致左心室充盈受损，被迫通过左心房压和肺动脉压的升高来维持心排血量，这将导致右心室扩张及功能性三尖瓣反流。左心室通常偏小，严重的 MS 常常伴有房颤及心房扩大，此类患者在术前往往需要服用抗凝药物，以降低左心耳血栓的风险。在 CPB 开始前，应注意维持前负荷、减慢心率、避免肺血管阻力（PVR）升高。

a. 应非常审慎地调整前负荷，一方面要确保跨过狭窄的二尖瓣后左心室仍然可以获得充足的充盈压，另一方面要确保不会因液体过量而导致肺水肿。

b. 对于罹患严重肺动脉高压及右心室功能障碍的患者，可测量容积的 Swan-Ganz 导管在评估右心室容积和 EF 上极具价值。肺动脉舒张压可能与左心房压不一致，可考虑在 CPB 结束后放置一条左心房测压管。肺动脉高压患者应避免打胀肺动脉导管的气囊（"楔入"），或者可以仅注入少量气体，否则会增加肺动脉破裂的风险。如果有足够的前负荷，但血压仍然偏低，首选 α 受体激动剂来维持血压。正性肌力药物通常并不具有明显价值，因为此类患者的左心室功能多正常；但如果患者的右心室功能障碍，则使用正性肌力药物（通常为肾上腺素或与米力农联用）可获益。

c. CPB 前行 TEE 有助于发现左心房血栓，还可用 TEE 来评估右心室功能。肺动脉高压会损害患者的右心室功能。

d. 将心率调整至 < 80/min，以延长舒张期充盈时间。对于伴发房颤的患者，可使用小剂量艾司洛尔或地尔硫䓬以控制心室率。如果发生房颤的时间较短，但心室率控制不佳并出现了低血压，此时可进行复律，前提是 TEE 证实没有左心耳血栓。MS 患者的心排血量常处于临界状态，如果心室率过慢，心排血量会进一步下降。

e. 必须规避一切可能增加 PVR 的风险因素。术前的镇静会诱发高碳酸血症，因此应尽可能降低镇静程度。在手术室内，应避免发生低氧血症、高碳酸血症和酸中毒，同时避免使用氧化亚氮（笑气，N_2O）。在 CPB 开始前，可以通过使用体循环血管扩张剂（异丙酚）或非特异性肺血管扩张剂（通常是硝酸甘油）来降低 PVR。CPB 结束后，使用具有扩张肺血管作用的正性肌力药物（通常使用米力农）可以为右心室提供最佳支持。对于严重肺动脉高压且右心室功能障碍的患者，可考虑吸入一氧化氮、依前列醇或伊洛前列素。关于二尖瓣手术后及右心室功能障碍的管理，可见第 8 章及第 11 章。

f. 在 CPB 停机的过程中，应行 TEE 检测心腔内气体。如果实施的是交界切开成形术，一经停机，应使用 TEE 进一步评估跨二尖瓣平均压差；如果施行的是二尖瓣置换，则用 TEE 排查瓣周漏及瓣膜中心漏。对于人工机械瓣，必须确认瓣叶开关良好。

g. 虽然在手术前应纠正 INR，但即使 INR 已降至正常区间，凝血因子的浓度也很少能达到正常水平，因此，术后会出现可预见的凝血功能异常，并可能需要输注凝血因子 [新鲜冰冻血浆和（或）冷沉淀]。一种罕见的术中并发症是房室沟破裂，这将引发灾难性出血，二尖瓣环钙化的患者更易发生。

2）二尖瓣反流（MR）

a. MR 会造成左心房、左心室容量超负荷，进而发生扩张，顺应性也将因此升高。最终会出现肺动脉压升高，导致右心室功能障碍及三尖瓣反流，随后左心室开始发生衰竭（即便有低压卸载亦如此）。伴有左心室功能障碍的重度 MR 预示预后不良，因为二尖瓣功能的恢复会将左心室功能障碍"充分暴露"出来，而此前通过反流给左心室带来的低压卸载，使这一问题并未显露。

b. 应避免一切可能导致肺动脉压升高的因素，如低氧血症、高碳酸血症、酸中毒及使用氧化亚氮等。术前镇静程度应较轻，或避免镇静。

c. 在 CPB 开始前，要保证充足的前负荷，从而确保前向输出。一些患者由于长期使用利尿剂，因此，在进入手术室表现得很"干"；而另一些患者则因严重的 MR 而呈现心力衰竭。应避免体循环压力过高，否则增高的阻力会使 MR 进一步加重。对于缺血性 MR 或心排血量处于临界状态的患者，可以使用体循环血管扩张剂或 IABP 来改善前向血流。对于合并严重左心室功能障碍的患者，应考虑使用具有扩血管作用的正性肌力药物（即米力农或多巴酚丁胺）。应优化心率，稍快的心率（80~90/min）可减轻 MR，而过慢的心率会造成低血压。

d. TEE 在明确 MR 解剖学病因、评估 SAM 风险 [42] 及外科疗效方面具有非常大的价值。当患者麻醉后，即可行 TEE 检查。关键切面包括：食管中段二腔和四腔心切面，食管中段二尖瓣交界切面及长轴切面。与三维正面成像配合，可显示二尖瓣全部扇贝样结构的解剖，有助于精确识别导致 MR 的病变及定位。有时会发现：术前和术中的超声诊断存在差异，这是由于体循环阻力和负荷发生改变所致。通过给予 α 受体激动剂来升压会增加中度缺血性 MR 的反流量，这将有助于在行 CABG 时决策是否需要行瓣叶成形。在减停 CPB 的过程中，可使用 TEE 来监测心腔中的气体、观察二尖瓣成形术后瓣叶的功能、二尖瓣置换术后瓣叶的反流，以及左、右心室的功能状态。

e. 在 CPB 前后，为了优化右心室功能，可采用上述措施来降低肺动脉压。二尖瓣手术后，左、右心室的功能均可能下降，需要审慎地血流动力学支持。详细情况见第 8 章及第 11 章。

f. 经皮二尖瓣成形术（MitraClip）需要在全麻下、通过 TEE 监测来完成。可考虑置入一条 Swan-Ganz 导管来记录右心压力，但并非必需。通过导引导管直接测量瓣膜夹释放前后的左心房压（评估 v 波）。要成功且顺利地完成此操作，应熟知 TEE 各切面的成像及三维影像，这是非常重要的。MitraClip 可减轻 MR 程度，但通常效果不及外科手术。关于此操作的麻醉细节参见"13. 经导管二尖瓣手术的麻醉考量"。

（8）房颤的 Maze 手术治疗

1）用于治疗房颤的 Cox-Maze 切缝术已逐渐被射频消融及冷冻消融所取代。左心房的 Maze 手术最常与二尖瓣手术同期进行，但双心房 Maze 手术在消除房颤方面成功率最高（图 1.28 和图 1.29）。如果 Maze 手术仅为一项同期辅助手术，那么麻醉管理的方向则需由第一术式来决定。CPB 前，可使用药物来控制心率。

2）双侧肺静脉隔离术（PVI）联合左心耳切除缝合术适用于阵发性房颤。此术式可与任何心脏术式同期完成，也可作为独立的术式。单纯的房颤治疗可选择胸骨正中切口或双侧胸腔镜开口，将手术侧躯体抬高 30°，单肺通气以便更理想地显露肺静脉。而一站式杂交手术则可以选择肋下切口完成心外膜消融，而后由电生理医生完成心内膜消融（第 1 章）。

3）大部分外科医生会使用胺碘酮来预防术后早期房颤，术中通常选择静脉剂型（除非术前已经用药），而后转为口服数月。

（9）三尖瓣疾病

1）对于三尖瓣狭窄（TS）的患者，为了获得满意的前向血流，应维持较高的CVP。可置入 Swan-Ganz 导管监测肺动脉压，但如果存在三尖瓣反流（TR），则测定心排血量意义不大。如果手术开始时置入了 Swan-Ganz 导管，当术中进行三尖瓣操作时，应将此导管退至上腔静脉（SVC），完成手术操作后，再将导管经修复后的三尖瓣或置换后的生物瓣送至理想位置。如果并非由外科医生直视置入，则应推迟至拔除 SVC 插管后再将 Swan-Ganz 导管送到理想的位置。Vigileo/FloTrac 装置可基于动脉压力波形充分地测量心排血量，但如果患者为房颤，所测得的数值则不准确。

2）相比房颤，正常的窦性心律可以提供更理想的血流动力学，而房颤实际上是很常见的情况。对于 TS 患者，较慢的心率更为理想；但对于 TR，则需要稍快的心率。

3）由于三尖瓣手术需要进入右心房，因此应在 SVC 和下腔静脉（IVC）处留置紧缩带，以避免气体进入静脉管路。在收紧 SVC 时应注意患者头面部是否有充血，如果出现这一问题，说明 SVC 引流不充分。CVP 可能会有所升高，这取决于测量点的位置。

4）功能性 TR 通常是因右心室扩张和功能障碍所致，根本原因是由于肺动脉高压引起的右心室后负荷升高。通过 TEE 测量三尖瓣环的大小，可帮助外科医生决策是否需要对功能性 TR 进行矫治，即使仅仅是轻到中度的 TR [52]。在施行左心疾病矫治的过程中，三尖瓣环 ≥ 40 mm 或瓣口面积 ≥ 21 mm^2 是行三尖瓣成形的 IIa 级适应证[53]。

5）三尖瓣的功能得以恢复后，发生右心室功能障碍的情况并不少见；如果术中心脏停搏期间的右心室心肌保护欠佳，则右心室功能障碍的情况会更为严重。术前已存在右心室功能障碍的重度 TR 患者，三尖瓣成形将面临非常高的风险，此时可能需要使用能降低 PVR 的正性肌力药物（米力农、多巴酚丁胺，极少数情况下使用异丙肾上腺素）、选择性肺血管扩张剂或右心室辅助装置（RVAD）。

6）肝淤血的患者常常会表现为肝功能异常，进而影响凝血因子的合成。CPB 后有可能会发生凝血功能障碍，需要输注多种成分血（尤其是新鲜冰冻血浆）来控制出血。

（10）感染性心内膜炎

1）麻醉管理取决于与特定瓣膜病变相关的血流动力学紊乱情况。TEE 在诊断瓣膜病变、赘生物及瓣周脓肿上很有价值，有时甚至可以发现一些术前没有发现的其他受累瓣膜。

2）如果发生急性反流或持续性脓毒血症，应考虑紧急手术以应对心力衰竭或心源性休克。这些患者往往病情较重，并伴有严重的呼吸、循环、肾脏及血液方面的问题。那些因赘生物过大或外周栓塞而手术的患者，病情相对较为平稳。主动脉瓣受累的感染性心内膜炎患者，可能因瓣环周围感染而使传导系统受累，从而发生房室传导阻滞，这要求术前经静脉放置起搏导线。

3）持续的脓毒血症可导致 CPB 期间发生顽固性低血压，即使使用 α 受体激动剂仍可能出现。此时可能需要使用血管升压素来维持血压。

（11）主动脉夹层

1）维持血流动力学稳定，尤其是要避免出现高血压是预防主动脉破裂的关键措施，特别是在麻醉诱导期和建立各通路的过程中。置入 Swan-Ganz 导管有助于优化围手术期血流动力学状态。为了减轻刺激，应在插入气管插管后再置入 Swan-Ganz 导管，也可以推迟至术后再置入。

2）大部分患者需要急诊手术，因此应考虑到胃部饱胀的问题。可采用改良快速顺序麻醉诱导来降低误吸的风险，并确保血流动力学状态稳定。

3）使用 TEE 有助于定位内膜破损点、夹层的近心端（有时也可以看到远心端）波及程度、AR 的严重程度以及是否存在血性心包积液。主动脉夹层通常会根据增强 CT 进行诊断，而 TEE 常常是在患者麻醉后再行检查。如果对诊断持疑，可在清醒的情况下行 TEE 检查，此时的 TEE 操作应非常小心。为了预防可能出现的高血压、动脉破裂及心脏压塞，可给予轻度镇静。

4）A 型夹层的矫治通常需要一段深低温停循环（DHCA）。头部需包裹冰帽，并使用药物以提供额外的脑保护。将体温降至 18~20℃，鼓膜温度与动脉血温有着更好的相关性，优于人们常常认为的由膀胱和直肠温度所代表的"中心体温"[54]。在复温期间使用温控系统具有明显优势，可以避免出现体温后降效应。修复 A 型夹层时几乎都会采用 DHCA 及其他上述措施[55]，这会导致凝血功能障碍，因此应早期输注凝血因子，如果需要，可在给予鱼精蛋白后立即使用。

5）应尽一切可能对 B 型夹层采用腔内治疗技术。直视手术需要将降主动脉阻断一段时间。与粥样硬化动脉瘤相比，主动脉夹层患者的侧支循环较少，因此，发生截瘫的风险更高，使用左心转流有可能降低这一风险[56]。在麻醉前，应置入脑脊液引流管。在降主动脉阻断期间，应控制近心端血压不要过高，但也不可以过低，否则可能会影响脊髓灌注。对于需要植入腔内支架的复杂性 B 型夹层，脑脊液引流也有所帮助[57]。

（12）升主动脉及主动脉弓部动脉瘤

1）升主动脉瘤的矫治需要 CPB 辅助，并需要阻断主动脉。如果向远心端扩展范围较大或广泛累及主动脉弓，则需要一段时间的 DHCA，将中心体温降至 18~20℃。这样通常可确保更低的鼻咽温度或鼓膜温度，它们与大脑温度具有最佳的相关性。此时，将出现脑电图（EEG）静默且脑电双频谱指数（BIS）读数为 0。DHCA 可提供 45 min 的安全停循环期，同时也降低了神经系统损伤的风险。

2）其他可辅助改善脑保护的措施包括：选择性顺行脑灌注（ACP）或逆行脑灌注（RCP）及使用冰帽[58-60]。可考虑注射甲基泼尼松龙 30 mg/kg，但目前并无证据显示此措施有效[61-62]。一些外科团队选择低温脑灌注来保护大脑，而身体其他部位使用中度低温（21~28 ℃）[62-64]。一项研究比较了 DHCA+RCP 和 中度低温停循环（HCA）+ACP，发现两者在神经系统预后方面并无显著差异；但后者在弥散加权磁共振成像（diffusion-weighted MRI）诊断中出现新发病变的概率是前者的 2 倍[64]。

3）深低温和复温会导致凝血功能障碍。血小板、新鲜冰冻血浆及冷沉淀有助于止血。在复温阶段，辅以加温装置，可以预防体温后降效应的发生。

（13）降主动脉及胸 - 腹主动脉瘤（TAA）

1）在主动脉阻断期间，分别在右侧桡动脉及股动脉置入动脉测压管，以监测病变近心及远心端的压力。在左心转流中，股动脉测压极具价值。

2）在主动脉阻断期间，使用 Swan-Ganz 导管监测充盈压。TEE 可帮助评估心肌功能。在主动脉开放后，尽管肺动脉压升高，TEE 也常常会发现左心室充盈不足、呈现低容量的情况。应确保充足的血管内容积才能降低开放主动脉阻断钳后发生"开放后休克"（"declamping shock"）的风险。

3）使用双腔或 Univent 气管插管进行单肺通气可以改善术野显露。

4）在主动脉阻断期间，应控制近心端高血压，以便降低后负荷增加给左心室带来的负面影响。但是，过度的降压会减少肾脏和脊髓的灌注，升高脑脊液压力，因此建议将血压维持在 > 130 mmHg。同时，还应采取措施来优化远心端灌注压，以降低主动脉阻断期间远端发生缺血性损伤的风险。这些措施包括：脑脊液引流，远心端灌注以维持侧支灌注压力，复栽包含 T8~12 肋间动脉开口的血管片[65]。同时还可以考虑冷肾灌注、硬膜外降温及 DHCA 等措施[66-68]。

5）可在清醒镇静或全麻下，通过经皮径路或外科腹股沟切口完成血管腔内支架的植入。可从股动脉直接穿刺置管，如患者有广泛的主 - 髂血管病变，也可以在股动脉侧壁缝合一段人造血管，经此置入。锚定区的定位应在 X 线透视辅助下完成。对于广泛的血管腔内修复，脊髓缺血仍然是值得关注的并发症，建议行脑脊液引流[69]。

（14）植入式心脏复律除颤器（ICD）

1）经静脉植入 ICD 通常需要在电生理室完成，其间使用异丙酚或右美托咪定行中度镇静，允许患者保持自主呼吸。诱发室颤后，加强镇静深度并辅助通气即可。此时需要密切的护理和麻醉介入，并应仔细监测。大部分患者的心室功能会出现显著下降，应立即启动心脏复苏（人员和设备）。应放置外置除颤电极贴片进行抢救性除颤。

2）须避免使用儿茶酚胺等可能会导致心律失常的药物。除非拟行电生理检查（通常要求患者在停药状态下进行），否则应继续服用抗心律失常药物。

3）皮下植入 ICD 所需的麻醉镇静强度高于经静脉植入，但一般无须用全麻[70]。

（15）心脏电复律

1）在 ICU 内，如果清醒的患者需要抢救性电复律，其血流动力学状态往往相当不稳定，因此，复律前所实施的镇静应非常浅（咪达唑仑 1~2.5 mg 或吗啡 2~5 mg）。如果患者需要进一步的镇静和麻醉，可考虑加快异丙酚的滴注速度。

2）如果患者因血流动力学状态受损而需要复律，但病情并非很紧急，或行择期复律（通常需要 TEE 证实左心耳内没有血栓），可给予小剂量异丙酚（0.5~1 mg/kg 或总量为 50~100 mg）。依托咪酯（0.3 mg/kg 或 10~20 mg 推注）可作为替代，其特别适用于心室功能下降的患者，但高达 50% 的使用者会出现肌阵挛，从而干扰 ECG，使同步复律变得非常困难[71]。在短时的镇静期间，麻醉医生应在现场，以确保能及时开放气道。

（16）心包疾病手术

1）因大量心包积液或心脏压塞而拟行心包引流常常是在紧急或急诊状态下完成的。术后早期，如果 ICU 患者因心脏压塞而出现严重的低心血压或心脏停搏，可在 ICU 内直接将胸骨正中切口完全打开；其他患者建议在手术室内急诊开胸探查。大部分患者可能仍处于气管插管和镇静状态，且仍然保留有 Swan-Ganz 导管及理想的静脉通路，事实上，也并没有多余的时间来建立其他通路。患者多处于低心排血量状态，血压依赖于充足的前负荷、增快的心率及交感张力的上升。为了维持血流动力学的稳定，需补足液体量，有时会使用 β 受体激动剂，但较少见。为了避免严重的低血压和心脏停搏，应避免使用一切可减慢心率的药物，麻醉药物和镇静药物也应慎用。对于表现出心脏压塞的患者，失去交感张力将是灾难性的，因此，在进一步使用其他麻醉药前即应开始消毒、铺巾。心包内的积血一经清空，血流动力学状态会立即发生显著改善。

2）在另外一种相对没有那么紧急的情况下，如果血流动力学状态因大量心包积液而受到影响，可行心包引流。根据心包积液的量和位置，可在心导管室局麻下行心包穿刺。如果不可行，则可选择手术室进行操作。插入一条较粗的中心静脉导管进行引流。如果拟经剑突下切口进行引流，虽然可以在中度镇静、局麻下完成操作，但更多情况下会选择全麻。再次说明：如果诊断心脏压塞，那么血压的维持将依赖于充分的前负荷、足够的心率和增强的交感张力，因此，应避免使用可导致血管扩张、心动过缓或心肌抑制的药物。应在麻醉诱导前即完成消毒、铺巾，以防循环崩溃。

3）在确定心包积液的量及其对血流动力学的影响上，TEE 具有非常大的价值。在小切口手术时，例如剑突下开窗或侧胸切口开窗术，TEE 可明确引流是否充分。

4）心脏压塞解除后，充盈压一般会下降，血压升高，尿量很快会增多。部分患者在心包引流后可能需要短时使用正性肌力药物，这主要取决于压塞的病程时长。

5）慢性缩窄性心包炎患者通常会表现出长期、代偿性的低心排血量状态。在处理时面临同样的关键点：避免低血容量、血管扩张、心动过缓及心肌抑制。心脏受限一经解除，充盈压会短暂性下降，但很多患者会因右心室扩张而出现低心排血量，需要正性肌力药物支持。如果在容量负荷试验时，将充盈压恢复至术前水平而心排血量并无增加，说明对心脏限制的解除不充分。如果外科医生仅解除了右心室的限制，而对左心室的限制依然存在，患者可发生肺水肿。

5. 麻醉的诱导与维持

（1）**概述**　心脏麻醉由多种药物共同实现，包括诱导剂、抗焦虑剂、遗忘剂、镇痛剂、肌松剂和吸入性麻醉剂[72]。尽管大多数中心使用"平衡麻醉"技术，但研究显示，心脏手术中吸入性麻醉剂与全静脉麻醉方案的结果相似[73]。

（2）**麻醉诱导剂**　包括异丙酚、依托咪酯、氯胺酮或苯二氮䓬等。最常见的麻醉策略是由异丙酚、镇痛剂和神经肌肉阻滞剂的组合进行麻醉诱导，使肌肉放松，并防止因使用大剂量麻醉诱导药物而导致的胸壁僵硬。最常用的诱导剂量是异丙酚 1~2 mg/kg（50~100 mg）、芬太尼 2.5~5 μg/kg（250~500 μg）及维库溴铵静脉注射 0.1 mg/kg，然后每 30 min 注射 0.01~0.03 mg/kg。其他作为替代的麻醉镇痛药，如舒芬太尼和瑞芬太尼，则很少使用（译者注：不同医疗机构间使用习惯有差异）。小剂量芬太尼的作用时间为 1~4 h，可使患者在手术完成后数小时内苏醒。瑞芬太尼是一种极短效的麻醉镇痛剂，其作用时间仅有 10 min。这对较短的手术是有益的，使患者可以尽早恢复清醒并拔管。

　　1）琥珀酰胆碱是一种快速起效的去极化剂，可用于快速顺序诱导或困难插管患者。

　　2）虽然氯胺酮已经很少使用，但与苯二氮䓬类药物联合使用，特别适用于血流动力学受损或心脏压塞的患者。氯胺酮不会产生心肌抑制，其"分离效应"和交感刺激特性会引起高血压和心动过速，苯二氮䓬类药物可减轻这些反应[74]。

（3）**麻醉的维持**　通过额外给予麻醉镇痛剂、肌松剂、抗焦虑药（如异丙酚）和吸入麻醉剂来维持麻醉（表 4.2 和表 4.3）。脑电双频指数监测（BIS）可用于 CPB 和非 CPB 手术，以达到应用最小量药物、却能维持充分的麻醉效果（55~60）的目的，同时最大限度地减少血流动力学改变和预防术中知晓[75-76]。这在非 CPB 手术和 CPB 手术中很有用，因为血液稀释会增加麻醉药物的有效分布容积，须二次给药。麻醉剂的剂量和选择必须使患者在手术期间能获得充分的麻醉和镇痛，但可能需要调整以实现手术室内拔管，或在到达 ICU 数小时后拔管，后者在临床实践中更为常见。

（4）**咪达唑仑**　对于心脏外科手术的患者，咪达唑仑的清除半衰期超过 10 h。因此，应限制在 CPB 开始前使用。

（5）**异丙酚**　可用于麻醉诱导，在 CPB 期间以 20~30 μg/（kg·min）持续滴注，在 CPB 结束时仍给药，并持续至进入 ICU 后，以 25~75 μg/（kg·min）的剂量维持[77]。由于异丙酚有强烈的扩血管作用，因此可用于 CPB 结束后高血压的控制。如果患者病情稳定，可停用异丙酚，患者会随即清醒。

（6）**吸入性麻醉剂**　具有肌松作用，可以使患者意识丧失，但具有不同程度的心肌

表 4.2　常用麻醉药物对血流动力学的影响

	心 率	心肌收缩力	SVR	对血压的净效应
诱导剂				
异丙酚（推注）	↓	↓	↓↓	↓↓
依托咪酯	↔	↔	↔	↔
抗焦虑药				
咪达唑仑	↑	↔	↓	↓
异丙酚（滴注）	↓	↓	↓	↓
镇痛剂				
芬太尼	↓	↔	↓	↓
舒芬太尼	↓	↔	↓	↓
阿芬太尼	↓	↔	↓	↓
瑞芬太尼	↓	↔	↓	↓
肌松剂				
维库溴铵	↔	↔	↔	↔
阿曲库铵	↔	↔	↓	↓
顺阿曲库铵	↔	↔	↔	↔
琥珀酰胆碱	↔	↔	↔	↔
罗库溴铵	↑↓	↓	↔	↑↓

SVR：外周血管阻力（体循环阻力）

表 4.3　心脏麻醉常用药物剂量

	常用剂量	作用持续时间
诱导剂		
异丙酚	1~2 mg/kg	2~8 min
依托咪酯	0.2~0.4 mg/kg	3~8 min
抗焦虑药		
异丙酚	25~30 μg/（kg·min）	最长 20min
咪达唑仑	2.5~5 mg 每 2 h 静脉注射 1 次或 1~4 mg/h	最长 10 h
镇痛剂		
芬太尼	5~10 μg/kg → 1~5 μg/kg	1~4 h
瑞芬太尼	1 μg/kg → 0.05~2 μg/（kg·min）	10 min
肌松剂		
维库溴铵	0.1 mg/kg → 0.01~0.03 mg/kg 每 30 min1 次	45~90 min[a]/25~40 min[b]
顺阿曲库铵	0.15 mg/kg → 0.03 mg/kg 每 45~60 min1 次	60 min
罗库溴铵	0.6~1.2 mg/kg 静脉注射 → 0.1~0.2 mg/kg 每 45 min1 次	30~60 min
琥珀酰胆碱	1 mg/kg	5~10 min

[a] 首次插管剂量后。[b] 手术室内重复用药后（ICU 持续滴注）

抑制作用。常用的吸入性麻醉剂包括七氟烷、地氟烷及异氟烷，它们的作用效果相似[78-81]。通常是在 CPB 期间吸入以维持麻醉效果、降低血压、减少静脉麻醉药的用量，但它们并无镇痛作用。地氟烷和七氟烷被发现具有心肌保护作用。它们的脂溶性较弱，可快速起效并能被迅速中和，使早期拔管成为可能。由于"笑气"（氧化亚氮）会减少氧供给、升高肺动脉压，因此禁用于心脏外科手术。

（7）**肌松剂**　为了避免患者活动、抑制因低温造成的寒战，应在整个手术过程中使用肌松剂。充分的肌肉松弛可减轻脊柱旁肌肉的疼感，这种不适术后很常见，主要因胸骨的牵开所致。与阿曲库铵相比，大部分神经肌肉接头阻滞剂对心肌或血压仅有轻微的影响，而前者倾向于会降低血压（表 4.2 和表 4.3）。

1）维库溴铵主要经肝脏清除，少部分以原形形式经肾脏清除，故肝肾功能障碍者慎用。此药没有抗迷走神经特性，因此与芬太尼联用时，通常会导致心率相当缓慢。罗库溴铵起效快，且有特效拮抗药物，如果计划尽快拔管，可考虑使用。顺阿曲库铵的使用不受肝肾功能和年龄的影响，对心血管的影响轻微。泮库溴铵可引起心动过速、提高动脉压，可抵消麻醉药物引起的心动过缓，但因常引起超敏反应故目前很少使用。

2）虽然一些中心在手术结束时会使用逆转肌松剂的药物来加速拔管，但如果患者因此变得烦躁不安，并引起血流动力学改变，这样做可能是有害的。相对保守的方法是在 ICU 内观察患者数小时，其间大部分神经肌肉阻滞剂药效消失，从而可以拔管。当 ICU 内的患者仍然处于药物麻痹状态时，必须维持足够的镇静。

（8）**右美托咪定**　是一种 α_2 肾上腺素受体激动剂，具有镇静、镇痛、抗焦虑和抗交感等作用。然而，它缺乏遗忘效应。术中可用此药来减少其他药物的用量，有助于尽早且舒适地拔管。它还可以减少寒战和心肌缺血的发生，能够改善血流动力学表现。它可以单独用于 TAVR 期间的镇静。其另一个优点是：随着异丙酚的减量，患者出现躁动或患者 – 呼吸机不同步时，它有助于患者撤离呼吸机。与异丙酚相比，右美托咪定似乎可以缩短辅助通气时间，并降低谵妄的发生率，尤其是对于老年患者[82-83]。然而，由于其抗交感作用，与异丙酚相比，更易导致心动过缓。给药方式为：用时 10 min 给予 1 μg/kg 的负荷剂量，然后以 0.2~1.5 μg/（kg·h）持续滴注 [常用剂量范围为 0.5~0.75 μg/（kg·h）]。

6. CPB 开始前的一般考量

（1）**概述（表 4.4）**　手术开始前，麻醉医生负责安全地置入各种监测导管，避免在麻醉诱导和插管期间发生血流动力学或缺血性变化，一经发生，应予以处置。同时应放置 TEE，并对 TEE 结果做出初步解释。此外，麻醉医生还负责以下事项。

1）在手术开始前的 1 h（头孢菌素）或 2 h（万古霉素）内，预防性使用抗生素[14]。

2）对于再次手术或行 TAVR 的患者，术前放置体外除颤电极贴片（位于腋中线和背部）。

3）确保头部和手臂的位置安全（护理）。

4）确保脑血氧饱和度测定电极的功能正常（监测脑灌注）。

（2）**维持血流动力学状态，避免心肌缺血**　所有类型的心脏手术在开始 CPB 转流之前，均应避免缺血，这一点至关重要。一旦发现缺血性 ECG 改变、充盈压升高或在 TEE 上发现局部室壁运动异常，应立即引起注意。因外科医生插管而搬动心脏，或

表 4.4　体外循环（CPB）开始前的麻醉考量

1. 放置各种动、静脉管路及测压管路并进行监测
2. 皮肤切开前抗生素的使用情况
3. 用于再次手术的体外除颤电极贴片
4. "平衡麻醉"药物的选择和早期拔管计划
5. 气管插管
6. 经食管超声心动图（TEE）
7. 抗纤溶药物的使用
8. 微创手术中冠状静脉窦插管及左心引流管
9. 维持血流动力学状态，避免心肌缺血；发生心肌缺血时所需要的处理
10. 脑血氧饱和度的监测及针对异常情况的处理
11. CPB 的肝素化

在再次手术过程中因分离粘连组织而造成的失血、腿部切口的持续失血，以及插管过程中发生房颤，均为必须及时处理的潜在损伤。为了维持稳定的血流动力学，必须通过审慎补液和使用 α 受体激动剂来对抗血管扩张和低血压，使用 β 受体阻滞剂或额外的麻醉剂来治疗高血压或心动过速，以及使用硝酸甘油来治疗心肌缺血。在 CPB 开始前，通常输注晶体溶液，但对于血管扩张及术前存在严重贫血的患者，应避免过量输注。在微创手术中，有限的术野显露可能会使外科医生难以直接观察整个心脏，这就要求麻醉医生选择适当的监测措施，以识别和处理异常，确保围手术期过程平稳。

（3）TEE 检查　在建立了各种动、静脉管路及测压管路后，即可行 TEE 检查，以提供局部室壁运动异常的基线评估，同时确定已知或可能忽略的瓣膜病变。应根据 ASE 指南进行全面的 TEE 检查[31]。在微创瓣膜手术中，TEE 可用于确定冠状静脉窦导管和肺动脉引流管的位置，以及股静脉插管在右心房中的位置。对于 OPCAB，TEE 可用于评估旁路桥血管移植期间局部室壁运动异常的情况。

（4）留取自体血　在 CPB 开始前，抽取保留自体血液，可保护血小板免受 CPB 的损害，以用于术后回输。这种血液的质量非常好，血小板只有轻微的激活，并且已证明可以保存红细胞质量并减少输血需求[84-85]。对于拟行 CPB 手术的患者，如果在抽取 1~2 U 血液、并用非血溶液补充容量后，HCT 仍可满足要求的患者，可考虑使用这一措施。

（5）类固醇　类固醇被认为可减轻 CPB 带来的全身炎症反应，尽管并无充分证据显示临床疗效显著。术后使用大剂量甲基泼尼松龙（30 mg/kg）或地塞米松（1 mg/kg）可减少呕吐症状并改善食欲，但它们可能会导致高血糖、代谢性酸中毒、迟发性心脏压塞的风险增加，同时可能会造成器官系统的短暂性亚临床损害，并会导致更为明显的肺功能障碍[86-93]。

（6）抗纤溶药物　已被证明可以减少心脏手术围手术期的出血量[94-95]，它们适用于所有 CPB 手术，对非 CPB 手术也可能有益。大多数用药方案是在皮肤切开时给予第一剂，CPB 预充使用一剂，并在整个手术过程中持续输注。一项研究发现：应在肝素化后再给予初始剂量。有报道指出，过早使用可在肺动脉导管上发现血栓[96]。

1）ε-氨基己酸：是一种价格低廉的药物，具有抗纤溶特性，还可以通过抑制纤溶酶原转化为纤溶酶来保护血小板的功能。预防性用药的主要作用是可以有效地减少出血。但如果仅用于疑似纤维蛋白溶解导致的术后出血，其益处值得怀疑[97]。关于其疗效的报道并不多，但它在美国是最常用的抗纤溶药物。研究表明，其与氨甲环酸的获益相同[98]。

　　a. 常用方案：在麻醉诱导后给予 5 g，CPB 预充 5 g，术中给予 1 g/h。如果患者体重 > 100 kg，剂量加倍。

　　b. 药代动力学研究表明：CPB 期间 ε-氨基己酸的清除率会降低，分布容积有所增加。为了维持 260 mg/mL 的血浆浓度，可采用一种基于体重的替代方案：先给予 50 mg/kg 的负荷剂量，用时 20 min；然后以 25 mg/（kg·h）滴注维持[99]。

　　c. ε-氨基己酸很少出现临床不良效应，也不会增加卒中风险[100]。尽管可能出现轻微的肾小管功能障碍，表现为尿 β_2 微球蛋白水平增加，但 10 g 的 ε-氨基己酸并未显示出会改变肌酐清除率[101]。

2）氨甲环酸（TXA）：具有与 ε-氨基己酸相似的药效，在血清浓度为 10 μg/mL 时可抑制纤维蛋白溶解，在 16 μg/mL 时可减少纤溶酶诱导的血小板活化[102]。研究表明，氨甲环酸可减少 CPB 及非 CPB 手术的围手术期失血[103-104]。有两项研究发现：在术前 7 d 内使用了阿司匹林和氯吡格雷的患者中，使用氨甲环酸可显著减少出血量，这可能意味着服用氯吡格雷的患者无须推迟手术。然而，在这些研究中，最后一剂氯吡格雷的服用时间实际上是在手术前平均 5 d，在这段时间内，血小板功能很有可能恢复至良好状态[105-106]。有多种推荐的给药方案，在较高剂量下疗效略好[107]。然而，在约 1% 的患者中，氨甲环酸会引起剂量相关的惊厥发作。常用方案如下[94]。

　　a. 改良低剂量：先给予 5 mg/kg 的负荷剂量，然后以 5 mg/（kg·h）持续滴注。

　　b. 低剂量：推注 10 mg/kg，用时 20 min，并以 1~2 mg/kg 加入 CPB 预充液中；然后以 1mg/（kg·h）持续滴注——可能更适于低出血风险的患者。

　　c. 高剂量：给予 30 mg/kg 负荷剂量，并按照 2 mg/kg 加入 CPB 预充液中；然后以 16 mg/（kg·h）持续滴注——可能更适于高出血风险患者[108]。

3）抑肽酶：是一种丝氨酸蛋白酶抑制剂，在大多数心脏手术中，对减少围手术期出血极为有效。它具有抗纤溶、保护血小板、抑制激肽释放酶及抗炎作用。尽管它于 2007 年从美国市场撤出，但在其他国家仍可用于一些特定情况。

（7）CPB 的抗凝策略

1）抗凝在 CPB 期间至关重要，它可以减少凝血酶生成，还可以减少因血液与人工合成材料界面相互作用导致的纤维蛋白单体形成。普通肝素是被广泛使用的抗凝剂，可被鱼精蛋白中和。其他可用于 CPB 的抗凝剂，如直接凝血酶抑制剂，则缺少中和的方法[109]。

2）肝素剂量：肝素通过结合抗凝血酶（AT，以前称为抗凝血酶Ⅲ）来抑制凝血，其主要的作用机制是使凝血酶和因子Xa失活。凝血酶失活可防止纤维蛋白形成，也可抑制凝血酶诱导的血小板和因子Ⅴ、Ⅷ和Ⅺ的活化。应在手术开始后和全身肝素化之前测定基线的全血激活凝血时间（ACT）。一项研究建议：在置入肝素涂层的肺动脉导管之前，可通过导引鞘管抽血做初始的ACT检查，因为肝素涂层导管可能会人为造成ACT基线值的延长[110]。在游离ITA或桡动脉前，可给予小剂量肝素（5000 U=50 mg。译者注：这一换算与国内有区别，国内换算：125 U=1 mg）。多学会联合指南给出的Ⅱa级建议是：在CPB插管前，给予经验性肝素用量3 mg/kg。与牛肝素相比，猪肝素具有较低的肝素抗体形成风险，因此建议使用猪肝素[111]。

　　3）多种用于肝素监测的ACT测定系统[112]。

　　a. 测定ACT可以定量评估肝素的抗凝效果，但并非测量肝素浓度，效果也不一定与肝素浓度有关[113]。患者对肝素的反应差异很大，而ACT可能受到低温、血液稀释的影响，但血小板减少对其影响则较小。尽管如此，由于其操作简单安全，在CPB期间只要实现并维持满意的ACT（要求：常规管路＞480 s，生物相容性管路＞400 s）即可，因此目前被广泛采用。在CPB转流过程中，应每20~30 min复查一次ACT（如果在初始肝素化后，启动CPB有明显延迟，则应在CPB开始前再次测量），必要时应给予额外的肝素。Hepcon（Medtronic）、Hemochron（Accriva Diagnostics）和i-STAT（Abbott Point of Care）是最常用的ACT测定设备。

　　b. 由于患者对肝素的反应存在个体差异，还可以通过使用Medtronic的止血管理系统（HMS或HMS Plus）或Hemochron Response RxDx肝素和鱼精蛋白给药系统计算出剂量-反应曲线来评估抗凝效果。这些系统可测量循环肝素水平（理想水平＞2~2.5 U/mL），确定为达到理想ACT所需的肝素剂量，并计算中和肝素所需的鱼精蛋白剂量。与ACT相比，全血肝素浓度与血浆抗Xa水平的相关性更好。与仅基于ACT的标准剂量相比，获得患者特异性的肝素水平能够更有效地抑制凝血系统的激活，凝血酶生成更少，纤溶更少，血小板激活更少。虽然该系统通常会导致肝素用量加大，但中和所需的鱼精蛋白较少，中和后的出血也更少[112,114]。尽管有这些优点，但这些系统的使用只有Ⅱb级适应证，它们并未显示出会显著改变临床结局[112]。在采用DHCA的病例中，维持肝素血液浓度，而非ACT，已被证明能更好地保护凝血系统[115]。

　　c. 使用肝素涂层的管路可以减少炎症反应，降低了抑制凝血系统激活所需的最低肝素化水平。然而，如果抗凝不足将导致凝血酶的生成，继而触发血小板活化，导致CPB管路内凝血。因此，在使用此类管路时，通常建议ACT＞400 s。

　　d. 在非CPB手术期间，最佳ACT可能是＞250 s，大多数患者使用2.5 mg/kg肝素即可达到。这一抗凝水平可减少凝血酶的形成，减少凝血系统的激活及纤维蛋白的溶解。ACT水平与血栓并发症风险的增加并无相关性[116-117]。

　　4）肝素抵抗：如果肝素用量已达5 mg/kg却仍无法使ACT延长到足够水平（＞480 s），说明存在肝素抵抗。这通常是由AT缺乏引起，可能导致高凝状态。

　　a. 这更可能发生在术前使用肝素、静脉注射硝酸甘油或使用IABP、血小板计数升高＞ 300×10⁹/L，或伴有感染性心内膜炎的患者[118]。与肝素抵抗相关的其他风险因素包括高纤维蛋白原水平，这会降低肝素与 AT 的结合能力；还包括吸烟和 COPD，这会激活血小板，增加炎症标志物和纤维蛋白原水平[119]。有趣的是，人们已经开始注意到：尽管实验室检测的 AT 水平正常，但仍可能发生肝素抵抗；相反，当 AT 水平较低时，却并不一定会发生肝素抵抗。一项研究表明：即便 AT 水平正常，对于高危患者仍可考虑预防性使用 AT，以实现 CPB 的最佳肝素化[119]。

b. 如果加用额外剂量的肝素仍不能延长 ACT，通常首选新鲜冰冻血浆以达到理想的 ACT[120]。然而，这一措施可能并无效果，却可能引发与输血相关的潜在不良作用[121]。多家公司可提供商品化人源 AT 产品，最常见的产品是凝血酶Ⅲ（Grifols），每瓶含 500 U[122]。对于大多数病例，由于基线 AT 水平并不明确，并且很可能高于罕见的遗传性 AT 缺乏症患者的 AT 水平，因此很难确定精准剂量。所需 AT 量的计算方法为（理想 AT 水平 – 基线 AT 水平）× 体重（kg）/1.4。例如，对于一名基线水平为正常水平 80% 的 70kg 男性患者，要达到正常水平的120%（推荐），需要（120–80）×70/1.4=2000 U 或 28 U/kg。如果基线水平为正常值的 50%，则应给予 3500 U（50 U/kg）。另一种替代抗凝策略是使用比伐芦定作为 CPB 的抗凝剂[123]。

5）肝素诱导的血小板减少症（HIT）：是一种与肝素 – 血小板因子 4（PF4）复合抗体形成相关的疾病，该抗体与血小板结合，触发动、静脉血栓形成[124-125]。大多数 HIT 患者在使用肝素后，血小板计数会下降超过 50%，但必须考虑到可能导致血小板减少的其他潜在因素（尤其是糖蛋白Ⅱb/ Ⅲa 抑制剂的使用情况）。如果在手术过程中并未发现 HIT 的发生并及时地改用其他抗凝方案，则可能发生危及生命的术后并发症。

a. 大多数患者在行导管检查时接触过肝素，多项研究发现：5%~19% 的患者术前经酶联免疫吸附试验（ELISA）可检测到肝素 –PF4 抗体[125-129]。目前，检测IgG 特异性肝素依赖性血小板抗体的 ELISA 血清学方法已经取代了之前特异性不高的方法（以往除检测 HIT 相关的 IgG 特异性抗体外，还会检出不导致 HIT的 IgM 抗体）。约 20% 的心脏手术患者术前上述抗体检测呈阳性，但只有少数患者确实存在可导致 HIT 的抗体，并易发生血栓并发症。而通过使用其他替代抗凝策略，可以避免这些并发症[130]。

b. 评估术前是否存在肝素 –PF4 抗体的益处尚未明确，也未表明在无血小板减少、血栓形成或已知 HIT 史的情况下需在术前进行此类抗体检测。单纯存在抗体与血栓风险增加并不相关，但可能与其他不良结局相关，无论是否发生了 HIT 均如此。然而，如果 IgG 血小板抗体与血小板减少症或血栓形成并存，则最好进行功能性洗涤血小板活化试验（functional washed platelet activation assays），包括 5- 羟色胺释放试验，这将有益于确诊 HIT。

c. 如果存在 HIT 且手术并不急于进行，则最好等待 3 个月再行手术，抗体通常会在 3 个月内被清除。如果洗涤血小板活化试验为阴性，可在手术中安全地使用普通肝素。

d. 当需要在更为紧急的情况下进行手术，并存在急性或亚急性 HIT（血小板减少症已经恢复，但洗涤血小板活化试验呈阳性）时，单独使用普通肝素会增加迅速发生 HIT 的风险。因此，需要一种替代抗凝方案。

- 比伐芦定是一种直接凝血酶抑制剂，当存在 HIT 时，是最佳的 CPB 抗凝剂。此药起效迅速，半衰期为 25 min。主要通过蛋白水解裂解代谢，只有 20% 通过肾脏被清除，对肾功能障碍的患者，剂量需稍做调整。此药无法被逆转中和，但可以通过血液滤过和血浆置换来清除。对存在和不存在 HIT 的患者进行心脏手术（CPB 和非 CPB）时分别使用比伐芦定和普通肝素，经比较研究后发现两者的临床结局相似 [131-133]。必须注意避免血液淤滞，这将导致比伐芦定的非酶性降解，并可能在 CPB 管路中发生凝血，同时，应限制心内吸引的使用，以尽量减少凝血级联反应的激活。

  – CPB 手术时的剂量：给予负荷剂量 1.25 mg/kg，用时 5min，并将 50 mg 加入 CPB 预充液中，而后以 2.5 mg/（kg·h）的速率持续滴注。输注速率可以 0.1~0.5 mg/（kg·h）的步进幅度增加，使 ACT 维持在 > 基线值的 2.5 倍或 > 500 s。在 CPB 结束前 10~15 min 停药。如果预计 CPB 要在超过 20min 以后才能结束，则应再推注 0.5 mg/kg，并重新以 2.5 mg/（kg·h）的速率持续滴注。当 CPB 结束后，超滤可去除 70% 的比伐芦定。

  – 非 CPB 手术时的剂量：静脉推注 0.75 mg/kg，而后以 1.75 mg/（kg·h）的速率持续滴注，将 ACT 维持在 > 300 s。

- 如果不使用比伐芦定进行抗凝，可选用其他方案，包括使用常规剂量的普通肝素辅以血小板活化抑制剂，如前列环素类似物和糖蛋白 IIb/ IIIa 抑制剂。

  – 依前列醇：剂量为 5ng/（kg·min），每 5min 增加 5ng/（kg·min），需观察是否出现低血压，最大剂量可达 25ng/（kg·min）；而后推注肝素。经鱼精蛋白中和后，依前列醇的剂量以 5ng/kg 的速率递减至停药 [134]。

  – 伊洛前列素：起始剂量为 3 ng/（kg·min），每 5min 将剂量增加 1 倍，达到术前体外试验确定的剂量。通常所需剂量为 6~24 ng/（kg·min）[135]。

  – 替罗非班：是一种短效糖蛋白 IIb/ IIIa 抑制剂，可在使用标准剂量肝素前 10 min 给药，剂量为 10 mg/kg，然后以 0.15 μg/（kg·min）持续滴注。应在 CPB 预期结束前 1 h 停用。通常，80% 的抗血小板作用可在停药 4 h 内消失。因此，在 CPB 终止后出血可能会持续一段时间，重组因子 VIIa 对此有所帮助 [136]。

7. CPB 期间的考量

（1）概述　几乎所有瓣膜手术和大多数 CABG 都需要在 CPB 辅助下完成（表 4.5）。第 5 章将讨论 CPB 管路系统的基本部件。简言之，就是血液通过重力或真空辅助从右

表 4.5　体外循环（CPB）期间的麻醉考量（与灌注师协商并由灌注师完成）

1. 使用缩血管药物维持体循环血压
2. 使用相关药物优化肾灌注
3. 通过吸入性麻醉剂或静脉药物维持充分的麻醉深度
4. 监测脑血氧饱和度
5. 抽血行 ACT 检查
6. 如果行 CPB 下手术或距离上次使用时间超过 4h，再次注射抗生素（头孢菌素）
7. 静脉注射胰岛素，维持血糖＜ 180 mg/dL（10 mmol/L）

心房流入贮血罐，进行氧合、降温或加热后，通过升主动脉的动脉插管回输至患者。同样的原则也适用于微创手术，只是插管部位可能会有所不同。表 5.2 记录了 CPB 期间理想的血流动力学参数和实验室检测值。

（2）**氧合管理**　在 CPB 时，肺部并不通气，氧合发生在氧合器内，而 CO_2 也是通过进入氧合器排出。虽然一些研究表明，如果 CPB 期间肺部保持连续气道正压通气（CPAP），则 CPB 结束后的换气效率会有所改善，但这并非临床常用操作[137]。通过测量动脉血气来确保氧合器能提供充足的氧合、CO_2 能够充分排出；而测量静脉血氧饱和度则是为确定全身灌注流量是否充足，要求静脉血氧饱和度应＞ 65%。如果无法进行实时监测，则灌注师应每 15~20 min 重复一次上述检查。

（3）**体温管理**　在 CPB 手术中，人工心肺机所提供的血流属于低平均压力下的非生理性、非搏动性血流，而不同程度的全身低温被视为保护脏器的手段。CPB 开始后不久即开始降温，并根据预期手术完成时间提前加热、复温，以便在 CPB 终止时达到接近正常的体温。临床上通常会使用带有温度传感器的 Foley 尿管来测量膀胱内温度，该温度被视为中心温度；也可以选择测量引流的静脉血温度及经肺动脉导管测得的温度作为中心温度。STS 指南建议应避免将患者的中心体温升高至 37℃ 以上，以降低神经系统损伤的风险。由于大脑会优先从主动脉插管回流血液中接收到最初的、较热的血流，因此，使用膀胱温度会低估大脑温度[138]。当使用浅低温至中低温（＞ 30℃）时，体温的后降效应并不明显，也不常见，因此不必要使用加温装置。相比之下，此类设备非常有助于从深低温中复温的患者。在输注血液和血液制品时，应考虑使用加温装置，从而使快速输血成为可能。

（4）**抗生素的使用**　CPB 开始后，血液中抗生素的浓度会下降 30%~50%，此时应给予额外剂量的头孢菌素；也可以在初次给入抗生素后 3~4 h 再给予第二剂[14]。万古霉素不需要额外的剂量补充。

（5）**理想的平均动脉压**　对于 CPB 期间维持器官理想灌注的最佳平均动脉压这一问题，学界存在争议。研究表明，脑血流量更依赖于血压而不是流量[139-140]。在血压降到＜ 40 mmHg 之前，大脑均可以通过自主调节来维持脑血流量，但对于糖尿病和高血压患者，这种反应是不够的，此类人群必须保持较高的血压。体循环压受到一系列变量的影响。

1）CPB 期间发生的低血压通常是多因素引起的，可能与血液稀释、术前血管扩张剂的使用（ACEI、ARB、钙通道阻滞剂和胺碘酮）、CPB 期间使用的血管扩张剂（吸入性麻醉剂和异丙酚）、复温期间的血管扩张和自主神经功能障碍有关，也可能是由于全身灌注流量不足、静脉引流不充分、主动脉瓣反流、心脏停搏液的使用以及大量心内吸引的血液回流到循环中造成的。

2）高血压的发生原因可能包括：低温引起的血管收缩、麻醉和镇痛水平不足、内源性儿茶酚胺水平升高、酸碱平衡和血气交换的改变。

3）标准管理策略：在 CPB 期间，只要流量充足，即可通过使用血管扩张剂（麻醉剂、异丙酚或吸入性麻醉剂）或升压剂（去氧肾上腺素、去甲肾上腺素或血管升压素），将平均动脉压维持在 65 mmHg 左右。如果灌注师实时测量的静脉血氧饱和度 > 65%，通常表明体循环流量是令人满意的，但需要说明的是：不同区域间流量通常会存在差异（即肾脏和内脏循环较少）。由于组织摄氧量较低，因此在全身低温期间，静脉血氧饱和度会较高；在复温期间可能会显著降低，因此需要增加流量。

（6）脑血氧测定　评估 CPB 期间脑氧合是否充分，是术中监护的重要一环。3 种常用的系统是 INVOS（Medtronic）、Equanox（NONIN Medical）和 Foresight（Edward Lifesciences）[141]。这些装置利用近红外技术，通过患者额头上的双额叶传感电极片来评估局部脑血氧饱和度（rSO_2）（图 4.9）。

1）在 CPB 开始及复温期间，即使增加体循环流量，rSO_2 仍趋于下降。在脉搏血氧仪显示出低氧之前，rSO_2 便能迅速发现动脉血氧饱和度下降的问题[142]。rSO_2 降低超过 20% 可能与不良的神经预后相关，应予以治疗。在 CPB 之前，应采取措施提高血压或 PCO_2，这将有助于改善脑血流量。一经开始转机，通过调整泵流量、血压、PCO_2 或 HCT 可带来获益。

2）尽管 rSO_2 的下降常常是因为传感电极贴片的黏附性差、与皮肤贴合不佳所致，但大脑血氧饱和度的合理下降可能不仅反映了血管扩张或低流量所致的中度低血压，还可能说明主动脉插管位置存在问题、主动脉夹层、氧合器或其他 CPB 装置故障、空气栓塞或对鱼精蛋白等药物的过敏反应。尽管改善 rSO_2 可以直观地减少低氧所带来的不良影响，但很少有研究证实临床结局会因此而改善[142-144]。

3）脑血氧饱和度可以是反映大脑自主调节的替代指标。尽管大多数患者可以将

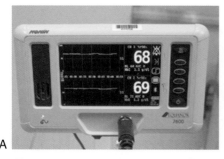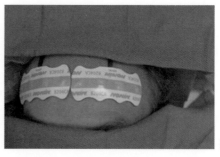

图 4.9　A.NONIN Equanox 脑血氧计。B. 该设备使用近红外光谱仪，通过放置在额头左右两侧的光学传感器，直接测量大脑主要静脉的局部血氧饱和度

灌注压自主调节到低至 40~50 mmHg，但有研究表明：不同患者的压力水平可能会有很大差异（40~90 mmHg），且无法通过患者的人口学信息进行预测。心脏手术后，低于自主调节极限的低血压的持续时间和程度与术后主要并发症相关，因此建议：在大脑自主调节范围内应维持足够的平均压，具体是根据脑血氧计测定的血氧饱和度值计算，以确保肾脏等器官能够获得充分的灌注，这些器官同样具有自主调节血流的能力[145-146]。

（7）**血糖控制**　由于机体对手术和 CPB 存在激素应激反应，同时存在胰岛素抵抗，血糖往往会有所升高。虽然术中输注胰岛素将血糖维持在 < 180~200 mg/dL（10~11.1 mmol/L）并不会减少机体对正性肌力药物的需求，也不会降低心律失常的发生率，但却可以减少神经认知功能障碍和死亡等不良结局的发生率[147-150]。但是，将手术期间血糖维持在 < 100 mg/dL（5.5mmol/L）的方案则过于激进，可能会增加卒中和死亡的风险[151]。

（8）**肾功能保护**　对于术前肾功能障碍（Ⅲ ~ Ⅳ期慢性肾脏病）患者，尤其是伴有糖尿病、高血压的患者，应优化肾功能以降低发生急性肾损伤（AKI）的风险。首先要考虑的是保持较高的平均灌注压（约 80 mmHg），最低也应高于大脑自主调节阈值[145-146]，尽可能缩短 CPB 时间，甚至可以考虑完全避免使用 CPB。应避免出现严重贫血（HCT < 20%），否则会增加 AKI 的风险[152-153]。人们对应用药物来优化肾功能进行了研究，但结论并不一致[154-157]。非诺多泮 [0.03~0.1 μg/（kg·min）] 或许可降低 AKI 的风险，但不会降低对肾脏替代治疗的需求或死亡率[158-159]。不推荐使用碳酸氢钠或他汀类药物，而奈西立肽（nesiritide）虽然显示出一定的应用前景，但 2018 年以后已经停止生产。尽管肾剂量多巴胺 [3 μg/（kg·min）] 和呋塞米均可增加 CPB 期间的尿量，但尚未发现两者具有肾保护作用[160]。事实上，呋塞米已被证明会增加术后肾功能障碍的发生率。然而，术后肾功能障碍的主要原因是低心排血量状态，因此在 CPB 结束时维持良好的血流动力学状态至关重要，这样可确保任何术中发生的肾损伤都只是暂时性的。

（9）**减少心律失常**　主动脉开放后，可给予利多卡因（100 mg）和镁剂（1~2 g），以降低房性和室性心律失常的发生率[161]。在灌注心脏停搏液期间，当心脏处于低温状态时易于发生室颤，通常需要除颤，当然也可能自主转化为窦性心律。Del Nido 心脏停搏液以利多卡因为主要成分，因此如果使用该停搏液，在主动脉开放后心脏不易发生室颤。

（10）**胺碘酮预防房颤**　围手术期使用胺碘酮可降低术后房颤的发生率[162]。根据 2005 年发表的经典 PAPABEAR 试验的结果，术前和术后服用胺碘酮 6 d 可使术后房颤的发生率降低近 50%[163]。但由于这一方案几乎不可行，或者不符合成本 - 效益原则，人们采用了另一种常见方案，即：术中静脉推注 150 mg，然后持续滴注 24 h，最后转为口服治疗。术后开始静脉注射胺碘酮、继之改为口服也能有效减少房颤的发生。然而，一项研究表明：术中开始使用胺碘酮是无效的，这一结果很令人惊讶[164]。

8. CPB 停机及抗凝的中和

（1）停机前准备　一旦心脏部分的手术完成，即可恢复肺部通气，必要时开始起搏。在 CPB 即将停机前，可给予 1 g 氯化钙以增加外周血管阻力，并开始使用一些正性肌力药物进行支持（表 4.6）。

（2）停机前血流动力学支持　如果认为必须给予血流动力学支持，则应在 CPB 停机前开始启用正性肌力药物。对于先前存在左心室功能障碍、开机前已发生心肌缺血、近期心肌梗死、血运重建欠佳或不彻底、左心室肥厚和主动脉阻断时间过长的病例，应考虑给予正性肌力药物。如果在 CPB 期间既已需要使用 α 受体激动剂（去氧肾上腺素、去甲肾上腺素）或升压素来支持灌注压的病例，通常需要在 CPB 终止后的短时间内继续使用。

（3）逐步减少血流　CPB 停机时，应逐步减少静脉引流，增加心腔内容积量，同时减少经动脉插管的血流量。

（4）动脉测压　由于存在外周血管扩张，因此经桡动脉测得的血压数值通常与升主动脉的压力并不一致。在主动脉插管上放置一个"三通"测量升主动脉压力，有助于找出差异的原因。如果这个问题持续了一小段时间，则应考虑置入股动脉测压管，有助于问题的解决。

（5）TEE 评估　停机期间及停机后应使用 TEE 进行评估（表 4.1）。主要益处如下。

　　1）发现心腔内气体。这是瓣膜手术或任何进入左心系统的手术都会面临的问题（包括排气）。在微创手术中尤有价值，行微创手术时心脏的显露有限，难于排气。

　　2）评估局部和整体心室功能，并将心排血量与负荷情况进行关联。TEE 是能直接评估血管内容量（前负荷）的唯一方法。应用心脏停搏液后，心室顺应性下降，造成容积－压力关系发生改变，因此，通常须通过 Swan-Ganz 导管测得更高的充盈压，以获得足够的血管内容积，对于肥厚的心脏尤其如此。在应用 TEE 评估心室容积时，

表 4.6　体外循环（CPB）结束时的麻醉考量

停机时
1. 根据需要建立起搏
2. 恢复机械辅助通气
3. 行经食管超声心动图（TEE）检查，明确心腔内是否存在气体，评估心室功能
4. 根据 TEE 和 Swan-Ganz 导管评估的结果，启动药物治疗来改善心功能和血压

停机后
1. 行 TEE 检查来评估心室功能和瓣膜问题（自体瓣膜、成形、人工瓣膜置换），明确心脏内是否存在气体
2. 根据血压、TEE 和 Swan-Ganz 导管评估结果来调整药物的使用
3. 给予鱼精蛋白
4. 根据需要输注全血和（或）成分血（依据床旁检测结果做出决定）

应与压力测量值相关联，以确定后续的最佳充盈压。TEE 在确定是否应通过输液、使用正性肌力药物或 α 受体激动剂来治疗低血压方面具有非常高的价值。

3）瓣膜外科手术后，应及时发现瓣周漏、瓣叶开闭障碍，同时评估瓣膜成形术后的瓣膜功能。

（6）优化前负荷　通常，对于大多数心功能满意的患者而言，通过输液即足以优化前负荷并获得满意的血流动力学参数。初始，可通过将泵中的机血回输来提高充盈压。在注射鱼精蛋白后，将体外循环管路中剩余的血液通过血液回收机进行洗涤，置入血袋，由麻醉医生根据情况回输给患者。如果不能立即获得这些经血液回收机处理的自体血，则通常会选择胶体溶液来维持血管内容量。白蛋白优于羟乙基淀粉，后者已被证明会增加出血量和输血需求[165-166]。有研究表明，即使是可快速降解的低分子量羟乙基淀粉也会损害纤维蛋白的形成和血凝块强度，应避免使用。

（7）维持血流动力学状态　如果血流动力学表现不理想，麻醉医生必须与外科医生一起评估心肌功能状态及使用正性肌力药物的必要性。目视检查心脏，使用 Swan-Ganz 导管评估连续心排血量和充盈压，以及使用 TEE 来评估心室功能和识别潜在问题。

1）通常先使用儿茶酚胺予以正性肌力支持，例如肾上腺素（1~2 μg/min）或多巴酚丁胺 [5~10 μg/（kg·min）]。如果心功能仍不理想，可考虑使用米力农，该药对减轻心脏负荷、提供正性肌力支持有极大帮助。有人建议在终止 CPB 前预先使用米力农，以减轻术后心功能和氧转运的恶化，同时减少对儿茶酚胺支持的需要[167]。

2）如果 TEE 提示心排血量满意、心室功能良好，但却持续低血压（"血管麻痹"状态），则需要增加去甲肾上腺素或去氧肾上腺素的剂量。如果仍然无法改善，可考虑单次推注 1U 的血管升压素来扭转局面，也可能有必要以 0.01~0.1U/min 持续滴注来维持血管张力。如果患者仍处于低血压状态，建议使用亚甲蓝 1.5~2 mg/kg[168-169]。

3）如果患者持续低血压或低心排血量状态超过 1min，应恢复 CPB，在低工作负荷状态下改善心脏灌注，通常会改善心室功能。这也会赢得时间来解决导致低血压或低心排血量的根本性问题。大多数情况下，当开始正性肌力支持后，需要时间和耐心才能让心脏在 CPB 辅助下逐渐恢复。其间可能遇到的需要补救的问题如下。

a. 右冠状动脉的空气栓塞可能导致右心室功能障碍和低血压，须短时恢复 CPB。这一情况在二尖瓣手术后并不少见。

b. 如果出现新发局部室壁运动异常，则说明桥血管可能存在技术问题（弯折、扭曲或吻合的问题），可通过翻修纠正。在二尖瓣手术中，如果侧壁 ECG 发生改变，则提示旋支可能受到了压迫。如果在主动脉瓣手术或主动脉根部手术后出现 ECG 改变，则提示冠状动脉开口可能被人工瓣膜压迫或冠状动脉纽扣移植后出现弯折以致血流受阻。

c. 如果出现瓣周漏、无法解释的跨瓣反流以及瓣叶活动故障，应手术翻修。

4）如果 CPB 转机一段时间，心脏在休息后或使用多种药物后仍不能正常工作，通常须置入 IABP。当上述所有操作均失败时，应根据设备情况选择使用 ECMO 或循环辅助装置。

（8）**抗凝逆转**　鱼精蛋白是一种用于抵消肝素作用的多聚阳离子肽，与肝素的剂量比通常为 0.5 : 1 至 1 : 1（mg/mg），可使 ACT 恢复到基线水平。由于肝素的残留效应，ACT 可能会反跳延长，此时可能需要给予小剂量鱼精蛋白进行补充。如果患者输注了数袋经血液回收机回收的血液（其中含有少量肝素），则需要补充鱼精蛋白。然而，即使肝素被彻底中和，罹患严重血小板减少症或凝血障碍的患者，其 ACT 仍有可能延长。因此，针对升高的 ACT 来补充额外剂量的鱼精蛋白，可能并不会使 ACT 恢复到基线水平。如果血小板功能正常，中度血小板减少症并不会显示出 ACT 延长，但在 CPB 后，由于血小板发生功能障碍，ACT 将会延长[170]。

1）肝素 – 鱼精蛋白滴定测试系统可以测量血液中的肝素水平，并依此确定中和剩余肝素所需的鱼精蛋白剂量。其计算结果通常会少于通过肝素使用剂量所获得的经验性鱼精蛋白用量，这将有助于恢复血小板对凝血酶的反应性，减少血小板 α – 颗粒的分泌，从而减少出血[171]。由此可见，这些测试系统可以防止不必要的鱼精蛋白给入，从而纠正一些并非由肝素过量而导致的 ACT 异常。事实上，多余的鱼精蛋白，即使只是稍稍超过 1 : 1 的中和率，也可能激活血小板并使 ACT 延长；因此，此时的鱼精蛋白是一种抗凝剂，可能导致更多出血[172-173]。

2）鱼精蛋白中和后，肝素可能重新出现在血液中，人们将这一过程称为"肝素反弹"。这种情况常见于在 CPB 手术期间接受了大剂量肝素的患者，尤其是肥胖患者。这可能是因为鱼精蛋白的半衰期只有 5 min 左右，20 min 即几乎可以从血液中完全消失所导致[174]。尽管存在残余肝素，但 ACT 却可以表现为正常。Medtronic HMS 系统和血栓弹性图可以评估循环血液中是否仍有残余肝素[175]。如果有残留的肝素或"肝素反弹"，可以通过补充额外剂量的鱼精蛋白来中和[176]。

3）静脉注射鱼精蛋白可能会导致组胺从肺部释放，从而降低体循环阻力和血压；如果在动脉内注射，则不会出现这一效应。尽管如此，关于究竟是动脉内给药还是静脉内给药更有血流动力学优势，还存在争议[177-178]。

（9）**鱼精蛋白反应**　并不常见，但通常不可预测，只是在使用 NPH 胰岛素的患者、对鱼类（非贝类）或药物过敏的患者、先前接触过鱼精蛋白的患者以及接受过输精管结扎术的男性中，鱼精蛋白反应的发生率更高。因此，意识到有发生鱼精蛋白反应的可能性，并在发生此类问题时能立即做出反应是至关重要的。鱼精蛋白反应可导致围手术期死亡率升高[179-182]。

1）**Ⅰ型反应**：快速给药导致的低血压（CPB 停机后 3 min 内给入全部中和剂量的鱼精蛋白）。这是由组胺相关的体循环和肺血管阻力降低引起的。通过将鱼精蛋白注射时间延长至 10~15 min 可避免这一问题。一旦发生Ⅰ型反应，可使用 α 受体激动剂进行逆转。

2）**Ⅱ型反应**：过敏性或过敏样反应，导致低血压、心动过速、支气管痉挛、潮红和肺水肿。

a. **ⅡA 型**：特发性 IgE 或 IgG 介导的过敏反应。组胺、白三烯和激肽的释放会导致全身毛细血管渗漏，引起低血压和肺水肿。这往往发生在给药后的前 10 min。

　　b. ⅡB 型：速发性非免疫性过敏样反应。

　　c. ⅡC 型：迟发性反应，通常发生在输注鱼精蛋白后 20 min 或以后，可能与补体激活、白三烯释放有关，会导致喘鸣、低血容量和非心源性肺水肿（肺毛细血管渗漏所致）。

　　3）Ⅲ型反应：是一种灾难性肺血管收缩反应，表现为肺动脉压升高、外周血管扩张引发的低血压、左心房压下降、右心室扩张及心肌抑制。这种反应往往出现在鱼精蛋白输注开始后 10~20 min。一种可能的发生机制是肝素 – 鱼精蛋白复合物激活补体，引发白细胞聚集和脂质体酶释放，从而损伤肺组织，导致肺水肿。花生四烯酸途径的激活可产生血栓素，引起肺血管收缩。肺血管收缩通常在大约 10 min 后逐渐减弱[182]。

　　4）通常无法预防鱼精蛋白反应的发生。皮肤过敏试验没有任何价值。对于高危患者，可预防性使用组胺阻滞剂（雷尼替丁 150 mg 静脉注射，苯海拉明 50 mg 静脉注射）和类固醇（氢化可的松 100 mg 静脉注射），减轻Ⅱ型反应的发生强度。但临床上尚未证明这种常见做法有太大益处。

　　5）鱼精蛋白反应的治疗包括纠正所有已明确的血流动力学异常。必须将其与其他可能导致血流动力学恶化的情况区分开来，包括灌注不足、空气栓塞、心肌保护不良或瓣膜功能障碍。须采取措施维持血压，逆转肺血管收缩（如果确有发生）。经常会需要 CPB 再次开机。以下措施可能有效。

　　a. 氯化钙 500 mg 静脉注射，可增加体循环阻力，同时提供一定的正性肌力支持。

　　b. 使用 α 受体激动剂来维持全身血管阻力（去氧肾上腺素、去甲肾上腺素、血管升压素）。

　　c. 使用 β 受体激动剂给予正性肌力支持，并降低肺血管阻力（低剂量肾上腺素、多巴酚丁胺、米力农）。

　　d. 给予可降低前负荷和肺动脉压的药物（硝酸甘油）。

　　e. 如果发生喘鸣，可以使用氨茶碱。

　　f. 再次注射肝素，通过减少肝素 – 鱼精蛋白复合物来减轻鱼精蛋白反应。

　　g. 类固醇（氢化可的松 100 mg 静脉注射）。

　　h. 由于一氧化氮在灾难性肺血管收缩反应发病中的作用，因此使用亚甲蓝可能有效[182]。

（10）中和肝素的替代方案　在无法使用鱼精蛋白时，尽管也可以简单地选择不中和肝素或使用凝血因子即能改善肝素残留而引起的出血，但同时人们也评估了其他一些可中和肝素的方法，包括使用肝素酶Ⅰ、重组 PF4，以及肝素去除装置[183–186]。有趣的是，有研究证明低分子量肝素的作用可以被 PF4 逆转，但却不能被鱼精蛋白彻底中和[187]。

（11）凝血功能障碍的治疗　停止使用抗血小板药物（小剂量阿司匹林除外）和其他抗凝剂、细致认真的手术操作、常规使用抗纤溶药物，这些措施可使大多数心脏手术患者的术后出血量降至最低。然而在 CPB 后，所有患者可能都面临着不同程度的凝血功能障碍。一般来说，CPB 持续时间越长、全身低温程度越深、CPB 期间输血越多，则凝血功能障碍就会越严重。

1）大多数外科医生在手术室内会采用"大包围"模式来纠正凝血功能障碍。包括：根据经验给予小剂量鱼精蛋白以纠正延长的 ACT，输注血小板、新鲜冰冻血浆和（或）冷沉淀来治疗疑似凝血功能障碍所导致的出血。在等待凝血试验结果的同时，最好根据可能的凝血功能缺损来优先应用上述制品。例如，对于服用阿司匹林或近期使用 P2Y12 抑制剂（氯吡格雷、替格瑞洛或普拉格雷）或尿毒症的患者，应首先输注血小板；对于术前服用华法林、肝功能障碍或多次输血的 CPB 手术患者，应首先考虑输注新鲜冰冻血浆；尿毒症患者可能受益于去氨加压素。冷沉淀有助于改善血小板功能，尤其是当纤维蛋白原水平较低时。替代产品包括凝血酶原复合物浓缩物和纤维蛋白原浓缩物。当凝血功能存在严重异常时，可以考虑使用重组因子Ⅶa，此药可有效止血，但可能导致血栓相关性并发症[188-189]。

2）虽然上述这种特殊的处理方法通常会阻止严重的出血问题持续发展下去，但使用床旁检测来评估特定的凝血缺陷，并有针对性地采取治疗措施则更加科学和经济有效[113]。有多种设备可用于测量 PT、PTT 和血小板计数，还有一些设备可以评估血小板功能。旋转式血栓弹力计和血栓弹力图是能够评估整个凝血过程的最有价值的检测，可准确地确定出血患者所面临的问题（图 9.1）[190-192]。然而，似乎还没有充分理由将其作为心脏手术的常规应用。

3）关于纵隔出血的预防、评估和管理的讨论见第 9 章。

9. 非体外循环冠状动脉旁路移植术（OPCAB）的麻醉考量

（1）监测考量

1）与 CPB 手术不同，非 CPB 下经胸骨正中切口的心脏手术需要心脏自身全程提供充足的灌注。心脏的摆位、心肌缺血、室性心律失常、出血及瓣膜反流等都会损害血流动力学状态（表 4.7）。

2）当心脏处于非正常位置时，为了评估心肌缺血和功能障碍，需要比 CPB 手术进行更强化的监测。Swan-Ganz 导管可提供实时连续心排血量和 SvO_2 数值，对评估和管理非常有益。这将决定是否需要进行扩容或药物调整。当心脏被搬动造成 TEE 成像不理想时，使用 Vigileo/FloTrac 或其他与桡动脉测压管连接的装置，通过脉搏波形分析也可提供准确的心排血量测量值[194]。仅仅通过调整药物将血压和心率维持在所需水平是不够的，因为心肌缺血并突然恶化引发室颤常常并无先兆。

3）在桥血管吻合的过程中，TEE 有助于评估局部室壁运动异常的发生，这种情况提示出现了急性心肌缺血[39]。麻醉医生应接受良好的 TEE 培训，并应将所发现的任何问题及时告知外科医生，以便能采取措施解决问题，通常是置入分流管来改善靶血管流量[195]。在靶血管阻闭期间，可使用 TEE 评估左侧桥血管构建期间左心室局部功能障碍或急性二尖瓣反流的发生情况，在右侧桥血管构建期间监测右心室或下壁功能障碍的急性发展。如果在桥血管吻合完成后仍存在局部室壁运动异常，应怀疑吻合存在技术问题。食管中段声窗最适合评估左、右心室的功能。当心脏被上提离开胸腔后，经胃底

（TG）切面不再有帮助。TEE 的使用使大量患者的手术策略发生了改变[196]。

（2）**麻醉剂的使用**　非 CPB 手术与 CPB 手术所使用的麻醉剂相似，但根据拔管计划，可能会选择短效药物。虽然患者可以在手术室拔管，但更常见的做法是在手术结束时使用异丙酚进行镇静，并在 ICU 中使用数小时后再考虑拔管。

（3）**肝素的使用**　在非 CPB 下阻断靶血管、完成桥血管吻合的手术中（即 OPCAB），肝素化必不可少，此时外源性凝血机制仍然通过组织因子的释放被激活。通常，2~2.5 mg/kg 的肝素足以将 ACT 提高到 > 250 s，但患者间存在一定的差异。由于 OPCAB 术后并不会出现 CPB 术后常见的血液稀释、血小板功能障碍及纤溶现象，因此，其促血栓形成倾向格外受到关注[197-198]。这种促血栓形成倾向可能与血小板的促凝活性或手术导致的纤维蛋白原及其他急性期反应物的激活有关。然而，这一推荐剂量的肝素并不会导致明显的凝血酶生成量增加、凝血系统的激活或纤溶，也与桥血管的堵塞无关[116-117]。

（4）**抗纤溶治疗**　在 OPCAB 手术中，使用氨甲环酸进行抗纤溶治疗可以减少出血[103]。虽然血液没有因与 CPB 管路接触而发生激活，但肝素化确实会诱导纤溶，因此，抗纤溶剂有助于改善疗效、减少出血，但又不会导致高凝状态。也可以使用 ε – 氨基己酸，其具有相同的预期效果。

（5）**体温控制**　开胸手术常常会导致患者体温发生波动，但应尽可能保持接近正常体温，以防止心律失常、出血和在 ICU 内发生的寒战。必须将室温提高至接近 21℃，并考虑选用保温毯，例如无菌的 Bair Hugger（3M Company）和发热设备，如 Kimberly-Clark 温度管理系统[199]。血管内 Thermogard 系统（Zoll Medical Corporation）也被有效地用于优化 OPCAB 期间的术中体温控制[200]。所有液体输注时均应加热[201]。

（6）**维持血流动力学状态的稳定**　在调整心脏位置时，需将患者置于头低脚高位，并向右旋转手术台。在心包深处缝置提吊线以帮助牵拉心脏。心尖吸引装置也可用于将心脏向头侧翻转，并向右旋转。在头低位时，中心静脉压和肺动脉压会升高，此时必须注意不要过多补液，否则会导致上述压力进一步升高。根据体位的变化调整传感器位置，以确保测量值的准确性。应牢记脑水肿发生的可能性。

1）应给予镁剂和利多卡因，以提升心律失常发生阈值。

2）应将收缩压维持在 120~140 mmHg，以优化冠状动脉灌注，尤其是改善侧支循环。可以通过补液来实现这一目标，但通常会使用 α 受体激动剂。

3）如果担心在调整心脏位置时发生心动过缓，可放置心房起搏导线，也可以选用经食管起搏。如果使用稳定装置，则不必要诱发心动过缓，但应控制心动过速。为了预防心脏传导阻滞，应保证心室起搏导线随时备用。在右冠状动脉旁路移植期间，冠状动脉分流管对稳定冠状动脉灌注会有帮助——在此期间，房室结血流可能会减少，易导致心脏传导阻滞。

4）由于心脏位置发生了变动，因此 ECG 和 TEE 难于发现心肌缺血。SvO_2 下降是心脏发生代偿反应的最初迹象之一。冠状动脉内分流或主动脉 – 冠状动脉分流可改善血管吻合期间的远端缺血。一旦怀疑心室功能障碍应立即通知外科医生，如果没有预防性放置冠状动脉分流管，应立即置入，以尽量减轻心肌缺血。

　　5）如果需要使用正性肌力药物，则首先给予低剂量肾上腺素；如果需要更多支持，可给予米力农。对于高危病例，如严重左主干病变，预防性 IABP 可能会有所帮助。除非有明确的 OPCAB 指征（例如有严重的共病），否则，如果患者状态持续不稳定，更明智的做法是立即转为 CPB 手术。

（7）出血　如果吻合口近端和远端的血管控制得不理想，尤其是当近端血管没有严重狭窄时，OPCAB 期间有可能面临大量出血。应使用血液回收机回收失血，并重新输给患者。如果有大量血液流入左侧胸膜腔，可进行抽吸、回收并回输，这类情况并不少见。

（8）近心端吻合　桥血管近心端吻合通常留待最后进行。在使用侧壁钳钳夹并行近心端吻合时，应将收缩压降至 90~100 mmHg，以降低主动脉损伤和动脉粥样硬化栓塞的风险。然而，人为诱导低血压可能会增加肾功能障碍的风险。在完成所有的桥血管与主动脉的吻合、放开主动脉阻断钳之前，经由静脉桥的冠状动脉远端灌注会减少；因此，患者此时可能表现得非常不稳定。如果在近心端吻合时使用主动脉密封装置，如 Heartstring 近心端密封系统（MAQUET Cardiovascular），则无须诱导低血压。

（9）其他　鱼精蛋白与肝素的用量比为 1:1。如果吻合口止血充分，则出血量往往较少。可以在心房和心室上缝置起搏导线，放置胸管，拉闭胸部切口。

10. 微创或机器人 CABG、二尖瓣手术的麻醉考量 [202~203]

（1）概　述

　　1）如果需要紧急转为胸骨正中切口，应立即完成消毒、铺巾。在行机器人手术时，必须妥善安排麻醉和 TEE 设备的位置，以优化患者的手术入路。在非 CPB 手术中，体温保暖装置非常有帮助。体外除颤电极贴片必须放置在适当的位置，以避免过度靠近手术野。

　　2）单肺通气麻醉可改善胸部小切口或多孔机器人手术的术野显露，但对于存在严重肺部疾病的患者来说，这一措施会损害肺功能。低氧血症可引起缺氧性肺血管收缩（HPV）。单肺麻醉可以通过双腔气管插管或单腔气管插管加支气管封堵器来完成。在进行 CPB 之前，可以通过在通气侧肺中增加 PEEP 管理低氧血症，但这可能会使血液分流进入非通气肺，导致氧合恶化。对非通气肺应用 CPAP 也可以改善氧合，但这可能会干扰外科医生的操作。短暂的间歇性双肺通气通常可以解决这些问题。但有研究发现：在上述这些情况下，CPB 后的氧合情况往往比之前更糟 [203]。

　　3）在机器人手术中，可将 CO_2 充入胸腔以改善术野显露，并可在 CPB 结束时减少心腔内气体量。只要胸膜腔内压保持在 < 10 mmHg 且吹气速度为 2~3 L/min，就可以避免发生张力性气胸；一旦发生张力性气胸，则会因纵隔移位、静脉回流减少和右心室受压而导致低血压。

　　4）由于这些手术创伤较小，因此应选择适合早期拔管的麻醉药物，并使用较小剂量。这就需要提供额外的镇痛措施来解决与侧胸切口相关的疼痛。对于侧胸切口入路，手术结束时行肋间阻滞有助于镇痛。对于机器人手术，椎旁神经阻滞麻醉有助于减轻术后疼痛。如果患者未在手术室拔管，并预计在 ICU 需要机械通气支持 1h 以上，则在转移到 ICU 之前，需要将气管插管更换为单腔气管插管。

5）如果选择 CPB，则需要行股动、静脉插管。TEE 对于协助插管定位具有至关重要的作用，因为有限的术野显露会为外科医生定位导管位置带来障碍。尽管可以通过侧胸切口和机械臂顺行灌注心脏停搏液，但外科医生常常会要求麻醉医生将心脏停搏液灌注管逆行置入冠状静脉窦，经颈内静脉放置 15~18 F 静脉引流管，也可通过颈内静脉置入肺动脉"血管内引流管"。在 TEE 的监控下完成这些导管的定位。虽然对于大多数病例可以直接阻断主动脉，但使用"腔内球囊"可以更理想地进行操作，这需要放置双侧桡动脉导管（如果使用腋动脉插管，则放置对侧桡动脉和股动脉导管），以监测球囊充气期间的压力，及时发现远端的移位。此外，TEE 可以辨识充气腔内球囊的远端和近端位置，以避免阻闭远心端的无名动脉和近心端的冠状动脉。TEE 还可以辨识是否因插管而导致主动脉夹层及上腔静脉损伤。

6）由于 CPB 的灌注是从股动脉逆行向上，因此应使用脑血氧仪评估脑灌注情况。这在使用腔内阻断球囊时也很有帮助，前额两侧 rSO_2 的降低可能反映了流入同侧头臂干分支血管的血流受损。如果存在罕见的迷走右锁骨下动脉，有时会表现为：尽管右侧桡动脉压力正常，但脑血氧仪仍可能显示脑氧合下降[204]。

7）长时间的股动脉插管可能导致腿部缺血 – 再灌注损伤，还可能造成下肢筋膜室综合征。对于体型较大的患者，使用较粗的插管及较长的手术时间，腿部缺血的风险会更大[205]。麻醉医生应提醒外科医生在手术结束时评估患者的小腿是否张力过高。长时间手术后水肿很常见，如果腿部缺血超过 4~6 h，那么在测量腔隙压时，应将诊断阈值降低。如果腔隙压明显升高，应考虑行筋膜切开以防止肌肉坏死。

（2）内镜或机器人 CABG　　与胸骨正中切口相比，经有限的侧胸切口完成内镜或机器人 CABG 的创伤较小，也不会对心脏实施更多的操作。通过小孔洞进行的机器人手术可用于 ITA 的获取以及冠状动脉吻合，这些操作可借助吻合夹或远端吻合连接装置来完成。然而，尽管通过内镜或机器人来获取 ITA，但许多外科医生仍偏好通过胸部小切口手工完成吻合。手术可在 CPB 或非 CPB 下完成。

1）将患者的左侧躯体稍微抬高。左臂外展以改善显露，但过度外展会牵拉臂丛神经。非 CPB 手术时，由于心脏的显露有限且没有使用 CPB，术中应密切监测心肌缺血情况，与 OPCAB 的要求相似。

2）机器人手术要求侧胸壁的 ECG 导联必须向后和外侧进一步移位，以避免离工作孔太近。除颤电极贴片也必须放置在远离工作孔的位置，但在需要除颤的情况下，这就会导致两个除颤电极之间的连线欠理想。

3）对于非 CPB 手术，可以仅留置一根桡动脉测压管进行监测即可；对于 CPB 手术并使用心脏停搏液的病例，如果使用腔内球囊阻断主动脉，应放置两条动脉测压管。TEE 有助于在吻合桥血管期间及之后发现局部室壁运动异常的情况。

4）使用带有起搏功能的 Swan-Ganz 导管更利于术中监护。

（3）**微创二尖瓣手术** 可通过胸骨下段切口进行，但通常会选择右胸小切口直视下完成，或实施机器人手术[203]。

1）患者右侧躯体抬高约15°。将一除颤电极贴片放置在患者背部脊柱左侧，另一片置于腋前线心尖附近。如果计划使用腔内阻断球囊，则需在放置左侧桡动脉测压管的同时考虑置入另一条桡动脉测压管（如果是腋动脉插管，则考虑股动脉测压管）。大多数情况下，选择顺行灌注心脏停搏液并直接施放"Chitwood"主动脉阻断钳，但这通常需要在胸壁上另做一个单独的切口。麻醉医生可通过右颈内静脉放置一条心脏停搏液灌注管，以对顺行灌注进行补充。在右侧颈内静脉再放置额外的一条15~18 F导管有助于增加静脉回流，通过真空辅助引流。术中应特别注意夹持和开放颈内静脉引流管，以防止患者在未进行 CPB 时发生意外引流（和潜在的失血）。很少需要在肺动脉内置入腔内引流。

2）关于单肺麻醉、股动脉插管及可能使用的 Swan-Ganz Paceport 起搏导管，已在前文阐述。TEE 可用于辨识二尖瓣病变性质、动静脉插管前导丝的位置，以及股静脉插管的位置（应深入上腔静脉内约 5 cm，以防止移位）、颈内静脉插管的位置（至关重要），还可以定位主动脉腔内阻断球囊（应位于主动脉根部上方约 2 cm 处）和冠状静脉窦导管。它还可以检测到其他先前未预料到的、可能影响手术操作的病变（轻度以上主动脉瓣反流，房间隔缺损）。在主动脉阻断期间，TEE 可以看到顺行灌注的心脏停搏液进入冠状动脉，还可以看到可能存在的主动脉瓣反流和左心室扩张，这些外科医生是无法看到的；此外，还可以看到心脏停搏液逆行流入冠状静脉窦。

3）在 CPB 撤停时，将心脏停搏液顺行灌注管与吸引管相连，用于引流心腔内的气体。TEE 可用于辨识心腔内是否存在残余气体，在二尖瓣手术病例中，左心室内的气体量是相当惊人的。如果二尖瓣成形效果满意，可以短时间重新开机，在相对较低的血压下将引流管拔除，然后停机。

4）机器人二尖瓣手术的特殊考量。

a. 机器人手术并不是无痛的，应考虑使用标准的阿片类麻醉剂，但可以考虑使用其他方法既能镇痛并加速拔管，又可减少麻醉剂的用量。对 3 个部位行椎旁神经阻滞可以非常有效地实现上述目标。其他方法还包括鞘内或胸段硬膜外注射阿片类制剂、肋间神经阻滞或胸肌阻滞。还可以考虑使用长效丁哌卡因脂质体进行局部浸润麻醉[203]。

b. 气管插管必须牢固固定，因为机器人手术时很难接触患者的气道。

c. 须确保肌肉松弛，以防止操作机械臂时患者出现运动，这样会损伤心脏。

d. 在胸腔内注入 CO_2 可能会影响除颤。双肺通气有助于降低电阻抗，使用 150~200 J 的双相除颤通常足以实现除颤。

e. TEE 在这些手术中的重要性无论怎样强调都不为过。

11. 微创主动脉瓣手术的麻醉考量[206]

（1）**经胸骨上段切口行微创主动脉瓣置换（AVR）** 该术式可以保持胸骨下段的完

整性，且有助于改善术后肺功能。这种方法允许在 TEE 可视化引导下直接行主动脉插管，并通过右心房或右股静脉直接置入静脉引流管。通常，外科医生可以通过右上肺静脉置入左心引流管，并将心脏停搏液逆灌管直接插入冠状静脉窦，但其位置需要通过 TEE 进行确认。与完全的胸骨正中切口相比，微创手术的排气更容易出现问题，因此使用 CO_2 做术野吹气是有帮助的，在 CPB 停机前，必须用 TEE 监测排出心腔内气体。除此以外，该手术的麻醉与全胸骨切开的手术无异。

（2）**右侧第 2 或第 3 肋间上胸壁切口**　这会使心脏的显露受限。一些外科医生偏爱股动、静脉插管，但另一些外科医生则可以成功地使用升主动脉和右心房进行插管。通过右上肺静脉置入左心引流管，且常选用逆行灌注心脏停搏液，此时可能需要麻醉医生从颈内静脉将此逆灌管置入。外科医生自己可以放置顺行灌注管，然后直接阻断主动脉。由于显露左心室受限，因此撤停 CPB 时，需要在 TEE 的仔细监测下进行排气。有限的显露空间使该手术在技术层面上更具挑战性，通常比常规方法需要更长时间的 CPB。

12. 经导管主动脉瓣置换（TAVR）的麻醉考量

（1）**概述**　对于主动脉瓣钙化狭窄的患者行 TAVR，可在镇静下优先考虑经皮经股动脉途径进行操作。仅当患者无法平躺、有呼吸方面的问题时，才需要考虑行全麻；而这种呼吸方面的问题可能是来自晚期心力衰竭、COPD，也可能是睡眠呼吸暂停。选用右美托咪定进行镇静，剂量为 1 μg/kg，用时 10min，而后以 0.2~1 μg/（kg·h）持续滴注；同时在腹股沟穿刺点辅以 2% 利多卡因局麻，以便患者能更好地耐受手术操作。偶尔，在需要行快速心室起搏和施放瓣膜（对于 Edwards 瓣膜而言）时，需要给予小剂量异丙酚（10~20 mg）或芬太尼（25~50 μg）。

（2）**术中监测**　由于仅使用镇静而非全麻，所以麻醉医生无须设置各种监测通路，除非患者左心室功能明显受损或有严重心力衰竭。很少需要放置 Swan-Ganz 导管。动脉监测可通过股动脉穿刺实现（通常使用 7 F 鞘管的侧孔进行测压，猪尾导管经此放置），无须建立桡动脉通路。股静脉鞘（可经此鞘置入经静脉起搏导线）可作为额外的静脉通路。发生室颤时，正确放置除颤电极贴片至关重要。右侧贴片应尽可能放置在远离右前胸壁的地方，这样，一旦需要紧急经胸骨正中切口开胸，不至于被贴片干扰；另一贴片放置在远离左心室心尖处的地方，这样，当在经胸骨心尖超声窗评估瓣膜施放后的跨瓣压差时，不至于被这一贴片干扰。在极少数情况下，术前对瓣环尺寸的测量不够充分，可能需要 TEE，但即使如此，也无须在全麻下进行操作。

（3）**血流动力学状态的稳定性**　高血压在此类患者人群中非常常见，最好选用氯维地平控制血压。对于球囊扩张瓣膜（Edwards-SAPIEN 系列），无论是利用球囊行瓣膜成形还是施放瓣膜，不稳定的血流动力学状态通常发生在快速心室起搏后。狭窄的自体瓣膜口被未施放的人工瓣膜所堵塞，或严重的主动脉瓣反流，均可造成低血压。左心室功能明显受损的患者，在手术过程中的任一时间点，都可能出现难治性血流动力学不稳定，此时可通过 IABP 进行辅助，极少数情况下也可以通过股动、静脉建立

CPB 进行循环辅助。在施放瓣膜前，血压应保持在 > 100 mmHg。如果患者处于全麻状态，则应立即启动快速心室起搏并暂停通气。在瓣膜施放后，不应允许血压过高，但事实上，这又比较常见，因为在瓣膜施放前常常会因低血压而给予去氧肾上腺素或去甲肾上腺素。

（4）**瓣膜施放**　对于自膨式瓣膜（Medtronic CoreValve/Evolut 系列），当瓣膜出鞘时，通常需要使用 100~110/min 的心室起搏，同时需要反复检查人工瓣膜与自体瓣环的相对位置关系。在瓣膜施放过程的中期，有一段短暂的血压下降期；其后，当瓣膜出鞘达 80%，即在快要到达"无法恢复点"之前，血压会有所恢复。如果瓣膜位置良好，则可以完全施放出鞘。

（5）**超声心动图**　当瓣膜施放后，可通过经胸超声心动图的长轴和短轴声窗中进行检查以评估瓣周漏，并通过心尖四腔心切面测量跨瓣压差。如果血流动力学状态表现为持续的不稳定，则提示可能发生了冠状动脉开口阻塞、缺血伴严重冠状动脉疾病、心脏压塞、主动脉瓣环破裂、主动脉夹层或瓣膜移位。实际上，所有这些都可以通过主动脉根部血管造影和超声心动图来确诊。

（6）**术后处理**　手术结束后，停用右美托咪定，患者可以转移到常规恢复区。偶尔可能发生持续的完全性房室传导阻滞，尤其是那些有潜在右束支传导阻滞（RBBB）和 I 度传导阻滞的患者，这就需要保留在手术过程中放置的经静脉起搏导线。如果存在严重的心动过缓和新发左束支传导阻滞（LBBB），也应保留导线。

（7）**替代入路**　对于因广泛性髂股动脉疾病而无法采用经股动脉入路的患者，替代入路包括：经腔静脉、经腋动脉、经颈动脉，也可以选择胸骨上段小切口及经心尖入路，但所有这些替代入路，通常均需在全麻下进行操作[207-209]。

（8）**CT 扫描**　对于接受瓣中瓣手术的患者，CT 扫描是至关重要的，其可用于评估人工瓣膜移位是否遮挡了冠状动脉开口。如果确实存在这样的问题，应选择 BASILICA 手术（将生物瓣扇贝样结构故意撕裂，以防止医源性冠状动脉阻塞）[210]。

13. 经导管二尖瓣手术的麻醉考量

（1）**概述**　二尖瓣结构复杂，从而使经皮入路的治疗更具挑战性。可以修复瓣叶的装置，如 MitraClip，需通过房间隔入路进行操作；而腱索修复则需经心尖入路。瓣环成形术装置尚在研究中。使用 TAVR 技术的经导管二尖瓣置换（TMVR）主要用于"瓣中瓣"手术，有时也用于"环中瓣"手术，以解决人工生物瓣膜狭窄、反流或成形失败等问题。人们也曾尝试 Valve-in-MAC（二尖瓣环钙化）手术，但效果不理想[212]。其他几个用于二尖瓣置换的产品正在高危患者中进行评估。

（2）**采用 MirtraClip 系统的经皮二尖瓣修复**　对于具有退行性和功能性二尖瓣反流的外科极高危患者，可以考虑使用 MitraClip 系统进行经皮二尖瓣修复。它在同一平面上对合连接前叶和后叶，可有效减少反流，但很少能完全消除。

　　1）手术采用全麻，在 TEE 引导下进行操作。选择股静脉入路，行房间隔穿刺。Swan-Ganz 导管可能有助于评估右心压力，但并非必需。桡动脉测压管路对此有所帮助。

2）在房间隔穿刺时，常用的标准 TEE 切面包括：用于前后定位的心底超声窗上的双腔静脉和短轴切面，以及用于观察穿刺点与二尖瓣对合平面相对高度的四腔心切面。完成房间隔穿刺后，行系统肝素化，使 ACT ＞ 300 s。在 TEE 的引导下，确认在左心房内的 ProTrack 硬质猪尾导丝（Baylis Medical）的位置。一旦将可调控导引管放置在左心房内，则抽出导线，此时可直接测量左心房"v"波（图 2.5）。

3）将成形夹输送系统推进左心房。TEE 用于确保设备在推送至二尖瓣的过程中未损伤肺静脉和左心耳，这一点非常关键。在三维正面视图中确认成形夹的初始方向，然后将成形夹臂闭合至 60°，向下送入左心室内。使用二尖瓣交界切面进行内 – 外侧定位，左心室流出道切面做前 – 后定位，然后是三维正面视图，将成形夹置于理想位置。成形夹闭合后，评估瓣叶抓取质量、残余反流程度及狭窄程度。如果平均压差 ＜ 5 mmHg，则可以施放第二个成形夹来改善反流程度。在移除夹输送系统后，对左心房"v"波行后续测量，证实成形夹的应用改善了血流动力学状态。

4）当导引管被拉回至右心房时，可通过 TEE 评估残余房间隔缺损的大小和分流程度。如果分流量较大或有证据表明右向左分流导致低氧血症，则可放置间隔封堵器。应检查心包内有无积液。

5）在导线和导管的放置过程中小心操作，并全程在 TEE 的监视下完成，较少会出现并发症。应防止左心房穿孔和心包积血。成形夹可能会卡在瓣下结构中，并可能导致腱索断裂，使反流加重。与二尖瓣外科成形相比，重建瓣膜对左心室功能的损害似乎更少，因此即使左心室功能明显受损，也很少使用正性肌力药物进行辅助。通常可在手术结束时拔除气管插管。

（3）经皮二尖瓣"瓣中瓣"和"环中瓣"手术

1）拟行这些手术时，应仔细规划，以选择尺寸合适的瓣膜，并确保瓣膜放置不会造成左心室流出道梗阻。术中应留置桡动脉测压管，但通常并不需要 Swan-Ganz 导管。除颤电极贴片是必不可少的。

2）这些手术采用经胸小切口，选用房间隔入路或经心尖入路。在全麻、TEE 引导和 X 线透视下完成。经房间隔入路的操作与 MitraClip 操作相似，均选择股静脉穿刺。然而，这些手术通常需要使用 12~14 F 球囊进行房间隔球囊造口术，然后将一个 8.5 F 鞘管穿行房间隔并定位，将 Safari（Boston Scientific）或 Confida（Medtronic）超硬钢丝经房间隔鞘管送入左心室。从对侧股静脉穿刺送入一条经静脉起搏导线至右心室尖，在瓣膜展开施放期间进行起搏。然后顺着导引钢丝将经导管瓣膜向前推进，并在 X 线透视监视下将瓣膜定位于特定的理想位置。在启动快速心室起搏期间施放瓣膜。

3）此类手术的潜在并发症包括：心律失常、心包积血、心脏压塞和装置栓塞。TMVR 术后可能会发生瓣周漏或左心室流出道梗阻，后者可能是由于自体二尖瓣前叶或人工生物瓣组织移位进入左心室流出道所致。术前对"新左心室流出道"的评估有可能预测到是否会发生这种情况。对高危患者，可能需要行 LAMPOON 手术（即刻意撕裂二尖瓣前叶以防止左心室流出道阻塞）[213-214]。

（4）**经心尖入路**　可用于腱索重建，且已用于自体二尖瓣环及严重钙化二尖瓣环的 TMVR[215]。Neochord 装置将人工腱索缝线的一端固定在乳头肌中，另一端缝合固定于脱垂瓣叶的边缘。这些操作主要是在 TEE 引导下完成的[216]。

1）由于心尖穿刺部位出血的可能性更大，因此选择大孔径静脉通道至关重要。中心静脉导管有助于补足容量，Swan-Ganz 导管则可能仅适用于左心室功能严重受损的患者。除颤电极贴片必须放置到位，因为对心脏的操作随时可能触发心律失常，而胸部小切口无法实施胸腔内除颤。无须行单肺麻醉。在经心尖建立入路和拔管期间，应使血压保持在 100 mmHg 左右。注射利多卡因以减轻心室激惹性。在建立心尖入路前给予肝素。

2）所有经心尖入路操作带来的最严重的并发症是恶性室性心律失常和插管部位出血。在建立心尖入路前，充分缝置荷包缝线或带垫片缝线，并在血压降低时打结，这一点非常重要。胸部切口有较强的痛感，使用胸段硬膜外镇痛或椎旁阻滞可减少术中和术后对阿片类药物的需求。

参考文献

请登录 www.wpcxa.com 下载中心查询或下载，或扫码阅读。

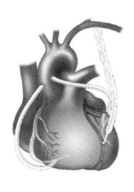

第 5 章
体外循环

♡ 第 5 章
体外循环

心肺旁路（cardiopulmonary bypass, CPB）是体外循环（extracorporeal circulation）的一种形式（译者注：国内习惯于将心肺旁路，即 CPB，称为体外循环，而 CPB 其实只是体外循环的一种形式）。在心脏直视手术时，通过人工心肺机将氧合的血液回输至机体，完成体循环灌注。它可用于冠状动脉旁路移植术（CABG），各种类型的"外科"瓣膜手术及主动脉手术均需在 CPB 下完成。CPB 的插管位置因手术入路的差异而有所不同，但根本的技术要领和生理学理念基本相同。虽然越来越多的心脏手术采用"微创"技术，包括经导管瓣膜置换、非 CPB 下的 CABG 及腔内治疗，但 CPB 仍不失为心脏外科手术中至关重要的技术环节之一。其他的体外循环应用，例如体外膜肺氧合（ECMO），在改善心脏手术后心源性休克及其他需要心肺支持的疾病的临床结局上，具有非常大的价值。

1. 概　述

（1）CPB 的作用　CPB 是通过一组体外的循环管路，将静脉血引出，将氧合血液回输至体循环，在心脏和肺处于非工作的状态下维持血流动力学及氧供。在 CPB 期间，循环将呈现等容血液稀释及非搏动性血流[1]。

（2）CPB 的病理生理变化　当血液与体外管路接触时，会诱发全身炎症反应，导致机体发生一系列病理生理变化。CPB 会激发级联反应，包括激肽释放、凝血进程及补体激活[2-3]，从而导致凝血酶形成、促炎细胞因子释放及全身炎症反应。基于内皮细胞的反应，包括血小板的黏附、聚集、活化及白细胞的黏附和活化，引发心肌细胞的再灌注损伤、肺及肾功能障碍、神经认知功能的改变及广泛的毛细血管渗漏。

（3）减轻 CPB 所致炎症反应的策略　包括使用膜式氧合器、生物相容性管路系统和离心泵，采用限制输血策略，避免心内吸引（cardiotomy suction），使用白细胞滤器及类固醇激素（尚存争议）[4-9]。对于大部分患者来说，因全身炎症反应带来的不良效应并不多，但如果 CPB 时间长、术后存在明显血流动力学异常，患者便会出现严重的组织水肿及器官功能障碍，这一过程可持续数日。

2. CPB 管路

（1）组成　包括聚氯乙烯管道和聚碳酸酯接头。肝素涂层管路（最常用的产品为 Medtronic Cortiva BioActive Surface and Trillium Biosurface 多聚体涂层管路）具有良好的生物相容性，可减轻补体、白细胞及血小板的活化，减少促炎介质的释放[8-9]。虽然生物相容性管路可减少出血、房颤、组织水肿，并在一定程度上减轻肺损伤，但其抗炎特性所产生的其他临床获益并不突出。多项研究也并未发现其具有减少凝血酶生成的功效，而凝血酶生成是凝血系统激活的标志，也是内皮细胞功能障碍的触发因素。

（2）对凝血系统的影响 CPB 管路可激活凝血因子 Xa 并促进凝血酶的形成，是一种潜在的凝血系统激活因素，可导致全身炎症反应及缺血 – 再灌注损伤[10]。通常会选择肝素进行抗凝，这对于减轻 CPB 期间凝血系统的活化、减少血栓形成及纤溶反应十分必要[11]。肝素涂层管路有助于安全地减少肝素的使用剂量、减少出血[12-13]。与 CPB 相关的一系列因素，包括凝血因子和血小板的稀释、血小板功能减退、纤溶，均可造成凝血功能异常。

（3）预充 通常使用平衡盐溶液预充泵管，如乳酸林格液、Normosol 液或 Plasmalyte 液。对于存在慢性肾脏病的患者，也可使用生理盐水进行预充，以减轻因注入含高钾心脏停搏液所增加的钾负荷。平均预充量为 1000~1500 mL，通常无须预充胶体，但在转机过程中，可适当加入白蛋白以提高胶体渗透压，从而减少对液体的需求量，进而可减少肺间质水分。同时，由于纤维蛋白原吸收延迟及血小板活化的减轻，可减少出血[14]。术中所采用的急性等容血液稀释技术（acute normovolemic hemodilution）有助于减少出血和输血量[15]。

（4）小型化 CPB 管路 其预充量较小（500~800 mL），可减轻血液稀释度，减少血液与人造材料的接触面，有可能减轻炎症反应。该系统可将失血离心后回输，从而减轻血液活化及脂肪栓塞。有研究证实：此类管路有助于改善临床结局，降低输血率，减少肌钙蛋白的释放，还可以降低神经系统损伤及房颤的发生率，缩短辅助通气时间。炎症反应减轻后的效果与非 CPB（off-pump）手术的炎症反应情况相似[16-17]。但是，这种小型化 CPB 管路会使液平面下降，易发生空气栓塞，安全边界将会降低；且由于贮血器中液平低，使 CPB 撤机面临更大的操作困难。

（5）CPB 的建立 通常，CPB 的建立会利用重力作用将右心房或腔静脉内的静脉血引流进入硬质贮血器或贮血袋中，也可辅以负压来加强抽吸。这些血液会经过一层消泡装置及滤膜进入可变温的氧合器，最后在转子泵或更为理想的离心泵作用下，过滤气栓和血栓后，将氧合的血液回输进入人体动脉系统。

1）密闭贮血器包括一个可折叠的贮血袋，与静脉血一同进入贮血袋的空气可经贮血袋的上方排气孔被吸出。对于硬质开放贮血器，如果贮血器内的液位过低，气体则有可能进入氧合器，因此必须使用液位报警器来密切监测贮血器内的液平面高度。

2）可使用负压辅助或离心泵来实现主动静脉引流，以加强静脉引流[18-19]。在微创手术或选用细小静脉插管的手术中，这一技术尤有价值。最大可接受负压为 –60 mmHg，但在实际操作中，应使用最小有效负压。负压辅助并不会造成明显溶血，反而可以降低血液稀释度、减少输血量。然而，只要使用这一技术就必须牢记：随时都有可能发生静脉血夹带空气进入氧合器的情况，还可能引发被忽视的气体栓塞事件。过高的负压有可能使气体从氧合器半透膜的另一侧逆向回流，导致离心泵发生逆预充。为了降低此类风险，在动、静脉侧均应放置气泡报警器来监测气栓情况。

（6）**血泵**　目前，大部分CPB装置采用离心泵取代了传统的转子泵。但无论是转子泵还是离心泵，在不采用特殊技术的情况下，所搏出的血流均为非搏动性。转子泵对压力并不敏感，因此，即便有流出道梗阻，也可将血液压入动脉管道；而离心泵则是后负荷敏感，即：如果流出道发生梗阻，离心泵的流量将会下调。与转子泵相比，离心泵对血液的破坏更小，但在炎症反应及围手术期出血方面并无明显差异[20-21]。转子泵多用于心内吸引及心脏停搏液的灌注（图5.1）。

（7）**热交换器**　与氧合器集成在一起的热交换器线圈位于氧合器近心端，以期减少气体栓塞的发生。还有一个独立的热交换器用于控制动脉流入血流的温度，用于调控患者体温。2015年，美国食品药品监督管理局（FDA）发布警示：在Sorin 3T热交换器生产过程中的污染可导致嵌合支原体（*Mycoplasma chimaera*）引发的迟发性胸骨切

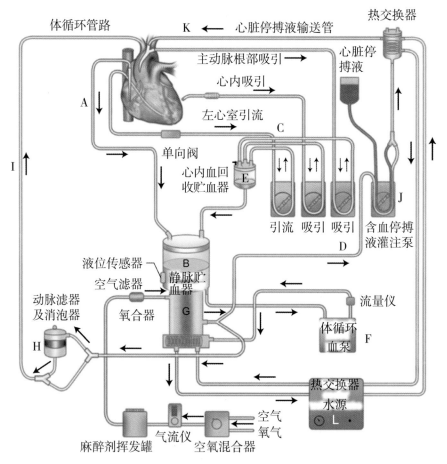

图5.1　"闭合式"体外循环管路的基本架构。血液经过静脉管路（A），引流进入静脉贮血器（B），使用转子泵将左心引流及心内吸引（C）的血液主动回收至贮血器（E），而后进入静脉贮血器。离心泵（F）将血液泵入集成式氧合器-热交换器（G），经过动脉滤器（H）后进入动脉管路（I）。含血心脏停搏液灌注：氧合器中的血液与停搏液贮血器中的心脏停搏液混合后，经不同内径的管路（依照不同的混合比）由转子泵头（J）泵出，泵入升主动脉根部进行顺行灌注（K）或冠状静脉窦进行逆行灌注。热交换装置（L）用于控制体温及心脏停搏液的温度

口感染，并提出建议：须严格遵守 Sorin 3T 热交换装置的保养及清洁指南。

（8）**心内吸引**　其可将术野中的血液回收入贮血器，起到减少血细胞及血液成分丢失、维持 CPB 系统总容量的作用。

1）虽然在心脏外科界几乎普遍使用心内吸引，但其节约用血的益处常常会被负压吸引固有的弊端所抵消。相关研究显示：血液进入心包后，会与组织因子接触，从而富含脂肪、促凝血因子和促炎介质（如补体及细胞因子）[22-25]。因此，负压吸引是激活凝血级联反应的重要因素，将导致凝血酶及补体的生成增加，促进炎症反应，同时也是发生溶血的重要诱因。细胞因子将造成围手术期出血量增加及神经系统并发症。避免心内吸引可减少凝血酶的生成、血小板活化及全身炎症反应[25]。另外需要说明的一点是：心内吸引常常会导致低血压，最可能的原因即为炎症介质水平的升高。

2）常规使用血液回收机回收并洗涤术野的血液，可保存红细胞，减少炎症介质，去除血液中的脂肪成分。但在离心处理回收的血液时，也会将凝血因子和血小板一并清除。大多数心脏外科医生在继续使用心内吸引的同时，会使用血液回收装置[26]。

（9）**主动引流**　可增加一条心腔内引流（intracardiac vent），利用转子泵头主动引流左心室或其他心腔内的血液至贮血器，这将有助于心室减压和（或）改善术野显露。所有瓣膜手术在撤停 CPB 时，均应在主动脉根部进行主动引流以排出气体。

（10）**空氧混合器**　氧气与压缩空气在空氧混合器的作用下，通过调节吸氧浓度（FiO_2）来改变氧浓度，再进入氧合器；空氧混合器的另一个作用是通过调整气体交换速率来调节气体流量。气体交换流速通常会稍低于体循环流速，从而达到清除血 CO_2 的目的，使其维持在一个相对稳定的水平（通常是在 40~50 mmHg）。为了减轻血液的激活，氧合器可有肝素涂层或 Trillium 涂层，以增加生物相容性[27]。

（11）**心脏停搏液的灌注**　这需要一套独立的热交换系统。在同一转子泵头内，置入不同内径的管路，从而获得预设的晶：血比（例如 4∶1）。混合后的心脏停搏液会穿行热交换器，从而获得冷血或温血停搏液。灌注压的监测非常重要，尤其是在逆行灌注时。通常，当流量在 200 mL/min 时，灌注压不应超过 40 mmHg，以避免冠状静脉窦破裂。如果灌注压非常高，常常说明灌注系统发生了阻塞，这可能是由于灌注管被钳夹阻断或发生了弯折，还有可能是灌注管发生阻塞。如果灌注压过低，则说明灌注管发生了错位，可能退入了右心房，或从冠状静脉窦破裂处穿出。微灌注系统（如 Quest MPS 系统）可减少停搏液灌注过程中使用过多的晶体液，它将必要的组分（主要是钾和镁）与血液以特定的比例混合后灌注心肌，即使灌注大量的心脏停搏液也不会使血液过度稀释。

（12）**CPB 管路系统的其他特点**

1）在管路内多个位点同时监测动、静脉血气，电解质，血细胞比容（HCT）及温度。在深低温 CPB 中，通常需要严密的温度监测。

2）动脉滤器（通常孔径为 40 μm）位于氧合器和患者之间，用于清除血液中的微栓，避免将其回输给患者。微栓包括气栓、血栓、微小的血小板聚集体及其他一些颗粒物质。经心内吸引回收的血液中含有大量的脂肪颗粒，可通过 20 μm 滤器将其滤除。一些较大的栓子在进入动脉滤器前即可能裂解为多个微小栓子，这些栓子可能无法被彻底滤除。

3）再循环通路有助于排出血液中的气体，防止血流淤滞。这对于停循环手术以及给予直接凝血酶抑制剂来应对肝素诱导的血小板减少症（HIT）的抗凝问题至关重要。

4）在 CPB 管路中可连入血液滤器或血液浓缩器，针对液体超负荷或肾功能障碍的患者，将体内冗余的水分排出。改良超滤（MUF）可用于 CPB 的最后阶段，浓缩泵中残余的血液，其血流的方向是从动脉系统将血液泵出，经过浓缩后，由静脉插管回输入右心房[28]。

5）血液回收机可将术野中回收的血液加以离心、洗涤，然后收集在输血袋中。这些经过处理的血液可输入贮血器中，在 CPB 时加以再利用；也可以在 CPB 撤机后回输给患者；当然，也可以交由麻醉医生来输注。已证实此项技术有助于减少心脏外科手术对输血的需求[26]。

（13）**核查与记录**　在每一例 CPB 手术开始前，灌注师必须严格按照核查清单进行核对，避免遗漏任何细节。CPB 期间，患者的生命系于灌注师及人工心肺机，其间必须精准记录，这是非常重要的环节（图 5.2 和图 5.3。译者注：以下两图为 Worcester 医学中心 Saint Vincent 医院外科的核查清单与记录单，为更好保持原貌，未进行翻译）。

3. 抗凝及 CPB 插管

（1）**抗凝**　在 CPB 插管前须充分抗凝，以最大限度地减少插管及 CPB 管路造成的血栓[1]。

1）如果选用非肝素涂层管路，可给予 3~4 mg/kg 的普通肝素，并通过全血激活凝血时间（ACT）来监测抗凝效果[11]。给予肝素 3~5 min 后抽取血样，对于非肝素涂层管路，要求 ACT > 480 s；而肝素涂层管路，则要求 ACT > 400 s。对于存在肝素抵抗的患者，必须加大肝素用量，或输注其他成分血（新鲜冰冻血浆 2~4 U，抗凝血酶 500~1000 U），甚至可给予比伐芦定以达到充分的抗凝效果[29-32]。最常用于检测 ACT 的仪器包括：Hepcon (Medtronic)、Hemochron (Accriva Diagnostics) 及 i-STAT (Abbott) 等。

2）由于个体间对肝素的反应存在差异，且低温和血液稀释会对 ACT 造成影响，因此 ACT 与凝血酶标志物水平并不存在精确的关联性。可使用 Medtronic 的肝素 – 止血管理系统 (HMS) 来生成特定个体的剂量 – 反应曲线，进而可精确计算出为了达到设定 ACT 所需的肝素剂量。CPB 期间监测肝素浓度至关重要，这会减少肝素使用过量或用量不足的情况。CPB 时应用正确剂量的肝素可减少凝血酶的生成、纤维蛋白的生成及中性粒细胞活化[33]，建议肝素浓度 ≥ 2.0 U/mL。即使选择在非 CPB 下进行心脏手术，但由于冠状动脉桥易在术中发生堵塞，因此仍建议 ACT 达到 250 s。

（2）**肝素诱导的血小板减少症（HIT）**　如果患者存在 HIT 则应考虑替代抗凝方案。在 CPB 期间，虽然可以在使用抗血小板药物（糖蛋白 IIb / IIIa 抑制剂或类前列腺素）的基础上加用肝素，但使用比伐芦定（一种短效直接凝血酶抑制剂）可能是更理想的方案，可完全避免使用肝素[34-35]。前文已对此问题进行了详述。

（3）抗纤溶药物 CPB 会导致一系列凝血功能异常，纤溶是其中一项重要的病理改变。ε- 氨基己酸及氨甲环酸可通过抑制血纤溶酶原活化及抗纤溶酶活化来减少纤溶。有研究证实：无论在 CPB 开始前还是转机期间给药，均可减少围手术期出血量。虽然用药剂量存在差异，但 ε- 氨基己酸的常用剂量为静脉注射 10 g，并在预充液中加入

Saint Vincent Hospital at Worcester Medical Center

DEPARTMENT OF SURGERY

Perfusion Record

- ☐ Patient chart reviewed and assessed
- ☐ Heart-Lung machine properly plugged in; all batteries checked and operational
- ☐ Centrifugal pump in correct position and properly mounted
- ☐ Hand cranks available
- ☐ All pump tubing connections correct and tightened
- ☐ MPS machine properly set up and primed, correct ratio, KCL, MgSO4 and temps
- ☐ Cardioplegia tubing placement in correct direction in pump head raceway and occlusions checked and set
- ☐ Adequate tubing clamps available
- ☐ Sweep gas line attached to oxygenator / FIO2 and gas flow selected
- ☐ Fluotec checked and filled with Isoflourane
- ☐ Scavenger line prepared
- ☐ Venous sat. monitor, battery checked
- ☐ Venous sat. probe attached and checked for proper functioning and positioning
- ☐ Pump cart available with adequate supply of drugs, solutions, syringes, needles, filters, etc.
- ☐ Centrifugal pump flow probe attched properly
- ☐ Oxygen analyzer calibrated and battery checked
- ☐ Connections to table lines properly made and checked, A-V Loop primed
- ☐ Heater/Cooler connected and primed and properly set
- ☐ Ice in room and added to appropriate heater/cooler
- ☐ Cardioplegia solution prepared and correct for surgeon
- ☐ Hepcon machine set up, with adequate supplies and patient data entered
- ☐ Baseline ACT performed and heparin dose calculated/reported to anesthesiologist
- ☐ Heparin given by anesthesiologist
- ☐ Adequate post-heparin ACT achieved
- ☐ Arterial and venous lines properly clamped
- ☐ Cardiotomy reservoir set up and vented
- ☐ Pump suction and vent line placed correctly in pump head
- ☐ Occlusions properly checked and set
- ☐ Blood gas analyzer shift Q.C. completed

Signature: _____ Date: _____

DISPOSABLES	MANUFACTURER	LOT #
Oxygenator:		
Cardioplegia:		
Tubing Pack:		
Cell Saver:		
Hemoconcentrator:		

图 5.2 体外循环核查清单

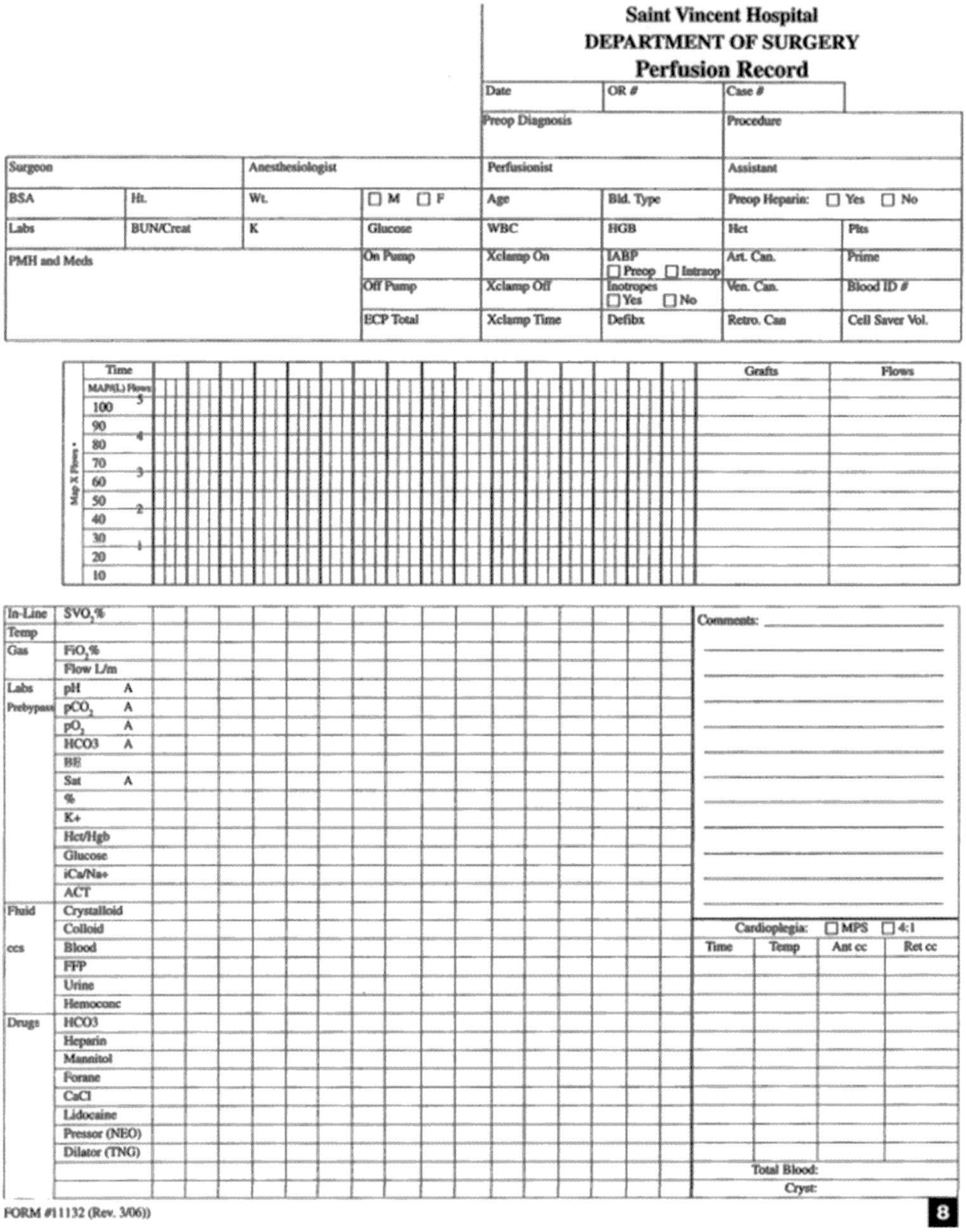

Saint Vincent Hospital
DEPARTMENT OF SURGERY
Perfusion Record

Date	OR #	Case #
Preop Diagnosis		Procedure

Surgeon	Anesthesiologist	Perfusionist	Assistant

BSA	Ht.	Wt.	☐ M ☐ F	Age	Bld. Type	Preop Heparin ☐ Yes ☐ No
Labs	BUN/Creat	K	Glucose	WBC	HGB	Hct	Plts

PMH and Meds	On Pump	Xclamp On	IABP ☐ Preop ☐ Intraop	Art. Can.	Prime
	Off Pump	Xclamp Off	Inotropes ☐ Yes ☐ No	Ven. Can.	Blood ID #
	ECP Total	Xclamp Time	Defibx	Retro. Can.	Cell Saver Vol.

Time / MAP(L) Flows — graph 100 90 80 70 60 50 40 30 20 10 (Map X Flows)

Grafts / Flows

In-Line Temp — SVO₂%
Gas — FiO₂%, Flow L/m
Labs Prebypass — pH A, pCO₂ A, pO₂ A, HCO3, BE, Sat A, %, K+, Hct/Hgb, Glucose, iCa/Na+, ACT
Fluid ccs — Crystalloid, Colloid, Blood, FFP, Urine, Hemoconc
Drugs — HCO3, Heparin, Mannitol, Forane, CaCl, Lidocaine, Pressor (NEO), Dilator (TNG)

Comments: _____

Cardioplegia: ☐ MPS ☐ 4:1
Time | Temp | Ant cc | Ret cc

Total Blood:
Cryst:

FORM #11132 (Rev. 3/06))   8

图 5.3　典型的体外循环灌注记录单

5~10 g。氨甲环酸的剂量为 10 mg/kg，在手术期间以 1 mg/（kg·h）的速度持续滴注 [36-37]。很多外科团队会在切皮前即给予初始剂量的抗纤溶药物，但建议最好推迟到肝素化后再给药，以避免出现短暂的促凝状态 [38]。

（4）动脉插管　通常选择在升主动脉靠近无名动脉发出点的位置行动脉插管（图 5.4）。插管的管径取决于预期流量，而这一流量又由患者的体表面积所决定。合理选择动脉插管可以降低管路压力及剪切力（表 5.1）。

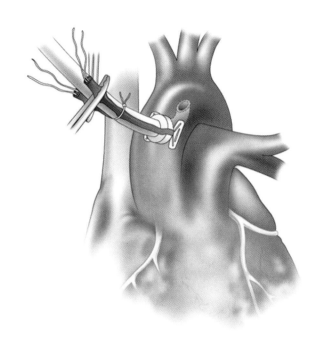

图 5.4　主动脉插管。在靠近无名动脉的升主动脉处缝制两个荷包，在其中插入主动脉插管。插管的开口应指向主动脉弓而不是无名动脉

表 5.1　流量及理想的插管管径

体表面积 （m²）	静脉插管		动脉插管		流量 （L/min）
	双腔静脉插管（F）	二级或三级插管（F）	F	mm	
1.3	26 和 28	29/37 29/29/29	18	6.5 （弯头）	3.1
1.4					3.4
1.5	28 和 30				3.6
1.6					3.8
1.7	30 和 32				4.1
1.8					4.3
1.9	32 和 34	32/40 29/37/37	20（EOPA）		4.6
2.0					4.8
2.1				7~8 （Soft- flow）	5.0
2.2					5.3
2.3	34 和 36	36/46 29/46/37	22/24 （选择性三维）		5.5
2.4					5.8
2.5					6.0
2.6					6.2

注意：如果使用负压辅助引流装置，可选用较小的静脉插管

　　1）人们不断修正动脉插管的设计以降低血流对主动脉壁的剪切力及喷射效应（图5.5）。最常见的设计包括在插管的末端有多个开口、侧壁存在多个侧孔，从而降低血流速度（Medtronic EOPA 及 Soft-flow 插管）[39]。

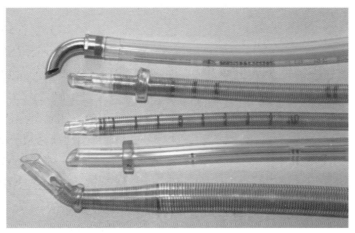

图 5.5　主动脉插管包括（由上至下）：Medtronic DLP 20F 金属弯头插管；Sarns Terumo 7F Soft-flow 插管，有多个侧孔；Medtronic 20F EOPA 插管，有端孔及侧孔；Medtronic DLP 22F 直头主动脉弓插管；Medtronic 22mm 三维选择性灌注插管

　　2）在 CPB 期间，须采取多种措施来避免发生体循环栓塞，尤其应避免脑部栓塞。虽然 CPB 技术的革新可以防止微气栓，但主动脉插管及阻断仍是导致粥样斑块栓塞及脑卒中的主要原因。尽管大部分外科医生在行主动脉插管前会触摸升主动脉的拟插管位置，以确定是否存在粥样硬化斑块及钙化灶，但这一方法的灵敏度非常低。经食管超声心动图（TEE）有助于发现凸起的粥样硬化病灶，但在发现病变斑块方面心表超声心动图是金标准，可进一步指导、调整手术入路[40-42]。有些插管附带主动脉腔内滤过装置（Embol-X 导管）或负压抽出装置，有助于在开放主动脉阻断钳时捕获栓子，两种装置在预防栓塞方面效果相似[43-45]。

　　3）如果升主动脉不适合插管，则必须选择一个合适的替代位点。如果主 - 髂动脉的粥样硬化病变不是非常严重，且 TEE 并未发现降主动脉存在可能导致大脑逆行栓塞及卒中的严重粥样硬化病变，则可选择股动脉进行插管，经皮穿刺或切开置管均可。事实上，一项针对二尖瓣再次开胸手术的研究发现：与升主动脉插管相比，动脉逆行灌注可导致卒中发生率升高 4 倍[46]。股动脉插管还会面临发生逆行夹层的风险。在将动脉插管与 CPB 管路连接前，应确保从插管内倒流出的血流量满意；而在拔除插管、修补股动脉穿刺口之后，必须确认股动脉远心端的血流状态。

　　4）对于各种类型的微创手术，虽然可选用升主动脉插管，但股动脉插管更为常用。微创手术前务必评估髂股动脉，以确定股动脉插管是否可行。强调一点：如果预期 CPB 时间较长（复杂的微创手术或机器人手术），下肢因缺血 - 再灌注损伤而发生筋膜室综合征的风险将会增加[47-50]。在这种情况下，可采用 Seldinger 技术经皮穿刺插管，以确保远端肢体存在一定的血流；或者在股动脉上端 - 侧吻合一段人造血管，在此人造血管内插管，可以保证远端肢体血流；也可以向远心方向置入一条细小的股动脉插管来保证远心端灌注。

5）如果股动脉不具备插管条件，或拟行升主动脉及主动脉弓手术，可选择远端锁骨下动脉或腋动脉插管，这是两个非常理想的插管替代位点（图 5.6）[51]。此时可切开动脉直接插管，或者选用另一种更为理想的方式，即：在血管侧壁上缝置一段直径 8 mm 的人造血管，而后在人造血管内插管，这一方法可保证上肢远心端的血流灌注。如果阻断无名动脉的近心端，那么腋动脉插管就可以在深低温停循环（DHCA）期间进行选择性顺行脑灌注。此外，对这些患者也可考虑在左颈总动脉进行插管[52–54]。

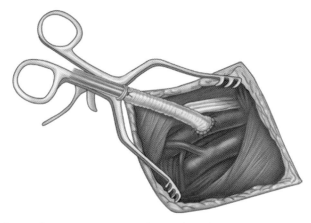

图 5.6　腋动脉插管。将一段直径 8mm 的人造血管吻合在锁骨下动脉远心段或腋动脉的侧壁，经此插入主动脉插管并固定

6）如果在再次开胸手术时担心发生心脏、主动脉及桥血管的损伤，或者因患者罹患升主动脉瘤、主动脉夹层并发心包积血而担心术中发生血管破裂，应立即置入股动脉或腋动脉插管。应显露升主动脉，有时甚至需要置入升主动脉插管：一方面可能是因为在锯胸骨时遇到某些问题需要立即启动 CPB，另一方面可能是因为在锯开胸骨前即启动 CPB 并降低体温。具体策略应根据临床实际情况进行抉择。

7）在行经导管主动脉瓣置换（TAVR）时，如果患者血流动力学状态不稳定且经药物治疗后仍无法改善，通常会首先置入主动脉内球囊反搏（IABP）作为支持手段；如果患者状态依然不稳定，发生顽固性心律失常、心脏停搏及危及生命的心脏压塞，应立即启动 CPB 以挽救患者生命。选择股动、静脉入路，经皮穿刺置入 15F 动脉插管和 17F 静脉插管即可使体循环流量达到 2.5 L/min，以应对上述问题。

（5）**静脉引流**　对于大多数心脏直视手术，静脉引流可选用双级或三级腔静脉–心房插管（图 5.7）。经右心耳或右心房游离壁置管，将插管的末端送入下腔静脉（IVC）（图 5.8A），这样，下腔静脉的血液可通过插管末端的多个开孔引流，而心房内的血液则可通过其他侧孔完成引流。这一技术适用于无须切开右侧心腔的手术。三级插管可提供非常理想的静脉引流效果，适用于需要置入较细插管的患者，尤其适用于存在负压辅助引流的情况。

1）二尖瓣手术时可使用双级或三级静脉插管，也可使用双腔静脉插管，后者适用于选择房间隔入路的情况。经胸骨正中切口行三尖瓣手术时，应选择双腔静脉插管，术中阻断上、下腔静脉以防止气体进入静脉引流管。上腔静脉（SVC）插管可在上腔静脉处直接插入，也可经右心耳送入上腔静脉；在右心房游离壁的下部做荷包缝合，经此插入下腔静脉插管（图 5.8B）。

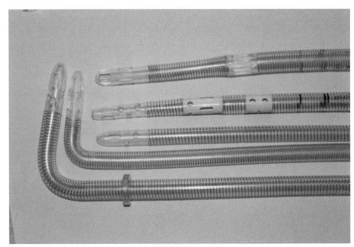

图 5.7 静脉插管包括（从上往下）：Medtronic 32/40 双级腔静脉 – 心房引流管，RMI 29/37/37 三级插管，RMI 30F "灯塔" 形直头引流管，短的 DLP 32F 引流管及长的 RMI 36F 直角插管

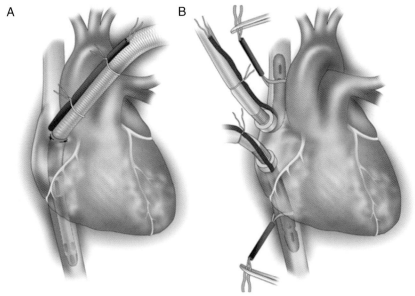

图 5.8 静脉插管。A. 在右心耳缝置一荷包，经此置入腔静脉 – 心房引流管，其尖端有多个侧孔，置于下腔静脉；将 "网篮" 区（ "basket" ）置于心房中部，经侧孔引流来自上腔静脉及冠状静脉窦的血流。二级管的这些侧孔距离插管的尖端约 9cm，而三级管的侧孔与插管尖端的距离分别为 6 cm 和 11 cm。B. 双腔静脉插管。上腔静脉插管可以直接插入上腔静脉，也可经右心耳插入；而下腔静脉则通过在右心房游离壁下部缝合的荷包中部插入

2）股静脉插管适用于机器人手术及微创手术，可在颈内静脉置入一条 15 F 或 17 F 的静脉插管进行辅助引流。股静脉插管长达 50 cm，从股静脉插入后送入右心房，以确保充分的引流。必要时也可使用较短的静脉引流管。解剖、显露股静脉，甚至完成插管并建立 CPB，常常是用于应对血流动力学不稳定的高危状态或再次手术。三尖瓣微创手术也可采用股静脉插管。将股静脉插管回撤进入下腔静脉后，将下腔静脉阻断。在上腔静脉上直接插入一条引流管，也可经右心房置管，阻断上腔静脉以防止空气进入静脉引流管。通常会使用负压引流装置进行辅助引流。对于再次手术的病例，可以仅将插管送入上腔静脉而无须阻断上腔静脉[55]。

3）股动、静脉插管转流还可用于严重低体温患者的复温抢救，在其他一些急诊情况下还可以启用 ECMO，例如心脏停搏。

（6）心脏停搏液灌注管的插入　在主动脉阻断钳近心侧的主动脉根部插入心脏停搏液灌注管，经此顺行灌注心脏停搏液。在不存在冠状动脉病变的情况下，这一方法可获得最理想的心肌保护效果。可常规使用逆行灌注来增强心肌保护的效果，同时保持术野的清晰显露。如果存在冠状动脉病变，或者因存在严重的主动脉瓣反流而无法经主动脉根部进行灌注时（但可在后续经冠状动脉开口直接灌注），逆行灌注就变得更为重要。在右心房游离壁上缝制一荷包，经此插入逆灌管；有的外科医生喜欢切开右心房直接置管，在冠状静脉窦口处缝制一荷包，经此送入逆灌管可获得理想的灌注效果。灌注管可通过自膨胀球囊或人工注气被固定于冠状静脉窦中，可经灌注管尖端的开孔来测量灌注压，以防止灌注压过高或冠状静脉窦破裂[56]。

（7）图例　图 5.9 所示为常规 CPB 下行 CABG 时的插管及阻断钳。

4. CPB 的启动与运行（表 5.2）

（1）自体血逆预充（RAP）　RAP 与静脉顺行预充（VAP）技术的结合，可有效减轻预充液对血液的稀释程度，从而在 CPB 期间维持相对较高的 HCT。这一技术包括：将动脉血通过动脉管路逆向回流，进入贮血器和氧合器，再倒回静脉管路，从而在 CPB 启动前排出近 1100 mL 用于初始预充的晶体溶液；同时需给予 α 受体激动剂以维持患者血压。RAP 技术使得 CPB 期间可维持较高的胶体渗透压，有助于减少血管外肺水的蓄积，减轻术后体重的增加。同时，此技术有助于改善 CPB 期间的组织灌注，降低乳酸水平。最能从此技术中获益的人群可能是那些低血容量、低 HCT 的体型瘦小患者，当然也适用于拒绝输血的患者。虽然 RAP 对临床结局的影响并不明显，但可从整体上减少输血量[57-61]。

（2）体循环压与流量　CPB 一经开始，机体本身的搏动性血流将被非搏动性血流取代。在初始阶段，血压会因血液稀释、血黏度下降而下降。在 CPB 期间，平均动脉压将维持在 50~70 mmHg；在灌注心脏停搏液（可能与钾离子进入体循环有关）、回输大量心腔引流液（可能与炎症介质相关），以及复温阶段（可能由于血管扩张），平均动脉压会有所下降。低体温导致的血管收缩、麻醉剂被预充液稀释等因素均会使血压升高。

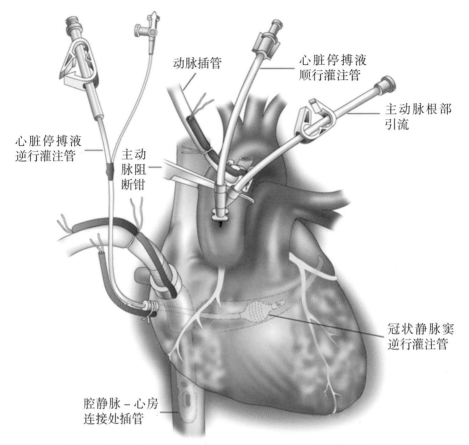

图 5.9　常规体外循环（CPB）下冠状动脉旁路移植术（CABG）的插管及阻断钳。注意：主动脉及腔静脉插管、顺行及逆行心脏停搏液灌注管，在主动脉插管的稍近心处放置主动脉阻断钳

表 5.2　体外循环（CPB）期间部分参数的理想值

1. ACT	> 480 s > 400 s（使用生物相容性管路时）
2. 体循环流量	当体温在 37℃时，2~2.5 L/（min·m²） 当体温在 30℃时，1.7~2.0 L/（min·m²）（低流量） 　或 2.0~2.5 L/（min·m²）（高流量）
3. 平均动脉压	50~70 mmHg
4. 动脉血气	当 pH 为 7.4 时，PO_2 > 250 mmHg, PCO_2 40~50 mmHg 深低温状态下： 　α 稳态——37℃时 pH 为 7.40 　pH 稳态——不做体温校正 pH 为 7.40
5. SvO_2	> 65%
6. HCT	> 18% 或更高（根据患者的年龄及共病情况）
7. 血糖	100~180 mg/dL（5.5~10 mmol/L）

ACT：全血激活凝血时间；SvO_2：静脉血氧饱和度；HCT：血细胞比容；PO_2：氧分压；PCO_2：二氧化碳分压

1）CPB 流量的计算基于患者的体表面积，并依据低温程度及静脉血氧饱度（SvO_2）进行修正。同时，还应考虑患者的贫血程度，此参数将会影响整体氧供。在常温状态下，流量需 > 2 L/（min·m^2）；当体温下降至 30 ℃时，流量可下降至 1.5~1.7 L/（min·m^2），即所谓"低流量"CPB。在复温阶段，流量应适当上调，随着机体代谢率的上升，SvO_2 通常会有所下降。在中度低温情况下，低流量 CPB 有助于心肌保护，降低侧支血管流量（改善术野显露），溶血情况将会减少；而液体的需求量虽然减少，却不会影响组织灌注[62]。

2）灌注流量是否理想基于对氧供充足与否的评价。用于评估的参数包括：SvO_2、血乳酸水平及即时监测的 CO_2 产出量[63]。后两个参数的结合是预测无氧代谢的最佳手段，而 SvO_2 并不具备这一功能。但在多数实际临床操作中，只要 $SvO_2 > 65\%$，即使这并不能反映局部灌注的情况[64-65]，仍然可认为流量满意。

a. 例如：在正常体温状态下，如果整体流量下降，脑和肾将通过自主调节来维持自身的灌注状态，代价则是牺牲骨骼肌和其他脏器的血流。人们担心血液稀释加之低流量可能将平均动脉压降低至自主调节阈值以下，损害器官功能，因此有学者倡导：即使在低温状态下，也应采用"高流量"[2~2.4 L/（min·m^2）]而非"低流量"策略。低温会导致各区域间的流量差异加大[65]。

b. CPB 对于肾脏的灌注、滤过及氧供有显著的负面影响[66-68]。肾血流量主要取决于体循环流量，而低温损害了肾脏的自主调节并诱导肾血管收缩，其结果将是血液经行分流血管而非肾血管，但肾小球滤过率及肾脏氧耗并没有发生改变。因此，肾脏对氧的摄取会显著增加，肾的氧供和氧需严重失衡，而因血液稀释导致的"贫血"会进一步加重这一失衡。一项研究发现：在 CPB 期间，低血压（< 60 mmHg $vs.$ 60~69 mmHg $vs.$ > 70 mmHg）对肾功能并无显著的影响，仅表现为尿量减少[69]。但是，低流量及低 HCT 却会对肾功能造成严重的负面影响，因此，对于年龄较大、合并慢性肾脏病的患者，或 CPB 时间较长的患者，维持较高的灌注流量、并将 HCT 提升至 $> 21\%$ 有助于降低急性肾衰竭的风险[67-73]。

3）CPB 期间的一个重要关注点是如何维持充分的脑部氧供，这取决于血压、体循环流量及 PCO_2。即使当平均动脉压下降至 40~50 mmHg，大脑的自主调节仍然可以维持脑血流，但对于高血压及糖尿病患者，这一自主调节机制则无法获得满意的效果，必须适当提高血压[74]。事实上，有研究发现：当血压降至此水平时，即使流量满意，脑部氧供仍然会受到损害。因此，不论体循环流量如何，仍然要维持"充分"的血压，通常可使用血管收缩剂，如去氧肾上腺素、去甲肾上腺素或血管升压素[75]。这一举措会改善脑部氧供，但却会降低其他区域的灌注流量，尤其是肾脏及内脏器官。

4）CPB 期间通常使用脑血氧监测仪来评估脑部氧供，此仪器利用置于双额的近红外光谱感受器进行测量。目前已有多种商用仪器面世，包括 INVOS（Medtronic）、Equanox（NONIN Medical）及 ForeSight（Edwards）脑氧仪（图 4.9）。在 CPB 开始及复温阶段，局部脑血氧饱和度（rSO_2）趋于下降，即使增加体循环灌注流量亦如此。

相较脉搏血氧饱和度监测仪，rSO$_2$ 可更快地发现动脉血氧饱和度（SaO$_2$）的下降[76]。多项研究表明：血氧饱和度的下降可导致神经认知障碍发生率增加[77]。如果血氧饱和度较基线下降 > 20% 或绝对值低至 < 40%，建议通过干预来恢复脑血流。在 CPB 开机前，提高血压或 PCO$_2$ 可有效地增加脑血流；如果已经开机，则可以通过调整流量、血压、PCO$_2$ 及 HCT 来改善。脑血氧监测也可提醒手术团队密切关注脑部低灌注可能引发的灾难，导致脑部灌注不足的原因包括插管位置异常、动脉夹层、氧合器及 CPB 相关设备的异常、气体栓塞及过敏反应（如对鱼精蛋白过敏）等，当然也有可能是监测仪器出现问题。虽然从直觉上判断，这些改善 rSO$_2$ 的措施有可能减轻脑部低氧带来的不利影响，但鲜有研究证实临床结局确有改善[78]。

（3）血细胞比容（HCT）　CPB 期间，HCT 和体循环流量共同决定了机体氧供。根据下列公式可以看出：因预充导致的血液稀释通常可降低 25% 的氧供给。

$$CPB期间的HCT估值 = \frac{70 \times 体重（kg）\times 术前HCT / 100}{70 \times 体重（kg）+ 预充量 + CPB开机前的静脉输液量}$$

$70 \times$ 体重 (kg) 相当于血容量，$70 \times$ 体重（kg）$\times$ 术前 HCT 相当于红细胞容量

1）血液稀释会降低血液的黏稠度，改善微循环；但极度稀释则会明显降低血液的胶体渗透压，增加液体需要量，这会加重全身炎症反应和毛细血管渗漏，引起严重的组织水肿，例如脑水肿、视神经乳头水肿及缺血性视神经病变[79]，以及呼吸功能减退和其他并发症。

2）CPB 期间，过低的 HCT 会导致死亡率升高、肾功能障碍和卒中发生率升高、呼吸机辅助时间延长[71-72,80]。即使体循环流量充足，严重的贫血依然会使氧供下降，导致脏器缺血性损伤，严重时可能发生危及生命的并发症，如肠系膜缺血。根据 STS 指南[81]，虽然在 CPB 期间可接受的最低 HCT 为 18%，但大量研究发现，当 HCT < 21% 时发生肾功能障碍的风险会升高；如果将其视为器官低灌注的替代指标，则建议：当 HCT < 21% 这一低限时应输血[69-72]。但输血并非好的做法，在 CPB 期间，通过输血将 HCT 提高至 > 24% 几乎没有更多获益；相反，却会因免疫调节效应及其他潜在的、由输血带来的不良反应而导致机体受损。

（4）体温管理　可根据外科医生的偏好及手术本身的要求，将患者的体温维持在正常或不同程度的低温状态。大多数外科医生偏好 34~35 ℃的中度低温，以便在非搏动性血流状态下为器官提供良好的保护；同时，一旦术中出现手术问题（需暂时降低流量以利缝合）或灌注问题（静脉引流不畅、低血压、气栓、泵头故障、氧合器失效）时，仍可保护脏器功能。关于常温转机与低温转机在炎症激活、围手术期止血及神经认知结局上谁更有优势，目前并无结论[82]；但复温速度及程度的确可以影响神经认知结局[83-84]。STS 指南建议用氧合器动脉出口端温度替代大脑温度，虽然这样做可能会低估大脑的灌注温度。指南建议：在复温期间，动脉端口的温度不应高于 37 ℃；当患者动脉温度 ≥ 30 ℃时，应将动脉出口端与静脉入口端的温度差控制在 ≤ 4 ℃；当患者体温 < 30 ℃时，这一温度差不应超过 10 ℃，以降低降温期产生气栓及复温期气体

从血中释出的风险[84]。

（5）气体交换 氧合及 CO_2 的清除由气流量决定，而气流量则由空氧混合器来调节。大多数氧合器在流量不超过 7 L/min 情况下，都不会感到"吃力"，而这一流量已经可以满足 175 kg 患者的需求。为了应对可能出现的暂时性流量下降及血泵障碍，应将 PO_2 维持在 > 250 mmHg，并确保能实时监测，或每 30 min 做一次血气分析。吸入性麻醉剂，如七氟醚、地氟醚、异氟醚可通过空氧混合器给入，但应确保氧合器中的废气能够被回收。

（6）通气 CPB 一经达到全流量转机即可停止通气。虽然在 CPB 期间保持通气或给予连续气道正压通气（CPAP）有助于改善肺功能及气体交换、减少炎症介质的释放，但这并非临床的常见做法[85-86]。

（7）pH 管理 随着低温的持续加深，CO_2 产出将会减少，pH 自然会上升。在轻度或中度低温情况下，通过调整气流量，pH 通常可维持在 7.40~7.50，而 PCO_2 则可维持在 40~50 mmHg。如果在 CPB 期间出现代谢性酸中毒，即使血气正常，这也是组织氧供不足的征象。局部发生低灌注，尤其是内脏血管床的低灌注，是导致代谢性酸中毒的关键。事实上，在再灌注期间，如果乳酸的释放导致血乳酸水平 > 4 mmol/L，往往预示出现并发症，死亡的风险将会升高[87-88]。在深低温过程中，存在两种 pH 管理策略。pH 稳态是对 pH 进行温度校正，通过向 CPB 管路中给入 O_2 和 CO_2 的混合气 (carbogen) 将 pH 维持在 7.40 水平。在这种策略的指导下，脑血流将增加，但发生脑部微栓塞的潜在风险也将增加，这一策略可以在低温状态下改善组织氧供[89]。相反，α稳态则不进行温度校正，将 pH 在 37 ℃下维持在 7.40 水平，脑部血流通过自主调节与脑氧需相匹配，此策略尤其适用于 DHCA 状态[90-91]。

（8）药物注入 通过多头取样管给药进入静脉贮血器，维持麻醉或控制血压。在 CPB 期间，灌注师可通过 CPB 管路给入甘露醇、胰岛素、碳酸氢钠、氯化钙、硫酸镁、抗生素、血管收缩剂及正性肌力药物。

（9）床旁检测（POCT） 在测量动、静脉血气及 ACT 的基础上，在手术室内应使用 POCT 间歇性测量血清钾、血糖及 HCT。常用的仪器包括 Siemens 的 RAPIDpoint 及 i-STAT 便携装置（图 5.10）。如果血钾升高，须修改心脏停搏液的药物组成和灌注频率，并在必要时给入利尿剂或胰岛素进行调控。血糖升高与内源性肾上腺素水平升高、胰岛素抵抗有关，会增加神经系统损伤风险[3]。一般情况下，血糖应维持在 180 mg/dL（10mmol/L）以下，但过于严格的控制［血糖 < 100 mg/dL（5.5mmol/L）］则可能弊大于利[92-94]。

5. CPB 的撤停

（1）复温 在撤停 CPB 前，患者的体温应基本恢复至正常水平（至少达到 36 ℃）。如前文所述，复温的速度应适当，避免脑部温度过高，否则可能会影响神经认知功能[84]。

（2）逐步停机 恢复肺部通气，同时留意胸廓内动脉（ITA）的走行，避免 ITA 蒂的

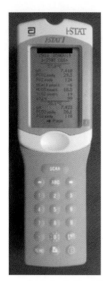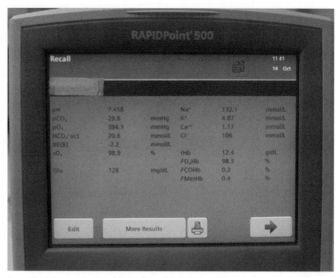

图 5.10　通过床旁检测仪器，灌注师可及时获得动脉血气、电解质、血糖、血氧饱和度及血细胞比容（HCT）数据。A.i-STAT 便携装置。B.Siemens RAPID Point 系统

张力过高。必要时开启起搏器。为了提高体循环血管阻力，在停机前给予 1 g 氯化钙和正性肌力药物。随着辅助流量的降低，减少静脉引流，心脏逐步充盈，最终由灌注师停止 CPB。如果术中曾开放心腔（主要是瓣膜手术），应调整患者置于头低脚高位（Trendelenburg 体位），积极行主动脉根部引流排空心腔内气体。

（3）评估心脏功能　综合超声心动图、充盈压及心排血量来评估心脏表现。如果心功能处于边缘状态，应考虑使用正性肌力药物。体循环阻力过低的情况很常见，可给予 α 受体激动剂或升压素来提高血压。原发性瓣膜疾病手术后，有气体可能进入冠状动脉而形成气栓，进而导致右心室功能不全，这样的情况并不少见，有时需要短时恢复 CPB 辅助，直至心肌功能得到改善。如果使用多种正性肌力药物后心功能依然不尽如人意，必要时可置入 IABP。密切注意心电图的表现，如果发生缺血性改变，应考虑手术操作方面是否存在问题。

（4）中和肝素　如果患者情况稳定，即可给予鱼精蛋白中和肝素，使 ACT 恢复至正常水平。通常是按 1∶1 来中和肝素（以 mg 为单位）。虽然可使用 HMS 系统测量肝素浓度，但一般会通过肝素 – 鱼精蛋白滴定试验来准确获知血液中真实的肝素浓度，以便精确地给入鱼精蛋白进行中和。鱼精蛋白反应并不常见，而一旦发生就有可能危及患者生命，因此需要密切关注，必要时需再次注射肝素、重新转机。持续出血可能源自手术因素，但应常规进行凝血试验，尤其是血栓弹力图检查，这将有助于确定出血的准确原因[95]。

（5）插管拔除　一经开始给入鱼精蛋白，即应停止心内吸引。先拔除静脉插管，将管路中的血液引流入贮血器，可通过动脉管路回输这部分血液以维持充盈压。拔除主动脉插管后如果患者病情稳定，可将 CPB 管路中残余的血液引流至血液回收机，离心、洗涤后，用输血袋保存，由麻醉医生根据需要回输。

（6）结束 加固缝合插管位点。充分止血、关胸。与围手术期出血相关的问题将在第 9 章详述。

6. CPB 及停机期间的潜在问题（表 5.3）

（1）ACT 过短 在使用常规剂量肝素后 ACT 仍然过短，常常是由于抗凝血酶（AT）不足。抗凝血酶是凝血酶和因子 Xa 和 IXa 的主要抑制因子，如果含量不足，可能会导致机体处于高凝状态。肝素抗凝的基础是其可以快速地激活抗凝血酶的抑制活性。抗凝血酶不足可导致肝素抵抗，多见于术前持续使用肝素或静脉注射硝酸甘油，也可因血小板计数过高所致[96]。通常，加用 1~2 mg/kg 肝素即可获得满意的 ACT；否则可通过输注新鲜冰冻血浆来获得抗凝血酶，必要时，也可以用商品化的抗凝血酶产品（Thrombate Ⅲ），每瓶可提供 500 U 抗凝血酶[29-31]。由于大多数情况下医护人员并不知晓患者术前的抗凝血酶水平，因此，要使抗凝血酶达到正常浓度的 120%（建议达到此水平），只能依赖于估算。有多项研究发现：获得理想的 ACT 所需的抗凝血酶剂量范围很宽，甚至可高达 75 U/kg。计算公式为：（抗凝血酶的理想值 − 基线值）× 体重（kg）/1.4。例如：如果一个 70kg 的患者的基线值为正常的 80%，而理想值为 120%，则所需的抗凝血酶剂量为：（120−80）× 70/1.4=2000 U（或 28 U/kg）；如果基线值为正常的 50%，则需要给入 3500 U（50 U/kg）。

（2）静脉引流不充分 当外科医生发现右心充盈膨胀，灌注师发现静脉贮血器中的液位下降（当使用硬质贮血器时，会触发低容量报警）进而无法维持所需流量时，他们会不约而同地意识到静脉引流不充分。可能的原因包括：静脉管路内存在气栓，术野中或近贮血器处静脉管路发生弯折，不慎钳夹静脉管，对心脏的牵拉造成引流障碍，

表 5.3 体外循环（CPB）及停机期间的潜在问题

1. 肝素化不充分［全血激活凝血时间（ACT）短］
2. 静脉引流不充分
3. 心脏过度充盈（左心和右心）
4. 静脉引流管进气
5. 低灌注压
6. CPB 结束后血管麻痹
7. 组织供氧不足
8. 动脉管路压力过高
9. 心脏停搏液逆行灌注不充分
10. 心脏停搏液顺行灌注不充分
11. 插管及拔管问题
12. 体循环或冠状动脉气栓
13. 冷凝集素（agglutinins）导致的 CPB 管路凝血

静脉插管的位置有误（插入过深或过浅）。在低温 CPB 期间，引流不充分会导致心脏的温度上升，不仅会对心肌造成潜在的损害，还会对引流不畅的脏器造成负面影响。中心静脉压（CVP）升高意味着上腔静脉引流不佳，可导致脑水肿；而更为常见的下腔静脉引流不畅会导致肾损伤、肝及其他腹部脏器淤血、肠道发生液体滞留，通常只需要简单地调整下腔静脉插管深度即可解决问题。一种较少见的情况是：阻断上腔静脉或下腔静脉造成插管不慎回缩，进入右心房，这将影响全部回流至右心房的血流。

（3）心脏膨胀　在 CPB 期间出现这一问题，往往提示有几种可能：静脉引流不理想、主动脉瓣关闭不全或存在大的侧支循环。心脏膨胀使心室肌纤维受到牵拉，会造成心肌损伤、肺动脉压升高引发肺气压伤，同时也会使心室温度上升，对心肌保护造成不良影响。应及时纠正导致心脏膨胀的原因，可调整静脉引流管和（或）在左心室或肺动脉内置入心腔引流管。偶尔也会因主动脉阻断不全而造成心脏膨胀，同时可因心脏受到牵拉而致主动脉瓣关闭不全。

（4）空气进入静脉管路　通常发生在静脉插管处或逆灌管插入点，只需在插管周围加缝一道固定线即可解决此问题。相对少见的原因是下腔静脉或冠状静脉窦受到意外损伤或房间隔缺损所致。使用负压辅助引流装置造成的气体滞留可能会导致动脉气栓[18]。

（5）低灌注压　CPB 期间的低灌注压被视为多器官功能障碍的原因之一，包括神经认知障碍、肾衰竭及内脏器官低灌注。至于在 CPB 期间到底是低流量还是高流量会使脏器获得更为理想的保护，目前尚无定论。但是，除非有特殊原因需要维持较高的灌注压（如患者伴有严重的未治疗的颈动脉疾病或高血压，糖尿病伴肾功能障碍者），否则将最低灌注压维持在 50~70 mmHg 即可。通常使用去氧肾上腺素或去甲肾上腺素来维持灌注压。在给入心脏停搏液或回输吸引器所抽吸的血液时会引发一过性低血压，这是可以接受的。但必须保证充足的灌注流量，否则 α 受体激动剂会导致血液从肌肉和脏器血管系统中分流出来。

（6）CPB 后血管扩张性休克（"血管麻痹"）　此并发症并不常见。一些患者在 CPB 停机后，虽然有充足的心排血量，但外周血管的严重扩张可造成低血压。此类患者常常在 CPB 辅助期间就需要大剂量血管收缩药物。造成这一血管麻痹现象的原因是：一氧化氮（NO）合成酶的激活导致 NO 水平升高、血管平滑肌 ATP 敏感的钾离子通道的活化及血管升压素的相对不足所介导[97]。风险因素包括：高龄、近期心肌梗死、透析依赖性肾衰竭及瓣膜手术[98]，也常见于术前服用 ACEI、ARB 类药物及胺碘酮的患者[99]。虽然初始可使用去氧肾上腺素和去甲肾上腺素来升压，但给予 0.01~0.1 U/min 的血管升压素，通常可使血压恢复正常并能改善临床结局[100]。如果血管升压素无效，建议使用亚甲蓝（NO 抑制剂，1.5 mg/kg）[101-102]。羟钴胺可促进 NO 的代谢，因此也曾成功地应用于 CPB 期间血管麻痹的治疗[103]。

（7）氧供不充分　可导致组织缺血及酸中毒，可能造成多器官功能障碍。虽然不同区域的灌注血流存在差异，但人们认为 $SvO_2 > 65\%$ 是氧合理想的标志。如果饱和度较低（常见于复温期），可通过提高灌注流量和（或）增加 HCT 来解决。最先出现的改变是脑血氧饱和度下降，此数据来自脑血氧监测仪；继而脉搏血氧饱和度下降，最终出现体静脉 SvO_2 的降低。轻度低温可在一定程度上对脏器产生保护作用。但严重的 SaO_2 下降可能是源于灾难性问题，需立即干预，包括：氧合器或空氧混合器失灵、氧气源中断等，也可能是因为主动脉夹层或低灌注综合征。如果是 CPB 方面的问题，通过观察动脉管路血液的颜色即可及时发现。在极偶然的情况下，患者已脱离 CPB，但麻醉医生却没有提供充分的通气（为了改善术野显露，外科医生常常会要求暂停通气，但忘记了告知恢复通气！）。

（8）动脉管路压力过高 通常是灌注师发现这一问题，而这很可能是潜在的危险境况。随着转子泵的加压，可能会发生灾难性的"崩管"（管路失去连接而断开）。如果使用后负荷敏感的离心泵，则不会发生不安全的管路高压，阻力的增加会导致流量自动下调。如果选择了合适大小的动脉插管，也不会发生高流量、细插管所导致的管路高压。例如：20F 的弯头动脉插管在 5 L/min 的流量下，管路压力是可接受的，但如果流量进一步增加，则会产生过度的剪切力及管路高压。相比，7 mm 或 8 mm 的 Medtronic Soft-flow 或 EOPA 插管，即使流量超过 6 L/min 也并不会产生管路高压。其他会造成管路高压的原因包括：主动脉插管的头部位置不佳，管路弯折或钳夹，主动脉夹层。如果发生夹层，将会出现管路高压、但灌注压极低的现象，此时应立即停止转机，调整插管的位置。

（9）心脏停搏液逆灌不充分 可导致心肌保护效果欠佳。逆灌管压力过低的原因包括冠状静脉窦破裂、左上腔静脉引流进入冠状静脉窦及导管尖端移位至右心房[56,104]；而压力过高则见于冠状静脉窦细小、导管头顶住静脉窦壁、意外钳夹住插管及心脏停搏液灌注管弯折。如果逆灌管送入过深，会导致流入右心室的停搏液减少，心肌保护效果欠佳。如果后降支静脉充盈理想，则意味着心肌保护充分，但这并非绝对。

（10）心脏停搏液顺灌不充分 多与主动脉瓣反流有关。在这种情况下，要求使用逆行灌注来达到理想的心肌保护；也可以切开主动脉，在冠状动脉开口进行直接灌注。如果患者罹患非常严重的冠心病，顺灌并不一定能够达到理想的效果，此时应监测心肌 pH 或温度，从而获知是否已经灌注充分。如果顺灌管没有完全送入主动脉腔，那么灌注的心脏停搏液有可能进入主动脉壁，造成夹层。要注意：在距离灌注头开口数毫米的地方有多个侧孔，就是这些侧孔流出的灌注液进入主动脉壁造成的夹层。

（11）插管及拔管问题 如果在升主动脉操作时出现插管或拔管方面的问题，将是非常棘手的，可能是灾难性的出血或卒中。始终要高度重视升主动脉！股动、静脉插管一旦出现并发症，同样可能造成严重的致命问题。

1）术者在行升主动脉插管前应仔细评估血管状态，避开斑块及钙化灶，避免在插管（或阻断、开放主动脉）时造成病灶脱落而引发栓塞性卒中。

2）在扩张的升主动脉上缝线，即使是非常浅表的缝针穿行主动脉壁时也可能导致严重出血，这尤其多见于二叶主动脉瓣患者。在这种存在病变的血管上插管，应非常小心，避免血管壁撕裂，否则可能在插管周围造成严重出血，并造成医源性夹层。一旦遭遇这种情况，偶尔可通过加固缝合解决问题，但大多数情况下，需要在停循环状态下完成修复，即使如此，仍然面临着很高的死亡率。在升主动脉插管发生插管移位的情况并不多见，尤其是当使用了多侧孔插管时，不良事件的发生会更少。必须用紧缩带牢固地固定插管，防止移位。

3）在拟通过股动、静脉插管行微创手术前，务必仔细行髂股血管成像以确保能安全地插管，但即使如此，如果操作不够仔细仍有可能造成逆向主动脉夹层。对于主动脉夹层患者，即使股动脉插管在真腔内，仍有可能造成近心区域低灌注。所有的股动、静脉插管都要仔细地缝合固定在皮肤上，否则一旦发生移位，灌注流量将受到影响，并有可能造成灾难性出血；而在问题发生的早期，由于被术巾覆盖，常常难以发现。

4）通常会经右心耳置入右心房引流管，但除了一些微创手术外，还可通过右心房游离壁置入上、下腔静脉引流管和逆行灌注管。有时，右心房组织非常脆弱，易于撕裂，因此在拔管后务必加固缝合。须仔细调整各条静脉插管的位置以获得最理想的引流。如果心房－腔静脉插管或下腔静脉插管位置不当，会导致引流不畅、器官淤血，进而发生多器官功能障碍；如果上腔静脉插管位置不当，可造成脑水肿。如果紧缩带收缩，而上、下腔静脉插管移位、退入右心房时，上述并发症会表现得极为严重。右心引流不畅常常会造成右心室和左心室过度充盈，而左心室的过度充盈更为常见，这将导致心脏无法获得良好的心肌保护效果。

（12）体循坏或冠状动脉气栓　常常发生于施行心腔内手术操作、CPB 结束后。如果在 CPB 转机期间发生体循环气体栓塞，将带来灾难性后果。

1）施行心腔内手术操作（瓣膜手术）、心腔引流及主动脉根部引流时，务必要仔细排出左心腔内的气体。在开放主动脉阻断钳之前，可采用多种操作手法来达到上述目的，包括肺部通气、限制静脉回流、停止左心室引流、调至头低脚高体位后轻柔地按摩心脏等。在主动脉瓣手术后，可在心尖部插针将左心室内的气体抽出。术野填充 CO_2 气体有助于减少心腔内手术操作时滞留的气体[105]。在撤停 CPB 期间，可加强主动脉根部吸引、轻柔地按摩心脏、左右横向晃动手术床，所有这些均有助于将心腔的气体排出。心腔排出的气体进入右冠状动脉或静脉桥血管的情况并不少见，这会导致在 CPB 停机后发生右心室功能障碍。通常，这一问题可在短时间内得到解决，但如果血流动力学状态开始恶化，则应重新转机。在撤停 CPB 时，TEE 是监测心腔内气体的最好方法。

2）在 CPB 期间发生体循环气体栓塞通常是因为贮血器液位意外降低，气体从这个开放的系统经转子泵泵入主动脉系统，这种情况也可见于使用负压辅助引流时。气体栓塞还可发生于 CPB 开始、但主动脉尚未阻断时，如果左心室收缩压高于主动脉压，滞留于左心的气体将会被心脏泵出。如果遭遇严重的气体栓塞，应立即停止 CPB，同时将一根排气针刺入主动脉，将气体排出；也可利用主动脉插管上的三通装置将气体抽出，最后将 CPB 管路系统中的气体彻底排出。采用 100% 氧通气，取极端的头低脚高位，通过上腔静脉插管进行逆灌注，尽最大可能消除滞留在大脑循环中的气体。给予类固醇激素、巴比妥类药物，并在深低温状态下恢复 CPB，这些措施均有助于减轻脑损伤[106]。

3）循环辅助装置没有贮血器缓冲，也没有任何办法可以进行引流及气体过滤。此时如果气体从进血口进入辅助装置，就有可能造成体循环气体栓塞。这些气体常常会被击打成细小的气泡，经动脉管进入体循环。

（13）**冷凝集素所致 CPB 管路凝血**　极少情况下会在术前发现冷反应性抗红细胞抗体(冷凝集素)所致的自身免疫病，但此病在 CPB 时会因低温而导致红细胞凝集和溶血，这些病理表现可发生在 CPB 管路或心脏停搏液灌注系统中[107-109]。

1）冷凝集素病是由一种 IgM 自身免疫抗体导致，可在低温状态下发生红细胞凝集和溶血。这将引起微循环血栓栓塞，进而导致心肌梗死、肾衰竭及其他脏器的衰竭。由于此病的发生率不足 1%，因此无须进行常规筛查，而且，由于血液稀释导致抗体效价下降，因此罕见会发生于 CPB 期间。但是，如果抗体效价可以测出，且滴度较高（＞ 1∶1000 ），在较暖的温度下同样会发生红细胞凝集。

2）如果检出高效价抗体，应避免低体温灌注冷心脏停搏液。可首先使用常温心脏停搏液"冲洗"冠状动脉，然后给予温血心脏停搏液或冷晶体心脏停搏液[108-109]。更为理想的策略是在非 CPB 下完成 CABG，也可选择 CPB 不停搏或室颤状态下完成心脏手术。

3）一项关于冷凝集素的新发现是：在 CPB 期间可以在含血心脏停搏液的热交换器中或含血且流动淤滞的管路中发现红细胞凝集和沉淀。另外，当逆灌管路因红细胞凝集造成堵塞、压力升高时，也可发现冷凝集素的存在。在这种情况下，应将患者的体温恢复至正常状态，并用晶体心脏停搏液来冲洗冠状动脉系统。

4）阵发性冷性血红蛋白尿（PCH）是一种自身免疫疾病，表现为非凝集型 IgG 抗体在低温下与红细胞发生结合，引起溶血。治疗如前述[110]。

7. 改良的 CPB 模式

（1）**深低温停循环（DHCA）**　主要用于在无法实施主动脉阻断的情况下完成主动脉吻合。

1）DHCA 的适应证。

a. 主动脉存在严重粥样硬化或钙化灶(陶瓷主动脉的主动脉瓣置换)(图 2.10)。

b. 急性 A 型主动脉夹层，为避免主动脉壁损伤，并行远心端吻合。

c. 主动脉阻断钳的放置位置与计划的吻合线距离过近——升主动脉或半弓修复、主动脉弓修复、胸主动脉近心端动脉瘤。

d. 复杂的胸主动脉手术，在保护脑和脊髓的同时，改善吻合区显露。

e. 下腔静脉肿瘤切除。

2）传统的 DHCA 需要将患者的体温降至 18 ℃，以达到脑电图（EEG）静默。需在多个位点探测体温，包括鼓膜、鼻咽、膀胱和（或）直肠，这样做是为了确保大脑皮质的均衡降温。通常并不行 EEG 监测，临床医生按照临床研究的结论进行操作，即：

在 18 ℃情况下 45 min 的 DHCA 是安全的，可降低脑损害[111]。在头部周围包裹冰屑，并给予甲基泼尼松龙 20 mg/kg。夹闭动脉管路，将机体的血液引流进入贮血器，注意不要让气体进入管路系统。

3）在降温期，应用近红外光谱仪可以发现 rSO_2 升高，但在 DHCA 开始的最初 5min rSO_2 值通常会下降。如果温度已达到预定值，但 rSO_2 仍没有达到 > 90% 基线值的稳定状态，应继续保持降温数分钟，有益于术后疗效[112]。

4）顺行或逆行的脑部灌注有助于在可接受的范围内延长 DHCA 时间，且可降低中枢神经系统受损的风险。

a. 顺行脑灌注（ACP）：在停循环期间向主动脉弓分支血管提供持续的血供，向大脑供给低温富氧血，使脑部温度维持在 20~28 ℃。虽然将中心温度降至 18 ℃是一种常规做法，但在 30 ℃中等低温情况下依然可使用 ACP 技术，并不会增加脑部受损的风险[113-116]。

• 选择腋动脉插管并阻断无名动脉近心端，即可实现对右侧大脑的灌注，再通过 Willis 环灌注左侧大脑。如果将另外一条动脉插管置入左颈总动脉，安全停循环时间可以超过 40 min[117]。通常，选择性脑灌注的流量为 6~10 mL/kg，灌注压为 40~60 mmHg，这样的灌注环境可获得最理想的脑保护效果[113,118]。

• 如果患者拟行主动脉弓重建，选用三分叉人造血管与弓部分支血管进行吻合，可缩短脑灌注中断的时间，并有可能缩短 DHCA 时间。行脑部灌注后开始复温，同时完成主动脉远心端的吻合。将三分叉人造血管主干的近心端与主动脉近心端人造血管进行吻合（图 1.26）[119]。

b. 逆行脑灌注（RCP）：将富氧的冷血以 500 mL/min 的速度经上腔静脉向头部逆灌，灌注压为 20 mmHg。多项研究指出：这一举措并不能为脑部提供有效的氧供，但可以保证脑部低温。虽然低温 RCP 可提供有效的脑保护，但最核心的要求仍是 DHCA 时间不应超过 45 min。RCP 有助于清除脑血管中的空气及组织碎片[120]。

5）过度降温及复温常常会导致凝血功能障碍，必要时需输注血制品。复温时长通常是降温时长的 2 倍，而动脉血温度与患者体温的温度差不应大于 10~12 ℃，以防止气体从血中溢出造成栓塞[84]。

6）在循环恢复后，应仔细地将所有气体和粥样斑块碎片从动脉树中清除。

（2）胸主动脉的左心转流

1）所有导致下部躯体血供受损的主动脉疾病都不可避免地需要阻断降主动脉进行主动脉修复。此操作的最大风险在于截瘫和肾功能障碍。虽然胸主动脉腔内修复（TEVAR）适用于大部分胸主动脉瘤患者，但对于部分患者而言，外科直视手术仍不失为一个重要的治疗选择[121]。为了降低主动脉阻断引发的缺血性并发症风险，可采用停循环技术或左心转流。后者是将富氧血从左心抽出后，回输至更为远心的动脉血管网（图 5.11）[122]。

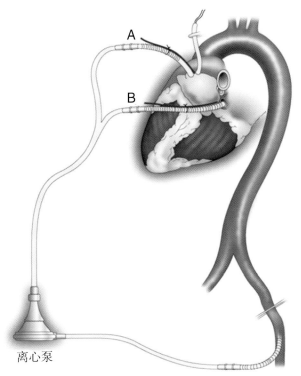

离心泵

图 5.11　左心转流装置。离心泵的入血口与左心耳（A）或左下肺静脉（B）连接。如果病变范围局限，例如创伤性主动脉撕裂，血液经离心泵回流进入股动脉或主动脉远心段

2）离心泵的入血口与左心房连接，但更理想的选择是下肺静脉，后者带来的并发症更少[123]。回流的血液进入股动脉，对于病变相对局限的患者（如创伤性主动脉撕裂或 Crawford Ⅰ型动脉瘤，图 1.25），可将血液回输至比远心阻断钳更远心位置的降主动脉。左心转流的血液无须经过氧合器，当然，为了改善单肺通气的氧供给，也可以在转流环路上加一个氧合器[124]。

3）左心转流仅需少量的肝素（约 5000 U，使 ACT 达到 250 s），这有利于创伤患者或需要广泛组织游离的病例。转流量可高达 3 L/min，在股动脉监测下肢血压，使平均动脉压维持在 50 mmHg 左右。无须过度引流，否则会影响心脏对大脑的顺行供血。

（3）非 CPB 下的右心转流　在进行非 CPB 手术的各种心脏操作时，右心室的充盈会受到影响，尤其是心肌肥厚的患者。人们设计了多种右心循环辅助装置来应对这一问题，将血液从右心房抽出后，加压泵入肺动脉[125]。

（4）灌注辅助下冠状动脉旁路术（PADCAB）　在非 CPB 下行 CABG 时，为了完成远心端吻合，需要暂时阻断吻合点近心处的靶血管，此时远心处血流会受到影响。这可能导致不同程度的心肌缺血，严重者甚至会发生心肌坏死。因此，在吻合重建期间可通过冠状动脉内分流或主动脉 – 冠状动脉分流来为远心端提供血供。可以常规应用这一措施，也可以在发生心肌缺血时进行灌注辅助[126]。PADCAB 可以按设定好的压力（通常为 120 mmHg) 提供辅助灌注，这一压力值并不依赖于血压。另外，在灌注的同时经此辅助血管通路给药，如硝酸甘油，以达到扩张冠状动脉的目的。吻合的同时

可在冠状动脉内直接置入一条细小导管，实现对远心端的灌注。而后，可将一条直径 2~3 mm 的插管送入桥血管内进行灌注，直至近心端吻合完成。一项研究比较了无分流、被动分流和主动灌注对心肌保护的影响（测量肌钙蛋白浓度）和心功能表现，结果证实主动灌注的效果最佳[127-128]。

8. 体外膜肺氧合（ECMO）

（1）ECMO 的适应证　ECMO 是一种可以为肺或（和）心脏提供长时间辅助的措施，不同的辅助模式对管路连接有不同的要求。它可用于恢复脏器功能，也可用作心脏移植或植入心脏辅助装置前的过渡[129-130]。

1）静脉 – 动脉（VA）ECMO：可以在左心室及右心室功能衰竭时为机体提供氧合及循环辅助。适用的情况包括：顽固性心源性休克（心肌梗死后、心脏切开术后、心肌炎）、心脏停搏、进行性恶化的心力衰竭。如果心脏外科手术后即时需要 ECMO 辅助，可利用术中的右心房插管和主动脉插管与 ECMO 管路连接；其他情况下，可在股静脉置入静脉引流管，将加压后的氧合血回输进入股动脉、腋动脉或颈动脉（图 11.7）。为了避免股动脉插管远心端肢体缺血，可在股动脉侧壁上缝合一条人造血管，经此回输血液；也可将一条细小的导管（例如 6 F 或 7 F 的 Pinnacle 鞘管）送入股动脉插管远心端，通过股动脉插管的侧孔进行灌注。

2）静脉 – 静脉（VV）ECMO：仅用于严重呼吸衰竭的患者，此模式并不能提供循环支持（图 5.12）。对于低血氧性呼吸衰竭（$PaO_2/FiO_2 < 100$）的患者、高碳酸性呼吸衰竭（$pH < 7.20$）患者以及拟行肺移植过渡期的患者，可考虑 VV ECMO。双位点置管包括从股静脉引流，将氧合的血液从对侧股静脉或颈内静脉回输。单位点置管是指从颈内静脉置入双腔单级插管，送入右心房，血液回输口会将血液导流进入三尖瓣，以减小再循环。VV ECMO 的氧合效果弱于 VA ECMO。

3）ECMO 的装置与标准的 CPB 相似，包括气体交换装置（氧合器）、离心泵及热交换器。膜式氧合器更为先进，化学成分为聚甲基戊烯（MAQUET 的 Quadrox 和 Terumo 的 CAPIOX 膜式氧合器），性能保持可长达数周之久，具有良好的换气功能，同时可减少输血需求。目前，紧凑型设计（例如 MAQUET 的 Cardiohelp 系统）已经取代了以往那种笨重的结构，将 Rotaflow 离心泵整合在一起，便于患者的转运。

4）一种可用于肺功能支持及右心室辅助的改良管路系统被称为 RVAD ECMO，典型的产品包括使用双腔插管的 Tandem Heart Protek Duo 系统和 Tandem Heart 泵。通过 29F 的插管将右心房的血液引流至 ECMO，再通过一条 16F 插管将氧合血回输至肺动脉（图 11.6）。

（2）ECMO 的管理要点及预后

1）VA ECMO 的氧合目标为 $SaO_2 > 90\%$，VV ECMO 的氧合目标为 $SaO_2 > 75\%$。降低吸氧浓度及呼气末气道正压（PEEP）有助于减轻肺组织气压伤，直至肺功能得以恢复。急性呼吸窘迫综合征（ARDS）患者常常需要数周才能恢复，30 d 生存率为 50%~70%。

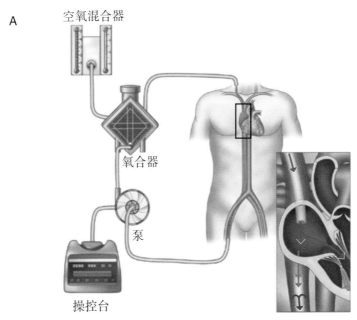

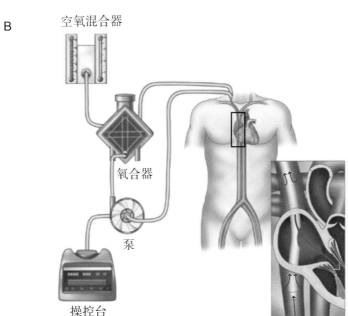

图 5.12　心脏外科术后采用 VV ECMO 可提供呼吸支持，但无心脏支持的作用。A. 双位点 VV ECMO：血液从股静脉抽出，加压泵入氧合器，回输至中心静脉来改善氧供。B. 单位点 ECMO：双腔静脉插管的一条通路将血液抽出，加压泵入氧合器，通过另一条通路直接打向三尖瓣，以减少再循环

2）心脏外科术后采用 ECMO 辅助时，纵隔出血较为常见，原因包括凝血功能障碍、持续使用肝素使 ACT 维持在 > 180 s、血小板活化并消耗。虽然需要使用肝素来预防体外循环管路中形成血栓、降低卒中的发生概率，但在心脏外科手术后，通常应立即停止肝素化，以减少纵隔出血。目前常用的 ECMO 系统——如具有磁悬浮泵头的

CentriMag 循环支持系统——可以很好地被机体耐受，即使是在使用凝血因子纠治凝血功能障碍的时候。出血一经得到控制，应立即给予肝素。如果预期 ECMO 的使用时间较长，可考虑使用比伐芦定，以降低发生 HIT 的风险。

3）近 50% 的 ECMO 患者会因并发肾衰竭而需要透析，生存率也会因此下降。

4）心脏方面的问题。

a. 如果左心室排血量非常低，左心室内可能会形成血栓。因此，建议对 ECMO 辅助的患者使用正性肌力药物，以促进心室的收缩。

b. 严重左心室功能障碍的患者，左心会过度膨胀，导致肺水肿、心内膜下血供减少，这使得心肌功能恢复的可能性大大降低。可经房间隔置入左心引流管或使用 Impella 系统来对左心减压，这将有助于病情的恢复。

c. 经股动、静脉置管的 VA ECMO 可能会造成脑部及冠状动脉系统的低氧血症，这是因为由 ECMO 泵出的富氧血多用于灌注下肢及腹腔脏器，而由心脏泵出的低氧血则用于供给脑部、心脏及上肢。此现象被称为"Harlequin"或"南北综合征"，可通过上、下肢及脑部的血氧饱和度的差异来诊断。在右心房内置入另外一条回输管道可以缓解这一问题。

d. 如果动脉监测发现搏动性血流波形，这往往是心室功能恢复的早期征象；而如果 ECMO 辅助 2~5 d 后仍然没有恢复的迹象，则往往预示着不良结局。但如果患者脏器功能稳定却无法摆脱循环辅助，可以考虑过渡至心室辅助装置。因心脏停搏而行 ECMO 的患者，30 d 生存率为 20%~30%；心源性休克或无法撤离 ECMO 的患者的 30 d 生存率约为 35%。

e. 第 11 章将对 ECMO 的使用做进一步阐述。

参考文献

请登录 www.wpcxa.com 下载中心查询或下载，或扫码阅读。

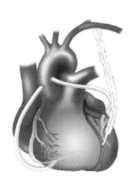

第6章
心肌保护

第6章
心肌保护

心脏外科手术的疗效取决于外科操作以及术中心肌保护的情况。无论是微创手术、机器人手术、非体外循环手术还是传统的经胸骨正中切口的外科手术,都遵循这一原则。随着经皮冠状动脉介入治疗(PCI)的普及,需要进行外科血运重建的病例多为罹患严重冠状动脉病变、心室功能严重受损的患者,这就要求良好的心肌保护。对于那些罹患复杂瓣膜疾病、无法通过经皮干预措施进行矫治的患者,更加需要恪守这一原则。在大多数情况下,外科医生应认真遵循已发展成熟的心脏停搏保护策略,从而减轻可导致心功能障碍的缺血 - 再灌注损伤。充分的心肌保护是改善短期与远期外科疗效的必要措施。某些情况下,一些针对传统心脏停搏液的改良可进一步改善疗效。

1. 心脏外科手术期间减轻心肌损伤的技术(表 6.1)

(1)缺血性心脏停搏 主动脉阻断后,冠状动脉血流中断,这将导致代谢模式转向无氧代谢,出现乳酸堆积、心肌细胞酸中毒、心肌能量储备耗竭、细胞肿胀。在缺血期间,细胞内钙离子蓄积加速,这是由于 ATP 依赖性主动转运机制受损,使得钠离子与钙离子的胞外转移受到抑制所致;再灌注开始后,细胞内高浓度的钙离子将引发心肌细胞功能障碍。因此,如果不能通过低温或化学成分诱导心脏停搏、降低心肌细胞代谢率,那么,主动脉阻断造成的缺血性停搏一旦超过 15~20 min,将导致心肌细胞功能严重受损。

表 6.1　心肌保护方案

1. 非体外循环手术
a. 冠状动脉腔内分流
b. 主动脉 - 冠状动脉分流
c. 灌注辅助分流
d. 缺血预适应
2. 体外循环手术
a. 心脏停搏液(顺行灌注、逆行灌注)
b. 体外循环下不停搏手术
c. 低温诱发室颤
d. 间歇性缺血性停搏
e. 胸廓内动脉通畅的患者再次手术行主动脉瓣置换——冷血或含血停搏液逆行灌注

（2）**心脏停搏液诱导的心脏停搏**　对于大多数心脏外科手术，主动脉阻断后应给予心脏停搏液，以便外科医生可以对停搏的心脏进行手术操作，并获得相对无血的术野。这种停搏属于舒张期停搏，保留了心肌细胞的能量储备，减少钙离子进入心肌细胞。通过及时加灌心脏停搏液，外科医生可以获得数小时的心脏停搏状态，而无须遭遇缺血性心肌损害[1-3]。

（3）**非体外循环下冠状动脉旁路术（OPCAB）**　此术式无须体外循环，心脏全程处于跳动状态。这种情况对心肌保护的需求是相对有限的，术中仅会将拟行旁路术的靶血管进行短时阻断，以便进行手术操作，因此，仅此靶血管供血区会面临缺血的风险。在行心脏下壁及外侧壁血管吻合时，务必要调整好心脏的位置，以降低发生低血压的概率，否则会诱发心肌缺血。如果在靶血管阻断期间发生心肌缺血，出现心电图改变及心室功能恶化，应在冠状动脉切口内置入分流管或行主动脉 – 冠状动脉分流，在吻合完成前为远心端供血[4-5]。对高危患者实施非体外循环手术时，可采用小型化体外循环装置或右心室辅助装置提供循环辅助[6-8]。非体外循环手术与标准的体外循环、灌注心脏停搏液策略相比，两者的死亡率及并发症发生率相当；但对于严重左心室功能障碍的患者来说，非体外循环手术具有一定优势[9]。

（4）**体外循环下不停搏手术**　以此完成 CABG 时无须阻断主动脉，使用 OPCAB 稳定器在跳动的心脏上完成桥血管远心端吻合，而体外循环负责体循环灌注。虽然空跳的心脏氧需下降，但由于灌注压下降，因此病变严重且无侧支的动脉的供血区反而经常会发生缺血。虽然与 OPCAB 相比，体外循环下不停搏手术的缺血更易耐受，但最好使用冠状动脉分流管，这是更为理想的心肌保护措施。此技术应用如下。

1）无法安全地施放主动脉阻断钳（通常是由于主动脉钙化或严重的动脉粥样硬化）、且非体外循环手术在技术上不具备可行性，或因近期曾发生心肌梗死、正处于心肌缺血阶段、左心室明显肥厚或严重的心室功能不全，以及心脏停搏的措施将使患者面临非常高的风险[10]。对于此类高风险患者，有多项研究发现：与 OPCAB 和传统的 CABG 手术相比，体外循环下不停搏旁路手术至少可以获得相同的疗效[11-13]。

2）在跳动的心脏上进行心腔内操作，如左心室室壁瘤切除或用外科手段完成心室结构重建，可使外科医生通过触摸更好地发现瘢痕与存活心肌之间的交界，优于停搏下的操作。

3）微创的二尖瓣手术常常难以行主动脉阻断（虽然也可以使用腔内阻断球囊），只要没有主动脉瓣反流，无论是在基础状态还是为显露二尖瓣而牵拉左心房壁，都是可以耐受的[14-18]。选择房间隔入路有时可以避免牵拉左心房这一问题。

4）在行主动脉瓣再次手术时，如果存在通畅的胸廓内动脉（ITA）血管桥，在灌注心脏停搏液时这条 ITA 血管桥难以游离和控制。采用持续冷血逆行灌注或含血停搏液逆行灌注并行中度以下低温转流策略，有助于心肌保护[19-21]。也有人采用常温、无停搏液自体血逆行灌注进行再次主动脉瓣置换，并获得成功[14-15]。

（5）**低温诱导室颤停搏**　该方法是"空跳"（empty beating heart）技术的变种，可用于冠状动脉手术，无须阻断主动脉。在远心端吻合时，需要让心脏处于低温、排空、室颤状态，并施以高灌注压。必要时可使用稳定器来获得更为理想的显露。此技术对心肌的保护并不理想，尤其是肥厚的心肌。虽然这一技术证明了冠状动脉手术可以在不阻断主动脉的情况下安全地操作，但目前已很少使用[22]。

（6）间歇性缺血停搏　是指在轻度低温状态下，多次、短时阻断主动脉，以便逐次完成每一个冠状动脉桥的远心端吻合。理论上说，此技术违反了心肌保护的基本原则，即：主动脉阻断诱发心脏在舒张状态下停搏。但是，由于心脏可以耐受短时间缺血，因此也并无不良结果[23-24]。

（7）缺血预适应　该技术是基于当心脏经历了短暂性血流减少后，心脏可在后续耐受更长时间的缺血。此概念最理想的应用场景就是非体外循环手术，这是因为：由于侧支血管尚未建立，对靶血管的短暂阻断势必造成短暂性缺血，而缺血预适应会减轻这一不利影响。虽然有一些研究认为：与停搏的手术相比，缺血预适应可减轻肌钙蛋白渗漏、心肌功能障碍及心律失常；但另一些研究未能得出此结论[25-28]。

（8）缺血后适应　在主动脉阻断钳开放、恢复供血后，使用一定的药物来修正缺血 – 再灌注损伤。给予腺苷 1.5 mg/kg 有助于减少肌钙蛋白的渗漏[29]。

2. 心脏停搏液使用的基本原则[1-3]（表 6.2）

（1）舒张状态停搏　使用含 20~25 mmol/L 氯化钾（KCl）的溶液，可快速诱导心脏在舒张状态下停搏。可将钾离子加入晶体溶液中不进行稀释后灌注（"晶体心脏停搏液"）；也可在一个晶体溶液小袋中将其浓缩，与血液以不同比例混合后灌注，即为"含血心脏停搏液"，最常用的血液：晶体液比例为 4:1 或 8:1；还可以将钾直接加入血中以减轻血液稀释，即所谓的小量或微量心脏停搏液（miniplegia 或 microplegia），这将使此类心脏停搏液比被稀释的心脏停搏液有更强的携氧能力，并能保持正常的胶体渗透压。与 8:1 含血心脏停搏液相比，此类微量心脏停搏液能够减轻心肌水肿、增强缓冲能力，使左心室功能更快恢复[30-32]。

表 6.2　改良 Buckberg 心脏停搏液的基本原理及组分

基本原理	组　分
快速的舒张状态停搏	氯化钾（KCl）20~25 mmol/L
缓冲	氨基丁三醇（THAM）、碳酸氢钠（NaHCO₃）
降低钙离子水平	柠檬酸盐 – 磷酸盐 – 葡萄糖（CPD）或柠檬酸盐 – 磷酸盐 – 双葡萄糖（CP2D）
充分的灌注	顺行灌注、逆行灌注
温度	冷、温、暖
添加底物以优化心肌代谢或避免细胞损伤	天冬氨酸 – 谷氨酸 Na⁺–H⁺ 交换抑制剂 胰岛素 镁 L– 精氨酸 钙通道阻滞剂

1）晶体心脏停搏液（CCP）：其主要功能是在低温下完成心脏停搏，在心肌缺血停搏期间，晶体心脏停搏液几乎不提供代谢底物，且没有氧供。虽然可以在灌注液中加入鼓泡氧气，但这并非常用做法。

a. St. Thomas 与 Plegisol 停搏液：均为细胞外液，含高浓度钾离子，可通过去极化来完成心脏停搏。为了达到最佳的灌注效果，每 20 min 应加灌一次。St. Thomas 灌注液还含有普鲁卡因，但过大剂量的普鲁卡因可能在术后诱发惊厥。两种心脏停搏液相比：在主动脉开放后，使用 St. Thomas 的患者室颤发生率较 Plegisol 更低 [33]。

b. Bretschneider 停搏液（Custodiol）：是一种超极化细胞内液，低钾、低钠，含有组氨酸 – 色氨酸 – 酮戊二酸 [34]。组氨酸充当停搏液的缓冲剂，也是自由基的清除剂，可降低缺血 – 再灌注损伤风险。单剂即可提供 2~3 h 的心肌保护 [35-37]。多项研究比较了顺行灌注冷含血停搏液与 Custodiol 停搏液的效果：对于二尖瓣手术，Custodiol 可提供相似或更好的心肌保护效果；对于主动脉瓣手术，两者保护效果相同；对于射血分数下降的患者，含血停搏液的效果更为理想 [36-38]。

2）含血心脏停搏液（BCP）：含血心脏停搏液可提供氧和天然的缓冲剂、抗氧化剂及自由基清除剂。向含血心脏停搏液内常规添加的药物包括：维持碱性 pH 的缓冲剂氨基丁三醇（THAM），用于降低钙离子浓度的柠檬酸盐 – 磷酸盐 – 葡萄糖（CPD）或柠檬酸盐 – 磷酸盐 – 双葡萄糖（CP2D）。有时也会加入用于维持轻微高渗透压状态的甘露醇。

a. Buckberg 停搏液及其改良液：配方已在上文提及，有不同的使用浓度。其通过钾诱导的细胞去极化实现心脏停搏，需要每 20~30 min 灌注一次。停搏液通过一个独立的热交换系统，以 4∶1 或 8∶1（血液∶停搏液）的比例与血液混合。由灌注师来调节灌注速度、温度及压力。可根据不同的临床情况来添加不同的药物，以补充 ATP 储备、优化心肌保护。

b. Del Nido(DN) 停搏液：是一种高钾、低钙溶液，还含有利多卡因、镁（极化剂）、碳酸氢钠（维持细胞内 pH）及甘露醇（既是自由基清除剂，也可减轻心肌水肿）。在利多卡因阻断 Na^+ 通道以及镁的作用下，使舒张期心肌细胞内钙离子水平降低，从而优化心肌保护。该停搏液与血液以 4∶1 的比例灌注 [39-40]。虽然大多数研究主要采用顺行灌注方式，但似乎也没有什么特殊的原因要求此灌注液不能逆行灌注。

• DN 停搏液在设计之初主要是用于先天性心脏病手术，但目前在成人心脏手术中的应用也越来越普及。早期的研究主要是针对其在瓣膜手术中的效用，而后的研究涉及成人先天性心脏病、复杂瓣膜病及联合手术、再次手术和冠状动脉手术 [41-47]。对于主动脉阻断时间 > 90min、轻度低温下体外循环手术，无论患者是否存在左心室肥厚，DN 停搏液的心肌保护作用均相同 [48]。

• 顺行灌注剂量为 20 mL/kg，最大剂量为 1 L。如果预计阻断时间 < 30 min，可给予半量（如果存在左心室肥厚，则需要给予全量）[39]。如果主动脉阻断

时间 < 90 min，通常给予一次剂量即可。由于不需要重复加灌，主动脉阻断时间和体外循环时间通常都会缩短。开放主动脉阻断钳后，通常不会发生室颤。

• 如果预计主动脉阻断时间较长或已经阻断较长时间，建议在第 1 剂给入45~90 min 后加灌一次，剂量为 10 mL/kg[42-43]。但这样做常常会导致在主动脉开放后，心脏在一小段时间内表现为心动过缓，如果主动脉开放与加灌的间隔时间过短，这一现象则尤为明显[49-50]。但鲜有研究报道在非常长时间主动脉阻断（> 2 h）之后会出现何种情况。因此，对于这类患者，目前仍不确切知道应该选择什么时机进行加灌。

• 临床研究结果显示：DN 与 Buckberg 心脏停搏液的效果相似，且有可能优于 St. Thomas 停搏液[40-41,43-47,51-52]。

3）在常温下诱导心脏停搏可使心脏氧需下降近 90%，因此，在主动脉阻断期间保持心脏的停搏状态至关重要（图 6.1）。Buckberg 心脏停搏液是通过每 15~20 min 重复灌注一次，在提供钾离子的同时将心肌内的代谢产物冲出来达到心肌保护的目的。相对低钾的溶液（12~15 mmol/L）可用于保持心脏停搏，同时避免出现过高的钾负荷。如果使用高钾停搏液，只要心脏恢复电活动，即应加灌。对于 DN 停搏液，可根据经验每 45~90 min 加灌一次，或者在心脏恢复活动时加灌。可经冠状静脉窦逆行给入冷血，替代拟加灌的心脏停搏液，以期改善组织氧供和代谢，减轻钾负荷。只要可以保证心脏处于停搏状态即可。由于罹患肾功能障碍的患者易发生高钾血症，因此上述"冷血替代"的措施对这一人群尤为有利。

4）临床研究的一般性建议：无论是冷的还是温的含血停搏液，其心肌保护效果

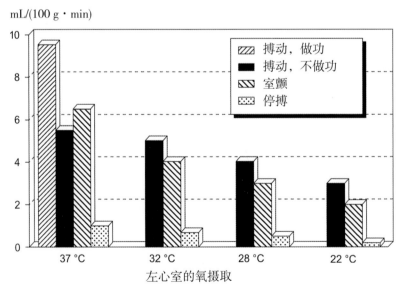

图 6.1　心肌氧需（mVO₂）。注意：mVO₂ 最显著的下降发生在心脏停搏的诱导过程中，其次发生在降低体温时（经 Elsevier 许可，引自：Buckberg, et al. J Thorac Cardiovasc Surg,1977, 73：87-94. ）

均优于冷的晶体停搏液，可使肌钙蛋白更少地释放，且在体外循环结束后具有更理想的血流动力学表现；但在心肌梗死发生率及死亡率方面，二者并无差异[53-57]。含血停搏液的优势在急性缺血或左心室功能障碍更严重的患者中表现得更为突出，如果能将顺行灌注与逆行灌注结合，则效果更佳。但对于心肌肥厚的心脏，即使使用含血停搏液也难以获得最理想的心肌保护效果[58]。

（2）**温度**　在引入心脏停搏液以前，心肌保护完全依赖于全身低温及局部低温。有研究发现：心肌温度每下降 10 ℃，心肌氧耗将下降约 50%。因此，只有给入低温的心脏停搏液才能有效降低心肌代谢，而似乎只有这样才是合乎逻辑的。但事实上，与舒张状态停搏相比，由低温带来的心肌代谢降低并不显著（图 6.1）。尽管如此，整体降温和局部使用冷盐水（而非冰盐水）还是常规用于已经使用冷停搏液的患者，有时会在左心室周围放置冷绝缘装置，以防止膈神经的冷冻伤。

1）一些医生会监测心肌温度，他们认为充分的降温（< 15 ℃）可获得满意的心肌保护效果。但在临床操作中，通常仅在一个位点监测心肌温度（常选择左心室心尖或室间隔），而心室不同部位存在很大的温差，尤其是左心室和右心室的温差。需要注意：温度监测只能评估心肌保护的相对效果，更科学的方式是使用 pH 探头。如果出现因心肌代谢紊乱所致的严重酸中毒，则表明心肌保护不良[59]。有多项研究结果显示 pH 与温度的相关性较小，这提示温度并非一个理想的反映心肌代谢状况的指标[60]。

2）与更低的温度相比，间歇性给入"温的"（无论温度是 32 ℃还是 20 ℃）含血停搏液可使心脏摄取更多的氧和葡萄糖[61]，因此，它比冷停搏液能更好地恢复心肌代谢及功能，并可改善远期疗效[62]。将顺行灌注与逆行灌注结合在一起效果更好，尤其适用于肥厚心肌[63-64]。

3）由于只有在正常体温下酶促反应及细胞修复才能得到最佳发挥，因此一些医生提出"温灌"（warm cardioplegia）来保护心肌，效果非常出色[56-57,63-68]。与冷灌相比，温灌可使酶的释放量减少，而心室功能的恢复也更为理想，不良事件发生率基本相当。但是，由于心脏在常温状态下存在恢复电活动的趋势，因此必须要持续灌注，如果是间歇性灌注，其间隔时间也应很短。在两次灌注之间存在 15 min 的缺血时间是安全的，一项研究发现：如果在灌注液中加入镁，可使安全间隔时间延长至 25 min[69]。持续灌注会导致术野不清晰。为了能减轻过量心脏停搏液造成的血液稀释，建议使用"微量"灌注液的理念，即在全血中加入钾或其他底物（镁）。冷灌的病例也可配合使用温灌，即在主动脉阻断之后（温灌诱导）或在主动脉开放之前（"热冲击"）。

a. 温灌诱导：即在主动脉阻断后，立即给予 500 mL 温心脏停搏液。有研究发现，对于正处于缺血状态、能量耗竭的心脏，此举可在短时间内为心肌细胞供氧用于细胞修复，并增加能量储备[70]。

b. 终末期温血灌注（"热冲击"）：是指在开放主动脉钳之前给予灌注，有研究证实这有助于改善心肌代谢[71-72]。主动脉开放后心脏会继续保持数分钟的停搏状态，在此期间心肌的氧需量小，心肌细胞可进行"修复"或补充能量储备。

联合温灌诱导及"热冲击"可减少 CABG 患者肌钙蛋白的释出[73–74]。但有一项针对左心室肥厚、行主动脉瓣置换患者的研究并未发现"热冲击"具有任何裨益[75]；另有一些研究比较了"热冲击"和改良再灌注溶液（含有天冬氨酸及谷氨酸），发现两者在临床结局上并无差异[76]。

（3）灌注路径　初始灌注可采用主动脉根部顺行灌注，而后可经置于冠状静脉窦的逆行灌注管进行逆行灌注（图 5.9、图 6.2）。

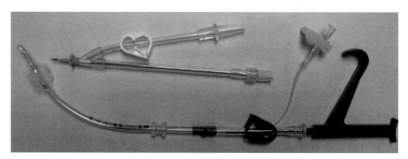

图 6.2　（上）顺行灌注管，带有可用于引流的侧孔。（下）14F 带自膨胀气囊的逆行灌注管，可测量冠状静脉窦压力

1）顺行灌注（ACP）：对于罹患严重冠状动脉狭窄的患者，顺行灌注的效果差，常依赖于侧支血流[77]。另外，如果患者有轻度以上的主动脉瓣反流或主动脉根部无法充分扩张，则顺行灌注效果较差。在上述情况下，初始灌注应选择逆行灌注；如果拟行主动脉瓣置换，则可在切开主动脉后，通过冠状动脉口进行直接顺行灌注。顺行灌注操作复杂，在主动脉瓣手术期间加灌非常耗时。在二尖瓣手术期间，对左心房的牵拉常常造成主动脉瓣环扭曲，难以行顺行灌注的充分加灌。但这一问题可以通过调整左心房壁拉钩的位置来解决，注意在顺行灌注加灌期间避免空气进入主动脉根部。

2）逆行灌注（RCP）：易于操作，无论是间歇灌注还是持续灌注都不会影响手术操作的进程。对于通畅、但存在病变的大隐静脉桥，使用逆行灌注有助于降低再次手术时粥样斑块栓塞的风险。虽然人们担心逆行灌注对左心室后壁及右心室的保护不理想[78–80]，但总体而言其心肌保护的效果非常出色。逆行灌注期间须密切监测冠状静脉窦内的压力：如果过高（> 50 mmHg），可能导致冠状静脉窦破裂；如果过低（< 20 mmHg），通常是因为逆行灌注管发生了移位或冠状静脉窦破裂[81]。逆行温灌的理想流量为 200 mL/min[82]。逆行灌注管有多种设计，包括自膨胀及手动膨胀导管，均可保证灌注管位于冠状静脉窦的正确位置，防止灌注液倒流入右心房，同时能够监测灌注压力。经食管超声心动图（TEE）可帮助确定冠状静脉窦内逆行灌注管的位置，对于微创手术和再次手术来说这一点非常重要，因为外科医生难以感知冠状静脉窦，麻醉医生也无法明确导管是否已通过颈内静脉置入正确的位置。

3）有多项研究分析了心脏停搏液的分布情况，结果提示：灌注路径的选择应相互补充，而不是仅选择某一种特定方式。超声造影研究发现：对于左心室灌注来说，顺行温灌优于逆行灌注；但对于右心室灌注来说，两种方式都较差，尤其是在右冠状动脉狭窄时[79,83]。如果确实存在这样的问题，可首先重建右冠状动脉旁路，经桥血管进行灌注[79]。联合采用顺行灌注和逆行灌注可提供最佳的心肌保护，建议所有的病例均予以采用[84-86]。虽然持续逆行冷灌可改善心室功能，心肌缺血的情况更为少见[87]，但通常还是采用间歇性逆行冷灌。如果选用逆行温灌或"暖"灌，则应尽可能持续灌注。

4）同时行顺行灌注和逆行灌注：往往是指通过已经完成吻合的静脉桥血管进行顺行灌注、经冠状静脉窦进行逆行灌注。虽然人们担心这样做可能会干扰心肌细胞内的稳态、细胞内外的水分积聚，但并未证实它会损害心肌的能量代谢，尤其是当灌注持续时间较短时[88]。

（4）**改良再灌注策略**　已有研究证实，在开放主动脉前，在特定的境况下给予改良的心脏停搏液有助于改善心肌功能[1-3]。在进行这种可控再灌注时，无论是否添加天冬氨酸、谷氨酸等底物，均要求低钾负荷（8~10 mmol/L），使用 CPD 或 CP2D 来限制钙内流，提供高渗透压，且在数分钟的灌注期间应保持较低的灌注压（＜50 mmHg）。这一措施是"整体心肌保护策略"的一部分，但仅对高危患者有所帮助[89]。一项研究发现：应用富含底物的溶液进行诱导和再灌注，有助于左心室功能的短暂性改善[72]。但同时也有其他研究认为：与未富含底物的溶液相比，这种富含底物的溶液对临床结局并无特别影响[76]。已证实使用"整体性 Buckberg 停搏液策略"（顺行灌注加逆行灌注的同时，在主动脉开放前再灌注富含底物的温溶液）有助于加强心肌保护，尤其是室间隔的保护[2,89]。

（5）**其他停搏液添加物**　多项研究探索了不同停搏液添加物具有的潜在心肌保护作用，疗效各有不同。三羧酸循环的中间物（天冬氨酸及谷氨酸）对能量缺乏的心脏表现出最大的益处。多项研究发现：在给入心脏停搏液前使用艾司洛尔和葡萄糖－胰岛素－钾对肌钙蛋白较低的患者有中等程度裨益，并可改善高危患者的收缩功能[90-91]。

3. 心脏停搏液的使用策略

有大量研究旨在阐明最佳的心脏停搏液策略。研究者们评估了停搏液的分布，检测了肌钙蛋白浓度和心肌梗死发生率，评估了血流动力学表现以及对正性肌力药物的需求和死亡率情况。由于可影响结局的变量过多，因此难以确定哪一种心肌保护方式真正最优，并可对外科疗效产生影响。事实上，多种策略均可获得出色的心肌保护效果，且符合被人们广泛接受的心肌灌注原理和要求。

（1）**概述**　大多数研究发现：对于低风险人群，无论是使用多次还是单次灌注，无论是冷、温还是暖的含血停搏液，无论是顺行灌注还是逆行灌注，其疗效都是相似的。总体而言，所有策略在右心室保护方面都存在欠缺，尤其是对于罹患右冠状动脉疾病的患者。而对于高危患者，将顺行灌注和逆行灌注结合，以及冷、温及暖的含血停搏液综合在一起似乎是最佳解决方案，并推荐用于所有病例。DN 心脏停搏液似乎可提供出色的心肌保护，但对于需要长时间停搏的患者，人们尚不清楚何时加灌方可获得最佳效果。

（2）含血停搏液（不包括 DN 心脏停搏液）的使用策略

1）仅对严重缺血性疾病使用温血停搏液诱导。

2）使用约 1L 的心脏停搏液诱停心脏，初始顺行灌注 750 mL（冷、暖或温均可），其余 250 mL 采用逆行灌注。对于罹患严重冠状动脉疾病的患者，逆行灌注尤其重要。如果监测冷灌注液的温度，应将其维持在 20 ℃以下。可根据冠状动脉病变严重程度、温度及 pH 所决定的灌注效率，来调整顺行灌注和逆行灌注的灌注量。

3）对于瓣膜手术，在给予初始灌注量后，可以是持续温血逆行灌注，也可以是间歇性含血停搏液逆行灌注（每 20 min 给入低钾停搏液）。如果存在主动脉瓣关闭不全，选择逆行灌注；如果右冠状动脉粗大，可经右冠状动脉口直接顺行灌注。

4）如果再次手术拟行主动脉瓣操作，患者存在一条通畅的 ITA，可以不阻断 ITA 蒂。将体温至少降至 28 ℃，持续行冷血或含血停搏液逆行灌注以充分保护心肌。

5）对于冠状动脉手术，可优先行右冠状动脉桥血管吻合，而后经此血管桥灌注低钾停搏液，并辅以逆行灌注完成后续全部的灌注。顺行灌注无法进入带蒂 ITA 血管桥，而对于游离的 ITA 或桡动脉桥，最好不使用顺行灌注，以避免外科操作对桥血管造成不良影响，也避免高钾溶液对血管内皮功能的损伤。

a. 所有已完成吻合的大隐静脉桥，均可用于灌注停搏液，同时辅以逆行灌注，这样的灌注模式有助于心肌保护（图 6.3）。如果不准备选择逆行灌注，改变远心和近心端的吻合顺序有助于对已完成外科操作的血管桥进行顺行灌注。

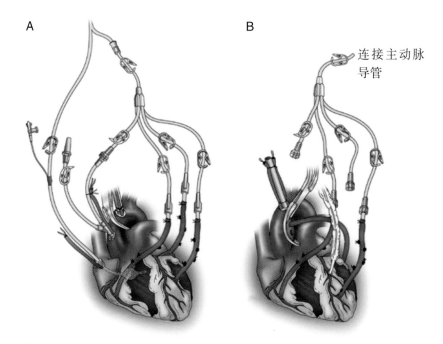

图 6.3　A. 在逆行灌注的同时，经已经完成远心端吻合的桥血管进行顺行灌注。如果在主动脉阻断期间已完成近心端吻合，通常选择逆行灌注，但也可以在完成主动脉根部排气后，经此进行顺行灌注。B. 在主动脉半阻断行近心端吻合期间，可使用动脉管路分流出的血液进行灌注

b. 通过单次主动脉阻断完成远心和近心端的吻合，阻断时间将比通过部分阻断来完成近心端吻合的策略更长。虽然有的文献主张对卒中风险低的患者采取单次主动脉阻断完成吻合的策略，但其他研究认为单次阻断与部分阻断在发生卒中风险方面并无差异[92-94]。但是，不实施主动脉阻断发生卒中的风险是最低的，此时可使用 ITA 血流或主动脉近心端辅助吻合装置（如 Heartstring，MAQUET）来完成近心端吻合[95]。

6）如果使用温血逆行灌注，在不影响术野的情况下，应尽可能持续灌注。如果心脏活动恢复，则应使用高钾溶液。

7）在主动脉开放前，通过"热冲击"逆行灌注 500 mL 温血。如果不使用逆行灌注，可在主动脉根部灌注这 500 mL 温血，灌注压维持在不超过 50~80 mmHg，确保主动脉根部没有残存气体。这一策略仅有利于长时间阻断或活动性缺血的患者。在再灌注液中加入天冬氨酸、谷氨酸有利于活动性心肌缺血的患者。

8）对于因主动脉根部病变或弓部病变而拟采用停循环策略的病例，可经冠状动脉开口直接灌注停搏液，也可在停循环前或停循环的最开始阶段逆行灌注。

9）必须认真遵循心脏停搏液的基本要求，包括保持停搏状态，顺行灌注和逆行灌注心脏停搏液，多次给入（尤其是 Buckberg 心脏停搏液），即使面对最复杂、最耗时的手术，也应确保外科医生能耐心、快速地完成，而无须担心心肌保护的问题。

参考文献

请登录 www.wpcxa.com 下载中心查询或下载，或扫码阅读。

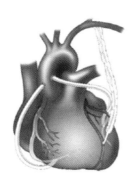

第 7 章
ICU 转入及监护技术

第7章
ICU 转入及监护技术

1. ICU 转入

（1）**概述** 外科手术一经结束，患者将进入术后第一个危重监护阶段。在从手术室向重症监护室（ICU）转运、从一个监护系统切换到另一个监护系统的过程中，会面临很多问题：潜在的气道问题及呼吸机故障，突发性低血压或高血压，心律失常，纵隔出血增多，不慎改变了用药，有创管路及监护的问题。

1）手术结束时，心电图（ECG）、动脉压力波形及动脉血氧饱和度（SaO_2）均被传导到转运监护仪上，随后将患者转运全 ICU。在转运过程中，麻醉团队全程负责协调工作，同时需格外关注气道状态，将呼吸气囊（Ambu bag）与便携氧气瓶连接，手动辅助呼吸。转运团队所有成员均应注意有创管路、起搏导线、尿管及胸管，确保无一因转运而发生位置变动。

2）应使用电池供电的输液泵输注药物，以确保精确的给药速度。在手术过程中，应将输液泵允满电，以备后续转运。应备齐心脏抢救药物以应对转运过程中的突发情况。

（2）**制定标准的交接流程** 以便麻醉医生和同行的医务人员与 ICU 团队 [护士、助理医生和（或）内科医生、呼吸治疗师] 顺利交接，确保迅速而安全地将患者送达 ICU[1]。

（3）**转入 ICU 后** 首先将气管插管与呼吸机连接，然后将 ECG、测压管路及脉搏血氧监测仪信号转导呈现在床旁监护仪上。一些医院使用转运专用监护模块，只需将此模块直接插入 ICU 床旁监护仪即可。确认或调整输液泵速度。最好能继续使用在手术室内使用的输液泵，这样可以避免药物的短时中断。将胸腔引流瓶与负压吸引装置连接[2]。

（4）**过渡阶段** 务必重点关注患者与监护仪和呼吸机的连接。为确保患者能保持稳定的状态，同行的麻醉医生、外科团队及接班护士、呼吸治疗师务必要做好以下工作。

1）观察患者胸廓起伏、听诊双侧呼吸音，脉搏血氧监测仪确定血氧饱和度在可接受范围（ > 90% ），从而确定通气状态良好。

2）通过转运及床旁 ECG 波形确认患者的心率及心律满意。

3）确认转运监护仪上的血压满意；在切换至床旁监护仪并经过校正后，血压仍然满意。

（5）**发现异常** 在转入 ICU 时，如果发现异常或有疑似异常，均应立即进行评估并做出应对。最常遇到的两个问题是低血压及难以辨识的 ECG。

（6）低血压　收缩压 < 90 mmHg 或平均动脉压 < 60 mmHg。最常见的原因是低血容量或药物突然中断，但应时刻警惕出现更为致命的情况，如急性失血、心肌缺血、严重的心功能障碍、心律失常及通气障碍。低血压也可能是由于换能器未充分调零、动脉测压管弯折或阻塞所致阻尼波形。如果经换能器测得的血压过低，应行如下操作。

　　1）手动通气，听诊双侧呼吸音。

　　2）触摸肱动脉或股动脉，确认是否存在脉搏及满意的血管搏动。在桡动脉测压点的近心端缠绕袖带，在袖带测压过程中进行听诊或观察血流中断时的压力。所谓"观察血流中断时的压力"是指在袖带充气的过程中观察血压波形，直至波形变为一条直线；当血压波形再次出现，即可通过血压计进行读数。血压读数低时，永远不要想当然地认为是动脉测压通路发生了问题，除非能用其他方法证明血压确实高于监护仪上所显示的血压。有时需要置入另外一条动脉测压管（通常选择股动脉）。

　　3）确认所有药物容器的标识正确、与患者连接无误、按设定的速度输注，且静脉通路通畅。注意：如果出现低血压，应迅速明确是否正在使用硝酸甘油或硝普钠（被锡纸包裹或使用避光注射器），这两种药物都可造成血压的骤然下降。除非明确知道如何调节输液泵的输液速度，否则一定要让熟练掌握此技术的人进行操作！

　　4）快速检查胸腔引流管，排除大量纵隔出血的可能。如果发生大量失血，应紧急开胸抢救。

　　5）通过 ICU 监护仪评估心脏的充盈压。确认换能器与患者的相对平面正确，并已完成调零。在患者转入 ICU 的非常早期阶段，所观察到的充盈压可能并不准确，这会误导对患者容量状态的评估，而这种情况并不少见。麻醉医生应清楚患者在转运前的充盈压，在进入 ICU 后协助判断充盈压是否发生了显著变化。如果充盈压较低则提示血容量不足；如果充盈压过高，可能与心功能障碍、过度补液或心脏压塞有关。

　　6）低血容量的初始治疗为补充容量，如果补充容量后，患者病情未即时发生改变，可静脉推注氯化钙 500 mg。给予缩血管药物，如果已经在使用此类药物，可考虑调整输注速度。如果这些措施均未奏效，且出现 ECG 异常改变，在没有找出问题前应做最坏打算——可能即将发生心脏停搏。如果不能立即复苏，应立即呼叫其他人员，并准备紧急开胸。

（7）解释不清或难以辨识的 ECG　通常是电极脱落造成的，此时的动脉波形和脉搏血氧饱和度均无异常。但如果动脉压低或无法判读，脉搏不规则或缓慢，或监护仪信息难以解读，应立即触摸脉搏，并按上述程序进行操作。如果血压无法测出、ECG 显示不清，应做最坏考虑，按心脏停搏进行处理。如果调整 ECG 电极和监护仪后仍然无法做出合理解读，立即换用标准心电图机，并描记肢体导联以确定心律情况。

　　1）如果发现室颤或室速，应立即除颤，并遵循心脏停搏抢救流程进行操作（见第 11 章）。

　　2）如果正在使用起搏器，应检查连接和参数设置情况，并可以通过床旁监护仪或标准 ECG 确认起搏器的工作情况。确保起搏器可以感知患者的自身节律，不准确的感知可能诱发恶性室性心律失常。

3）如果出现心动过缓或房室传导阻滞，应连接并启动起搏器。对于大部分外置起搏器，初始起搏模式默认为 VVI，主要激动心室收缩。如果已经缝置心房起搏导线且患者存在传导阻滞，应将起搏模式切换至心房起搏（AOO）或房室（AV）双腔起搏（DDD 或 DVI）。如果心脏对心房起搏无应答，应选用心室起搏模式（VVI）。如果患者有自身节律，但心室无法起搏，应在起搏器连接线处进行房室对调；如果仍无应答，则在皮肤处缝置一条地线，以防某一条起搏导线与心脏的接触出现了问题。在两条心房电极中，可选择一条作为地线（阳极，与起搏连接线的红色接头连接）。

4）在 AV 起搏期间，有可能会发生未察觉的房颤。这可能导致心排血量下降及血压下降，即使心室起搏频率充分也无济于事，因此应密切关注。

5）行 12 导联 ECG 检查，找寻心律失常或心肌缺血的证据，这些问题可能需要进行干预。

（8）交接报告和 ICU 医嘱　当确认患者心率、心律、血压满意，呼吸机氧合及通气充分以后，应由麻醉医生、麻醉护士和（或）外科医生、医生助理、护士向 ICU 医护人员递交完整的交接报告，其中应包含：心脏病及伴发疾病、手术过程及操作技术层面的问题、主动脉阻断时间、体外循环时间、体外循环停机后所使用的药物、目前使用的药物、起搏器使用情况、术后管理要点等[1]。表 7.1 中列出了需要进一步评估的项目。预印的标准化医嘱非常有用，可避免在术后管理过程中遗漏重要项目（表7.2）。大多数医院会将这些标准化医嘱电子化，并可根据个体情况进行调整。

（9）心肺评估　应立即复查术后胸部 X 线片，评估气管插管的位置，确保没有漏诊气胸。如果确诊气胸，则有可能需要另外置入一条胸管。如果能在离开手术室前做一次胸部 X 线片检查就更为理想。但应注意：即使进入 ICU 的初始胸片没有提示气胸，患者也可能因正压通气而在随后发生；经常出现的症状是无法解释的低氧，或在没有明显原因的情况下血流动力学状态变得不稳定。另外，应仔细分析进入 ICU 时描记的 ECG，以便及时发现任何可能的缺血性改变，不排除需要紧急干预的可能。

表 7.1　患者进入 ICU 后的初始评估

1. 全面体检（心、肺、外周灌注）

2. 获取血流动力学数据，包括：中心静脉压（CVP）和肺动脉（PA）压，测量心排血量并计算体循环阻力（SVR）（表 11.1）

3. 在手术室或在入住 ICU 后很快行床旁仰卧位胸部 X 线片检查。重点关注气管插管、Swan-Ganz 漂浮导管的位置、纵隔宽度，排除气胸、容量超负荷、肺不张及胸腔积液（血胸）

4. 分析 12 导联 ECG，排除缺血性改变或心律失常

5. 抽血行实验室检查（表 7.2）

表 7.2　入 ICU 常规医嘱

1. ICU 主管医生：＿＿＿＿＿＿＿＿＿＿＿＿＿＿＿

2. 手术名称：＿＿＿＿＿＿＿＿＿＿＿＿＿＿＿

3. 每 15 min 测量一次生命体征，稳定后每 30 min 测量一次或遵守操作规范

4. 床旁监护仪持续监测 ECG、体循环动脉压及肺动脉压、SaO_2

5. 第 1 小时每 15 min 测量一次心排血量，之后 4 h 每小时测量一次，稳定后每 2~4 h 测量一次

6. IABP 1∶1；手动检查或使用多普勒检查远心端动脉搏动，每小时检查一次

7. 胸管负压吸引（–20 cmH_2O），每 15 min 记录一次引流量直至引流量＜ 60 mL/h，之后每小时记录一次直至引流量＜ 30 mL/h，之后每 2 h 记录一次

8. 如果中心体温＜ 35 ℃，使用 Bair Hugger 加温系统

9. 重力引流尿量，每小时记录一次

10. 床头抬高至 30°

11. 每小时统计出入量（I & O）

12. 每天测量体重

13. 拔除气管插管后加强活动（摆动肢体，下床坐到椅子上）

14. 预防静脉血栓（VTE）

□ T.E.D. 弹力袜 [术后第 1 天（POD#1）启用]

□ 卧床用序贯或气动按摩压迫装置

□ 每天 2 次皮下注射肝素 5000 U，开始使用时间：POD# ＿＿

□ 每天 1 次皮下注射低分子量肝素（Lovenox）40 mg，开始使用时间：POD#＿＿

15. 胃肠道 / 营养

□ 气管插管期间禁食

□ 低负压吸引鼻胃管

□ 拔管 1 h 后如果可以耐受，则给入清水并拔除鼻胃管

16. 呼吸机设置

FiO_2：＿＿＿＿，SIMV 模式

IMV 频率：＿＿＿＿/min

潮气量：＿＿＿＿mL/kg

PEEP：＿＿＿＿cmH_2O

17. 呼吸管理

□ 每 4h 经气管插管吸痰，然后必要时吸痰

□ 按操作规范撤停呼吸机并拔除气管插管（表 10.3 至表 10.5）

□ 按操作规范面罩吸氧，FiO_2 为 60%~100%

□ 双鼻管给氧 2~6 L/min，使 SaO_2 ＞ 95%

表 7.2（续）

□ 清醒时每小时采用激励性肺活量计进行锻炼
□ 床边预备咳嗽用抱枕
□ 0.5% 沙丁胺醇 0.5 mL(2.5 mg) 加入 3 mL 生理盐水雾化，每 6 h 1 次；也可以使用定量吸入器，经气管插管给入，6 喷（每次吸入 90 μg）

18. 实验室检查

□ 入室检查：急查动脉血气分析、血常规、电解质、血糖

如果胸管引流量＞ 100 mL/h，急查 PT、PTT、血小板计数，有条件则行血栓弹力图检查

急查胸部 X 线片（如果在手术室内未行此检查）

急查 ECG

□ 入室后 4 h、8 h 及必要时检测：钾、血细胞比容、动脉血气（呼吸窘迫时）

□ 按规范行动脉血气检查：撤停呼吸机前和拔除气管插管前

□ POD#1 3:00 AM：血常规、电解质、尿素氮、肌酐、血糖、ECG、胸部 X 线片、INR（如果患者行瓣膜手术后服用华法林）

19. 起搏器设置

模式：□ 心房　□ VVI　□ DVI　□ DDD

心房输出：_____ mA　心室输出：_____ mA

心率：_____ /min　房室间期：_____ ms

感应：□ 非同步　□ 按需起搏

□ 起搏线保持连接，但起搏器关机

20. 心脏康复建议

21. 出现以下情况，呼叫主管医护人员：

a. 收缩压＜ 90 mmHg 或＞ 140 mmHg

b. 心指数＜ 2.0 L/（min·m^2）

c. 尿量＜ 30 mL/h，持续 2 h

d. 胸管引流量＞ 100 mL/h

e. 体温＞ 38.5 ℃

22. 静脉补液及用药（建议的剂量范围）

a. 药物过敏 _____

□ 静脉滴注：

□ 5% 地塞米松加入 250 mL 0.45% 氯化钠中，经 Cordis/ 三腔管持续静脉给入，保持静脉开放

□ 动脉测压管和 Swan-Ganz 远心端管腔：以 3 mL/h 生理盐水冲洗

□ 肾上腺素 1 mg 加入 250 mL 5% 葡萄糖液：_____ μg/min，维持心指数＞ 2.0 [0.01~0.06 μg /（kg·min）或 1~4 μg /min]

表 7.2（续）

□ 米力农 20 mg 加入 100 mL 5% 葡萄糖液：_____ μg/（kg·min）[0.25~0.75 μg/（kg·min）]

□ 多巴酚丁胺 250 mg 加入 250 mL 5% 葡萄糖液：_____ μg/（kg·min）[5~20 μg/（kg·min）]

□ 去甲肾上腺素 4~8 mg 加入 250 mL 5% 葡萄糖液：_____ μg/min，将收缩压维持在＞
100 mmHg [0.01~1.0 μg/（kg·min）]

□ 去氧肾上腺素 20 mg 加入 250 mL 5% 葡萄糖液：_____ μg/min，将收缩压维持在＞
100 mmHg [0.1~3.0 μg/（kg·min）]

□ 血管升压素 100 U 加入 250 mL 5% 葡萄糖液：_____ U/min（ 0.01~0.1 U/min）

□ 硝普钠 50 mg 加入 250 mL 5% 葡萄糖液：_____ μg/（kg·min），将收缩压维持在＜ 130 mmHg
[0.1~8 μg/（kg·min）]

□ 氯维地平 50 mg 加入 100 mL 5% 葡萄糖液：_____ mg/h，将收缩压维持在＜ 130 mmHg
（ 2~21 mg/h）

□ 尼卡地平 25 mg 加入 250 mL 5% 葡萄糖液：_____ mg/h，将收缩压维持在＜ 130 mmHg
（ 5~15 mg/h）

□ 硝酸甘油 50 mg 加入 250 mL 5% 葡萄糖液：_____ μg/（kg·min）[0.1~5μg/（kg·min）]

□ 地尔硫䓬 100 mg 加入 100 mL 5% 葡萄糖液：_____ mg/h（预防桡动脉麻痹）

□ 艾司洛尔 2.5 g 加入 250 mL 生理盐水：_____ μg/（kg·min）[25~100 μg/（kg·min）]

□ 胺碘酮：手术室内给予初始负荷剂量，900 mg 加入 500 mL 5% 葡萄糖液，按 1 mg/min
滴注 6 h，之后减量至 0.5 mg/min 滴注 18 h

□ 利多卡因 2 g 加入 250 mL 5% 葡萄糖液：_____ mg/min 静脉注射；在 POD#1 的
6：00 AM 停药

b. 抗生素

□ 头孢唑啉 1 g 静脉注射，每 8 h 1 次，共 6 剂

□ 万古霉素 1 g 静脉注射，每 12 h 1 次，共 4 剂

c. 镇静、镇痛药

□ 异丙酚 10 mg/mL：25~75 μg/（kg·min），根据用药规范停药

□ 右美托咪定 400 μg（2 瓶 2 mL 溶液，100 μg/mL）加入 100 mL 生理盐水：先以 _____ 剂
量推注（1μg/kg），用时 10min，然后以 _____ μg/（kg·h）滴注维持 [0.2~1.5 μg/（kg·h）]

□ 咪达唑仑 2 mg 静脉注射，必要时用于躁动，每 2 h 1 次，拔管后停药

□ 吗啡 _____ mg，静脉注射，必要时用于镇痛，每 2 h 1 次（气管插管期间）

□ 哌替啶 25~50 mg，静脉注射，必要时用于寒战

□ 酮咯酸 30~60 mg，静脉注射，必要时用于中重度疼痛（疼痛 4~10 级），每 6 h 1 次，
72 h 后停药

□ 对乙酰氨基酚 650 mg 口服或静脉注射，必要时用于镇痛，每 4 h 1 次（最大剂量 4 g/d）

□ 羟考酮与对乙酰氨基酚的复合剂（Percocet）：每片含量为 5/325 mg，必要时用于拔
管后镇痛，每 4 h 口服 1~2 片；轻度疼痛（疼痛 1~3 级）时起始剂量 1 片，如果疼
痛程度无变化，可在 60 min 后再服 1 片；对于中重度疼痛（疼痛 4~10 级），可给予
2 片

表 7.2（续）

---

d. 其他药物

□ β 受体阻滞剂：POD#1 8：00AM 开始使用，每 12 h 1 次；如果心率＜ 60/min 或收缩压＜ 100 mmHg，则停用

□ 美托洛尔：＿＿＿ mg 口服或鼻胃管给入（12.5~100 mg，每天 2 次）

□ 卡维地洛：＿＿＿ mg 口服或鼻胃管给入（3.125~25 mg，每天 2 次）

□ 胺碘酮：400 mg，口服，每天 2 次（停用静脉注射后）

□ 硫酸镁 2 g 加入 50 mL 生理盐水：静脉滴注，用时 2 h，POD#1 早晨给药

□ 硫糖铝 1 g：经鼻胃管给入，每 6 h 1 次，直至拔除鼻胃管

□ 泮托拉唑：40 mg，静脉注射或口服，每天 1 次

□ 阿司匹林 □ 81 mg 　□ 325 mg，每天 1 次（入 ICU 8 h 后开始给入）；如果血小板计数＜ 60×10^9/L 或胸腔引流量＞ 50 mL/h，应停用

□ 华法林＿＿＿ mg，＿＿＿ 开始用药；同时检查 INR 以调整每日剂量（根据华法林用药规范）（附录 8）

□ 抗坏血酸：1 g，口服，每天 1 次，连用 5 d

□ 硝酸甘油 50 mg 加入 250 mL 5% 葡萄糖液：以 10~15 μg/min 给入，直至可以口服（预防桡动脉麻痹）；然后改用：

　　□ 氨氯地平：5 mg，口服，每天 1 次

　　□ 单硝酸异山梨酯缓释片（依姆多）：20 mg，口服，每天 1 次

□ 辛伐他汀 ＿＿＿ mg，每天 1 次（睡前）（如果正在服用胺碘酮，则不应超过 20 mg）

□ 2% 莫匹罗星 (百多邦软膏) 棉签擦拭鼻腔，术后当晚开始使用，每天 2 次，连用 3 d

□ 0.12% 洗必泰漱口水（Peridex）：15 mL，在气管插管状态下用棉球擦拭口腔，每 12 h 1 次

e. 必要时使用的药物

□ 对乙酰氨基酚：650 mg 口服或灌肠，体温＞ 38.5 ℃ 时可使用，每 4 h 1 次

□ 胃复安：10 mg 静脉注射或口服，恶心时可使用，每 6 h 1 次

□ 昂丹司琼：4~8 mg 静脉给药，恶心时可使用，每 4 h 1 次

□ 氯化钾（KCl）20 mmol 加入 50 mL 5% 葡萄糖液：中心静脉给入，使血清 K^+ ＞ 4.5 mmol/L

□ 如果血清 K^+ 为 4.0~4.5 mmol/L，给予 KCl 10 mmol，用时 30min

□ 如果血清 K^+ 为 3.5~3.9 mmol/L，给予 KCl 20 mmol，用时 60min

□ 如果血清 K^+ ＜ 3.5 mmol/L，给予 KCl 40 mmol，用时 90min

□ 如果在入住 ICU 时或第 1 个 48 h 内的任何时间血糖＞ 150 mg/dL（8.3mmol/L），应启动降糖治疗（附录 6）

□ 其他

ICU：重症监护室；ECG：心电图；SaO_2：动脉血氧饱和度；IABP：主动脉内球囊反搏；FiO_2：吸氧浓度；SIMV：同步间歇指令通气；IMV：间歇指令通气；PEEP：呼气末正压；INR：国际标准化比值；PT：凝血酶原时间；PTT：部分活化凝血时间

2. ICU 监护技术与常见问题

术后早期，务必仔细监护以优化患者的管理和预后[2]。监护仪应实时、持续显示 ECG 及来自有创测压管的血压，包括动脉压、Swan-Ganz 导管所测得的各种压力，这些导管均在手术室既已置入，通过换能器，将压力数值及波形显示在床旁监护仪上（图 7.1）。应将气管插管与呼吸机牢固地连接在一起，合理设定呼吸辅助参数。通过脉搏血氧监测仪持续显示动脉血氧饱和度（SaO_2）。测量并记录胸管引流量及尿量。在电子化记录表上认真记录各项数据。每一个通过有创手段获得的数据都有其重要价值，可提供患者术后病情发展的具体信息，但这些有创技术也会带来潜在的并发症，因此只有在必要时才能使用，以使获益最大化并尽可能降低并发症发生率。

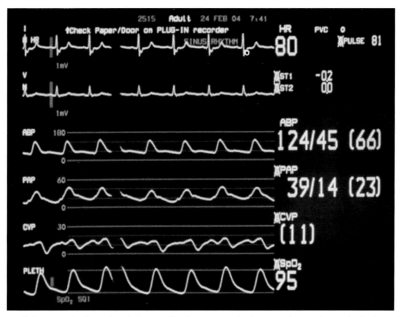

图 7.1　ICU 监护。从上向下分别是：2 导联 ECG，动脉血压（ABP），肺动脉收缩/舒张压波形（PAP），中心静脉压（CVP），脉搏血氧饱和度（SpO_2）。屏幕的右侧显示了压力数值，括号内是平均压

（1）ECG　床旁监护仪上所显示的 ECG 有助于快速解读心律的改变。大多数床旁监护仪有记忆功能，一旦出现异常节律即可主动打印。这有助于判断心律失常的发生机制（例如 R-on-T 所导致的室性心动过速或室颤）。虽然大多数监护仪具备 ST 段分析功能，但更为全面的 ECG 分析仍有赖于 12 导联 ECG[12]。

（2）辅助通气　除了那些在手术室已拔除气管插管的患者，其他患者均需通过气管插管进行机械通气。呼吸机参数的初始设置由麻醉医生和呼吸治疗师决定。一般情况下，潮气量为 6~8 mL/kg，呼吸频率为 12~14/min，初始吸氧浓度（FiO_2）为 100%。确认双侧呼吸音，观察胸廓起伏，其间检查参数设置，评估气体交换是否充分，所有这些均非常关键。

1）脉搏血氧监测可常规用于持续评估外周灌注及 SaO_2[3]。在气管插管期间及拔管后，脉搏血氧的变化可提示医务人员关注氧合的问题。如果患者血管处于严重的收缩状态，那么在手指处测量的数值是不准确的，应将探头移至耳垂以获得最佳信号。在气管插管期间，使用脉搏血氧监测仪能够大幅减少抽血行动脉血气分析的次数[4]。尽管如此，仍应时刻牢记：脉搏血氧监测只能用于测量 SaO_2（和心率），无法提供动脉血气所能提供的信息，例如 PCO_2 和 pH，而这些数据有助于在撤停呼吸机过程中评估患者的呼吸动力情况，同时能发现患者是否存在代谢性或呼吸性酸中毒或碱中毒。在诊断代谢性酸中毒方面，血气分析的作用尤为突出，它可以反映处于边缘状态的血流动力学状况，而这些问题需要药物的干预。如果发生严重的代谢性酸中毒，常提示机体可能存在灾难性问题，如肠系膜缺血。

2）每隔几小时应吸一次痰或在必要时吸痰，以保护气管插管不被分泌物堵塞，但不应过于频繁，否则可能导致支气管损伤或支气管痉挛[5]。气管插管可使上呼吸道的保护机制失效，使患者易于遭受肺部感染。因此，只要患者通气满意、氧合良好，就应该尽快拔除气管插管，以恢复气道的自我保护机制。一般可在术后 4~6 h 拔除气管插管。对于任何一个心脏 ICU 而言，制定一套标准的撤停呼吸机、拔除气管插管的流程都是非常必要的（表 10.3 至表 10.5）。

（3）动脉测压管　在手术中，动脉测压管通常置于桡动脉或股动脉，并通过换能器与床旁的监护仪连接[6]。有时，由于无法在桡动脉置管，或由于解剖原因也不能使用股动脉，可考虑穿刺肱动脉。这种情况见于广泛性髂股动脉病变、腹股沟处人造血管重建，也可因主动脉内球囊反搏（IABP）的置入或通过股血管建立体外循环而使股动脉的利用受限。为获得准确的压力值，须正确地校正换能器，并排空其中的气体。

1）在体外循环结束后的早期，约 1/3 患者的桡动脉测压并不能反映主动脉压力；为了获得准确的压力值，需置入股动脉测压管。一项研究发现：这一现象更常见于身材短小、高血压或经历了长时间复杂手术的患者[7]。通常当患者转入 ICU 后，这一问题会逐渐消失。两个穿刺位点测得的平均压一般是相关联的，而股动脉测压存在的收缩压"过冲"（overshoot）可通过使用过冲共振滤膜消除。

2）通过听诊或阻断法测得的血压与监护仪上显示的血压常常存在差异，这可归因于导管 – 换能器系统的动态反应特性[8]。超阻尼（overdampening）信号常常是因为充满液体的测压管系统中存在气泡，而低阻尼（underdampening）信号常常因动脉测压管与换能器之间管路的顺应性过高、长度偏长及直径偏大所致。如果动脉压力波形表现出阻尼过高或过冲，那么只有平均压是最可靠的。前文已述及的阻断测压法可能是最准确的测量收缩压的方法。

3）为了改善动脉测压管路的通畅性、减少血栓形成，应使用盐水持续冲管。在保持通畅性方面，肝素盐水并不具备特殊优势，反而可能会诱发肝素诱导的血小板减少症（HIT）。但多项针对心脏外科 ICU 的研究并没有证实这一点[9-10]。

4）与桡动脉穿刺测压管相关的并发症非常少见，如手指缺血或感染等。根据既往经验，更换动脉穿刺管并非必需；但须密切注意穿刺侧手掌的灌注情况，确保一旦发现问题可快速予以治疗。手指缺血可于穿刺置管后数日内出现，通常与低心排血量和使用缩血管药物有关，可在穿刺点形成血栓并栓塞远心端血管[11]。这是一个非常严重的并发症，一旦发生，应立即拔除动脉测压管。通常不需要行桡动脉血运重建，使用血管扩张剂即可减轻组织伤害。对于感染，通常会在拔除穿刺管及使用抗生素后好转，但感染性假性动脉瘤需手术治疗[12]。

5）动脉穿刺管为动脉血气和其他实验室检测的采样提供了极大便利，然而，即便不再需要有创压力监测、但静脉通路采血受限时，这一动脉管路仍需保留。通常，当患者不再需要使用药物支持且拔除气管插管后动脉血气指标满意，就可以拔除动脉测压管。拔管前，要测量一次不吸氧状态下的动脉血气作为患者氧合状态的评估基线。只要患者动脉血气中的 PaO_2 和血氧饱和度与脉搏血氧监测仪测定的 SaO_2 保持一致，SaO_2 即可用来跟踪患者的氧合情况。拔除股动脉测压管后，要在局部施以充分的压迫才能彻底止血。如果发生原因不明的血细胞比容（HCT）下降，有可能是因为穿刺造成的腹股沟或腹膜后出血。

（4）中心静脉压（CVP）　对于右心室功能良好、接受冠状动脉手术的患者，CVP可提供大量的有关充盈压的信息[13-14]。低 CVP 总是与低血容量相关，而高 CVP 则可能是由于容量超负荷、右心室功能障碍（正压通气会加重这一情况）、严重的三尖瓣反流及心脏压塞所致。在估测左心充盈压方面 CVP 的准确度较低，当患者存在左心室肥厚或功能障碍时尤为如此。CVP 与通过 Swan-Ganz 导管所测的肺动脉压均不能敏感地反映循环容量，在预测机体对液体负荷试验的反应性方面也并不精确，尽管如此，肺动脉导管监测仍然被广泛地用于指导心功能受损患者的管理，特别是在瓣膜手术后。应充分了解患者的基础心脏疾病，明确充盈压与术中超声心动图表现之间的关系有助于做出合理的治疗决策[15-21]。与仅有 CVP 管路的患者相比，置入肺动脉导管的患者趋于输入更多的液体，且拔除气管插管的时间趋于延迟[15]。

（5）静脉血氧饱和度　反映了组织氧供与氧耗的平衡情况[22]。从 Swan-Ganz 导管远端肺动脉开孔采血测得的混合静脉血氧饱和度（SvO_2）被认为是评估上述平衡的最佳手段，虽然这一数值会受到众多因素的影响，但通常可反映出心排血量[23]。补液之所以会使 SvO_2 提高，与组织氧供的增加有关，这常常是由心排血量的增加促成的[24]。

1）替代 SvO_2 的一种更经济的方式是通过 CVP 插管来测定中心静脉血氧饱和度（$ScvO_2$），多项研究证实，$ScvO_2$ 与 SvO_2 具有良好的相关性[25]。但由于局部血流的不同，$ScvO_2$ 与 SvO_2 常常存在明显差异，当 SaO_2、血红蛋白及心指数降低时，差异会更加明显[26-27]。虽然 SvO_2 有助于评估心排血量，但多个研究提示其与 $ScvO_2$ 的相关性尚存在不足，因此 $ScvO_2$ 仅可用作观察氧摄取相对性趋势的指标。

2）一项针对中至高风险患者的目标导向治疗（GDT）研究，比较了使用 Vigileo/FloTrac 装置测量心排血量的同时连续监测 $ScvO_2$ 与包含 CVP 在内的标准监测的临床获益。GDT 导致液体输注量增加、正性肌力药物的调整幅度加大、呼吸机辅助时间减少，除此以外并未显示出比常规 CVP 监测有更多临床获益[28]。

（6）Swan-Ganz 肺动脉导管　　常用于心脏直视手术患者术中及术后血流动力学的管理。一些中心选择性地应用此技术，而另一些中心则常规用于辅助术后管理。如前所述，肺动脉压力与容量状态并无精准的关联性，但如果将充盈压和心排血量整合在一起通常可用于制定循证、科学的治疗决策，从而管理液体、正性肌力药物及血管收缩药物的使用，而这一整合策略对临床结局的影响仅在高危患者中表现明显。可在麻醉诱导及气管插管前放置肺动脉导管，但在之后放置更常见。

1）基础的流量导向导管可测量 CVP、肺动脉（PA）压及反映左心充盈的肺毛细血管楔压（PCWP），同时可通过热稀释法测量心排血量。从肺动脉开孔获得的血样可用于测量 SvO_2。虽然 SvO_2 与心排血量的关系受多个因素影响，但在以下几种情况下，SvO_2 仍有助于临床判断。

a. 随着补液或正性肌力药物的使用，跟踪氧供的变化趋势。

b. 用于验证热稀释法测定的心排血量是否符合临床表现。

c. 三尖瓣反流的患者无法通过热稀释法精确地测量心排血量，常常出现低估[29-30]，此时可用 SvO_2 进行一般性评估。在这种情况下，只要没有房颤，FloTrac 有着非常大的实用价值。

2）肺动脉导管的导引鞘（Cordis）是一个 8.5 F、有侧孔的导管，可用于输液。对于那些入路有限的患者，可使用 Teleflex 多腔导管（MAC），它有一个 12 G 的近心管腔和 9 F 的远心管腔，非常有帮助。

3）Swan-Ganz 导管的近端开孔（距离尖端 30 cm）置于右心房，用于测量 CVP，也可在测量心排血量时用于盐水注射。如果正在通过这一腔孔注入血管活性药物，那么在注射盐水、测量心排血量时，一定要非常小心，血管活性药物可能因此被快速推注，应予避免。注意：如果此导管后退、导管尖端正位于右心房，那么此开孔可能并不在血管中，因此，绝不能经此推注任何液体或药物！

4）远端导管开孔应始终与压力换能器连接，并在床旁监护仪上显示出压力波形，这样就可以随时发现此导管是否被送至可引起持续楔入的位置，这可能会导致肺动脉受损。一旦出现这种情况，监护仪上的肺动脉压力波形会消失，而胸部 X 线片可证实导管的位置。由于肺动脉舒张压（PADP）与 PCWP 相当接近（因存在肺血管阻力，故如果二尖瓣不存在病变，PADP 可能稍高一些），而且两者的变化趋势一致，故而可用 PADP 替代 PCWP，用于评估左心室的容量状态；鉴于此，并不需要常规打胀球囊（使导管"楔入"肺血管中）。如果意图测量 PCWP，则球囊充气的持续时间不应超过两个呼吸周期，以避免肺动脉损伤。球囊充气时应非常小心，使用最小的注气量；对于肺动脉高压患者，应避免这一操作。永远不要经远端肺动脉开孔注入药物。

5）在解读经肺动脉导管获取的血流动力学数据时，应考虑患者的基础病变、充盈压和心排血量的基线值及体外循环停机时的数值、手术的特点和程度、手术对心室顺应性的影响。与术中超声心动图对心室容量和功能的评估相结合，可以更好地解读这些数据。肺动脉导管提供的压力数据及其与左心室舒张末期容积（LVEDV）的关系取决于心室的顺应性（即：在相同的前负荷下，左心室的顺应性越小，压力就会越高）[18]。要意识到：所谓"正常"的血流动力学数值因人而异。在患者的管理上，Swan-Ganz 导管通过评估容量状态以及对补液的反应，可提供非常有价值的信息，同时它还可间接评估心室收缩功能及对血管活性药物的反应，发现早期缺血的征象（充盈压升高）[31]。

6）从 Edwards Lifesciences 网站 (https://www.edwards.com/devices/hemodynamic-monitoring/swan-ganz-catheters) 上可获取详尽的关于 Swan-Ganz 导管的知识，包括连续心排血量的测量及实时血氧饱和度（SvO_2）。在非体外循环下行冠状动脉旁路手术时，这些数据极具价值。在与 Vigilance Ⅱ 监护仪配合使用的 CCOmbo 系列中，最先进的导管可测量前负荷（右心房压、PADP 及 PCWP、右心室舒张末期容积），计算后负荷（SVR），并通过每搏输出量指数和右心室射血分数（EF）来评估心室收缩功能。目前还有商品化的热稀释 Swan-Ganz Paceport 导管。

7）虽然与 Swan-Ganz 导管置入及使用相关的轻微并发症非常多见，但严重、致命的并发症却非常罕见。在心脏外科手术中，多选择经颈内静脉而非锁骨下静脉置入导管，如果选择后者，在牵开胸骨时有可能导致导管移位[32]。使用超声来确定颈内静脉的位置有助于避免穿刺时刺伤动脉（图 4.2）。

  a. 与置管相关的并发症。
- 心律失常及传导阻滞（尤其是罹患左束支传导阻滞的患者易于发生）。
- 刺穿动脉。
- 气胸。
- 气体栓塞。
- 右心房或右心室穿孔。
- 导管打结。

  b. 与留置肺动脉导管相关的并发症。
- 心律失常及传导阻滞。
- 肝素诱导的血小板减少症（肝素涂层导管）。
- 感染。
- 肺动脉破裂、出血，肺动脉假性动脉瘤。
- 心内膜及瓣膜损伤。
- 肺梗死。
- 肺渗出。
- 静脉栓塞。

8）肺动脉穿孔是一个非常严重的并发症，可发生在置管时、手术中或在 ICU 的任何时间[33-35]。术后或置管后都需要立即行胸部 X 线片来确定导管的位置。如果床旁监护仪上显示肺动脉波变得低平，可由此证实导管滑入楔入的位置，应立即退出。肺动脉穿孔可导致咯血、气管插管内出血或胸膜内出血。通过胸部 X 线片可见导管尖部被血肿包绕。如果怀疑肺动脉穿孔，应撤出导管，并施以呼气末正压（PEEP）。如果出血持续，可行支气管镜检查，并置入支气管阻闭器以隔离病侧肺。如果肺部正在出血，可能需要使用双腔气管插管，甚至开胸行肺切除。在罕见的情况下，对于分支肺动脉形成假性动脉瘤的病例，可经导管施行动脉瘤栓塞 [36]。前文已述及手术中肺动脉穿孔的处理方法。

（7）心排血量的监测　虽然流量导向的 Swan-Ganz 导管是术中及术后测量心排血量的金标准，但这种有创方法可能带来一系列潜在并发症。与 Swan-Ganz 导管相似的是 Edwards 公司出产的 CCO 及 CCOmbo 系列导管，它们有助于在非体外循环手术中和手术后进行心排血量测量，同时还可提供其他一些信息。其他一些创伤较小的心排血量测量方法也非常有帮助，它们与热稀释法的测量值有很好的相关性 [37-42]。

　　1）在心脏外科手术中，Edwards 公司的 Vigileo/FloTrac 装置有着独到的价值。它可对动脉测压管的压力波形进行分析，参考患者的性别、身高、体重数据，建立脉压的标准差与每搏输出量的关系，根据血管顺应性进行校正后，提供连续的心排血量数据（图 7.2）。对于没有置入 Swan-Ganz 导管或测量不理想的患者，此方法极具价值，同时适用于心排血量值与患者临床表现矛盾，或存在中重度三尖瓣反流的患者。但在血流动力学状态不稳定或出现心律失常（如房颤或频发室性期前收缩）时，结果并不准确。在非体外循环手术时，由于吻合心室后壁的血管需要将心脏从正常的解剖位置向前拉开，使得这一方法尤其适用于术中心功能评估，当发生严重的心肌缺血时亦如此 [40]。其计算结果与热稀释法测得的数据有非常好的相关性 [41-46]。

　　2）还有一系列产品是通过分析脉搏波形或脉搏波血流速度、生物阻抗来计算心排血量，经食管多普勒超声也可计算心排血量。这些方法的创伤均较小，但它们在心

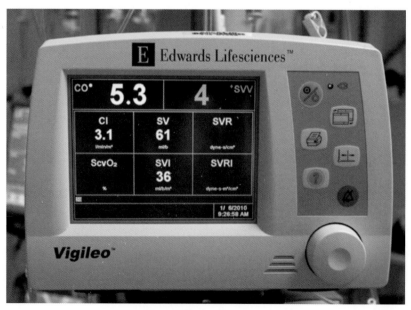

图 7.2　Edwards Vigileo/FloTrac 连续心排血量监护仪，连接了动脉测压管

脏外科手术患者中的应用都有一定的局限性 [37-38,47-48]。

（8）**左心房测压**　在一些特定的情况下，可以使用左心房测压管来评估左心充盈压，其结果更为准确，术中应将测压管从右上肺静脉移入左心房。

1）跨肺压力升高的患者，由于此时肺动脉舒张压明显高于真正的左心充盈压，因此，经左心房测压管直接测压尤为重要。左心房测压管还可用于严重左心室功能障碍、继发于二尖瓣病变的肺动脉高压患者，以及使用循环辅助装置或心脏移植术后的患者。

2）虽然左心房测压可提供非常重要的血流动力学信息，但同时也可能面临罕见、但非常严重的潜在并发症 [49-50]。它可能导致气体栓塞，因此，始终要将左心房测压视为一种危险。在冲管前务必先外抽血液，以确保管路内没有气体或栓子。将左心房测压管与恒速泵连接，向左心房持续输入液体，管路中应有气体过滤装置以防造成体循环气栓。拔除左心房测压管时，必须确定仍然保留有胸腔引流管，以防穿刺置管处出血，造成心脏压塞。

（9）**胸腔引流管**　可置于纵隔，如果手术时开放了胸膜腔，也可将引流管置于胸膜腔内。可将两条 32F PVC 或硅涂层直管或直角管均置于前纵隔，也可一条在前纵隔，另一条位于心脏下方。如果选择后一种方法，在操作上应远离下壁的桥血管，否则，两者相互挤压会导致下壁缺血，术后 ECG 会有非常明显的缺血征象。胸膜腔内的引流管可以在剑突下置入，也可选择侧胸壁，但后者会增加疼痛感，进而影响肺功能；然而从理论上说，如果置管时间较长，这一径路导致纵隔感染的可能性会更低 [51-53]。有研究指出：硅胶槽纹 Blake 引流管（J & J Medical Devices）、Jackson-Pratt 硅胶引流管及 PVC 引流管（CardinalHealth）在减少残余心包积液、降低房颤发生风险方面有相同的结果，也均更加舒适 [54-56]。

1）每 15min 记录一次引流量，当引流量逐步下降至较低水平后，可减少观测记录的频率。将胸腔引流管与引流瓶连接在一起，并对引流瓶施以 -20 cmH_2O 负压。可轻柔地顺序推挤引流管，避免在其中淤积血凝块。在保持胸腔引流管通畅性方面，临床常用的一些手法（例如挤压、刮拽、弯折、拍打）效果相当，并没有哪一个手法具有特殊的优势 [57-59]。相反，如果过度刮拽，可在纵隔内形成近 -300 cmH_2O 的负压，导致出血量增加，且会使已恢复意识、但未充分镇静的患者感觉明显增加的痛感。在 ICU 内，不鼓励将吸痰管送入胸腔引流来吸出血凝块，这会增加感染风险。但这一动作却促使人们设计出了一种带有清理血块功能的硅胶胸腔引流系统，它是将一个导丝圈送入胸管内，搅碎血块并将其吸出（Pleuraflow ACT, ClearFlow Inc.）[60]。

2）如果胸腔引流管并没有被胶布完全包绕，就可以清楚地看到血性引流液的引流情况。应确保塑料接头牢固、紧密地与胸管和引流瓶延长管连接在一起，以保证无菌和气密性。如果发现有气泡溢出，一定要警惕肺实质损伤漏气，但首先要做的是检查接头是否存在松动或断开，毕竟这是最易于检查和修正的问题。如果发生皮下气肿，则提示胸管可能被血凝块堵塞，且存在活动性漏气，但最常见的原因是引流管发生了弯折。

3）一旦发现大量的纵隔出血，必须立即引起警觉，它常常会导致血流动力学状态不稳定、代谢性酸中毒，并需要输注多种血制品，还有可能导致心脏压塞（见第9章）。

4）虽然可以将纵隔引流的血液处理后回输，以达到节约用血的目的，但对于此措施是否有益仍存在争议。尽管这样做可减少异体输血并扩容，但回输血液中的血小板、纤维蛋白原、凝血因子Ⅷ浓度都很低，且存在高浓度的纤维蛋白裂解产物[61]。回输中等量自体血（<1 L）并不会显著影响凝血功能，但更大量的回输则可能造成凝血障碍[62]。如果患者确有如此之多的自体血需要回输，就有可能具备了再开胸止血的适应证。可使用软塑料输血袋回输，也可使用带滤器的硬质塑料瓶，经过 20~40 μm 滤器过滤后通过输液泵来输注。

（10）Foley 尿管　可通过重力作用引流尿液，需每小时记录一次尿量。有多种因素会影响尿量，但如果患者的肾功能正常，那么尿量通常反映的是肾灌注水平，其可因心排血量的下降而减少。

1）手术中常常使用装配有温度探头的 Foley 尿管，也有助于在 ICU 内监测患者的中心体温。

2）常常在术后第 2 天的午夜拔除尿管[63]。如果患者正在接受强化利尿治疗，或有前列腺肥大、尿潴留史而目前尚未恢复运动，则应继续留置尿管。虽然早期拔管很可能会面临排尿困难的问题，但它的确可以降低尿道感染的风险，尿管留置时间越长，感染风险越高。因此，对于置换人工瓣膜、人造血管的患者，如果尿管已非必需，则应考虑早期拔除。

3）耻骨上膀胱穿刺管可保留数日，首先需要通过夹闭测试来观察患者是否可以自行排尿。

（11）鼻胃管或口胃管　可在手术室内或进入 ICU 后经鼻或经口置入胃管，以协助胃肠减压。如果患者没有充分镇静，置管有可能诱发高血压、心动过缓、心动过速等。如果患者仍处于肝素化状态（术中）或存在凝血功能障碍，还有可能造成鼻咽部出血。术后 12~24 h 应通过胃管给所有患者注入硫糖铝（或其他胃黏膜保护剂）以减少应激性溃疡的发生。对于应激性溃疡出血高风险的患者，首选质子泵抑制剂（PPI），这对于服用阿司匹林、P2Y12 抑制剂、华法林及非维生素 K 拮抗剂口服抗凝药（NOAC）的术后早期患者同样有益，以上基本包含了全部拟行心脏手术的患者[64-65]。

（12）起搏导线　大多数心脏外科医生会在心脏直视手术结束时放置 2 条心房和 2 条心室临时心外膜起搏导线电极。如果需要启动起搏器，则应将电极与患者、缆线接头牢固地连接在一起，同时将缆线与起搏器牢固地连接在一起。将起搏器置于一个容易拿到的地方。任何护理使用起搏器患者的人员，均应熟知该起搏器如何操作，并确切地知道当前的参数设置。如果起搏导线尚未启用，则用绝缘套保护导线的连接端，防止受到异常电流的影响而诱发心律失常。还有一些特殊的问题，例如完全性房室传导阻滞且无逸搏患者的起搏阈设定，不协调的感知与起搏设置所诱发的恶性心律失常。拔除起搏导线可能面临的问题将在后文讨论。

3. ICU 内各种管道拔除的指南

（1）**Swan-Ganz 导管**　当患者无须再使用正性肌力药物及扩血管药物时，即可拔除 Swan-Ganz 导管。术后数日，如果仍需使用中心静脉插管，但无须监测血流动力学参数时，可拔除 Swan-Ganz 导管，改用双腔或三腔插管取而代之。此外，也可经外周血管置入中心静脉插管。如果拔除 Swan-Ganz 导管，但需要保留导引鞘管来输液或注入药物，则须用一小片黏性敷料封闭插管孔以防感染。大多数导引鞘带有单向阀以防气栓。由于导引鞘管外径过大，应尽早拔除，除了因会使患者感到不适外，还可最大限度降低感染和静脉血栓的风险。

（2）**中心静脉导管**　为了降低感染发生率，在无必要时应将所有的中心静脉管路全部拔除。如果确需中心静脉插管，但患者存在不明原因的发热或怀疑存在菌血症，应拔除此插管并行细菌培养，然后在另一位点穿刺置入另外一条插管。如果上述情况均不存在，可在导管内置入导丝，更换另外一条插管，这样可减少因新的穿刺所导致的机械性并发症。拔除的插管尖端需行细菌培养，如果细菌培养阳性，应在新的位点置入新的插管[66-67]。如果患者外周血管解剖状况非常差，但又需要持续静脉给药，经上肢静脉置入中心静脉导管是一种较理想的选择。

（3）**动脉测压管**　应在不吸氧状态下进行一次动脉血气分析，这一方面可提供术后氧合状态的基线数据，另一方面可与脉搏血氧监测仪给出的 SaO_2 相联系；而后，可用脉搏血氧饱和度来跟踪患者的氧合情况。不能为了抽血方便而保留动脉测压管。拔除股动脉插管后，务必充分压迫穿刺点。尽早拔除股动脉插管有助于患者下床活动。

（4）**左心房测压管**　必须在 ICU 内、且存在胸腔引流管的情况下才能拔除左心房测压管，以应对可能发生的心包内出血。

（5）**尿管**　如果患者正在接受强化利尿治疗，或存在很高的尿潴留风险时，可保留尿管；否则应在患者下床活动时将其拔除，通常是在术后第 2 天午夜。

（6）**胸腔引流管**　当过去 8 h 胸腔引流总量 < 100 mL 时，可拔除胸腔引流管。

　　1）伴随着利尿治疗，因液体超负荷而出现的浆液渗出通常会逐渐减少。一项研究发现：延长胸管留置时间会增加总引流量，但对术后心包积液的发生率并无影响[68]。另一项研究发现：过去 5 h 胸腔引流量 < 50 mL 时拔除引流管，以及当引流液呈现血清样（无论是通过视觉观察，还是引流液与血液的 HCT 之比 < 0.3）时拔除引流管，两组在心包积液发生率上无差异[69]。但同时另一项研究发现：至少将引流管留置至术后第 2 天，且当过去 4 h 引流量 < 50 mL 时才能拔管，这样做可以使迟发性心脏压塞发生率下降超过 50%[70]。

　　2）通常，如果有证据显示引流液持续呈现血清样，可延迟数日再拔除纵隔引流管，这一策略存在潜在益处，且少有弊端。另外，将胸膜腔引流管的留置延长 3~5 d 有助于减少发生有症状的胸腔积液。如果在手术时有此考量，则从胸部侧壁置管可能更为理想，但这样做可能会让患者感觉不适，对肺功能也会造成一些不利影响[51-53,71]。

　　3）在拔除纵隔引流管时，永远都要先停止负压吸引，否则在理论上有可能造成桥血管的撕脱。拔除纵隔引流管后，并非必须行胸部 X 线片检查；但在拔除胸膜腔引流管后，则应行此检查以排除气胸。

参考文献

　　请登录 www.wpcxa.com 下载中心查询或下载，或扫码阅读。

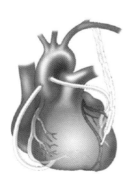

第 8 章
术后早期监护

第 8 章
术后早期监护

大部分在体外循环（CPB）下完成的心脏外科手术，术后早期都会表现出典型的病理生理异常，而标准化的管理策略有助于术后康复[1]。CPB 会诱发全身性炎症反应，表现为血管扩张及毛细血管渗漏；同时，由于晶体预充液所致的血液稀释，会导致机体总液体量超负荷。CPB 会导致血液发生稀释性及功能性凝血功能障碍，心脏停搏又会引起短暂的心肌抑制。术中监测充盈压，采用经食管超声心动图（TEE）指导 CPB 后的血流动力学及液体管理。应采用适宜的麻醉技术并实施早期拔管策略，以使大部分患者受益于"快通道"康复（表 8.1）[2]。非 CPB 手术后的病理生理问题与 CPB 及停搏术后的情况稍有差异。本章将对 CPB 术后的临床问题进行基本阐述，并针对一些术后早期常见的场景进行讨论，阐述不同类型手术后可能面临的特殊问题，包括非 CPB 手术及导管介入技术。后续章节将详述手术后主要问题的评估与处理，包括纵隔出血以及呼吸、心血管、肾及代谢的问题。

1. 术后早期的基本特征

（1）概 述

1）大部分心脏外科手术后，患者进入 ICU 时往往处于完全麻醉和镇静状态，需要数小时的机械辅助通气。第 7 章已经讨论了转运至 ICU 及 ICU 监护技术[3]。此时及其后，即撤停呼吸机阶段，使用药物进行充分镇静、镇痛是非常关键的。当患者病情满足了标准的撤机要求（表 10.3），即应考虑撤停呼吸辅助。早期拔管，通常是指术后 6 h 内撤停机械通气。为了实现"超快"拔管，人们设计了多种治疗策略。

2）无论是否为 CPB 手术，均可在手术结束时即拔除气管插管[4-5]。拔管后，由于交感张力升高、镇静药物（异丙酚、右美托咪定、吗啡）减量所致血管扩张作用减弱，患者的血压会有所升高。停用正压通气后，右心室功能会有所改善。此时需要给予充分的镇痛，又不能使呼吸受到抑制。通常，会使用非甾体抗炎药（NSAID）、静脉注射对乙酰氨基酚，或小剂量麻醉药来实现镇痛作用。

3）如果手术是在 CPB 心脏停搏下完成，心室功能在术后数小时内常常会下降[6]。此时可能需要正性肌力药物予以支持，以使心脏从缺血 - 再灌注损伤中得到恢复。此外，心室的舒张功能也会受损，表现为顺应性下降。因此，往往需要通过补液来获得高于术前的充盈压，只有这样才能达到满意的前负荷。

4）由于血液在术中被稀释，因此尿量可能非常多。但是，即使患者在术中发生液体超负荷，通常仍需要扩容才能维持血管内容量，以优化血流动力学状态。过多的尿量常会伴发低钾血症，应密切监测并予以处理。虽然肾功能受多种因素影响，但仍

表 8.1　快通道管理方案

手术室	
麻醉药物	芬太尼 5~10 μg/kg，然后给予 0.3~5 μg/（kg·h） 吸入麻醉剂 + 小剂量阿片类药物，然后给予异丙酚或右美托咪定 瑞芬太尼 1 μg/kg 诱导，然后给予 0.05~2 μg/（kg·min）
镇静药物	咪达唑仑 2.5~5 mg（体外循环前） 异丙酚 25~75 μg/（kg·min）[2~10 mg/（kg·h）]（体外循环后） 右美托咪定 1 μg/kg，用时 10min；然后 0.2~1.5 μg/（kg·h）持续滴注
体外循环	体外循环开始前，抽取自体血 应用自体血预充及维持较高的血细胞比容（HCT） 主动脉粥样硬化的超声影像 维持血糖 < 180 mg/dL（10 mmol/L） 在撤停体外循环前应将体温升至稍低于 37 ℃
心肌保护	顺行 / 逆行灌注含血心脏停搏液，并在主动脉开放前行"热冲击"（hot shot）
抗纤溶药物	ε- 氨基己酸 5g（在切皮时给入），然后 1 g/h 持续输注 氨甲环酸 10 mg/kg，然后 1 mg/（kg·h）
补液	尽可能减少补液量
其他药物	胺碘酮 150 mg 静脉注射（用时 30min），然后在 ICU 内持续给入 24h 甲基泼尼松龙 1g（体外循环开始前给入），然后给予地塞米松 4 mg，每 6h 1 次，共 4 次
重症监护室	
镇痛	小剂量推注吗啡，或持续滴注 0.01~0.02 mg/（kg·h）（依年龄而定） 酮咯酸 15~30 mg 静脉注射（拔管后），使用 72 h 对乙酰氨基酚 650 mg 静脉注射
抗焦虑	异丙酚 25 μg/（kg·min） 右美托咪定 1 mg/kg（用时 10 min），然后 0.2~1.5 μg/（kg·h）持续滴注（如果没有在手术室内开始使用）
寒战	哌替啶（杜冷丁）25~50 mg 静脉注射
高血压	硝普钠、氯维地平、艾司洛尔（避免使用镇静药）
贫血	如果血流动力学状态稳定，最低可接受的 HCT 为 22%
其他药物	美托洛尔（术后第 1 天，预防房颤） 硫酸镁 2g（术后第 1 天，预防房颤） 考虑使用胺碘酮预防房颤

可将其视为反映血流动力学状态的良好标志。因此，即便心功能不良，初始的尿量仍有可能较为理想；但如果尿量减少，就必须引起高度重视。

　　5）高血糖很常见，即使在非糖尿病患者中亦如此。应通过静脉注射胰岛素将血糖维持在 < 180 mg/dL（10 mmol/L）（附录 6）。

6）患者出现大量纵隔出血，原因可能是外科操作的问题，也可能是凝血功能存在障碍，务必仔细监测胸管引流量。如果发生严重贫血或持续出血，可能需要输血或血制品。

7）心脏外科手术后，需要将一系列的血流动力学检查结果和实验室检查结果整合在一起进行分析，以确保患者快速、平稳的康复。因此，在ICU治疗过程中，需要有一张全面的手写版或电子版记录图表。

（2）从低温状态复温至37℃

1）如果患者在入ICU时呈低体温状态（＜36℃），往往会导致不良结局[7]。因此，在CPB结束前，务必保证充分的复温，此时的温度决定了患者入ICU时的中心温度[8]。如果在入ICU时呈现低体温状态，必须积极处理，原因如下。

 a. 低温易于诱发房性或室性心律失常，降低发生室颤的阈值。

 b. 低温会导致外周血管收缩，外周血管阻力增加。这将导致充盈压升高——掩盖低血容量，后负荷增加，提高心肌氧耗，还常常会导致高血压，且有可能使纵隔出血量增加。

 c. 突发寒战可使外周组织氧耗及CO_2产出量增加。

 d. 低温使血小板功能下降，全面影响凝血功能。

 e. 低温使麻醉药物作用时间延长，推迟气管插管的拔除[9]。

 f. 增加伤口感染的风险，这可能与免疫抑制有关。

2）对于大部分非主动脉手术而言，CPB的低温通常是33~35℃的浅低温；一经复温，中心温度即可达到36.5℃以上。虽然在停止CPB之前将患者复温至37℃是一种常见的临床操作，但这就要求动脉血温度更高，而更高的血温会导致神经认知功能损伤[10]。在复温过程中，脑部温度会比鼻咽温度高几度，这意味着用其他部位测得的温度作为中心温度可能低估了脑部的高温。即使是最常被视为中心温度的直肠温度和膀胱温度，虽然与中心温度相近，但仍然不是真正的中心温度。因此，虽然低温存在一定的负面作用，但如果CPB时过于激进地复温，同样有可能带来伤害。

3）即使CPB期间已实现了理想的复温，但在CPB结束后，胸部切口尚未闭合，各个部位的止血仍需要时间，患者体温仍有可能进行性降低（即所谓的"体温后降效应"）。这是由于外周组织复温不充分，中心体温与外周体温间存在明显温差，热量向周围组织扩散。热量的散失还会因以下原因而进一步加重：开放的术野向周围温度较低的手术室空间持续散热，外周灌注不足，输注温度较低的血制品或室温液体，以及麻醉导致正常体温调节机制受到抑制。

4）可通过以下方法来防止体温后降效应：延长CPB复温时间，外周保暖，血制品在输入前适当加热，使用药物扩张血管；此外，可将室温调高至外科医生可以耐受的水平，尤其是当施行非CPB手术时。对于这类患者，可使用Kimberly-Clark温控系统[11]或皮肤加压空气制暖装置，如Bair Hugger（3M），均有助于避免体温过低（图8.1）。在深低温停循环（DHCA）期间，这些装置同样有助于预防体温后降效应，但需要注意的是：它们并不能主动加热或减小热量再分布趋势[12]。硝普钠可扩张外周血管、改善外周灌注，故能成功地减轻 CPB 后的体温后降效应，但能从中获益的人群通常仅限于体温低于 32 ℃的患者[12-13]。

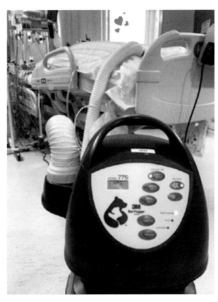

图 8.1　Bair Hugger 加温系统。当患者进入 ICU 时，如果体温低于 36℃，可使用这一装置来升温

5）在 ICU 期间，大部分患者都表现出外周血管收缩，这种代偿机制可保证中心温度。使用硝普钠、氯维地平及异丙酚等血管扩张药物，有助于将中心热度再分布至外周组织，改善组织灌注；但由于外周血管的扩张导致热量的散失增加，这一做法可能会延缓中心体温的恢复。加压空气制暖系统、热辐射装置及电热毯均可有效应对术后低温，其中加压空气制暖系统的体验感最佳[14]。其他方法，例如静脉输液加温器、呼吸机上的加温加湿装置，都可防止进行性体温降低，但通常无法起到升温作用。

6）寒战与体温过低有关，会增加氧耗并会给患者带来不适感。控制术后寒战非常重要，最理想的方法是静脉注射哌替啶（杜冷丁，25 mg），这种特异性的抗寒战特性存在多种可能的机制[15]。右美托咪定也可有效地控制寒战[16]。

7）有时会出现一种情况：患者体温快速恢复至 37℃，而后出现"过暖"至更高的体温，这与中枢的体温调节系统重置有关。麻醉药物有升高中心体温的趋势，需要体表发汗散热，这可能会引发上述问题[17]。由于加热会导致外周血管显著扩张及低血压，建议使用硝普钠、氯维地平及持续性补液来逐步扩张血管，以减轻上述问题。

（3）控制纵隔出血（见第 9 章）

1）CPB 术后，有多个因素可导致纵隔大量出血，包括：残余的肝素效应，血小板减少或功能障碍，凝血因子消耗，纤溶作用，外科技术问题，低温及术后高血压[18-19]。

2）建议给所有心脏手术患者使用抗纤溶药物以减少术中出血，包括 ε- 氨基己酸和氨甲环酸。这些药物不仅可抑制纤溶作用，还能在不同程度上保存血小板的功能[20]。

3）统一的围手术期出血定义来自 2014 年的专家共识[21]，具体涉及 12 h 的总出血量、输血管理、再开胸止血指征，但并未明确多少的出血量需要干预。正如预期：

出血越严重，越可能面临低心排血量综合征、急性肾衰竭，甚至死亡的风险，使用正性肌力药物的可能性也会越高[22]。总体而言，在任意时间段，如果出血速度＞ 200 mL/h，即应引起注意，这一出血速度可能诱导出现血流动力学方面的问题，需要输血或输注血制品[23]。

4）认真监测术后出血的程度，并积极处理。很多"非外科性"出血可能达到100~200 mL/h 的出血量，并可能持续长达数小时，最终逐渐减少。除非严重出血导致贫血、血细胞比容（HCT）＜ 22%~24%，或表现出血流动力学状态恶化、器官功能障碍，否则无须输血。如果出血速度更快、且没有减少的迹象，则需要系统地评估和处理，常需要再开胸止血。第 9 章将对此进行详细阐述。

5）血栓弹力图有助于发现某种特定的凝血功能障碍，从而明确地进行干预，这将有助于改善临床结局[24]。应对常规的凝血功能检查结果［国际标准化比值（INR）、部分凝血活酶时间（PTT）、纤维蛋白原及血小板计数］进行分析。即使这些检查明确发现了凝血功能异常，也不可以排除外科出血，这是因为外科出血同样可以表现出上述指标的异常。因此，不能因凝血功能检查异常而延误对严重手术出血的再开胸探查。如果凝血功能正常、但持续出血，就更倾向于是外科原因引发的出血。

6）必须有能力识别心脏压塞的早期征象，同时还应认识到"因严重出血或心脏压塞而须立即行再开胸纵隔探查"的重要性，这些临床规范对改善患者结局至关重要[25]。

（4）呼吸支持及麻醉、撤机和拔管时可能遭遇的紧急情况（见第 10 章）

1）在非 CPB 手术后或顺利的 CPB 手术后，一些外科团队偏爱在手术室或患者刚刚转运至 ICU 即拔除气管插管[4-5]。要实现这样的超快通道，应使用瑞芬太尼等短效麻醉剂，或另外一些用量较小的麻醉药物，如舒芬太尼 0.15 μg/（kg·h），或主要使用吸入麻醉剂[26]。使用七氟醚而非异氟醚作为吸入性麻醉剂，可能使患者尽早苏醒，并在手术室或转至 ICU 后即能拔除气管插管[27]。其他方法包括：高位胸段硬膜外镇痛或鞘内镇痛，使用丁哌卡因、芬太尼或吗啡 + 可乐定，常常与瑞芬太尼联用[28-31]。在选择肌松剂时，最好选用作用时间短、不需要经肾或肝清除的药物，例如顺阿曲库铵或罗库溴铵。

2）拔管后，需认真观察患者的精神状态及呼吸动力情况，此时的患者仍处于麻醉恢复早期。在拔管前后，应使用镇痛药以减轻胸骨断缘摩擦痛，从而改善吸气；但须非常小心地使用麻醉药物，否则可能遭遇呼吸抑制。NSAID 对镇痛有所帮助，还可以减少麻醉药物的使用[32-33]。酮咯酸属于 COX-1 抑制剂，可抑制血小板凝集，因此，除镇痛外，还可以改善桥血管的通畅性、降低 CABG 术后的死亡率[34-35]。使用布洛芬的同时给予质子泵抑制剂，既可有效镇痛，还能预防其副作用[36]。但对于持续出血或罹患慢性肾脏病的患者，应慎用 NSAID。静脉注射对乙酰氨基酚同样有镇痛作用，但一项随机试验发现：使用此药物并不能减少阿片类药物的用量[37]。将此药与异丙酚或右美托咪定同时使用可降低谵妄的发生率[38]。

3）大部分外科团队选择在麻醉药物的帮助下，在患者进入 ICU 6~8 h 后实施早期拔管，其间可使用芬太尼或舒芬太尼行平衡麻醉策略。患者在进入 ICU 时仍处于麻醉和镇静状态，短时间内仍需机械通气。异丙酚或右美托咪定可在麻醉作用消失后继续提供镇静作用，使用右美托咪定有助于缩短插管的时间 [39]。初始吸氧浓度（FiO_2）为 100%，只要 PaO_2 可以维持在 > 80 mmHg 或动脉血氧饱和度（SaO_2）保持在 > 95%，即可逐步下调 FiO_2 至 50% 以下。随着体温的恢复、清醒及寒战，机体会产生更多的 CO_2，这就要求适时调整呼吸机的呼吸频率及潮气量以适应这些变化。低潮气量（6 mL/kg，而非 10 mL/kg）有助于急性呼吸窘迫综合征（ARDS）患者的病情改善。一项针对心脏外科手术的研究发现：更早地拔除气管插管已经是一种趋势，很少有患者需要再次插管 [40]。

4）对于大部分患者来说，早期拔除气管插管是可行的，但需要根据患者的精神状态、气体交换情况及血流动力学表现来决定。

a. 事实上，在经历了经胸骨正中切开、胸膜腔开放、非心源性肺水肿（源于机体炎症反应导致的毛细血管渗漏、输入晶体液所致的血液稀释和液体超负荷）的外科手术后，几乎所有患者的肺功能都会有所下降。如果手术复杂、CPB 时间长，并因此输注了多种血制品，上述问题会变得更为突出。如果术前既已存在心力衰竭或肺疾病（如 COPD），再附加上这样的术后病理改变，完全可以预测到术后会发生氧合欠佳等通气问题，这将使气管插管保留时间延长。

b. 即便如此，只要患者达到早期拔管的指征，也不应因年龄、合并疾病、心脏疾病或手术的时长而推迟拔管。即使拔管过程比平时多数个小时，早期拔管所带来的获益也是显著的，可使患者从手术打击中更快恢复 [41-43]。镇静、插管的时间越长，发生谵妄的风险也就越大 [44]。

c. 一经患者达到撤停呼吸机的标准（表 10.3），即可停用异丙酚和肌松剂，但可使用小剂量麻醉药物或非阿片类药物来镇痛 (注意：异丙酚不属于镇痛药)。如果出现高血压，应使用无镇静作用的抗高血压药物。当达到拔管标准后，即可拔管。以异丙酚为基础的治疗策略会比以芬太尼为基础的治疗策略更易早期拔除气管插管 [45]，但右美托咪定效果比异丙酚更好，它的镇静作用和呼吸抑制更弱，且具有抗焦虑作用，可使患者感觉"脱离痛苦" [39]。正因如此，应用右美托咪定可非常有效地应对使用呼吸机患者出现的躁动及非同步呼吸。

5）虽然有早期拔管的意愿，但对于部分患者，"过急的"拔管可能欠妥（表 10.2）[41-43,46-47]。

a. 术前的一些因素可导致术后辅助通气时间延长，这些因素常常是心源性的，包括左心室功能差伴充血性心力衰竭、心源性休克或肺水肿，尤其是术前已使用主动脉内球囊反搏（IABP）的患者，情况会更加不理想。其他风险因素包括：需紧急（urgent）或急诊 (emergent) 手术，再次手术，合并其他严重疾患（如严重的 COPD、重度肥胖、外周血管疾病及慢性肾脏病）。对于此类患者，建议使用舒芬太尼或芬太尼，而非更短效的药物。可使用麻醉药物来控制高血压。

b. 下列术后出现的问题可能会延长辅助通气时间：血流动力学状态不稳定、需要多种正性肌力药物和（或）IABP 依赖，低心排血量综合征，神志不清或卒中，持续性纵隔出血，肾衰竭所致少尿，而尤以低氧或呼吸动力低下的影响最为显著。对于此类患者，可使用异丙酚数日以获得充分的镇静；如果需要延长辅助通气时间，可转用其他镇静药，如芬太尼。仔细回顾胸部 X 线片、ECG、动脉血气、血流动力学参数及肾功能指标，及时明确问题。与低血氧及急性呼吸衰竭相关的问题将在第 10 章详述。

（5）镇痛与镇静

1）术后管理至关重要的一点是：在不过多使用镇静剂的前提下充分镇痛，否则会导致谵妄或呼吸抑制[48-49]。控制疼痛可减轻交感神经反射，降低发生心肌缺血和心律失常的风险，提高患者呼吸做功，改善精神状态、活动能力，加速机体康复。在咳嗽、深呼吸及运动时疼痛会更为明显，患者可将"咳嗽抱枕"抱在胸前，有助于减轻胸廓运动带来的疼痛。拔除胸管后疼痛往往会有所减轻。

a. 手术快结束时，在胸骨旁行肋间神经阻滞麻醉或使用镇痛泵（ON-Q Pain Relief System, Avanos）局部皮下注射 0.5% 丁哌卡因 4 mL/h，这种局部麻醉可减轻胸部疼痛，减少阿片类药物的用量[50-51]。对于在手术室即拔除气管插管的患者，这一镇痛策略尤为适用。

b. 如果患者还处于气管插管状态，术中所给入的麻醉药可能尚有部分残余的镇痛效果，但异丙酚并非镇痛药，因此在拔管前后，应加用镇痛药物。右美托咪定兼备镇静和镇痛的属性，非常适用于这一场景。对于预期延长机械通气的患者，应适当使用麻醉药。但如果计划在短时间内即拔除气管插管，使用不同的镇痛药物有助于拔管前后少用或不用阿片类药物，这样的镇痛药物包括 NSAID，如酮咯酸 30 mg 静脉注射，以及静脉注射对乙酰氨基酚。对于选择胸骨正中切口手术的患者，可联合用药，包括地塞米松、加巴喷丁、布洛芬和对乙酰氨基酚，这一方案的镇痛效果优于阿片类药物，且更少出现恶心等症状[52]。

c. 拔除气管插管后，通过不同的路径给予不同的药物来达到充分镇痛的目的。

- 首选非阿片类镇痛药物，此类药物可以为大部分患者提供充分镇痛。静脉注射酮咯酸（15~30 mg），持续 72 h，或静脉注射对乙酰氨基酚。这些药物有助于患者在术后数日过渡至口服镇痛药。加巴喷丁通常推荐用于神经痛，每次 300 mg，每天最多 3 次，它也可用于术后早期的镇痛。还可考虑使用曲马多，每次 50~100 mg，每 4~6 h 1 次。

- 患者自控镇痛（PCA）静脉泵使用一系列不同的阿片类药物，能提供非常理想的镇痛效果[53-54]。一项研究比较了术后即时使用吗啡（1 mg 推注后以 0.3 mg/h 持续滴注）、芬太尼[10 μg 推注后以 1 μg/（kg·h）持续滴注]和瑞芬太尼[0.5 mg/kg 推注后以 0.05 μg/(kg·min) 持续滴注]，持续使用 24 h，三者的镇痛效果相同，但瑞芬太尼的副作用较小[54]。

- 使用麻醉药物及丁哌卡因行胸段硬膜外麻醉及鞘内镇痛可有效减轻疼痛、

促进早期拔管、改善肺功能，尤其适用于罹患 COPD 和肥胖的患者[28-30,55-56]。

- 可考虑小剂量推注或持续滴注麻醉药 [如硫酸吗啡 0.02 mg/（kg·h），年龄 < 65 岁时；或 0.01 mg/（kg·h），年龄 > 65 岁时]，可进行镇痛且对呼吸的抑制作用最小。
- 偶尔会遭遇上述措施均无效的顽固性疼痛，尤其是阿片类药物耐受者，可考虑静脉注射氢吗啡酮 1~2 mg，每 2~3 h 1 次，但可能面临呼吸抑制的风险；也可使用芬太尼贴片（每贴 25~50 μg/h，每 72 h 一贴）。

2）镇静。

a. 如果患者无法耐受撤停呼吸机的过程，随着异丙酚的减停开始出现躁动，可使用右美托咪定作为替代药物，它可以抗焦虑、镇痛、抗交感兴奋，同时还有轻度的镇静作用，可使患者更易耐受撤停呼吸机的过程[57]。拔除气管插管后仍可继续使用。

b. 如果预期延迟拔除气管插管，异丙酚是一个非常好的镇静药选择，可使用数日，而后转为静脉注射芬太尼来达到长期镇静的作用[58]。应注意：异丙酚作用的消失依赖于用药持续时间、镇静深度及患者的身体状态。一项研究结果发现：长达 24 h 的轻度镇静，患者可在 13 min 内即恢复；但如果是深度镇静，恢复时间可长达 25 h[59]。虽然右美托咪定的推荐使用时间仅为 24 h，但多项研究证实：在长期镇静方面，右美托咪定的疗效与异丙酚或咪达唑仑相同，甚至更优[60-61]。

（6）短暂性心肌顿抑期的血流动力学支持（见第 11 章[1,6,62]）

1）使用心脏停搏液后，心肌功能会表现出短暂的顿抑，这主要是由于缺血 – 再灌注损伤所致。数小时小剂量正性肌力药物的使用有助于心肌功能恢复。在心脏停搏液及心肌水肿的共同作用下，心室顺应性会下降，导致收缩和舒张功能出现障碍。如果左心室功能相对正常，那么射血分数（EF）的下降幅度为 10%~15%，但如果左心室功能在术前既已下降，则 EF 的下降幅度会更大。另外，低温及儿茶酚胺水平的升高会使外周血管阻力（SVR）相应升高，出现高血压，使后负荷加大，对心肌造成进一步的抑制。影响正性肌力药物使用的因素包括：术前左心室功能障碍的严重程度，近期心肌梗死或手术期间正在发作的心肌缺血情况及主动脉阻断时间。如果患者遭遇围手术期心肌梗死，那么心肌顿抑期将会更长，也就需要更长时间的药物辅助。

2）连续评估充盈压、心排血量和心指数及 SVR 有助于正确地选择补液、正性肌力药物和（或）扩血管药物，以优化前负荷、后负荷及心肌收缩力，从而在短暂性心肌顿抑期提供血流动力学支持。治疗的目标是：维持心指数 > 2.2 L/（min·m^2），血压稳定（收缩压 100~130 mmHg，或平均动脉压为 70~80 mmHg）。血流动力学管理的首要目标是充分的组织氧合，可通过由 Swan-Ganz 导管取样获得的混合静脉血氧饱和度（SvO_2）来完成评估（正常值 > 65%）。

3）Swan-Ganz 导管常规用于监测充盈压、评估心排血量及测量 SvO_2。但大量研究发现，其测得的充盈压与血管内容量以及输液对循环的影响并没有准确的相关性，因此，Swan-Ganz 导管的实用性受到质疑[63]。对于大多数低风险患者而言，不使用 Swan-Ganz 导管并不会对结局产生不良影响；事实上，一些研究发现：Swan-Ganz 导管会导致辅助通气时间延长，甚至对高风险患者的结局也没有任何影响[64]。一项研究发现：在血流动力学状态评估方面，超声心动图不仅与 Swan-Ganz 导管或 FlowTrac 装置的相关性极差，甚至后两者之间的相关性也很差[65]。尽管如此，仍有大量的研究推崇"目标导向"的血流动力学管理，优化液体管理、改善心排血量，以此来降低并发症、促进康复、缩短住院时间，但在降低死亡率方面似乎并无明显优势[66-67]。一项调查发现：由于人们秉持 Swan-Ganz 导管有助于术后管理这一理念，因此，大部分心脏中心仍将 Swan-Ganz 导管作为一项临床常规在使用[68]。

4）增加心排血量的首要手段就是补液。由于心室顺应性受到损害，故通过充盈压来评估机体容量状态易发生低估。而机体对补液的反应也存在差异，这取决于心肌是否肥厚并处于"压力超负荷"状态，这种情况可见于高血压、主动脉瓣狭窄；也取决于心脏是否处于"容量超负荷"而形成的扩张状态，这种情况可见于长时间主动脉瓣或二尖瓣反流。在补液的过程中，应观察充盈压的变化趋势，以此做出临床决策。

5）在心脏手术结束时，为了能获得最佳的血流动力学状态，通常会使用心房起搏或房室（AV）起搏，将起搏频率设定在 80~90 /min，特别是心肌肥厚的心脏。术前使用 β 受体阻滞剂的患者，术后常常需使用起搏器。缓慢的心率的确可降低心肌氧需，但同时也会使心排血量下降。对于一个实现了充分血运重建的心脏，可通过提高心率来增加心排血量，且常常可以被很好地耐受。在血流动力学表现方面，同样是增加心率，心室起搏的效果会弱于心房起搏，因此，对于所有术前窦性心律的患者，术后均应选择心房起搏。

6）选择正性肌力药物的前提是了解这些药物对血流动力学的正面影响及潜在并发症。如果在充分扩容之后心排血量仍处于边缘状态，则应启用正性肌力药物，将心排血量提高至可接受的水平。如果通过热稀释法测得的心排血量与临床表现不符，可参考 SvO_2，此参数反映了组织氧合情况；虽然 SvO_2 也会受到 SaO_2 的影响，但仍能间接地反映心排血量情况。如果使用正性肌力药物仍无法获得满意的心排血量，甚至有恶化的趋势，应考虑加用其他正性肌力药物、使用 IABP，甚至在某些情况下会使用循环辅助装置，虽然这种场景较为少见。事实上，大多数患者的心功能会在术后数小时内恢复至基线水平，正性肌力药物通常也会在术后 12 h 内减停。对于术前存在严重心室功能障碍或急性围手术期心肌损伤（缺血、心肌梗死、长时间主动脉阻断）的患者，可能会需要较长的时间才能恢复。

7）连续监测 HCT 有助于保证充足的组织氧供。影响 HCT 的因素包括血液稀释和纵隔出血，一般要求维持在＞ 22%。对于高龄、危重患者，尤其是存在以下情况的患者，应考虑通过输血将 HCT 提升至较高水平，具体包括：低心排血量综合征、低血压、心动过速、低 SvO_2、心肌缺血、代谢性酸中毒、低氧血症等；当然，即使满足上述条件，也应权衡输血的利弊[69]。

（7）液体管理　在存在毛细血管渗漏及血管扩张的情况下，可通过液体管理来维持充盈压（见第 12 章）。

1）CPB 术后，患者处于水钠潴留的状态，从理论上说需要利尿；但多方面的影响使得前负荷不足，而血流动力学状态也因此受到负面影响。

a. 纵隔出血，获取大隐静脉的腿部切口出血。

b. CPB 诱发炎症反应导致毛细血管渗漏，造成组织间隙水肿。

c. 受到药物（异丙酚、麻醉药物及抗高血压药物）及复温的影响，外周血管扩张。注意：当患者处于低体温或停流量状态时，外周血管会发生收缩，这在一定程度上掩盖了血管内容量不足的问题，表现出左心充盈压是足够的。

d. 心室顺应性下降，可在血管内容量不足的情况下仍产生较高的充盈压。

e. 由于心肌的短暂性顿抑，导致心脏收缩功能受损，需要升高前负荷来维持每搏输出量。

2）对于大多数患者，需要补液以维持充足的前负荷及心排血量。虽然这通常会造成组织间隙水肿，但仍需要输注晶体液和胶体液来维持血管内容量。当毛细血管渗漏终止、血流动力学状态趋于稳定后，应积极利尿来排出术中及术后早期给予的水和钠。后文将详述血管扩张患者的液体复苏。

（8）电解质及酸碱平衡

1）术后早期，必须密切监测血清钾。为保护心肌所灌注的心脏停搏液会导致血钾升高，但对于大多数肾功能正常、心功能储备正常的患者，CPB 后数小时会排泄出大量的尿液，反而常常会造成低钾血症。为了降低发生心律失常的风险，应每 4 h 复查一次血钾，并在必要时补充氯化钾。

2）由于 CPB 期间的血液稀释，通常会导致患者血镁浓度下降，这有可能导致术后发生心律失常，因此应予以补足[70]。

3）代谢性酸中毒可能是因肾上腺素的使用，但也可能是组织灌注不足的征兆，尤其是血管收缩的患者。有多项研究探讨了中心静脉血氧饱和度（$ScvO_2$），研究发现：血乳酸水平升高是反映灌注不足的敏感指标，即使 $ScvO_2$ 正常，只要乳酸逐渐升高 > 4 mmol/L，也会导致并发症发生率升高[71-72]。事实上，当乳酸在 2~4 mmol/L、$ScvO_2$ < 70% 时，即使平均动脉压、中心静脉压（CVP）及尿量正常，并发症也很常见，这也是"隐性低灌注"所致全身组织缺氧的标志[73]。一般情况下，随着血流动力学状态的改善，代谢性酸中毒会逐步缓解。由于严重的酸中毒会对心功能造成负面影响，因此，可考虑使用碳酸氢钠，但这只是治标，纠正导致酸中毒的原因才是根本（见第 12 章）。

（9）控制血糖 对高血糖进行严格的管理有助于降低胸骨感染的发生率，并降低手术死亡率[74-75]。导致血糖升高的因素包括：胰岛素抵抗，CPB 期间内源性儿茶酚胺的释放及 CPB 结束后应用肾上腺素。应启动高血糖治疗，应用适量胰岛素将血糖维持在 < 180 mg/dL（10 mmol/L）（附录 6）。

2. 术后常见场景的管理

在心脏直视术后早期恢复阶段，存在多种典型的血流动力学状态。应对这些情况了然于心，这将有助于在灾难发生前做出应对性治疗，而非在发生后进行补救。

（1）低温所致血管收缩、高血压及处于边缘状态的心排血量

1）如果患者在进入 ICU 时的体温仅为 35~36℃，那么患者的血管将发生收缩以升高中心体温。此时，虽然外科手术的打击使心功能仍处于相对抑制状态，但 SVR 的升高仍会造成高血压。对此可使用联合治疗策略：通过输液使肺动脉舒张压（PADP）或肺毛细血管楔压（PCWP）提高至 15~20 mmHg，使用扩血管药物将收缩压控制在 100~120 mmHg（平均动脉压 70~80 mmHg），心指数 < 2.0 L/（min·m^2）时给予正性肌力药物。还需采用前文所述方法进行加温。在各种常用的扩血管药物中，氯维地平是一种短效钙离子通道阻滞剂，通常作为降低 SVR 的一线用药[76]。硝普钠在降低 SVR 方面优于静脉滴注硝酸甘油，但由于药效强烈需严密监护。静脉滴注硝酸甘油主要用于潜在心肌缺血的患者，但它同时会在很大程度上降低前负荷和心排血量，而对体循环血管的扩张作用弱于其他一些药物。尼卡地平作为一种长效钙离子通道阻滞剂，也可考虑使用。

2）对于下列情况，可考虑使用动脉扩血管药物。

a. 降低后负荷，改善心肌代谢及左心室功能。

b. 改善外周组织灌注，向外周组织扩散热量。

c. 利于舒缓且充分的输液治疗。

3）扩血管药物会导致 SVR 和血压的下降，左心充盈压呈中度下降，这就要求在用药的同时补液，以维持心排血量。理想的左心充盈压依赖于心肌收缩力及顺应性。前负荷（常指 PADP）不应超过 20 mmHg，否则会由于室壁张力的升高而对心肌功能和代谢造成不良影响。但是，如果前负荷降得过低，患者体温一经恢复正常，便会因前负荷过低而发生低血容量及低血压。因此，一般性原则是"优化前负荷→降低后负荷→恢复前负荷"。

4）对于心指数处于边缘状态 [< 2.0 L/(min·m^2)]、且充盈压足够的患者，如果存在一定程度的高血压，可给予小剂量扩血管药物。如果患者已经在使用正性肌力药物，那么在调整用药前务必评估心指数。即便医生有停用正性肌力药物的考虑，但在确认患者的心排血量满意之前，对高血压患者停用正性肌力药物可能是非常危险的。部分患者由于交感张力升高，血管发生强烈收缩，即使心功能处于非常边缘的状态，仍可维持满意的血压。而一旦这一代偿机制消失，则可因灌注压的下降导致病情迅速恶化。

（2）复温阶段的血管扩张及低血压

1）血管扩张会使充盈压下降，导致低血容量患者发生低血压，即使心功能满意仍可能会引起心排血量下降。术后早期发生血管扩张的原因如下。

a. 镇痛及抗焦虑药物（麻醉药、异丙酚、咪达唑仑）具有扩张血管的作用。如果患者近期曾经使用血管紧张素转化酶抑制剂（ACEI）或血管紧张素受体阻滞剂（ARB），可在 CPB 期间及之后造成低血压。

b. 在手术室或 ICU 内静脉给予硝酸甘油，可控制血压、减轻心肌缺血、防止桡

动脉发生痉挛，但会导致前负荷、心排血量及血压下降。为了拮抗这些问题，常用的方法是大量补液。除非有活动性心肌缺血，否则，在复温阶段最好避免静脉滴注硝酸甘油，以减少补液量。

c. 在解除低体温的同时会发生外周血管扩张，如果体温恢复至37℃以上，情况会变得更为严重。

d. 随着心排血量的改善，收缩的外周血管常常会开始松弛。

e. 有时，即使心排血量充足，仍会出现可导致顽固性低血压的血管麻痹状态。这可能是因全身炎症反应（也曾见于非 CPB 术后），并有可能与一氧化氮（NO）诱导的血管扩张作用有关。

f. 输血反应和药物过敏反应也会引起血管扩张。

g. 心脏手术后即刻发生脓毒血症的情况非常罕见，但在鉴别诊断时应考虑到这一可能。

2）为了避免低血压，必须加强补液来维持充盈压。但问题是：应当选择晶体溶液还是胶体溶液？输入量是多少？如果低血容量的基础病因是毛细血管渗漏综合征，那么补充胶体溶液有害的，因为那些胶体成分会进入组织间隙，加重组织水肿并损害脏器功能。但是，如果外周血管和脏器血管床扩张是发生低血容量的主要原因，则首选胶体溶液，这是因为胶体溶液比晶体溶液能更有效地增加血管内容量。通常，如果充盈压没有上升，那么无论是输入胶体溶液还是晶体溶液，肺血管外液体量均不会受到显著影响[77]。容量复苏通常仅在患者入 ICU 的最初 6 h 有意义，之后，大多数可导致血管扩张的因素都将不复存在，而毛细血管渗漏也会逐渐减轻。

3）通常，最理想的策略是首先给予乳酸林格液 500 mL，而不是生理盐水。生理盐水会导致高氯性酸中毒，加重急性肾损伤[78-79]。如果充盈压仅有小幅升高，可选择胶体溶液，例如 5% 白蛋白溶液，将更多的液体锁定在血管内空间。单从提高血管内容量角度而言，高取代度羟乙基淀粉（hetastarch，即传统的"706 代血浆"）复合物溶液较晶体溶液更高效，比 5% 白蛋白溶液持续作用时间更长，但这一产品已经慢慢淡出临床视野，主要是因为它可能导致凝血功能异常或肾功能障碍。如果可能，可选用低取代度羟乙基淀粉（tetrastarch，即羟乙基淀粉 130/0.4 氯化钠注射液），24 h 的总入量应限制在 1500~1750 mL（20 mL/kg）[80]。如果 HCT 很低（< 22%），那么扩容的最好选择就是输注浓缩红细胞；而如果患者出血量较多，则可以考虑输注成分血。需始终牢记：输入任何体积的胶体液、血制品及晶体液，都会因稀释而导致HCT 下降，而前两者较后者更甚。

4）在血管扩张期间，为了维持充盈压及血压，常常倾向于大量补液。虽然心功能良好的患者在输液的同时会产生大量尿液，但还是有很多患者并非如此。医生应避免用大量的补液来"冲洗"患者，大量补液（6 h 内输液量 > 2 L）会加重肺间质水肿、延迟拔管，同时会造成脑水肿或肠道水肿。此外，还会造成严重的血液稀释，并因为贫血而输血，导致凝血因子浓度下降，有可能会增加纵隔出血量，进一步需要输入血浆或血小板。仅当因需要维持心排血量及组织灌注时，才需要增加前负荷。

5）机体对于输液的反应并不总是具有可预测性，它有赖于左心房和左心室的顺应性、毛细血管的渗漏程度以及外周血管的收缩强度。

a. 通过反复的输液试验来增加前负荷，一般可以使心排血量和血压升高至满意水平。顺应性差的心脏对容量的需求较小，例如左心室肥厚患者。随着心排血量的增加及患者体温的恢复，收缩的外周血管会趋于松弛，继之充盈压将会下降，需要输入更多的液体。如果心功能及充盈压已达到理想水平，而血压仍然处于边缘状态，可使用 α 受体激动剂（去氧肾上腺素或去甲肾上腺素）来维持血压，这样就可以限制补液量。如果充盈压理想，但用药物也无法维持血压，而此时的心排血量满意，则可能存在"血管麻痹综合征"。这一情况通常会对升压素 0.01~0.1 U/min 有所反应 [81]。血管麻痹综合征可能与白细胞激活、促炎介质释放有关，而后者是 CPB 所致全身反应所引发，但在非 CPB 术后也有发生此并发症的报道。如果血管麻痹的情况持续存在，可静脉注射亚甲蓝 2 mg/kg 后，以 0.5~1 mg/（kg·h）的速度维持，对改善病情会有所帮助 [82]。

b. 补液仍无法使充盈压上升的情况常见于高顺应性、容量超负荷的心脏（如二尖瓣反流），这些患者心排血量的增加先于充盈压的增加。因此，可根据心排血量的情况来指导补液。如果有大量的失血，则必须仔细分析可能的原因，包括是否存在积聚在胸腔内没有引流出的积血。

c. 还有一些患者，补液并不会带来充盈压的上升，这是因为持续存在的血管扩张及毛细血管渗漏使输入的液体进入了组织间隙而非血管内，这种情况最常见于病情极其严重加之 CPB 时间过长的患者。有时，即使输入大量液体也无法维持良好的充盈压和心排血量，但即便如此，补液也是必要的。同时，人们必须接受大量补液在改善血流动力学的同时对机体造成的负面影响。可以考虑使用正性肌力药物，增加 SVR、减少液体给入量。

d. 补液后，如果充盈压相应升高，但血压和心排血量仍处于边缘状态，那么左、右心室将会扩大，心肌氧需增加，冠状动脉血流下降。此时，应立即停止补液，启用正性肌力药物。须行超声心动图检查排除心脏压塞及其他疑似病变（室间隔穿孔及瓣膜病变）。胸部 X 线片可确诊张力性气胸。

6）复温期间，血流动力学管理的一般策略如下。

a. 如果血压处于边缘状态，输入晶体或胶体溶液将 PADP 或 PCWP 推高至 18~20 mmHg（肥厚心脏常常需要推高至 25 mmHg）。如果达到此水平后患者仍处于低血压状态，而尿量与输液量相匹配，或补液量已经超过 2000 mL，但充盈压未升高，应考虑以下措施。

• 如果心指数 > 2.2 L/（min·m²），给予去氧肾上腺素（单纯 α 受体激动剂）；如果无效，使用升压素应对可能出现的"血管麻痹"状态。

• 如果心指数在 1.8~2.2 L/（min·m²），使用去甲肾上腺素（α 和 β 受体激动剂）。

• 如果心指数 < 1.8 L/（min·m²），给予正性肌力药物，然后使用去甲肾上

腺素来维持血压。

  b. 注意：使用 α 受体激动剂可能无法减轻毛细血管渗漏，但可对抗血管扩张，从而降低容量需求、改善 SVR 和血压，但对心肌功能几乎没有影响。

（3）尿量过多、充盈压下降 一些患者可能会大量排尿，导致充盈压、血压及心排血量下降。在分析原因时应考虑以下多方面的因素。

  1）患者在手术室内是否因少尿或高钾血症而使用了甘露醇或呋塞米（速尿）？当使用了利尿剂后，尿量就不再是直接反映心功能的指标了。尿量过多常常需要补充大量的液体来维持充盈压，于是将面对如何合理选择溶液（晶体 vs. 胶体）的问题。

  2）患者是否因高血糖而发生渗透性利尿？应常规遵循高血糖治疗策略，将血糖控制在 < 180 mg/dL（10 mmol/L）（附录 6）。

  3）患者左心室功能是否正常，肾脏是否正简单地将 CPB 血液稀释所产生的过多组织间隙液体通过尿液排出？这种获益效应常见于 CPB 时间较短、健康状态较好的患者，其心排血量指标及肾功能良好，术后可快速康复。但当尿量过多导致充盈压、血压和心排血量下降时，这就变成了要处理的临床问题。

  a. 明确是否存在利尿的因素或药物。

  b. 在这一自发利尿期，可给予晶体或胶体溶液，适度维持液体负平衡。务必克制过度输入胶体溶液的想法，否则会造成血液稀释；但即使维持液体负平衡仍会造成进行性贫血，同时还会导致凝血因子被稀释，这有可能造成纵隔出血。对于这样的患者，可使用 α 受体激动剂或血管升压素，维持充盈压，减少补液需求。

（4）低心排血量综合征伴左心室功能受损

  1）单纯左心室功能障碍、术后需要使用正性肌力药物的情况见于：术中发生活动性心肌缺血，术前存在左心室功能障碍，陈旧性或近期心肌梗死史，严重的心脏瓣膜疾病；也可能是由于术中出现的一些问题，例如长时间心脏停搏、心肌保护不充分、血运重建不完全或桥血管血流欠佳。同时出现左、右心室功能差通常是由于可逆性的心肌顿抑，而非围手术期缺血或梗死。左、右心室功能不全的治疗方案相同，但如果 ECG 提示可能存在心肌缺血，则应再次评估，并有可能进入心导管室进行治疗[83-86]。

  2）在手术结束转入 ICU 前，应采取合理措施来评估和优化患者的血流动力学状态，包括：心脏起搏、优化前负荷、使用正性肌力药物，并在必要时使用 IABP。外科医生与麻醉医生共同制定一个"任务计划"十分重要，即如何在 ICU 内管理患者。通过直视和 TEE 来评估心功能，建立与 Swan-Ganz 导管测量参数的对应关系，从而制定个体化的治疗方案。需要与 ICU 的主管医生做充分沟通以确定理想的充盈压、正性肌力药物的选择、维持或减停正性肌力药物、辅助通气需求等。在 ICU 内，应密切监护、持续评估，以确定患者是否在按计划康复或需要进一步的评估和干预。

  3）对于重症患者，除了认真的体检及标准化的监护外，超声心动图具有非常大的价值，有助于发现并确诊潜在的问题。体现超声价值的典型情况是：大剂量正性肌力药物下仍然出现低心排血量，血压处于边缘状态且不断波动，充盈压升高（常因扩容治疗），氧合恶化，持续性或逐渐减少的出血。在这种情况下，常常需要超声进行评估，以确定在左心室功能障碍以外，是否存在其他导致低心排血量综合征的因素，例如包裹性或局部心脏压塞、严重的舒张功能障碍、右心室功能障碍、反流性瓣膜病、室间隔水平存在分流等。在以上原因中，最常见的是心脏压塞，幸运的是，这是最易于治疗的情况。如果 TTE 无法获得理想的超声窗，可选用 TEE，后者易操作且特别适用于气管插管的患者 [87]。

4）关于低心排血量综合征的详述见第 11 章。

（5）左心室功能正常但存在低心排血量：舒张功能障碍

1）术后令人困扰的一种情况是：左心充盈压正常或升高，但发生了低心排血量综合征，而左心室功能又基本正常。这一情况最常见于体型较小的女性，伴发高血压，且左心室肥厚、心腔狭小。类似这样的问题还见于主动脉瓣狭窄和高动力心脏，这些患者的心腔几近消失 [88]。

2）严重的舒张功能障碍表现为心室顺应性下降，而缺血 – 再灌注损伤所致的心肌水肿会使这一情况进一步加重。发生低心排血量综合征的风险因素包括：房室同步性丧失导致心室充盈受限，偶尔因右心室功能受损，以及过度使用正性肌力药物。

3）从 Swan-Ganz 导管获得的血流动力学数据可见充盈压升高及心排血量下降，提示左心室功能障碍。因此，标准的治疗方案是保证房室传导功能正常、扩容及启用正性肌力药物。但这样的治疗对心排血量的改善作用甚微，更高的充盈压甚至会导致肺淤血、肾血流减少（体循环静脉压的升高会进一步加重这种情况）及进行性少尿。正性肌力药物的使用可造成严重的窦性心动过速，这将对心肌代谢及恢复产生不良影响。

4）在评估和管理这一问题时，TEE 具有非常大的价值。通常情况下，TEE 可确诊左心室肥厚、室壁僵硬伴高动力性收缩，以及发现舒张功能障碍的征象。通过补液将 PADP 提高至 20~25 mmHg 会使左心室舒张末期容积增加，但由于左心室顺应性差，左心室舒张末期容积会低于与充盈压相匹配的容积。应该用松弛性正性肌力药物（lusitropic）来替代儿茶酚胺类药物，前者可使左心室松弛，后者有强烈的 β 受体激动正性肌力作用，同时具备变时作用。米力农适用于这一情况，且可以增强右心室功能。

5）其他的考量包括：使用小剂量钙通道阻滞剂或 β 受体阻滞剂来改善心室舒张功能，但由于心排血量下降，有时从理论上很难启动用药。强化利尿的同时输注胶体溶液（少盐的白蛋白溶液），在减轻间质水肿的同时可改善心脏舒张功能。如果患者在发生低心排血量数日后仍然生存且未出现器官功能障碍，那么心排血量将逐渐增加。

（6）右心室功能障碍所致低心排血量状态

1）左心室功能储备良好，但心排血量及血压较低处于边缘状态，这可能是由于右心室功能严重受损所致。可能的原因包括右心室心肌梗死、各种原因所致肺动脉高压造成的右心室功能不全，当然，最常见的原因是二尖瓣疾病。术中面临的问题包括严重三尖瓣反流伴右心室功能障碍的外科矫治，术中对右心室心肌保护不理想，尤其是那些因肺动脉高压而继发右心室肥厚的患者，以及曾输入多种血制品的患者。肺血流量的减少将影响氧合，右心室扩张、膨大，进而导致室间隔偏移、左心室充盈受限。

2）中等量的扩容、维持满意的组织灌注压，以及一些可以改善右心室收缩力、降低右心室后负荷的措施均有助于改善右心室功能。具体措施包括：纠正酸中毒使动脉血气正常化，合理使用正性肌力药物（通常为米力农或多巴酚丁胺），启用肺血管扩张剂（吸入一氧化氮、依前列醇、伊洛前列素或米力农）[89~91]。如果上述所有措施均不能奏效，可考虑右心室辅助装置或体外膜肺氧合机（ECMO）。

3）后文将详述右心室功能障碍的管理措施。

3. 常见手术的术后管理要点 [92]

（1）体外循环下冠状动脉旁路移植（CABG）

1）即使患者术前有相对正常的左心室功能，大多数心脏中心仍会在 CPB 结束后数小时内给予小剂量正性肌力药物，以支持心肌功能，因为术后早期在 ICU 期间，患者可能会呈现短暂性心功能障碍。初始的一线用药常选择肾上腺素或多巴酚丁胺。肾上腺素（1~2 μg/min）是首选的正性肌力药物，通常会比其他药物更少诱发心动过速。如果患者对某一种儿茶酚胺类药物没有充分反应，那么米力农会显著改善心排血量。米力农是一种正性肌力药物，可以扩张血管，常常需要加用去甲肾上腺素来提高 SVR。如果血流动力学状态仍处于极其边缘的状态，则应考虑 IABP。与儿茶酚胺类药物相比，IABP 可降低心肌氧需、改善冠状动脉灌注。如果罹患围手术期心肌梗死，或者虽然没有心肌梗死，但却呈严重的心肌顿抑、心功能长时间障碍，那么应将正性肌力药物的使用时间延长至 6~12 h 以上。如果使用了正性肌力药物和 IABP 后，患者仍表现为低心排血量状态，则可能需要置入心脏辅助装置。

2）如果患者仍有气管插管，可使用异丙酚来有效地扩张血管、缓解高血压；但当镇静强度减弱后，血压又会再次攀升。此时，如果患者的其他各项血流动力学参数都稳定，建议使用扩血管药物来降低 SVR，例如氯维地平或硝普钠，而不是再次加深镇静或使用麻醉药来控制高血压，这样会尽可能减轻对呼吸的抑制。可以静脉滴注硝酸甘油，尤其是当患者表现出心肌缺血的症状时，但该药会降低前负荷及心排血量。随着患者复温，应选用短效降压药，因为高血压情况会随着外周血管收缩的减弱而得到改善。

3）虽然术前使用 β 受体阻滞剂的患者在 CPB 结束时常常需要使用起搏器，但那些没有充分阻滞 β 受体的患者，术后则易出现心动过速，年轻、焦虑的患者尤其如此。虽然应评估心动过速的潜在病因，但对于高血压伴有心动过速、且心排血量高于正常的患者，可使用 β 受体阻滞剂（如艾司洛尔或间断静脉注射美托洛尔）。左心室高动力的患者使用扩血管药物来控制高血压后，可能出现进行性心动过速。在这种情况下，可容许收缩压上升至 140 mmHg，然后使用 β 受体阻滞剂，既控制血压，也控制心率。

4）所有行 CABG 的患者，均应放置心房和心室起搏导线。如果患者表现为窦性心动过缓或交界性心律，可选用心房起搏模式，起搏频率为 90/min，以优化左心室充盈、提高心排血量。如果房室传导正常，永远要选择心房起搏模式，而非房室顺序起搏，房室顺序起搏时，右心房（RA）和右心室（RV）会参与起搏，这将导致心室起搏丧失同步性。如果存在 Ⅱ 度或 Ⅲ 度房室传导阻滞，则应选择 DVI 或 DDD 模式。当患者存在中至重度左心室功能障碍时，应多放置一条心室起搏导线，并选择双心室起搏模式（RA-BiV），这样的起搏模式优于标准的 RA-RV 起搏，可获得更高的心排血量[93~94]。房颤患者如果心室率较慢，则选用 VVI 起搏模式。对于长时间房颤的患者，可能没有必要放置心房起搏导线；但不少这样的患者会在手术刚刚结束时表现为窦性心律，并可以持续数天，在这样的情况下，如果患者出现心动过缓，则能够从心房起搏中获益。

5）在手术期间，常用的抗心律失常措施是使用利多卡因来抑制室性心律失常的发生，但鲜有文献证实此措施的有效性[95]。给药的时间点选择在主动脉开放以后，而后持续预防性给药至次日早晨。另外一种方案是：预防性使用胺碘酮以降低术后房颤的发生率，这尤其适用于年龄较大的患者。此方案还有助于控制室性异位心律。常用的给药方法是在手术期间，静脉推注负荷剂量的胺碘酮。在降低术后房颤发生率方面，术前口服负荷剂量或术后静脉推注负荷剂量的胺碘酮与术中给药的有效性并无差异[96]。

6）房颤：CABG 术后约 25% 的患者会出现房颤，这可能是因为术中对心房的保护不足，或因为停用 β 受体阻滞剂。由于强有力的证据显示 β 受体阻滞剂可降低房颤的发生率[97]，因此，大多数心脏中心会在术后第 1 天早晨启用 β 受体阻滞剂（通常为美托洛尔 25~50 mg，每天 2 次）。多项研究发现硫酸镁可降低房颤及室性心律失常的发生率[70,98]。建议分别在 CPB 结束时和术后第 1 天早晨给予硫酸镁 2 g。可单独使用胺碘酮预防房颤，而胺碘酮和 β 受体阻滞剂同时使用的效果更为理想[97,99]。后文将详细阐述房颤的预防和控制。

7）应密切关注术后 ECG。ECG 的缺血征象可见于血运重建不完全、心肌保护不良，以及因解剖性狭窄、急性桥血管堵塞或冠状动脉痉挛所致心肌灌注受损（图 8.2）[100]。无论何种原因，通常需要静脉给予硝酸甘油 [初始剂量为 0.25 μg/（kg·min）]；如果怀疑冠状动脉痉挛，可给予钙通道阻滞剂（硝苯地平 30 mg 舌下含服；或地尔硫䓬 0.25 mg/kg 静脉推注，用时 2 min，而后改为 5~15 mg/h 滴注）。这些药物有助于缓解心肌缺血或缩小梗死面积。也应考虑置入 IABP。如果考虑缺血源于桥血管出现问题，应立即行冠状动脉造影，而后行经皮冠状动脉成形术或再开胸处理[83~86]。如果出现持续性冠状动脉痉挛，且有诱发心源性休克的可能，那么，唯一的办法就是急诊实施 ECMO[101]。

8）多导联 ST 段抬高，通常是急性心包炎的表现，但计算机常常会将其解读为 “急性心肌梗死”（图 8.3）。必须认真解读 ECG，并结合血流动力学表现以及外科医生对其行血运重建手术质量的准确认知。应考虑行超声心动图以评估局部室壁运动异常。

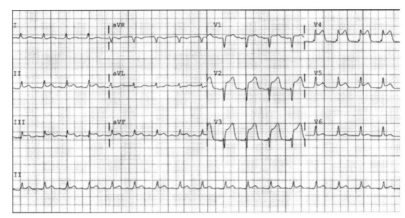

图 8.2　一例冠状动脉旁路移植术后患者的 ECG。本例患者因左前降支广泛病变而需要行内膜剥脱术。心前区导联可见显著的 ST 段抬高，并存在损伤电流（current of injury）。患者行冠状动脉造影检查发现吻合口远心端存在一凸起的斑块导致血管阻塞，放置支架后效果满意

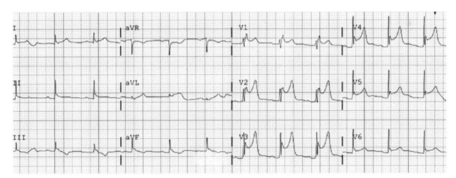

图 8.3　顺利完成的瓣膜手术术后数小时的 ECG。注意：ST 段普遍抬高，PR 段压低，符合急性心包炎的表现

9）对于术后新发室性心律失常，永远要保持"可能发生了缺血"的警觉，并应立即行冠状动脉造影。分析 12 导联 ECG。折返性室性心动过速（VT）通常与之前的心脏受损有关。对于 EF > 35% 的非持续性 VT，最佳的治疗措施是给予 β 受体阻滞剂和（或）胺碘酮；如果 EF 较低，应给予胺碘酮；如果 VT 反复发作，应考虑行电生理检查，并考虑安装植入式心脏复律除颤器（ICD）。植入的时机取决于 VT 发作的频率及严重程度，有随机研究建议：血运重建术后可等待 3 个月再考虑植入 ICD，其间左心室的功能可能有所恢复，在等待期间可考虑使用 LifeVest（ZOLL Medical Corporation）。

10）所有在 CPB 下完成的心脏直视手术，术后实际上均伴有不同程度的心肌损伤，心脏标志物出现升高。因此，一些医生在术后并不常规检查肌钙蛋白或肌酸激酶同工酶（CK-MB）。因此，围手术期心肌梗死（PMI）的诊断存在困难；但如果持续存在 ECG 的特征性表现，而超声心动图可见局部室壁运动异常，即可怀疑 PMI[102-103]。生物标志物对心肌损伤非常敏感，数值越高意味着心肌坏死越严重，并与不良预后相关。PMI 的管理主要包括血流动力学支持。相对小范围的 PMI 的常见表现是 SVR 下降，

需要使用升压药物维持数日以保证血压。心肌梗死的程度越广泛，需要药物或 IABP 辅助的时间就越长。关于 PMI 的诊断和管理详见后文。

11）对于使用桡动脉桥的患者，应使用扩血管药物来预防桥血管痉挛。抗血管痉挛的"鸡尾酒疗法"包括：在准备桥血管时，静脉滴注硝酸甘油、维拉帕米或尼卡地平；术中静脉滴注地尔硫䓬 10 mg/h 或静脉滴注硝酸甘油 10~15 μg/min[0.1~0.2 μg/(kg·min）]，并持续至术后 18~24 h；然后转为口服氨氯地平 5 mg（每天 1 次），口服长效地尔硫䓬 120~180 mg（每天 1 次），或口服单硝酸异山梨酯 20 mg（每天 1 次），可于术后 6 个月停药[100]。

12）抗血小板治疗：可抑制血小板在静脉桥中的沉积，以减轻或推迟纤维内膜增生及动脉粥样硬化，进而降低围手术期死亡率，改善桥血管的远期通畅率。

a. 手术刚刚结束时，血小板活性增加，因此，应在术后 6~24 h 开始服用阿司匹林[104]。有人认为：75~100 mg 的阿司匹林剂量不足以充分抑制血小板聚集，因此建议每天服用 325 mg，这一剂量可能更为有益[105-106]。为了改善桥血管的通畅性，建议服用 1 年阿司匹林，同时对冠心病起到二级预防作用。因此，对于所有接受全动脉桥 CABG 的患者均服用阿司匹林。如果患者不适于服用阿司匹林，可使用氯吡格雷，建议的负荷剂量为 300 mg，然后每天服用 75 mg；如果不服用负荷剂量，那么术后早期数日对血小板的抑制效果可能不够充分。

b. 大部分研究认为：使用阿司匹林和 P2Y12 抑制剂的双抗血小板治疗并不能为接受 CABG 的稳定性心肌缺血患者带来任何额外获益，包括罹患糖尿病的患者，正如 FREEDOM 试验所显示的结果[107-109]。但 AHA 指南建议：对于此类患者，应考虑采用双抗治疗 1 年，此为 IIb 级推荐[104]；而欧洲指南建议：双抗治疗仅适用于在 CPB 下行 CABG 及冠状动脉内膜剥脱术后患者（但适用于全部在非 CPB 下行 CABG 的患者），此为 IIb 级推荐[109]。

c. 对于因急性冠脉综合征而行 CABG 的患者，AHA 指南将双抗治疗作为 IIa 级推荐，同时建议：在服用阿司匹林时，同期服用替格瑞洛或普拉格雷，而非氯吡格雷[104]。一项荟萃分析指出：替格瑞洛和普拉格雷可有效降低死亡率及桥血管堵塞发生率[110]。ESC 指南建议：仅对术前已使用双抗治疗的患者继续执行该策略，而这部分人群多数是接受手术的 NSTEMI 患者[109]。

d. 外科手术后，建议服用他汀类药物来改善静脉桥的通畅性[111]。术后立即给予负荷剂量而非常规剂量，可获得更理想的疗效[112]。2015 年的 AHA 指南建议：年龄 < 75 岁的患者术后可采用大剂量策略（阿托伐他汀 40~80 mg 或瑞舒伐他汀 20~40 mg），年龄 > 75 岁则采用小剂量策略[104]。

（2）非体外循环冠状动脉旁路移植（OPCAB） 手术入路选择胸骨正中切口，不使用 CPB。大量研究证实：OPCAB 可减少失血、降低输血需求、肾功能障碍发生率更低、房颤发生率也更低、神经认知功能衰退更轻，以及更低的卒中风险[113-114]。但大部分研究发现：OPCAB 的血运重建不彻底，更多需要再次手术，且远期生存率下降[115-120]。术中应密切监护，连续测量心排血量，实时测量 SvO$_2$，同时使用 TEE 来保证患者处于相对稳定的状态。手术本身可能影响术后监护的问题包括：体温调节，术中缺血对心功能的影响，潜在的解剖问题及血运重建不彻底可能导致围手术期心肌缺血或心肌梗死，在调整心脏位置期间需通过补液来维持血流动力学状态，因使用肝素及回收的血液所导致的出血。

1）手术期间，患者的体温存在下降的趋势，因此必须想方设法维持体温，诸如调高手术室温度，所有静脉补液加温后输入[121]，局部使用加温装置，如 Bair Hugger 或 Kimberly-Clark 温控系统。Thermogard XP 血管内加温系统（ZOLL Medical Corporation）是一种置于下腔静脉的装置，对维持正常体温非常有效[122]。如果患者在进入 ICU 时呈现低体温状态，可以采用前文所述的标准方案进行处理。

2）虽然在吻合重建期间会发生心肌缺血，导致心功能出现短暂性下降，但通常在进入 ICU 后患者的血流动力学表现都会比较稳定。一般情况下，CPB 术后常见的心排血量下降的场景不会在这些患者身上发生；但 OPCAB 术中常需使用小剂量正性肌力药物，尤其是那些心室功能受损的患者，在心排血量达到满意状态前应持续用药。

3）必须认真评估术后即时 ECG。术中则可以使用多普勒血流分析仪来评估桥血管的通畅性。由于出血和心脏跳动，使得 OPCAB 的术野显露不如 CPB 时理想，因此更可能发生解剖方面的问题，这表现在 ECG 的缺血性改变及 TEE 所见的局部室壁运动异常，但并非一定会发生。有时，ECG 异常所反映的是存在没有施行旁路手术的病变血管，这样的治疗方案导致血运重建不彻底，之所以做这样的决策，可能是由于术野显露不佳、血流动力学状态不稳定，也可能是因病变血管过于细小。如果术后出现任何与桥血管血流及通畅性相关的问题，均应降低行冠状动脉造影检查的门槛。

4）虽然应用 β 受体阻滞剂有助于术后管理，但会导致心率下降，并会持续一段时间，因此要求给所有患者均放置起搏导线。虽然 60~70/min 的心率可以接受，但在术后早期，只有当心率提高至＞ 80/min 才能获得理想的心排血量。

5）关于 OPCAB 有助于降低房颤发生率这一观点尚存争议，这一优势更多见于年龄较大的患者[114,123]。因此，尽早使用 β 受体阻滞剂仍是必需的。通常在行桥血管吻合时，即可给予镁剂以提高发生心律失常的阈值，术后第 1 天还应再次给药，以降低发生房颤的风险。对于高风险患者，可考虑使用胺碘酮。

6）虽然 OPCAB 避免了 CPB 所致的血液稀释，但麻醉医生常常会在术中大量补液以维持前负荷，抵消因心脏操作和摆位对血流动力学状态造成的负面影响，在操作后外侧壁血管时，影响尤其明显。正因如此，患者术后均存在一定程度的容量超负荷，当血流动力学状态稳定后，需行利尿治疗。虽然按常理来说，OPCAB 术后发生肾功能障碍的风险较低，但在吻合桥血管近心端时，由于需要对主动脉实施半阻断，会造成一段时间的低血压，这就会使已经存在肾功能障碍的患者面临进一步的肾损害。使用一些吻合辅助装置，如 HEARTSTRING（MAQUET Cardiovascular），可使这一问题的发生率有所下降。

7）很多心脏中心会在手术室或 OPCAB 患者刚刚进入 ICU 不久即拔除气管插管。应遵从标准的撤机和拔管标准，包括：体温恢复正常，血流动力学状态平稳，无出血，恢复充分的清醒且无明显疼痛感，气体交换满意。对于大多数患者，当达到上述要求后，使用短效麻醉药物及异丙酚或右美托咪定可安全地拔除气管插管[124]。由于术中通过大量补液来维持血流动力学状态的稳定，因此，术后肺部顺应性会有所下降[125]。一项比较 OPCAB 和常规 CABG 的研究发现：OPCAB 术后气体交换优于 CABG，且可以更早拔除气管插管。但另外一项研究并未发现两者存在差异，且两项研究均提示：两种术式完成后，肺功能检查显示的肺功能损害程度相近[125-126]。

8）由于 CPB 会导致血液稀释，且存在其他一些影响凝血功能的负面作用，因此，没有使用 CPB 的 OPCAB 术后较少发生贫血。如果没有手术出血点，那么 OPCAB 术后发生严重纵隔出血是极其少见的。但潜在的凝血功能异常仍有存在的可能性。

a. 术中仍须肝素化，且会发生一定程度的纤溶。抗纤溶药物有助于显著减少 OPCAB 术后的出血，可以选择使用[127]。

b. 吻合远心端时会有一定程度的出血，这些出血将回收至血液回收机，后续的离心和洗涤会导致回输血液中的凝血因子及血小板减少。

c. 在 OPCAB 术中，双侧胸膜腔都会打开，如果没有放置胸腔引流管（或引流效果不佳），可能导致未被发现的积血从纵隔溢出。须时刻保持对评估和处理大量纵隔出血的警觉，如果发现患者血流动力学状态不稳定，应高度怀疑上述情况。

9）OPCAB 术后可能出现高凝状态，这在一定程度上可能是由于血小板的活性增强，且没有像 CPB 手术所发生的显著血小板功能障碍[128]。术后早期即应开始使用阿司匹林 + 氯吡格雷，有助于降低术后心血管事件的发生率，且不会增加出血的风险。一项荟萃分析结果显示：OPCAB 术后接受双抗治疗有助于降低静脉桥早期堵塞及围手术期心肌梗死的发生率（但仍会增加出血的风险）[129]。因此 AHA 建议，术后 1 年应持续使用双抗策略[104]。但有一项研究发现：术后使用氯吡格雷 1 个月即可，延长时间并不会有更多获益[130]。

（3）直视微创冠状动脉旁路移植（MIDCAB）　可完成左胸廓内动脉（LITA）与左前降支（LAD）的吻合。手术入路为左胸切口，并在单肺通气下完成。可在直视下获取 LITA，也可使用胸腔镜或机器人进行操作。

1）一般情况下，患者可在手术室或刚刚进入 ICU 后即拔除气管插管，硬膜外麻醉或鞘内持续输注吗啡有助于减轻患者疼痛、改善呼吸，否则由于术中牵拉、切除肋骨或肋骨骨折，会有剧烈的胸壁疼痛[131]。在伤口处局部注射丁哌卡因也有助于减轻疼感，效果优于单独使用自控镇痛泵（PCA）[132]。

2）由于没有缝置起搏导线，因此，术后 60~70/min 的心率是可以接受的。如果存在心动过缓，可通过 Swan-Ganz Paceport 导管放置心室起搏导线，但通常这一做法无法带来最佳的血流动力学状态。必要时可使用体外临时起搏器。

3）术后必须描记 ECG 并仔细分析，排除心肌缺血。与停搏下手术相比，在不停搏的心脏上完成血管吻合更易发生问题。

4）心包内及胸膜腔内出血可能源自胸壁切口、吻合口或 ITA 侧支断端，在自主呼吸时，易积聚于胸膜腔中，因此术后应密切观察胸管引流并行胸部 X 线片检查。

（4）主动脉瓣手术（外科及导管入路）

　　1）主动脉瓣狭窄 的主动脉瓣外科置换 (SAVR)。

　　a. 主动脉瓣狭窄（AS）将导致左心室肥厚增生、顺应性下降，此时左心室的功能依赖心房和心室的同步收缩，形成的每搏输出量约为正常的 30%。术后，必须保证窦性心律，或者采用心房起搏或房室顺序起搏。左心室肥厚的患者，术后早期的理想心率在 80~90/min。由于血流动力学显著受损，因此术后易发生房颤，尤其是在术后的最初 24 h。

　　b. 必须保证充分的前负荷（常常要求 PCWP > 20 mmHg），只有这样才能保证左心室充分充盈。由于左心室肥厚、顺应性下降，很少量的补液即有可能使充盈压迅速升高。

　　c. 虽然主动脉瓣跨瓣压差高的患者，其左心室压力通常很高，但在术后，很少有收缩压严重升高的情况出现，主动脉瓣置换会大幅降低这一跨瓣压差。然而，当患者进入 ICU 后数小时，往往会出现高血压，此时必须控制血压，降低心肌氧耗，保护主动脉的切口缝合。对于高动力心脏，使用扩血管药物有可能造成舒张期灌注压下降，引起心动过速。β 受体阻滞剂，如艾司洛尔或静脉用美托洛尔，有助于降低血压。如果患者在后期处于持续的高血压状态，可口服 β 受体阻滞剂。ARB 类药物有助于改善心室舒张功能，也可考虑使用[133]。

　　d. 肥厚增生、高动力的左心室心腔容积会发生中等程度的缩小，腔内血流速度加快，这将导致围手术期风险加大[88]。术后，左心室由于僵硬度增加会呈现舒张功能障碍，难于获得理想的充盈，这将导致充盈压升高、每搏输出量下降、心排血量下降；如果存在患者 – 瓣膜不匹配，上述问题将进一步加重。术中 TEE 可明确病变特征，指导选择合理的治疗方式。通过补充容量来改善左心室充盈，虽然可造成充盈压升高，但有助于病情的改善；而通过使用儿茶酚胺类正性肌力药物来逆转低心排血量却有可能适得其反。米力农或多巴酚丁胺具有的正性变舒作用，适用于此类患者，可促进心室松弛。可谨慎使用 β 受体阻滞剂。而 ARB 类药物有助于心脏舒张期的松弛。

　　2）主动脉瓣狭窄的经导管主动脉瓣置换（TAVR）。

　　a. TAVR 适用于大多数 AS 患者，即使是高龄患者，同样可以快速康复，而此类人群恰是 TAVR 最早认定的适用人群，大多数患者可在术后数日即出院。

　　b. 血流动力学状态：大多数患者在 TAVR 术后会表现出一定程度的高血压，需要静脉使用抗高血压药物（首选氯维地平），而后转为口服剂型。如果在手术过程中出现循环不稳定或低血压，则可能是由于导丝刺穿心脏或主动脉瓣环破裂所致的心脏压塞，也可能是由于冠状动脉开口受阻而诱发心肌缺血，或存在未发现的冠状动脉严重狭窄。低血压和心动过缓的最常见原因是术中使用右美托咪定用于镇静，停药即可纠正。如果没有心肌缺血或出血，那么大多数患者可通过使用去氧肾上腺素进行纠正。

c. 传导异常：术前 ECG 有助于评估某一患者是否存在发生严重传导阻滞的高危因素，对于所有行 TAVR 的患者，建议术后当晚进行心电遥测。

- 手术结束时，如果患者的心率非常慢，或者有发生严重传导阻滞的证据及风险因素，应留置临时起搏导线。ACC 专家共识中指出，对于下列人群，建议术毕当晚留置起搏导线：术前存在右束支传导阻滞（RBBB）——此为发生重度或完全性房室传导阻滞的最高危因素；术前 QRS > 120 ms，或因 PR 间期延长或 QRS 增加 > 20 ms 而呈现 I 度房室传导阻滞[134]。如果上述情况并未恶化，可在术后次日早晨拔除起搏导线。

- 应仔细分析术后 ECG，确认植入永久起搏器的可能性[135]。通常，完全性房室传导阻滞是植入永久起搏器的适应证。对于下列情况，应进一步监测，并行电生理评估，以确认是否需要植入永久起搏器：术前存在传导异常（QRS > 120 ms 或 I 度房室传导阻滞）且 PR 间期或 QRS 增加 > 20 ms；术前存在 RBBB 或 LBBB，且 QRS > 150 ms 或 PR 间期 > 240 ms。

- 部分患者可在术后 48h 或在出院后发生严重传导阻滞，这种严重的迟发性（> 48 h）传导阻滞的独立风险因素为术前存在 RBBB 及 PR 间期的增加量[136]。

- 无论是新发 LBBB 抑或需要植入永久起搏器，都会对左心室功能造成负面影响，且影响生存率，但并非所有研究均显示会对生存率带来负面影响[137-138]。

- 一项随访研究发现：在 TAVR 术后 10 d 内植入永久起搏器的患者，仅 40% 在术后 1 年呈现起搏器依赖，而这部分依赖永久起搏器的人群，可能更多见于使用自膨胀瓣架的患者[139]。

d. 肾功能：手术过程中所使用的造影剂可能会导致急性肾损伤，尤其是年龄较大伴肾功能受损的患者。至于补液策略，与其他心导管手术相同，主要是基于患者的左心室舒张末压（LVEDP），而测量这一数值需要选择在导管穿行主动脉瓣、尖端位于左心室的时候。

e. 精神状态：麻醉及镇静药物可能会影响患者的精神状态，例如常用于深度镇静的右美托咪定。高龄患者对这些药物非常敏感，清除的时间也更长。在镇静后恢复期或拔除气管插管后，受抑制的精神状态可能会导致低氧血症及高碳酸血症，因此，在患者更加清醒前，应密切监测脉搏血氧饱和度及呼吸做功情况。术后谵妄多见于房颤、NYHA Ⅲ～Ⅳ级、痴呆及经非股动脉入路行 TAVR（通常在全麻下行手术）的患者。一项研究发现：选择股动脉入路的谵妄发生率为 7%，而选择非股动脉入路时的发生率可高达 21%[140]。虽然术后谵妄可能导致死亡率升高，但经过对其他术后风险事件的校正后，发现它并非死亡的独立风险因素[141]。

f. 神经功能障碍：随着经导管放置支架及输送系统设计的不断改进，神经功能障碍的发生率已下降至 2%[142]。但多项 MRI 研究发现：超过 75% 的患者可出现新的缺血性损伤[143]，而一般情况下并不会导致神经认知功能即时下降。使用脑栓塞保护装置有助于降低栓塞物质的大小和数量，但并不能降低新发损伤的发生率，也不能改善神经预后[143-144]。

g. 抗凝：为了降低血栓栓塞的风险，建议所有 TAVR 术后患者均接受抗凝治疗。术后数小时内，可给予 300~600 mg 负荷剂量的氯吡格雷及 81 mg 阿司匹林，继之每日服用氯吡格雷 75 mg，共 6 个月，并同时每天服用 1 次阿司匹林 81 mg。但有数项研究发现：双抗治疗可增加出血风险，且并不会影响卒中的发生风险，因此并非必需[145-146]。建议房颤患者服用华法林或非维生素 K 拮抗剂口服抗凝药（也称新型口服抗凝药，NOAC），而无须使用抗血小板药物。GALILEO 试验比较了利伐沙班 + 阿司匹林和氯吡格雷 + 阿司匹林在非房颤患者中的应用效果，发现利伐沙班可以降低亚临床瓣叶血栓的发生率，但增加了出血、血栓栓塞及死亡的风险。因此这项研究建议：对于非房颤患者不推荐使用 NOAC+ 阿司匹林的抗凝策略。但此研究并没有说明，对于此类人群，单独使用 NOAC 的效果是否不劣于氯吡格雷 + 阿司匹林[147]。

h. 出血：大部分 TAVR 选择股动脉入路，因此，对股动、静脉出血所引发的血肿或股部瘀斑的评估就变得非常重要。由于血管闭合装置 [Perclose ProGlide (Abbott) 和 Angio-Seal (Terumo)] 可能造成股血管穿刺位点中度狭窄，因此必须确保术后仍可触及穿刺点远心端的动脉搏动。高龄患者的血管质量差并有钙化，TAVR 术后易发生出血，如果术后早期即开始服用抗血小板或抗凝药物，情况会变得更不乐观。如果血流动力学状态不稳定，应怀疑是否发生了腹膜后血肿或股动 – 静脉穿通或腔静脉 – 主动脉穿通，应立即行 CT 扫描（图 2.38）。选择经腋动脉入路或经心尖入路的患者，如果情况不稳定，应分别考虑发生胸壁血肿或胸膜腔出血的可能。

3）主动脉瓣反流。

a. 主动脉瓣反流（AR）会造成左心室的容量及压力超负荷，导致心腔扩大，并常常伴发左心室肥厚。此时，保持室上性心律就变得非常重要。由于左心室扩大、顺应性良好，即便大量补液一般也只会造成充盈压最低程度的升高，但心排血量却会有所增加。

b. 即使置换了匹配的主动脉瓣，大多数 AR 患者术后仍会表现出血管扩张，需要使用 α 受体激动剂，例如去氧肾上腺素或去甲肾上腺素，以维持满意的血压。收缩期高血压可使用 β 受体阻滞剂得到良好控制，效果优于血管扩张剂。

4）传导阻滞：传导组织位于右冠瓣基底、靠近与无冠瓣交界的区域。SAVR 术后，由于近传导组织区域的水肿、出血、缝针操作及创面清理，可能发生传导阻滞。

a. 大部分研究证实：术前传导系统的病变（Ⅰ度房室传导阻滞、左前半阻滞、RBBB 或 LBBB）是术后发生传导阻滞的风险因素[148-149]。其他因发生阻滞而需要植入永久起搏器的风险因素包括：存在 AR 且需要在传导组织所在区域行大量外科操作的手术（心内膜炎、再次手术、二叶主动脉瓣、主动脉瓣环钙化），室间隔肥厚增生，收缩末期心腔直径扩大，长时间 CPB，术前存在高血压[148-150]。使用快速施放瓣膜有更高的束支传导阻滞及完全性房室传导阻滞发生率：使用 Sorin Perceval 的发生率 23%，使用 Edwards Intuity 为 14%[151-153]。

b. 无论是在 SAVR 后早期发生束支传导阻滞还是需要使用永久起搏器（约占 SAVR 的 5%），均意味着不良预后，影响远期生存率[154-156]。

5）偶尔会出现瓣膜缝合环遮挡冠状动脉开口的情况，这要求外科医生在缝合主动脉切口前进行确认，否则术后可出现严重的右心室或左心室功能不全，CPB 结束时发生室性心律失常。这一问题必须在术中就发现，否则术后 ECG 可呈现严重缺血的征象，但有时会因存在左心室肥厚或束支传导阻滞而被掩盖。残留的钙化灶碎片、在缝线及缝合环上形成的少许血栓可造成冠状动脉栓塞，也可引发缺血。

6）抗凝治疗（ACC 与欧洲 2017 年指南）[157-158]。

a. 生物瓣：大多数外科医生选择生物瓣的原因在于其可避免抗凝治疗。有研究发现，支持维生素 K 拮抗剂（例如华法林）优于阿司匹林的证据较弱[159]。因此，通常选择口服阿司匹林 75~100 mg，每天 1 次，这也是欧洲指南的 Ⅱa 级推荐[158]。但一些证据显示，术后最初的 3~6 个月卒中和亚临床瓣叶血栓风险较高，因此，2017 年 ACC 指南进行了更新：如果患者出血风险较低，建议"最短 3 个月，最长 6 个月"的维生素 K 拮抗剂抗凝治疗，目标 INR 为 2.5[157]，以上为 Ⅱa 级推荐（"合理的"）。阿司匹林也获得 Ⅱa 级推荐，但没有专门说明这一推荐是单独使用阿司匹林或维生素 K 拮抗剂，还是两者同时使用。上述指南给予的阿司匹林 Ⅱa 级推荐均为终生服用。欧洲指南则给予维生素 K 拮抗剂以 Ⅱb 级推荐，并建议使用 3 个月[158]。这两份指南在一定程度上说明对于低风险患者首选何种药物抗凝尚存在不确定性。既往的建议是：对于高风险人群，包括房颤、既往栓塞事件、EF < 35% 及高凝状态者使用华法林。对于接受生物瓣置换的患者，使用 NOAC 来替代华法林更可行，但如果患者有房颤，则建议在 3 个月后再改为 NOAC[160]。

b. 机械瓣：接受新一代机械瓣置换的患者，无论是单叶倾斜碟瓣还是双叶主动脉瓣，均应终生服用华法林抗凝，要求 INR 达到 2.5（使用 ON-X 瓣叶，要求 INR 达到 1.5~2.5）。ACC 指南还建议服用阿司匹林 75~100 mg，但欧洲指南则建议：阿司匹林仅用于当 INR 达到治疗水平仍发生血栓栓塞的患者及并发动脉粥样硬化疾病的患者。根据 2017 年 ACC 指南：如果存在上述可导致血栓栓塞的风险因素，目标 INR 应提升到 3.0[157]。

c. 对于接受机械瓣置换的患者，如果抗凝治疗未达到治疗水平，术后早期患者的血栓栓塞风险会升高；因此建议，在 INR 达到治疗水平前使用肝素，但启用肝素的最佳时机尚不明确。术后早期使用普通肝素（UFH）或低分子量肝素（LMWH）1mg/kg，每天 2 次，均有效，但它们都会增加心脏压塞的风险[161-162]。术后数日，患者一般处于低凝状态且血小板计数较低，因此，相对安全的策略是当纵隔出血量降至很少时立即开始服用阿司匹林，并在手术当晚开始服用华法林；如果术后第 3~5 天 INR 仍 < 1.8，应开始使用肝素，连用 2 d 直至 INR > 2.0。

置换机械瓣、房颤或高凝状态的患者，如果 INR < 2.0，即使已经出院，也应继续使用肝素作为过渡。机械瓣置换术后禁用 NOAC 作为抗凝剂[163]。

（5）二尖瓣手术

1）二尖瓣狭窄（MS）：大多数罹患 MS 的患者，其左心室腔较小，但功能储备良好。由于左心室舒张末期及收缩末期容积较小，外科手术后易于发生低心排血量综合征。为了获得理想的每搏输出量，应维持足够的充盈压，这一点对于房颤患者尤其重要。不同的患者对"理想"的充盈压定义并不相同，这取决于术前肺动脉高压的严重程度及其逆转的程度。通常，MS 术后肺动脉高压会有大幅度下降，即使术前严重肺动脉高压的患者亦如此，同时三尖瓣反流也明显下降[164]。一项研究发现：严重肺动脉高压患者静脉滴注硝酸甘油、诱导低碳酸血症及延长辅助通气时间，均可明显降低肺动脉压、增加心排血量、改善氧合，其疗效与没有严重肺动脉高压的患者相仿[165]。

a. 右心室功能障碍患者需要血流动力学的支持。使用多巴酚丁胺和米力农最有效，使用肺血管扩张剂，如依前列醇吸入剂、一氧化氮，也同样有效。

b. 慢性 MS 患者术后出现呼吸衰竭的情况并不少见，这主要是由于肺动脉高压、液体超负荷、长期恶病质伴呼吸储备下降所致。强化利尿、营养支持、有计划的呼吸辅助及撤停都十分必要。

c. 大部分 MS 患者表现出利尿剂依赖。术后尽管瓣膜异常得到了矫治，但在住院期间常常需要大剂量的利尿剂才能恢复至术前体重，出院后仍需数月的利尿治疗。

d. 房颤患者在行二尖瓣手术时，应考虑同期行 Maze 手术，但对于长期房颤或左心房明显扩大的患者可能无效；即使消融成功，心房的活动性也无法恢复。房颤患者如果出现快速心室律，将导致左心室充盈不足及低心排血量，常需要使用钙通道阻滞剂及小剂量 β 受体阻滞剂。关于 Maze 的详述见后文。

e. 二尖瓣术后的抗凝策略将在后文详细讨论。

2）二尖瓣反流（MR）：由于收缩期出现反流，导致左心室室壁张力负荷有所下降。如果 EF 在正常范围，则意味着左心室早期功能障碍，这正是支持"重度 MR 应在无症状期进行手术矫治"的理论基础[166]。二尖瓣功能恢复后，"低压卸载"现象消失，由于需要增加左心室室壁张力以获得充分的前向射血，这将使左心室功能障碍的情况暴露出来。虽然可以通过降低前负荷使室壁张力在一定程度上得到减轻，但新出现的"后负荷不匹配"现象会导致左心室衰竭，需要使用正性肌力药物，并通过扩血管来降低体循环负荷。

a. 无论是通过二尖瓣成形还是保留瓣下结构的二尖瓣置换，术后出现左心室 EF 的下降都在预期之中。在左心室舒张末期直径（LVEDD）增大、EF 更低、NYHA 心功能分级更差、左心房增大及房颤患者中，这种下降更加明显。有研究发现：术后由于容量负荷减轻，LVEDD 会下降，但左心室收缩末期直径（LVESD）不变，这会导致 EF 下降的现象[167]。

b. 如果存在以下情况，术后发生左心室功能障碍就变得较为常见：术前左心室功能障碍（EF < 40%），左心室扩大（LVESD > 19 mm/m²），右心室收缩压 > 45 mmHg 或缺血性 MR[168-169]。一项研究发现：对于术前 EF > 50% 的患者，术后约有 2/3 可恢复到术前 EF 水平；而对于术前 EF < 50% 的患者，术后仅有 1/3 可恢复到术前水平[166]。因此，一些在术前既已表现出左心室扩大且功能障碍的患者（甚至还有一些显示左心室功能"正常"的患者），术后通常都会出现血流动力学问题[166]。虽然术前 EF 存在储备，但通过 TEE、利用超声斑点追踪技术来确定左心室的应变测量，有助于鉴别左心室是否存在功能障碍[170]。一项研究发现：仅当术前 EF > 65% 且 LVESD < 36 mm 时，术后 EF 可能表现为正常[171]。

c. 当前的外科指南反映了人们的担心：如果将外科手术推迟至出现症状或左心室发生功能障碍后再实施，则远期疗效可能会受到影响。即便如此，术后左心室功能障碍仍然是二尖瓣手术后的一个重要问题，尤其是因感染性心内膜炎而需要行二尖瓣置换的病例，常常需要将全部的瓣下结构切除，这将使左心室功能进一步恶化。

d. 一种很罕见的情况是：在行二尖瓣成形、置换或左心房减容术时，缝针伤及冠状动脉旋支（常常是左侧优势），造成左心室功能障碍[172]。可通过 TEE 发现明显的局部室壁运动异常，旋支供血区域的 ECG 也会发生改变。

3）左心室功能障碍：因 MR 而行二尖瓣手术后，左心室功能障碍的管理策略是：优化前负荷，使用正性肌力药物，降低后负荷。

a. 为了获得理想的心排血量，通常需要将左心室容量状态维持在相对较高的水平。由于左心房、左心室的容积和顺应性都有所增加，因此，通常需要输注大量的液体；但如果同期存在右心室功能障碍，大量输液就会带来问题，因为在试图使左心充分充盈时，右心室会发生进行性扩大，进而衰竭，而这反过来又会影响左心室的充盈。密切监测 Swan-Ganz 导管测得的中心静脉压（CVP）和右心室舒张末期容积（RVEDV），有助于提示大量补液可能带来有害而非有益的效果。

b. 由于 Swan-Ganz 测得的数据与左心室充盈状态的相关性较差，因此需要使用超声心动图来评估左心室舒张末期容积（LVEDV）。最佳的方式是：在手术结束时，将 TEE 观察到的左心室容积状态与 Swan-Ganz 导管测得的 PADP 建立关联，并将此作为基线，在患者进入 ICU 后观察变化趋势。

c. 无法预测术前存在的肺动脉高压在术后的逆转程度，也很难确立 PADP 与左心室容积状态的关联性。PCWP 比 PADP 更为精确，对于高跨肺压差（肺动脉平均压 –PCWP）的病例尤其如此，但并不建议给肺动脉高压患者"楔入"球囊。通过左心房测压管测定左心房压来评估左心室容积状态最为准确，但甚少使用。

d. 在选择正性肌力药物时，往往兼顾对右心室和左心室的支持，因为罹患二尖瓣疾病的患者往往存在一定程度的肺动脉高压，而这又会导致右心室扩张及功能障碍。最佳方法是使用肾上腺素或多巴酚丁胺，根据需要再加用米力农。在二尖瓣功能正常的情况下，米力农既有正性肌力作用，也有扩血管作用，可通过降低后负荷来增加前向血流。如果血压升高，可使用氯维地平或硝普钠来降低体循环阻力。如果患者仍处于低心排血量状态，应用 IABP 有助于减轻心脏负荷。

4）右心室功能障碍：在二尖瓣手术后并不少见，尤其是那些术前已存在肺动脉高压的患者[173]。心肌保护欠佳、可增加右心室后负荷的因素都可导致右心室衰竭，具体包括：正压通气，肺血管外水分增加，输注全血和血制品，血气及酸碱平衡失常，可逆性肺血管痉挛造成的灌注不良，全身炎症反应。在手术室内，有多种 TEE 参数可用于识别右心室功能障碍，包括：右心室面积变化分数（FAC）< 35%，三尖瓣环收缩期位移（TAPSE）< 16 mm[174]。但是当患者进入 ICU 后，评估右心室功能就变得困难了，可使用容积测量式 Swan-Ganz 导管测量右心室 EF 及舒张末期容积。

a. 有时可出现单纯性右心室功能障碍，表现为高 CVP，肺动脉压不断变化，左心室容积变小及心排血量下降。但这些血流动力学参数受到多因素的影响，包括：左心室功能障碍或已存的肺动脉高压，无法通过热稀释法测量心排血量（存在残余三尖瓣反流），FloTrac 系统测量不准确（如果存在房颤），无法使用超声进行持续监测。

b. 应对右心室功能障碍的初始策略为通过补液来优化前负荷。但是，如果 CVP 上升至 > 20 mmHg 仍无法获得理想的心排血量，则不宜再增加补液，否则将导致右心室功能进一步恶化，同时由于室间隔移位使左心室充盈受到影响。

c. 应选择能同时支持左心室和右心室的正性肌力药物。最理想的情况是选择能同时降低肺动脉阻力的药物，如米力农。小剂量肾上腺素或多巴酚丁胺均有帮助。改善右心室功能的最强效药物是异丙肾上腺素，常常在心脏移植术后使用，但由于此药可造成显著的心动过速而使其应用受限。

d. 严重右心室功能障碍时可使用选择性肺血管扩张剂，它们可通过降低右心室后负荷来改善右心室功能。静脉滴注硝酸甘油同样可有效降低前负荷，但大剂量时会造成体循环血管扩张。选择性肺血管扩张剂包括：吸入一氧化氮（20~40 ppm，1 ppm=0.001‰；通过呼吸机管路给药）、依前列醇吸入剂 [最大剂量可达 50 ng/（kg·min）]、伊洛前列素吸入剂（25 μg，在雾化器内混合成 20 μg/mL）、米力农吸入剂（5 mg，经气管插管给入），或口服西地那非[175-181]。关于右心室衰竭的管理将在后文进一步阐述。

5）左心室流出道梗阻（LVOTO）：二尖瓣置换术后可能发生 LVOTO，这主要是由于瓣叶支架位置不佳所致，左心室腔小及室间隔肥厚的患者更易出现这一问题。二尖瓣前叶冗余时也会发生这一问题[182]。很多患者可能需要进一步的手术治疗才能解除 LVOTO，但也有一些患者只需要适当补液而无须使用 β 受体激动剂即可显著减轻梗阻。当二尖瓣后瓣高度过高时，二尖瓣前瓣可能会在收缩期发生前向活动（SAM），进而造成 LVOTO，这一现象最常见于二尖瓣成形术后。如果通过补液、停用儿茶酚胺类药物及增加体循环阻力均无法有效改善梗阻，则可能需要再次手术，采用"滑动成形"技术对二尖瓣进行成形，由此来降低后瓣的高度[183]。术前 SAM 常见于肥厚型梗阻性心肌病患者，这主要是因为基底部室间隔增生导致二尖瓣与室间隔发生并置。这不仅会造成 LVOTO，还会因二尖瓣瓣叶前向移位而被拉入流出道，使瓣叶对合不完全而造成 MR。将凸出的室间隔肌肉充分切除后，应该会消除 SAM 及 MR，如果依然存在，就需要对二尖瓣瓣下结构进行进一步的处理。如果出现器质性 MR，则需要行二尖瓣置换[184]。

6）二尖瓣手术后维持窦性心律有助于增加心排血量，但这一点对于肥厚的心脏来说并非至关重要。如果容量超负荷，可首先通过加快心率来减少舒张期充盈，从而降低室壁张力，改善收缩期的排空。

a. 对于是否经左心房顶 – 上房间隔入路来施行二尖瓣手术，目前尚存在争议，因为该入路会切断窦房结动脉。而双心房 – 房间隔入路（微创房间隔入路）与标准的左心房后路相比，会更多造成交界性心律或需要使用起搏器的情况[185-187]。对于术前为窦性心律、术中选择房间隔入路的患者，术后心房起搏会有一些困难。

b. 长期房颤的患者，在术后早期的数小时甚至数天内，常表现为房性心律或房室正常传导，但大部分患者最终会转回为房颤。房颤持续时间超过 1 年或左心房直径＞ 50 mm 的患者，术后早期过后，维持窦性心律几乎是不可能的。可使用 β 受体阻滞剂或钙通道阻滞剂来控制心室率。对于长期房颤患者，通常并不建议使用胺碘酮等药物来维持窦性心律。

7）无论是否施行二尖瓣修补手术，并发房颤的退行性 MR 均会影响远期生存率[188]，因此，可使用射频消融或冷冻消融的 Cox-Maze(CM Ⅳ) 术应对阵发性或持续性房颤（图 1.28 和图 1.29）。虽然这一术式较"切 – 缝"的 Cox-Maze Ⅲ (CM Ⅲ) 简单、并被广泛采用，但 CM Ⅲ 在阻止房颤复发方面具有更大的优势。这些消融手术常成为二尖瓣手术的辅助术式。对于阵发性房颤，双侧肺静脉隔离（PVI）并切除、缝合左心耳是可以接受的；但对于持续性房颤，必须在左心房内附加消融线。双侧 Maze 手术能更为理想地避免房颤复发，但这一结论尚未得到一致性的证实[189-190]。

a. Cox-Maze 术后可能发生窦房结功能障碍或高度房室传导阻滞，因此，在手术结束时必须缝置心房及心室心外膜起搏导线，并确保它们工作正常。应密切随访房颤的复发、窦房结功能障碍或房室传导阻滞的发生，以优化远期结局。

• 一项来自经验丰富的心律失常诊治中心的研究指出：单独行 CM Ⅳ 或与其他外科手术同期行 CM Ⅳ，需要植入永久起搏器的发生率分别为 5% 和 11%，多是因为窦房结功能障碍且无恢复迹象[191]。之前开展的关于单独行 CM Ⅲ 或与其他外科手术同期行 CM Ⅲ 的研究显示，两组需植入永久起搏器的患者分别为 8% 和 23%。由此可以看出：与 CM Ⅲ 相比，CM Ⅳ 有更低的永久起搏器植入率，但面临更高的房颤复发率。

• 其他一些研究报道，Maze 术后有更高的永久起搏器植入率，且 1 年死亡率有所增加[192]。一项来自胸心外科网络（Cardiothoracic Surgery Network）针对术前存在房颤行二尖瓣手术的数据显示：单纯二尖瓣手术后 1 年需要植入永久起搏器的患者为 7.8%；如果行二尖瓣手术及 PVI，则植入率为 16%；如果同期行双侧 Maze 手术，则植入率为 25%。最主要的风险因素包括：NYHA 分级差、多瓣膜手术及行双侧 Maze 手术。在需要植入永久起搏器的患者中，近 83% 会在首次入院时植入，而适应证则均等地分为窦房结功能障碍及严重房室传导阻滞。这些数据也再次强调：必须在手术结束时放置起搏导线，使用起搏器，以优化血流动力学状态。

b. Maze 术后早期，复发性房性心动过速相当常见，尤其是高龄患者，但这与远期房颤复发并不相关，其触发房颤的机制并不相同。

• 一项针对"切 – 缝"技术 Maze 手术的研究发现：术后房性心动过速的发生率为 43%，术前阵发性和持续性房颤患者术后房性心动过速的发生率相同。59% 的患者出现房颤，14% 的患者出现房扑，两者均存在者为 27%。如果在发生房性心动过速时立即使用药物治疗，则房性心动过速持续 5d 以上者为 21%，但持续超过 2 周者不足 3%[193]。

• 这一研究发现了房性心动过速与 CPB 及主动脉阻断时间的相关性，因此或许可由此推断：如果 CM Ⅳ 完成速度较快，则有可能降低术后房颤的发生率。目前并没有在房性心动过速发生前就使用胺碘酮以降低其发生率的方案。通常建议预防性使用胺碘酮，并持续用药 3~6 个月。如果患者房颤复发，可在房颤复发后 3 个月行电复律。一般而言，如果患者在行 CM Ⅳ 前已经有 5 年以上的房颤病史，术后 3 年免于发生房颤的概率仅为 55%[194]。

• Maze 术后发生左心房和右心房房扑均有报道，需行心内膜消融[195]。

c. Maze 术后可使用华法林或 NOAC 抗凝，持续时间约为 6 个月；当 ECG 可见同步心房收缩时，即可安全地停药。但应密切监视心律情况，因为房颤的 5 年复发率可达 15%，而高龄患者及术前房颤病史较长的患者复发率更高[196]。停用抗凝药务必要根据个体情况，综合考虑出血风险和超声所见，而不能仅仅考虑患者的 CHADS$_2$ 评分[197]。如果患者希望停药，或存在抗凝禁忌证，或者在服用抗凝药物时房颤复发，应使用 Watchman 装置，植入后建议短期服用抗凝剂或抗血小板药物[198]。

8）如果在二尖瓣置换术后不久即见到从胸管内突然引流出大量血液或发生心脏压塞，则提示有可能发生了左心室破裂。破裂点可能在房室沟，也可能在乳头肌的附着点，或在两者之间。可通过以下措施来避免左心室破裂：仔细的外科操作（尤其是二尖瓣环钙化时），二尖瓣置换时保留腱索，对于左心室腔非常小的患者避免使用生物瓣（通常是罹患二尖瓣狭窄的高龄女性）。CPB 结束后，左心室膨胀或后负荷过高易造成左心室破裂。一经确诊，应在 CPB 下急诊进行修复，但即便如此，依然面临非常高的死亡率[199]。

9）抗凝治疗。

a. 二尖瓣成形环：目前尚无充足的数据来明确，植入二尖瓣成形环且呈现窦性心律的患者，是否可以用阿司匹林替代维生素 K 拮抗剂类药物来完成抗凝治疗。一些研究结果显示，单独使用阿司匹林即可获得充分的抗凝效果[300]；但 ESC 和 ACC/AHA 指南均建议服用 3 个月华法林，尽管这一建议仅基于非常有限的证据[157-158]。支持使用华法林的一个理由是很多患者会在术后早期发生房颤，这些患者应服用维生素 K 拮抗剂类药物。如果患者在术前已经有 3 个月以上的房颤病史，建议使用华法林，NOAC 类药物仍然是合理的替代药物，虽然并没有确切证据。

b. 生物瓣置换：相关指南中，针对主动脉瓣和二尖瓣的生物瓣置换后的抗凝策略基本相同[157]。ACC 指南建议：服用维生素 K 拮抗剂 + 阿司匹林 3~6 个月[157]；欧洲指南建议：服用维生素 K 拮抗剂 3 个月[158]。与主动脉瓣生物瓣置换相同，二尖瓣置换术后也可在 INR 达到治疗水平前，使用肝素进行过渡；通常在术后第 4~5 天开始使用肝素，如果患者为窦性心律，可在 INR 达到 1.8 后停用。术后 3 个月时，如果患者保持窦性心律，可使用阿司匹林替代华法林；如果为房颤，则继续使用维生素 K 拮抗剂类药物，仅有有限的证据支持使用 NOAC 类药物[160]。

c. 机械瓣置换：术后第 1 天即同时服用阿司匹林及华法林，使 INR 达到 3.0。ACC 指南建议：终生服用华法林及阿司匹林 75~100 mg 以进一步降低血栓栓塞风险[157]。欧洲指南则建议：仅在 INR 达到治疗水平后仍然发生血栓栓塞事件或合并动脉粥样硬化疾病时，才建议加用阿司匹林[158]。如果术后第 4 天 INR < 2.0，则启用肝素，连用 2 d 直至 INR > 2.0 时停用；如果患者仍然在院，可使用 LMWH，门诊患者亦可使用 LMWH。必须再次强调：术后早期使用 UFH 或 LMWH，都可能增加心脏压塞的风险，但一些外科团队还是建议应在术后非常早期即开始使用这些抗凝药物。

（6）微创 / 机器人手术

1）非常小的手术切口会限制心脏的显露。由于全部的微创瓣膜手术及部分全胸腔镜 / 机器人 CABG 需要在 CPB 下完成，因此，与 CPB 相关的心、肺、肾问题也如前文所述。但在同时，微创手术时会面临一些特殊问题。

2）经胸骨小切口及牵拉肋骨的手术后，必须重视镇痛。与 MIDCAB 一样，可使用硬膜外镇痛及肋间神经阻滞镇痛，从而提升患者的舒适度，呼吸运动状态也会更为理想。

3）由于右心室的显露受限，因此，缝置心外膜起搏导线会较为困难。此时可使用起搏贴片（舒适感相当差）或通过 Swan-Ganz Paceport 导管进行心室起搏。

4）由于显露困难，胸腔引流管的放置位置可能并不理想。通常会置入一条胸膜腔引流管和一条前纵隔引流管，但它们的引流效果可能欠佳。因此必须警觉：如果患者出现血流动力学状态不稳定，可能是因引流不畅而有部分血液淤积在胸膜腔内没有被及时发现或发生了心脏压塞。

5）虽然部分微创手术可在升主动脉及腔静脉插管，但所有的机器人手术及部分微创手术由于显露受限，而需要选择替代径路进行插管——最常用的是股动脉和（或）股静脉。股血管插管的禁忌证包括：主 – 髂动脉病变、钙化和扭曲，股动脉过于细小，胸、腹主动脉瘤。如有股血管插管禁忌，则必须选择腋动脉或升主动脉插管。股部血管插管可在切开直视下完成，也可采用经皮穿刺置管。如果是切开方式置管，拔管后也应在直视下修补。潜在的并发症包括：出血、股动脉损伤、动 – 静脉瘘或假性动脉瘤、局部血栓栓塞及远心端动脉粥样硬化栓塞。手术结束时，必须通过触诊或多普勒超声来评估远心端肢体血供情况。

6）由于这些手术可能非常冗长和单调，对于尚处在学习曲线早期的外科医生而言更是如此，因此，CPB 时间可能相当长，经常会超过 4 h。这就可能会造成下肢骨筋膜室综合征。由于处于麻醉状态下的患者并不会诉说疼痛，也不会表达感觉及运动异常，因此，在手术结束、患者进入 ICU 后，必须对腓肠部周径及紧张度进行高频度的评估，以便在非常早期即发现骨筋膜室综合征。早期施行深筋膜切开术可挽救肌肉及肢体功能，而延迟操作则可能导致截肢。

（7）主动脉夹层

1）所有波及升主动脉的主动脉夹层（A 型夹层）均需接受外科手术（图 1.23）。手术时，需要将一段 Dacron 人造血管与极其脆质的主动脉吻合，常常需要聚四氟乙烯（PTFE）毡条进行加固，而吻合口出血也很常见。同时，由于手术只是稳定和封闭了夹层的近心端内膜破口，而没有完全消除远心端的假腔及夹层出口，这一内膜破损点有可能成为新的夹层的入口。因此，外科手术只是一种姑息手术，患者在未来还可能发生远心端夹层动脉瘤。

2）与术前一样，术后同样必须积极控制高血压，这一点非常重要，当然，术后控制高血压的最主要原因是保护吻合口、减少出血。可使用与术前相似的抗高血压药物来降低收缩压和心肌收缩力（dp/dt）。最常用的治疗方案是使用一种 β 受体阻滞剂（静脉剂型的艾司洛尔、美托洛尔、拉贝洛尔），也可与氯维地平或硝普钠合用；而后可以转为口服美托洛尔或拉贝洛尔，并使用其他抗高血压药物，如钙通道阻滞剂、ACEI、ARB。β 受体阻滞剂可降低术后继发降主动脉动脉瘤的风险，而心率的控制也是术后长期治疗的重要一环[201]。这一治疗方案同样适用于 B 型夹层（未累及升主动脉），控制血压和心率有助于降低发生主动脉不良事件的频率，包括远心端缺血、夹层复发、范围扩大及主动脉破裂[202]。

3）在行 A 型主动脉夹层手术时，吻合远心端往往需要一段时间深低温停循环（DHCA）。长时间的深度低温及复温可造成严重的凝血功能障碍，在吻合时使用垫片加固和生物黏合剂（如 BioGlue）可减轻吻合口出血。如果怀疑是凝血功能异常导致的大量出血，应尽早积极地输注血制品；但如果怀疑存在手术出血，应考虑再开胸止血。

4）术前、术后应进行神经系统评估，这对于鉴别新发卒中和术前既已存在的神经系统功能异常是非常重要的。虽然在 DHCA 期间可通过顺行或逆行选择性脑灌注来保护神经系统，但卒中的发生仍与停循环、CPB 期间脑部低灌注、气栓或粥样斑块栓塞有关[203]。尽管股动脉插管似乎会增加逆向低灌注的风险，而腋动脉插管可以在 DHCA 期间提供单侧脑部灌注，但两者的结局基本一致[204]。术后必须评估插管侧肢体（上肢或下肢）的远心端血供情况。

5）对于 B 型夹层，药物治疗的院内生存率达到 95%，因此，通常仅对部分"复杂"夹层病例进行介入治疗。所谓的复杂病例，是指顽固性疼痛或高血压，病变范围有扩大迹象，存在渗漏或破裂迹象，以及存在低灌注的病例[205-207]。外科治疗将面临非常高的死亡率及并发症发生率，包括呼吸衰竭及与主动脉阻断和低灌注相关的并发症（肾衰竭和截瘫）。因此，胸主动脉腔内修复（TEVAR）是一个理想的治疗策略，可促进假腔内血栓的形成，但同样面临截瘫的风险。对于非复杂的 B 型夹层，如果存在病变范围扩大的风险，也应考虑尽早施行 TEVAR[208]。术前应仔细评估分支动脉血流，如果存在肠系膜或肾缺血，应考虑行开窗术或分支血管支架 / 人造血管置换术。围手术期应对下肢神经功能进行仔细的评估，并采取措施来改善肾功能，这一点非常重要。其他关于胸主动脉手术后的管理，可参见后文。

（8）升主动脉及主动脉弓部瘤

1）升主动脉瘤可伴有正常的主动脉瓣，也可伴有功能不良的二叶主动脉瓣或三叶主动脉瓣，可累及 或不累及 Valsalva 窦。病变累及的范围决定了手术方法。

a. 如果合并主动脉瓣狭窄或反流，且存在主动脉瓣置换适应证，可使用带瓣管道行主动脉根部置换，而所谓的"瓣"可为生物瓣，也可以是机械瓣，均与管道近心端缝合在一起，也可使用无支架细小主动脉根部或同种异体带瓣人造血管。如果 Valsalva 窦未累及，可以在主动脉瓣置换的基础上，行冠状动脉上血管置换，无须处理发出冠状动脉的主动脉近心节段；而如果 Valsalva 窦已经扩张，但瓣膜功能相对保存完整，则可以施行保留瓣膜的根部置换。

b. 在因主动脉瓣狭窄或反流而需要同期完成主动脉瓣置换后，除了与瓣膜置换相关的问题外，升主动脉手术后还要注意以下两点：出血及与冠状动脉纽扣再植相关的问题，后者是在根部置换或保留瓣叶的根部置换中需完成的步骤。为了减少出血，必须严格控制高血压；对凝血功能障碍的积极控制始于术中，以减少吻合口的出血。如果因冠状动脉近心端扭曲而导致冠状动脉血流减少，在手术室内即可出现 ECG 改变及心室功能障碍，当然，也可在后续的病程中出现。因此，术后须仔细分析 ECG 以及时发现上述问题。

2）如果动脉瘤仅累及升主动脉，可在弓部近心段、股动脉（远心端无严重的动脉粥样硬化）及腋动脉插管建立 CPB。拔管后，务必评估插管点远心肢体的血供情况，确保血流状态满意。卒中的风险较低，但如果在放置主动脉阻断钳的位置存在粥样硬化病变，或在胸 - 腹主动脉有粥样硬化病变，则在股动脉逆灌时有可能发生卒中。

3）如果动脉瘤扩大至主动脉弓近心端而需要 DHCA，则可以在升主动脉插管。在停循环期间，可以直接或通过腋动脉顺行脑灌注，也可经上腔静脉逆行脑灌注进行神经系统保护[209]。虽然一些医生喜欢在全身中度低温（25℃）条件下停循环，通过低温顺行脑灌注进行脑保护，从而避免深低温带来的各种问题，但这对于高龄、长时间 DHCA 及合并多种疾病的患者来说并不安全[210]。主动脉弓手术的一个替代式式是"去分支"手术，即在完成主动脉人造血管远心端吻合前，先恢复脑血流，这一术式有助于缩短 DHCA 时间，改善脑保护[211]。

4）如果使用短效药物，DHCA 术后的神经系统功能可以快速恢复，但有一部分患者的恢复可能需要 24 h。麻醉药物的使用、术后镇静策略及高血压的控制都会导致呼吸辅助时间有所延长。尽早催醒患者来评估患者对言语指令的反应、四肢的运动功能的确具有诱惑力，但这将会导致镇痛不充分，且在一段时间内会发生高血压，应予以避免。在 DHCA 后的复温早期，维持脑血氧饱和度可降低苏醒延迟的发生率[212]。

5）当降温至 18 ℃来实现 DHCA 时，需要相当一段时间将患者的体温恢复至正常水平，这是因为需要将动、静脉温差保持在小于 10℃，这一点非常重要。经过一段时间，虽然在 CPB 下体温可能已经恢复到 37℃，但在随后阶段发生下降的情况很常见，建议在手术期间使用温控装置（Bair Hugger 或 Kimberly-Clark）、在 ICU 内使用加压空气保暖装置（Bair Hugger）。凝血功能异常的情况较为常见，需要采取积极的措施尽可能减少纵隔出血。DHCA 的时间与术后出血量及输血需求相关，而这两个问题均是术后发生 ARDS 的风险因素[213-214]。

（9）胸主动脉及胸 – 腹主动脉瘤

1）胸主动脉及胸 – 腹主动脉瘤手术属于复杂手术，术后并发症发生率高，涉及多器官系统。

2）手术会选择胸部切口，且常常需要切开横膈。因大量出血而需要大量输血的情况并不少见，由于凝血功能紊乱，常常会需要输注多种成分血，且经常需要再开胸止血。经常需要长时间辅助通气，需要根据病情调整药物的使用。由于此类手术的切口较长，可能造成严重的疼痛，因此术后需要充分镇痛。超过 10% 的患者在此类手术后需要行气管切开以长时间辅助通气。

3）降主动脉的阻断可能造成截瘫或肾衰竭，有时即使在降主动脉阻断时提供了远心端灌注，仍可发生这些并发症。因侧支血供不足而导致的低灌注、对缺血不耐受是引发脊髓缺血的主要原因。因此，为了改善脊髓血供，术中应维持足够的血压（避免低血压），在手术开始前即进行脑脊液引流[215-218]。为了维持脑脊液压 < 10 mmHg，术后前 3 d 应留置脑脊液流引管。将平均动脉压维持在 > 90 mmHg，但需要意识到这一水平的血压会加重出血。无论是术前还是术后，均应每天进行神经系统评估，这非常关键。

4）迟发性截瘫可见于术后数天、尚滞留于 ICU 的患者。即便术中已采取了保护性措施，例如远心端灌注、脑脊液引流，甚至是停循环，但实际上迟发性截瘫的发生概率仍高于术后即时发生的截瘫[219-221]。这一并发症通常是由于低血压而触发，但并非总是如此。如果能及时发现，通过提高收缩压并将平均动脉压升至 95 mmHg 通常可以逆转病情；如果已经拔除脑脊液引流管，则应再次置入，将脑脊液压降至

10 mmHg。大剂量皮质醇激素有助于病情的改善。

5）阻断主动脉将损害肾灌注，10%~15% 的患者会发生急性肾损伤。一经发生，死亡率高达 40%，也会使远期生存率下降。曾有大量的治疗策略用于降低急性肾损伤风险，但疗效甚微，最有效的措施是使用冷晶体进行肾灌注，并在灌注液中加用甘露醇 [221-225]。

6）已证实 TEVAR 可有效治疗胸主动脉瘤，显著降低死亡率。但严重的并发症仍有发生，包括与手术入路相关的问题、血栓栓塞、侧支血管被覆膜支架堵闭而致的缺血性病变。

a. 有报道指出：脊髓缺血的发生率可高达 13%，与直视手术相当。因此，术后数日应对神经系统功能进行反复评估。对于迟发性截瘫的治疗，可以依照前文。对于曾行 TEVAR 或直视动脉瘤修补手术的患者、大面积使用主动脉内覆膜支架的患者、髂内动脉闭塞的患者、手术时间长及围手术期发生低血压的患者，脊髓缺血更为常见 [226-229]。术中降低脊髓缺血风险的措施包括：使用体感诱发电位 [230]，脑脊液引流使压力维持在 < 10 mmHg，中度低温（34℃），维持平均动脉压 > 90 mmHg，使用纳洛酮 [1 μg/(kg·h)]、甲基泼尼松龙（30 mg/kg）及甘露醇 12.5 g [231]。

b. 急性肾损伤可见于 10%~15% 的手术人群，导致手术死亡率上升，存活率下降，与直视手术相似。术前存在慢性肾脏病、大范围的胸 - 腹主动脉瘤手术、使用多个血管内支架、术中低血压及因大量出血而需要输血的患者，更容易发生急性肾损伤 [232-233]。最理想的治疗策略是积极应对，使用血管内超声、减少造影剂的使用、优化血流动力学状态、减少失血。

c. 卒中的发生率为 4%~8%，通常是由在支架定位及施放时主动脉弓及降主动脉粥样病变发生栓塞所导致，如果锚定区处于非常近心的位置，发生的可能性将进一步增加。治疗多为支持性疗法 [228]。

d. 如果近心端锚定点阻塞了左锁骨下动脉，可造成上肢缺血性损伤。如果在施放支架前已完成颈总动脉与锁骨下动脉的弓上分流，则可避免此类并发症。

（10）左心室室壁瘤与室性心律失常的外科治疗

1）左心室室壁瘤的切除通常会显著抑制左心室功能。与线性闭合术相比，室壁瘤内成形或心室腔内圆形补片成形技术可以获得更为理想的心室容积及几何构型，但左心室的容积仍较术前减小，而每搏输出量通常也会有所下降。为了获得更为理想的每搏输出量，应保证充足的充盈压（通常情况下 PCWP 应达到 20~25 mmHg），这一点非常重要。由于左心室减小、顺应性下降，因此，即使输入较少的液体也会使充盈压陡然升高。很多患者可通过加快心率来获得满意的心排血量，在这种情况下，除非每搏输出量满意，否则不应使用药物来降低心率。为了能撤停 CPB，常常需要使用 IABP 及其他血流动力学支持治疗。

2）需要通过外科手术治疗室性心动过速（VT）的情况并不多见，一般也是采用冷冻消融对心内膜进行盲性处置。为了降低术后室性心律失常的发生风险，可预防性使用利多卡因 24 h。无论是否接受了电生理检测，大多数此类患者术后需植入 ICD。对于折返性 VT 患者，为了减少抗心律失常药物的使用量，可考虑行消融术。

3）对于持续性 VT 或其他可危及生命的心律失常患者，可经静脉或皮下植入 ICD；左心室功能差的患者也可预防性植入 [234]。通常需要在电生理导管室来完成此类手术。如果患者有心脏外科手术史，而术前评估认为有植入 ICD 的必要（非左心室功能差的情况），可在术后数日完成 ICD 的植入。同样，如果患者心室功能差，术后发生持续性或间歇性 VT，应在出院前考虑植入 ICD。对于其他情况，可依照指南建议执行，即：应在手术完成 90 d 后，再次评估左心室功能后延迟植入 ICD，此时的左心室功能可能已经有所改善。但是，由于左心室功能受损导致猝死的风险升高，推荐在等待期使用 LifeVest（ZOLL Medical Corporation）[235-236]。

4）测试 ICD 并将其设置于激活状态，在患者的床头应摆放明显的标识，使每一位遭遇紧急状态的医务人员可明确 ICD 的工作状态。如果患者发生恶性室性心律失常，一般应使用 β 受体阻滞剂或胺碘酮，但由于胺碘酮有很多副作用，因此并不建议长期使用。

参考文献

请登录 www.wpcxa.com 下载中心查询或下载，或扫码阅读。

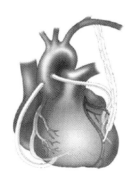

第 9 章
纵隔出血

♡ 第9章
纵隔出血

1. 概　述

（1）**体外循环（CPB）对凝血系统的影响**　在心脏外科手术期间，CPB 将对凝血系统造成明显的干扰，表现为不同程度的凝血功能紊乱[1]。晶体预充液会造成血液稀释，导致凝血因子及血小板浓度下降；同时，血液与 CPB 管路的接触将导致血小板活化，内源及外源凝血系统激活，触发纤溶。事实上，全身肝素化本身即可引发血小板功能障碍，并诱导纤溶[2]。此外，血液回收机的常规使用虽然可以降低红细胞的损失，但会导致回输血液中的凝血因子和血小板丧失。

（2）**非体外循环冠状动脉旁路移植（OPCAB）**　可以避免血液稀释，减轻血小板活化，并减少血制品的使用[3]。OPCAB 期间使用抗纤溶药物可减少术中出血，这表明机体仍存在低度纤溶活动[4]。虽然 OPCAB 后发生凝血功能异常的情况非常少见，但仍可见于持续、显著失血并使用血液回收机的患者，这将导致凝血因子和血小板消耗。在 OPCAB 后发生大量出血通常意味着是外科出血。

（3）**术后引流**　在手术结束时，可将 28~32 F PVC 或可塑硅胶胸管置于纵隔及已经开放的胸膜腔内，也可使用 24 F 有凹槽的硅胶胸管（Blake）。将其与 –20 cmH₂O 的负压吸引瓶连接。术后可以柔和地挤捏引流管以维持其通畅。虽然 Blake 引流管的舒适度较高，但在引流效率上两种引流管并无差别[5-6]。

　　1）一些医生并不一定会在开放的胸膜腔内置入引流管，尤其是在非 CPB 术后。然而一旦胸膜腔内有出血便易于积聚，而纵隔引流管无法将其引流出，很容易造成误导，从而忽视掉这种危险的出血，而这只能通过胸部 X 线片发现。

　　2）微创手术后，置入胸管的数量和位置会存在很大的差异。MIDCAB 术后，仅在胸膜腔内置入一条引流管，这有可能使出血积聚在心脏周围，无法通过心包开口引出。如果选择胸骨小切口，则有可能仅在心包腔内置入一条纵隔引流管，除非已经开放了胸腔。如果选择右胸切口行主动脉瓣或二尖瓣手术，可放置一条纵隔引流管和一条胸膜腔引流管。胸管的位置很难固定，手术结束后胸管往往不一定在理想的位置，故而在心脏周围或胸膜腔内存在未引出的积血的可能性会增加。因此，如果患者病情不稳定，一定要格外注意是否存在未引流出的积血。

（4）**再开胸探查**　对于大部分患者，术后出血会在几小时内逐步减少，但仍有 1%~3% 的患者会因纵隔出血而需要再开胸探查止血。在 ICU 内及时评估并做积极处理，经常可以遏制"内科出血"，但如果有证据显示持续出血或出血量逐渐增加，则应尽早再开胸探查。

（5）风险因素　持续的纵隔出血几乎无例外地需要输注各种成分血，以维持正常的血容量，保证血流动力学状态的稳定，纠正贫血以保证组织氧供，同时纠正异常的凝血功能来终止出血。术后早期胸管引流量过多往往伴随着不良预后。一项研究发现：如果术后的引流量＞ 200 mL/h 或连续 2 h 引流量＞ 2 mL/kg，会导致卒中、再开胸探查止血、延迟辅助通气及死亡的发生风险升高[7]。而输血和再开胸探查止血均为死亡及并发症发生的独立风险因素[8]。

（6）输血　输血并非良性事件，它会导致术后并发症增加，包括桥血管堵塞，感染，肺、神经系统、肾及胃肠道并发症，同时会导致术后早期及远期死亡率升高[9-13]。虽然对于稳定的患者，采取"限制输血"策略［血红蛋白（Hb）＜ 70~80 g/L 或血细胞比容（HCT）＜ 21%~24% 时再输血］是安全的；但对于持续性出血的患者，出于对血流动力学状态及组织氧供的考虑，必须通过输血来维持安全的 HCT——至少达到24%。使用床旁检测设备明确凝血异常的特定原因和治疗方案，选择理想的成分血进行输注；若要及时做出恰当的治疗决策，临床判断依然至关重要[17-18]。

（7）并发症　纵隔出血可带来严重并发症，甚至死亡。虽然能通过输液来纠正低血容量，但当出血量与补液量比例失衡时，严重出血的患者易出现血流动力学状态不稳定。而对于刚刚结束手术的患者来说，最关键的问题是这些积聚的血液可能包绕心脏，导致心脏压塞。当心脏充盈受限时，血流动力学状态会严重恶化，并可能突然造成心脏停搏。应持续关注出血的程度及血流动力学参数的变化趋势，并采取措施逆转这一境况。如果发生严重的低血压或心脏停搏，应在 ICU 内紧急开胸抢救。

2. 纵隔出血的原因

人们习惯于相对主观地将纵隔出血划分为"内科出血"和"外科出血"（表9.1）。平稳手术后的严重出血通常是"外科"问题，尤其是在术后早期凝血指标相对正常的情况下。持续的出血会导致凝血因子和血小板消耗，进而导致凝血功能异常，这会形成一个自我维持的恶性循环。如果手术复杂且 CPB 时间较长，往往会导致凝血指标异常，这样的出血常常被视为"内科出血"。但是，即使在凝血功能异常得到纠正后，仍有可能需要再开胸探查止血来处理一些散在的出血点。

表 9.1　纵隔出血的原因

1. 手术创面出血
2. 抗凝药物、抗血小板药物的残余效应
3. 血小板功能障碍
4. 血小板减少症
5. 肝素作用 —— 残余或反弹
6. 过量使用鱼精蛋白
7. 凝血因子缺乏
8. 纤溶

大量研究发现：在全部再开胸探查止血的患者中，约 2/3 患者可以发现外科出血源[19]。因此，对于出血问题的首要处理是发现导致出血的原因，然后采取适当的措施。

（1）出血风险因素　表 9.2 中列出了众多可导致围手术期出血量增加和（或）需要输血的风险因素[14,20-22]。一个风险分层模型发现有 5 个风险因素与严重出血明确相关，包括：非择期手术，在 CABG 或单纯瓣膜手术基础上附加其他术式，主动脉瓣疾病，体重指数（BMI）> 25kg/m²，以及年龄 > 75 岁[23]。除了可以在术前停用抗血小板药物或抗凝药，其他的大部分风险因素并不能纠正；但这些因素可以提醒医务人员患者术后凝血异常的风险增加，需要使用自体血保存技术，针对出血，应在早期即采取积极的措施以减轻或避免血流动力学状态恶化及器官功能障碍。

（2）可能导致纵隔出血的外科原因

　　1）吻合口（缝线）。

　　2）动脉或静脉血管桥的侧支。

表 9.2　纵隔出血风险升高的相关因素

患者相关因素
1. 高龄
2. 女性或体表面积较小的人群
3. 术前贫血
4. 严重的心脏疾病（休克、左心室功能差）
5. 合并疾病（肝、肾功能障碍，糖尿病，外周血管疾病）
6. 已知存在的凝血功能障碍（假性血友病、尿毒症）

术前用药
1. 大剂量阿司匹林
2. P2Y12 抑制剂（氯吡格雷、替格瑞洛、普拉格雷）
3. 术前 18h 内使用低分子量肝素（LMWH）
4. 术前 48h 内使用非维生素 K 拮抗剂口服抗凝药（NOAC），包括达比加群酯、阿哌沙班、利伐沙班、依度沙班
5. 停用华法林后未能完全纠正国际标准化比值（INR）至正常水平
6. 使用糖蛋白 IIb/ IIIa 抑制剂或溶栓治疗后的急诊手术

手术相关因素
1. 复杂手术（瓣膜 - 冠状动脉旁路移植术，胸主动脉手术，主动脉夹层，尤其是需要深低温停循环的手术）
2. 紧急或急诊手术
3. 再次手术
4. 使用双侧胸廓内动脉的手术

3）胸骨下软组织，胸骨缝合点，骨髓及骨膜。

4）因既往手术、心包炎或放疗而导致的组织表面粗糙。

（3）术前所用抗凝药的残余药效

1）进入手术室仍持续使用普通肝素（UFH）。

2）术前 18 h 内使用低分子量肝素（LMWH）。

3）术前 48 h 内使用非维生素 K 拮抗剂口服抗凝药（NOAC），包括达比加群酯、阿哌沙班、利伐沙班、依度沙班；如果患者罹患慢性肾脏病，药物代谢所需要的时间可能会更长。

4）静脉用直接凝血酶抑制剂（比伐芦定）。

5）因子 Xa 间接抑制剂（磺达肝癸钠）。

（4）血小板功能缺失　这是因罹患急性冠脉综合征及近期植入冠状动脉支架而充分应用抗血小板药物的患者所面临的最主要问题[14,24–25]。

1）术前服用下列抗血小板药物可导致血小板功能障碍：阿司匹林、P2Y12 抑制剂（氯吡格雷、替格瑞洛、普拉格雷）、糖蛋白 IIb/ IIIa 抑制剂（替罗非班、依替巴肽、阿昔单抗），服用一些草药、鱼油、银杏制剂、维生素 E 及罹患尿毒症也会导致血小板功能下降。

2）血小板暴露于 CPB 管路中可导致 α 颗粒释放、血小板膜受体发生改变，进而损害血小板功能。血小板功能障碍的程度与 CPB 时间及低温程度相关。

3）如果肝素化不完全，则有可能触发凝血酶释放，激活血小板。

（5）血小板数量下降

1）可导致术前发生血小板减少的因素包括：使用肝素，药物作用（P2Y12 抑制剂，包括氯吡格雷和普拉格雷，但不包括替格瑞洛；抗生素和糖蛋白 IIb/ IIIa 抑制剂），感染，因肝病导致的脾功能亢进及其他一些慢性病（特发性血小板减少性紫癜）。如果血小板减少症的患者在近期曾使用肝素，则有必要排除肝素诱导的血小板减少症（HIT）。

2）CPB 期间的血液稀释以及因与 CPB 管路接触而导致的血小板消耗，可使血小板减少 30%~50%，而随着 CPB 时间的延长，血小板减少会进行性加剧。

3）注射鱼精蛋白可暂时性减少血小板计数约 30%。

（6）术中肝素及鱼精蛋白的使用

1）CPB 结束时鱼精蛋白中和剂量不足可引起肝素残余效应。如果在鱼精蛋白中和近结束时给予全肝素化的"泵血"，将导致没有被中和的肝素再次进入循环血液中。经血液回收机洗涤的血液通常会在鱼精蛋白中和后输注，但在其中存在小剂量的肝素[26]。

2）注入鱼精蛋白后，组织中的肝素再次进入血液可能导致肝素反弹。这种情况多见于给予大剂量肝素的患者，尤其是肥胖患者。

3）过量的鱼精蛋白可导致凝血功能障碍[14,27–28]。

（7）凝血因子的消耗

1）以下因素可导致凝血因子浓度下降：术前肝功能异常，华法林残余效应伴维生素 K 依赖的凝血因子缺乏，溶栓治疗。出血量的增加与纤维蛋白原浓度下降存在明确的相关性[29]。

2）遗传性假性血友病是由 von Willebrand（vW）因子不足导致，该因子是一种凝血蛋白，可使血小板和Ⅷ因子结合从而形成血小板栓。获得性假性血友病常伴发主动脉瓣狭窄[30]。

3）CPB 所致的血液稀释可导致纤维蛋白原在内的大部分凝血因子浓度下降 50%。对于血容量较小的患者，这一问题更为突出。

4）术中使用血液回收机可导致凝血因子的损失。

（8）纤溶作用导致凝血因子降解及血小板功能障碍

1）术前使用溶栓药物导致纤溶。

2）CPB 导致血纤溶酶原的激活。

3）肝素化本身即可诱发纤溶。

3. 围手术期失血的预防：血液保护措施（表 9.3）[14,22]

（1）术前评估患者的凝血功能　包括：通过国际标准化比值（INR）测量凝血酶原时间（PT），测定部分凝血活酶时间（PTT）及血小板计数。对于任何一项指标异常，应究其原因并予以纠正，这些尽可能在术前完成。血小板功能测试用于评估血小板对 P2Y12 抑制剂的反应性，这有助于决策何时出血风险已经下降至足够低的水平，足以完成紧急（urgent）手术，但这并不适用于急诊（emergent）手术[31]。

（2）对术前贫血患者的分析要点

1）心脏手术前的贫血会导致术后并发症发生率和死亡率升高，对此，术前贫血最有可能成为心脏疾病以外的替代指标——用于评估术后风险，同时，贫血也会增加输血需求[32]。对于拟行择期手术的患者，术前可考虑使用铁剂及促红细胞生成素（使用剂量见第 3 章），这对于一些拒绝输血的、具有某些宗教信仰的患者来说更显重要。

2）如果患者术前血细胞比容（HCT）较低，CPB 所致的血液稀释会导致严重贫血。如果在 CPB 期间 HCT < 21%，会增加发生肾功能障碍的风险[33-34]，同时还可能导致神经系统并发症，如缺血性视神经病[35-36]。对于术前 HCT < 26% 的患者是否应在术前输血、从而减少术中输血的需要，目前尚存争议。然而，术中需多次输血的患者更易发生凝血功能障碍，且需要额外的成分血输注，鉴于此，这为术前输血治疗提供了一些合理性依据。

（3）肝素诱导的血小板减少症（HIT）　可见于术前数天即开始静脉使用肝素的患者。因此，对此类患者应每天检测血小板计数，这是非常重要的。如果出现了血小板减少，同时酶联免疫吸附试验（ELISA）检测到了肝素抗体，且功能试验（5- 羟色胺释放分析或肝素诱导血小板聚集试验）阳性，则术中应避免使用肝素，而选用其他抗凝手段。

（4）停用抗凝药及抗血小板药　这对减少手术出血至关重要[14,22]。第 3 章中已对这些药物做出详述。建议如下。

1）华法林：应在术前 4~5 d 停药，以恢复维生素 K 依赖的凝血因子的合成，并使 INR 恢复至正常水平。在此过渡期，血栓栓塞高风险的患者可使用 LMWH 或 UFH

表 9.3　减少术中失血及输血需求的措施

1. 如果可行，术前应停用所有抗凝药物及抗血小板药物（拟行 CABG 的患者可使用小剂量阿司匹林）

2. 择期手术患者术前可考虑使用促红细胞生成素和铁剂

3. 及时发现术前血液学方面的异常（肝素诱导的血小板减少症、抗磷脂综合征）

4. 对拟行紧急手术的患者，可在术前通过输血，将 HCT 调整至 > 26%

5. 抗纤溶治疗（ε- 氨基己酸或氨甲环酸）

6. 如果可行，考虑行非体外循环 CABG

7. 灌注方面的考量

　a. 如果术前 HCT > 30%，可在体外循环前抽取自体血，并行血小板分离

　b. 如有条件可使用肝素涂层（生物相容性）的体外循环管路

　c. 如有条件可使用小型化体外循环管路

　d. 行肝素 – 鱼精蛋白滴定测试，优化抗凝及肝素的中和

　e. 考虑行自体血逆预充体外循环管路

　f. 采用轻度低温转机策略

　g. 避免使用心内吸引

　h. 使用血液滤器或血液回收机来回输泵血

8. 认真进行外科操作，在体外循环结束前，仔细检查吻合口及所有动、静脉桥的分支血管止血情况

9. 根据肝素浓度，用鱼精蛋白彻底中和肝素，使 ACT 回到基线水平

10. 根据所怀疑的出血原因（尤其是血小板功能障碍）合理输注成分血，或根据床旁检查的结果进行成分血输注

11. 对于因凝血功能异常所导致的难治性出血，使用重组Ⅶa 因子

12. 保持耐心

CABG：冠状动脉旁路移植；HCT：血细胞比容；ACT: 全血激活凝血时间

来维持抗凝，包括植入人工机械瓣者、近期（< 4 周）曾发生肺动脉栓塞者、风湿性二尖瓣狭窄伴发房颤患者，以及 CHA_2DS_2–VASc 评分 > 4 的患者 [14]。其他患者无须采用过渡性抗凝治疗。

　a. 如果患者需行紧急手术，应缓慢地（用时 30min）静脉注射维生素 K 5 mg 以使 INR 迅速恢复至正常水平；如果手术可推迟 1~2 d，则首选口服维生素 K 5 mg，以避免过敏风险。

　b. 如果需行急诊手术，可输注新鲜冰冻血浆（FFP）或凝血酶原复合物浓缩物（PCC）。PCC 相对更为有效，可迅速降低 INR，因此成为首选 [37-38]。如果 INR < 4，建议剂量为 25 U/kg；当 INR 在 4~6 时，则给予 35 U/kg；当 INR > 6 时，则将剂量加大到 50 U/kg。

　c. Ⅷ 因子旁路活性抑制剂 (FEIBA) 是一种活化的包括 4 种因子的 PCC，它是一种抗抑制剂凝血复合物（anti-inhibitor coagulant complex），含有未活化的因子Ⅱ、

Ⅸ、Ⅹ，活化因子Ⅶ，因子Ⅷ旁路活性抑制剂及因子Ⅷ凝血抗原。此药可用于控制华法林相关性出血，因此，在急诊手术前，可用其来快速逆转华法林药效。此药可在 1 h 内将 INR 调整至正常水平，但可能导致栓塞[39]。

2）普通肝素（UFH）：可用于急性冠脉综合征、导管检查治疗期间、严重冠状动脉疾病的患者，以及应用 IABP 的患者。UFH 可持续使用至行外科手术时，并不会增加置管期间的死亡率，也不会增加围手术期出血风险。对于低风险人群，较为普遍的做法是术前 4 h 停用 UFH。

3）低分子量肝素（LMWH）：对于急性冠脉综合征患者或停用华法林后术前需加用过渡期抗凝药的患者，可皮下注射 LMWH 1 mg/kg，每 12 h 1 次。LMWH 的半衰期约为 4 h，因此，为了降低围手术期出血的风险，最后一剂的使用应在术前 24 h，因为使用鱼精蛋白仅能中和 60%~80% 的 LMWH。

4）阿司匹林：对于拟行 CABG 的患者，应持续服用阿司匹林直至手术；但对于非冠状动脉手术的患者，应在术前 3~5 d 停药。通常，81mg 阿司匹林并不会增加出血风险，理论上可以降低心肌梗死及死亡的风险，因此建议所有 CABG 患者均以此剂量服药[40-42]。应常规使用抗纤溶药物，可以降低与阿司匹林及 P2Y12 抑制剂相关的围手术期出血[43-45]。

5）P2Y12 抑制剂：常用于急性冠脉综合征的患者，对于行经皮冠状动脉介入治疗（PCI）植入药物涂层支架的患者，通常建议术后使用 1 年以上，以防止发生支架内血栓。P2Y12 抑制剂可抑制血小板的作用，并可持续至血小板的全生命周期，即 5~7 d；如果术前停药时间过短，可能会增加出血的风险[46]。通常建议：替格瑞洛应在术前 3~5 d 停用，氯吡格雷相应在术前 5 d 停用，而普拉格雷则应在术前 7 d 停药[14,22,47]。使用 PRU 检测［它既是血小板反应性单位（platelet reactivity units），也是 P2Y12 反应性单位（P2Y12 reaction units）的缩写］，可以发现患者对 P2Y12 抑制剂的抵抗性，从而早于推荐的 5 d 停药期便可安全手术[31,48]。如果需要行紧急或急诊手术，可能遭遇严重出血的情况，如果此时距离停用 P2Y12 仅有数小时，那么即使输注外源性血小板可能也无法奏效，因为血流中仍存在活性药物代谢物。但无论如何，为防止心肌缺血事件而行的紧急手术应处于优先地位，而非优先考虑 P2Y12 抑制剂的停用时间。如果一名患者需行紧急手术（而非急诊手术），但已经服用了上述的某一种药物，或因近期曾植入冠状动脉支架而正在服用此类药物，则有以下几种可行性选择。

a. 持续服用 P2Y12，并接受可能增加出血量的现实。

b. 停药 3 d，一方面恢复部分血小板的功能，另一方面维持较低水平的血小板抑制作用。

c. 停药 5 d，并在术前过渡期服用短效糖蛋白 Ⅱb/ Ⅲa 抑制剂。

6）非维生素 K 拮抗剂口服抗凝药或新型口服抗凝药（NOAC），也称为直接口服抗凝药（DOAC），一般建议用于无瓣膜病变的房颤或深静脉血栓患者；然而，将其用于房颤及结构性心脏病（不包括风湿性二尖瓣狭窄）属于超处方用药。但有研究发现：将此类药物用于二尖瓣狭窄的患者是非常安全的，且具有良好的临床效果[49]。

NOAC 类药物不可用于机械瓣膜置换患者[50]。由于抗凝药的半衰期一般为 4~5 h，而 NOAC 类药物的平均半衰期约为 12 h，因此最后一剂的使用最少应在术前 48 h；如果患者肾功能异常，则停药的时间应更早[51]。如果患者需要紧急手术，应使用其他药物来拮抗此类药物的抗凝效果[52]。

    a. 依达赛珠单抗（Idarucizumab）：5 g 静脉注射可逆转达比加群酯的抗凝效应。

    b. Andexanet alfa（重组 Xa 因子）：可逆转阿哌沙班和利伐沙班的抗凝效应[53]。推荐的低剂量方案：静脉滴注 400 mg，目标滴注速度为 30 mg/min；而后以 4 mg/min 速度给入，持续 120 min。低剂量策略建议用于使用阿哌沙班 ≤ 5 mg 或利伐沙班 ≤ 10 mg 的患者群。如果使用阿哌沙班 > 5 mg 或利伐沙班 > 10 mg，则考虑采用高剂量策略，即以相同的滴注速度给予 2 倍于低剂量策略的药物。此药停用后 1 h 内，可防止因子 Xa 受到抑制。

    c. 基于抗体的靶向治疗方案，目前已经逐渐面世[54]。

    d. 如果拟行急诊手术，可使用 FEIBA，以减少因服用 NOAC 类药物而导致的出血。常规剂量为 20~30 U/kg[55]。

    e. 如果没有上述药物，可使用 PCC，剂量为 25~50 U/kg。

  7）磺达肝癸钠：一种因子 Xa 抑制剂，半衰期近 20 h，虽然有报道显示术前停药 24 h 是足够的[14]，但还是建议术前至少停药 60 h。

  8）替罗非班和依替巴肽：均为短效糖蛋白 IIb/ IIIa 抑制剂，停药 4~6 h 即可恢复血小板功能达 80%。这两种药物应在术前 4 h 停用。一些研究指出：持续使用此类药物至手术有助于在 CPB 期间保留血小板功能，可使 CPB 后血小板数量和功能有所增加及增强，且无出血方面的副作用[56]。

  9）阿昔单抗（ReoPro）：是一种长效糖蛋白 IIb/ IIIa 抑制剂，其半衰期约为 12 h。如果需要行急诊手术，最有效的止血措施即为输注血小板，因为血液循环中几乎没有未与阿昔单抗结合的血小板。理想状况下，手术应至少推迟 12 h，最好能推迟 24 h。虽然直至停药后 48 h 血小板功能才能恢复正常，但如果被阻断的受体量小于 50%，则很少会发生凝血功能障碍。

  10）静脉用直接凝血酶抑制剂：主要用于罹患 HIT 的患者。对拟行 PCI 的患者，比伐芦定可替代 UFH。其半衰期约为 25min，因此，如需行急诊手术，该药不会诱发严重的出血问题。对于拟行手术的 HIT 患者，比伐芦定作为肝素的替代，两者疗效相当，但前者的出血问题可能更为严重[57]。

  11）溶栓治疗：主要用于没有行 PCI 条件的医院，替代直接 PCI 治疗 ST 段抬高心肌梗死（STEMI）。虽然大多数溶栓药物的半衰期较短，仅为数分钟，但系统性凝血功能障碍可能持续较长时间，表现为纤维蛋白原消耗，因子 II、V、VIII 减少，血小板聚集功能受损及出现纤维蛋白裂解产物。如果溶栓失败，患者因持续性心肌缺血而需要外科手术，应至少推迟 12~24 h 再手术；如果需要急诊处置，可输注成分血，包括 FFP、PCC 和（或）冷沉淀，以纠正预期的凝血功能障碍。

（5）抗纤溶治疗　使用赖氨酸类似物进行抗纤溶治疗有助于减少术中出血，适用于

CPB 及非 CPB 手术[14,43-45]。

1）ε- 氨基己酸：是一种抗纤溶药物，通过抑制血纤溶酶原转化为纤溶酶来达到保存血小板功能的目的。其可以有效减少出血和输血量，但并不能因此降低再开胸探查止血的发生率。由于价格低廉，ε- 氨基己酸已成为大部分心脏外科手术的常规用药。

2）氨甲环酸：与 ε- 氨基己酸的特性相似，但在减少 CPB 及非 CPB 手术围手术期出血方面优于 ε- 氨基己酸。一项研究发现：在关胸前，将氨甲环酸溶液（2 g 加入 500 mL 生理盐水）倒入心包腔有助于显著减少失血量和输血需求[58]。

（6）肝素与鱼精蛋白的使用剂量

1）CPB 期间理想的抗凝是：最低程度激活凝血级联反应，并能被充分逆转，且减少围手术期出血。最常用的抗凝剂即为肝素，它通过与抗凝血酶结合来抑制凝血酶和因子 Xa。肝素的经验使用剂量为 3~4 mg/kg，可使全血激活凝血时间（ACT）> 480 s，但一些患者因缺乏抗凝血酶而表现出肝素抵抗，需要输入 FFP 或抗凝血酶来获得满意的 ACT[59]。如果肝素剂量不足将增加凝血酶的生成，进而激活血小板，触发 CPB 管路内凝血。如果使用生物相容性高的 CPB 管路，则可使用小剂量肝素，最大可能接受的目标 ACT 为 400 s，但这一数值并没有得到充分确定。肝素水平应达到 2 U/mL。

2）肝素 – 鱼精蛋白滴定检测系统可测定血液中的肝素浓度，确定剂量 – 效应曲线，从而优化肝素的用量。使用这类系统有可能使肝素的用量加大，但根据 CPB 结束时血液中肝素的浓度，通常给予较小剂量的鱼精蛋白即可充分中和。最终的结果是：无论所使用的肝素剂量是高于还是低于经验用量，一般均会减少凝血酶和血小板活化、减轻纤溶，从而减少围手术期出血[14,60]。

3）肝素的最大优点在于其抗凝效应可被鱼精蛋白中和。相比而言，其他一些可用于 CPB 的抗凝剂，例如 HIT 患者所使用的比伐芦定，就无法被中和。

4）鱼精蛋白与肝素的用量通常为 1∶1。但通过剂量 – 效应曲线发现：相比经验用药，更低剂量的鱼精蛋白通常就足以充分地中和肝素。这有助于减少出血量，因为过量的鱼精蛋白本身就是抗凝剂，会直接破坏血小板功能，并延长 ACT[14,60-61]。

（7）优化血液保护的灌注策略（见第 5 章）[14,22,62]

1）留取自体血：在 CPB 启动前（急性等容血液稀释）抽取自体血，从而保护血小板免于 CPB 的损害。虽然在手术期间，这些血液并没有参与循环，但仍然保有很好的质量，红细胞受到保护，降低了异体输血的需要。但对于其在减少围手术期出血方面的功用，目前还存在争议[63-64]。如果经过计算，抽取血液后 CPB 期间的 HCT 仍满意（> 20%~22%），可考虑留取自体血。根据以下公式进行计算：

$$自体血抽血量 = EBV - \frac{0.22 \times (EBV+PV+CV)}{HCT}$$

EBV= 估测的血容量（70 kg）；PV= 预充量；CV= 估测的心脏停搏液量；HCT= 抽血前血细胞比容

2）自体血小板分离浓缩：在手术开始时，可通过血浆分离器抽取富含血小板的血浆，经鱼精蛋白中和后将其回输，从而增强止血效果、减少失血。该技术有助于再次开胸手术，但昂贵、耗时，综合下来可能仅为边界性获益[65-66]。

3）使用生物相容性的 CPB 管路（多为肝素涂层）：有助于减少血小板的活化和凝血级联反应的激活，从而减少出血[14]。此类管路的使用可减少肝素的使用剂量，ACT 只需达到 400 s。虽然降低了肝素用量，在理论上可增加凝血酶的生成，但鲜有证据显示该措施会导致患者处于易形成血栓的状态。

4）避免使用心内吸引以减少围手术期出血：将血液从心包腔吸出时，血液会与组织因子接触，其中富含因子Ⅶa、促凝颗粒、脂肪颗粒及活化的补体蛋白，表现出纤溶活性[22,67]。同时伴有凝血酶的形成及血小板活化，（因凝血因子的消耗而）导致出血量增加。心内吸引所收集的血液将回流进入贮血器，直接与泵血混合后进入 CPB 管路。大部分外科团队都会常规使用心内吸引，也并未发现对出血有严重的不良影响。

5）小型化 CPB 管路：可以使 CPB 预充量更小（500~800 mL），以控制血液稀释程度，从而维持转机期间有较高的 HCT。多项研究已证实，小型化管路有助于减轻凝血及纤溶活化，减少出血量。但由于缺少贮血器，可能会增加气栓的发生风险[68]。

6）CPB 自体血逆预充：由于消除了初始的晶体液预充，减轻了血液稀释程度，从而维持转机期间有较高的 HCT 及胶体渗透压。此技术还可以减少肺水量。有研究表明，这样做还可以降低输血率[69-71]。

7）术中自体血回输：无论是否使用心内吸引，均建议常规使用血液回收机，将术野出血回收，从而达到回收红细胞的目的。此技术的最大优势在于可以从极度稀释的含血液体中（例如心脏停搏期间填充心包腔的冷盐水）回收红细胞。在 CPB 结束后，应将 CPB 机器内的残血常规注入血液回收机。经过离心、洗涤，可将肝素和细胞因子去除，浓缩红细胞，但同时也会造成一些凝血因子及血小板的丢失。大部分研究证实：术中常规使用血液回收机可降低输血需求，但大量的回输（＞1000 mL）可能导致凝血功能障碍[14,72]。除非相对于患者的血容量而言预充量过大，否则不建议常规通过超滤来去除预充液[22]。

（8）仔细的外科操作　这是止血的基石。在 CPB 结束前将患者的体温恢复至正常水平，有助于改善凝血功能。

4. ICU 内对出血状况的评估

（1）评估步骤　为了对 ICU 患者的出血状况做出合理评估,应遵循以下步骤（表 9.4）[73]。

1）详细记录胸管血液引流量，并关注引流管是否通畅。

2）明确引流液的颜色（动脉血或静脉血）及引流的状态（体位改变时引流量突然增加还是稳定而持续的出血）。

3）监测血流动力学参数的改变，保持对心脏压塞的警惕。

4）通过对凝血功能检查结果的分析，确定出血的可能原因。

5）排除在纵隔或胸腔内存在未引流出的积血：行胸部 X 线片检查（纵隔增宽、因胸膜腔后壁积血而显影模糊），听诊呼吸音低沉，呼吸机波形可见吸气峰压上升。

表 9.4　术后纵隔出血的评估

1. 术后应立即复查胸部 X 线片，以此作为纵隔及胸腔的基线状态
2. 频繁记录引流瓶中的出血量
3. 在处理出血问题的同时，应优化血流动力学状态
4. 行凝血功能检查
a. 复查 PT/INR、PTT、血小板计数、纤维蛋白原
b. 如有条件可行血栓弹力图检查
c. 血小板功能检查
5. 如果输注成分血后出血情况仍无改善，应复查凝血功能
6. 如果怀疑心脏压塞或存在未引出的积血，可复查胸部 X 线片
7. 如果怀疑心脏压塞，可行 TEE 检查

PT：凝血酶原时间；INR：国际标准化比值；PTT：部分凝血活酶时间；TEE：经食管超声心动图

6）如果根据引流状态、紊乱的血流动力学状态及异常的胸部 X 线片，怀疑心脏压塞，应行超声心动图检查。

（2）**量化胸管引流量**　确保引流管通畅，否则，实际的出血情况可能因胸管内出现血凝块或出血进入开放的胸膜腔而被掩盖。注意：患者在翻身或搬动时，可能引流出大量积血，而这些积血可能已经在胸部积聚数小时之久。这一情况可能提示急性出血，需要再开胸探查止血；如果引出颜色较深的血液，且引流量较小，则提示可能并非活动性出血。反复复查胸片有助于判断胸膜腔内是否仍然存在残余积血。

1）根据出血量来决定处置措施有些主观臆断。有人将"活动性出血"定义为连续 6 h 出血量＞ 1.5 mL/（kg·h），对于正常体型的成年人相当于＞ 100~150 mL/h[74]。其他一些研究认为：如果连续 3 h 出血量＞ 2 mL/（kg·h）（对于正常体型的成年人相当于＞ 150~200 mL/h），则可能面临不良预后[23]。但有些研究则认为：严重的出血是指连续 2 h 以上发生＞ 3 mL/（kg·h）的出血量（相当于 250~300 mL/h）[75]。这些研究结果说明：对于出血量＞ 200 mL/h 并持续数小时的情况，应进行有针对性的处置。应谨记：实际出血量可能大于胸管引流量。

2）围手术期出血的"普适定义"提出于 2014 年[76]，根据胸管引流量、全血及成分血的使用情况、是否需要延迟关胸及是否需要再开胸探查止血，明确了 5 级出血。根据 12 h 总引流量，中度出血为 801~1000 mL/12 h，严重出血为 1001~2000 mL/12 h，大量出血为 2000 mL/12h 以上。然而，因为它不具有预测性，无法说明术后早期的显著出血是否会在未治疗的情况下逐渐减少，且该分类指标的滞后性决定了它在指导治疗方面并无帮助。

（3）**应用 Swan-Ganz 导管进行血流动力学状况评估**　首要任务是维持充足的充盈压及心排血量，通常会输入晶体或胶体溶液来达到这一目的；但对于大量出血的患者来说，这会导致血液稀释及进行性加重的贫血，并可能造成凝血功能障碍。应注意：血流动力学状态不稳定的情况常见于出血患者,即使能维持充盈压也可能呈现这种不稳定。

1）如果充盈压下降,且仅输液未输血,可预测到 HCT 会因血液稀释而下降,如果有持续出血,HCT 将会显著下降。虽然 5% 的白蛋白溶液同样会对凝血因子及 HCT 产生稀释作用,但临床上常常偏爱用白蛋白等胶体液进行扩容（而非全血或成分血）。对于出血患者,应避免使用任何羟乙基淀粉（HES）复合物,这种基于 HES 的大分子量复合物对纤维蛋白的形成及血小板功能具有负面影响 [将 HES 加入平衡盐溶液（Hextend）较将 HES 加入生理盐水形成 6% 的溶液,负面影响会稍小] [77-78],虽然小分子量的 HES 复合物,如五聚淀粉（pentastarch）和四聚淀粉（tetrastarch）,对凝血功能的影响较小,但仍然会加重术后出血,同样需要避免使用 [79]。

2）虽然输入凝血因子及血小板有助于止血,但必须同时输入红细胞以保证 HCT 处于安全区间。贫血不仅会降低血液的携氧能力,还会使血液渗透压和黏度下降,这将导致低血压。

3）如果出现充盈压上升、心排血量下降的情况,往往提示发生了心脏压塞。术后心脏压塞患者可以表现为心腔内压平衡,但更为常见的表现是:由于左、右心房及心室周边血块积聚,将会造成不同程度的心内压升高,进而导致相应的右心室或左心室衰竭。

4）如果血流动力学的测量值提示患者心功能处于临界状态,且不能排除心脏压塞,应考虑行经食管超声心动图（TEE）检查。在确诊方面,TEE 有着不可估量的价值。如果出现以下情况,应怀疑心脏压塞:血流动力学状态不稳定的同时存在大量出血、大量出血突然停止、由于胸管中存在血凝块而仅有少量引流或引流溢入胸腔。经胸超声心动图（TTE）可以诊断大量心包积液,但术后声窗常常并不理想,而敷料、ECG 电极、胸管的干扰会使 TTE 变得更加不易操作;但 TEE 可以轻松地发现心脏后方的血块,因此,如果 TTE 不能确诊,则应考虑 TEE [80]。

（4）**凝血功能检查**　在手术室注射鱼精蛋白后应行凝血功能检查。如果检查结果异常,往往说明是"非外科性出血",在关胸前应立即纠正凝血功能障碍。当患者被转运至 ICU 后,通常需要再次复查凝血指标,如果患者持续大量出血,应反复复查 HCT。如果检查结果异常,但纵隔出血不明显,则无须输注成分血。

1）如果在手术室内难以止血或在 ICU 内呈现持续出血的情况,实验室检查有助于鉴别纵隔出血是否为凝血功能障碍所引发。常见的非外科出血 [残余的肝素效应、血小板减少症及凝血因子缺乏（主要是纤维蛋白原）] 检测较易完成,但检测血小板功能及纤溶则需要特殊技术。任何单一的检测都无法准确地判断出血量,但总体分析常常可以在一定程度上获得科学的治疗依据。

2）无论检测结果如何,临床判断在确定出血原因究竟是外科因素（多表现为持续出血）还是凝血功能障碍（趋于逐步改善）上至关重要。如果患者在进入 ICU 时的凝血功能检查结果正常,而后出现明显出血,这往往是外科出血,需要再次开胸探查。如果凝血功能存在严重异常,但无论怎样纠正都不能减少出血,同样需要通过开胸探查进行干预。

3）凝因酶原时间（PT）：可以用 INR 来表示，以评估外源性凝血级联反应。CPB 后 INR 会有轻度升高，但只要凝血因子水平不低于正常的 30%，就可以获得满意的止血效果。如果 INR 异常升高，通过输注 FFP 一般可以纠正，而使用 PCC 则更为有效 [81-82]。

4）部分凝血活酶时间（PTT）：用于评估内源性凝血级联反应，并能检出残余肝素效应或肝素反弹。如果凝血功能检查显示仅有 PTT 异常，或伴有 INR 的轻度升高，则鱼精蛋白有助于纠正 PTT 并控制出血。一项研究发现：事实上，表现为因子 Xa 升高及凝血时间异常的肝素反弹可以存在于术后所有的患者，通过持续 6 h 输注鱼精蛋白（25 mg/h）可以得到纠正 [83]。但其他一些研究发现：抗因子 Xa 的升高与 PTT 的延长并不存在相关性，因为 PT 可能与凝血因子缺乏或过度使用鱼精蛋白有关，而非残余的肝素 [84]。在 ICU 内有时需检测 ACT，因为在没有肝素残余时 ACT 仍有可能延长。

5）血小板计数：虽然 CPB 可使血小板计数降低 30%~50%，也会导致血小板功能障碍，但通常血小板的功能仍足以实现凝血。如果血小板减少（通常血小板计数 < 100×10^9/L）的患者发生出血，或怀疑血小板功能障碍（常见于服用阿司匹林或 P2Y12 抑制剂的患者），即使并没有血小板减少，也应输注血小板。

6）纤维蛋白原（因子Ⅰ）：对于中至重度出血的患者，应对纤维蛋白原水平进行评估。术前及入 ICU 时纤维蛋白原低是出血及再开胸探查止血的风险因素 [29]。纤维蛋白原是血小板行使功能的关键因素，可促进血小板之间的相互作用，进而完成血小板聚集。纤维蛋白原还是细胞黏合剂，可增强血小板与内皮细胞的黏合。如果患者存在严重出血，而纤维蛋白原水平 < 100 mg/dL（1 g/L），应考虑输入富含因子Ⅰ、Ⅷ和ⅩⅢ的冷沉淀。也可使用纤维蛋白原浓集物来增加血凝块的稳定性，同时输注血小板可改善血小板聚集 [85]。一项研究发现：与联合使用 8 U 的 FFP 与 4 U 血小板相比，纤维蛋白原浓缩物（约 8 g）可更有效地减少出血 [86]。

7）纤溶：所有行心脏手术的患者，几乎无可避免地会发生纤溶现象。赖氨酸类似物具有抗纤溶作用，可以减轻纤溶反应。纤溶的检测结果是非特异性的，同时还会表现出 INR 升高及 PTT 的延长，因子Ⅰ、Ⅷ的下降，以及纤维蛋白裂解产物的升高（如 D- 二聚体）。诊断纤溶的最理想方法是血栓弹力图（TEG）及 Sonoclot 分析。

8）血小板功能：有多种技术可用于评估血小板功能，包括 TEG 及全血阻抗血小板聚集度测定 [73,87]。虽然这些检查在评估出血方面并非特异的，但如果对出血患者的检测发现血小板功能异常，则提示应输注血小板。一项研究比较了 TEG 和血小板聚集测定，结果显示：两种方法均可有效地发现凝血功能障碍，但与出血量均无相关性 [87]。在大多数心脏中心，对血小板功能障碍的怀疑是基于术前服用抗血小板药物，并立即输注血小板，而不经过床旁检测。

9）TEG 和旋转式血栓弹力测定（ROTEM）：可定性测量血凝块强度。此类检测可用于评估血小板与整个凝血过程的作用关系，从血凝块形成到血凝块溶解，能够清晰地描绘出各种凝血功能异常，包括纤溶反应（图 9.1）。对于因凝血功能障碍导

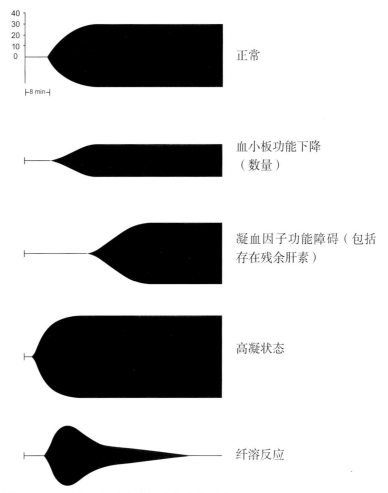

图 9.1 不同的血栓弹力图轨迹所代表的意义

致的出血，虽然这些检查可有效地指导治疗，但它们并不能分辨出哪些患者将会发生出血，而对于没有出血的凝血功能异常也不提示治疗[88-91]。然而对于出血患者，这些方法的检测速度明显快于常规凝血检测，进而实现更及时有效的治疗。有研究指出：基于 TEG 结果的治疗方案可减少出血及输血[92]。ROTEM 可用于发现血小板功能障碍，同时还可确定 ACT 延长是否源于肝素残余[93]。

10）Sonoclot 凝血分析仪（图 9.2）：是另一种通过测量黏弹性来评估血凝块形成及回缩的检测方法，以此评估凝血因子、纤维蛋白原及血小板活性。该仪器将一个微小的探针刺入血样中，以超声波频率发出震动，通过探针的运动来测量随着血凝块的形成而发生的阻抗改变。多项研究证实，Sonoclot 较常规的凝血检测对出血更具预测性[94]。虽然该仪器的使用一直以来都较为受限，但对于持续出血的患者，此装置确能指导适宜治疗的选择。

（5）复查胸部 X 线片

1）注意纵隔的整体宽度。如果纵隔增宽，则提示可能有未引流出的血液积聚在心包腔内，并可能导致心脏压塞。由于参数不同，在与术前的 X 线片进行比较时，有

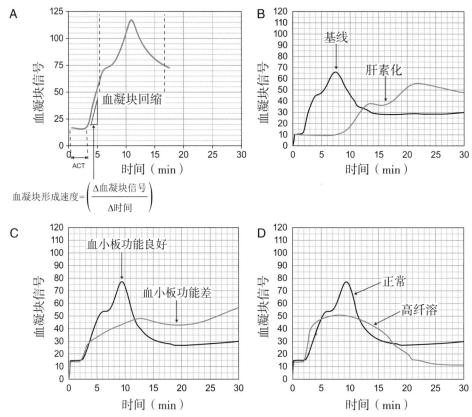

图 9.2 不同的 Sonoclot 轨迹所代表的意义。A. 在血凝块形成初始期的液相评估，纤维蛋白与血凝块的形成速度，进而纤维蛋白形成及血小板 - 纤维蛋白相互作用，纤维蛋白形成后的峰值阻抗，而下降支则代表血小板诱发形成的血块收缩。B. 肝素化。C. 血小板功能障碍（血凝块回缩速度减慢）。D. 高纤溶状态（血凝块的回缩并未引起血凝块强度加大）（经 Sienco Inc. 许可复制）

可能产生误导，但如果复查的胸部 X 线片与术后即刻的仰卧位胸部 X 线片有任何不同，均应引起注意（图 9.3）。如果上纵隔增宽，则提示有较大量的血块积聚在大血管周围。

2）注意纵隔影像边界与位于右心房内 Swan-Ganz 导管或右心房起搏导线（如果置于右心房游离壁）的距离。如果此距离增大，应怀疑有血块积聚在右心房侧壁处。

3）注意是否在胸膜腔内存在积聚的血液未被引流出。这一点较难做到，主要是因为在仰卧位 X 线片上胸腔内液体会平铺为一层，应重点寻找两侧胸膜腔模糊度的差异。

（6）**超声心动图检查**　如果上述的分析提示可能存在心脏压塞，则应行超声心动图检查。如果 TTE 无法确诊，应考虑行 TEE。

5.纵隔出血的管理

在心脏外科直视手术后，虽然无须通过预防性输注血制品来防止出血，不过一旦发生持续性出血，需根据出血量及可能的病因进行积极处理（表 9.5）。一个不变的

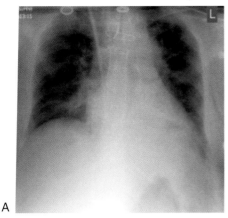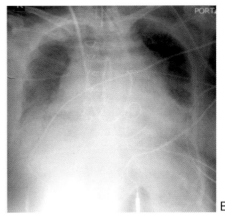

图 9.3　A. 手术结束时仰卧位胸部 X 线片。B. 同一患者在术后 6h 复查的仰卧位胸部 X 线片。患者纵隔出血量很少，但血流动力学状态恶化。由于术中并未开放双侧胸膜腔，血液主要积聚在心脏周围，导致心脏压塞，显示为纵隔增宽

表 9.5　术后纵隔出血的管理

1. 如果存在严重的持续出血或心脏压塞，应尽早再开胸探查止血
2. 确保胸管通畅
3. 将患者体温恢复至正常水平
4. 控制高血压、躁动及寒战
5. 凝血功能检查 [INR、PTT、血小板计数、纤维蛋白原，或血栓弹力图（TEG）]
6. 纠正钙离子水平至 > 1.1 mmol/L
7. 如果 PTT 升高，静脉注射鱼精蛋白 25 mg，使用 2 次；或按照 25 mg/h 滴注 6 h
8. 谨慎地将 PEEP 调高至 10 cmH$_2$O
9. 如果 HCT < 24%，可输注浓缩红细胞
10. 血小板：1~2 个 "6 袋装"（six packs）
11. 新鲜冰冻血浆：2~4 U
12. 冷沉淀：6 U
13. 纤维蛋白原浓缩物：25~75 mg/kg
14. 凝血酶原复合物浓缩物（PCC）：25 U/kg
15. 去氨加压素（DDAVP）：0.3 mg/kg，静脉注射时间为 20 min（如果怀疑因尿毒症、服用阿司匹林而有血小板功能障碍，或 vW 因子缺乏）
16. 如果存在严重的凝血功能障碍：重组Ⅶa 因子 90 mg/kg
17. 如果怀疑心脏压塞，须行经食管超声心动图（TEE）
18. 如果有严重持续出血或心脏压塞，紧急再开胸探查止血
19. 如果有极大量的出血或因心脏压塞而即将发生心脏停搏，应立即行急诊开胸探查

INR：国际标准化比值；PTT：部分凝血活酶时间；PEEP：呼气末正压；HCT：血细胞比容

原则是：出血持续的时间越长，凝血功能越差。通常会首先采用比较柔和、创伤较小的治疗措施。如果关胸时术野很"干"、而后突然开始出血，则病因通常为外科源性，需要再开胸探查止血。相反，如果患者处于持续出血的状态，则既有可能是外科源性，也有可能是内科源性。如果针对疑似的凝血异常进行了及时治疗，仍然无法改善严重的纵隔出血，应尽早再开胸探查（12 h 内），这样做能显著降低死亡率[95]。与少量出血的患者相比，因大量出血而再开胸探查止血的病例，死亡率将升高 2~4 倍，这更加说明了术中仔细止血、术后积极纠正凝血功能异常的重要性[20-21,96-97]。

（1）确保胸管通畅　持续出血但不能充分引流出可导致心脏压塞。柔和地挤捏胸管可将其中的血块清除，但无须过度地抽拽挤捏胸管。

（2）将体温恢复至 37℃　低温会对凝血系统产生广泛的抑制，同时也会对血小板功能造成损害[98]。在呼吸机管路中置入加热湿化装置及使用加压空气加温毯有助于促进患者复温，避免产生寒战。无论输注何种血制品，均尽可能辅以加温。

（3）控制高血压　使用扩血管药物（氯维地平、硝普钠、尼卡地平）或 β 受体阻滞剂（对于高动力心脏可选用艾司洛尔）来控制高血压。也可以使用较大剂量的异丙酚或吗啡，毕竟对于正在持续出血的患者并不会考虑拔除气管插管。

（4）使用短效镇静剂控制清醒患者的躁动

　　1）异丙酚 25~75 μg/（kg·min）。

　　2）右美托咪定 1mg/kg 负荷剂量静脉注射，用时 10 min；而后持续给药，0.2~1.5 μg/（kg·min）。

　　3）咪达唑仑 2.5~5.0 mg，静脉注射，每 1~2 h 1 次。

　　4）吗啡 2.5~5 mg，静脉注射，每 1~2 h 1 次。

（5）控制寒战　静脉注射哌替啶（杜冷丁）25~50 mg 或右美托咪定。

（6）提高呼气末正压（PEEP）　以提高胸内压，减少微血管渗血[22]。但是，目前并未证实预防性地将 PEEP 调整至 5 cmH$_2$O 或 10 cmH$_2$O 有助于减少出血或输血需求[99]。如果确定需要通过提高 PEEP 来减少出血，则须密切关注其对血流动力学的影响。

（7）输注成分血　以控制术后早期严重出血，这一决策应基于床旁检测结果，但理想的治疗方案首先是基于对凝血功能障碍的怀疑。例如，如果患者术前服用阿司匹林、P2Y12 抑制剂、糖蛋白 IIb/ IIIa 抑制剂，或合并尿毒症，则很可能有血小板功能障碍，最理想的方式是输注血小板，即使血小板计数正常。对于一些病例，使用升压素有助于止血[100-101]。相较而言，如果患者近期曾服用华法林，或存在肝功能异常，则出血的最大可能是凝血因子缺乏，输入 FFP、PCC、冷沉淀或纤维蛋白原浓缩物可能更为理想。如果 CPB 时间较长（＞ 3 h）或在术中输入了较多的浓缩红细胞，则可能需要输注多种血制品。如果怀疑为凝血功能障碍引起的严重出血，应采取积极措施，迅速输注多种成分血，否则持续的出血会进一步消耗凝血因子和血小板（"凝血功能异常导致的凝血功能异常"）。

（8）根据凝血检查结果尽快选择更具有针对性的治疗方案　在手术室内，床旁检测是最快捷的检验方式，可快速评估凝血状态（图 9.4）。一些团队喜欢使用 TEG 来明确出血的准确原因，以便更加迅速地启动合适的治疗。这样做的优点在于可以降低输血需求 [92]。当 CPB 停机后，通常在手术室内常规行凝血功能检查或在患者转入 ICU后即行此检查。如果经过治疗，持续出血的情况仍然存在，应再次复查以评估当前凝血功能的状态。

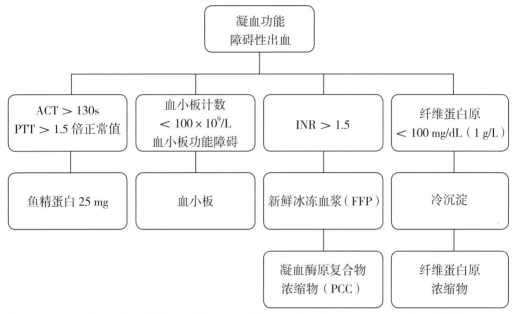

图 9.4　使用床旁检测行常规凝血功能检查，指导术后出血的治疗。ACT：全血激活凝血时间；PTT：部分凝血活酶时间；INR：国际标准化比值

　　1）如果 PT 延长，则提示需要补充凝血因子，可以输注 FFP、PCC 和（或）冷沉淀。

　　2）如果 PTT 或 ACT 延长，则提示内源性凝血反应障碍或肝素作用持续存在。可首先给予鱼精蛋白，但要明确意识到：PTT 延长并不一定与肝素有关，而鱼精蛋白有可能使凝血功能进一步恶化。有时需要给予 FFP 和（或）冷沉淀。

　　3）如果纤维蛋白原＜ 100 mg/dL（1 g/L），当患者出现持续出血时，应确保输入冷沉淀或纤维蛋白原浓缩物。

　　4）如果血小板计数＜ 100×10⁹/L，则提示需要输注血小板。由于 CPB 会导致血小板功能障碍，因此，如果怀疑术后早期活动性出血是因血小板功能低下所致，无论血小板计数是否正常，均应输注血小板。

　　5）注意：如果患者出血量较小，那么即使凝血检查结果异常也并不一定需要干预。由于通常会在肝素化血管通路中抽取血样进行检测，因此，一旦凝血检查结果出现显著异常或与出血量情况矛盾，应进行复查。除非血小板计数接近（20~30）×10⁹/L，否则没有明显出血的患者无须输注血小板；但需注意：术后早期，当血小板计数＜ 60×10⁹/L 时，大部分患者会有出血倾向。

（9）输血　一些进行性贫血患者因为输注 FFP 和血小板而导致血液稀释时，虽然贫血呈现加重，但在发生出血时，却常常会因存在贫血诊断而忽略输血。对于没有出血、病情稳定、无合并疾病的年轻患者，将输血触发点设定在较低的水平（HCT 低至21%）可以被接受，但这对于活动性出血的患者不安全。持续纵隔出血的患者应通过输血将 HCT 维持在合理的水平（> 24%），这也是维持满意的组织氧供的安全边界。此外，还有一系列需要通过输血将 HCT 提升至更高水平的临床指征，尤其是当组织氧供受损时。需注意，重度贫血患者的血小板功能会受损[102]。红细胞会强化血小板之间的联结，同时也强化血小板与血管内皮下组织的交联，从而改善凝血状态。尽管如此，与 30% 的 HCT 相比，低至 24% 的 HCT 并不会使出血进一步加重[103]。

（10）鱼精蛋白　如果 PTT 延长，可给予鱼精蛋白 25~50 mg（5 mg/min）。通常，ACT 与 PTT 具有关联性，但在患者离开手术室后，往往不再进行检测。虽然注射鱼精蛋白后 ACT 应恢复至基线水平，但由于回输经血液回收机回收的血液会同时把少量肝素带入血液，以及组织内贮存肝素的释放会导致血液中出现未被中和的肝素，从而诱发出血。这可能是由于鱼精蛋白的半衰期仅为 5 min，而彻底消除仅需要20~30 min[104]。因此，持续小剂量注射鱼精蛋白或针对可能的肝素反弹给予小剂量鱼精蛋白是更为理想的方式[83]。但是，即使没有循环肝素的存在，ACT 同样可能发生延长（理论上推测 PTT 也会延长），因此，如果给予额外剂量的鱼精蛋白后 PTT 仍然延长，那么未中和的肝素可能并不是根本原因。事实上，过量使用鱼精蛋白同样会造成 ACT 延长和出血。大剂量鱼精蛋白可导致血小板功能障碍、增强纤溶反应、降低血凝块强度，这意味着应避免不加分析地肓目使用大剂量鱼精蛋白[14,105]。

（11）去氨加压素（DDAVP）　其并不能预防术后出血，但如果患者存在 von Willebrand 病史、主动脉瓣狭窄伴血小板功能受损及获得性 von Willebrand 病、尿毒症及药物诱导性血小板功能障碍，可考虑使用此药[100-101]。

1）心脏外科手术后出血常常是继发于 vW 因子缺乏，从而导致血小板栓难以形成。DDAVP 可增加Ⅷ因子前体、vW 因子（约 50%）水平，同时也会促进血管内皮释放组织型纤溶酶原激活物。所有这些因子将会促进血小板与内皮下组织的黏附。

2）主动脉瓣狭窄患者常常存在 2A 型 von Willebrand 综合征[30]。出现这一现象的原因常常是因为血流在流经狭窄的主动脉瓣口时，巨大的 vW 因子多聚体因受到剪切力的作用而发生蛋白水解，而这些多聚体在血小板介导的凝血过程中发挥着重要的作用，一旦多聚体数量减少，即可造成出血。对于与此综合征相关的血小板功能异常患者，在麻醉诱导后给予 DDAVP，即可明显减少围手术期出血[101]。

3）DDAVP 的剂量为 0.3~0.4 μg/kg，静脉注射用时 20 min。缓慢给入可减轻外周血管的扩张和低血压，而这些问题常常会在注射 DDAVP 后出现。峰值药效出现在注射后 30~60 min。

（12）氯化钙 1g（10% 溶液 10 mL）　如果患者在短时间内接受了多次柠檬酸-磷酸-葡萄糖（CPD）保存的库血（例如 1~2 h 内输注 10 U 以上），则应静脉注射氯化钙，用时 15 min。CPD 保存的库血中的柠檬酸会与钙结合，但因此而发生低钙血症的情况并不多见，这是因为肝脏可将柠檬酸快速代谢。如果使用腺嘌呤-生理盐水（AS-1）

来保存库血，则不需要注射钙剂。如果出现低钙血症（这其实是 CPB 后常见的情况），可注射氯化钙，其效果优于葡萄糖酸钙，因为前者可较后者提供多达 3 倍的离子钙。

6. 输血：红细胞

（1）目的　输注红细胞的主要目的是增加血液的携氧能力，避免器官缺血及功能障碍。组织氧供依赖于心排血量、血红蛋白浓度及组织的氧摄取率。术后早期，由于心肌代谢恢复的延迟、心排血量的下降及严重的贫血，氧供给通常会减少 25% 以上。对于一个健康的成人，低至 60~70 g/L（HCT 为 18%~21%）的血红蛋白尚可维持组织氧供；而对一名稳定的术后患者来说，HCT 的最低安全下限约为 22%。

（2）安全边界　尽管如此，对于出血患者需格外警觉，需要一个安全边界以确保充分的组织氧供，减轻心肌缺血，防止血流动力学损害。因此，对于显著的活动性出血患者，由于持续的失血及可预见的因输注成分血及血小板而造成的血液稀释，最安全的做法是当 HCT < 24% 时输注全血；而对于 HCT > 30% 的患者，则无须输血。

（3）并发症　在直视心脏外科手术后，输血可导致术后并发症发生率明显升高，早期及远期生存率下降 [9,106]，因此输血并非良性措施。血液中含有负责免疫调节的细胞因子及促炎性介质。输血可导致大量潜在的并发症，如下文所列，却又不局限于此。

1）在心脏外科手术后，输血会增加桥血管堵塞风险，也会增加发生肾、神经系统、胃肠道及肺部并发症的风险 [8-13,107]。

2）输血可能导致发热，出现溶血性或非溶血性输血反应。溶血反应是由于患者血液中的抗体与所输血液中的白细胞或人类白细胞抗原（HLA）发生反应；非溶血性输血反应则与输入血液中的细胞因子有关。

3）变态反应涵盖了荨麻疹到过敏反应。

4）病毒感染：尤其是巨细胞病毒（CMV），可见于近 50% 的供体血液中。而由于严格的筛查，感染 HIV、乙型肝炎病毒及丙型肝炎病毒的情况非常罕见。细菌感染的情况也并不常见，但肺炎的发生率有所增加，这可能与输血相关性免疫调节有关。血库对白细胞的滤过降低了感染风险，也可能因此降低了死亡率 [14,108]。

5）输血相关性急性肺损伤（TRALI）：其形成的原因可能是供体血液中的抗体与受体血液中的白细胞的相互作用。在输血的同时，进入受体体内的具有生物活性的物质有可能激活了中性粒细胞，导致输血后 6 h 内发生肺损伤及毛细血管渗漏。虽然大部分患者会在数日内恢复，但依然有 5%~15% 的死亡率 [9]。

6）输血相关性循环超负荷（TACO）：这是一种心源性肺水肿综合征，表现为输血后 12 h 内出现低氧血症、高血压及心动过速。其与过多过快地输注血制品有关，尤其是对于已经表现出容量超负荷的心力衰竭患者、左心室功能障碍及慢性肾脏病患者 [109]。在输血的同时给予呋塞米等利尿剂，可避免此并发症的发生；该方法最适用于严重贫血、伴一定程度的容量超负荷但无活动性出血的患者。

（4）根据临床标准决定是否输血　具体包括：血流动力学因素（低血压、心动过速、伴混合静脉血氧饱和度下降的低心排血量状态、代谢性酸中毒、乳酸升高），有证据的神经系统损伤、呼吸功能不全或肾功能障碍。虽然基础理论认为输血可大幅改善血液的携氧能力，但应当意识到：输血后早期这一改善很小，甚至可能导致微循环血流减少。事实上，在此阶段更多的是弊大于利。这是因为此时血中的二磷酸甘油酸（2,3-DPG）浓度非常低，尤其是贮存时间较长的库血，导致氧 – 血红蛋白解离曲线左移，氧与血红蛋白的结合更强，在组织中的释放则更少。幸运的是，2,3-DPG 在输血后 24 h 即可恢复至正常水平的 50%。

（5）**使用血液过滤器** 这有助于清除库血中的微小颗粒。为了适应各种血制品的输注，须至少使用 170 μm 孔径的滤器。20~40 μm 孔径的滤器可更有效地滤过库血中微小的纤维蛋白颗粒、血小板碎片及白细胞。使用滤器有助于减少非溶血性输血发热反应，减轻多次输血对肺功能造成的不良影响。输血前，应在输血管路中预充等张溶液（最好选择生理盐水），避免使用含钙的乳酸林格液和低张的 5% 葡萄糖溶液，低张溶液会造成严重的溶血反应。

（6）**注意** 应避免输注低温库血。如果患者需要快速输血，应常规选用血液加温器。如果仅输注 1 U 的血制品，可将其在室温或加温器中静置数分钟。

（7）**浓缩红细胞** 内含 200 mL 红细胞及 70 mL 保存液，保存液最常用 CPD 及多种可用于延长库存时间的添加剂。添加腺嘌呤（CPDA-1）可使库存时间延长至 35 d。而添加更多的葡萄糖和腺嘌呤、辅以甘露醇（AS-1 和 AS-5）可将保存时间延长至 42 d。1 U 浓缩红细胞的平均 HCT 约为 70%，可使 70 kg 男性患者的 HCT 升高 3%。输注的红细胞中至少有 70% 可以存活 24 h，这些细胞将拥有正常的寿命。由于浓缩红细胞中没有凝血因子，因此，如果在短时间内需要输注大量浓缩红细胞（通常指 > 5 U），应考虑通过输注 FFP 来补充凝血因子。

1）通过改进保护液可延长红细胞保存期，但库血中的红细胞仍会发生明显变化，包括：细胞因子增多，导致机体炎症反应增加；乳酸量上升，pH 下降；细胞可塑性下降，导致穿行毛细血管时间延长；2,3-DPG 消耗，使氧与血红蛋白的解离减少；细胞溶解增加，导致高钾血症[110]。虽然一些研究结果显示，延长库存时间会导致感染风险升高；但另一些研究显示，红细胞的贮存时间并不影响预后[14,111-112]。

2）去白（leukoreduction）红细胞有助于减轻发热反应和非溶血性输血反应。部分医院将此作为临床常规[108]。

（8）**新鲜全血** 新鲜全血（采集 6 h 以内）的 HCT 约为 35%，其中含有凝血因子及血小板。每 1 U 新鲜全血所提供的止血能力即便不优于也至少与 10 U 血小板是相同的[113]。全血可能是最理想的血液制品，但由于大部分血库都将全血分离为成分血而难于获取。当全血保存时间超过 24 h 后，其内已鲜有存活的血小板，但其他凝血因子仍可以有效地维持数日之久。

（9）**经血液回收机回收的血液（在手术室内过滤、洗涤）** 这些血液被含有肝素的盐水洗涤后，已经没有凝血因子和血小板。离心后可能存在少量肝素，但没有临床意义。在存活度、功能和溶血方面，洗涤的红细胞与未经处理的血液相同[114]。

（10）**经血液过滤器过滤的血液** 把血液过滤器与 CPB 管路连接，以便获得浓缩的红细胞，同时可保留凝血因子及血小板。有研究发现：与血液回收机相比，血液过滤器在血液回收及凝血方面表现更优，但一般不建议对泵血进行超滤[22]。

（11）**自体引流血回输**　在 ICU 内，可将纵隔引流的血液过滤后自体回输，但学界对此仍存有争议。这一措施可降低输血需求，而大部分此类装置的设计都是通过 20~40 μm 滤器后直接回输，不经洗涤。血液滤器并不能彻底滤除脂肪颗粒和微小的血凝块，回输的血液中因子Ⅰ和Ⅷ含量较低，血小板的数量也较少且存在功能障碍，纤溶物质（纤维蛋白裂解产物）较多，炎性细胞因子、内源性毒素、组织因子及游离血红蛋白量均较高。洗涤可以将部分上述物质去除，但同时会将凝血因子及血小板去除。如果回输中等量（> 500 mL）未经洗涤的血液，会明显表现出凝血功能障碍，INR、PTT、D- 二聚体升高，纤维蛋白原下降[115-116]。回输未洗涤的纵隔出血还会增加伤口感染率[117]。因此，如果拟将自体血回输作为节约用血策略的一部分，应考虑将这些回收的血液用血液回收机进行洗涤，然后回输，同时应控制回输的总量[22]。

7. 成分血、凝血因子浓缩物及胶体溶液

（1）**血小板**　如果大量出血患者的血小板计数 < 100×10^9/L，即应考虑输注血小板。此外，如果患者在术前服用抗血小板药物，血小板功能会受到抑制，而 CPB 也会导致血小板功能障碍，因此患者呈现活动性出血时，应毫不犹豫地输注血小板，即使血小板计数 > 100×10^9/L 也应输注。对于无大量出血的患者，除非血小板计数非常低 [< （20~30） $\times 10^9$/L]，否则无须输注血小板。

1）输注的血小板通常来自一名或多名献血者，混合在一起，以 6 U 为一袋，这是一个普通成年人的常规用量。1U 血小板中含有 8×10^{10} 血小板，可将一名 75kg 成年人的血小板计数提升（7~10） $\times 10^9$/L。1U 血小板所提供的血小板量可达到 1 U 新鲜血中血小板量的 70%，但血小板在储备过程中会丧失部分功能。血小板可在室温下贮存达 5 d，而其寿命约为 8 d；而在 4℃环境下，仅能储存 24 h（6 h 后血小板的总活性仅剩余 50%~70%），而其寿命仅为 2~3 d。

2）低纤维蛋白原血症及 HCT < 30% 会使血小板功能受损，因此在输注血小板的同时输注冷沉淀或纤维蛋白原浓缩物可以改善血小板凝集功能，提高血凝块的稳定性[85]。通过输注红细胞将 HCT 提高至 26% 也会改善血小板功能[102]。

3）如果在服用 P2Y12 抑制剂的 4~6 h 内输注血小板，效果会大打折扣，因为血液中仍存有药物的活性成分。

4）在输注血小板时，应注意 ABO 相容性，但这并非必需。对于每一名献血者，都应注意其是否具有肝炎病毒及 HIV 的传染性，因为多名献血者的血小板会混合在一起，因此，任何一名献血者的传播都可能造成传染。

5）在输注血小板时，应使用 170 μm 滤器。有多种商品化滤器可供选择（如 Pall LRF 10 滤器），可在输注血小板时将白细胞滤除。使用这些滤器可以降低输注血小板制品时由白细胞和红细胞引起的过敏反应的风险。输注血小板前，可预先使用苯海拉明（50 mg 静脉注射）、雷尼替丁（150 mg 静脉注射，H_1 和 H_2 受体阻滞剂）及类固

醇激素（氢化可的松 100 mg 静脉注射），有助于减轻过敏反应，但一般无须使用。

6）虽然一些医生认为输注血小板可能导致感染、呼吸并发症、卒中及死亡的风险升高，但更恰当的说法或许是：需要输注血小板往往是病情更为严重的标志[118]。一项来自克利夫兰诊所涉及 33 000 例患者的研究证实：接受血小板输注的患者术后并发症发生率升高，但经过风险校正，输注血小板并不会导致并发症发生率及死亡率升高[119]。

（2）新鲜冰冻血浆（FFP） 包含全部正常浓度的凝血因子，因子 V（正常的 66%）和因子 Ⅷ（正常的 41%）含量稍低，去除了红细胞、白细胞和血小板。与从同样体积的血液中获取的冷沉淀相比，FFP 中因子 Ⅰ、Ⅷ、ⅩⅢ、vW 及纤维粘连蛋白（fibronectin）的含量更低。对于大部分凝血因子来说，只要达到正常水平的 30% 即可起到止血效果；而在出现显著的凝血因子缺乏前，INR 通常将 > 1.5。但是，由于 CPB 导致血液稀释，以及因活动性出血导致凝血因子进行性减少，因此对出血患者应毫不犹豫地输注 FFP 以改善出血，即使 INR 仅轻度升高亦应如此。在 CPB 后，虽然凝血因子的减少导致一定程度的凝血功能障碍，但并没有证据显示预防性输注 FFP 能带来益处[120]。由于因子 Ⅰ 和 Ⅷ 可促进血小板聚集及与内皮细胞的黏附，因此，如果纤维蛋白原水平较低，应考虑额外输注冷沉淀。

1）1U 的 FFP 的容量约为 250 mL，一个普通成年人通常需使用 2~4 U。4U 的 FFP 可将凝血因子水平增加 10%，这是改善凝血功能状态的必需剂量。

2）FFP 应考虑 ABO 配型，并需要通过 170 μm 滤器。FFP 并未经过病毒灭活处理；此外，1U 的 FFP 来自一名献血者的 1U 全血，因此感染肝炎病毒或 HIV 的风险与输注 1U 全血是一样的。

3）抗凝血酶（AT）缺乏的患者可输注 FFP，从而在 CPB 期间达到充分的抗凝[59]。AT 的缺乏只有在手术室内出现严重的肝素抵抗后才能被发现。为了减少输注量，可使用商品化的 AT 浓缩产品（Thrombate Ⅲ）。所需剂量是基于对当前 AT 水平的估测（计算方法见第 4 章）。CPB 术后并不建议通过使用 AT 来减少出血。

4）注意：输注 FFP 和血小板，一方面可以补充凝血因子，另一方面也可以升高充盈压。这些血制品将因此降低 HCT，导致可预知的液体负荷增加。如果 HCT < 24%，患者处于出血状态并正在补液，此时需要输注全血。牢记：急性出血并不会导致 HCT 的改变，但输液后 HCT 会下降。

（3）凝血酶原复合物浓缩物（PCC） 含有维生素 K 依赖性凝血因子 Ⅱ、Ⅸ 和 Ⅹ（3 因子 PCC —— Profilnine），或者还含有剂量不等的因子 Ⅶ（4 因子 PCC —— Kcentra）[121]。

1）与 FFP 相比，PCC 可快速纠正升高的 INR（通常在 1 h 内），且容量更小[37]。有 500 U 和 1000 U 两种剂型，反映的是因子 Ⅸ 的水平。使用剂量基于患者的体重和 INR。在没有更为昂贵的 NOAC 拮抗剂情况下，PCC 可以作为替代品。

2）PCC 可以非常有效地控制心脏外科术后的顽固性出血[122]，在减少术后出血和降低输血需求方面优于 FFP，但可能轻度增加发生血栓栓塞及急性肾损伤的风险[123]。有多项研究对比了 3 因子 PCC、4 因子 PCC 与重组Ⅶ因子，结果发现它们在减少术后出血的效能方面等同，但 PCC 的肾损害风险更低[124-125]。如果术前使用 PCC 来对抗华法林的抗凝效果，那么当 INR < 4 时，PCC 剂量为 25 U/kg；当 INR 在 4~6 时，PCC 剂量为 35 U/kg；如果 INR > 6，PCC 剂量应达到 50 U/kg。术后 INR 罕见会达到高水平，因此，PCC 的用量可基于血栓弹力图的检测结果，常用剂量为 25~35 U/kg。对于术前服用 NOAC 类药物的患者，PCC 同样具有减少术后出血的效用。

（4）冷沉淀

1）冷沉淀：是指在寒冷条件下不溶于血浆的成分，即在 FFP 融解后，于 1~6 ℃时析出的成分，而后将此析出成分再次在 –20 ℃下冷冻 1 h。1U 的 FFP 中可提取出 15 mL 析出物，再将其在 15 mL 血浆中悬浮，多个样本混合成 5~6 U 冷沉淀，总容量约为 200 mL。由于并不进行病毒灭活，因此输注冷沉淀存在病毒传染的风险[126]。

2）1U 冷沉淀为 10~20 mL，含有浓缩的因子Ⅰ、Ⅷ和ⅩⅢ。其中包含纤维蛋白原 150~250 mg，具有促凝活性的因子Ⅷ（Ⅷ：C）80~100 U，以及原血浆中 40%~50% 的 vW 因子、因子ⅩⅢ（纤维蛋白稳定因子）和纤维粘连蛋白（参与伤口愈合的组织黏合剂）。因子Ⅰ和Ⅷ是血小板凝集及与血管内皮细胞黏附的必要因子。

3）低纤维蛋白原血症会显著损害止血功能，如果患者存在严重出血，且纤维蛋白原 < 100 mg/dL（1 g/L），可输注冷沉淀及血小板，其止血效果优于 FFP。由于检测纤维蛋白原的时间较长，人们经常会选择经验性用药，血栓弹力图有助于判断血制品的选择与使用。

4）使用剂量为每 7~10 kg 体重 1U（例如：70 kg 患者使用 7U）。对一名 70 kg 的男性患者来说，1U 冷沉淀可将纤维蛋白原提高 7~10 mg/dL（0.07~0.1 g/L）。冷沉淀在输注前必须解冻，解冻后通过 170 μm 滤器在 4~6 h 内输注。要求 ABO 配型。可根据下列计算公式计算所需的冷沉淀的量（单位值）：

血容量（BV）=70 mL/kg× 体重（kg）

血浆容量（PV）=BV×（1–HCT）

纤维蛋白原需要量（mg）=0.01×PV×（目标值 – 当前值）

所需的冷沉淀袋数（U）= 纤维蛋白原需要量（mg）/250 mg（每袋）

例如：男性，75 kg，HCT 为 25%，纤维蛋白原 100 mg/dL（1 g/L）；如果计划将纤维蛋白原水平提高至 200 mg/dL（2 g/L），需要给予 70 × 75 ×（1 – 0.25）× 0.01 ×（200 –100）≈ 4000/250 = 15 U。

（5）纤维蛋白原浓缩物　采用冷沉淀制作技术从血浆池中提取制成。病毒灭活后，将标准化剂量的纤维蛋白原以粉剂保存，以便在使用时可以快速溶解。目前已有商品化的纤维蛋白原产品，无须各个医院血库自行制备。使用剂量主要是基于患者当前的纤维蛋白原水平，一般为 25~75 mg/kg。虽然纤维蛋白原浓缩物没有包含冷沉淀中所包含的全部凝血因子，但可以高效地减少因纤维蛋白原水平低而导致的出血，联合血小板输注则效果更为理想[85]。在减少术后出血方面，纤维蛋白原浓缩物的效用同样高于 FFP 联合血小板输注[86]。在降低输血需求及血栓栓塞发生率方面，PCC 联合纤维蛋白原浓缩物优于 FFP[127-128]。无论冷沉淀还是纤维蛋白原浓缩物，在心脏外科术后使用都不会增加血栓栓塞的风险[129]。

（6）重组因子Ⅶa（rFⅦa） 在治疗多种类型心脏直视术后严重的、无法控制的凝血功能障碍方面，有着非常成功的止血效用，但这却是"超处方"用药[75]。rFⅦa 与组织因子在血管的破损处结合后，交联在活化的血小板表面，激活因子 X。这将导致凝血酶生成、血小板活化，凝血酶"爆炸性"的产生促成在血管破损处的局部止血。rFⅦa 可迅速纠正 INR。由于 CPB 后循环系统中出现组织因子和活化的血小板，可能发生全身性的血栓栓塞，这一现象在手术人群中的发生率为 5%~10%。因此，rFⅦa 仅推荐用于在补充全部凝血因子和血小板后仍然呈现持续性出血的患者。药物说明书的建议剂量为 90 μg/kg，如果需要再次使用，则第 2 剂需在首剂使用 2 h 后加用，这是因为 rFⅦa 的半衰期为 2.9 h。关于在凝血因子耗竭前早期给入小剂量（< 20 μg/kg）rFVⅡa 是否可有效减少出血，尚无定论，但确实可降低血栓事件的发生[130]。有多项研究表明：与 rFⅦa 相比，PCC 有相同的止血效用，且血栓事件发生率更低[124-125]。

（7）扩容 为了维持血流动力学状态的稳定，出血的患者通常需要扩容。除了使用全血和成分血，最理想的扩容补液为胶体溶液，此类溶液可以停留于血管内。如果没有成分血制品，最安全的胶体溶液为 5% 白蛋白溶液，但它会对凝血因子产生稀释作用。相反，高分子量羟乙基淀粉（HES）复合溶液，如 Hespan 和 Hextend，最好避免用于出血的患者，因为它们会通过降低因子Ⅷ、vW 及纤维蛋白原浓度而导致凝血功能障碍，同时会损害纤维蛋白的聚合及血凝块的强化。这些因素与血小板糖蛋白 Ⅱb/ Ⅲa 受体的减少，共同形成了它们的抗血小板效应[77-79]。如果患者没有出血的情况，则可以安全地使用高分子量 HES 复合溶液，每天的用量限制在 1500 mL（20~25 mL/kg）。

8. 因纵隔出血或心脏压塞而再开胸探查

（1）再开胸探查指征 如果纵隔出血没有减少的迹象或怀疑存在心脏压塞，应紧急再开胸探查。如果出现巨量出血或因心脏压塞而即将发生心脏停搏，应在 ICU 内急诊开胸[131-136]。如果在少量引流后突然出现快速出血（> 300 mL/h），应考虑外科开胸探查，同样，如果术后任何时间持续出血量超过了某一设定的阈值，也应考虑外科开胸探查。在治疗决策时，必须考虑到凝血功能障碍的程度——它们可能正处于纠正的过程中，还要考虑到出血对血流动力学状态的影响。一般性再开胸探查止血的指征如下（包括了每小时出血速度）。

1）出血量超过 400 mL/h，持续 1 h（> 200 mL/m^2）。

2）出血量超过 300 mL/h，持续 2~3 h [> 150 mL/(m^2·h), 持续 2~3 h]。

3）出血量超过 200 mL/h，持续 4 h [> 100 mL/(m^2·h), 持续 4 h]。

（2）早期开胸探查 因出血而再次开胸探查会导致手术并发症发生率升高，而死亡率可升高 2~4 倍，这主要是因为患者返回手术室的时间延迟，有时也是因为必须要在

ICU 内开胸复苏[20-21,95-97]。上述的指征适用于因活动性出血而需尽快将患者送回手术室再次开胸的情况，所设定的标准较低，以达到早期止血的目的。这样做的优点大大超过其风险。有报道指出：近 2/3 的患者在再开胸探查时可以发现外科出血点[19]。早期开胸探查（数项研究将其定义为 < 12 h）有助于清除可导致死亡率和并发症发生率升高的因素，从而降低不良结局的风险。早期再开胸探查的优势如下。

1）减少多次输血。多次输血可导致发生呼吸并发症、肾衰竭、脓毒血症及死亡的风险升高。

2）避免了可导致多器官功能衰竭的血流动力学不稳定期及低心排血量综合征。

3）降低心脏压塞及心脏停搏的风险——这些不良事件常常因未能尽早再次开胸探查而在午夜发生。

4）降低发生伤口并发症的风险。

（3）**心脏压塞的临床表现**　诊断心脏压塞的主要依据是血流动力学状态恶化，同时伴充盈压升高；患者通常存在明显的纵隔出血，或严重出血突然停止。在术后早期，如果发生以下情况，应高度怀疑心脏压塞。这些情况可以是单独出现，但常常是联合出现。

1）严重的纵隔出血突然中止。

2）持续的低心排血量状态合并呼吸状态（无论是自主呼吸还是机械辅助通气）发生变化，从动脉压力波形上可以发现脉压变小。由于充盈压升高、血压下降及心排血量的减少，常常需要增加正性肌力药物及缩血管药物的剂量。

3）由于心包内压升高而发生心腔内压平衡现象，即右心房压 = 肺毛细血管楔压 = 左心房压；但由于血凝块可能积聚在某一心腔附近，从而导致左、右心压力的升高程度不同，这使得在没有出现心脏压塞表现以前即首先表现出右心室或左心室的衰竭症状。

4）胸部 X 线片可见心影及纵隔宽度较术后早期加大（图 9.3）。但只有当出现上述表征的时候才对诊断有意义，因为 80% 的心脏压塞患者缺乏这一变化[137]。右心边界与心影边界的分离，提示血凝块位于右心房附近，而发现这一问题往往是因为 Swan-Ganz 导管或附于右心房游离壁的起搏导线与心影边缘的距离增大。非常大量的胸腔积液也会导致心脏压塞。

5）ECG 可能发生下列改变：低电压、代偿性心动过速、心律失常，最终会发生电 - 机械分离。

（4）**心脏压塞的超声心动图诊断**　基于临床表现来诊断心脏压塞往往显而易见——只要出现上述的典型表现即可诊断，但有时当心室功能障碍成为最主要的问题时，也会疑似为心脏压塞。当患者的心肌功能处于临界状态时，也表现出低血压、心动过速、充盈压升高，同时仅伴有中等量的纵隔出血，这种情况并不少见。当补充容量及增加正性肌力药物后血流动力学状态仍然没有改善，应怀疑并排除心脏压塞。如果无法确诊，而时间又允许，可以行超声心动图检查来鉴别心室功能衰竭和心脏压塞。通常情况下，TTE 可以发现压迫心房和心室的血凝块，但是近 60% 的患者因声窗不满意而无法获得理想的成像[137]。因此，在这种模棱两可的情况下，可通过 TEE 来实现准确诊断。尽管如此，有时也会遇到出血量少的局限性压迫，虽然导致某一个心腔受压，但没有典型的心脏压塞征象，例如右心房和右心室在舒张期的塌陷。术后出现左心室舒张期塌陷是诊断心脏压塞的可靠征象[138]。

（5）**心脏压塞的紧急处理**　无论是通过临床表现还是超声心动图确诊了心脏压塞，或者虽然没有明显的超声发现，但高度怀疑心脏压塞，均应立即实施再开胸探查止血[139]。CT 能够非常敏感地发现大量的血性心包积液，但并不能评估心脏压塞的病理生理，此外，做 CT 检查需要将并不稳定的患者从严密监测的 ICU 中转出。

1）如果患者可以获得短时的稳定，则应尽可能将患者转移至手术室后完成再开胸探查。

2）如果患者呈现严重的低血压，随时可能发生或已经发生心脏停搏，应立即在 ICU 内行急诊开胸。只要技术恰当，仍可保证低感染率和理想的生存率。

9. 急诊再开胸探查止血技术

（1）**概述**　如果患者发生巨量出血或因心脏压塞而发生心脏停搏，应立即急诊再开胸探查止血。由于随时可能出现仅有一人在场，但需要马上开胸抢救以挽救患者生命的局面，因此要求所有医务人员均应熟悉急诊开胸设备的放置地点，并能够全面掌握使用技术。在万分紧急的情况下，可以通过剑突下小切口来缓解心脏受到的压迫，但通常将胸骨切口完全打开更易实现。

（2）**开胸急救包**　所有心脏 ICU 内均应配备再开胸急救包，并置于易获取的地方。此开胸包内应包含所有必需装备，包括：手术衣、手套、口罩、消毒液、手术铺巾等，以便能在最短的时间内完成消毒、铺巾；同时还应包括必需的手术器械。首先选用一套相对简单的开胸包（手术刀、大针持、钢丝剪、纱布及单叶胸骨牵开器）完成开胸，然后换为装配有全套器械的手术包。

（3）**急诊再开胸探查止血技术**

1）撕除伤口敷料 [如果使用 2- 氰基丙烯酸正丁酯组织黏合剂 (Dermabond) 封闭伤口，则通常并没有敷料]。

2）在伤口上直接倾倒消毒剂，并在胸骨伤口周边铺 4 块治疗巾，用大块消毒布单覆盖患者其他部位。一些医生推荐使用一片式胸部切口消毒铺巾，在覆盖全部术野的同时还可起到抑制细菌迁移的作用[131]。这样做的目的是在完成铺巾后，能快速地恢复胸外按压操作。在伤口上倾倒消毒剂后可立即开胸，但在伤口消毒剂未完全干燥前，应隔着无菌治疗巾进行胸外按压。

3）用手术刀直接切开皮肤、皮下组织，直抵胸骨。对于使用皮肤钉闭合的伤口，可在皮肤钉旁边另做一切口；对于使用 Dermabond 闭合的伤口，则直接切开。

4）用钢丝拉闭的胸骨，则用钢丝剪将钢丝剪断；如果没有钢丝剪，则用粗针持反扭钢丝，直至将其扭断；如果采用缝线（TiCron 或 Ethibond）拉闭胸骨，用剪刀直接剪断即可。如果采用了其他方法进行胸骨加固，则床边务必准备必需的工具 [例如无菌螺丝刀来应对胸骨爪 (KLA Martin)，或用于应对 SternaLock Blu （Zimmer Biomet）钢板的螺丝刀，也可使用大金属剪刀将钢板交叉部分剪断]。

5）置入胸骨牵开器（选用单叶牵开器），显露心脏。

6）如果可以发现出血点，立即用手指压迫止血，同时将胸腔内积血吸除以改善显露。

7）通过中心静脉通路或外周静脉通路进行容量复苏。

8）如果开胸后发现心脏已经停搏或血压处于临界状态，可进行心内按摩。通常当压塞解除后，心脏的活动和血压会明显改善；如果患者情况恶化，常常需要推注一剂肾上腺素。在进行心内按摩时，务必注意血管桥的位置，尤其是与左前降支连接的左胸廓内动脉，很容易发生撕脱。对于一名有经验的医务人员来说，单手心内按摩（通常使用左手）即可获得满意的效果，将手指置于心脏后壁，用大鱼际来压迫心室；而用右手进行操作很容易戳穿右心室流出道，且难于操作。因此，一般建议双手按摩——将右手置于左心室心尖处及心脏后壁，用展平的左手掌和手指压迫心脏前壁。

9）首先控制最主要的出血点，然后处理小的出血点。在吸除胸腔内积血及进行容量复苏时，应使用手指进行压迫止血。除非出血点非常明显且易于控制，否则应在上述操作完成后，才可以集中精神进行缝合或结扎出血点。通常情况下，压迫止血可减少出血量并赢得时间等待有经验的外科医生的到来，或等待手术室准备妥当。如果患者的血流动力学仍然处于不稳定的状态，应坚持在 ICU 内进行止血操作，而非转入手术室。在绝大多数情况下，是可以控制出血并稳定病情的。

10）如果心脏已经停搏，但并没有见到明显的心脏压塞，应立即行心内按摩，置入 IABP，而后尽快将患者转移至手术室。在理想的情况下（即设备及人员齐备时），可以考虑行体外膜肺氧合（ECMO）。

11）使用温盐水或抗生素溶液彻底冲洗纵隔及心包，并可考虑插入另一条引流管以方便术后使用抗生素溶液进行冲洗。

12）注意：对于初次手术选用右胸切口或微创左前胸切口的患者，是无法采用心内按摩进行复苏的，仅可经此切口清除积血、解除心脏压塞。因此，在 ICU 内应准备可以锯开胸骨的手术器械，否则需要将患者转入手术室行进一步的复苏。

13）始终要确保有医务人员保持与患者家属的沟通。

参考文献

请登录 www.wpcxa.com 下载中心查询或下载，或扫码阅读。

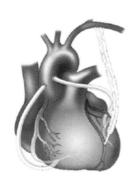

第 10 章
呼吸系统管理

第 10 章
呼吸系统管理

1. 概　述

1）事实上，几乎所有心脏直视手术后的患者都存在一定程度的肺功能障碍[1]，但绝大多数患者可以很好耐受，其对氧合及通气功能的影响较小。因此，大部分患者可在术后 4~6 h 拔除气管插管。这一早期拔管策略有助于降低肺部并发症的发生率，实现早期活动，降低花费，同时缩短住院时间[2-3]。一些心脏中心建议，低风险患者可在手术室内拔除气管插管，且已证明这将有助于改善结局、降低费用[4-7]。

2）大部分心脏外科直视手术采用全麻、胸骨正中切口，而几乎所有冠状动脉旁路移植（CABG）手术均采用胸廓内动脉（ITA）完成，这些都将对肺功能及胸壁运动产生严重的不良影响[8-10]。体外循环（CPB）可导致全身炎症反应，虽然这被认为是引起术后肺功能障碍的主要原因，但有多项研究证实：除非患者伴有严重的肺部疾病，否则无论是否采用 CPB，其术后肺功能并无显著差异[11-14]。因此，无论手术是否采用了 CPB，其麻醉管理和 ICU 管理均应以早期拔管为目标。

3）微小切口保留了胸壁的稳定性，对胸壁运动的影响较小。在行主动脉瓣置换手术时，采用胸骨小切口来完成，与全胸骨切口相比，会更少发生肺不张[15]。无论是胸骨切口还是侧胸切口，都会带来一定的疼痛感，可使用硬膜外或肋间神经镇痛来缓解，也可使用镇痛泵（On-Q, Avanos Medical Inc）持续给药以达到镇痛的效果[16-18]。通常，相对局限的切口能更好地保护肺功能，但对于需要 CPB 的微创瓣膜手术，依然会因使用 CPB 而对气体交换产生不利影响。

4）根据临床情况，几乎可以预知术后呼吸功能受损的严重程度，并估测"延迟拔管"或长时间辅助通气的可能性[19-26]。术前应评估阻塞性或限制性肺部病变情况，并行基线血气分析（ABG），以辨识出术后可能面临肺部并发症高风险的患者。但对于大多数术前没有呼吸功能受损的患者来说，术后仍有充足的肺功能储备，可以耐受心脏外科手术带来的肺损伤。除极高风险患者外，其余患者均可遵循标准的通气管理策略并在术后早期拔除气管插管，并获得满意的疗效。5%~10% 的患者因血流动力学状况显著恶化、氧合不良及通气不充分，术后需要接受 48 h 以上的机械辅助通气。

5）认识术后肺功能的改变，理解氧合和通气等基本概念，掌握常规肺部管理以及导致呼吸功能障碍的风险因素等，有助于早期发现问题、解决问题，促进肺功能的康复。

2. 肺功能的术后改变

术后早期，导致气体交换不足及氧合处于临界状态的主要原因是通气 / 血流

（V/Q）不匹配及肺内分流[27]。比较术前、术后肺功能参数可以发现很多参数下降了 30%~50%，包括：峰值呼气流速（PEFR）、第 1 秒用力呼气容积（FEV_1）、用力肺活量（FVC）、功能残气量（FRC）、用力呼出 50% 肺活量时呼气流速（FEF_{50}）、最大随意通气量及术后补呼气量[10]。这些术后早期出现的异常会持续存在，术后 3.5 个月时仍然仅有部分功能得以恢复[8]。出现这一状况的原因如下。

1）全麻、肌松剂及镇痛药导致中枢呼吸驱动力下降，呼吸肌功能下降。

2）胸骨正中切口导致胸壁运动受限，进而造成肺泡通气减弱及大部分肺功能参数下降。

3）纵隔及胸膜腔引流管影响呼吸功能，即便如此，剑突下置管仍优于肋间置管[28]。

4）获取 ITA 将导致胸壁顺应性下降，肺功能受损程度也高于不获取 ITA 时[29]。无论是否采用 CPB，因获取 ITA 而开放胸膜腔时，肺功能受到的影响会更大[30-32]，同时还会导致出血、胸腔积液及肺不张的风险升高[32]。但有几项研究发现：如果患者术前并不存在肺部疾病，那么与获取单侧 ITA 相比，获取双侧 ITA 并不会导致更高的肺部并发症发生率及肺损伤程度[33-34]。

5）对膈神经的直接损伤或因获取 ITA 而导致膈神经缺血性损伤，都会影响膈肌功能，后一种损伤形式在糖尿病患者中更为常见[35-38]。如果术中在心包内放置冰屑而未使用隔温垫，也会对膈神经造成损伤；一项研究发现，由此导致的膈神经损伤风险将升高 8 倍[36]。

6）CPB 会带来大量可造成术后呼吸功能障碍的问题[1,39]。但奇怪的是：大多数研究发现，如果将所有的因素考虑在内，无论是 CPB 还是非 CPB 手术后，肺功能受损的程度相似。

a. 血液稀释、容量负荷增加及胶体渗透压的下降均可导致心源性肺水肿。术后伴有肺动脉压升高的左心室功能障碍将导致肺水肿，进而诱发右心室功能障碍。

b. 非心源性肺间质水肿是"全身炎症反应"的重要表现。炎症反应将导致血管内皮通透性增加、肺水积聚，还会导致肺表面活性物质减少，从而诱发肺不张。炎症反应的促发因素如下。

• 补体激活。

• 细胞因子及其他炎性因子的释放。

• 血液与 CPB 管路接触激活的中性粒细胞在肺部积聚，导致蛋白水解酶（如中性粒细胞弹性蛋白酶）释放，对组织造成损害，增加肺泡 – 血管内皮通透性。

c. 高氧血症增加氧自由基对肺组织造成的损伤。

d. 肺缺血 – 再灌注损伤或 CPB 期间的呼吸中断造成肺功能损伤[40]。在 CPB 期间借助连续气道正压（CPAP）保持肺部通气，有助于改善 CPB 术后的气体交换效率[41]。

7）输血会诱发微小血栓及促炎介质的释放，导致肺血管阻力、肺动脉压及吸气压升高，损害氧合，并使右心室功能受损。输血还会增加肺部并发症的发生风险，例如输血相关性急性肺损伤（TRALI）——一种免疫介导反应，以及输血相关性循环超负荷（TACO）——已经存在容量超负荷的患者快速输血所导致[42-43]。

8）一些术前既已存在的情况会损害术后的肺功能，例如：慢性阻塞性肺疾病（COPD）合并活动性支气管炎以及肥胖等，都会出现 V/Q 不匹配和氧合欠佳[44-45]。

3. 呼吸机、镇静及镇痛的常规处理

1）心脏直视手术一般选择平衡麻醉方案，包括麻醉剂（芬太尼、舒芬太尼、瑞芬太尼）、吸入性麻醉剂、肌松剂，以及镇静药，如异丙酚。"吸入性麻醉"与"全静脉麻醉"对手术结局的影响相似[46]。为了在手术结束后即可拔除气管插管，除了需考虑患者的基础性心脏疾病和合并疾病外，还应对药物的选择和剂量进行调整。通常情况下，由于瑞芬太尼可以快速起效，因此可用于计划在术后立即拔除气管插管的患者。这一策略可以使患者快速苏醒，拔管后较少发生呼吸抑制及肺不张。

2）如果没有在手术室内拔管，则可采用容量转换式呼吸机，在转入 ICU 前完全由呼吸机提供支持，可选择同步间歇指令通气（SIMV）模式或辅助 / 控制（A/C）通气模式（表 10.1）。由于术中使用的镇痛药物、抗焦虑药物及肌松药的残留，患者此时可能仍处于麻醉状态。在患者恢复充分的自主呼吸前，控制性通气有助于提供充分的气体交换，同时可通过减少呼吸做功来降低组织氧耗。这对于术后前几个小时，尚处于低体温、酸碱平衡及电解质紊乱、血流动力学状态不稳定的患者来说非常重要。

表 10.1 呼吸机参数的初始设置

1. 呼吸机参数的初始设置
• 潮气量：6~8 mL/kg
• 通常为间歇性指令通气（IMV）频率：10~12 /min
• 吸氧浓度（FiO_2）：100%
• 呼气末正压（PEEP）：5 cmH₂O
2. 床旁心电监护仪显示脉搏血氧饱和度
3. 转入 ICU 后（或在手术室）即行胸部 X 线片检查
4. 转入 ICU 后 15~30 min 行动脉血气分析
5. 只要动脉血氧饱和度（SaO_2）＞ 95%，即可将 FiO_2 逐步下调至 40%
6. 调整呼吸机参数，使二氧化碳分压（PCO_2）＞ 30 mmHg，pH 7.30~7.50
7. 异丙酚 25~75 μg/（kg·min）维持，当达到撤停呼吸机标准后即可逐渐减量；当患者神智状态恢复、肌松剂药效消失后，即可撤停呼吸机
8. 如果患者无法耐受异丙酚减量，可使用右美托咪定

3）呼吸机初始参数设置如下。

- 潮气量：6~8 mL/kg。
- 间歇性指令通气（IMV）频率：10~12 /min。
- 吸氧浓度（FiO_2）：100%。
- 呼气末正压（PEEP）：5 cm H_2O。
- 吸气呼气时间比（I：E）：1：2~1：3。

4）通过对潮气量和呼吸频率的调节，使每分通气量达到约 100 mL/（kg·min）。高潮气量易于诱发术后急性呼吸窘迫综合征（ARDS），通常应选择较低的潮气量[39]。但对于 COPD 患者，则更受益于相对低的呼吸频率、相对较高的潮气量及更快的吸气流速。吸气流速快会使呼气相更长，从而降低潜在的发生高水平"自主呼气末正压（PEEP）"和空气滞留的机会，这将对血流动力学状态造成负面影响。对于限制性肺疾病，低潮气量、高呼吸频率更为理想。

5）为了防止肺不张，通常会在呼吸环路中施加较低的 PEEP（5 cmH_2O）。虽然这已是临床常规，但有研究发现：这一水平的 PEEP 并不能使不张的肺组织复张；与 0 水平的 PEEP 相比，并不能显著改善氧合[47]。为了使肺组织复张，通常需要 10 cmH_2O 或更高的 PEEP，但在使用时应非常谨慎，高水平 PEEP 会导致静脉回流受阻，损害右心室和左心室的功能。当患者因外周血管扩张表现出低血容量或右心室功能受损时，应格外小心。

6）在机械辅助通气期间，应持续监测脉搏血氧饱和度，并在床旁监护仪上显示出动脉血氧饱和度（SaO_2），这样可以观察到氧合的突然变化；而对于相对稳定的患者，还可以减少行动脉血气分析的频率。当 $SaO_2 < 95\%$ 时，即应引起重视。

7）虽然 ICU 并不常规使用 CO_2 浓度监测仪（呼气末 CO_2），但可用其评估 CO_2 分压（PCO_2）的相对水平，而在 V/Q 不匹配时评估结果并不准确。例如：当生理性无效腔增大时（V/Q 增加），呼气末 CO_2 会远低于 PCO_2。其他影响因素还包括 CO_2 产出量、每分通气量及心排血量。尽管如此，一旦 CO_2 浓度监测仪波形突然发生明显变化，表明患者的通气、血流动力学或代谢状态发生了急剧的改变。

8）患者转入 ICU 后应复查胸部 X 线片。查看气管插管、Swan-Ganz 导管、中心静脉插管及主动脉内球囊反搏（IABP）导管的位置。评估肺过度膨胀或不张、气胸、未引流的胸腔积液、肺水肿及肺渗出。同时应关注纵隔宽度，以便在发生术后出血时与后续 X 线片进行比较。

9）患者转入 ICU15~20 min 后复查动脉血气。在进行氧合评估前，出于安全考虑，FiO_2 的初始设定为 100%，而后应下调至 40%，同时调整潮气量及呼吸频率，使动脉血气处于正常范围。在进行参数调整时，还应考虑到患者低体温的程度，因为当体温上升后，PCO_2 会随之上升。当体温低于 37℃时，每下降 1℃，代谢需求及 CO_2 的产出量将会下降 10%。可接受的动脉血气结果包括：

- $PaO_2 > 80$ mmHg（$SaO_2 > 95\%$）；
- PCO_2 32~48 mmHg；

• pH 7.32~7.48。

10）在术后早期，为了减轻焦虑、疼痛及血流动力学压力（这些有可能导致心肌缺血和高血压），应给予充分的镇静、镇痛。术后，要使已从麻醉中苏醒、但仍气管插管的患者达到稳定、舒适的状态并非易事。

a. 如果患者在手术室内已拔除气管插管，在轻度镇静下必须充分镇痛。为了减轻疼痛，可采用胸椎硬膜外镇痛、胸骨旁注射丁哌卡因（在关胸前，以 2 mg/kg 的剂量注射 0.5% 丁哌卡因 50 mL。译者注：国内通常低于该剂量），也可以使用 On-Q 镇痛泵在术后 48 h 内持续以 4 mL/h 皮下注射丁哌卡因 [16–18,48–51]。还可使用患者自控式镇痛泵来实现静脉或胸椎硬膜外镇痛，效果相仿 [52–53]。非甾体抗炎药（NSAID）或静脉注射对乙酰氨基酚也可用于实现非镇静状态下的镇痛，起到对小剂量麻醉药物的辅助作用。

b. 大多数患者在转入 ICU 时，尚处于麻醉药及一些短效药所带来的镇静状态中，例如手术结束时注射的异丙酚 [通常剂量为 25 μg/（kg·min）]。一经达到撤停呼吸机的标准，即应在短时间内停用异丙酚。大多数患者会在异丙酚停用 20 min 内苏醒，但有可能需要数小时后才能拔除气管插管。异丙酚药效的消除时间与使用的剂量、时长及患者的身体状态有关。例如，轻度镇静作用可持续 24 h，而急诊应用则仅仅 13 min，但对于深度镇静的患者时长可达 25 h[54]。

c. 右美托咪定是一种 α₂ 肾上腺素受体激动剂。对于计划在非常早期拔管的患者，或无法耐受异丙酚停用的患者，可使用此药作为替代。可在手术室内或稍后时段启用，负荷剂量为 1 μg/kg，给药时间为 10 min，然后以 0.2~1.5 μg/(kg·h) 的速度持续给药。右美托咪定具有镇痛、抗焦虑及抗交感兴奋的作用，但仅有轻度的镇静作用，没有中断记忆的作用。它可以使其他药物的使用剂量下调，且在拔管后可继续使用。与异丙酚、咪达唑仑相比，右美托咪定更适于早期拔除气管插管，降低发生谵妄的风险，同时还可降低发生急性肾损伤的风险[55–61]。但是，此药可能导致低血压和心动过缓，疼痛感也会稍强。对于机械辅助通气超过 24 h 的患者，右美托咪定也可作为替代选择 [62–65]。

d. 如果预期延迟拔除气管插管，异丙酚仍是一个理想的选择，可使用数日之久；如果需要更长时间的镇静，可转为芬太尼。虽然右美托咪定的建议使用时间为 24 h，但多项研究发现：用于长期镇静时，右美托咪定与异丙酚和咪达唑仑相比具有相似或更好的效果 [62–65]。

e. 围手术期镇痛的优化方案有多种选择。

• 最常用的方案：初始镇痛选择静脉用麻醉药物，而后转换为口服镇痛药。如计划早期拔管，应使用小剂量麻醉药以尽量减轻呼吸抑制。静脉注射小剂量麻醉药或持续输注麻醉药 [例如，< 65 岁患者，硫酸吗啡 0.02 mg/(kg·h)；> 65 岁患者，硫酸吗啡 0.01 mg/(kg·h)]，可提供镇痛作用并钝化交感反应；同时，伴随着反复推注的麻醉药所产生的峰值和谷值药物浓度，确保对呼吸抑制作用最小。拔除气管插管后，使用小剂量麻醉药通常是安全的，但年长患者则易出现持续性呼吸抑制和谵妄。

- 替代方案：在停用异丙酚前静脉注射酮咯酸 30 mg，以减少对麻醉药物的需要量。酮咯酸的使用时间应限制在 72 h 内，存在肾功能障碍或有纵隔出血风险的患者应避免使用。其他一些 NSAID，如口服剂吲哚美辛 50 mg 或布洛芬 + 质子泵抑制剂，也可安全地使用[66]。

- 心脏外科术后，静脉用对乙酰氨基酚可有效镇痛，但对于此药"可明显减少阿片类药物的使用量"的观点，目前并未得到证实[67]。一项研究证实：在静脉使用对乙酰氨基酚的同时使用异丙酚或右美托咪定，可明显降低发生谵妄的风险，两种配伍的疗效相似[68]。

- 经硬膜外给予麻醉药物有助于镇痛，但由于对肝素化和形成硬膜外血肿的担心，医生并不热衷于此。

- 通过患者自控式镇痛泵，可给予吗啡、芬太尼、瑞芬太尼等麻醉药，其镇痛疗效充分，适用于疼痛阈较低的患者[48,69–70]。

11）如果患者临床情况发生明显改变或无创监护系统（脉搏血氧饱和度或呼气末 CO_2）提示出现问题，应复查动脉血气。谨慎的做法是进入 ICU 后 4~6 h、撤停呼吸机前及拔管前复查血气。一旦达到撤停辅助通气的标准，应在 CPAP 及 PEEP 5 cmH_2O 条件下进行自主呼吸试验（SBT），如果呼吸动力和血气分析结果满意，即可拔除气管插管。

4. 氧合的基本概念

1）辅助通气的主要目标之一即获得理想的动脉氧合。虽然一般是采用动脉氧分压（PaO_2）来评估氧合情况，但应记住：PaO_2 是溶解于血液中的氧分压——此数值仅间接地反映了血红蛋白的氧饱和程度，并非血液的含氧量。

2）血氧含量主要取决于血红蛋白水平及与血红蛋白结合的氧量（SaO_2），血液中溶解的氧量（PaO_2）对血氧含量的影响相对较小。每 100 mL 血液中，每克血红蛋白可携带 1.39 mL 氧；而 PaO_2 为 100 mmHg 时，溶解于 100 mL 血液中的氧仅为 0.031 mL。因此，通过提高 FiO_2 来提高溶解的氧（PaO_2）含量，远不及通过纠正贫血所增加的氧含量。

a. 氧 – 血红蛋白解离曲线表明了 PaO_2 与氧饱和之间的关系（图 10.1）。有多种因素会影响两者的关系，并决定了组织氧供的情况。在碱中毒和低体温的情况下，曲线会左移，氧与血红蛋白的结合更为紧密，组织中氧的释放减少；酸中毒时曲线发生右移，组织氧供增加。在输血时，由于库血中的 2,3–DPG 含量非常少，会导致解离曲线左移，导致组织中氧供减少。

b. 注意：PaO_2 为 65 mmHg 时所对应的氧饱和度为 90%，此点恰位于"S"曲线的肩部，低于此点，PaO_2 的小幅下降即可导致血氧饱和度的大幅下降。因此，虽然 PaO_2 为 60~70 mmHg 可以接受，但当血细胞比容（HCT）、心排血量及呼吸功能发生突然改变时，安全边界很小。

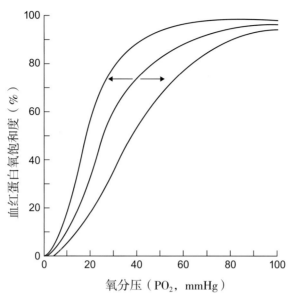

图 10.1 氧-血红蛋白解离曲线。"S"形曲线说明了随着 PO_2 的增加，血红蛋白氧饱和度的情况。注意：与 PO_2 为 65 mmHg 相对应的是 90% 饱和度。PO_2 的进一步增加，仅使血氧含量有小幅增加；但如果 PO_2 由此点下降，则会导致氧饱和度的急剧下降。如果曲线左移，会导致血红蛋白与氧的亲和性增加，导致组织氧供减少，这种情况可见于碱中毒和低体温；而曲线右移则会改善组织氧供，见于酸中毒

　　c. 在高铁血红蛋白血症时，上述 PaO_2 与血氧饱和度的关系将会消失，因为当氧化血红蛋白（高铁血红蛋白，metHb）含量超过总血红蛋白的 1% 时，将无法与氧结合。这一情况见于大剂量静脉滴注硝酸甘油 [超过 10 μg/（kg·min）并持续数日]，在肝、肾功能障碍时尤其严重[71]。当发生高铁血红蛋白血症时，PaO_2 的数值可能很高，但通过血氧饱和度监测仪所获得的血氧饱和度却低于预期，这是由于 metHb 的氧饱和度仅为 85%。由于一部分血红蛋白无法携带氧，因此，即使 PaO_2 高，携氧能力依然下降，缺氧将因此加重。应记住：血气分析所报告的血氧饱和度常常是基于正常的 PaO_2、pH 及温度计算得出的，并非直接测得。

　　d. 当 PaO_2 较低时，脉搏血氧饱和度监测仪有助于持续监测血氧饱和度；但是，由于此监测仪会监测多种形式的血红蛋白，因此当存在高铁血红蛋白血症时，所测的氧合血红蛋白将被高估。

　　e. 组织氧供不仅依赖于 SaO_2、pH 和血中血红蛋白的含量，还依赖于心排血量。以牺牲心排血量为代价来提升血氧饱和度会适得其反。对低血容量的患者提高 PEEP 就会出现这样的问题。

　　3）一般会使用 PaO_2 来评估氧合是否充分，但首先需要明确 PaO_2 与 FiO_2 的关系状态。PaO_2/FiO_2 的比值是预测肺功能的可靠指标，也可用于判断患者是否适合撤停辅助通气。肺泡-动脉氧差 [$D(A-a)O_2$] 这一指标也将 FiO_2 的影响考虑其中，是一个非常

灵敏的用于评估气体交换效率的指标。计算公式如下：

$$D(A-a)O_2=(FiO_2 \times 713-PCO_2/0.8)-PaO_2$$

4）如果患者肺功能正常，在术后早期 100% 吸氧的情况下，PaO_2 通常会 > 350 mmHg。为了避免吸附性肺不张及氧中毒，在可以耐受的情况下，会将 FiO_2 下调至 40%。但即使 PaO_2 看似较高，也不应进一步下调 FiO_2，以应对突发低血压、心律失常、出血及气胸等情况，保持安全的氧合边界。

5）ARDS 与 TRALI 的定义包括氧合不良，PaO_2/FiO_2 比值分别低于 200 和 300 [39]。但在心脏外科术后，这样的比值并不少见，尤其是合并严重 COPD 或有高血压，且术前 PaO_2 较低的吸烟患者 [72]。在病因学上，氧合不良可能是心源性或非心源性的，是由于容量超负荷和（或）CPB 所致的短暂性毛细血管渗漏所引起。当 PaO_2/FiO_2 < 150 时，应关注是否发生了急性肺功能障碍，例如：可能是 PaO_2 为 150 mmHg，而 FiO_2 为 100%；或 PaO_2 为 75 mmHg，而 FiO_2 为 50%。这样的情况很可能会发生于年长、肥胖、肺动脉高压、低心排血量综合征、非常长时间的 CPB 及术后肾功能障碍的患者 [72-73]。

6）一些罹患慢性肺部疾病的患者可能存在相对"固定性分流"：即使 FiO_2 较高、PEEP 调至中等，PaO_2 也仅为 60~70 mmHg。在可能的情况下，应尽量避免在长达数天的时间中将 FiO_2 设定在 50% 以上，以免发生氧中毒。应牢记：PaO_2 65 mmHg 对应 90% 的氧饱和度，对于慢性肺疾病患者，这一数值是可以接受的。

5. 肺泡通气的基本概念

（1）概述　机械通气的第二个目标是通过理想的肺泡通气，调节 PCO_2。这主要是通过潮气量及呼吸频率的调控来实现，使每分通气量达到约 8 L/min 的水平。动脉血气是获知 PCO_2 的最可靠手段，无创呼气末 CO_2 监测也可以较为准确地评估 PCO_2，但受制于生理性无效腔的容积。

（2）低碳酸血症

1）术后早期，轻度的低碳酸血症（PCO_2 30~35 mmHg）是完全可以接受的，尤其是体温较低的患者。低碳酸血症时会出现轻度呼吸性碱中毒。

a. 此时的呼吸动力会有所下降。

b. 伴随着复温和麻醉后的寒战，代谢率将会增加，从而使 CO_2 的产出量增加，而低碳酸血症为这一变化提供了缓冲空间，故而并不会发生呼吸性酸中毒。当体温低于 37 ℃时，每下降 1℃，代谢率将会下降 10%，而大部分患者在转入 ICU 时的中心体温在 35~36 ℃。

c. 可代偿轻度的代谢性酸中毒。通常，在低灌注以及因低温而发生的外周血管收缩的情况下，易发生代谢性酸中毒。

2）而更为严重的呼吸性碱中毒对机体存在潜在的伤害，必须避免。

a. 将导致低钾血症，可能诱发室性心律失常。

b. 导致氧 - 血红蛋白解离曲线左移，组织供氧将会减少。

c. 诱发脑血管收缩，脑血流将会降低。

d. 注意：pH 正常或偏酸的低碳酸血症，有时会源于原因不明的气促，有可能会掩盖代谢性酸中毒，须认真评估和处理。

3）治疗低碳酸血症的最理想措施为降低间歇性指令通气（IMV）频率。也可以通过增加呼吸管路中无效腔容积来实现。如果呼吸管路中增加 10% 的潮气量，即可将 PCO_2 提升约 5 mmHg。

a. 虽然在呼吸管路上加上 PEEP，可使肺泡临界闭合容积有所增加，以此维持肺部容积，防止肺泡塌陷。但防止肺泡通气不足和肺不张的最理想方法是维持充分的潮气量，最小值为 6 mL/kg；除非吸气峰压非常高（> 35~40 cmH_2O），否则并不会通过减小潮气量来提高 PCO_2。

b. 低碳酸血症偶尔会见于"呼吸机对抗"、反复触发通气辅助的情况。此类患者表现为无法与呼吸机辅助通气保持同步，即患者与呼吸机的呼吸时相不同，可见于低氧血症、意识障碍、谵妄、焦虑及镇静不充分的患者。有些患者即使在高 PEEP 下仍可启动自主呼吸，表现为非常易激惹。患者与呼吸机的不同步常常出现在辅助模式下，此时由于吸气触发过于不敏感，造成患者的吸气动作无法触发呼吸机给气；也可见于潮气量设置过高、而吸气流速过低的情况，此时的吸气相时间会延长，患者随即表现出气促及呼吸做功增加。

- 须首先评估通气及氧合是否充分，确保没有严重的胸膜及肺组织疾病（如痰栓、支气管痉挛、张力性气胸）及呼吸机机械故障。
- 重新调整呼吸机设置，增加吸气流速，也可以增加吸气结束至呼气开始的间隔时间，并增加吸气末停顿。
- 如果未发现特殊问题，可增强镇静或选择其他镇静药（异丙酚、芬太尼、右美托咪定），还可以加用肌松剂来减少患者的呼吸动作。
- 然后通过启用控制指令通气（CMV）来达到完全的机械辅助通气。在 PaO_2 允许的情况下，可将 PEEP 下调至 5 cmH_2O 或以下。
- 对于有自主呼吸的患者，压力支持通气（PSV）会增加舒适感，从而减少呼吸做功。

（3）高碳酸血症

1）出现高碳酸血症意味着呼吸机提供的每分通气量不足，无法满足患者的通气需要。必须调整呼吸机设置，以适应术后早期 PCO_2 的进行性升高，因为随着复温及麻醉过后出现的寒战，机体代谢率将会升高。在撤停呼吸机的过程中，如果 PCO_2 升高至 48~50 mmHg 通常是可以接受的，毕竟患者仍处于一定程度上的镇静状态。如果 PCO_2 进一步升高，则通常意味着患者的清醒程度尚不足以保证充分的通气。

2）如果 ITA 蒂较短，为了减小此桥血管的张力，外科医生可能会要求稍低的潮气量。在这种情况下，理想的应对措施就是通过增加 IMV 频率、而非增加潮气量来纠正升高的 PCO_2。

3）在撤停呼吸机的过程中，高碳酸血症可能代表了一种针对代谢性碱中毒的代偿性低通气反应。术后早期出现的代谢性碱中毒常常是因为强化利尿。静脉使用乙酰唑胺 250~500 mg，每 8~12 h 1 次，并辅以其他利尿剂，有助于纠正原发性代谢性碱中毒。但对于存在慢性 CO_2 潴留的患者，只能对代谢性碱中毒做部分性纠正。

4）严重的高碳酸血症及呼吸性酸中毒的表现包括心动过速、肺动脉压升高、高血压及心律失常。

5）治疗。

a. 对于仍完全依赖呼吸机的患者，如果出现中度高碳酸血症，只要吸气峰压不高于 30 cmH_2O，通过增加呼吸辅助频率或潮气量就可以纠正。

b. 严重的高碳酸血症往往提示发生机械性问题，例如呼吸机故障、气管插管移位或气胸。ICU 内存在各种外源性噪音，有时在这样的环境下似乎能听到双侧呼吸音，但事实上还是有可能已经发生了气胸。临时改用手动气囊辅助通气、调整呼吸机设置、调整气管插管的位置及置入胸管通常可纠正严重高碳酸血症。

c. 可使用短效麻醉剂或镇静药物。

• 异丙酚 25~75 μg/（kg·min）。

• 吗啡 2.5~5 mg，静脉注射，每 1~2h 1 次。

• 右美托咪定 1μg/kg，静脉注射，用时 10 min，随后以 0.2~1.5 μg/（kg·h）持续滴注。给予负荷剂量后 10~15 min 镇静作用起效。用 50 mL 生理盐水溶解 2 mL 右美托咪定，最终浓度为 4 μg/mL。

• 如需更长时间的镇静，可选用芬太尼滴注。通常是静脉注射 50~100 μg，用时 5 min，随后根据需要每 2 h 给药一次，也可将 2.5 mg 芬太尼溶解在 250 mL 溶液中，以 50~200 μg/h 持续滴注。

• 咪达唑仑 2~4 mg 静脉注射，每小时 1 次，或 2~10 mg/h 持续滴注，通常需要配合芬太尼使用。这样的配伍可以减少麻醉药物的总使用量，但会导致拔管延迟。

d. 控制寒战最理想的选择是静脉注射哌替啶 25~50 mg，也可使用右美托咪定[74]。如果持续而顽固的寒战呈现出对血流动力学的损害，则应使用肌松药物。永远不要在不使用镇静剂的情况下，对清醒的患者使用肌松剂。如果上述药物（使用剂量参考附录 12）不能控制寒战，可使用维库溴铵、阿曲库铵等肌松剂。

6）如果患者因"呼吸机对抗"及潮气量不足而出现高碳酸血症，遵循调整呼吸机设置、镇静、改用压力支持通气模式进行操作，有望改善通气状态。

7）如果在撤停呼吸机期间发生持续性高碳酸血症，应做深入的分析和检查。如果术前并没有肺功能障碍，应排除神经系统及膈神经损伤。与急、慢性呼吸功能不全管理相关的问题将在本章后文中讨论。

6. 早期拔除气管插管

1）一些心脏中心通过采用标准化流程，实现了在手术室内拔除气管插管，结果显示这一措施安全有效，再次插管风险较低，同时可缩短术后 ICU 滞留时间及总体住院时间，并降低医疗支出 [4~7,75~76]。通常采用的麻醉方案是小剂量芬太尼或瑞芬太尼，同时使用异丙酚和硬膜外镇痛。应首先确认哪些患者具备有利于早期拔管的条件，以使他们能从早期拔管中受益。人们设计了风险预测评分系统，其中融合了多个相对独立的、与手术室内成功拔除气管插管相关的因素，包括：年轻、较低的 BMI、白蛋白水平较高、无 COPD 或糖尿病、创伤较小的手术、单纯 CABG（尤其是 OPCAB）、择期手术及使用较小剂量的芬太尼 [6]。其他研究还提出了另外一些预测因素，包括良好的左心室功能、CPB 时间较短及 OPCAB [76]。

2）更常见的方法是将使用异丙酚或右美托咪定镇静、且尚存麻醉残余效应的患者转运至 ICU，在等待患者体温恢复至正常的这段相对短暂的时间里监测和观察，确保血流动力学状态稳定，同时评估纵隔出血量，进而实现 1~3 h 的"超快通道拔管"或 4~6 h 的"早期拔管"。与相对长时间呼吸机辅助的患者相比，尽早拔除气管插管有助于减少肺部并发症、减少用药量，患者可以更早恢复运动，有助于快速康复。事实上，所有研究均证实了"早期拔管"的安全性和有效性，可使患者的住院时间缩短、医疗费用下降，而两种"快通道"策略之间并无明显差异。在 ICU 内采取多学科合作及流程驱动策略可以有效地实现快速拔管 [2~3]。

3）一个重要的理念是：无论何时拔除气管插管，均要求遵循标准化拔管标准与流程。如果早期撤停机械辅助通气会对患者康复造成不利影响，则永远不要"过早拔管"。遵循适当的策略，术后次日拔管可能会更为安全，再插管率非常低 [77~78]。

4）始终要牢记并关注极早期拔管的缺点，具体如下。

a. 交感张力升高，导致心动过速及高血压，由此会对心肌功能的恢复产生不利影响，并有可能在转入 ICU 后的 4~6 h 发生心肌缺血。

b. 无法鉴别究竟是舒适的自主呼吸还是麻醉、镇静药物残留，后者会因加用麻醉药物而进一步强化。

c. 如果出现高血压，会增加出血的风险。

d. 如果镇痛不充分，会加重胸痛及切口疼痛，这将导致通气不足及肺不张，有可能造成低氧血症，严重者需要再次插管。无效的肺膨胀无法像正压通气（PPV）那样压塞住胸部切口出血。因此，充分镇痛且避免呼吸抑制是实现早期拔管的核心要点。

e. 显著的液体超负荷将导致通气状态恶化。

5）虽然对早期拔管患者的选择无须过于严格，但仍需依赖对肺功能障碍和延迟拔管风险因素的理解，部分因素可通过一些治疗措施纠正，但有一些则无法做到。美国胸外科医师协会（STS）手术死亡风险模型也可为众多并发症建立风险计算，其中也包括延迟至 48 h 以上的辅助通气风险。登录 STS 网站（www.sts.org）可获得进一步的信息。事实上，一项研究发现：STS 的死亡风险计算模型结果与延迟拔管具有最高的相关性 [23]。另有多项研究发现了患者在转入 ICU 时可能发生急性肺功能障碍，以及导致呼吸系统并发症发生率升高和延迟拔管的风险因素（图 10.2）[19~26,79~81]。在判断早期拔管的可行性时，必须仔细分析这些因素；同样，在判断延迟拔管是否

风险因素	分值
年龄 66~75 岁	2
年龄 76~80 岁	5
年龄＞80 岁	5.5
第 1 秒用力呼气容积（FEV₁）＜70%	1.5
目前吸烟	1.5
血肌酐＞125~175 µmol/L（1.4~2 mg/dL）	2
血肌酐＞175 µmol/L（＞2 mg/dL）	4
外周血管病	2
射血分数（EF）＜30%	2
心肌梗死＜90 d	2
术前辅助通气	4
再次手术	2.5
紧急手术	1.5
急诊手术	2
二尖瓣手术	2
主动脉瓣手术	5.5
体外循环（CPB）	1.5

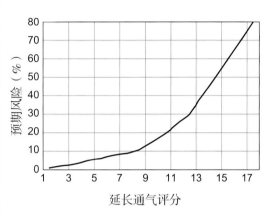

图 10.2　心脏外科术后发生呼吸衰竭的 Logistic 风险预测模型。如果评分＞18，则需要延迟 48 h 以上拔管的风险为 80% 以上（经许可引自：Reddy, et al. Ann Thorac Surg, 2007, 84:528‑536.）[35]

表 10.2　无法早期拔管的相对指征

术前指征	术中指征	术后指征
肺水肿	深低温停循环	纵隔出血
气管插管	凝血功能障碍	血流动力学状态不稳定或需要使用主动脉内球囊反搏（IABP）
心源性休克	严重的心肌功能障碍	呼吸衰竭或低氧血症
脓毒血症	体外循环时间超过 4~6 h	卒中

更有利于患者康复时，也应仔细分析这些因素。一般会有 5%~10% 的患者需要辅助通气 48 h 以上[24-25]。评估这些风险因素，可以辨识部分无法早期拔管的患者（表10.2）。导致延迟拔管的因素如下。

　　a. 术前因素：高龄，女性，体表面积过大或过小，术前心功能不全（NYHAⅣ级或心力衰竭、左心室功能障碍、休克），呼吸系统问题（吸烟、严重COPD、术前气管插管及机械辅助通气），肾功能异常（肌酐升高），糖尿病[82]，因血流动力学状态不稳定而行紧急或急诊手术，活动性感染性心内膜炎。

　　b. 术中因素：再次手术，长时间 CPB（常常是瓣膜‑CABG 联合手术或双瓣膜手术），术中需要输注多种血制品，大量补液，CPB 期间血糖升高，因血流动力学状态不稳定而需要使用正性肌力药物或 IABP，围手术期心肌梗死。

　　c. 术后因素：转入 ICU 时存在低氧血症[83]，大量纵隔出血，因活动性出血而再开胸探查或输注大量血制品，低心排血量综合征，脓毒血症，肺炎，肾功能障碍，卒中，意识不清，消化道出血。

6）对于大部分患者来说，术后镇静药物的使用策略相似。如果需要延长数日辅助通气支持，则可使用异丙酚或右美托咪定，也可以考虑长效药物（如芬太尼）。虽然也可以使用劳拉西泮，但该药导致的谵妄发生率较高，因此并不推荐[84]。当临床各项指征达到要求后，应遵循规范的撤停呼吸机标准，按照标准方案拔管，即便比预期花费的时间稍长一些也应如此。至于插管时长，不应单纯基于对风险因素的考量，也不应设定严格的时间表。有趣的是，虽然吸烟是导致术后并发症的一个重要风险因素，但一项研究发现：与推迟拔管相比，早期拔管可以更好地使吸烟者降低肺部并发症的发生风险[85]。

7. 优化术后呼吸功能和早期拔管的治疗策略

（1）概述　对可能导致肺功能障碍的风险因素的认识，有助于采取更为合理的措施改善术后呼吸功能。通过积极处理那些可调整的因素、娴熟的外科手术操作以及术后积极应对各系统所面临的问题，可以实现早期拔管，降低术后发生呼吸衰竭的风险。

（2）术前考量

1）对于有呼吸症状且难以用心脏病变进行解释的患者，术前应行肺功能检查，并在不吸氧状态下行血气分析。在决策手术可行性时，虽然患者本身的临床症状（上楼困难、步行距离短）较异常的肺功能指标更具意义，但明显异常的肺功能指标可用于评估术后发生肺部并发症和死亡的风险。不吸氧状态下 $PO_2 < 60$ mmHg 或 $PCO_2 > 50$ mmHg，或存在吸氧依赖，或因严重肺部疾病需要长期服用类固醇激素，如果存在上述问题，可认定存在很高的发生呼吸系统并发症的风险。应考虑其他术式来替代开胸手术，例如冠状动脉支架或经导管的瓣膜置换术。

2）劝说患者至少在手术前 1 个月停止吸烟。建议使用尼古丁贴片，或使用伐尼克兰片或盐酸安非他酮。

3）治疗所有活动性心肺疾病，例如肺炎、支气管痉挛及慢性心力衰竭，以优化氧合及通气状态。

4）对存在肺部并发症高风险的患者，应强化吸气肌群锻炼[86]。

5）严重贫血的患者应在术前通过输血将 HCT 提高至 > 28%，以降低术中的血液稀释程度，减少对输血或血制品的需求。

6）术前应尽可能改善血流动力学状态及肾功能。

（3）术中考量

1）CPB 管路系统的改良有助于减轻炎症反应、缓解血液稀释、减少出血。这些措施包括：使用膜式氧合器、离心泵、生物相容性管路，尽可能选择微型化管道，避免使用心内吸引，考虑使用自体血逆预充并可使用白细胞滤器。类固醇激素可能会减轻炎症反应，但目前并未显示出可以改善结局，因此并不推荐[39,87-88]。

2）CPB 结束后，将机器中的残血通过血液回收机进行处理，去除脂肪、小颗粒及血管活性介质。这一措施可明显改善血流动力学状态，缩短心脏外科手术后机械辅助通气时间[89]。

3）无论是在 CPB 还是非 CPB 手术中，均应减少补液量。

4）在快速而仔细的手术操作同时，应尽可能充分执行心肌保护策略，使血运重建彻底或瓣膜功能恢复满意。

5）必要时可使用正性肌力药物和(或)缩血管药物，或者 IABP，以获得满意的血流动力学状态 [心指数 > 2 L/（min·m²）]。避免低血压及低心排血量综合征有助于降低发生急性肾损伤的风险，使得术后可以更为有效地利尿。通过药物来降低急性肾损伤风险的作用较为有限，仅非诺多泮 (fenoldopam) 的效果较为确定[90]。

6）使用抗纤溶药物来减少围手术期出血。

7）仔细认真地进行外科止血。

8）减少全血及成分血的使用量[91]。

9）通过静脉注射胰岛素将 CPB 期间的血糖控制在 < 180 mg/dL（10 mmol/L）。

10）考虑在 CPB 转机期间进行肺通气（可改善 CPB 后的氧合）[40]。

11）对于术前已存在慢性心力衰竭或肾功能障碍的患者，可通过血液滤过来清除过多的水分和炎症介质[92]。

12）使用短效麻醉剂、吸入性麻醉剂、异丙酚或右美托咪定进行镇静，以便实现早期拔管。

（4）术后考量

1）使用短效抗焦虑及镇静药物，使患者可以尽早清醒，在停药（异丙酚）后数小时内或即使持续使用（右美托咪定）也可拔除气管插管。

2）在充分镇痛的同时，不造成呼吸抑制（持续给予小剂量吗啡、酮咯酸，静脉注射对乙酰氨基酚，硬膜外镇痛及使用 ON-Q 给予丁哌卡因）。

3）使用抗高血压药物（氯维地平、硝普钠）而非镇静药来控制高血压。

4）谨慎地通过扩容来改善血流动力学状态，一经血流动力学状态稳定，即可使用利尿剂来清除肺间质的水分。

5）严格控制输血的门槛——HCT < 20% 时，除非患者的血流动力学状态不佳（低血压、心动过速）、存在氧合问题或器官功能障碍（通常为肾脏），此时较高的 HCT 有助于病情改善。对于存在上述情况的严重贫血患者，虽然输血合乎逻辑，但在输血之初并不能有效改善血液携氧能力，反而会带来多种可能导致肺功能恶化的风险[91]。

6）积极地应对术后出血，可适当降低再开胸探查止血的标准，以减少血制品的使用量，大量输入血制品可能增加发生肺部并发症（包括 TRALI）的风险[42-43,93-94]。如果出血并不严重，应避免通过输注血制品来改善异常的凝血指标。

8. 术后即刻撤停呼吸机、拔除气管插管

（1）撤停呼吸机的标准　撤停呼吸机取决于医护人员对患者是否已具备撤停呼吸机

条件的判断力和撤机愿望，具体包括确定何时能撤机，以及当患者具备条件时医护人员是否愿意撤停呼吸机——无论当时是白天还是晚上，也无论当时是否会给医护人员带来不便。撤停呼吸机的标准见表 10.3。

（2）短时辅助通气后撤停呼吸机的方法

1）降低镇静强度或使用右美托咪定。

2）将 FiO_2 维持在 ≤ 50%，PEEP 不超过 5~7.5 cmH_2O。如果患者仍需更高的 PEEP，则通常不适合撤停呼吸机。如果氧合满意，将 PEEP 降至 5 cmH_2O，下调的步进幅度为 2.5~5 cmH_2O，然后开始逐步撤停。

3）如果患者的呼吸做功情况非常好，且达到了表 10.3 所列的标准，可直接在 5 cmH_2O 的 CPAP 模式下进行自主呼吸试验（SBT）。在术后早期，通常不需要将 IMV 频率逐步下调来"撤停"呼吸机。使用 T-piece（一种专用"T"形管）或 5 cmH_2O 的 CPAP（见下文的拔管标准），经过 30~60 min SBT 后，如果血气分析结果满意，即可拔除气管插管。呼吸力学分析有一定的帮助，但对于"常规"患者，通常无此必要。

4）如果患者出现无法耐受的临床表现（表 10.4），应立即中断撤停过程，恢复

表 10.3　机械辅助通气的撤停标准

术后即刻

1. 刺激后可唤醒

2. 神经肌肉阻滞剂的作用已经充分消除

3. 胸管引流量 < 50 mL/h

4. 中心体温 > 35.5℃

5. 血流动力学指标稳定

　　a. 心指数 > 2.2 L/（min·m²）

　　b. 血压稳定，收缩压达到 100~140 mmHg（无论是否使用药物）

　　c. 心率 < 120 /min

　　d. 无心律失常

6. 全辅助通气状态下，血气分析结果满意

　　a. PaO_2/FiO_2 > 150（在 FiO_2 为 50% 时，PaO_2 > 75 mmHg）

　　b. PCO_2 < 50 mmHg

　　c. pH 7.30~7.50

长时间机械辅助通气后

1. 基础疾病治愈

2. 清醒，具备充分的反应性，恢复吸气动作

3. 血流动力学状态稳定，无须使用血管活性药物

4. 血红蛋白和代谢状态理想

5. 血气分析结果满意，达到上述要求（很多研究建议 PaO_2/FiO_2 > 200），呼吸频率 < 35/min

6. 浅快呼吸指数 [呼吸频率 / 潮气量 (L)] < 100

PaO_2：动脉氧分压；PCO_2：二氧化碳分压；FiO_2：吸氧浓度

表 10.4　无法撤停呼吸机的情况

1. 嗜睡、躁动、出汗
2. 收缩压上升超过 20 mmHg 或绝对值 > 160 mmHg
3. 心率增快或减慢超过 20%，或 > 120 / min
4. 立即需要使用血管活性药物
5. 发生心律失常或较之前发生心律失常的频率增加
6. 呼吸频率每分钟增加 10 次以上，或 > 35/min，持续 > 5min
7. 在 FiO_2 为 50% 时，PaO_2 下降至 < 60 mmHg，或 SaO_2 下降至 < 90%
8. PCO_2 上升至 > 50 mmHg，同时发生酸中毒（pH < 7.30）

PaO_2：动脉氧分压；PCO_2：二氧化碳分压；FiO_2：吸氧浓度；SaO_2：动脉血氧饱和度

机械辅助通气，且应将辅助频率设定在更高的水平。

　　5）注意：血流动力学发生异常的首要表现常常是肺动脉压升高，这种情况可见于不能良好耐受撤机操作的患者，无法撤机最先出现的临床症状则是呼吸急促。

（3）**拔除气管插管的标准**　包括了表 10.3 中所述的撤停标准及表 10.5 中所述的附加标准。

（4）**拔管辅助**　可以通过 CPAP 或 T-piece 来完成拔管。与 T-piece 相比，使用 CPAP 可以获得稍理想的氧合状态，但在拔管后，曾使用 T-piece 的患者往往会获得更好的氧合，这些患者的 PaO_2 下降比 CPAP 患者更少[95]。

表 10.5　拔除气管插管的标准

术后即刻

1. 无须刺激即可唤醒

2. 呼吸力学状态满意

　　a. 吸气负压 > 25 cmH_2O

　　b. 潮气量 > 5 mL/kg

　　c. 肺活量 > 10~15 mL/kg

　　d. 自主呼吸频率 < 24/min

3. 在 ≤ 5 cmH_2O 时的 CPAP 或 PSV 模式下，血气分析结果满意

　　a. PaO_2 > 70 mmHg（FiO_2 在 50% 以下）

　　b. PCO_2 < 48 mmHg

　　c. pH 7.32~7.45

长时间机械辅助通气后

1. 呼吸顺畅，无出汗、躁动或焦虑，呼吸频率 < 35 /min

2. 神智清醒，可以保证气道通畅，恢复咳嗽动作，气道分泌物增多

3. 撤停过程中血流动力学可以耐受，如表 10.3 所示

4. 呼吸力学状态及血气分析如上所述

5. 放空气囊时，漏气量 > 110 mL

CPAP：连续气道正压；PSV：压力支持通气；PaO_2：动脉氧分压；PCO_2：二氧化碳分压；FiO_2：吸氧浓度

（5）其他考量

1）在停用镇静药物后，部分患者会表现得非常躁动。此时，即使血气分析结果满意，往往也需要在夜间使用更大剂量的镇静剂，在次日晨再次尝试撤停呼吸机。如果患者表现出无法与呼吸机同步，则可以采用前文所述的步骤。逐步减停镇静剂，用右美托咪定替代异丙酚，让护士更多地鼓励患者"你做得很好！"，快速切换至CPAP模式，然后拔管——这常常是针对此类人群的最佳操作流程。

2）如果患者在手术室插管时非常困难，在拔管前务必确保血气分析和呼吸力学状态满意。应慎重考虑是否一定要在夜间拔管。要有擅长应对困难插管的医务人员在场。备软喉镜、可视喉镜 [GlideScope（Verathon）] 或支气管镜。

3）高龄及存在严重心脏病或肝功能障碍的患者，常常需要更长的时间才能从麻醉中苏醒，即使并未使用镇静药物亦如此。这可能是因为术中所用药物的代谢速度较慢，也可能是因为手术或其他因素造成的脑部低灌注，而呈现短暂性意识不清。应避免尝试使用纳洛酮来中和麻醉药物，这一点非常重要。纳洛酮会给患者带来严重的痛感、焦虑、高血压、心律失常及出血，同时还可因药效的退去而再次出现呼吸抑制。同样，术后早期应避免使用氟马西尼来中和苯二氮䓬类药物。要牢记：反复使用异丙酚所造成的深度镇静，将使停药效应变得非常明显[54]。

4）但是，如果患者在手术结束 24~36 h 后仍然没有清醒，则应保持警觉，须鉴别是卒中、脑病还是仅仅为简单的镇静药物残留，可以考虑谨慎地使用拮抗药物来鉴别上述可能的诊断。可以用 9 mL 生理盐水将 1 mL 浓度为 0.4 mg/mL 的纳洛酮稀释后，以 1~2 mL/min 的速度（0.04~0.08 mg/min）给入，总剂量为 0.4 mg。氟马西尼 0.2 mg 静脉注射，用时 30 s，而后可多次加用，每次 0.2 mg，最大剂量为 1 mg。为了解决再次进入镇静状态的问题，可在 1 h 内多次给药，最大剂量为 3 mg。

5）很多使用了附加剂量麻醉剂的患者，在刺激下可以表现出非常好的自主呼吸，但随即陷入睡眠状态，进而停止自主呼吸。如果存在残余麻醉药效，可见其瞳孔仍处于收缩状态。这种状态不适合撤停呼吸机和拔管。不要把顺畅的呼吸与麻醉药或镇静药的持续效应混淆在一起，否则会造成再次插管。

9. 拔除气管插管后的呼吸管理（表 10.6）

1）拔除气管插管后，应密切观察患者的呼吸状态、SaO_2 及血流动力学状态。一些患者在拔管后会出现明显的喉喘鸣，尤其是那些插管困难的患者，应对的方法是使用消旋肾上腺素（racemic epinephrine）、类固醇激素，甚至是再次插管。在正压通气（PPV）期间，如果将气管插管的球囊放气后，无法证实有插管周边漏气现象，则通常说明存在喉头水肿，一旦拔管可造成上呼吸道梗阻。如果是短时间插管很少会发生这种情况，但在机械辅助通气数天后则有可能，尤其是那些液体超负荷的患者。

2）胸骨正中切口会给患者带来中等程度的不适感，同时胸壁顺应性下降，因此，患者会感觉疼痛、呼吸浅促、难于咳嗽。而液体的超负荷会导致氧合不良，吸气困难会导致肺不张。术后数日可通过面罩吸入 40%~70% 湿化的氧气。

表 10.6　拔除气管插管后的呼吸管理

1. 监测脉搏血氧饱和度
2. 面罩或鼻管吸氧，使 $SaO_2 > 90\%$
3. 如果患者处于低氧血症或高碳酸血症的边缘状态，可使用高流量鼻管给氧（Oxymizer®）或 BPAP 面罩
4. 充分镇痛，但仅需轻度镇静（酮咯酸、小剂量麻醉药、静脉注射对乙酰氨基酚）
5. 拔除胸管后，应复查胸部 X 线片
6. 使用激励性肺活量计或每 1~2 h 行深呼吸锻炼，使用"咳嗽抱枕"
7. 尽可能早期恢复运动；如果仍然卧床，则应频繁调整体位
8. 使用弹力袜（T.E.D.）预防深静脉血栓；对高危患者，使用间歇式压力充气泵 (Venodyne) 或皮下注射肝素
9. 血流动力学状态一经稳定，即应强化利尿
10. 使用支气管扩张剂应对支气管痉挛（对于严重 COPD 患者，可考虑使用类固醇激素）
11. 痰培养阳性者应加用抗生素

SaO_2：动脉血氧饱和度；BPAP：双水平气道正压通气；COPD：慢性阻塞性肺疾病

3）如果患者的氧合处于临界状态，可吸入较高浓度的氧气，也可以选择某种形式的无创通气，以改善氧合、避免再次插管[96-97]。

a. 对于中度低氧血症或高碳酸血症，高流量给氧系统更为适宜[98-99]。此系统可以使患者获得更舒适的呼吸，降低呼吸频率，改善气体交换。氧气经加热和湿化后给入，最大流量可以达到 60 L/min，而 FiO_2 可维持在相对恒定的水平。此系统还可以减少解剖性无效腔、改善肺泡通气、减少呼吸做功、降低发生肺不张的风险、提高黏液纤毛的清除能力、降低气道阻力。由于呼气气流存在一定程度的阻力，使得气道压力升高，进而产生一定程度的 PEEP，从而增加呼气末肺部容积。

b. 非再吸入式面罩 (nonrebreather mask)：可包盖患者的口鼻，并附有一个贮气气囊，氧气会以 8~15 L/min 的速度持续充填此气囊。患者从贮气囊中吸入氧气，所呼出的气体则通过一个单向阀排入大气中，从而在下一个呼吸周期时很少会吸入前一周期呼出的气体，也不会吸入室内空气。部分再呼吸面罩，虽然缺少单向阀，但与患者面部接触紧密，吸入的气体来自贮气囊，其疗效仍可优于简单的面罩。

c. 双水平气道正压通气（BPAP）：是一种无创通气模式，患者可自主呼吸，而每一个呼吸动作均有正压支持。BPAP 预设有不同水平的吸气与呼气气道正压，吸气压力通常为 8~12 cmH_2O，而呼气压力则设定为 3~5 cmH_2O，压力差决定了潮气量。在术后早期的几天，BPAP 可较激励性肺活量计更为有效地改善氧合[100]。同时，可以防止在撤停呼吸机过程中出现肺血管外水分的增加，而这种情况可见于拔管后采取鼻管吸氧的患者[101]。尽管该呼吸模式常常被简写为 BiPAP，但其实这是由 Respironics Inc. 公司所生产的一种呼吸机的名字。

d. 连续气道正压通气（CPAP）：可为气道持续提供一定的正压辅助，但并无通气支持。对于心源性肺水肿的患者来说，经鼻CPAP气罩可帮助此类患者免于发生肺泡塌陷，使肺泡内液体再分布，改善肺顺应性，同时可降低呼吸压力[102]。一项关于预防性使用经鼻CPAP的研究发现：当CPAP压力设定为10 cmH$_2$O、持续使用6 h以上时，可较每4 h使用10 min CPAP获得更理想的氧合，发生肺炎及再插管率也会有所下降[103]。但另外一项研究发现：对于外科术后的患者，无创压力支持通气（NIPSV）在预防肺不张方面优于CPAP[104]。

e. 另一种有用的无创通气模式是气道压释放通气，其实质是在高水平和低水平CPAP间进行往复循环。该模式会降低气道峰压、促进肺泡复张、改善氧合、增加所支持肺组织的通气。但在不同研究中，该模式的临床获益却并不统一[105]。

4）患者转入普通病房后的前几日，采用经鼻管吸氧会使大部分人受益。使用脉搏血氧饱和度监测仪监测SaO$_2$有助于氧合处于临界状态患者（尤其是在活动期间）的管理。应鼓励患者活动、咳嗽及深呼吸。积极配合的患者，一般可预防肺不张及肺部并发症，但对于高龄及存在严重胸壁不适的患者，常常还须有其他支持手段。在做深呼吸及咳嗽时，可环抱一"咳嗽抱枕"，以减轻不适感和疼痛。

a. 在维持功能残气量（FRC）、预防肺不张方面，激励性肺活量计非常有帮助，但其在预防术后肺部并发症方面的效用尚不明确[106]。一份文献综述指出：在改善肺功能及氧合方面，CPAP、BPAP及间歇性正压呼吸（IPPB）均优于激励性肺活量计，但在预防肺部并发症方面效果无异。然而，上述的任何一种模式都无法与良好的术前患者教育相媲美[107]。一项研究发现：使用机械辅助呼吸装置，无论是吹气装置还是吸气阻力正压呼气面罩，所获得的效果与30次深呼吸是一样的[108]。

b. 对于罹患严重肺部疾病、肺功能临界或有大量气道分泌物的患者，胸部理疗有助病情改善，但无其他获益[109]。雾化吸入沙丁胺醇常常有助于支气管痉挛患者的康复。

5）对于插管时长＜24 h的患者来说，较少发生吞咽困难，但在长时间插管的患者中，这一问题并不少见。因此，在患者开始恢复经口进食之初应非常小心，防止发生误吸。对于需长时间插管的患者，在恢复经口腔进食前应进行全面的吞咽评估。如果插管时间＞24 h，发生吞咽困难的风险将会加大，插管时间每延长12 h，风险就会提高2倍；同时吞咽困难还与镇静时长、长时间胃管引流、术中使用TEE及心肌梗死病史和围手术期卒中相关[110-111]。

6）患者血流动力学状态一旦稳定，不再需要通过补液来维持血管内容量，就应使用静脉剂型呋塞米（速尿）进行强化利尿，间歇性推注和持续滴注均有助于清除过多的肺血管外水分。可持续利尿治疗，直至患者体重恢复至术前水平、无须鼻管吸氧也可将SaO$_2$维持在＞90%。

7）理想的镇痛有助于患者改善呼吸做功，效果非常明显。拔管后可使用数剂酮咯酸，大部分患者随后可使用口服麻醉药物，如羟考酮或氢可酮，并同时服用对乙酰氨基酚。如果患者感觉疼痛非常严重，则可使用自控式镇痛泵给予吗啡、芬太尼或瑞芬太尼[69-70]。如果使用阿片类药物仍不能遏制疼痛，可使用芬太尼贴片（Duragesic），常用剂量为 25 μg/h，这相当于 10 cm² 的贴片剂量。注意：胺碘酮可提高芬太尼的血浆浓度。应仔细做好充分镇痛与减少阿片类药物应用剂量之间的平衡。

8）在心脏外科手术后，虽然静脉血栓栓塞（VTE）很少被发现，但其发生却并不鲜见。一篇文献综述显示：有症状的深静脉血栓（DVT）、肺栓塞及致命性肺栓塞的发生率分别为 3.2%、0.6% 和 0.3%[112]。在术后早期，患者可能处于高凝状态，相关因素包括纤维蛋白原水平升高、凝血酶产生、组织因子活化、纤溶作用弱化、血小板凝集功能恢复及阿司匹林抵抗[113-114]。因此，为了降低术后 VTE 的发生风险，应常规使用弹力袜；而活动可能是降低此风险的最重要措施，患者一旦病情稳定，即应鼓励其下床运动，这一点非常重要。如果患者仍在 ICU 内，在镇静状态下接受机械辅助通气，可使用序贯或间歇性气动压力装置，如 Venodyne 系统。大部分患者在术后开始每天服用阿司匹林 81 mg，但由于术后早期存在的阿司匹林抵抗，可能须使用更大剂量才能降低 VTE 的发生风险。ICU 患者也可能从其他预防性用药中获益[112]。

a. 目前，对于经过筛选的患者是否应在术后早期即开始皮下注射肝素（5000 U 皮下注射，每 12 h 1 次）或低分子量肝素（40 mg 皮下注射，每天 1 次）来预防 VTE，以及使用时机问题仍有争议。如果使用肝素，可在纵隔出血量开始减少的时候启动，但即使如此，也始终要高度注意发生心包积血和迟发性心脏压塞的风险。

b. 2015 年发表的一篇综述指出：导致 VTE 风险升高的因素包括高龄、肥胖、心力衰竭、VTE 既往史、长时间卧床及机械辅助通气[112]。2018 年的欧洲指南也指出 VTE 风险升高的相关因素包括：年龄 > 70 岁，输注超过 4U 的浓缩红细胞、FFP、冷沉淀或纤维蛋白原浓缩物，机械辅助通气超过 24 h，术后出现并发症（如急性肾损伤、感染或脓毒血症、神经系统并发症等）[115]。对于此类患者，"强烈"建议尽早启动药物预防，甚至可提前至术后第 1 天，只要没有明显出血即可开始预防 VTE；但是，2012 年的美国胸科医师学会（American College of Chest Physicians）指南认为：心脏外科手术后发生出血的风险高于 VTE，因此，仅建议对长时间住院的患者使用药物预防[116]。

10. 急性呼吸功能不全与短时通气支持

1）在 CPB 下心脏直视手术的患者中，5%~10% 的患者需要 48 h 以上的长时间机械辅助通气[24-25,73]。STS 数据库对"长时间辅助通气"的定义为：从离开手术室开始，机械辅助通气时间 > 24 h。通常情况下，这是由于围手术期心肺功能受到严重损伤（如长时间 CPB、术后发生低心排血量综合征等）所导致。在血流动力学状态受损、严重的纵隔出血及短暂性胸膜肺损伤（如肺水肿）等问题解决以前，通常需要机械辅助通气。一些肺本身没有病变，但处于镇静状态、反应迟钝、存在神经系统损伤的患者，有时也需要长时间辅助通气。通常，此类患者虽然气体交换满意，但需要使用气管插管来保护气道。

2）急性呼吸功能不全一般表现为氧合不足（在 FiO_2 为 50% 时，$PaO_2 < 60$ mmHg 或 $PaO_2/FiO_2 \leq 120$）或通气不足（$PCO_2 > 50$ mmHg）。如果存在那些易于引起急性肺功能障碍的因素，同样也预示着对长时间辅助通气的需要。一项研究发现：STS 死亡风险评分是预测需要长时间机械辅助通气的最理想指标[23]。

　　a. 术前风险因素包括：病情危重（心力衰竭）、高龄、严重的 COPD 或肾功能障碍、感染性心内膜炎、吸烟史、再次手术、肥胖（$BMI > 30$ kg/m^2）、糖尿病、平均肺动脉压 ≥ 20 mmHg、左心室功能下降（每搏输出量指数 ≤ 30 mL/m^2）、低白蛋白血症及既往脑血管病史[19-26,79-81,117]。

　　b. 术中风险因素包括：急诊手术和 CPB 时间 ≥ 140 min，后者往往会伴随严重的炎症反应，术中及术后常常需要补充大量的液体。

　　c. 急性呼吸功能不全往往会伴随较严重的肾功能障碍、胃肠道及神经系统并发症，医源性感染风险也会有所升高。多器官功能障碍导致术后呼吸衰竭，面临高死亡率（平均 20%~25%）。

　　d. 多种 Logistic 模型可用于预测因呼吸衰竭而需要长时间辅助通气（> 72 h）[24-26]。图 10.2 说明了一种精细的床旁分析模型[25]。

3）以氧合不良定义的"急性肺损伤"涵盖了一系列疾病谱，从短暂性低风险的症状到具有很高死亡率的 ARDS。大部分患者在手术结束时的 $PaO_2/FiO_2 < 200$~300，但经过短时间的机械辅助通气后，随着血流动力学状态的稳定以及利尿治疗，氧合通常会有所改善，而所需要的辅助通气时间也会非常短。但是，约 5% 的患者会罹患急性肺损伤，表现出长时间的呼吸机依赖，这一情况更常见于因肺部、心脏或肾脏疾病而在术后出现康复延迟的患者，也可见于因卒中、纵隔出血而大量输血的患者，或术后护理困难的老年患者[24-25]。慢性呼吸功能不全与呼吸机依赖将在下节中讨论。

4）病因学：在术后的最初 48 h 内，氧合问题占据主导地位，可导致组织缺氧。此时所出现的通气不足（高碳酸血症）常常是机械原因所导致。

　　a. 氧供给及通气不足（机械原因）。

　　• 呼吸机故障。

　　• 呼吸机设置不合理：FiO_2、吸气流速、潮气量或呼吸频率设置过低。

　　• 气管插管的问题：气管插管气囊泄漏、插管位置不当（置于喉部、主支气管、食管）、插管弯折或堵塞。

　　b. 低心排血量导致混合静脉血氧饱度下降、静脉血进入体循环及低氧血症。

　　c. 肺部问题。

　　• 肺不张或肺叶塌陷，可能与膈神经损伤所致的膈肌麻痹有关。

　　• 肺水肿。

　　　– 心源性原因：液体超负荷，左心室功能不全，CPB 期间胶体渗透压下降所致的血液稀释。

－非心源性原因：肺血管内皮损伤导致微血管渗透性增加。这与 CPB 所致炎性介质释放，进而出现的补体、中性粒细胞及巨噬细胞活化有关。当 CPB 时间较长或多次输血时更易发生。

- 肺炎。
- 肺固有疾病（COPD）、支气管痉挛及空气潴留。
- 输血：微栓塞、输注了促炎介质、输血相关性急性肺损伤（TRALI）和输血相关性循环超负荷（TACO）。

d. 胸膜腔问题。

- 气胸。
- 胸腔积血或胸腔积液。

e. 代谢原因：寒战导致外周组织氧摄取增加。

f. 药物原因：可抑制缺氧性肺血管收缩的药物（硝酸甘油、硝普钠、钙通道阻滞剂、ACEI）[118]。

5）TRALI 是指在输血或血制品 6 h 内发生的急性呼吸窘迫，伴低氧血症（$PaO_2/FiO_2 < 300$），胸部 X 线片显示肺浸润，并无其他诸如脓毒血症或误吸等风险因素。TRALI 很可能为免疫介导，即：输注血制品中所含抗体与受体白细胞抗原相互作用，导致细胞毒素释放，损伤肺组织；同时，由于肺部微血管渗透性增加，导致非心源性肺水肿。该并发症多见于老年及长时间 CPB 的患者，虽然急性期死亡率高达 15%~30%，但很少会发展至 ARDS，预后较好。尽管输血可导致肺部并发症及相关死亡率升高，但 TRALI 本质上属于一种独立存在的疾病[42-43,94,119-120]。

6）TRALI 难以与 TACO 鉴别。后者是另一种在输血后 12 h 内导致急性呼吸窘迫的原因。TACO 并非由免疫介导，而是一种疾病表现，即：患者已经存在容量超负荷时（常合并左心室功能障碍、心力衰竭、慢性肾脏病），输注大量血制品或输血速度过快所致。当输血量远远超过患者循环系统的承受容量时，可表现出高血压、心动过速及低氧血症。因此，这其实是一种心源性肺水肿，在输血时进行利尿治疗有助于预防 TACO，也可以通过短时使用机械辅助通气和利尿进行治疗[120]。

7）拔管后突发气促，在拔管期间或拔管后出现血气分析结果的突然改变，应怀疑发生了以下问题。

a. 气胸，且有可能是张力性气胸。

b. 由于吸气困难或痰栓堵塞气道，导致肺不张或肺叶塌陷。

c. 吸入性肺炎。

d. 急性肺水肿（因心肌缺血、左心室功能障碍、新发室间隔缺损、二尖瓣反流加重、隐匿性肾功能不全导致）。

e. 迟发性心脏压塞所致低心排血量综合征。

f. 代谢性酸中毒的代偿性呼吸。

g. 肺栓塞。

8）临床表现。

　　a. 呼吸急促（呼吸频率＞ 30 /min）。

　　b. 吸气时腹部内凹（腹部矛盾运动）。

　　c. 躁动、出汗、反应迟钝、精神状态发生改变。

　　d. 心动过速或心动过缓。

　　e. 心律失常。

　　f. 高血压或低血压。

9）在机械辅助通气期间发生的急性呼吸功能不全的评估与治疗（表 10.7）。

　　a. 查体：听诊双侧呼吸音及上腹部，确保气管插管没有移位至咽喉部或进入食管。

　　b. 在找到病因前，将 FiO_2 提高至 100%。如果怀疑呼吸机存在功能障碍，则改

表 10.7　急性呼吸功能不全的处理

1. 查体，核查呼吸机的设置与运行状况，复查血气分析和胸部 X 线片

2. 以 100% 氧气进行手动气囊通气，调高呼吸机吸氧浓度（FiO_2）直至排查发现问题所在

3. 纠正机械问题（调整呼吸机设置、调整气管插管位置、放置胸腔引流管），确保肺泡通气

4. 评估并优化血流动力学状态

5. 在降低 FiO_2 至 ≤ 50% 的同时提高呼气末正压（PEEP），步进幅度为 2.5~5 cmH_2O；连续评估高水平 PEEP 下的心排血量，确保获得满意的氧供

6. 如果改变呼吸机设置后仍无法改善患者与呼吸机的不同步，可考虑给予镇静或使用肌松剂

7. 对确认的问题进行相应处理：

　a. 针对肺水肿，采用利尿治疗

　b. 针对肺炎，使用抗生素治疗

　c. 针对支气管痉挛，使用支气管扩张剂

　d. 输血以改善过低的血细胞比容（HCT ＜ 24%）

　e. 停用胺碘酮，此药可加重高敏性急性呼吸窘迫综合征（ARDS）

8. 胸部物理治疗

9. 启动营养支持治疗

10. 对于严重的低氧血症：

　a. 采用低潮气量通气

　b. 将 88%~92% 的动脉血氧饱和度（SaO_2）伴中度高碳酸血症视为可接受状态

　c. 使用肌松剂

　d. 改为俯卧位

　e. 经呼吸机给入一氧化氮或依前列醇（Flolan）10~40 ng/kg

　f. 体外膜肺氧合（ECMO）

用呼吸囊进行手动通气；这不仅可改善通气，还可以同时评估肺的顺应性。注意：应确保呼吸气囊的贮气袋与氧气源（绿色）连接，而非压缩空气（黄色），同时应确保氧气的开关已经打开。

c. 确保充分的肺泡通气。

- 核查呼吸机的功能状态及设置，并优化以下参数。
  - 潮气量。
  - 呼吸机触发灵敏度。
  - 吸气流速。COPD 患者可存在严重的空气潴留，并形成一种自身 PEEP 效应。这就可能出现呼气气流尚未结束，吸气的气流已经开始，从而在呼气末形成气道正压，导致正压通气（PPV）对血流动力学的负面影响加大，造成气压伤，并影响患者触发辅助通气。消除这一问题的方法将在后文讨论。
  - 可以考虑选择压力支持通气（PSV）模式来降低高气道压的风险。
- 通过复查胸部 X 线片来排除上述可能的病因，尤其应注意一些经过简单处理即可解决的机械问题，例如调整气管插管的位置或置入胸腔引流管。
- 复查血气分析。
- 注意：如果吸气峰压急速升高，可能提示气胸的发生，但也有可能是因为支气管严重痉挛、突发肺水肿、气管插管移位进入主支气管或气道堵塞（大量分泌物、患者咬住气管插管）。

d. 评估和优化血流动力学状态。Swan-Ganz 肺动脉导管有助于评估患者的液体状态及心排血量；当然，也可以使用一些无创的仪器测量心排血量，例如 FloTrac 装置，它可以通过对动脉压力波形的分析连续计算出心排血量，但不适用于房颤患者。心排血量的下降会导致氧供减少、混合静脉血氧饱和度下降，静脉血混合增加使 PaO_2 进一步下降。应使用正性肌力药物及利尿剂来改善氧合。超声心动图有助于明确低心排血量的原因，例如严重的左心室或右心室功能障碍、心脏压塞、二尖瓣反流及新发或复发的室间隔缺损。

e. 肺泡复张操作可使气道平均压升高，从而打开之前闭合的肺泡、增加氧气交换面积、防止气道发生早期闭合。这将通过改善灌注区的肺泡通气来达到减少肺内分流的目的，同时也会使肺内水分再分布，从肺泡内进入血管周围的间质区，但并不能减少肺血管外的水分含量。

- 通常会在呼吸管路内加 5 cmH₂O 的 PEEP，并以此作为基线，这适用于所有转入 ICU 的患者。这一做法是以此 PEEP 来替代因使用气管插管而丧失的"生理性 PEEP"。心脏可以很好耐受此水平的 PEEP，但对改善氧合可能意义不大。
- 可以 2.5~5 cmH₂O 的步进幅度逐步提高 PEEP 至 10 cmH₂O 以上，以改善氧合，同时允许 FiO₂ 下调至 50% 以下。随着平均气道压的下降，一些存在血流灌注的肺泡因缺少通气而产生肺内分流。当分流超过 20%，仅通过提高 FiO₂ 已不足以改善氧合，通过增加潮气量和 PEEP 可以解决这一问题。进一步而言，当 $FiO_2 > 50\%$ 持续数天之久，可能造成肺泡－毛细血管损伤、肺泡塌陷、肺组织僵硬、顺应性下降（所谓的"氧中毒"）。

• 在尝试高水平 PEEP 时应非常小心，因为高气道正压及胸内压将强化正压通气对循环系统的负面影响。PEEP 的升高将减少静脉回流、增加肺血管阻力、抑制右心室功能，如果患者处于低血容量状态，左心室充盈压和心排血量也将随之下降。因此，增加 PEEP 会事与愿违，反而会降低氧供给及组织氧供，使混合静脉血氧饱度下降，增加静脉分流，进一步降低 PaO_2。在提高 PEEP 前适当补液，可有效地对抗这一不良效应。密切观察动脉压力波形的变化及心功能参数的改变，有助于将 PEEP 调整到最佳水平。

• 对罹患重度 COPD 的患者，PEEP 的提高会把增加的气道压传递到肺组织，导致高顺应性的肺泡过度膨胀、血流灌注不良，引起 V/Q 升高，有可能损伤血管内皮，表现为进行性加重的低氧血症。

• 存在固有肺部病变的患者，尤其是 ARDS 患者，肺血管阻力升高、肺顺应性下降。提高 PEEP 可能导致右心室衰竭和扩张，室间隔向左侧移位，造成左心室充盈受限、顺应性下降。对于此类患者，输液扩容应非常小心。

• 高水平 PEEP 会造成"气压伤"（气胸、皮下气肿及纵隔气肿），影响通气，同时还会造成急性血流动力学状态恶化。气压伤为肺泡过度膨胀所导致，主要归因于肺组织本身的疾病，而非气道峰压的升高。尽管如此，还是可以为 ARDS 患者选择低潮气量的辅助呼吸模式来改善氧合，这也是早期辅助通气常规推荐的模式[39,121]。

• 注意：当 PEEP 处于高水平状态时，吸痰操作应非常小心。短时的 PEEP 消失即会使氧合立即处于临界状态。如果患者的氧合依赖于 PEEP，那么在手动呼吸时应使用有 PEEP 阀的呼吸囊。

• 在解读 Swan-Ganz 肺动脉导管压力波形时，应考虑 PEEP 的影响。中心静脉压、肺动脉压及左心房压的测定值都会升高；但是，由于 PEEP 会通过肺组织传递至胸膜腔，使得真正影响静脉回流的压力梯度，即跨壁充盈压，会有所下降。一条通用法则是：真正的肺毛细血管楔压（PCWP）等于测量值减去 1/2 的呼气末 PEEP 值（如果肺顺应性下降，则减去 1/4 的呼气末 PEEP 值）。另一个评估 PCWP 的方法是"压力传递指数"：

压力传递指数＝（吸气末 PCWP－呼气末 PCWP）/（气道平台压－总 PEEP）

跨壁 PCWP＝呼气末 PCWP－（压力传递指数 × 总 PEEP）

• 当肺泡内压大于肺血管压力时（例如低血容量时），PCWP 反映的是肺泡内压，而非左心房压。

f. 无论是否使用肌松剂，镇静本身就会通过提高通气效率而使气体交换得以改善[122]。镇静可以使膈肌和胸壁肌肉松弛，降低能量消耗或呼吸动作产生的"氧耗"。如果计划仅短时间行辅助通气，通常首选异丙酚或右美托咪定，否则可选用芬太尼以减轻疼痛和焦虑。极少数患者需要加用肌松剂，仅当他们无法实现满意的氧合和通气时才使用。常用药物包括：维库溴铵 0.1 mg/kg 推注，而后以 1 μg/(kg·min) 滴注维持；也可以推注顺阿曲库铵 0.15 mg/kg，而后以 3 μg/(kg·min) 滴注维持。图 10.3 所示的镇静方案使用了镇静量表来行药物滴定，包括 Ramsay 量表或 Richmond 躁动镇静量表（RASS）（表 10.8 和表 10.9），有助于提高患者的舒适感。

g. 其他的支持治疗措施如下。

• 利尿（通常静脉给予呋塞米）：术后早期当肺间质水肿影响气体交换时，通过利尿治疗来改善氧合。根据患者的血流动力学状态及肾功能，持续静脉

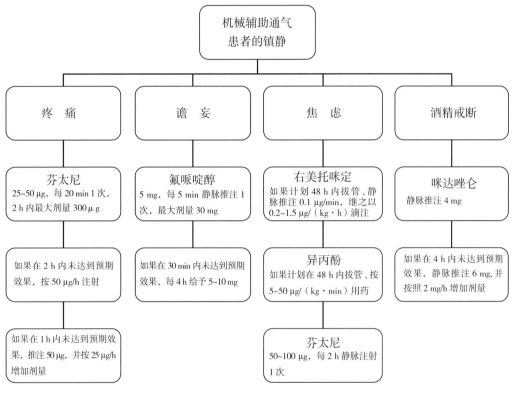

图 10.3 ICU 镇静方案

表 10.8 Ramsay 量表

镇静级别	描 述
1	焦虑并躁动
2	合作，平静，有定向力
3	仅对语言指令有反应
4	进入睡眠状态，对轻刺激反应敏感
5	进入睡眠状态，对轻刺激无反应
6	无反应

表 10.9　Richmond 躁动镇静量表（RASS）

目标 RASS	RASS 描述
+4	好斗、暴力，对医护人员的安全存在威胁
+3	扯拽气管插管及各种导管，有挑衅行为
+2	经常性无目的的活动，对抗呼吸机
+1	焦虑、恐惧，但没有挑衅行为
0	有警觉性，平静
−1	可被声音唤醒（睁眼、眼神交流）> 10 s
−2	轻度镇静，可短时被声音唤醒（睁眼、眼神交流）< 10 s
−3	中度镇静，可活动或睁眼，没有眼神交流
−4	深度镇静，对声音无反应，但物理刺激可引发运动或睁眼
−5	不能被唤醒，对声音和物理刺激无反应

滴注呋塞米（10~20 mg/h），以获得稳定的利尿效果。

- 复查胸部 X 线片，对气道分泌物进行培养。不鼓励不加分析地使用抗生素，但对于肺功能处于临界状态的患者，如果怀疑有感染因素存在，可启用广谱抗生素，然后根据细菌培养及药敏结果调整抗生素。

- 支气管扩张剂，如沙丁胺醇，有助于改善因气道阻力升高所致的通气或血流动力学损害。严重 COPD 患者可使用类固醇激素。

- 输血：如果 HCT < 24%，可通过输血来应对贫血。直觉的逻辑会认为：输血可改善血液的携氧能力及组织氧供，从而可能缩短机械辅助通气时间；但是，由于库血中 2,3-DPG 含量较低，在输血初期，血液携氧能力较差，而输入的促炎介质会损伤肺功能；同时，输血还存在免疫抑制、医源性感染等风险[91,123]。目前几乎没有证据显示相对宽松的输血策略（血红蛋白 < 95 g/L）较严格的输血策略（血红蛋白 < 75 g/L）更能缩短机械辅助通气时间。但大多数研究显示：在肾衰竭、卒中、心肌梗死及死亡方面，严格的输血策略并无劣势，遗憾的是这些研究并未专门针对肺的问题[124-125]。

- 支气管镜：如果体位引流及负压吸引无法排出顽固的分泌物，且因此不能缓解肺不张，此时支气管镜可能会有帮助。

- 如果患者表现出顽固的低氧血症，可选择应对 ARDS 的措施，即低潮气量辅助通气。俯卧位、给予肌松剂、耐受 88%~92% 的 SaO_2、吸入一氧化氮或依前列醇等措施有可能改善氧合[126-129]。

- COPD 及术后罹患呼吸衰竭的患者易发生房颤，损害血流动力学状态，且难以撤停呼吸机[130-132]。心脏选择性 β 受体阻滞剂可安全地用于支气管痉挛的患者。短时使用胺碘酮很少会引起特发性急性呼吸衰竭，因此可放心地将其用于 COPD 患者[133]。

h. 对于需长时间机械辅助通气的患者，其辅助模式将在"12. 机械辅助通气模式"一节阐述。

11. 慢性呼吸衰竭与呼吸机依赖

（1）**病因学**　如果心脏外科术后数天仍无法撤停呼吸机，可能是由于一些能导致氧合受损（"低氧性呼吸衰竭"）和（或）原发性通气功能不足（"高二氧化碳性呼吸衰竭"）的原因所致。很多患者在解除了病因后，再经过数日的辅助通气便可撤离呼吸机；但有部分患者会发展为呼吸机依赖。因此，任何患者在术后数日尚不能撤离呼吸机，均应积极应对，以实现尽早撤机、拔管。心脏外科手术后需辅助通气 5 d 的患者，其死亡率为 20%~25%，常见的死亡原因为多器官衰竭。

1）低氧血症：如果低氧血症超过 48 h，往往说明存在严重的血流动力学问题或急性肺实质病变，而这些病症往往由于术前即存在一些病变，如急性肺水肿、肺高压或 COPD，常见于虚弱患者。低氧血症的主要原因如下。

a. 血流动力学状态不稳定，尤其是需要使用多种升压药物的低心排血量状态。这将导致呼吸所需氧耗增加，诱发低氧血症和高碳酸血症。

b. 肺部病变。
- 间质性肺水肿，可为心源性（心力衰竭）或非心源性（毛细血管渗漏或脓毒血症）。
- 肺炎。
- 下呼吸道梗阻（支气管炎、分泌物增多、支气管痉挛），常常合并 COPD。
- 肺栓塞，有时因肝素诱导的血小板减少症所致的深静脉血栓而引发。

2）高碳酸血症：原发性通气衰竭是由于通气能力与需求失衡所致，这也是撤离呼吸机失败最主要的原因[134]。患者无法产生可维持"呼吸功"的呼吸动力，而"呼吸功"是指克服通气阻力（源自肺部病变）和呼吸机管路阻力所需的做功。可引起高碳酸血症的因素如下。

a. CO_2 产量及 O_2 需求的增加，使通气需求相应增加。
- 脓毒血症（影响氧摄取），发热，寒冷。
- 疼痛，焦虑。
- 处于分解代谢状态。
- 碳水化合物摄入过量。
- 无效腔增加（COPD）。
- 肺顺应性下降——肺炎，肺水肿。
- 气道阻力增加——支气管痉挛，气道炎症。

b. 呼吸动力下降。
- 药物、卒中、谵妄或脑病所致的精神状态改变。
- 睡眠剥夺。

c. 呼吸肌功能下降。
- 严重肥胖。

- 因低蛋白、药物（肌松剂、氨基糖苷类抗生素、类固醇性肌病）、动态肺过度充气（dynamic pulmonary hyperinflation）、失用性肌病及危重病性多发性神经病所致。
- 代谢异常（低磷血症、高镁或低镁血症、低钾血症、低钙血症、甲状腺功能减退）。
- 膈神经损伤所致膈肌麻痹，可能是由于在心脏停搏期间，心包内放置的冰屑冻伤膈神经。除非合并严重的肺部疾病，否则单侧膈肌麻痹通常不会造成通气不足；而双侧膈肌麻痹通常会需要长时间辅助通气支持，但一般会在1年内完全康复[135]。如果这一并发症的后果非常严重，可以行膈肌折叠术改善肺功能[136]。

d. 从机械辅助通气切换到自主通气后，胸膜腔内将从正压变为负压，这将导致左心室后负荷增加，从而使代谢需求和心脏负担增加。如果患者心功能储备有限，可能无法耐受。

3）成人呼吸窘迫综合征（ARDS）：是一种非特异性弥漫性急性肺损伤，主要表现为肺实质的炎性损伤，并由于肺微血管渗透性增加而致非心源性肺水肿。肺组织僵硬、顺应性下降，由于肺泡-毛细血管损伤、肺间质水肿及肺不张而使气体交换严重受损。ARDS可同时导致氧合不良及通气衰竭。心脏外科术后ARDS的死亡率高，一些研究报道死亡率为18%[137]，而另一些研究发现死亡率高达80%[138]。

a. CPB是ARDS的致病原因之一，它会触发全身炎症反应伴肺血管渗透性增加。肺的缺血-再灌注损伤伴发氧自由基的生成，而由此导致的中性粒细胞触发的肺功能障碍可能是此病理反应的发生机制。

b. 虽然ARDS的病理生理学并非心源性病变，但大部分患者会出现心功能障碍的症状。心脏外科术后发生ARDS的主要风险因素包括：再次手术或急诊手术、长时间CPB、主动脉手术、术中采用深低温停循环、大量输血、左心室功能差、NYHA心功能高分级及围手术期休克[39,137-138]。研究发现：如果患者的临床状况差，那么与CPB相关的毛细血管渗漏将会更为严重，尤其是围手术期血流动力学受损者，他们更易于发生这一高致死性疾病。此外，其他任何额外的损害均可导致患者的呼吸功能进一步恶化、多器官衰竭，甚至死亡，这些损害包括：肺炎、脓毒血症、左心室功能障碍或肾衰竭所致心源性肺水肿及大量输血等。

c. 对于ARDS患者，通常选择低潮气量辅助通气模式，吸入一氧化氮或依前列醇有助于病情的改善[126-129]。一些极端的病例可能需要使用ECMO。

（2）无法撤离呼吸机呈现呼吸机依赖的临床表现

1）浅、快的呼吸（> 30 /min）。

2）吸气相腹部出现内凹的矛盾性运动。

（3）治疗　治疗方案的选择有赖于导致呼吸机依赖的原因，并据此选择合理的辅助通气模式。采取措施优化血流动力学状态，增强呼吸动力及神经肌肉的功能，通过改善肺功能、降低每分通气需求来降低呼吸负荷（表10.10）。努力降低ICU获得性感

表 10.10　对慢性呼吸衰竭患者的支持措施

---

1. 选择合适的通气模式——小潮气量通气（潮气量为 6 mL/kg，平台压 < 30 cmH₂O）

2. 必要时吸痰，避免误吸

3. 优化血流动力学状态

4. 避免过度补液，在可耐受的情况下积极利尿

5. 避免非必要性输血

6. 在可能的情况下尽早拔除各种有创的导管，防止 ICU 获得性感染

7. 遵循治疗流程，减少呼吸机相关性肺炎

8. 充分镇痛的同时，应避免过度镇静，避免使用肌松剂；间歇性停用镇静剂，避免持续镇静

9. 给予充分的营养支持，最好选用低碳水化合物的肠道饮食

10. 优化代谢及电解质状态（甲状腺功能、血细胞比容、葡萄糖、镁、磷）

11. 特殊考量

　　a. 对支气管痉挛患者使用支气管扩张剂、类固醇激素

　　b. 使用抗生素治疗感染，使用退热药来控制发热

　　c. 使用利尿剂应对液体超负荷

　　d. 引流胸腔积液

　　e. 采用专门的措施预防呼吸机相关性肺炎

　　f. 预防静脉血栓

12. 物理治疗，及时调整体位以预防褥疮

13. 使用硫糖铝或质子泵抑制剂预防应激性溃疡

14. 如果预期机械通气时间 > 2 周，可考虑行气管切开

染及肺炎的发生风险。在解决了上述问题后，重要的一步即为明确撤离呼吸机辅助的时机。一项研究发现：患者开始康复的时间点通常与呼吸力学状态的恢复相匹配，这意味着快速撤停罹患慢性呼吸衰竭患者的呼吸机是可行的[139]。

　　1）改善血流动力学状态：可使用正性肌力药物，同时避免容量超负荷。一般应避免使用硝普钠和硝酸甘油等肺血管扩张药，这些药物会阻止缺氧性血管收缩，从而增加了肺内分流。米力农具有正性肌力、松弛及扩血管作用，有助于改善右心室和左心室的功能。选择性吸入肺血管扩张剂（如一氧化氮和依前列醇）有助于右心室功能障碍患者的恢复。

　　2）增强呼吸动力及神经肌肉功能。

　　a. 避免过度镇静和使用肌松剂。每天间歇停用镇静药物有助于更快速地撤停辅助通气，效果优于持续滴注镇静药[140-142]。

　　b. 给予充分的营养支持以达到正氮平衡、提高呼吸肌的力量和免疫功能。大部分患者可顺利接受标准胃管进食，但如果患者存在严重的高碳酸血症，应考虑选用低碳水化合物（Pulmoncare, Abbott Nutrition）的胃管进食。过度给入碳水化合物或脂肪会增加 CO_2 产出，同时会导致呼吸商（RQ）升高，增加呼吸负担。

RQ 代表了 CO_2 产出与 O_2 摄取的比值，正常值为 0.8。

c. 选择合适的辅助通气模式，以减少呼吸做功，同时应训练呼吸肌，为后续自主呼吸做好准备。对于存在 ARDS 高风险的患者，应选用低潮气量辅助通气以提供最佳的肺保护[39,121]。除非患者已经准备好尝试撤停呼吸机，否则应避免长时间处于自主呼吸状态。如果患者有严重的低氧血症，俯卧位有助于改善氧合，使尽早撤机成为可能[143]。

d. 优化酸碱平衡、电解质及内分泌（甲状腺）状态。代谢性碱中毒及甲状腺功能减退可在中枢层面抑制呼吸运动。纠正钾、镁、磷水平，纠正严重贫血。

e. 启动物理治疗。

f. 通过 X 线透视评估膈肌运动情况。因单侧膈肌麻痹所致呼吸机依赖的患者，行膈肌折叠有助于改善呼吸功能[136]。

3）减轻呼吸做功。

a. 降低呼吸阻力。
- 支气管痉挛患者可使用支气管扩张剂。
- 施行胸部理疗，频繁调整体位和吸痰，以促进分泌物排出，防止肺不张。
- 考虑气管切开。

b. 改善肺顺应性。
- 使用抗生素治疗肺炎。
- 如果存在液体超负荷及肺水肿，可采取利尿治疗。
- 行胸腔穿刺或置管以引流胸腔积液。
- 行胃肠减压或使用甲氧氯普胺（胃复安）来预防腹胀。

c. 减少每分通气需求。
- 充分镇痛，并使用镇静剂抗焦虑。须避免过度镇静，否则会在中枢层面抑制呼吸。
- 对发热患者使用退热药，从而降低代谢需求。
- 合理使用抗生素治疗感染（脓毒血症、肺炎），同时减少抗生素耐药情况的发生。
- 避免过度进食以减少 CO_2 的生成。

4）采取多项措施来预防动静脉管路源性脓毒血症及呼吸机相关性肺炎（VAP），一旦发生应立即启动适当的抗感染治疗[144-147]。

a. 高龄、再次手术、急诊手术、主动脉手术、大量输血、再开胸探查止血、正在服用类固醇激素、需要使用正性肌力药物及长时间机械辅助通气的患者，易发生 VAP。

b. 一经不再需要有创插管时应立即拔除，如中心静脉插管和动脉测压管。

c. 一些基本处置策略包括：经口插管，合理镇静，在可行的情况下启动撤停呼吸机流程，医护人员充分注意手卫生，将床头抬高 30° 使患者保持半卧位，倾倒排空呼吸机管路中的冷凝水，保持足够的气管插管气囊压防止误吸，避免腹胀，经口腔而非鼻腔置入胃管，在可行的情况下开始肠道进食以保证充足的营养支持，频繁吸出积聚于声门下的分泌物，用 0.12% ~ 2% 洗必泰漱口液清洗口咽以保持口腔卫生。

d. 对于使用呼吸机的危重患者，预防应激性溃疡的获益目前尚存争议[148]。与 H_2 拮抗剂相比，硫糖铝可以更加有效地降低 VAP 的风险；H_2 拮抗剂虽然可以提高胃内 pH，但对于预防因应激性溃疡导致的出血及死亡几乎无效[149]。质子泵抑制剂（PPI）可降低出血风险，但同时会增加肺炎的发生风险，其副作用较 H_2 拮抗剂更为明显[150]。SUP-ICU 研究发现：与安慰剂相比，使用泮托拉唑将面临更高的死亡率[151-152]。

e. 对于使用选择性消化道净化来降低下呼吸道感染的观点，目前存在争议，不做常规推荐。有证据显示：联合使用口咽局部消毒剂、经胃管给入抗生素（妥布霉素、多黏菌素、两性霉素）及静脉注射抗生素（头孢类广谱抗生素）可降低外科手术后 VAP 的发生率，但这一策略可能导致耐药菌株的出现[153]。

f. 引起早发性和迟发性 VAP 的菌株通常并不相同。对于早期发生的 VAP，在获得菌培养结果前，常采用经验性单一抗生素（如头孢曲松）治疗；迟发性 VAP 的致病菌多为肠杆菌属、假单胞菌属或耐甲氧西林金黄色葡萄球菌（MRSA），一般需联合用药，包括头孢他啶、环丙沙星及万古霉素[147]。

5）气管切开：如果预计患者需要接受 2 周以上的辅助通气支持，为了降低喉损伤及吞咽障碍的发生风险，可考虑行气管切开。气管切开有助于降低气道阻力、减少声门创伤、更好地吸出气道分泌物，并降低罹患鼻窦炎的风险（但并不能降低 VAP 的风险），提高患者的舒适度及活动性，常常允许患者进食，可以使患者的感观和感觉更好。与常规的气管插管方式相比，气管切开置管可以更早地拔除气管插管。需要气管切开的患者的死亡率非常高（40%~50%），说明此类患者的心脏及呼吸系统疾病更为严重，且经常存在神经系统功能障碍[154]。如果预计患者可能需要较长时间的辅助通气，那么尽早行气管切开（< 10 d vs. > 14 d）的院内死亡率更低[155]。

a. 如果预计可以在 7~10 d 内拔除气管插管，那么避免行气管切开是合理的。一项针对辅助通气 3 d 的患者的研究显示：如果没有严重的器官功能问题，预示着患者可在术后 10 d 成功撤离呼吸机。支持按期拔管的标准是：Glasgow 昏迷评分为 15，尿量 > 500 mL/24 h，没有酸中毒（$HCO_3 \geq 20$ mmol/L），无须使用肾上腺素或去甲肾上腺素，没有肺损伤[156]。

b. 对待气管切开的传统观点是：如手术采用了胸骨正中切口，为降低深部胸骨切口感染的风险，气管切开应推迟至术后 2 周之后。但一些研究发现：在术后 10 d 内行气管切开可以获得良好的预后，并不会增加纵隔炎的风险[155]。另一些研究发现：虽然气管切开可能增加发生纵隔炎的风险，但这一风险与何时行气管切开无关[157-158]。与这一风险最相关的因素更可能是导致呼吸衰竭的疾病的严重程度以及相关并发症的严重程度，而非气管切开本身。

c. 经皮穿刺扩张的气管切开术可以在床边完成，并发症发生率低，但仍然存在诸如出血、气管后壁撕裂，因血肿、气管后壁水肿而造成的气管插管堵塞，以及插管周围感染等风险。其后发生气管狭窄的概率低于外科切开所致的狭窄率。

12. 机械辅助通气模式

（1）**概述** 如果患者仍处于术后麻醉和镇静状态，需完全机械辅助通气支持。如果患者罹患急、慢性呼吸衰竭，也适用于完全机械辅助通气支持，同时需治疗基础疾病、优化营养情况。初始可选用容量控制或压力控制模式[105]。辅助通气不充分会导致呼吸肌疲劳，而过度辅助又会造成呼吸肌萎缩，因此，呼吸机的设置应个体化。

（2）**正压通气（PPV）模式** 有助于改善通气/血流（V/Q）的匹配程度，增加气体交换效率。对于镇静和（或）肌松的患者，可减少呼吸做功。应尽可能早地撤停呼吸辅助，以减少长时间辅助通气导致的潜在并发症及相应的高死亡率。

1）对肺的不良影响（气压伤、急性肺损伤、VAP），膈肌萎缩，呼吸肌衰弱（多发性神经病）及痰清除能力下降。

2）血流动力学状态受损。

3）胃肠道问题：应激性溃疡、胃肠运动减弱及胃管进食不耐受、内脏低灌注、拔管后吞咽困难。

4）肾功能障碍及液体潴留。

5）颅内压升高（因脑血流下降）。

6）睡眠障碍及谵妄。

7）为预防静脉血栓而使用的肝素可导致肝素诱导的血小板减少症。

（3）**容量控制模式** 大多数患者在辅助通气之初会采用容量控制，给予预设的潮气量。设定气道峰压高限以避免气压伤。但是，肺顺应性差或支气管痉挛的患者则不适于该模式，因为一旦达到气道峰压限值，一部分预设的潮气量将无法送入。因此，该模式最好用于顺应性正常或增加（肺气肿）的患者。

1）呼吸机的设置要求每分通气量达到 8 L/min。呼吸频率为 10~12/min，潮气量 6~8 mL/kg，将潮气量设定在这一范围是降低术后 ARDS 发生风险的首要措施[39]。PEEP 常规设定为 5 cmH$_2$O。可以根据血气分析结果来调整呼吸机的参数设置，而理想的平台气道压应维持在 30 cmH$_2$O 以下。

2）辅助/控制（A/C）通气模式：当患者出现吸气动作（指令阀感受到气道负压的变化）或当设定间隔期内没有吸气动作时，呼吸机会送入预设的潮气量。所设置的辅助呼吸频率应比自主呼吸频率低 4/min，或在患者恢复自主呼吸前设定为 10~12/min。如果患者与呼吸机之间不能保持同步，或发生过度通气，可导致严重的呼吸性酸中毒或碱中毒。因此，此辅助通气模式仅用于患者明显需要通气支持时，在撤停阶段则不可以选用。事实上，即使呼吸机已经压制了自主通气，但如果患者的呼吸做功仍持续存在，将会增加呼吸肌疲劳。

3）指令控制通气模式（CMV）：以预设的频率和潮气量提供正压呼吸。这一模式仅用于短时间的完全辅助通气时，因为其会导致呼吸肌功能废退。

4）间歇性指令通气模式（IMV）：在此模式下，患者的吸气动作会产生与其做功匹配的潮气量，而呼吸机则会按照设定的频率给予全潮气量。

5）同步间歇性指令通气模式（SIMV）：在此模式下，患者自主呼吸，在预设的间隔期下，患者的下一次自主呼吸会被呼吸机提供的全潮气量增强。由于呼吸机可以保持与患者吸气动作的同步，因此可以避免过高的气道峰压，患者呼吸时的舒适感也更好。呼吸机通过感知到呼出气流小于送入气流而触发，即为流量触发。这一辅助呼吸模式可以减少患者的呼吸做功。由于很多患者的吸气动作不够明显，因此对于长期辅助通气的患者，在早期阶段不应选用 SIMV 模式，因为 SIMV 模式较 A/C 模式会增加呼吸肌做功。在撤停呼吸机阶段，此辅助模式是一种非常好的选择，它可以保持患者与呼吸机之间的同步，保存呼吸肌的功能，降低气道压。为进一步减小自主呼吸做功，可小幅度地增加压力支持。

（4）**压力限制模式**　呼吸机按预设的呼吸频率送入气流，直至气道峰压达到预设值。所给入的气体量（潮气量）取决于肺的顺应性、气道阻力及呼吸管路的阻力。对于气道阻力升高的患者（支气管痉挛、限制性肺疾病），该模式可以提供更为稳定的潮气量。由于肺气肿患者在较低的气道压之下即会出现过度膨胀，因此应避免选用该模式。虽然压力限制通气的气道峰压较为稳定，但一般会低于容量限制模式。压力限制通气有助于获得更为均匀的气体分布，改善气体交换，获得更为理想的人机同步性，能较容量控制模式更早地撤离呼吸机；但并没有明确的证据显示可以改善氧合或减少呼吸做功。压力限制通气可在 A/C、CMV 及 IMV（SIMV）模式下使用。

1）压力限制 A/C 模式：除在设定的呼吸频率和压力下送气外，允许患者的吸气动作触发压力限制性呼吸。

2）压力限制 CMV 模式（压力控制通气或 PCV）：是一种时间周期通气模式，不在预设峰压和呼吸频率以上送入额外的气体。PCV 在 20 cmH_2O 时可以达到全辅助通气状态，潮气量达到 8~10 mL/kg。这与尚未恢复自主呼吸的容量控制 CMV 相似。

3）压力限制 IMV 模式：呼吸机在预设频率和峰压限制下进行辅助，同时容许患者在无辅助的情况下自主呼吸。

（5）**压力支持通气（PSV）模式**　是一种患者触发的压力限制性辅助呼吸模式，即：仅当患者有吸气动作时触发呼吸。呼吸机将按照一定的吸气压送入气流，当吸气气流降至峰值的约 25% 以下时停止送气，然后被动完成呼气动作。患者的主动做功决定了呼吸频率、吸气时间、气体流速（潮气量 / 吸气时间）和呼气时间。潮气量则取决于患者的吸气动作、压力支持强度、肺阻力（顺应性和气道阻力）以及呼吸管路的阻力。

1）在 PSV 模式下，只要患者能够维持自主吸气动作，那么通过呼吸机对流速的自动调节，即可使气道压维持在一个相对恒定的水平；但如果患者没有自主呼吸，呼吸机则不会为患者提供任何气流。而"容量支持"作为 PSV 的一种改良模式，可自动调整至为患者提供设定的潮气量；"保证容量的压力支持"是另外一种改良模式，在这种模式下即使压力升高，呼吸机仍可额外送入气体以提供预设的潮气量。

2）与其他辅助通气模式相比，PSV 有着更低的气道峰压、呼吸频率及较高的潮气量，这对于无法与呼吸机保持同步（对抗呼吸机）的患者有益。但如果患者罹患 COPD，则会出现吸气时相延长，导致呼吸机仍在吸气末阶段时患者即开始试图呼气，从而使患者感到不适。调整的方法就是降低压力支持的强度，或者切换为压力控制，以缩短吸气相时间。

（6）**避免高吸气峰压** 无论选用哪一种辅助通气模式，都应注意避免出现高吸气峰压，否则会造成气压伤，同时会因静脉回流受阻和心室功能受损而导致血流动力学状态变差。吸气平台压（IPP）是指吸气末的峰压，不应高于 35 cmH$_2$O。降低 IPP 的方法包括：下调 PEEP，减少潮气量，或通过减小吸气流速来增加 I∶E 比。

1）低潮气量通气被用于 ARDS 患者。有证据显示：肺泡的过度膨胀会导致内皮细胞的渗透性发生改变，并造成气压伤及非心源性肺水肿。低潮气量（5~6 mL/kg）可以改善氧合，伴随可接受的高碳酸血症，可降低 ARDS 患者的死亡率[121]。

2）通过降低吸气流速可增加吸气相时间，并降低气道峰压。但是，如果因此造成呼气相时间过短而无法充分呼气（就像支气管痉挛患者那样），则下一次呼吸将与上一次呼吸产生部分叠加，造成肺的过度膨胀，并呈现自主 PEEP 效应。于是，吸气相将在呼气尚未结束时即开始，导致呼气末气道正压。这将破坏患者对辅助通气的触发。可通过以下步骤来改善这一情况。

a. 增加吸气流速（潮气量 / 吸气时间）。

b. 降低 I∶E 比。

c. 改善导致呼气阻力增高的病理变化，如支气管痉挛。

d. 降低呼吸频率或潮气量。

e. 调高呼吸机的 PEEP 设定值。

3）患者与呼吸机的呼吸时相不同就会出现患者与呼吸机不同步。患者表现出与呼吸机的对抗，出现呼吸短促，并因呼吸做功的增加而疲惫不堪。尽管类似谵妄等与患者相关的因素可导致上述问题，但通过调整呼吸机参数往往能将问题克服。无效触发或过长的吸气时间（即：对于吸气流速而言潮气量过高）可引起患者与呼吸机不同步。

（7）**无创性辅助通气（NIV）** 是一种无须气管插管的辅助通气模式，可用于治疗急性呼吸失代偿[96-97,159]，也可用于在未完全达到拔管标准时已拔管的患者。该模式的最主要优势在于可避免气管插管的各种风险，包括喉气管损伤、鼻窦炎及呼吸道感染。

1）口鼻罩通常有一个软硅胶密封条，可增加患者的舒适感，但有时会引起幽闭恐惧感。通过呼吸管路将其与 ICU 常规呼吸机或便携式呼吸机相连，以加温湿化的氧气提供正压。双水平 NIV（BPAP）和 CPAP 是最常用的两种模式，而前者为首选。因为 BPAP 对漏气有良好的耐受、容许再呼吸，并较 CPAP 能更有效地改善高碳酸血症，而 CPAP 不会增加肺泡通气。通过调整氧气流速使 SaO$_2$ > 90%。通常，其吸氧浓度无法达到 50% 以上，因此，如果患者发生严重的低氧血症，则往往需要气管插管。

2）如果患者无法耐受 BPAP 或 CPAP，可采用 A/C 或 PSV 模式进行 NIV。如果选用 PSV 模式，则设定为压力限制模式，初始压力为 8~10 cmH$_2$O，可逐步增加，最高为 20 cmH$_2$O。这限制了最长吸气时间，改善了人机同步性。呼气压设定为 5 cm H$_2$O。

3）如果患者因低氧血症而选用 NIV，可使用右美托咪定来有效地减少躁动，该药并不会造成呼吸抑制[160]。

13. 撤停呼吸机

（1）概述　一旦确定患者病情显著改善，已没有完全辅助通气的必要时，应选择一种方法撤停呼吸机[161-165]。对于仅接受了短时辅助通气的患者，使用 CPAP 或低水平压力支持行自主呼吸试验（SBT）是最快捷的呼吸机撤停策略；如果患者接受辅助通气的时间较长，则通过 PSV 进行撤停过渡是最理想的方法。

（2）撤停呼吸机及拔管的操作

1）及时发现所有可能导致呼吸衰竭的病因并进行纠正，这是成功撤停呼吸机的关键。完成这一关键步骤后，如果患者已经达到了表 10.3 中所列出的标准，即可开始撤停呼吸机。如果患者的氧合不充分（PaO$_2$ < 55 mmHg），则不应考虑撤停。

2）在机械辅助通气期间，通常须使用镇静药物以减轻患者的焦虑及每分通气量的需求。但是，持续静脉给入镇静药会使患者的感觉中枢和呼吸驱动力受到抑制，可导致撤停的延迟。因此，可考虑在使用镇静药期间，让患者每天清醒一段时间，仅在必要时使用镇静药，这一策略会加快撤停呼吸机的进程[140-142]。在开始 SBT 前应停用镇静药。

3）无论采用哪种撤停技术（如 T-piece、SIMV 或 PSV），利用 T-piece、低水平 CPAP 或 PSV 行 SBT 时，过渡时间均应达到 30 min，但不要超过 2 h。这几种方法的拔管结局相似[166]。

　　a. 如果患者撤停呼吸机过程满意、呼吸平顺、神志清醒、血流动力学状态稳定、血气分析结果良好（表 10.3 和表 10.5），可以立即拔管。其他注意点包括患者自我保护气道的能力、开始咳嗽及分泌物的增多。如果分泌物过多，每 2 h 就需要吸痰，则不应考虑拔除气管插管。

　　b. 气管插管气囊漏气试验常用于预测拔管后是否会发生喘鸣及是否需要再次插管。该方法最适用于长时间气管插管的患者。一个相对粗略的方法是：将气管插管的气囊放气后，感觉一下有多少气体会从气管插管的周边泄漏。而一种相对客观的方法是：记录气囊放气状态下，吸气潮气量与 6 次呼气潮气量平均值的差值。如果漏气量 < 110 mL，则预示拔管后可能会发生喘鸣；但一些研究发现，这一测试方法在预测喘鸣方面并没有较理想的灵敏度和准确性[167-168]。该方法存在的问题是：随着气囊的漏气下陷，一些吸入气体也会漏出，因此，所计算的气体泄漏包含了吸气阶段和呼气阶段的漏气总和，得到的气囊漏气量会有虚高[169]。第三种方法是计算"泄漏百分比"，即比较气囊膨胀和排空时呼气潮气量的差值，再除以气囊膨胀时的呼气量；如果这一数值小于 10%，则预示可能发生喘鸣及再次插管[170]。

c. 如果担心在拔管后发生喘鸣，尤其是那些插管时间＞6 d 的患者，可使用类固醇激素，它有助于减轻喉部水肿。大多数研究建议：应至少在拔管前 4 h 用药；如果按计划拔管，则最好提前至 12~24 h 用药。具体方案：甲基泼尼松龙 20~40 mg 静脉注射，每 4~6 h 1 次；或者地塞米松 5 mg 静脉注射，每 6 h 1 次[171-173]。

d. 如果患者经 SBT 后不能很好地满足拔管要求，则下一次撤停尝试应在 24 h 以后，其间推荐完全辅助通气。如果下一次仍然不能成功，可考虑用压力支持进行撤停，其效果优于 T-piece 或 SIMV 方式。即使患者达到了拔管标准，仍有约 10% 的患者需要再插管。

4）对于大部分拔管后患者，采用 BPAP 的无创 PPV 可以改善氧合。如果在没有达到拔管要求的情况下拔除了气管插管，可通过此方法给予呼吸辅助。如果患者表现出肺水肿征象，通常选用面罩 CPAP 即可达到治疗效果[159]。如果拔管后患者的主要表现为低氧血症，可使用高流量吸氧装置。

（3）成功撤机的预测因素

1）目前评估了可成功撤离呼吸机的预测因素，但最易于获得、也最敏感的指标是"浅快呼吸指数"（RSBI），要求其＜100[174]。RSBI 是指自主呼吸时，1 min 的呼吸频率与潮气量（L）的比值。如果 RSBI＜100，成功撤机的可能性超过 80%，可以尝试撤停呼吸机；如果 RSBI＞100，虽然并不能排除成功撤停呼吸机的可能，但成功撤机、拔管的可能性仅为 50%。一般而言，如果 RSBI＞100，且在短时的 SBT 期间呼吸频率＞38/min，那么成功撤机的可能性非常低。一项研究发现：如果 RSBI＞57、拔管前 24 h 体液正平衡，或罹患肺炎，则拔管失败的可能性非常高[175]。

2）尽管如此，判断是否可以成功拔管的关键是在达到撤机标准后的 SBT 结果。氧合满意、呼吸平顺通常预示可以成功拔管，相应的指标包括：当 FiO_2＜35% 时，PaO_2＞60 mmHg，PaO_2/FiO_2＞200，100% 吸氧情况下肺泡与动脉压差（A–a 差）＜350mmHg。

3）在预判是否可以成功撤机时，仔细观察患者的呼吸状态是非常重要的。如果出现呼吸急促、费力，或呈现血流动力学状态的改变（尤其是通过 Swan-Ganz 导管发现肺动脉压升高）常常说明患者无法耐受撤停呼吸机（表 10.4）。

（4）利用 T-piece 或 CPAP 撤机

1）利用 T-piece 或 CPAP 撤机常可实现早期拔管。一经达到撤机拔管标准，尤其是患者的精神状态良好时，可将患者的气管插管连接于 T-piece 或置于 5 cmH₂O CPAP；如果 SBT 耐受情况理想，即可拔除气管插管。对于使用小口径气管插管的患者，由于阻力偏高，在 SBT 期间使用低水平的压力支持更为有利。对于已经长时间接受辅助呼吸的患者，可交替选用全辅助（休息状态）和独立的自主呼吸模式（负荷状态），并逐渐延长自主呼吸时间，这样的操作策略从理论上说可以增强呼吸肌力量和耐力。但对于严重呼吸衰竭的患者，在早期康复阶段，如果骤然切换至全自主呼吸状态，患者或许无法耐受，可能造成严重的呼吸肌疲劳。

2）当导致患者依赖呼吸机的因素解除后，应做出撤停呼吸机的决策。如果患者满足拔管标准，可行 SBT 并持续 30 min。如果 SBT 失败，应切换回全辅助通气状态 24 h，而次日的 SBT 时间应延长至 2 h。

（5）同步间歇性指令通气（SIMV）撤机

1）在 SIMV 模式下，指令性通气是由患者触发，并可因此避免肺过度膨胀，提高患者的舒适度。在撤停的过程中，IMV 频率逐步下调，使患者自主部分的每分通气量占比逐步升高。但是，随着 IMV 频率的下调，呼吸肌的能耗会逐步加大；因此，可以在日间调低 IMV 频率，在夜间则使呼吸肌能充分彻底的休息，以防止呼吸肌疲劳。

2）无论是呼吸机辅助还是自主呼吸，患者自身的呼吸做功比例都会有所增加。在指令通气期间，患者的呼吸肌并不会得到休息，这将引发呼吸肌疲劳。虽然 SIMV 模式使用了指令触发阀，但旁流（flow-by）装置提供了充分的气流以尽可能降低呼吸做功。如果患者在一段较长时间的自主呼吸状态仍能满足拔管标准，则可以拔管。

3）在患者自主呼吸期间，在 IMV 的同时使用压力支持可减少呼吸做功。撤停时首先降低 IMV 频率，而后调低压力支持。逐步调低压力支持和 CPAP 的辅助强度，将自主呼吸时间延长后，即可拔除气管插管。

4）手术结束后可采取快速 SIMV 撤机以尽早拔管。当然，大部分患者在达到撤停标准后，从全辅助切换至用 T-piece 或 CPAP 行 SBT 都可以有良好的表现。对于长期辅助通气的患者来说，大部分研究表明 SIMV 撤停模式的效率最低[161-165,176]。

（6）压力支持通气（PSV）撤机

1）在撤离呼吸机的过程中，PSV 是一种理想的辅助模式，可提供部分性支持，且仅当患者出现吸气动作时才给予辅助。只要吸气气流充分（即患者的吸气动作充分），呼吸机将给予较高的压力辅助，从而减少呼吸做功，非常适合对抗呼吸系统的阻力（口径较小的气管插管、支气管痉挛以及分泌物造成的阻力增加）。因此，PSV 常常会给患者带来更为舒适的感受。PSV 使呼吸肌在不过度增加能耗的情况下，确保完成更多的自主通气，因此可以较迅速地实现撤停。撤停过程中应逐步减小 PSV 的辅助强度，观察患者的疲劳程度，同时监测可以反映患者耐受性的参数（表 10.4）。撤停的具体事项如下。

a. 日间，延长自主呼吸的时长，降低 PSV 强度（"冲刺"）；夜间，提高 PSV 辅助强度，采用全辅助通气。如果患者可以耐受 PSV 的时间超过 12 h，可将 PSV 压力逐步下调，每 1~2 d 的步进幅度为 2 cmH$_2$O，而后评估潮气量及呼吸频率。如果患者在低水平 PSV 下（6~8 cmH$_2$O），可以舒适地呼吸 2 h，即可拔除气管插管。

b. IMV+PSV：将 PSV 设定在一定的水平后，逐步下调 IMV 辅助频率。当 IMV 频率 < 4 /min 时，则可以开始下调 PSV。

c. 如果出现表 10.4 的情况，患者无法成功撤停，可调整 PSV，使呼吸频率 < 25 /min，同时需要延长辅助时间，而后再行撤停尝试。

2）PSV 的潜在缺点。

a. PSV 需要良好的呼吸驱动力来触发呼吸机。如果患者出现窒息，神经系统状态或呼吸驱动不稳定，或机械性阻塞，将会导致通气支持不充分。

b. 气道持续正压将导致心排血量下降。而如果使用 IMV 撤停策略，可以保证每一个呼吸周期中有一段时间的胸内负压状态，从而促进静脉回流。

c. 如果吸气动作过小，会造成浅呼吸，进而发生肺不张。

d. 如果呼吸环路漏气，则 PSV 无法终止，使气道压持续保持在较高水平，这将对血流动力学状态造成损害。

e. 如果使用呼吸机专用雾化器（用于扩张支气管），由于此装置被安置在进气管路上，这将导致患者无法通过吸气来触发 PSV。

14. 其他的呼吸系统并发症

（1）概述　呼吸系统并发症可以发生在机械辅助通气期间、刚刚拔除气管插管时，或者发生在转回普通病房的恢复期。对于这些并发症的治疗应个体化，综合考虑患者的总体状况、外科手术本身的范围及特点、诱发因素以及所处的恢复阶段。本节将讨论气胸、胸腔积液、乳糜胸及支气管痉挛，肺栓塞、膈肌功能障碍及肺炎将在第 13 章讨论。

（2）气胸　如果在手术过程中打开了胸膜，则应在此侧胸腔内置入胸管来排出气体或积液。有时，术后早期的胸部 X 线片可见少量气胸，这往往是由于拉闭胸骨的钢丝穿缝胸膜所致。如果积气量较小，可以保守治疗，但术后的 PPV 辅助有可能导致病情加重，因此应务必谨慎评估。如果积气量较大，则必须放置胸管。较少见的情况是：术后早期的胸部 X 线片并未显示气胸，但随后变得明显。一些患者在拔除气管插管或胸管后可出现轻微的气胸，如果患者并无症状，可通过后续的 X 线片进行观察。

　　1）如果患者病情在术后数小时保持稳定，在没有明显原因的情况下，血流动力学状态突然出现波动或血气分析结果变差，一定要想到发生气胸的可能（且有可能是张力性气胸）。首发征象常常是吸气峰压骤然升高，呼吸机反复报警。

　　2）如果胸腔引流瓶显示"漏气"，可能是接头松动而非肺部漏气。但在确认气体泄漏不是由于胸膜腔及肺实质发生问题之前，绝对不能拔除胸管。对于大多数患者来说，经过数天，气体泄漏问题会逐步缓解；如若不然，应考虑置入一条新的胸膜腔引流管。如果胸管放置的位置得当，8F 胸管即可有效解决问题，且引起的创伤很小。一些在负压吸引下持续存在的气体泄漏会在水封的作用下逐渐减少，这使得最终能拔除胸管而不致引起气胸复发。在夹闭胸管的状态下重复行胸部 X 线片，这样可以更准确地判断有无气体漏出；如果后续胸片没有显示气胸，意味着没有气体漏出。如果有持续的气体泄漏，也可以放置 Heimlich 阀后出院康复。

　　3）如果有正压作用于破损的胸膜处，导致气体持续泄漏，可引起进行性皮下气肿。如果患者罹患严重的肺气肿或支气管痉挛，将导致肺泡破裂。但也有可能源于术中脏胸膜的损伤，无论损伤范围多小，都有可能发展为逐渐加重的皮下气肿。即使仍留置胸管，仍有可能发生皮下气肿（常常是由于胸管发生弯折），但更多是发生在拔除胸管后，此时可能出现（或不出现）气胸。处置的方法是在一侧或双侧放置胸腔引流管，如果皮下气肿严重，可在上胸壁或颈部做皮肤切口来减压。

4）选择合适的位置放置胸管至关重要。有时，看似皮肤切口已经很高，但事实上却很靠近膈平面。切开放置胸管可能导致很多严重并发症，尤其是易对腹部器官和肺造成损伤[177]。

5）拔除胸膜腔引流管后，应常规行胸部 X 线片检查。少量气胸（＜20%）可通过多次复查胸片来观察其进展情况；如果是大量气胸或者患者表现出症状，则应行胸膜腔穿刺抽气或放置新的胸腔引流管。

（3）**胸腔积液** 心脏外科术后约 60% 的患者可并发胸腔积液，在因获取 ITA 而开放胸膜腔的患者中更为严重[178]。造成这一情况的主要原因是胸壁创面缓慢的渗血和浆液渗出。如果出血由心包溢出则可能形成血胸。右侧胸腔积液更常见，多由液体超负荷后的浆液漏出所致。

1）预防：术中应对开放的胸膜腔充分吸引，降低术后血性积液的发生率。由于胸腔的充分引流依赖于体位，因此，很难做到在"最佳"位置放置胸膜腔引流管，尤其是微创手术后。术后，将硅橡胶 Blake 引流管（也包括其他类型的胸管）留置数日，可有效降低后期胸腔积液的发生率[179]。

2）如果有大量纵隔出血进入开放的胸膜腔，则有可能引发血胸。事实上，这一并发症有助于避免发生心脏压塞，但如果术后出现血流动力学状态不稳定、HCT 下降、扩容治疗无法提高心脏充盈压（如果存在心脏压塞则有可能升高）及吸气峰压升高，而纵隔引流量并不多，则应怀疑存在胸腔积血。床旁胸部 X 线片可见患侧的透光度明显低于对侧，但无法通过平卧位胸片来判断血胸的严重程度。CT 在诊断胸腔积液方面更为敏感，但易于高估那些临床表现较轻患者的积血量。可使用超声心动图来诊断左侧胸腔大量积液。

3）大量胸腔积液将导致心房或心室在舒张期的塌陷及心脏压塞，即使此时并没有心包积液[180-181]。超声心动图可明确诊断。

4）大部分胸腔积液患者并无症状，而对于大部分患者来说，少量的胸腔积液可在数月间通过使用利尿剂得以缓解（尤其是右侧胸腔积液），也可能自行缓解。对于罹患肺部病变的患者，或中等量以上胸腔积液的患者，可能表现出气促，此时无论患者是尚在住院还是已出院随访，均应考虑行胸腔穿刺引流。可通过胸部 X 线片来评估，以便安全操作，使用 CT 或超声引导有助于更好地定位穿刺点[182]。胸膜腔置管最适用于术后早期大量积液的患者，此时最有可能出现积血。

5）心包切开综合征可导致反复的浆液性或浆液血性胸腔积液和心包积液。可首先用非甾体抗炎药（NSAID）、秋水仙碱或类固醇激素治疗，但可能需要行胸腔穿刺（或心包穿刺）缓解症状。

（4）**乳糜胸** 是心脏外科术后一种少见的并发症，是由于左上纵隔的胸导管分支断裂所致。最常发生于需要游离靠近左锁骨下动脉的左 ITA 近心端的手术或主动脉弓手术。

1）临床表现：如果早期引流量较大，即可在胸管内见到涌流的牛奶样液体，在进食含脂肪的食物后会加重。更常见的情况是，拔除胸管后出现大量的左侧胸腔积液。

2）诊断：胸膜腔液体检查可见乳糜，无感染，含有大量淋巴细胞及高水平的甘油三酯［＞110 mg/dL（1.24 mmol/L）］。用苏丹 Ⅲ染色可鉴别乳糜与脓性液体。

3）治疗：在胸管引流的同时进行保守治疗。首先在饮食中去除脂肪，但可以食入中链甘油三酯（与果汁混合后口服）。如果其后数日引流持续，可使用生长抑素类似物（奥曲肽）100 μg 皮下注射，每 8 h 1 次，通常可有效治愈乳糜渗漏[183-184]。如果仍然无效，可使用胸腔镜夹闭、电凝或结扎胸导管。

（5）支气管痉挛 可在手术即将结束时发生支气管痉挛，这将使关胸变得非常困难。在 ICU 内发生严重的支气管痉挛和空气潴留，可导致机械辅助通气难于维持，血流动力学状态也会出现恶化，其表现与心脏压塞相似。调整呼吸机以增加吸气流速，以便使吸呼比（I∶E）下降，从而获得更多的呼气时间，同时减轻自主 PEEP 效应。支气管痉挛可见于液体超负荷、药物反应、输注血制品或使用 β 受体阻滞剂。无论患者是否存在 COPD 或痉挛性气道，均可发生支气管痉挛。治疗如下。

1）在机械辅助通气期间及拔管后，均可使用定量喷雾器（MDI）或雾化器吸入支气管扩张剂。这些药物可减轻支气管痉挛，减轻肺部动态性过度膨胀——这与症状的改善更为密切。短效 β_2 受体激动剂与抗胆碱药物（毒蕈碱型受体，如异丙托溴铵）的联合使用效果更佳，优于单独使用某一种药物[185]。

2）常用的快速起效支气管扩张剂[186]。

　　a. 短效 β_2 受体激动剂。

　　　• 沙丁胺醇（万托林）：0.5% 溶液 0.5 mL（2.5 mg），加入 3 mL 生理盐水，每 6 h 1 次 或 每 6 h 2 喷。

　　　• 左沙丁胺醇（Xopenex）：0.63 mg 加入 3 mL 生理盐水，每 8 h 1 次（每天 3 次）；也可使用定量喷雾器，每 4~6 h 2 喷。

　　b. 抗胆碱药物：0.02% 异丙托溴铵 2.5 mL（0.5 mg）加入 2.5 mL 生理盐水，每 6~8 h 1 次或每 4~6 h 2 喷。

　　c. 将沙丁胺醇与异丙托溴铵联合使用可获得最佳的支气管扩张效果[185]。DuoNeb 中含有沙丁胺醇 3 mg 和异丙托溴铵 0.5 mg，加入 3 mL 生理盐水中，每天最大剂量为 4 次。可必特（Combivent）定量喷雾器，每次 2 喷（含有沙丁胺醇 100 μg 及异丙托溴铵 20 μg），每天 4 次。

3）其他支气管扩张剂。

　　a. 消旋肾上腺素（racemic epinephrine）可用于治疗拔管时发生的喉痉挛。通常将 0.25% 溶液 0.5 mL 加入 3.5 mL 生理盐水中，每 4 h 使用 1 次。

　　b. 静脉注射小剂量肾上腺素是治疗低心排血量综合征的一种理想选择，以提供正性肌力支持，同时还具有扩张支气管的疗效。由于其有强烈的正性变时作用，故对于窦性心动过速患者应谨慎使用。

　　c. 大剂量磷酸二酯酶抑制剂（氨茶碱制剂）具有潜在的心脏毒性（心律失常、心动过速），因此，除非患者有顽固的支气管痉挛，否则应避免使用。

4）皮质类固醇吸入剂：布地奈德－福莫特罗（信必可）可与短效 β_2 受体激动剂联合使用，防止支气管痉挛加重。

5）如果在使用上述措施后仍然出现顽固的支气管痉挛，可全身使用皮质类固醇，常常会取得疗效。全身用药可增加气道对 β_2 受体激动剂的反应性，疗程不超过 2 周。有下述两种用药策略。

a. 甲基泼尼松龙 0.5 mg/kg 静脉注射，每 6 h1 次，连用 3 d；然后改用泼尼松龙 0.5 mg/kg，每 12 h 1 次，连用 3 d；继之为泼尼松龙 0.5 mg/kg，每天 1 次，连用 4 d（整个疗程为 10 d）。

b. 甲基泼尼松龙 125 mg 静脉注射，每 6 h 1 次，连用 3 d；然后改用泼尼松龙 60 mg，每天 1 次，连用 4 d；继之为泼尼松龙 40 mg，每天 1 次，连用 4 d；最后再用泼尼松龙 20 mg，每天 1 次，连用 3 d（整个疗程为 14 d）。

6）注意：在支气管痉挛发作期禁用 β 受体阻滞剂；但有支气管气道痉挛史的患者常常可以耐受选择性 β 受体阻滞剂，如艾司洛尔、美托洛尔及阿替洛尔。进一步而言，对于接受 CABG 的 COPD 患者，使用 β 受体阻滞剂可能有助于提高生存率；但在导致 COPD 恶化方面，使用与未使用 β 受体阻滞剂的比率相仿[187]。

参考文献

请登录 www.wpcxa.com 下载中心查询或下载，或扫码阅读。

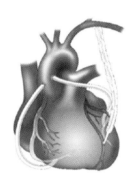

第 11 章
心血管管理

第 11 章
心血管管理

心脏外科术后管理的最核心目标是获得满意的血流动力学状态，即：改善心脏功能，确保器官的充分灌注及氧合，提高术后顺利康复的概率。即使是短时的心功能障碍都有可能导致器官功能受损，进而诱发致命并发症。本章将重点阐述心血管管理的基本概念，并综合性地讨论低心排血量综合征、高血压、围手术期心肌梗死、冠状动脉痉挛、心脏停搏及可导致心血管功能恶化的心律失常的评估与管理。

1. 基本原则

术后心脏管理的基本概念包括：心排血量、组织氧供及心肌氧供与氧需比。理想的情况下，应努力将心指数提高至 > 2.2 L/（min·m²），同时使混合静脉血氧饱和度（SvO_2）保持在正常水平，这一状态反映了氧供给可满足机体代谢的需求，且优化了心肌的氧供与氧需比[1-4]。

（1）**心排血量（CO）** 由每搏输出量（SV）和心率（HR）决定（CO=SV × HR）。每搏输出量等于左心室舒张末期容积（LVEDV）减去左心室收缩末期容积（LVESV），可以通过心排血量除以心率计算得出。决定每搏输出量的 3 个主要因素分别是：前负荷、后负荷及心肌收缩力。

1）前负荷是指左心室舒张末期心肌纤维的长度，一般通过 LVEDV 来反映。虽然可使用超声心动图进行评估，但术后最常用的评估方法是利用 Swan-Ganz 肺动脉导管来测量左心充盈压，这包括两个参数，即肺动脉舒张压（PADP）和肺毛细血管楔压（PCWP）。这些压力指标数据可作为前负荷的替代指标。左心房压（LAP）可以更为准确地反映左心室舒张末压（LVEDP），但需要在手术过程中将一条测压管直接置于左心房内。充盈压与容积的关系取决于心室顺应性。

a. 通常，PADP 与 PCWP 相关联，因此，大部分患者并没有"楔入"导管的必要。但如果患者已罹患毛细血管前性肺动脉高压（PH）或肺部本身有病变，那么，由于跨肺压差（肺动脉平均压减去 PCWP）的升高，PADP 将会高于 PCWP，此时用 PADP 充当替代指标可能低估左心室的容量状态，但此时也并不建议通过楔入导管来获得更为准确的数据，因为这一操作将增加肺动脉破裂的风险。

• 在术后早期，对充盈压的解读应格外审慎[5-7]。体外循环（CPB）和心脏停搏液的使用导致心肌水肿、心室顺应性下降，LVEDV 相对于心腔容积而言会升高，因此，术后早期 PADP、PCWP 与 LVEDV 的相关性会下降。此外，体外循环期间各种炎性物质的释放及血制品的输注，导致肺血管阻力（PVR）升高，PADP 相较实际的左心室充盈压不成比例的升高。高血压或主动脉瓣狭窄患者的左心室肥厚、僵硬，顺应性下降，撤停体外循环后常表现出舒张功能障碍。这类患者通常需要更高的充盈压才能获得满意的心室充盈；相反，那些扩张的、容积超负荷的心脏则表现出高顺应性，在较低的压力下 LVEDV 即可升高。

- Swan-Ganz 导管测得的充盈压升高在一定程度上并不能敏感地反映心腔容积状态，也难以准确预测机体对补液的反应 [7-9]。大量研究发现：应用其他监测技术进行目标导向治疗（GDT），如脉压和每搏输出量变化，可以更为准确地预测机体对补液的反应。GDT 的设计旨在优化补液量，并在其后通过正性肌力药物来改善心排血量。GDT 有可能会增加输液量，但可以减少缩血管药物的使用、缩短机械辅助通气时间，减少并发症的发生，从而缩短住院时间，但并不会降低死亡率 [4,10-14]。

b. 对于心室功能相对正常的患者，很多心脏中心并不使用 Swan-Ganz 导管，而是通过中心静脉压（CVP）来评估前负荷。对于病变的心脏，这一评估前负荷的方法并不准确；但对于正常心脏，该方法可以很好地评估左心的充盈情况 [15-16]。一项研究指出：对于低风险患者，Swan-Ganz 导管并不能提供生存优势；对于高风险患者，还会导致死亡率上升。因此，必须考虑哪些患者可以选择使用 Swan-Ganz 导管 [17]。通常，如果 CVP > 15~18 mmHg，即应使用正性肌力药物。如果患者出现其他低心排血量表现（氧合不良、尿量逐渐减少、酸中毒），则应考虑使用其他一些监测手段以获得更为客观的评估，例如跨肺热稀释（PiCCO, Pulsion Medical Systems）、脉搏波形分析（FloTrac/Vigileo, Edwards Lifesciences）[18] 或 Swan-Ganz 导管。

c. 尽管 Swan-Ganz 导管的有创性以及人们对其在大部分患者中的准确性存在顾虑，但大部分麻醉医生和外科医生仍然会在围手术期管理中使用这一技术，因为其价格低廉，在危重的术后早期管理方面可以为血流动力学变化趋势提供科学的依据，且经过了时间的考验 [19]。Swan-Ganz 导管的使用实际上支持了如下理念——GDT 是有益的，尤其是对于那些术后血流动力学状态脆弱的患者。

2）后负荷是指左心室收缩期室壁张力，与左心室腔内收缩压及室壁厚度有关。它取决于前负荷（关于球壁张力与直径关系的 Laplace 法则）及体循环阻力（SVR），后者是心室在经过等容收缩期后将血液射出所必须克服的阻力。可通过 Swan-Ganz 导管测得的数据计算得出 SVR（表 11.1），并利用患者的体表面积（BSA）对其进行指数化。使用血管扩张剂可通过降低 SVR 来提高每搏输出量，但常常需要同时扩容并使用正性肌力药。

3）心肌收缩力是指在一定的前、后负荷下心肌固有的收缩强度。可通过增加前负荷或心率、降低后负荷来增强心肌收缩力，也可以使用正性肌力药物来增强心肌收缩力。

a. 心肌收缩力通常反映的是心室的收缩功能，可通过射血分数（EF）进行评估，

表 11.1　血流动力学计算公式

公　式	正常值
心排血量 (CO) 和心指数 (CI) 　　CO = SV × HR 　　CI = CO/BSA	4~8 L/min 2.2~4.0 L/（min · m^2）
每搏输出量 (SV) 　　$SV = CO(L/min) \times \dfrac{1000(mL/L)}{HR}$	每搏 60~100 mL（每搏 1 mL/kg）
每搏输出量指数（SVI） 　　SVI = SV/BSA	每搏 33~47 mL/m^2
平均动脉压（MAP） 　　$MAP = DP + \dfrac{SP - DP}{3}$	70~100 mmHg
体循环血管阻力（SVR） 　　$SVR = \dfrac{MAP - CVP}{CO} \times 80$	800~1200 dyn · s/cm^5
肺循环血管阻力（PVR） 　　$PVR = \dfrac{PAP - PCWP}{CO} \times 80$	50~250 dyn · s/cm^5
左心室每搏做功指数（LVSWI） 　　$LVSWI = SVI \times (MAP - PCWP) \times 0.0136$	每搏 45~75 g · m/m^2

BSA：体表面积；HR：心率；DP：舒张压；SP：收缩压；CVP：中心静脉压；PAP：平均肺动脉压；PCWP：肺毛细血管楔压

但它与心排血量并非直接相关。例如：一个扩张的功能障碍的心室，EF 很低，但其产生的心排血量可以等于甚至大于一个拥有正常 EF 的正常心室的排血量，特别是当这个功能障碍的心室呈现心动过速时更为明显。同理，低心排血量并不意味着心室功能受损，这种情况可见于心率较慢、低血容量及肥厚且容积较小的心室。

b. 尽管如此，对心肌收缩力状态的评估通常还是基于对心排血量和充盈压的分析，从而获知应采取何种措施来优化血流动力学状态。对于心脏外科手术患者，通常是利用 Swan-Ganz 导管和床旁计算机，采用热稀释法来获得心排血量：从 Swan-Ganz 导管的 CVP 端口注入一定量的液体，导管尖端的感温器探测温度变化模式，计算机以此计算出心排血量。连续心排血量导管常常用于非体外循环手术，可频繁地实时测量心排血量。FloTrac 装置则是通过动脉压力波形的能量状态来计算心排血量，适用于热稀释法无法准确测量时，或者已经拔除 Swan-Ganz 导管的患者[18]。还有很多创伤较小的血流动力学监测系统，其中很多都被用于 GDT 研究。

（2）组织氧合

1）组织氧供是一个基本概念，血流动力学支持以此为基础。它取决于多个因素，包括心排血量（CO）、血红蛋白（Hb）水平及动脉血氧饱和度（SaO_2），可用下列公式表述：

$$氧供给量 = CO \times Hb \times SaO_2(\%) \times 1.39 + PaO_2 \times 0.003\ 1$$

1.39 代表每克 Hb 可以携带氧的毫升数（mL），0.003 1 为氧在血液中的溶解系数 [$mL/PaO_2 (mmHg)$]

2）从以上公式可以发现：输送到组织中的氧大部分是与 Hb 结合，而非溶解于血液中。因此，导致术后氧供减少的最主要原因是 Hb 含量降低或血细胞比容（HCT）下降。每增加 10g/L 的 Hb，可使每 100 mL 血液中的氧含量增加 1.39 mL；而 PaO_2 增加 100 mmHg 仅可使每 100 mL 血液中的氧含量增加 0.3 mL。但是，对于严重贫血的患者，溶解的氧所占组织氧供的权重将会加大。因此，将 SaO_2 维持在近 100%、提高心排血量至正常水平可以保证氧供给。但是，如果通过扩容和使用正性肌力药物来获得高于正常的心排血量则对心肌代谢的影响是弊大于利。

3）由于对输血不良反应的担忧，大量的研究在探索 HCT 的安全低限，以此作为启动输血的阈值。库血中含有促炎细胞因子，且 2,3-DPG 浓度较低，这会导致 Hb 与氧的亲和性增强，使组织中氧的释放减少。输血还会增加心肌梗死、呼吸并发症、卒中、肾衰竭及感染的风险，同时会增加死亡率[20-22]。因此，应基于组织氧供下降情况或血流动力学状态确定何时输血。大量研究发现：严格的输血策略（Hb < 70~75 g/L）与宽松的输血策略（Hb < 90 g/L）相比，预后相近[23-24]。因此，对于术后病情稳定的患者，有理由接受 21% 的 HCT，同时补充铁剂，偶尔也可使用促红细胞生成素（EPO）；但对于高龄、体质虚弱、心室功能差、呼吸功能处于临界状态、低血压、心动过速、ECG 存在缺血性改变、少尿或酸中毒的患者，应通过输血将 HCT 提升至 > 25%。

4）混合静脉血氧饱和度（SvO_2）可用于评估组织灌注及氧供情况，目标值为 > 60%。一些 Swan-Ganz 肺动脉导管具有光纤氧饱和度测量装置，可在肺动脉连续监测 SvO_2；而通过 Swan-Ganz 导管的远端肺动脉口抽取血样可进行间断性 SvO_2 测量。在其他血流动力学参数出现变化前，SvO_2 即可表现出近 10% 的改变。尽管从理论上说检测 SvO_2 有很多优势，但多项研究发现，SvO_2 这一指标并不能可靠而灵敏地预测心排血量，这是因为：从本质上说，SvO_2 反映的是氧供与氧需的平衡关系[25-26]。由于 SvO_2 反映了组织氧供是否充分，因此，可将其视为监测心排血量是否可以满足组织氧需求的指标。将其与其他的血流动力学参数相结合进行分析，SvO_2 的变化趋势可用于洞察心功能及组织氧供的情况。

a. 心脏外科术后患者，如果 SvO_2 下降，通常反映出氧供减少或组织的氧摄取增加，提示心排血量下降。但其他一些因素的持续性改变同样可能会影响氧供和氧需，并因此影响 SvO_2，也须予以考虑。这些因素包括：寒战、疼痛、躁动、体温、贫血、FiO_2 的变化以及肺泡气体交换等。通过动静脉氧含量差来估测心排血量的 Fick 方程可做如下调整：

$$SvO_2 = SaO_2 - \frac{VO_2}{Hb \times 1.39 \times CO} \times 10$$

SvO_2：混合静脉血氧饱和度；SaO_2：动脉血氧饱和度；VO_2：氧耗量。

PvO_2 正常值为 40 mmHg，SvO_2 正常值为 75%；PaO_2 正常值为 100 mmHg，SaO_2 正常值为 99%。

b. 从此方程可以看出，可导致 SvO_2 下降的因素包括 SaO_2、心排血量及 Hb 的下降以及氧耗的增加。

c. 如果 SaO_2 正常（> 95%），而 SvO_2 < 60%，提示心排血量下降，需要进一步的评估与治疗干预；相反，如果 SvO_2 过高，则说明氧摄取减少，这种情况可见于低体温、脓毒血症、心内分流或严重的外周动静脉分流。这种情况的出现会导致氧供或氧的利用受损，心排血量"正常"，但却无法保证充分的组织氧供。

d. 亦有研究分析了是否可利用中心静脉血氧饱和度（$ScvO_2$）来辅助围手术期管理。很多 GDT 方案确实是以 $ScvO_2$ 作为评估参数，并认为此参数的使用有助于改善临床结局。虽然非常低的 $ScvO_2$ 很可能意味着低心排血量，但此指标在评估组织氧供或心排血量方面的准确性低于 SvO_2[26-27]。

5）如果心指数 > 2.2 L/（min·m²），且 SaO_2 满意（> 95%），说明组织氧供理想。在这种情况下，没有必要使用 SvO_2 来评估氧供给。而以下几种情况则有必要通过计算组织氧供来评估心脏功能。

a. 当热稀释法测量心排血量不可靠（三尖瓣反流、Swan-Ganz 导管位置不理想）或无法进行操作（未置入 Swan-Ganz 导管或无法放置到位，例如三尖瓣机械瓣置换术后或中心静脉血栓栓塞，或已拔除此导管）[28]。

b. 当热稀释法所测得的心排血量出现不合逻辑的低、与临床情况不符（Swan-Ganz 导管功能障碍或计算机校准不精确）。如果 SvO_2 数值在正常范围，则可认为心排血量充足，可以满足组织代谢的需要。

c. 如果心排血量处于临界状态，通过实时测量 SaO_2 的变化趋势，可及时反映最新的心功能的相对状态。

（3）心肌氧供与氧需

1）影响心肌氧需（mVO_2）的因素与影响心排血量的因素类似（后负荷、前负荷、心率及心肌收缩力）。降低后负荷通常可以改善心排血量、减少 mVO_2；增加前负荷、心率及心肌收缩力可以提高心排血量，但以增加 mVO_2 为代价。缺血性心脏病术前管理的核心即为降低心肌氧耗[29]。

2）心肌氧供主要取决于冠状动脉血流、舒张时长、冠状动脉灌注压、Hb 水平及 SaO_2。在完成了冠状动脉血运重建手术后，管理的要点为优化各项参数以提高氧供，并尽可能减小氧需的增加。

a. 调整心率至 80~90 /min，务必避免心动过速及心律失常。

b. 维持充足的灌注压（平均动脉压 > 70 mmHg），避免低血压和高血压。

c. 通过避免过高的前负荷、减小 SVR 及使用正性肌力药物来改善心肌收缩力，以降低心室壁张力（即后负荷）、避免过度扩张。

d. 将 HCT 维持在安全水平。虽然提高 HCT 可以改善氧供，但输血本身存在一定的风险。对于心肌保护良好并经血运重建后的心脏通常不会发生心肌缺血，除非 HCT 降至稍高于 20% 的水平。

e. 缺血性 ECG 改变提示可能存在冠状动脉血流不足，可能的原因包括：冠状动脉狭窄、栓塞、痉挛，或桥血管吻合口狭窄、弯折、栓塞或痉挛，以及血运重建不彻底。一经出现 ECG 的改变，应立即引起高度警觉，并在可能的情况下通过心导管检查进行评估。

2. 低心排血量综合征

（1）**满意的心排血量**　获得满意的心排血量，并由此获得充足的组织氧供是心脏外科手术后管理的首要目标。确保心脏外科手术后顺利恢复的血流动力学参数包括：心指数 > 2.0 L/(min·m^2)，PADP 或 PCWP < 20 mmHg，心率 < 100 /min，SvO$_2$ > 65%。患者四肢温暖、灌注良好、尿量满意。

（2）**低心排血量的风险因素** [4,16,30–31]

1）术前风险因素：高龄，营养不良，糖尿病合并慢性肾脏病，左心室收缩功能不良（例如 EF 或心排血量低）及舒张功能不良（例如低心排血量，常合并高动力心室及 LVEDP > 20 mmHg）。

2）术前实验室检查异常，包括贫血及 B 型脑钠肽（BNP）升高。

3）术中风险因素：长时间体外循环或主动脉阻断，急诊手术及再次手术，血运重建不彻底的 CABG 手术，CABG – 瓣膜联合手术，二尖瓣手术。

4）舒张功能障碍：体外循环停机后出现这一问题将会非常棘手。通常情况下，即使收缩功能正常，也需要药物支持来缓解低心排血量 [32]。

5）再灌注 5min 后表现出乳酸释放增加，是预测发生低心排血量的一个独立指标，它提示有氧代谢恢复延迟，可能是心肌保护不理想的结果 [33]。

（3）**病理生理**　心脏外科手术的一个基本原则是术中应避免心肌损害。虽然这一概念引导人们采用非体外循环手术，甚至是在心脏不停搏情况下进行手术，但事实上，绝大多数心脏直视手术仍需要体外循环及心脏停搏。即使遵守这些基本原则、优化了心脏停搏液，但仍然没有哪种心肌保护策略是尽善尽美的，包括新近采用的 del Nido 停搏液，主动脉阻断时间越长心肌损害就越严重。总体而言，术后 6~8 h 心肌功能呈现下降趋势，可能与心脏停搏所致的缺血 – 再灌注及全身炎症反应有关。如果心肌损害并非很严重，则心功能通常可以在 24 h 内恢复至基线水平。

1）为了改善血流动力学状态，这一阶段通常需要短时使用正性肌力药物。应持续使用在体外循环结束时既已启用的正性肌力药物，直至心排血量恢复至满意状态。

对于大多数心脏术后的患者，无论左心室功能状态如何，都会在术后数小时内使用小剂量正性肌力药物，但有研究显示：术后使用正性肌力药物会导致死亡率升高[35]。

2）如果患者的心功能在麻醉或镇静状态下表现为临界状态，那么在清醒状态下可带来心排血量增加的代偿机制就有可能呈现钝化。这些代偿机制包括：交感自主兴奋及内源性儿茶酚胺生成，引起心率和心肌收缩力上升，动、静脉张力提高，从而使心脏的前、后负荷均上升。以上这些因素都会提升心排血量或血压，但同时也会造成在无症状缺血时心肌氧需的增加。

3）当镇静的患者无法启动上述代偿机制时，有必要通过人为干预来提高心排血量。必须在低心排血量综合征发生以前或出现首发症状时即启动干预措施。这些症状包括：

  a. 外周灌注差，皮肤苍白、四肢厥冷、出汗；
  b. 肺淤血及氧合不良；
  c. 肾灌注受损及少尿；
  d. 代谢性酸中毒。

4）对血流动力学状态的持续性无创监测，有助于在临床症状变得更为严重和明显以前即采取恰当的治疗措施。尽管如此，一些细微的征象，如进行性心动过速、四肢厥冷等，都应引起一个有经验的临床医生的警觉，及时意识到患者需要更为强化的治疗手段。低心排血量的干预指征是心指数 $< 2.0 \ L/(min \cdot m^2)$，通常会伴随左心充盈压 $> 20 \ mmHg$、$SVR > 1500 \ dyn \cdot s/cm^5$。在评估病情进程及严重程度上，观察血流动力学参数的变化趋势远比关注某一个参数的绝对值更为重要。

5）术后血流动力学问题的管理参见表 11.2。

表 11.2　血流动力学管理

BP	PCWP	CO	SVR	治疗计划
↓	↓	↓	↓	扩容
N	↑	N	↑	扩张血管或利尿
↓	↑	↓	↑	正性肌力药
↑	↑	↓	↓	扩张血管
↑↓	↑	↓	↑	正性肌力药、扩张血管、IABP
↓	N	N↑	↓	α 受体激动剂

BP: 血压；PCWP: 肺毛细血管楔压；CO: 心排血量；SVR: 体循环阻力。↑: 增加；↓: 下降；N: 正常；↑↓: 不同的效果

（4）病因学　低心排血量通常伴有左心或右心收缩功能受损，可因前负荷、心肌收缩力、心率及后负荷异常所导致。但同时也存在一系列的影响因素，因此，低心排血量状态也可见于心脏收缩功能正常，但左心室显著肥厚伴舒张功能障碍的患者[1-4,16,36]。

1）左心室前负荷下降。

a. 低血容量（出血、体温恢复所致血管扩张、使用麻醉药物或镇静药）。

b. 心脏压塞。

c. 正压通气及呼气末气道正压（PEEP）。

d. 右心室功能不全（右心室梗死、肺动脉高压）。

e. 张力性气胸。

2）心肌收缩力下降。

a. EF 下降。

b. 心肌"顿抑"，源于短暂性缺血 – 再灌注损伤或心肌缺血；围手术期心肌梗死。

- 术中心肌保护欠佳。

- 血运重建不完全。

- 解剖方面的并发症或桥血管栓塞。

- 冠状动脉或桥血管痉挛。

- 手术期间发生心肌梗死。

c. 低氧血症、高碳酸血症、酸中毒。

3）心动过速及心动过缓。

a. 心动过速导致心脏充盈时间缩短。

b. 心动过缓。

c. 房性心律失常伴心房收缩丧失。

d. 室性心律失常。

e. Ⅱ度或Ⅲ度房室传导阻滞。

4）后负荷升高。

a. 血管收缩。

b. 液体超负荷及心室过度膨胀。

c. 二尖瓣成形或置换后出现左心室流出道梗阻（人工瓣支架或残余瓣叶组织所导致，或因未矫治的肥厚型梗阻性心肌病）。

5）舒张功能不全伴心肌松弛障碍和高充盈压[37]。

6）出现心血管功能状态不稳定及低血压的综合征。

a. 脓毒血症（SVR 下降所致低血压，早期表现为高排血量的高动力状态，后期表现为心肌抑制）。

b. 过敏反应（血制品、药物）。

c. 肾上腺功能减退（原发性或术前使用类固醇激素）。

d. 鱼精蛋白反应。

（5）评估（需要关注的异常备注于括号中）

1）床旁体检：呼吸音，颈静脉充盈情况，心脏杂音，四肢温度及外周脉搏（四肢厥冷、脉搏微弱、颈静脉怒张）。

2）血流动力学参数的测量：使用 Swan-Ganz 导管测量充盈压和心排血量，计算

SVR，测量 SvO₂（心排血量低、高充盈压、SVR 升高、SvO₂ 降低）。

3）动脉血气（低氧血症、高碳酸血症、酸中毒或碱中毒），HCT（贫血），血清钾（高钾或低钾血症）。

4）ECG（缺血、心律失常、传导异常）。

5）胸部 X 线片（气胸、血胸、气管插管及主动脉内球囊的位置）。

6）尿量（少尿）。

7）胸管引流（纵隔出血）。

8）二维超声心动图有助于明确低心排血量的原因。与血流动力学参数相结合，可以明确导致低心排血量的原因是左心室收缩或舒张功能异常，还是右心室收缩功能障碍，抑或是心脏压塞。

9）经食管超声心动图（TEE）：与经胸超声心动图（TTE）相比，TEE 可提供更好和更全面的信息；对于气管插管的患者，操作更加容易。如果临床表现提示心脏压塞，但 TTE 无法确诊时，应立即考虑 TEE[38]。

（6）治疗（表 11.3）

1）确保理想的氧合与通气（见第 10 章）。

表 11.3　低心排血量综合征的管理

1. 寻找可以纠正的非心源性原因（呼吸问题、酸碱平衡、电解质）
2. 治疗心肌缺血或冠状动脉痉挛
3. 优化前负荷（将 PADP 或 PCWP 调整至 18~20 mmHg）
4. 使用起搏器，将心率优化至 90 /min
5. 控制心律失常
6. 评估心排血量，如果心指数 < 2.0 L/(min·m²)，启用正性肌力药物 ・如果不存在心律失常或心动过速，选用肾上腺素 ・多巴酚丁胺（如果 SVR 升高） ・米力农与一种儿茶酚胺类药物配合使用
7. 计算 SVR，如果 SVR > 1500 dyn·s/cm⁵，启用扩血管药物 ・如果充盈压、SVR 和血压中至重度升高，使用氯维地平或硝普钠 ・如果充盈压升高或有证据显示心肌缺血、冠状动脉痉挛，静脉注射硝酸甘油
8. 如果 SVR 下降 ・如果心排血量处于临界状态，使用去甲肾上腺素 ・如果心排血量正常，使用去氧肾上腺素 ・如果心排血量正常，使用血管升压素 0.01~0.1 U/min
9. 如果 HCT < 22%，可输血
10. 如果药物治疗无效，则使用 IABP
11. 如果上述治疗无效，则使用心室辅助装置

PADP：肺动脉舒张压；PCWP：肺毛细血管楔压；SVR：体循环阻力；HCT：血细胞比容；IABP：主动脉内球囊反搏

2）如果根据 ECG 改变怀疑心肌缺血或冠状动脉痉挛，应立即启动治疗。心肌缺血常常需要静脉注射硝酸甘油，如果缺血持续存在，需进一步分析和诊断。冠状动脉痉挛（见后文）难以诊断，但通常对静脉注射硝酸甘油和（或）钙通道阻滞剂（如舌下含服硝苯地平或静脉注射地尔硫草）敏感。

3）通过扩容来提高充盈压，以获得理想的前负荷，将 PADP 或 PCWP 提高至 18~20 mmHg。虽然充盈压、PADP 和 PCWP 并不能准确反映前负荷，但通常其变化趋势有助于确定是否需要其他的措施来进一步优化心排血量。多数情况下，通过扩容升高 PADP 即可完全满足提高心排血量的需要。初始扩容可选用晶体或胶体溶液。对于提升心排血量而言，扩容比心房起搏更可取，因为扩容在恢复心肌功能的同时对代谢的需求更低[39]。

a. 由于左心充盈压仅能作为反映左心室容量状态的替代指标，因此，需要通过术前及术中血流动力学数据及患者心脏的病理生理来评估两者间的关系。由于麻醉可导致机体负荷状态及自主神经张力发生改变，因此充盈压可能会随之发生改变。随着体外循环的撤停、心室顺应性下降，充盈压也会受到影响。术后早期，可以通过直视心脏的工作状态和 TEE 的影像，来建立充盈压与心室舒张末期容积的关系，并在同一时间测量心排血量，这样做通常可以帮助明确理想的心室充盈及心脏表现所需要的充盈压。

b. 对于左心室存在一定功能储备的患者，最佳的 PADP 或 PCWP 通常为 15~18 mmHg。对于左心室功能较差、左心室肥厚僵硬伴舒张功能障碍、左心室容积较小（二尖瓣或主动脉瓣狭窄，或左心室壁瘤切除术后）或之前因二尖瓣病变导致肺动脉高压的患者，可能需要将此数值提高至稍高于 20 mmHg 才能使充盈压达到理想的水平。对于心功能处于临界状态的患者，在判断是否应进一步扩容时，应将心室大小与顺应性情况牢记于心。

c. 机体对于扩容的反应各异。如果扩容并未能提高充盈压，可能是因为毛细血管渗漏，这一情况可见于术后早期；也可能是因为复温或使用具有扩张血管作用的药物造成血管扩张导致，例如异丙酚或麻醉药物；更常见于容量超负荷、顺应性良好的心室。当然，这一情况也可能说明收缩的外周血管逐渐松弛，向着有利的方向发展，这可归因于扩容治疗使心排血量得到改善。随着 SVR 和后负荷的逐步下降，在不增加前负荷的情况下，心排血量进一步改善。

d. 如果充盈压升高但心排血量没有改善，将会对心肌和其他器官功能产生负面影响。这时通常须使用正性肌力药物。因此，必须仔细观察机体对扩容治疗的反应。

• 过高的前负荷会增加左心室的室壁张力，并由于心肌氧耗增加、影响冠状动脉血流的心室跨壁压（主动脉舒张压减去左心室舒张压）的下降而加重心肌缺血。心肌收缩力也会受到损害。

• 过高的前负荷还会造成肺间质水肿，导致肺血管外水分增加，通气/血流比（V/Q）异常，进而出现低氧血症。

- 对于右心室功能障碍的患者，过高的前负荷还会损害右心室的冠状动脉血流，导致进行性加重的心肌缺血。右心室的过度扩张将导致左心室功能障碍，这是由于右心室的过度扩张导致室间隔向左心室侧偏移，从而影响左心室的扩张及充盈。

- 右心室或双心室功能障碍会导致体静脉压力升高，使器官灌注压下降。这一现象将对肾脏（少尿）、胃肠道（器官淤血、黄疸及肠梗阻）及大脑（精神状态发生改变）造成负面影响。

- 因此，对于高充盈压的衰竭心脏，应打消强化扩容的想法。必须避免将前负荷过度升高，否则不但不能改善血流动力学状态，还会造成损害。一旦心排血量恢复，就应尽可能减少输液。

4）稳定心率和节律：应尽一切努力来达到房室同步，并使心率在 90/min 左右。这有可能需要心房起搏（AOO 或 AAI 模式）或房室顺序起搏（DDD 或 DVI 模式）。这一措施可使心排血量增加 20%~30%，它来自心房的收缩，单纯的心室起搏无法获得这一效果。对于心室功能受损，尤其是房室传导延迟（QRS 波增宽）的患者，可临时选用双心室起搏模式，以改善血流动力学状态（收缩和舒张功能）[40-43]。必要时须使用抗心律失常药物控制室性异位心律或减慢房颤的心室率。

5）可使用正性肌力药物来增强心肌收缩力[1-4,16,44]，这需要认识和掌握 α 受体激动剂、β 受体激动剂及去甲肾上腺素对血管活性的影响，以及它们对前负荷、后负荷、心率及心肌收缩力的影响。后文将对这些药物及其选择策略进行阐述。

a. 在术后早期使用正性肌力药物会产生一些矛盾，即心排血量的增加要以氧需的增加为代价（加快心率、增强心肌收缩力）。氧耗量的最主要决定因素是左心室的压力做功，通过后负荷来反映，但由前负荷和 SVR 来决定。对于一个衰竭的心脏，正性肌力药物增加心肌收缩力并不一定意味着氧耗的增加，这是因为随着心功能的改善，前负荷、后负荷会降低，心率也常常出现下降。

b. 如果药物治疗仍无法增加心排血量，则强烈建议使用主动脉内球囊反搏（IABP）。如果患者无法撤离体外循环，或在最大剂量药物及 IABP 的支持下仍表现出严重的心室功能障碍，应考虑使用循环辅助装置。

6）如果心排血量处于临界状态，可使用扩血管药物来降低后负荷，但同时必须密切监测血压的变化，避免出现低血压。当心指数非常低时，使用扩血管药物应非常谨慎，这是因为 SVR 的升高其实是机体对心排血量下降的一种代偿，旨在通过强烈的外周血管收缩来保证重要器官的灌注。如果计算出的 SVR 已经 > 1500 dyn·s/cm⁵，可以单独使用扩血管药物，也可以与正性肌力药物联合使用。

7）在判断一名患者的循环状态是否理想时，应将所有的血流动力学参数整合在一起综合分析。例如：当心功能状态并不理想时，血压可能反而升高；当心脏接近极限的工作时，心排血量仍然可以达到可接受的水平；而心室功能正常时心排血量却可能低于正常。

a. 理想或升高的血压并非良好心功能状态所必需。决定血压的两个因素分别是心排血量和体循环阻力（BP=CO×SVR）。术后早期，由于交感张力和外周血管收缩引起 SVR 升高，因此，尽管血压正常或有所升高，但心功能可能仅为临界状态。在充盈压升高的情况下，可使用扩血管药物来降低后负荷，从而减轻心肌缺血、改善心功能。因此，当患者血压升高时，必须确认心排血量满意，方可停用正性肌力药物；否则，可能导致心功能受到急性损害。

b. 在面对每搏输出量较低，必须通过加快心率才能维持"充足的"心排血量时，不可误认为是"心功能满意"。

• 虽然窦性心动过速常常与使用儿茶酚胺、甚至米力农有关，但它也常常是急性心肌缺血或心肌梗死的不良征兆，可能使心功能处于临界状态。每搏输出量指数（SVI）是一个评价心功能的极好指标，它反映的是心脏每搏可以将多少血液泵出，并通过体表面积进行了指数化。当低血容量得到纠正后，如果 SVI 仍＜每搏 30 mL/m²，则表明心功能较差，通常应使用正性肌力药物。虽然 β 受体阻滞剂在理论上有助于控制受损或缺血心脏发生心动过速，但当并存左心室或右心室功能障碍时，机体可能难以耐受，因此需谨慎使用。上述情况是否可使用伊伐布雷定（ivabradine）降低心率目前尚不清楚，该药并不会影响儿茶酚胺类药物的正性肌力作用[45]。

• 对于左心室腔狭小、每搏输出量较低的患者（见于左心室室壁瘤切除术后、因二尖瓣狭窄而行二尖瓣置换后），窦性心动过速是一种有益的代偿机制。在这种情况下，通过药物来降低心率将导致心排血量明显下降。窦性心动过速也经常是对低血容量的代偿，在补足容量后，心率过快的情况会很快缓解；严重贫血的患者也可发生窦性心动过速。

• 心动过速也可见于左心室明显肥厚及舒张功能障碍的患者，尤其是那些因主动脉瓣狭窄而行主动脉瓣置换的术后患者。在这种情况下，由于左心室容积小、顺应性差，即使心室功能储备正常，心排血量也会下降。在补足容量后，可使用 β 受体阻滞剂或钙通道阻滞剂来减慢心率，但使用时要极其慎重。具有松弛心肌作用的药物（如米力农）有助于此类患者。

c. 如果患者低血容量，且尚未触发代偿性心动过速，那么，即使左心室的收缩和舒张功能均正常，心排血量也可以处于临界状态。这种情况见于术前已充分使用了 β 受体阻滞剂或使用了可减慢心率的药物（如右美托咪定）的患者，手术结束时需要使用起搏器。将起搏心率提高至 90 /min、并适当补充容量后，几乎所有病例均可成功地改善心排血量状态。如果充盈压满意，但心排血量仍难以接受，应加用正性肌力药物。常常存在的一种惯性思维是继续补充容量，一旦充盈压升高，其所造成的弊将大于利。

8）维持血压。

a. 当血压偏低时，即使心排血量正常，组织灌注同样会受到损害。所谓的平均动脉压就是在一个心动周期中的平均血压，通常代表的是器官的灌注压。因此，除了优化心排血量和氧合外，还应将平均动脉压维持在 > 70 mmHg 的水平，以确保充分的组织灌注。

b. 如果患者的心排血量满意，但 SVR 和血压都偏低，那么此时的充盈压常常偏低，通过中等量补液即可改善血压。这种情况常见于使用了具有潜在扩血管作用的镇静药物的患者，也常见于某些直至手术前仍在持续服用血管紧张素转化酶抑制剂（ACEI）、血管紧张素受体阻滞剂（ARB）、钙通道阻滞剂及胺碘酮（通过阻断 α 和 β 受体来阻断交感兴奋刺激）的患者。

- 扩容以后，如果低血压状态仍然没有改善，应使用 α 受体激动剂来提高 SVR。如果心排血量处于临界状态则首选去甲肾上腺素，此药同时具有激动 α 受体和 β 受体的作用；而去氧肾上腺素只有 α 受体激动作用，仅用于心排血量正常的患者。一些患者对于去甲肾上腺素有更好的反应性，但另一些人则可能对去氧肾上腺素的反应性更好。

- 虽然去甲肾上腺素可导致肾血管收缩，但几乎不会对肾功能产生负面影响 [46]。除非使用的剂量非常大，否则去甲肾上腺素在有效升高血压的同时，并不会对肠黏膜的灌注及内脏器官的氧供/氧需比产生负面影响 [47]。因此，除非患者持续存在低血压和低心排血量，否则无须过分担心局部灌注受损。

- 如果心排血量正常，而儿茶酚胺抵抗所致的低血压持续存在，这也可能表明患者处于“血管麻痹”状态，这是自主神经功能衰竭的一种表现形式，也或许是全身炎症反应导致的结果（也会见于非体外循环手术），还可能与一氧化氮（NO）诱导的血管扩张有关。体外循环术后，对于大部分血压正常的患者来说，其血管升压素水平较低，但那些出现“血管扩张性休克”的患者，其血管升压素水平会呈现不可思议的降低。精氨酸血管升压素作用于血管运动 V_1 受体及肾脏 V_2 受体，以 0.01~0.1 U/min 的剂量给入可使血压恢复，对于血管麻痹患者的升压疗效优于去甲肾上腺素 [48-49]。这样的小剂量已足够，因为在药物起效后，此类血管扩张性休克患者会有发生高血压的趋势。精氨酸血管升压素会导致胃肠道黏膜血管收缩、肾血流减少，同时导致肾氧耗增加；因此，如果此时心排血量处于临界状态，有可能造成肠系膜和肾脏缺血 [50-51]。

- 如果患者对于血管升压素的反应较差，可考虑使用亚甲蓝 1.5 mg/kg，它可以抑制 NO 对鸟苷酸环化酶的活化。有报道显示：亚甲蓝可降低体外循环术后发生血管麻痹患者的死亡率和并发症发生率，特别是早期用药效果更为理想 [52]。另一个替代药物是羟钴胺（5g 静脉注射），可用于服用血清素再摄取抑制剂类抗抑郁药（西酞普兰、舍曲林、氟西汀）的患者，而亚甲蓝则禁用于此类患者 [53]。

c. 在补液并获得足够的充盈压后，如果患者持续表现为低血压及低心排血量，应启用或增加正性肌力药物以提高体循环压。如仍然无效，则可能需要使用 IABP 来改善心排血量；此外，经常需要同时使用 α 受体激动剂来提高血压，首选去甲肾上腺素，因为它还具有兴奋 β 受体的作用。有时，在使用 α 受体激动剂改善冠状动脉灌注压后会增加心排血量。血管升压素和去氧肾上腺素仅可收缩血管，并无正性肌力作用，同时还有可能减少肾及其他器官血流，因此，当心排血量处于临界状态时，应避免使用这两种药物。

d. 通过输血来纠正贫血。通常术后的 HCT 维持在 > 21% 即可，但如果持续低血压、出血、血流动力学状态不稳定、酸中毒及呈现心肌缺血的征象，应考虑输血。

（7）右心室衰竭及肺动脉高压 [14,16,54–55]

1）机制：右心室收缩力下降导致右心室功能障碍，而右心室前负荷过高、后负荷过高（肺动脉高压）或右冠状动脉缺血、梗死会使右心室功能进一步恶化。

a. 容量超负荷（前负荷升高）：可源于三尖瓣反流或过度补液扩容。

b. 压力超负荷（后负荷升高）：可源于多种原因所致肺动脉高压，包括肺部原因（ARDS、正压通气及肺栓塞）及左心系统疾病（左心室功能障碍、左心瓣膜病）。

c. 右心室属于低压系统，因此，上述任何因素都可能导致右心室扩张，进而导致右心室舒张末压（RVEDP）升高、右冠状动脉灌注压下降。右心室扩张还会导致室间隔左移，影响左心室的舒张和充盈，心排血量将因此下降。左心室的进行性衰竭将形成一个恶性循环：体循环灌注压下降，造成右心室缺血、肺动脉压升高、右心室后负荷增加，这将使右心室功能进一步下降。

2）风险因素。

a. 术前风险因素。

- 右冠状动脉近心段阻塞可能导致右心室梗死。
- 任何原因所致肺动脉高压：最常见的原因是"毛细血管后"肺动脉高压，与二尖瓣、主动脉瓣疾病或严重左心室功能障碍有关，但也可因严重的肺部疾病（肺源性心脏病）或原发性肺动脉高压（"毛细血管前"）所致。

b. 术中及术后风险因素。

- 心肌保护不良，通常是由于右冠状动脉阻塞后缺少侧支循环，或者因仅采用了逆行灌注心脏停搏液，导致右心室保护欠佳。
- 长时间心肌缺血、心肌顿抑。
- 因疏忽造成的右冠状动脉缺血（主动脉瓣置换时导致冠状动脉开口堵塞，主动脉根部置换时右冠状动脉扣发生弯折）。
- 冠状动脉气体栓塞（常见于瓣膜手术）、栓子及细小颗粒（再次 CABG 或瓣膜手术）。
- 低血压导致右心室灌注不良。
- 急性肺动脉高压（肺血管阻力和右心室后负荷增加），原因如下。
  - 与输注血制品和体外循环有关的血管活性物质。
  - 严重的左心室功能障碍。
  - 鱼精蛋白反应（"灾难性肺血管收缩"）。
  - 低氧血症及酸中毒。
  - 张力性气胸。

· 由于肺本身疾病、ARDS 及肺栓塞造成的右心室压力超负荷。

3）评估。

a. 超声心动图是确诊右心室功能障碍（通常伴右心室扩张）的最佳手段，标志性表现包括：右心室面积变化分数（FAC）< 35%，或三尖瓣环收缩期位移（TAPSE，指三尖瓣环外角在收缩末期与舒张末期的位置变动距离）< 16 mm[56]。这些数据往往是在术中通过 TEE 进行测量，很少在 ICU 内进行评估。

b. 经过特殊设计的 Swan-Ganz 导管可用于测量右心室 EF 和右心室舒张末期容积（RVEDV），但其与右心室收缩力之间的相关性并不精确。即使收缩力并未发生改变，EF 也会随着前负荷的增加、后负荷的下降而增加，因为根据 EF 的定义，它仅仅反映的是在恒定的前、后负荷下的收缩力。当存在严重的三尖瓣反流时，通过热稀释法测得的心排血量并不准确。也可选用其他一些方法测量心排血量，例如通过 FloTrac 系统直接测量，或间隔测量 SvO_2 来评估，但 FloTrac 系统不适合房颤患者。

c. 单纯测量中心静脉压（CVP）并不能准确反映 RVEDV，但将补液试验下 CVP 的变化趋势与心排血量结合，则是非常有价值的手段，可用于评估病程。如果 CVP 升高后已经 > 15~18 mmHg，而心排血量并无改善，则不应进一步扩容，应采取措施降低右心室后负荷并增加心肌收缩力。如果是单纯的右心室功能障碍，最佳的评估指标是右心房压与肺毛细血管楔压之比（RAP/PCWP）的升高，但如果伴有左心室功能障碍，这一指标并不可靠。

d. 一般情况下，右心室后负荷可使用平均肺动脉压进行评估，不常用的指标是

表 11.4　右心室衰竭的管理

1. 优化前负荷，将 CVP 调整至 18~20 mmHg
2. 确保房室传导
3. 通过使用血管活性药物或 IABP 维持充足的体循环灌注压
4. 降低右心室后负荷（PVR），改善右心室心肌收缩力
a. 纠正低血容量、低氧血症、高碳酸血症、酸中毒
b. 选择有血管扩张作用的正性肌力药物（米力农、小剂量肾上腺素、多巴酚丁胺、异丙肾上腺素）
c. 使用肺血管扩张剂
· 吸入一氧化氮
· 吸入依前列醇
· 吸入伊洛前列素
5. 优化左心室功能
6. 如果上述措施无效，启动机械辅助循环（RVAD 或 ECMO）

CVP：中心静脉压；IABP：主动脉内球囊反搏；PVR：肺血管阻力；RVAD：右心室辅助装置；ECMO：体外膜肺氧合

肺血管阻力（PVR），因为 PVR 并不会受到右心室扩张的影响，当心排血量（平均肺动脉压 =PVR×CO）较低时，PVR 会升高。但当右心室衰竭时，虽然肺动脉压会下降——右心室已无力维持充足的肺动脉压，但 PVR 仍维持不变。

　　4）治疗：治疗的目标是优化右心室前负荷，确保房室传导，维持体循环和冠状动脉灌注压，提高右心室收缩力，通过降低 PVR 来减轻右心室后负荷，同时优化左心室功能（表 11.4）。

　　a. 右心室前负荷：在提高右心室前负荷时应非常慎重，避免因右心室扩张而对右心室心肌血流和左心室功能造成负面影响。人们通常认为：对于右心室梗死伴功能下降的患者，通过扩容可提高心排血量。但应注意：CVP（右心房压）不应高于 18~20 mmHg，这一数值间接反映了右心室容量超负荷。当扩容达到要求，但心排血量并无改善，应避免进一步扩容。右心室容量超负荷会导致右心室功能进行性恶化、左心室充盈受限及体静脉压力升高。

　　b. 尽可能确保房室传导。

　　c. 在避免使用可增加 PVR 的药物时，还应确保维持体循环灌注压。使用 IABP 有助于维持充足的右心室灌注。

　　d. 纠正低体温、低氧血症，通过过度通气纠正呼吸性酸中毒可以使 PVR 下降（与高碳酸血症相比，酸中毒的损害最为严重）。

　　e. 应选择有助于支持右心室和左心室功能、降低肺动脉压的正性肌力药物，并可与肺血管扩张剂联合使用。

　　　　• 米力农是一种磷酸二酯酶抑制剂，有助于提高右心室收缩力、降低肺动脉压，疗效明显；但常常会使血压下降，需使用 α 受体激动剂来维持 SVR。遗憾的是，使用 α 受体激动剂的同时会使 PVR 升高。静脉注射米力农和口服西地那非联用可协同降低 PVR [55]。

　　　　• 异丙肾上腺素是提高右心室收缩力最为有效的药物，但可诱发严重的心动过速，故需慎用。

　　　　• 多巴酚丁胺也是一种可提高右心室收缩力的正性肌力药物，可用于右心室衰竭，但其对肺的血流动力学几乎没有影响。其药效与米力农很相似，两者联用可产生协同效应，但它会产生更为明显的心动过速。

　　　　• 如经上述治疗右心室功能仍然低下，可加用肾上腺素。低血压患者可使用去甲肾上腺素来维持 SVR，但这也会造成 PVR 的升高。

　　　　• 左西孟旦可与多巴酚丁胺表现出相似的正性肌力作用，但在降低右心室后负荷方面更有效 [57]。

　　f. 也可考虑使用肺血管扩张剂来降低右心室后负荷 [58]。

　　　　• 静脉用亚硝基血管扩张剂，包括硝酸甘油和硝普钠，可有效降低肺动脉压，但硝酸甘油常常会导致心排血量下降，而硝普钠则主要是降低 SVR。因此，此类药物主要适用于中度肺动脉高压和右心室功能障碍的患者，而对于严重右心室功能障碍患者的应用相对受限。目前它们已经被更有效的选择性肺血管扩张剂所替代。

• 吸入性一氧化氮（iNO）是一种选择性肺血管扩张剂，可降低右心室后负荷，并提升右心室功能，而对 SVR 的作用非常小，可维持体循环灌注压。尽管有如此多的优点，但荟萃分析发现：对于术后右心室功能障碍的患者，iNO 并不能缩短机械辅助通气时间，也不能降低死亡率[59]。

– iNO 不会增加肺内分流，可逆转缺氧性血管收缩，而其他的肺血管扩张剂（如硝普钠）往往会导致这些问题。iNO 还可提高 PaO_2/FiO_2 比值[60]。

– 常规剂量为 10~40ppm（1ppm=0.000 1%），经呼吸机进气管路给入。此呼吸管路应设计出最优化的 O_2 与 NO 的混合比，以使产生的二氧化氮（NO_2）浓度较低，NO_2 对肺组织有毒性。在使用 iNO 期间，必须使用化学发光元件在进气管监测 NO 的浓度，在出气管监测 NO_2 的浓度。理想的废气解决方案是在呼吸机出气端连接废气回收装置。iNO 进入血液后会快速代谢产生高铁血红蛋白，在儿童患者中经常会引发高铁血红蛋白血症，而在成人患者中很罕见。

– 应缓慢减停 iNO 以防止 PVR 回弹。通常的做法是：每 30 min 下调量不高于 20%。当吸入浓度下降至 6ppm 时可停用。

– 对术后肺动脉高压患者的比较性研究发现：在降低肺动脉压、改善右心室功能方面，iNO 与吸入依前列醇疗效相似，但弱于伊洛前列素[61-62]。与静脉注射米力农相比，iNO 可降低心率，获得更高的右心室 EF，更少需要血管收缩剂的辅助[63]。

• 前列腺素和前列环素类似物具有强大的肺血管扩张功能，曾被用于心脏移植前评估肺血管的反应性。这些药物也有助于严重肺动脉高压者在各种心脏外科手术（包括二尖瓣手术和心脏移植）期间和术后降低肺动脉压、改善右心室功能，同时还可以优化 PVR/SVR 比值，在不影响体循环灌注压的情况下维持右心室的收缩力。

– 依前列醇（前列环素，PGI_2）：如果静脉给药，不但可以扩张肺血管，还可以强力扩张体循环血管，因为该药不会被肺灭活；但如果吸入给药，PGI_2 则是一种非常有效的短效选择性肺血管扩张剂，可改善右心室状态，且不会影响 SVR。PGI_2 还可通过减轻 V/Q 的不匹配来改善氧合。在手术室内初次使用时，可吸入单剂 60 μg；在 ICU 内持续使用时，可根据体重给药[可高达 50 ng/(kg·min)，该剂量会引发体循环血管扩张]，也可依浓度使用，即将 20 μg/mL 的溶液按 8 mL/h 给入。停用吸入性 PGI_2 25min 后，效应即可完全被逆转。依前列醇与 iNO 的效果相同，但更便宜，使用也更方便[61]。

– 伊洛前列素（万他维）：是一种人工合成的前列环素类似物，可降低 PVR，提高心排血量，对血压和 SVR 几乎无影响。术中及术后可以雾化吸入 25~50 μg。单剂给入后，其对血流动力学状态的影响可持续 1~2 h。比较研究发现：在降低 PVR 方面，其效果优于 iNO[62-63]；如果与 iNO 合用，可对肺血管床产生累加效应[64]。

- 吸入米力农：在降低肺动脉压方面，吸入与静脉使用米力农效果相当，但对肺血管的选择性更高，不会影响 SVR 和平均动脉压[65]。同时，通过减少肺内分流及 V/Q 不匹配情况，可改善氧合[66]。有研究发现：吸入米力农的疗效弱于 iNO 或吸入伊洛前列素[66-67]，但当与依前列醇配合吸入使用时，对降低肺动脉压和降低对血管活性药物的需求有累加效应[68]。吸入剂量为 50 μg/kg，也可将 5 mg 米力农注入气管插管，能起到同样的降低肺动脉压、改善右心室功能的作用[69]。有研究发现：在体外循环前吸入米力农具有一定的肺血管扩张作用，但对临床结局没有影响[70]。虽然有个别研究提示吸入米力农有效，但荟萃分析无法证实吸入米力农具有临床获益[71]。

- 西地那非：是 5 型磷酸二酯酶抑制剂，可防止环磷酸鸟苷（cGMP）降解，降低肺血管张力，对体循环血管床无影响。有研究发现：如果术前 24 h 给药（25 mg，每 8 h 1 次）、麻醉诱导前 10 min 给药（50 mg）及在转入 ICU 时通过胃管给药（一项研究[74]的剂量为 20 mg，每 8 h 1 次；另一项研究[75]的剂量为 0.5 mg/kg），具有明显的扩张肺血管作用。与 iNO 同时使用也同样有用[76]。此药有助于帮助患者撤停静脉用或吸入性肺血管扩张药物。

g. 如果在使用了正性肌力药物、肺血管扩张药、IABP 后，右心室功能障碍仍持续存在，应考虑植入右心室辅助装置。通常选用 Impella RP、CentriMag、TandemHeart RVAD、Protek Duo 或 VA ECMO。

（8）舒张功能障碍　是高血压患者发生充血性心力衰竭的常见原因之一。在体外循环手术后，由于体外循环本身及使用心脏停搏液，心室顺应性下降，心室舒张功能障碍会导致血流动力学状况受到负面影响。如果心脏停搏时间较长，问题会变得更为棘手，尤以心脏较小且肥厚的患者为著。

1）舒张功能障碍是由于心室舒张顺应性下降所导致，常伴有心动过速[77]。最终的结果是低心排血量综合征、舒张末期容积减小、左心充盈压升高。超声心动图可见室壁僵硬明显，即使患者存在低心排血量，但收缩功能正常。

2）这一问题相当棘手，常常会导致肾衰竭等一系列器官功能障碍，在舒张功能改善前器官功能会不断恶化。虽然常常使用正性肌力药物，但疗效甚微。相反，ACEI 可以改善心室舒张期顺应性；心肌松弛型正性肌力药物，如钙通道阻滞剂、镁剂及米力农，可改善心室的舒张功能；当出现心动过速时，可使用减慢心率的药物，如 β 受体阻滞剂或钙通道阻滞剂。强化利尿可减轻心肌水肿及由此产生的顺应性下降。

3. 正性肌力药物与血管活性药物

（1）概　述

1）对于心功能处于临界状态的患者，血管活性药物可提供血流动力学支持[1-4,16,44]，从而在充盈压满意的情况下，使患者达到满意的心指数[＞ 2.2 L/(min·m²)]和血压(平均动脉压 ＞ 70 mmHg)。具体选择哪一种药物应基于对其作用机制的理解及禁忌证的认识。儿茶酚胺类药物主要作用于 α 和 β 肾上腺素受体，刺激腺苷酸环化酶使细胞内环磷酸腺苷(cAMP)升高。而磷酸二酯酶抑制剂(米力农)则通过抑制 cAMP 水解来提高细胞内 cAMP 浓度。cAMP 的升高将加强钙离子流入心肌细胞，增强心肌收缩力。

　　a. α_1 和 α_2 受体的激动导致体循环和肺循环阻力升高。心脏内 α_1 受体激动会增强心肌收缩力、减慢心率。

　　b. β_1 受体激动可导致心肌收缩力增强(正性肌力作用)、心率加快(正性变时作用)及传导速度增加(正性传导作用)。

　　c. β_2 受体激动导致外周血管扩张及支气管扩张。

　　2) 对 α 和 β 受体均有影响的药物，其最终净效应通常取决于剂量，表 11.5 中有所总结。

　　3) 多种药物配合使用，可以减轻单一用药剂量过大带来的副作用。

　　a. 将具有血管收缩作用的正性肌力药物(α 受体作用)与血管扩张剂联用(如去甲肾上腺素与氯维地平、异丙酚或硝普钠)，可以在加强心肌收缩力的同时，避免升高 SVR。

　　b. 将具有血管扩张作用的正性肌力药物与 α 受体激动剂或其他收缩血管的药物联用(如米力农与去氧肾上腺素、去甲肾上腺素或血管升压素)，可以维持 SVR。

表 11.5　血管活性药物对血流动力学参数的影响

药物	SVR	HR	PCWP	CI	MAP	mVO₂
肾上腺素	↓↑	↑↑	↓↑	↑	↑	↑
多巴酚丁胺	↓	↑↑↑	↓	↑	↓↔↑	↑↔
米力农	↓↓	↑	↓	↑	↓	↓↑
多巴胺	↓↑	↑↑	↓↑	↑	↓↑	↑↑
异丙肾上腺素	↓↓	↑↑↑↑	↓	↑	↑	↑
去甲肾上腺素	↑↑	↑↑	↑↑	↑↑	↑↑	↑
去氧肾上腺素	↑↑	↔	↑	↔	↑↑	↔↑
血管升压素	↑↑	↔	↔	↔	↑↑	↔↑
氯化钙	↑	↔	↑	↑	↑↑	↑

SVR：体循环阻力；HR：心率；PCWP：肺毛细血管楔压；CI：心指数；MAP：平均动脉压；mVO₂：心肌氧耗量。↑：升高；↓：下降；↔：不变；↓↑：不同的效果；箭头的数量表示相对的效应强度。注意：不同的剂量可导致不同的效果(尤其是多巴胺和肾上腺素，第 1 个箭头表示小剂量情况下的疗效)。对于部分药物，其正性肌力作用可导致平均动脉压上升，但同时也会造成体循环阻力的下降。氨力农、米力农和钙剂并不通过 α 和 β 受体的介导而起作用

c. 将儿茶酚胺类药物与磷酸二酯酶抑制剂联用（如肾上腺素、多巴酚丁胺和米力农），可提供协同的正性肌力作用，同时扩张肺血管及体循环血管。

d. 可将 α 受体激动剂直接注入左心房来维持 SVR，而肺血管扩张剂则可以直接注入右心系统。

4）大部分血管活性药物在其血药浓度达到一定水平后才能产生治疗效果，因此，应使用可控注射泵经中心静脉给药，而非经外周血管注入。虽然可经左心房测压管将药物直接注入左心房以达到较高的血药浓度，避免了对肺血管床的影响及降低药物活性，但这些操作并非临床常规。

5）表 11.6 中列出了常规配制方法及剂量范围。

表 11.6　血管活性药物的配制及使用剂量范围

药　物	配　制	剂量范围
肾上腺素	1 mg/250 mL	1~4 μg/min [0.01~0.05 μg/（kg・min）]
多巴酚丁胺	500 mg/250 mL	5~20 μg/（kg・min）
米力农	20 mg/200 mL	50 μg/kg 推注，继之 0.25~0.75 μg/（kg・min）
多巴胺	400 mg/250 mL	2~20 μg/（kg・min）
异丙肾上腺素	1 mg/250 mL	0.5~10 μg/min [0.007 5~0.1 μg/（kg・min）]
去甲肾上腺素	4 mg/250 mL	1~30 μg/min [0.01~0.3 μg/（kg・min）]
去氧肾上腺素	40 mg/250 mL	5~150 μg/min [0.05~1.5 μg/（kg・min）]
血管升压素	40 U/80 mL	0.01~0.1 U/min

注：将一定毫克（mg）的药物溶于 250 mL 溶液中，以一定的微克（μg）速度给入，上述数字为 15 滴溶液中含有的药物量。例如：200 mg/250 mL 配制后，15 滴含有 200 μg，60 滴 =1 mL（800 μg），15 滴 /min=15 mL/h

6）使用正性肌力药物将心排血量调节至正常水平的基础是首先纠正前负荷、后负荷及心律问题。虽然有多项研究发现，使用正性肌力药物与死亡率及并发症发生率升高相关，但很难得出以下结论：那些需要使用正性肌力药物的患者，如果不针对血流动力学状态进行支持，可以获得更为理想的结果[78-80]。

（2）肾上腺素

1）血流动力学效应。

a. 肾上腺素是一种 β_1 受体激动剂，通过加快心率和增强心肌收缩力达到提高心排血量的目的。肾上腺素通常会增加心肌氧耗。当剂量＜ 2 μg/min [＜ 0.02~0.03 μg/（kg・min）] 时，存在 β_2 受体激动作用，可轻度扩张外周血管，但血压通常可以维持不变，或因心排血量的增加而有所升高；当剂量＞ 2 μg/min [＞ 0.03 μg/（kg・min）] 时，α 受体激动作用将会显现，SVR 升高、血压升高。在剂量较小、α 受体激动作用不明显时，可出现代谢性酸中毒，但这并不是因为组织灌注下降所导致[81]。

b. 肾上腺素有强烈的 β_2 受体激动作用，可扩张支气管。

c. 虽然肾上腺素可导致心律失常或心动过速，但有研究发现：与 5 μg/（kg·min）的多巴酚丁胺相比，2 μg/min 肾上腺素较少诱发心动过速[82]。

2）适应证。

a. 对于无心动过速或室性异位心律、而心排血量处于临界状态的患者，肾上腺素可作为一线用药。但有的医生认为：肾上腺素存在致心律失常、心动过速的风险，且会增加心肌氧耗、减少内脏血流，并存在乳酸性酸中毒的风险，因此建议将其归为二线用药[16]。肥厚的心脏在灌注心脏停搏液后，常常需要一段时间才能恢复足够的收缩功能，此时使用肾上腺素有助于病情的恢复。此药效用明显，价格低廉。

b. 当患者自身心率很慢时，肾上腺素可以非常有效地刺激窦房结。在体外循环结束时，可改善心房对起搏刺激的反应性。

c. 支气管痉挛对肾上腺素也有非常好的反应性，如果患者恰好需要正性肌力药物，则效果更为理想。

d. 处理过敏反应（鱼精蛋白反应）。

e. 心脏停搏后的复苏。

3）剂量：将 1mg 肾上腺素加入 250 mL 溶液中，初始剂量为 1 μg/min [约 0.01 μg/（kg·min）]；可逐渐将剂量增至 4 μg/min [约 0.05 μg/（kg·min）]。心脏外科术后的患者很少会使用更大的剂量。

（3）多巴酚丁胺

1）血流动力学效应。

a. 多巴酚丁胺是一种正性肌力药物，对 β_1 受体有很强的激动作用，在提高心率上表现为剂量依赖，还可以增强心肌收缩力。虽然有轻度的 α_1 受体缩血管作用，但可以被 β_2 受体的轻度扩血管作用所抵消，导致充盈压下降、SVR 下降；然而，由于改善了心功能状态，所以可维持血压不发生明显波动。虽然多巴酚丁胺使心率加快导致心肌氧耗增加，但由于心肌血流增加、前后负荷降低、左心室室壁张力下降，故可以抵消心肌氧耗的增加[83]。对于容量超负荷的心脏（因二尖瓣或主动脉瓣反流而行瓣膜置换者），这一机制尤其明显[84]。

b. 与小剂量肾上腺素相比，多巴酚丁胺更易导致心动过速，因此，如果担心氧耗的增加可能会触发心肌缺血，那么，有必要将多巴酚丁胺换成肾上腺素[82]。

c. 多巴酚丁胺与磷酸二酯酶抑制剂（米力农）可提供相似的血流动力学支持，但多巴酚丁胺更易导致高血压、心动过速，且有更大的可能会诱发房颤[85]。

2）适应证。

a. 多巴酚丁胺更适用于心排血量处于临界状态、且 SVR 轻度升高的患者。其应用常常会受制于心动过速的发生。有的团队将其视为最佳的一线正性肌力用药。

b. 具有中等强度的肺血管扩张作用，有助于改善右心室功能并降低右心室后负荷。

c. 与磷酸二酯酶抑制剂（米力农）合用时，在改善心排血量方面有协同作用。这一用药组合常常用于等待心脏移植的患者。

3）剂量：将 500 mg 溶于 250 mL 溶液，初始剂量为 5 μg/（kg·min），可增加至 20 μg/（kg·min）。

（4）米力农

1）血流动力学效应。

a. 米力农是一种 3 型磷酸二酯酶抑制剂，可将其理解为有血管扩张作用的正性肌力药物[86]。它可以通过降低体循环和肺循环阻力来提高心排血量、降低冠状动脉阻力[87]，并产生中等程度的正性肌力作用。通常，米力农可中等程度加快心率、降低充盈压，虽然可增强心肌收缩力，但却会使血压出现中等程度的下降。一般情况下，米力农可以降低心肌氧耗。尽管通过降低 SVR 可减轻后负荷，但经常会需要同时使用 α 受体激动剂（去氧肾上腺素或去甲肾上腺素）来维持血压。

b. 米力农可提高 cAMP 水平，从而促进心肌纤维的松弛。虽然这一作用可改善体外循环术后心室的顺应性，但有研究发现：米力农并不能改善舒张功能，并不具备心肌松弛属性[88-92]。

c. 当米力农与某种儿茶酚胺类药物合用时（如肾上腺素或多巴酚丁胺），由于它们的作用机制不同，因此可对心室功能的改善产生累加效应。

d. 米力农可能诱发心动过速，尤其是在低血容量的情况下。与多巴酚丁胺比较，两者在提高心排血量方面的作用相似，但米力农较少会加快心率，表现出强劲的正性肌力作用，且较少发生心律失常。但有一项研究认为：米力农是诱发房颤的独立风险因素[93]。由于米力农常与儿茶酚胺类药物配合，用于治疗右心室或左心室功能障碍，因此目前无法确定：在不使用米力农时，发生房颤的风险是否依然较高。

e. 虽然将 β 受体阻滞剂（负性肌力作用）与磷酸二酯酶抑制剂合用有悖于临床常规，但一项研究发现：β 受体阻滞剂可抵消磷酸二酯酶抑制剂诱发心动过速的效应，且不会影响后者的正性肌力作用[94]。

f. 在米力农面世之前，氨力农是一种理想的磷酸二酯酶抑制剂，其与米力农疗效相似，但由于可导致血小板减少症，因此目前已越来越少使用[95]。

g. 多项荟萃分析显示：心脏手术后，与使用其他正性肌力药物或不使用正性肌力药物相比，使用米力农所致的死亡率相同或稍高[96-97]。但对于低心排血量患者，很难给出不使用正性肌力药物的合理解释。因此，在术后早期，如果患者对儿茶酚胺类药物的反应不佳则需要加用米力农，这有助于减少 IABP 的使用、优化器官功能、改善结局。

h. 吸入米力农具有选择性扩张肺血管作用，可降低肺动脉压、改善右心室功能，且不会对体循环产生影响。但各文献间相关的研究结果存在冲突 [66-71]。

2）适应证。

a. 建议在使用了一种儿茶酚胺类药物但效果欠佳，持续存在低心排血量状态时，将米力农作为第二种药物选择；或者因使用儿茶酚胺而出现了心动过速时，改用米力农。但事实上，在术后早期，使用恒速泵先给入一定剂量的米力农可以显著降低使用儿茶酚胺类药物的需求 [98]。

b. 对于右心功能障碍伴 PVR 升高的患者，例如因二尖瓣病变所致肺动脉高压、等待或刚刚完成心脏移植的患者，米力农的治疗价值尤其明显。吸入或气管内给入米力农可选择性扩张肺血管，且不会影响体循环的血流动力学参数，但其临床获益情况尚不明确。

c. 对于因严重舒张功能障碍而致低心排血量的患者，即使其收缩功能仍有储备，米力农的松弛作用仍具有非常大的临床价值。

d. 米力农可有效扩张动脉桥血管，因此当怀疑患者发生冠状动脉或桥血管痉挛、需使用正性肌力药物时，可选择米力农。

3）优点与缺点。

a. 米力农的半衰期较长（1.5~2 h），对于低心排血量或心力衰竭患者，半衰期会进一步增加到 2.3 h。因此，术中的单剂给药即可维持至体外循环结束，而由于其正性肌力效果可持续数小时，故无须持续给药。

b. 由于停药后其血流动力学疗效仍可维持数小时（不同于作用时间很短的儿茶酚胺类药物），因此，在这段时间内应密切监测血流动力学的变化，防止心功能恶化。减药方法通常是连续减半，如果血流动力学状况满意，即可停药。

4）剂量：将 20 mg 米力农溶解于 200 mL 溶液中，初始剂量为 50 μg/kg 静脉推注，用时 10 min，而后以 0.25~0.75 μg/（kg·min）持续滴注。需注意：由于米力农半衰期较长，如果不给予负荷剂量，则需 6 h 才能达到稳态浓度。吸入与静脉用药的剂量相同。

（5）多巴胺

1）血流动力学效应：随着剂量的增加，多巴胺会表现出不同的血流动力学效应；随着报道中的不良反应的不断增多，多巴胺的临床使用显著减少。此药易于导致心动过速、心律失常、加速房颤患者的房颤传导 [99]；同时还会因抑制外周化学感受器而减少通气，导致 V/Q 不匹配。此外，多巴胺虽然可以改善尿量，但会导致肾功能恶化 [16,100]。

a. 肾剂量多巴胺 [2~3 μg/（kg·min）] 可有效增加尿量，但如果术中使用，则对肾功能有负面影响。如果已发生急性肾损伤，使用肾剂量多巴胺不能改变病程的发展 [101-102]。

b. 3~8 μg/（kg·min）中等剂量的多巴胺可激动 β_1 受体，起到正性肌力的作用，可提高心肌收缩力，并在不同程度上表现出变时作用，加快心率，并可能诱发心律失常。

c. 当剂量＞8 μg/（kg·min）时，多巴胺的正性肌力作用将进一步增强，但主

要表现为直接的 α 受体激动作用，促进内源性去甲肾上腺素的释放。这将导致 SVR、血压及充盈压上升，同时会增加心肌氧耗，对心室造成负面影响。与硝普钠等扩血管药物同时使用，则可以抵消多巴胺的 α 受体激动作用，更好地促进心排血量的增加。

2）适应证。

a. 多巴胺可用于低心排血量患者，尤其是 SVR 低、血压处于临界状态的患者，但由于它常常会导致严重的心动过速及其他一些不良作用，使其应用受到限制，临床上常常选用上文提及的其他正性肌力药物。

b. 无论术前是否存在肾功能障碍，多巴胺均可明确改善尿量，但在保护肾功能上没有确切的获益；如果在术中使用，有可能使肾功能进一步恶化[101]。

（6）异丙肾上腺素

1）血流动力学效应。

a. 异丙肾上腺素具有强烈的 β_1 受体激动作用，通过中等程度地提高心肌收缩力、显著加快心率及通过轻微的 β_2 受体激动来降低 SVR，从而达到增加心排血量的效用。由于心动过速所致心肌氧耗增加限制了其在 CABG 中的使用。异丙肾上腺素导致的心肌缺血与其变时作用不成比例，并倾向于诱发室性心律失常。

b. 异丙肾上腺素的 β_2 受体激动作用可降低 PVR、减小右心室后负荷。

c. 异丙肾上腺素强烈的 β_2 受体激动作用还具有扩张支气管的作用。

2）适应证。

a. 并发 PVR 升高的右心室功能障碍。异丙肾上腺素同时具有正性肌力及扩张肺血管的作用，因此可有效增强并发肺动脉高压的二尖瓣手术后患者的右心室功能。但由于异丙肾上腺素可诱发严重的心动过速，因此一般会选择磷酸二酯酶抑制剂和多巴酚丁胺进行替代。但在心脏移植术后仍会用异丙肾上腺素来降低 PVR、改善右心室功能，并促进心室肌的舒张期松弛。

b. 在需要使用正性肌力药物的同时发生支气管痉挛。

c. 在缺少可用的起搏导线时发生心动过缓可使用异丙肾上腺素。还可用于心脏移植术后，将心率维持在 100 /min 左右。

3）剂量：将 1 mg 异丙肾上腺素溶于 250 mL 溶液中，以 0.5 μg/min 为初始剂量。药量可增加至 10 μg/min [常用剂量为 0.007 5~0.1 μg/（kg·min）]。

（7）去甲肾上腺素

1）血流动力学效应。

a. 去甲肾上腺素是一个强效的儿茶酚胺类药物，同时具有 α 和 β 受体激动作用。其主要的 α 受体激动作用可提高 SVR 和血压，而 β_1 受体激动作用则可以提高心肌收缩力和心率。

b. 由于去甲肾上腺素可提高后负荷和心肌收缩力，因此将增加心肌氧耗，对缺血或处于临界状态的心肌有损害。虽然它可以造成局部血流的再分布，但有研究证实，升高血压即可维持肾及肠道的正常灌注。如果与多巴酚丁胺联用，可以改善胃黏膜灌注[103]。

c. 注意：人们倾向于认为去甲肾上腺素仅有 α 受体激动作用，但它也是强效的 β 受体激动剂。因此停用后，可预期每搏输出量及心率均会下降。

2）适应证。

a. 最主要用于临界状态的心排血量下降及因 SVR 下降而导致的血压下降，这种情况常见于患者复温及血管扩张时。如果此时心指数 > 2.5 L/（min·m²），可选用单纯的 α 受体激动剂；但如果心指数处于临界状态，使用去甲肾上腺素可同时获得正性肌力作用；如果心指数 < 2.0 L/（min·m²），应在使用去甲肾上腺素的同时加用另一种正性肌力药物。

b. 若使用去氧肾上腺素无法提升血压，使用去甲肾上腺素常常可以有效地达到升压目的。

c. 如果与血管扩张剂同时使用，可将去甲肾上腺素视为正性肌力药物，而血管扩张剂则用于抵消去甲肾上腺素的 α 受体效应。

3）剂量：将 4 mg 去甲肾上腺素溶于 250 mL 溶液中，初始剂量为 1 μg/min [约 0.01 μg/（kg·min）]。可根据需要加大用量，以获得满意的血压。更高的剂量 [约 > 20 μg/min 或 > 0.2 μg/（kg·min）] 极可能造成器官及外周血流下降，出现代谢性酸中毒。

（8）去氧肾上腺素

1）血流动力学效应。

a. 去氧肾上腺素是一种单纯 α 受体激动剂，可提高 SVR，并通过反射来降低心率。如果后负荷过度升高，可对心肌功能造成不良影响。但在通常情况下，此药可通过提高冠状动脉灌注压来缓解心肌缺血。

b. 去氧肾上腺素对心脏无直接作用。

2）适应证。

a. 仅当心排血量满意、但存在低血压时使用它来提高 SVR。这种情况常见于体外循环结束或 ICU 患者体温恢复、血管发生扩张时。如果扩容后仍为低血压、而心排血量满意，可使用去氧肾上腺素将收缩压维持在 100~110 mmHg。应避免血压显著升高以减少因 SVR 升高而对心功能造成的不利影响。

b. 可在术前使用去氧肾上腺素，通过维持灌注压来应对心肌缺血，同时静脉使用硝酸甘油来降低前负荷。此药维持血压的功能有助于肥厚型梗阻性心肌病的治疗，而其他的正性肌力药物会加重流出道压力阶差；并有助于减轻二尖瓣成形术后出现的二尖瓣前瓣收缩期活动（SAM）。

3）优点与缺点。

a. 使用去氧肾上腺素数小时后，患者常常会失去对药物的反应，须改用去甲肾上腺素。与之相反的是，一些患者对去甲肾上腺素的反应非常差，但小剂量的去氧肾上腺素可立即提升血压。

b. 由于去氧肾上腺素除了可提高中心灌注压外，对心脏并无支持作用，因此，其适应证存在限制。

c. 注意：对于全动脉桥血运重建的患者，应非常慎重地使用 α 受体激动剂，否则可能诱发桥血管痉挛，造成致命的严重心肌缺血。

4）剂量：将 40 mg 去氧肾上腺素加入 250 mL 溶液，初始剂量为 5 μg/min。必要时可提高剂量来维持血压。常用的剂量范围为 0.05~1.5 μg/（kg·min）。

（9）血管升压素

1）血流动力学效应。

a. 血管升压素可通过作用于血管运动 V_1 受体及肾脏 V_2 受体来提高 SVR。此药对心脏无直接作用，所有心脏功能的改善均得益于灌注压的升高。

b. 通过收缩肾小球出球血管、而非入球血管来改善肾灌注，与 α 受体激动剂对肾灌注的作用相反。但一项研究发现：血管升压素可减少肾血流，增加氧摄取，损害肾氧合[50]。

c. 血管升压素可诱发胃肠道黏膜血管收缩，因此，如果心排血量处于临界状态，用药后很可能会造成肠系膜缺血[51]。

d. 有助于治疗 SVR 降低和肺动脉高压的患者，不会引起肺动脉压的显著改变。

e. 血管升压素可诱发胸廓内动脉（ITA）及桡动脉桥痉挛。

2）适应证。

a. 低血压，且对去氧肾上腺素或去甲肾上腺素反应不佳。

b. 体外循环术后心排血量满意的情况下发生血管扩张性休克（"血管麻痹"），且对去甲肾上腺素或去氧肾上腺素无反应。心排血量下降的患者首选去甲肾上腺素。

3）剂量：0.01~0.1 U/min。

（10）氯化钙

1）血流动力学效应。

a. 氯化钙（$CaCl_2$）的主要作用是通过升高 SVR 来提高平均动脉压[104]。它对心率几乎无影响。在体外循环结束时给入氯化钙可以短时改善心脏的收缩功能，但可能会导致心室壁僵硬，这提示氯化钙可能会造成短暂性舒张功能不良[105]。

b. 一项研究结果显示：如果存在低钙血症，给予氯化钙可以产生短时正性肌力作用和相对更为持久的 SVR 升高，这一疗效与血钙浓度无关[106]。

c. 一项研究比较了肾上腺素和氯化钙在应对体外循环术后紧急抢救时的疗效情况，两者均可以升高平均动脉压，但仅有肾上腺素可以提高心排血量，这提示氯化钙不具备正性肌力作用[107]。该研究并未说明两者同时使用是否可以获益或有负面作用，但另一项研究发现：钙盐会削弱多巴酚丁胺或肾上腺素等儿茶酚胺类药物的强心作用，而几乎不会影响氨力农的作用（估计也不会影响米力农）[108]。

2）适应证。

a. 常常用在体外循环结束时来提高血压，其作用机制是缩血管或正性肌力效应。

虽然人们担心在再灌注期间发生的钙内流会造成心肌功能障碍[109-110]，但使用氯化钙已是临床的常用手段。

b. 急救时使用氯化钙来改善心肌功能或提高血压，直至完成进一步的评估或干预。注意：在心脏停搏时，不建议常规使用氯化钙。

c. 高钾血症（$K^+ > 6.0$ mmol/L）。

3）剂量：0.5~1 g，静脉缓慢注射。

（11）三碘甲状腺原氨酸（T_3）

1）血流动力学效应。

a. 甲状腺激素（三碘甲状腺原氨酸或称 T_3）通过加强有氧代谢并促进高能磷酸盐的合成而发挥正性肌力作用。其增强心肌收缩力的作用表现为剂量依赖性，但不依赖 β 受体的激动，也不会与之产生累加效应[111]。

b. 行 CABG 的患者如果术前 T_3 水平低，术后易发生低心排血量综合征，死亡率升高[112]。大部分患者在体外循环术后 3 d 内游离 T_3 会有所下降[113-114]，常规给入 T_3 维持其正常水平可短暂性提高心排血量、减少肌钙蛋白释放、降低 SVR，同时还可以减少对正性肌力药物的需求量，但似乎并不会影响临床结局[115-117]。对于心室功能受损的患者，T_3 可显著改善血流动力学状态，在这些患者中，相当一部分人即使使用多种正性肌力药物都无法撤离体外循环，直至使用了 T_3[118]。

c. 注意：钙通道阻滞剂可干扰 T_3 的功效。

d. 一些证据显示：术后房颤更常见于存在亚临床症状的甲状腺功能减退及 T_3 水平降低的患者，给予 T_3 可降低术后房颤的发生率[119-120]。

2）适应证。

a. 当使用最大剂量正性肌力药物以及在 IABP 的辅助下仍然无法撤离体外循环时，T_3 可作为"抢救"措施来提供正性肌力支持。

b. 脑死亡心脏捐献者的心室功能受到抑制时，使用 T_3 可改善供心的功能状态。

3）剂量：常用剂量为 10~20 μg，也有研究指出：可以先推注 0.8 μg/kg，而后以 0.12 μg/（kg·h）持续滴注 6 h[116]。

（12）其他治疗低心排血量的措施

1）葡萄糖-胰岛素-钾（GIK）：对于使用心脏停搏液的衰竭心肌，GIK 可提供正性肌力支持。其机制是通过增强无氧糖酵解为心肌提供代谢支持，降低自由脂肪酸水平，保障细胞内的糖原储备，并稳定细胞膜。GIK 可以减轻心肌损伤，改善血流动力学状态[121]。溶液中含有 50% 葡萄糖、80 U/L 的普通胰岛素及 100 mmol/L 钾，滴注速度为 1 mL/（kg·h）。

2）左西孟旦：是一种钙离子增敏性的正性肌力血管扩张剂，可用于失代偿性心力衰竭，也在心脏外科手术患者的管理中做了进一步评估。大量研究证实：在体外循环开机前使用左西孟旦，可改善血运重建术后患者的心肌功能，减少额外使用正性肌力药物的需求，减少 IABP 的使用，且可以降低死亡率[122-124]。而在其他几项研究中，左西孟旦并未显示出任何生存获益，无论左心室功能障碍的严重程度如何均如此 [125-129]。

a. 机制与疗效：左西孟旦是通过正性肌力作用及扩血管作用来改善心功能的。其正性肌力作用源自提高心肌纤维对钙的敏感性，且无须增加细胞内的钙离子浓度。同时它还通过开放血管平滑肌的 ATP 依赖性钾离子通道来达到扩张冠状动脉、肺循环及体循环血管的作用。因此，左西孟旦可通过提高每搏输出量来增加心排血量，而几乎不会加快心率；通过扩张血管可降低后负荷，并有轻度的松弛心肌作用。大剂量使用时需同时使用 α 受体激动剂来抵消其扩张体循环血管的作用。左西孟旦与其他正性肌力药物的最主要区别在于：其在增强心肌收缩力的同时并不增加心肌氧耗。小剂量使用时，左西孟旦没有致心律失常的副作用。左西孟旦的半衰期为 70~80 h，药效持续时间较长。

b. 适应证：对于预期可能在术后发生右心室或左心室功能障碍的患者，左西孟旦有助于改善血流动力学状况，术毕更易撤离体外循环。对于右心室功能障碍的患者，其有助于降低 PVR，增强右心室的收缩力（一项研究发现其效果优于多巴酚丁胺 [57]）。体外循环开始前静脉注射左西孟旦（无论是否给予 24 μg/kg 的负荷量），对于减少肌钙蛋白的释放非常有效——这显示了其心肌保护作用，同时可以在不使用其他正性肌力药物的情况下改善心排血量。但通过回顾大量的研究发现：左西孟旦并不能明显改变临床结局，其对心脏外科术后患者的效用尚不明确。

c. 剂量：给予 12~24 μg/kg 负荷剂量，用时 10 min；随后以 0.1 μg/（kg·min）连续滴注。

（13）血管活性药物的选择

1）在选择血管活性药物时应考虑以下因素。

a. 根据血流动力学参数及超声心动图的检查结果，充分认识基础心脏病变及病理生理。

b. 认识药物对 α 受体、β 受体、非肾上腺素受体的影响，明确其对前负荷、后负荷、心率及心肌收缩力的影响。

c. 评估循环容量情况，在启用正性肌力药物前应首先优化前负荷。但在临床中，往往是在体外循环结束时即启用小剂量正性肌力药物，并根据其后的容量情况和心功能状态来决定是继续使用还是停用。

2）通常会在手术室内启用血管活性药物，并在术后维持 6~12 h，这段时间心脏将从缺血 - 再灌注损伤中逐渐恢复。随着血流动力学状态的改善，应及时调整药物用量。有时，心脏会持续表现为"顿抑"或并发围手术期心肌梗死，这时则需要使用药物和（或）IABP 支持数日。

3）如果心指数满意 [> 2.2 L/（min·m²）]，但血压较低，应选择 α 受体激动剂。在手术室内常用去氧肾上腺素，而去甲肾上腺素可能是更理想的选择，其 β 受体激动作用有助于术后早期心肌功能的恢复。为了降低后负荷增加的程度，仅需将收缩压维持在 100 mmHg 左右（平均压＞ 70 mmHg）；如果上述药物的效果都不满意，可考虑使用血管升压素。有时，注射血管升压素 1~2 U 即可克服体外循环术后早期的血管麻痹状态，减少后续对 α 受体激动剂的需求。

4）当优化了容量、心率及心律后，如心指数仍处于临界状态 [＜ 2.0L/（ min·m²)]，则应使用正性肌力药物。一线用药通常为肾上腺素或多巴酚丁胺，而限制这两种药物使用的最大问题就是诱发心动过速，但如果仅给予小剂量的肾上腺素，则这一风险不会很大。在有正性肌力作用的血药浓度区间，肾上腺素可提高 SVR，而多巴酚丁胺对 SVR 的影响存在变异性，但通常并不显著。如果获得了满意的心排血量、血压上升，加用扩血管药物会有所获益；如果血压低，则加用 α 受体激动剂。

5）如果使用了中等剂量的正性肌力药物 [肾上腺素 2~3 μg/min，相当于 0.03~0.04 μg/（kg·min)；或多巴酚丁胺 10 μg/（kg·min] 后，心排血量仍欠理想，应加用另一种正性肌力药物。磷酸二酯酶抑制剂（如米力农）可与儿茶酚胺类药物产生累加作用，可选择使用；这样可以降低 SVR，心率为中度升高。虽然心功能的改善可以使血压维持在理想的水平，但通常需使用去甲肾上腺素来维持 SVR。如果使用去甲肾上腺素，其 β 受体激动作用会进一步增强心肌收缩力，但也会加快心率。如果心排血量满意，那么去甲肾上腺素的 α 受体激动作用对器官灌注的影响很小，但仍会损害动脉桥（如 ITA 或桡动脉桥）的血流。如果使用了 2 种正性肌力药物后心指数仍处于边缘状态，则应置入 IABP。

6）如果在药物及 IABP 的支持下，患者仍无法撤离体外循环，且血流动力学参数表现为持续的心源性休克 [心指数＜ 1.8 L/（min·m²)，PCWP ＞ 20 mmHg]，应考虑采用循环辅助装置。

7）注意：术后最初的 4~6 h，心肌功能可能会降至谷底，心指数可能低至 1.8~2.0 L/（min·m² ）以下，这种情况并不少见。优化容量状态后，有可能需短时增加正性肌力药物的使用剂量；少数情况下心排血量无改善，此时则需增加另一种正性肌力药物。这种以目标为导向的血流动力学管理方案通常可以改善临床结局；但如果超出这段时间后，心脏仍表现为持续的低心排血量状态，则应引起注意，尤其是出现以下症状时：ECG 提示心肌缺血，低 SvO₂，与扩容不成比例的充盈压升高，少尿，或进行性代谢性酸中毒。如果这些问题持续存在，应在 ICU 内置入 IABP，但如果并不存在明确的问题，大部分患者的病情会逐步好转，无须对短时的心排血量下降做出过激反应。如果存在担心，可行超声心动图检查，此措施有助于评估是心室功能障碍抑或是心脏压塞而导致低心排血量，根据原因采取直接、合理的措施进行干预。

8）注意：如果术中使用了桡动脉做桥血管，或多条血管桥的血流源于 ITA，使用 α 受体激动剂可能是非常危险的。如果发生低血压，首选的做法是减少扩血管药物的用量（如果在使用地尔硫䓬或静脉注射硝酸甘油来预防血管痉挛），而非增加缩血管药物的用量。

（14）**血管活性药物的调整**　虽然血管活性药物可以改善血流动力学状态，但同时也可能因不良作用而使其应用受到限制。几乎所有的儿茶酚胺类药物都会因加快心率、增强心肌收缩力而导致心肌氧耗增加。需要改用或加用其他药物的情况如下（由括号内药物所致）。

1）心律失常及心动过速（肾上腺素、多巴酚丁胺、异丙肾上腺素）。

2）血管收缩，肾、内脏及外周灌注不良（去甲肾上腺素、去氧肾上腺素、血管升压素）。

3）血管过度扩张而需要使用 α 受体激动剂来维持血压（米力农）。

4）尿量过多（多巴胺）。

5）血小板减少症（氨力农）。

6）氰化物或硫氰化物毒性（硝普钠）。

7）高铁血红蛋白血症（静脉注射硝酸甘油）。

（15）血管活性药物的减停

1）一旦心排血量和血压可以稳定数小时，即可停用血管活性药物。首先停用 α 受体激动剂。这些药物最好仅用于心排血量满意状态下的收缩血管、提高 SVR 以维持血压时。当然，也可能会在心排血量较差的情况下使用 α 受体激动剂来保证脑及冠状动脉的灌注。在这种挽救生命的情况下，外周血管的强烈收缩会对器官及外周灌注造成损害，引起肾、肠系膜及外周缺血，酸中毒，最终往往会导致死亡。

　　a. 对于普通患者来说，随着心功能改善、麻醉作用的消退以及镇静药物（如异丙酚、右美托咪定）的停用，SVR 和血压将会上升。而随着患者的清醒及交感张力升高，可停用 α 受体激动剂。

　　b. 当使用米力农或 IABP 来支持心功能时，通常需要使用 α 受体激动剂来抵消前后负荷的降低及 SVR 的下降。在停用米力农和 IABP 前，不太可能停用 α 受体激动剂，否则很可能使患者在保有良好的心排血量情况下仍发生低血压。因此，α 受体激动剂通常须与其他药物和措施同时停用。

　　c. 偶尔，患者在围手术期发生了较轻的心肌梗死，术后可能表现出良好的心排血量，但 SVR 下降。在这种情况下，需要短时使用血管收缩药直到血压恢复至正常，这种支持可能需要数日。

2）第二个需要停用的药物是具有较强的正性肌力作用，但同时可能对心肌代谢产生损害的药物。对于那些具有 α 受体激动作用的正性肌力药，应逐渐减量至 α 受体激动作用消失的水平。如果正在使用 IABP，只要没有发生 IABP 并发症，则不应着急停用正性肌力药物，而是逐步减停，直至只用一种、且剂量较小。如果无法达到这一要求，则通常需要延长 IABP 的使用时间。

　　a. 首先将儿茶酚胺类药物减至小剂量。如果患者在使用多种正性肌力药物，则首先将肾上腺素减至低剂量（≤ 2 μg/min）以避免 α 受体激动作用。将多巴酚丁胺（无显著的 α 受体激动作用）减至 10 μg/（kg·min）以下。

　　b. 通常，在尚有小剂量儿茶酚胺支持时，可以减停米力农。但由于米力农的心肌损害作用较小，而儿茶酚胺可造成心动过速，因此停用儿茶酚胺、继续使用米力农不无道理。由于米力农的半衰期较长，因此停药速度应放缓，通常是剂量先减半，患者血流动力学状态稳定后再完全停用。偶尔，停药数小时后会出现心功能损害，有可能需要再次使用正性肌力药物。

c. 当患者的正性肌力药物用量已降至低水平，如肾上腺素 为 1 μg/min，多巴酚丁胺 < 10 μg/（kg·min），或米力农 ≤ 0.5 μg/（kg·min）时，可停用 IABP。

d. 对于正在使用循环辅助装置的患者是否应使用血管活性药物这一问题，应综合考虑辅助的程度及在无辅助状态下心室的功能表现。对于正在接受单一心室辅助的患者，正性肌力药物有助于帮助另外一个没有接受辅助的心室；而对于正在接受双心室辅助的患者，则可以使用 α 受体激动剂或血管升压素来维持 SVR。如果选择短时循环辅助、而非作为心脏移植的过渡，则可以在短时降低辅助的情况下，使用正性肌力药物来评估心功能储备。如果心功能恢复，可在撤离循环辅助装置后，根据需要使用正性肌力药物，如米力农。如果使用 ECMO，则可以使用正性肌力药物来维持左心室的收缩力，以降低左心室血栓形成的风险。

3）术后早期，如果患者处于低体温、血管收缩及高血压状态，通常可给予血管扩张剂来降低血压。如果患者的血管已经扩张，可停用扩血管药物，以便将收缩压维持在 100~120 mmHg。

a. 为了改善心肌功能，可单独使用血管扩张剂或与其他正性肌力药物同时使用，以降低 SVR。在这种情况下，应根据心排血量和血压来与正性肌力药物同步减停。硝普钠和氯维地平的半衰期仅为 2 min 和 1 min，但尼卡地平的半衰期则长达 4~6 h。

b. 对于术前即存在高血压的患者，从静脉用抗高血压药物转为口服剂是一个相当棘手的问题。一些患者需要较大剂量、多种抗高血压药物同时使用，但当药物起效、外科手术导致的交感刺激和激素反应减弱之后，却出现了低血压。最先使用的药物常常是 β 受体阻滞剂（除非患者已存在心动过缓），它被常规用于预防术后房颤。如果术前没有使用 ACEI 或 ARB 类药物，可在使用 β 受体阻滞剂后从小剂量开始加用；如果术前已经使用，则启用剂量应低于术前剂量。氨氯地平是另一种选择，尤其适用于心动过缓的患者。必要时可静脉注射肼屈嗪，当其他一些剂量较大的药物开始起效后，就可以停用静脉肼屈嗪。

4. 主动脉内球囊反搏

无论在术前还是术后，主动脉内球囊反搏（IABP）均可提供血流动力学支持，同时控制心肌缺血[130-132]。与正性肌力药物相比，IABP 为衰竭心脏提供的支持更符合生理，可降低氧需、改善冠状动脉灌注。虽然 IABP 是一种有创治疗措施，存在固有的潜在并发症风险，但已证实其在改善高危患者的术后结局中具有非常大的价值，可提高术后存在心室功能障碍患者的生存率。

（1）适应证

1）内科治疗无效的持续性心肌缺血，在紧急或急诊手术前，血流动力学状态已经受损时，考虑使用 IABP。

2）对于高危的冠状动脉病变（通常为左主干病变）或严重左心室功能障碍患者，术前预防性使用 IABP。通常是在心导管检查后置入，偶尔也会在外科手术开始时置入[133-136]。

3）心肌梗死后发生机械性并发症（急性二尖瓣反流、室间隔穿孔）的患者，可在急诊手术前使用 IABP 来降低心脏负荷。

4）高危患者接受非体外循环 CABG，在吻合侧壁及后壁桥血管时，可使用 IABP 来稳定血流动力学状态[137]。

5）以心源性休克为主要表现（但偶尔也不出现）的急性心肌梗死，是使用 IABP 的最常见适应证。但大多数研究认为：即使同期行经皮冠状动脉介入（PCI），IABP 也并不能降低死亡率[138-143]。在这种情况下，最理想的治疗手段是机械辅助循环[144]。

6）高危患者行 PCI 时预防性使用 IABP[145]。

7）心脏外科术后发生低心排血量综合征，如果对中等剂量的多种正性肌力药物没有反应，可以考虑使用 IABP。一项研究引用临床风险评分来预测 CABG 术后需要 IABP 的概率，风险因素包括：高龄、左心室功能障碍、再次手术或急诊手术、左主干病变、近期心肌梗死病史及表现出 3~4 级症状[146]。虽然此项研究认为心脏外科术后发生低心排血量综合征的死亡率为 19%，但其他一些研究认为死亡率可高达 30%~50%[147-148]。

8）术后心肌缺血可使用 IABP。

9）急性心功能损伤（顽固性心力衰竭）需要应用 IABP 进行短期辅助，或以此作为心脏移植的过渡手段。

（2）禁忌证

1）主动脉瓣反流（轻度除外）。

2）主动脉夹层或广泛的动脉瘤病变。

3）主动脉及外周血管存在严重的动脉粥样硬化（手术过程中可经升主动脉插入球囊）。

4）脓毒血症。

（3）基本原理

1）在心室收缩期开始前，IABP 球囊快速放气，可降低左心室射血阻力（"降低心脏负荷"）。

2）在主动脉瓣关闭后，IABP 球囊快速充气，可提高舒张期冠状动脉的灌注压，从而增加冠状动脉、ITA 及桥血管舒张期血流。

3）IABP 的序列动作可降低时间 – 张力指数（收缩期室壁张力），增加舒张期压力 – 时间指数，有助于获得理想的心肌氧供与氧需比。

4）IABP 还可以改善心脏外科手术后左心室舒张功能[149]。

5）对于右心室衰竭的患者，IABP 有助于改善右心室功能，主要是基于提升右冠状动脉灌注压，并通过降低左心室充盈压来降低右心室的后负荷。但是，对于重度右心室衰竭，IABP 的辅助效果有限，可能需要机械辅助循环装置[54,150-153]。

（4）主动脉球囊的置入技术

1）经股动脉置入 IABP 导管，并确保球囊位于左锁骨下动脉远心处，以免影响左 ITA 血流（图 11.1）。通常，对于身高＞162 cm 的患者，可选用 50 mL 球囊；对于身材更矮小的患者，选择较小的球囊（Datascope 25 mL 或 34 mL，Arrow 40 mL）。

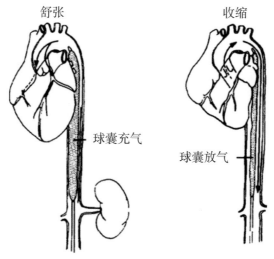

舒张　　　　　　　　　收缩

球囊充气

球囊放气

图 11.1　主动脉内球囊置于左锁骨下动脉远心处。球囊在舒张早期充气，改善冠状动脉灌注压；在收缩前放气来降低左心室射血阻力（经许可复制于：Maccioli, et al. J Cardiothorac Anesth，1988，2:365 - 373.）

2）采用 Seldinger 技术经皮穿刺，并在导丝的指引下置管，可以选择有鞘或无鞘输送系统，通常导管外径为 7.5 F。完成置管后，可将穿刺鞘管拔除，也可继续留置在股动脉内，这尤其适用于股动脉内径较小的患者。小管径装置可减轻穿刺点远心端肢体的缺血程度，为外周血管疾病及糖尿病患者的首选。如果患者有严重的髂股动脉疾病，选择无鞘输送系统有可能使球囊受到剪切力的影响。虽然可以在手术室或床旁盲插置管，但通常会选择术前在导管室内置管，借助 X 线来显示导丝并确定球囊的最终位置。在导管室内可以针对扭曲的髂股动脉进行操作，否则将是非常危险的。术中可通过 TEE 来确认球囊导管的位置。

3）外科置管则需要切开并显露股动脉，通过一个缝置在股动脉侧壁的人造血管置入球囊导管，也可以在股动脉上缝一荷包，经此直接置入。但目前已很少采用切开技术。

4）如果患者患有严重的主 – 髂动脉疾病，可选择其他径路置管，包括肱动脉、腋动脉及可在手术期间置管的升主动脉[154-155]。对于在心脏移植前，拟长时间行 IABP 辅助的患者，可选择经左侧腋动脉 / 锁骨下动脉穿刺置入[156]。

（5）IABP 工作点的确定：依赖于 ECG 或动脉压力波形

1）ECG：将体表电极或床旁监护仪所采集的信号发送至 IABP 控制台。充气时间点设定在收缩末期的 T 波尖端，而放气时间点则设定在 R 波上或稍提前。双极起搏的应用避免了控制台将起搏钉解读为 QRS 波。

2）动脉压力波形：重搏切迹为充气触发点，而放气触发点设定在主动脉压力波上升支起始点。此触发模式尤其适用于手术室，此时电刀可能会干扰 ECG 信号。

3）图 11.2 和图 11.3 显示了典型的 1：2 反搏下的动脉压力波形，它反映了在 IABP 辅助下，收缩期负荷降低（球囊辅助收缩压和舒张末压下降）及舒张期增压（球囊辅助舒张压升高）。

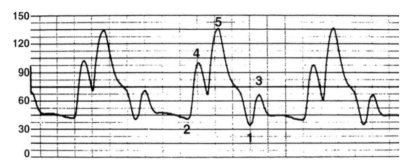

图 11.2　1：2 反搏下的动脉压力波形。注意：球囊辅助主动脉舒张末压（1）低于患者的主动脉舒张末压（2）；球囊辅助后的收缩峰压（3）低于无球囊辅助时的收缩压（4）。这一变化说明 IABP 辅助导致收缩期射血阻力下降。球囊充气（5）引起舒张压升高，增加冠状动脉灌注压

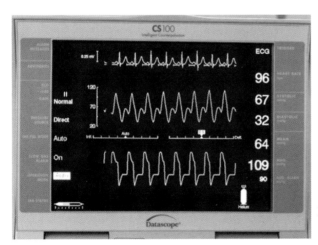

图 11.3　IABP 监测屏幕显示了 ECG、球囊增压后的动脉压力波形及球囊的充、放气模式

4）IABP 辅助期间，正确的充气、放气时机至关重要。恰当的时机有助于增加每搏输出量，降低左心室收缩末期容积和压力。过早充气可导致左心室收缩末期的后负荷突然增加，每搏输出量会下降；过晚放气可导致收缩早期后负荷增加，收缩晚期后负荷下降，这虽然可以带来每搏输出量的增加，但同时会增加心脏做功。

5）在心脏停搏期间，可选用压力触发模式，使球囊与心脏的收缩同步。如果没有心脏按压，内置触发的启动可以维持 100 /min 的充、放气节律。

（6）IABP 的问题与并发症

1）反搏失效：将球囊置于理想的位置并展开，设定恰当的充、放气时间点，IABP 即可启动并获得理想的效果。但在以下情况下反搏可能失效。

a. 心房单极起搏：此时，IABP 控制系统会将高大的心房起搏钉误判为 QRS 波，进而导致不恰当的充气时机。双极起搏则可以消除这一问题。大多数的监测设备有抑制起搏信号的功能。

b. 心率过快：一些 IABP 控制系统无法在心率＞ 150/min 时完成充分的充、放气动作（通常是房颤下的快速心室率）。此时可将反搏比设置为 1∶2。

c. 心律失常：心房和心室的异位搏动可干扰正常的充、放气，必须进行治疗。

d. 球囊漏气可触发控制平台报警，泄漏可能发生在接口处，也可能源自球囊本身。充气体积没有达到设定值也可能是由于球囊没有充分展开，使充气受到限制。

e. 球囊破裂：如果球囊导管中出现血液，则提示球囊已经发生破裂，球囊中的气体（通常为氦气）已经进入血中。此时应立即将球囊导管拔除。如果在球囊中已经形成血栓，拔除球囊导管时可能遭遇困难（球囊滞留），这个问题往往出现得非常快。大多数 IABP 控制平台对这一问题可以及时发出警报，并会停止充气。

2）血管并发症。

a. 灾难性并发症（如主动脉夹层）非常少见，通常是由于不慎将导丝穿入血管壁内造成假腔，或引发髂动脉、降主动脉破裂。主动脉外膜周血肿、粥样斑块栓塞可能会造成截瘫[157]。如果选择有病变的血管进行穿刺、置管，可能会造成球囊导管周围出血，经皮拔除导管后会出现问题。

b. 虽然球囊导管的置入通常并不会影响肠系膜动脉的血供，但如果患者存在严重的主动脉粥样硬化，脱落的斑块有可能会造成内脏血管栓塞，尤其是肠系膜动脉和肾动脉[158]。如果在降主动脉近心端附近存在可移动的粥样斑块，可能导致脑栓塞[159]。如果球囊放置的位置过低，充气后低于横膈水平，有可能造成肾缺血[160]。

c. 远端肢体缺血是最常见的并发症，发生率可达 8%~18%[161-163]。使用较粗管径的导管更易发生此并发症，因此临床首选无鞘系统。IABP 置留的时间越长，发生缺血的可能性越大。如果患者心室功能受损，常常会使用正性肌力药物或血管升压素[164]，这些药物的使用会导致血管收缩，远端肢体缺血的可能性会进一步加大。其他风险因素还包括：女性（股动脉细小）、共病（包括糖尿病、高血压、肥胖及吸烟）及外周血管疾病，尤其是累及髂股动脉的患者。在穿刺点及其远心处可发生血栓栓塞，这与 IABP 的留置时间更为相关。如果术后数日仍留置 IABP 导管，为了降低缺血和血栓栓塞的风险，建议静脉给予肝素 [将部分凝血活酶时间（PTT）维持在未使用 IABP 患者的 1.5~2 倍]。术后早期的患者存在一定程度的凝血功能障碍，无须使用抗凝药。

d. 对所有行 IABP 治疗的患者，必须频繁检测远端动脉搏动情况，也可以使用多普勒反复进行评估，并与术前外周搏动情况进行比较。术后早期发生肢体厥冷、动脉搏动弱的情况并不少见，这与此阶段心排血量低、低温或使用缩血管药物导致外周血管收缩有关。当患者体温恢复、心功能改善后，情况会有所好转。但是，持续的缺血会危及下肢远端的存活力，并会造成骨筋膜室综合征。这种情况的处理方案如下。

- 如果已经经皮置入球囊导管，应将鞘管从股动脉拔除。
- 如果患者的血流动力学状态表现得较为稳定，拔除 IABP 球囊导管；如果下肢远端灌注仍没有改善，应考虑探查股动脉。
- 如果患者处于 IABP 依赖状态，应将球囊导管从患侧拔除，置入对侧股动脉（如果对侧下肢灌注充分），尽可能选择较小的球囊，且必须拔除鞘管。
- 考虑其他的穿刺置管点，如腋动脉 / 锁骨下动脉 [156]。

3）血小板减少症：IABP 反复的充、放气会破坏血小板，近 50% 的患者会发生血小板减少症。并非能始终明确血小板进行性减少的原因，可能是由于 IABP，也可能是由于患者正在使用的药物（如肝素）。因此，必须每日复查血小板计数。

4）脓毒血症：长时间使用 IABP 可并发脓毒血症。

（7）撤停 IABP

1）当使用小剂量正性肌力药物 [通常为肾上腺素 1 μg/min、多巴酚丁胺 5 μg/（kg·min），或米力农 ≤ 0.5 μg/（kg·min）] 就可以使心排血量达到满意状态，即可考虑撤停 IABP。如果出现下肢缺血、球囊功能障碍、血小板减少及感染等并发症，需更早撤停。

2）撤停过程启动后，将反搏比从 1∶1 降至 1∶2，保持 2~4 h，然后调至 1∶3 或 1∶4（取决于所使用的 IABP 操控台），保持 1~2 h。如果患者没有肝素化，应尽可能减少低反搏比的时间。当确认患者可以耐受低反搏比、且血流动力学状态稳定，即可撤停 IABP。当动脉压力波形提示每搏输出量满意，收缩压达到或超过舒张期反搏压时，说明左心室功能已恢复。应记住：IABP 可有效降低心脏负荷，因此，当撤除 IABP 后，血压会高于在 IABP 辅助下的测得值（事实上，IABP 使舒张压升高，而真正的收缩压降低了）。因此，停用 IABP 后看上去更为理想的血压，其本身并不能真实地反映患者的恢复进程。如果因人为原因，或者需要纠正凝血功能障碍，IABP 的拔除可能需要推迟数小时，则应将反搏比回设到 1∶1 或 1∶2，以防止在球囊导管内形成血栓。

（8）IABP 球囊导管的拔管技术

1）通常，经皮穿刺置入的球囊导管可以直接拔除。拔除球囊导管时压迫腹股沟穿刺点的远心端，允许血液从穿刺点喷出 1~2 个心动周期，然后压迫皮肤穿刺点的近心处，此处是真正的动脉穿刺点（图 11.4），持续压迫 45min 以上，确保动脉上的穿刺点闭合。有时，压迫可能会导致血管内形成血栓，因此，在压迫的过程中及其后应检查远心端的动脉搏动情况。注意：在手动压迫的过程中，不应放松来观察是否已经达到了止血效果，这往往适得其反，使尚未成熟的血栓被血流冲开。可使用 D-STAT Dry (Teleflex) 或 QuikClot (Z-Medica) 止血垫来获得更理想的止血效果。

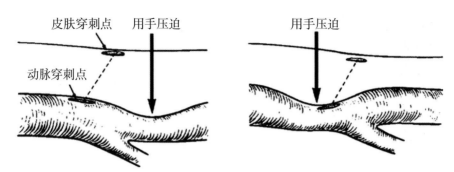

图 11.4　拔除经皮穿刺置入的球囊导管。先压迫腹股沟穿刺点的远心端，使血液从穿刺点喷出；其后的压迫点应恰位于真正的动脉穿刺点上方，防止出血。注意：动脉穿刺点较皮肤穿刺点更靠近头侧（修改自：Rodigas, Finnegan. Ann Thorac Surg, 1985, 40:80‑81.）

2）注意：拔除导管前务必复查凝血功能，对异常的指标进行纠正，否则可能因持续的出血或假性动脉瘤的形成而需要行腹股沟探查。

3）如果患者的股动脉较为细小或存在病变，以及远端搏动微弱，均应考虑采用外科方法拔除球囊导管。在探查的过程中，可能需要行血栓切除术或栓子切除术。如果 IABP 的置管时间超过 5 d，可直接拔除导管，但有很大的可能需要对股动脉进行外科修复。

（9）IABP 的疗效

1）IABP 适用于所有面临高死亡率的高风险状态，即使使用 IABP 仍有可能无法扭转死亡结局。那些因心源性休克或急性缺血而需要在术前即置入 IABP 的患者面临很高的手术死亡率。在心导管室预防性置入 IABP，在"高风险"人群的手术前置入 IABP 均可获得最佳效果，尤其是那些存在解剖性问题和（或）左心室功能不良，但血流动力学状态尚稳定的患者。对于此类人群，术前即置入 IABP 可降低术后发生低心排血量综合征及死亡的概率[133-136]。多项研究发现：药物治疗无法获得满意的血流动力学状态而需要置入 IABP 的术后患者，死亡率高达 30%~50%，在所有术后置入 IABP 的患者中，此类人群的死亡率最高[146-148]。

2）一项研究发现：对于术后需要 IABP 辅助的患者，与手术死亡最相关的因素是"术后首个 8 h 辅助期间血清乳酸 > 10 mmol/L"（死亡率为 100%）。其他预示不良预后的征象包括：术后早期发生代谢性酸中毒（碱缺失 > 10 mmol/L）、平均动脉压 < 60 mmHg、尿量 < 30 mL/h 持续 2 h，以及需要大剂量肾上腺素或去甲肾上腺素（> 10 μg/min）[165]。

5. 机械循环支持

（1）**概述**　心脏外科手术后，如果使用最大剂量的药物和 IABP 仍然无法撤离体外循环，则应考虑使用体外膜肺氧合（ECMO）或循环辅助装置等进行机械循环支持（MCS）。这些装置在为体循环和（或）肺循环提供血流的同时，使心脏处于休息状态，促进代谢或功能的恢复。部分患者可能在辅助数日以后即可撤停并移除辅助装置；而另外一些患者则仍无法撤停，需要替换为长期辅助装置，为心脏移植做过渡，或将此长期辅助装置作为终极治疗措施。

（2）机械循环支持的适应证

1）心脏外科手术后心室功能不全，使用最大剂量药物和 IABP 后仍然无效。虽然可以选用左心室辅助装置（LVAD）和右心室辅助装置（RVAD），但双心室衰竭并不少见，常常因长时间转机而导致低氧性呼吸衰竭。因此，短时的 ECMO 辅助通常是最便捷的初始辅助措施[166-167]。

2）急性心肌梗死并发心源性休克。经皮置入 LVAD 对血流动力学的支持优于 IABP，但只有在 PCI 操作前启用机械循环支持才可以改善疗效[142,168-171]。

3）用于在导管室内对高危患者提供循环支持。有研究比较了 Impella 和 IABP，发现 Impella 可提高无事件生存率，而 IABP 没有这一优势[172-174]。

4）心脏停搏的复苏[175]。

5）Ⅳ级心力衰竭，INTERMACS 1~5 分级中临床状态恶化的病例。应用长期辅助装置作为心脏移植前过渡或终极治疗，适用于严重心肌病引发心力衰竭的患者；而短期辅助则适用于自限性病程的心肌炎患者。

（3）心室辅助装置（VAD）的基本原理

1）VAD 表现为前负荷依赖性，即：因低血容量或心脏压塞所导致的充盈压下降，将导致心房充盈不足，进而导致 VAD 泵流量下降。离心泵和轴流泵还表现为后负荷敏感，即：血压的升高会导致泵流量 / 输出量下降。

2）VAD 可以为膨胀的心室减压，使得心室的部分功能得以恢复，但同时 LVAD 对左心室的减负会造成右心室衰竭。其降低负荷的效果可媲美于非搏动性恒流装置及早期的搏动性辅助装置[176-177]。ECMO 与 VAD 一样并不会减少氧需，但与 VAD 不同的是：ECMO 并不会使膨胀的左心室减压，反而可能加重心肌缺血或造成肺水肿；如果同时使用 IABP 或 LVAD 则可以解决这些问题[178]。

3）VAD 可以为体循环（LVAD）或肺循环（RVAD）提供血流，这不同于 IABP，后者仅是通过减轻收缩负荷来达到支持心室功能恢复的目的。收缩期血流的增加与是否为搏动性血流无关，通常可以改善器官功能[179]。

4）VAD 的功能状态与 ECG 无关联，即使在室颤的情况下，依然可以让患者得以存活。

5）VAD 需要能量源支持。

6）尽管人们试图改善 VAD 的生物相容性，但仍然需要抗凝治疗。

7）VAD 可导致多种严重的并发症，包括：感染、出血、卒中及装置故障引发的问题。

（4）左心室辅助装置（LVAD）

1）技术与血流动力学：将左心房或左心室的富氧血引出，经过 LVAD 的加压泵，回流至升主动脉，一方面提供体循环灌注，一方面为左心室减压，可使左心室室壁张力下降约 80%、心肌氧需下降 40%。LVAD 的运作依赖于充分的血管内容量及右心室功能。在容量减负方面，LVAD 优于早期的搏动泵；但在左心室减压方面，则与非搏动泵（离心泵或轴流泵）相仿[176-177]。

2）适应证（表11.7）：当使用最大剂量药物及IABP后，心指数＜1.8 L/（min·m²），伴收缩压＜90 mmHg、PCWP或左心房压＞20 mmHg，这是LVAD最常见的适应证。对于心脏外科手术后的患者，过度推迟启动VAD将增加多器官衰竭及死亡的风险[180]。前文"（2）机械循环支持的适应证"中列出的各种情况，如果伴有左心室衰竭，均可受益于LVAD的使用。

表 11.7　机械循环支持的适应证

1. 彻底、充分的心脏外科手术		
2. 纠正所有的代谢问题（血气分析、酸碱平衡、电解质）		
3. 在最大剂量的药物治疗和IABP辅助下，仍无法脱离体外循环		
4. 心指数＜1.8 L/（min·m²）		
LVAD	RVAD	BiVAD
收缩压＜90 mmHg	平均RAP＞20 mmHg	LAP＞20 mmHg
LAP＞20 mmHg	LAP＜15 mmHg	RAP＞20~25 mmHg
SVR＞2100 dyn·s/cm⁵	无三尖瓣反流	无三尖瓣反流
尿量＜20 mL/h		无法单独维持LVAD的运行 流量＞2.0 L（min·m²），且RAP＞20 mmHg

LVAD: 左心室辅助装置；RVAD：右心室辅助装置；BiVAD：双心室辅助装置；RAP：右心房压；LAP：左心房压；SVR：外周血管阻力；IABP：主动脉内球囊反搏

3）禁忌证：LVAD植入的禁忌证取决于不同设备对手术入路和引流腔室的要求。

a. 一般性禁忌证包括：主动脉瓣反流，主动脉瓣机械瓣置换术后，主动脉瘤或夹层，左心血栓（心房或心室内血栓），髂股动脉疾病不适合经皮植入的LVAD，脓毒血症。

b. 如果具备植入LVAD的适应证，在决策时则应考虑以下问题：心脏是否有较大的康复机会？如果康复机会渺茫，患者是否适合心脏移植？或LVAD是否可作为终极治疗，抑或是否也适合植入RVAD？是否因非心源性疾病而存在LVAD植入禁忌？决策时通常应综合考虑患者的年龄、整体病情、右心室功能状态、心脏以外其他器官的功能状态（神经系统、肺、肾、肝等）以及其他一些病况（感染、血管疾病、糖尿病），同时还要考虑是用于心脏外科术后的支持还是用于心力衰竭。利用风险模型来评估心力衰竭患者植入LVAD后的生存状况，将有助于做出最理想的决策[181]。

4）装置概述。

a. 心脏外科手术后的LVAD支持最易实现，利用心脏直视手术的胸骨正中切口，行升主动脉插管。CentriMag系统（Abbott）用于LVAD支持时，选择左心房和主动脉插管；用于RVAD支持时，选择右心房和肺动脉插管；用于ECMO时，则选择右心房和主动脉插管，并在管路中串接氧合器[182-184]。另一种LVAD为

Impella（Abiomed），可经升主动脉直接送入左心室进行辅助[185]。

b. 可在导管室或杂交手术室内经皮穿刺植入 LVAD，也可用于心脏手术后的患者。此类 LVAD 包括：Impella 系列、TandemHeart（TandemLife，LivaNova）[186]。Impella 也可以经锁骨下动脉/腋动脉切开植入和经皮穿刺植入。

c. 可作为心脏移植的过渡治疗及终极治疗的长期辅助装置包括第二代 HeartMate（HM Ⅱ）和 HeartWare，以及第三代 HeartMate（HM 3，Abbott）。

5）LVAD 的管理。

a. 在 LVAD 启动之初，可使体循环流量达到 2.2 L/（min·m²），左心房压为 10~15 mmHg。可在控制台上预设离心泵或轴流泵的流速，低血容量、引流位置不适当及右心室衰竭会限制 LVAD 支持的流量。可通过混合静脉血氧饱和度（SvO₂）来评估组织灌注是否充分。

b. 为降低心肌氧耗、促进心室功能恢复，仅限于在以下情况下使用血管活性药物：需要支持右心室功能时，通过提高 SVR 将平均动脉压维持在 > 75 mmHg 时。应用 LVAD 的患者常常会表现出"血管扩张性休克"[187]，因此有时可能会需要使用 α 受体激动剂和血管升压素。

c. 对于需要短时辅助的术后患者，出血一经停止，即建议全身肝素化，使 PTT 达到正常的 2~2.5 倍，或全血激活凝血时间（ACT）达到 185~200 s。通常，推注肝素 500U/h 即可达到要求，但很多患者可能会出现肝素抵抗现象。如果泵流量 < 3 L/min 或准备撤停辅助，应将 PTT 提高至正常的 2.5~3 倍，或使 ACT 达到 250~300 s。瓣膜置换术后的患者，无论植入的是生物瓣还是机械瓣，均应持续抗凝治疗。

d. 心脏外科术后启动的短时 LVAD，应在启动 48 h 后用 TEE 进行左心室功能评估，但事实上，很少病例能在辅助 5 d 内撤离 LVAD。在撤停的过程中，每 5 min 下调一次流量，下调幅度为 0.5 L/min，直至下降到 2 L/min。在下调流量期间，应仔细观察室壁的节段运动及整体运动情况、充盈压及血压。可同时启用小剂量正性肌力药物。如果心室功能已经充分恢复，可以将辅助装置撤除。

e. 注意：在应用经皮穿刺植入恒流辅助装置时，如果出现室颤，可行心外按压，但通常不建议这样做，因为有可能导致 VAD 的位置发生改变[188]。

6）总体疗效：心脏外科术后植入 LVAD 的死亡率取决于对低心排血量综合征的处理情况。由于与 LVAD 相关的出血及其他脏器的并发症发生率非常高，因此，很少会"过早"地选择植入 LVAD，很多病例可在药物和 IABP 的治疗下逐步改善，且不会出现器官系统后遗症。尽管人们担心过早植入 LVAD 带来的并发症会破坏临床结局，但早期、积极地植入 VAD 可降低死亡率，这并不是因为患者不使用 LVAD 也可以生存，而是因为这一策略可以避免长时间低心排血量综合征所带来的负面影响。

a. 通常，术后植入 LVAD 的患者约 50% 可以成功出院[189]。RECOVER Ⅰ研究发现：术后使用 Impella 5.0/LD 的患者，院内生存率可达 93%[185]。以下几类患者的生存率会因使用 LVAD 而获得提高：保留有右心室功能、无证据显示发生围手术期心肌梗死、左心室功能在辅助 48~72 h 内恢复者。

b. 在短时 LVAD 的辅助下，如果心室功能在 1 周后仍无改善，应考虑更换为长期辅助装置作为终极治疗或心脏移植的过渡。无论是否接受了机械循环支持作为过渡，心脏移植术后的生存率基本相同[190]。

（5）右心室辅助装置（RVAD）[142,191-197]

1）技术与血流动力学：将低氧血从右心房引流至 RVAD，加压回流入肺动脉，在保证肺血的同时实现对右心室的减压。理想的体循环血供依赖于充足的血管内容量和理想的左心室功能。在心脏外科手术后，虽然可以单独发生右心室衰竭，但更常见的情况是与左心室衰竭同时发生，且常常伴有氧合问题。在这种情况下，ECMO 是更为理想的治疗手段。

2）适应证（表 11.7）：严重的右心室功能障碍伴 CVP 升高（通常 > 20 mmHg），且使用最大剂量的药物（通常为肾上腺素、米力农及 IABP）仍无法获得满意的心排血量时，应植入 RVAD。导致右心室衰竭的原因包括：右心室梗死，因肺动脉高压、重度三尖瓣反流成形术后及术中右心室心肌保护不理想而使已有的右心室功能障碍进一步恶化。PVR 的升高可使右心室功能障碍进一步加重，而导致 PVR 升高的原因包括：体外循环导致促炎性因子的释放、心源性或非心源性肺水肿、大量输入血制品导致微血栓。高致死性因素包括：严重右心室功能障碍并发血管升压素无效的低心排血量综合征、低血压、少尿及乳酸性酸中毒。因此，对于此类患者，应考虑早期植入 RVAD。LVAD 会诱发右心室衰竭，此时也可能需要使用 RVAD 进行右心辅助。

3）装置概述。

a. 心脏外科手术后患者最理想的 RVAD 为 CentriMag，分别在右心房和肺动脉插管。可以选择经皮植入，但需要在配有 X 线成像设备的杂交手术室内完成。

b. Impella RP 配有一根 11F 导管及一个 22F 泵头（图 11.5），从股静脉置入，以 4 L/min 的速度将右心房的血液推送至肺动脉，从而降低右心房压力、提高肺动脉平均压。此装置会增加左心室前负荷，因此该装置应尽能用于左心室功能良好的患者，否则，左心室前后负荷的增加可能导致肺水肿[191-195]。

c. TandemHeart RVAD 也可用于右心室辅助，将一条 62 cm 导管经股静脉送入右心房，把血液引流至泵内，将另一条 72 cm 的导管经对侧股静脉送入肺动脉，泵内血液加压回流入肺动脉。所产生的血流动力学效应与 Impella RP 相似，但由于选择股静脉置管，因而患者只能卧床，活动受到限制，已被 TandemLife Protek Duo 系统所取代。

d. TandemLife Protek Duo 系统采用了双腔导管，经右颈内静脉植入，引流右心房的血液，经 TandemHeart 泵加压后回流至肺动脉，流量可高达 4.5 L/min（图 11.6）。在管路系统中，可加入氧合器以改善系统的氧供[196-197]。

e. 右心室和左心室辅助还可以通过静脉 – 动脉（VA）ECMO 来实现。

4）RVAD 的管理。

a. RVAD 的初始流量可达 2.2 L/（min·m²），将左心房压提高至 15 mmHg，并

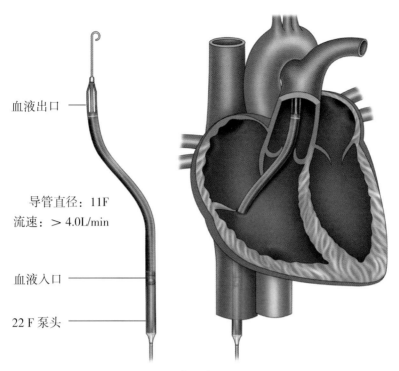

血液出口

导管直径：11F
流速：> 4.0L/min

血液入口

22 F 泵头

图 11.5　Impella RP 经股静脉进入右心房，穿过三尖瓣口进入肺动脉。入口位于靠近下腔静脉与右心房移行处的下腔静脉，出口位于肺动脉

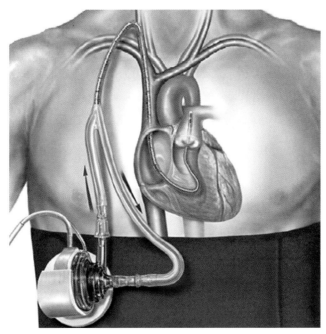

图 11.6　TandemLife Protek Duo 系统利用双腔导管来实现对右心室的辅助。从右心房引流血液，回流至肺动脉。加入氧合器后可提供类似 ECMO 的心肺支持

将右心房压维持在 5~10 mmHg。可在控制台上预设离心泵或轴流泵的流量。如果流量无法达到理想的数值，则提示可能存在以下原因：低血容量、引流管位置不当、心脏压塞所致右心房受压。如果血管内容量不充分且不存在心脏压塞，则低血压可能源于体循环血管扩张，需使用 α 受体激动剂或血管升压素。如果左心室功能受损，则可能需要加用正性肌力药物、IABP、LVAD 或 ECMO。TEE 有助于评估正在接受 RVAD 辅助患者的左心室功能。

b. 肺血管扩张剂，诸如静脉注射米力农，吸入 NO、依前列醇、伊洛前列素，或口服西地那非，均有助于降低肺动脉压和右心室后负荷，使右心室功能得以恢复。

c. RVAD 对肝素化的要求与 LVAD 相同。

d. 应用 TEE 对心肌功能的恢复进行评估，撤停策略与 LVAD 相同。

5）总体疗效：因急性右心室衰竭而单纯应用 RVAD 者，1 个月生存率可达70%[191-193]。但对于心脏外科术后需要 RVAD 的患者，其疗效远低于上述值，有限的数据资料提示，生存率仅为 25%[194]。

（6）双心室辅助装置（BiVAD）

1）技术与血流动力学：BiVAD 整合了 LVAD 和 RVAD，为体循环和肺循环提供支持，但不具备氧合功能，可在室颤状态下进行工作。对于术后患者，ECMO 更为便捷，可利用术后仍保留的体外循环插管进行工作，但仅适用于短期辅助。

a. 在接受恒流 LVAD 的患者中，15%~20% 的患者会发生右心室衰竭，常常采用肺血管扩张剂和正性肌力药物来处理，但仍有 4%~5% 的患者须使用RVAD。这一数据低于先前的搏动性 LVAD，因为恒流装置可以避免将左心室彻底减压，从而减轻室间隔左移幅度，更好地保留右心室的机械性能[198]。通常，对左心室的快速减压可造成右心室前负荷的升高，使右心室的几何形态发生变形，从而暴露出右心室功能障碍[199]。

b. 大量研究评估了右心室衰竭的预测因素，以及正在接受 LVAD 患者对 RVAD的需求情况[200-204]。相关预测因素如下。

• 严重的全身性病变：属于 INTERMACS1~2 级的患者，术前接受 ECMO 或肾脏替代治疗，严重的三尖瓣反流，再次手术，以及在植入 LVAD 同时行非三尖瓣成形术的患者。

• 血流动力学状态不稳定：高右心房压（尤其是 RAP/PCWP > 0.63），肺动脉脉压、每搏输出量、每搏做功指数、心排血量减小，需使用多种血管活性药物来维持血流。

• 器官功能障碍：术前需要机械辅助通气，存在肝、肾功能障碍。

• 一项研究提出超声评分可用于预测右心室衰竭，并能够发现哪些患者可从RVAD 辅助中获益，包括：右心房压升高、右心室面积变化分数下降、左心室容积减小[203]。另一项研究则基于血管升压素的使用、异常的肝功能指标及异常的肾功能而设计了右心室衰竭风险评分[204]。

2）装置概述。

a. 术后 BiVAD 支持可选用两台 CentriMag，分别使用右心房 / 肺动脉和左心房 / 主动脉插管，插管均通过手术所使用的胸骨正中切口。经皮植入装置可将 Impella RP 或 Protek Duo 与左心的 Impella 搭配使用[205-206]。

b. 如果患者需要长时间 BiVAD 支持，可选用 HM Ⅱ、HM 3 或 HeartWare 系列（Medtronic），而与之搭配的右心辅助可为经腋动脉植入的 Impella RP 或经颈静脉植入的 TandemHeart Protek Duo 系统。

3）BiVAD 的管理。

a. 顺序调节 RVAD 和 LVAD 的参数，使体循环流量达到 2.2 L/（min·m²）。将 RVAD 的流量逐步增加，使左心房压维持在 15~20 mmHg，然后调节 LVAD 的流量，使左心房压下降至 5~10 mmHg。如果无法达到理想的流量，通常提示为低血容量、心脏压塞、引流导管位置不当（可发生在任何一侧）。由于左、右心室的固有排血量不同，因此 LVAD 和 RVAD 的流量可以存在差异。

b. 对全身肝素化的要求与 LVAD 相同。

c. 对心功能恢复情况及撤停的评估方法与 RVAD 和 LVAD 相同。

4）总体疗效：需要双心室辅助本身即会对生存率产生负面影响。一项针对心脏外科术后使用 CentriMag 进行双心室辅助应对低心排血量综合征的研究发现，30 d 生存率为 56%[182]。

（7）体外膜肺氧合（ECMO）[207-208]

1）ECMO 是体外生命支持（ECLS）的一种类型，是替代 VAD 的一个选择。该系统包括：膜式氧合器、离心泵、热交换器、空氧混合器及肝素涂层管路。肝素涂层管路内表面有更好的生物相容性，可减少血小板活性、减轻机体炎症反应、减少肝素使用量，因此可连续使用 ECMO 管路数日而无须更换。

2）适应证：ECMO 是一种短时辅助装置，用于心脏外科术后严重的心室功能衰竭，可伴有或不伴有低氧血症。使用的指征与 LVAD 或 BiVAD 相同。很多需要 VAD 辅助的患者，体外循环的时间非常长，这主要是由于迟迟未做出 VAD 辅助的决策，常常会造成心源性和非心源性肺水肿，使氧合受到损害。ECMO 还可紧急用于持续无法恢复的心脏停搏以及合并严重低氧血症的 ARDS 患者，使患者的肺功能也得以从相关的病理损伤中恢复。静脉 – 静脉（VV）ECMO 用于单纯的肺功能辅助（图 5.12）。

3）技术：在手术结束时，保留术中的体外循环插管（右心房和主动脉插管）。如果计划施行 ECMO，可在颈内静脉或股静脉置入静脉引流管，经股动脉、腋动脉或颈动脉加压回输氧合后的血液（图 11.7）。采用股动脉插管时应确保肢体远端的灌注。由于 ECMO 并不能减轻左心室的负荷，因此，有可能导致左心室膨胀伴充盈压升高，使心肌氧耗进一步加大。因此，建议考虑同期使用 IABP 或 Impella 来减轻左心室容量负荷[178]。对于心脏停搏的患者，可选择经皮穿刺股动、静脉转机进行复苏。

4）管理：为了获得最理想的 ECMO 疗效，建议采用最大限度的药物治疗，要点如下。

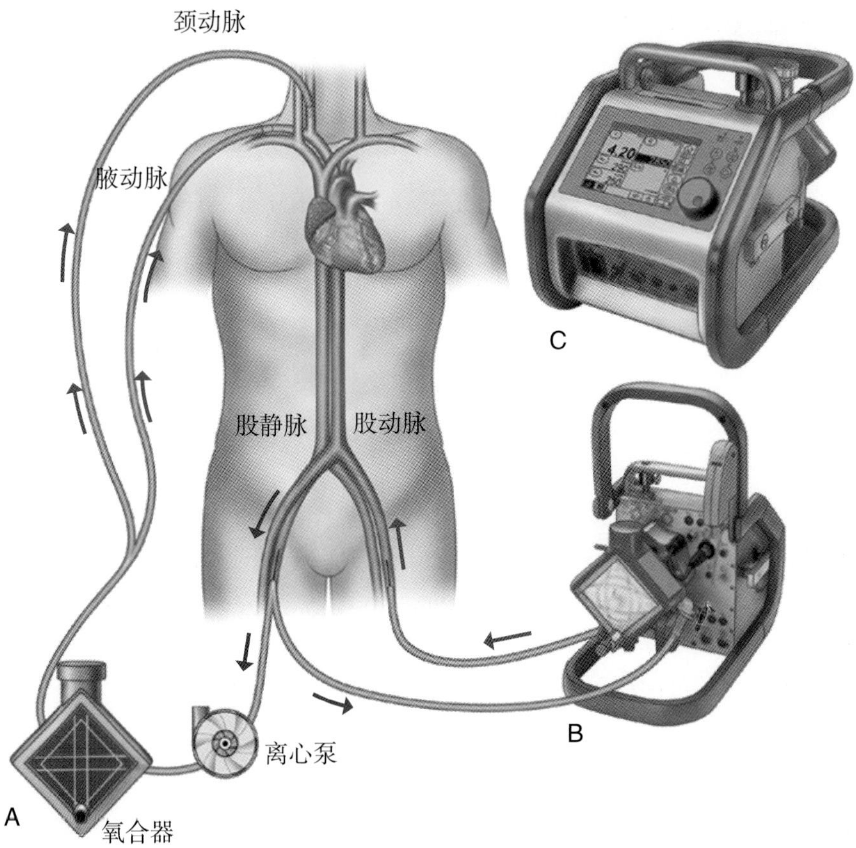

图 11.7　静脉－动脉（VA）ECMO 的插管位置。A. 血液从股静脉引流，经离心泵加压进入氧合器，回流进入股动脉、腋动脉 / 锁骨下动脉或颈动脉。B.Cardiohelp 系统是一种便携式 ECMO，包括离心泵和氧合器，方便患者的转运。在心脏外科手术时，保留术中的右心房和主动脉插管用于 ECMO，从而替代外周血管置管。C. Cardiohelp 操作控制台

a. 优化前负荷以保证肺灌注。

b. 使用 α 受体激动剂或血管升压素来维持 SVR，但升高的 SVR 及由支气管静脉回流至左心室的血液会导致左心室压升高，导致左心室内形成血栓或发生肺水肿。由于左心室的容量负荷并没有减轻，为避免肺水肿及左心室功能的恶化，应考虑使用 IABP 和 Impella 进行辅助。

c. 如果心脏仍有射血，股动脉－股静脉的 ECMO 可能会导致冠状动脉和脑缺血[142]。

d. 对于肺动脉高压，应积极使用肺血管扩张剂进行治疗。

e. 早期、积极地进行肾脏替代治疗。

f. 选择低潮气量的通气模式。

g. 为了减少出血，应在纵隔出血量很少后再启动抗凝治疗；如果选用肝素涂层管路，可以降低对 ACT 的要求。

5）如果患者曾遭遇严重的神经系统创伤或不适合心脏移植，通常在辅助 48 h 后停用 ECMO。如果 ECMO 辅助 1 周后心脏仍无恢复，则必须做出决策是否转为长期辅

助。应对神经系统、肺、肝及肾功能进行详细评估。但事实上，有时很难确定患者的器官功能障碍能否恢复，如果无法逆转，则禁用 LVAD。

6）结果：ECMO 的治疗效果取决于应用的适应证以及在启用时器官的衰竭程度。

a. 心脏外科术后需要 ECMO 辅助的患者，约 1/3 可生存 30 d 以上，但其中的大部分患者在停止辅助后即会死亡[166-167,209-212]。一项针对心脏外科术后患者因心源性休克而应用 ECMO 或 VAD 的研究发现：接受 VAD 的患者生存率更高，而在接受 ECMO 的患者中，仅有 16% 可以生存至出院[213]。

b. 一项大型多中心研究将术后 ECMO 评分引入评估体系，用于定量分析死亡风险。这一评分体系包括：女性（1 分），高龄（60～69 岁，2 分；＞70 岁，4 分），既往心脏外科手术史（1 分），启用 ECMO 前乳酸 ＞6 mmol/L（2 分），主动脉弓手术（2 分），术前卒中 / 昏迷（5 分）。1~3 分的死亡率为 45%~57%，≥4 分者死亡率升高至 70% 以上[210]。另一项研究证实：高龄、乳酸升高（ECMO 启用后 48 h ＞4 mmol/L）及肝、肾功能衰竭伴随更高的死亡率[211]。

c. 一项研究报告指出：因长时间心脏停搏而紧急实施 ECMO 患者的生存率为 31%[214]。

d. ECMO 发生并发症的概率较高。一项荟萃分析指出：47% 需要透析，43% 因出血而需再次手术，15% 发生纵隔伤口感染，11% 出现神经系统并发症，11% 发生下肢缺血[212]。

（8）短期 VAD

1）用于高危 PCI 或心源性休克人群的短期辅助：最好选择经皮植入，在 X 线透视辅助下完成置管。通常情况下，可以在导管室或杂交手术室完成以上操作。

a. Impella 系列产品：包括 LVAD 装置，例如 Impella 2.5、Impella CP 和 Impella 5.0，可为体循环提供血流，Impella RP 可提供右心室支持。

· Impella 5.0 配有一根 9F 导管和一个 21F 泵头，从股动脉置入，穿过主动脉瓣进入左心室（图 11.8）。此轴流泵可以从位于左心室腔内的导管远心端将血液抽出，泵入升主动脉。Impella CP 配有一根 9F 导管和一个 14 F 泵头，可提供 4 L/min 的辅助流量，是高危 PCI 患者的首选。

· Impella RP 设计用于 RVAD。

b. TandemHeart (PTVA) 系统 (LivaNova)：一种恒流离心泵，流量可达 5 L/min（图 11.9）。它包含了一根 21F 的穿隔导管，经股静脉置入，穿行房间隔进入左心房，用于将血液引出至一双腔泵，在磁力的驱动下，将血液经 15F 或 17F 的管路回输至一侧或双侧股动脉。使用肝素抗凝，建议 PTT 达到正常的 2.5~3 倍（65~80 s）或 ACT ＞200 s。此装置亦可用于心脏外科术后的左心室辅助，在左心房或左心室及主动脉直接置管；还可用于术后右心室辅助，以及因右心室心肌梗死所致心源性休克，在右心房和肺动脉直接置管或经皮置管均可。也可使用 TandemLife Protek Duo 进行右心室辅助，需经右侧颈内静脉置管[196-197]。

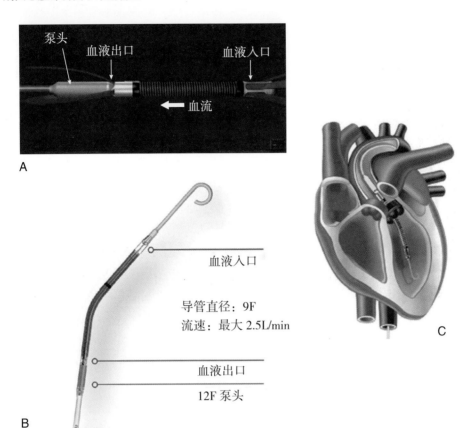

图 11.8　Impella 装置。A. 导管的基本结构设计。血液入口位于左心室，出口位于升主动脉，紧邻出口处为旋转泵。B、C. Impella 2.5（泵头直径为 12F）、Impella CP（泵头直径为 14F）及 Impella 5.0（泵头直径为 21F）的结构设计相似，经皮植入，穿过主动脉瓣

2）心脏外科术后短期辅助：可选择恒流泵（离心泵或轴流泵），并可在术中植入。这是最为方便和易于操作的单一心室或双心室短期辅助措施。通常使用数周，如果届时心肌功能仍不能恢复，可考虑转为长期辅助装置。

a. CentriMag：是一种离心血泵，采用标准插管技术，可提供双心室辅助；在管路上增加一个膜式氧合器后，即可成为 ECMO。离心泵采用磁悬浮转子，前向血流可达 10 L/min（图 11.10），可避免摩擦，减少血液破坏及溶血。可使用数月之久，但泵头和外置的管路在使用 6 周后即需更换。全身肝素化，建议将 PTT 调整至 60~100 s。

b. 如果缺乏获批装置，可使用 Bio-Medicus (Medtronic) 离心泵。其常规用于体外循环，可成功地提供短时单心室或双心室辅助，直到获得并植入专用装置。Bio-Medicus 也可用于 ECMO。

c. 可在升主动脉壁上缝一条人造血管，经此插入 Impella LD。

d. Impella 5.0 通常会通过外科切开经腋动脉 / 锁骨下动脉置入 [215]。

e. 可利用体外循环的右心房、主动脉插管来建立 ECMO。有多种 ECMO 模式，

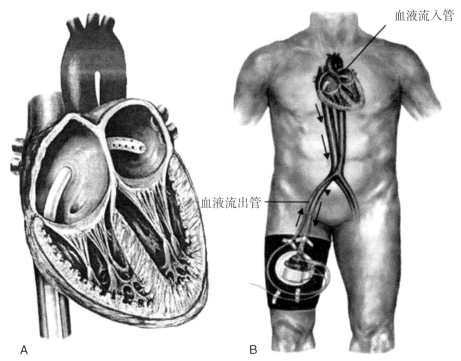

图 11.9　TandemHeart 经皮植入心室辅助系统。从股静脉置入插管，穿行房间隔进入左心房。动脉插管置于股动脉

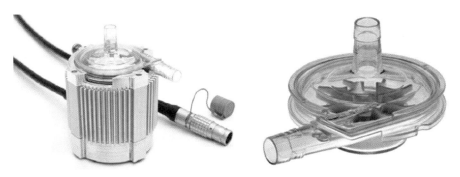

图 11.10　CentriMag 离心泵，右图为放大的泵头

包括 CentriMag 加氧合器方式（Quadrox, MAQUET），而 Cardiohelp（Getinge）系统则是使用 MAQUET Rotaflow 磁悬浮离心泵头，溶血概率很低（图 11.7），后者是一套集成系统，方便患者向三级医院转运[216-217]。

3）如果心肌功能没有恢复，则应决定是否换用长期辅助装置作为向心脏移植的过渡，抑或作为终极治疗手段，决策的制订取决于患者的神经系统功能及器官功能的恢复情况。因此，可以将这些短期辅助装置视为"最终决策前的过渡手段"。

（9）长期 VAD　已经从体积硕大、体外或体内植入的搏动系统演变为体内植入、小巧、非搏动性恒流装置，生物相容性更理想。新型设计的耐久性更好，多为无瓣膜设计，将结构简单的叶轮置于永磁磁场中，在机械轴承的支撑下快速旋转。长期辅助装置为前、后负荷敏感的，其减轻心室负荷的能力与搏动泵相同，但可以预设，从而降低因左心室过度减负造成的右心室衰竭风险。这些装置可有效维持器官灌注，可长期植入，作为心脏移植前的过渡或终极治疗手段（当患者不具备心脏移植条件时）。技术的进步使新一代的 VAD 更小，生物相容性更好，更耐用，包括装置内血栓形成等并发症的发生更少。

1）Impella 5.0：可长期辅助，用作心脏移植前的过渡治疗。流量可达 5 L/min，通过腋动脉植入，因此患者可以活动[215]。

2）HeartMate Ⅱ（HM Ⅱ）：是一种恒速轴流泵，可提供 10 L/min 的流量[219]。流入道插管置于左心室心尖部，流出道则通过一段人造血管连接于升主动脉（图11.11）。在腹膜前制作一囊袋，将泵体置入其中，将驱动导线从右上季肋区引出体外。人们曾使用肝素早期抗凝，但肝素会导致出血，而且这样做可能并无必要；而后人们选择华法林抗凝，目标 INR 设定在 2.0 左右。HM Ⅱ作为心脏移植前的过渡措施表现得非常出色，它也可以作为终极治疗手段。

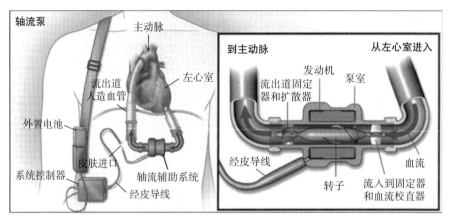

图 11.11　HeartMate Ⅱ是一种恒流血泵，流入道与左心室心尖部相连，流出道则通过一段人造血管与升主动脉相连（经 Massachusetts Medical Society 许可复制于：Slaughter, et al. N Engl J Med, 2019, 361:2241-2251.[219]）

3）HeartWare（HVAD）（Medtronic）：是一个非常小的装置，质量仅为 160 g，放置在左心室心尖部。包含一个小的依靠磁悬浮和流体动力转子驱动的离心泵，可产生 10 L/min 的流量，通过一条直径 10 mm 的人造血管将血液加压回流至主动脉（图11.12）[220]。本装置只有一个可活动的配件，没有机械轴承，可用于心脏移植前的过渡治疗和终极治疗。

4）HeartMate 3（HM 3）：是一种恒流离心泵，流入道直接插入左心室心尖，可将流量高达 10 L/min 的血液通过一段人造血管回流至升主动脉（图 11.13）。本装置的技术领先点在于"Full MagLev™"（全磁悬浮），使转子悬浮在磁场中，在没有摩擦力作用的情况下，转子的磨损会更小。这种无接触设计是为了更好地优化血液相容性，通过更柔和的动作来减少血液成分的破坏。同时，此装置增加了"人工脉冲"设计，促进对泵的冲洗来防止出现血液再循环区和停滞区[221]。它同样可用于心脏移植前的

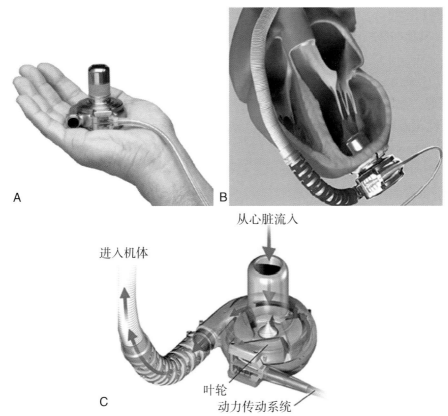

图 11.12　A、B. HeartWare 是一个仅有 160g 的辅助装置，置于左心室心尖部。C.血流进入辅助装置后，在一个磁性液膜悬浮叶轮的推动下进入主动脉 [Medtronic, Inc. 惠赠（A）；Rogers JG, et al., N Engl J Med, 2017, 376:451-460. Copyright ©2017 Massachusetts Medical Society. All rights reserved.[220] (B); Heart Ware® Ventricular Assist System, link for reference: https://www. heartware.com/sites/default/files/uploads/docs/ifu00184_rev08_patientmanual_uspma.pdf© 2020 HeartWare (C)]

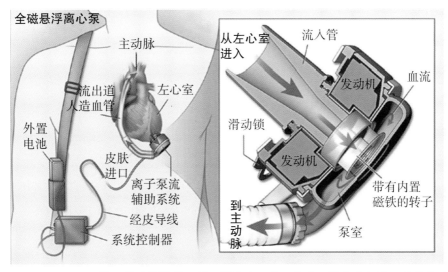

图 11.13　HeartMate 3 是一种磁悬浮离心泵，置于左心室心尖处，将血液加压回至升主动脉 [经 Massachusetts Medical Society 许可，复制于：Mehra MR, et al. N Engl J Med，2017，376(5):440-450.]

过渡和终极治疗。

5）其他一些轴流或转子泵辅助装置，如 Jarvik 2000 (Jarvik Heart)、HeartAssist 5（Reliant Heart）等[222-223]，均已成功应用于心脏移植前的过渡或终极治疗。

6）HeartWare 微小化 VAD（MVAD）：采用液压悬浮，即用一薄层血液将转子托起。血流随叶轮的轴向旋转而动，与流入道垂直。这样可降低叶轮受到的剪切力、优化血流路径，有助于改善血流动力学的表现。本装置还可以与一种被称为"qPulse™Cycle"的搏动性血流算法相结合，通过个体化的处理，达到增强主动脉瓣功能、减少慢性出血的目的。但此装置截至 2020 年中期时尚未获得 FDA 批准[224]。

7）虽然全人工心脏（TAH）有可能成为终极治疗手段，但目前仅获准用于向心脏移植的过渡。目前，最常用的 TAH 是 SynCardia 系统，它是人类于 1988 年首次植入的 Jarvik 7 人工心脏的延伸（图 11.14）。其包含两个带有机械瓣的人工心室和一条气动的动力传动线，所供气体用于推动聚氨酯隔膜，产生 9 L/min 的流量[225-227]。

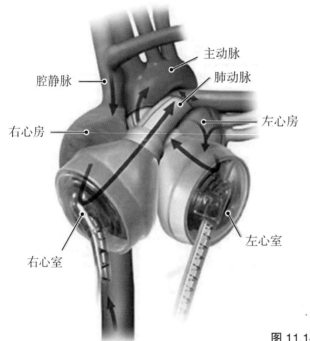

图 11.14　SynCardia 全人工心脏

8）人们还研发了其他很多长期 VAD 并进行了评估，目标就是尽量减少并发症、提高耐久性。技术的进展包括提供搏动性血流，可通过生理反馈控制流量，剪切力的下降提高了生物相容性，从而减少了血小板活化、溶血以及 vW 因子的损耗，进而减轻出血。这些技术进步已体现在 HM 3 和 HeartWare MVAD 上。经皮能量传输系统的改进可以降低感染的风险。

（10）并发症[188-199]　从早期搏动性血泵（Novacor, Thoratec, Abiomed BV, HeartMate XVE）逐渐演进至恒速轴流血泵，与机械循环支持相关的并发症已大幅度减少，但并未完全消除。短期辅助装置的最常见并发症是出血、卒中和器官衰竭，后者往往与循环辅助开始前的低血压和低灌注有关。与 VAD 相关的并发症如下。

1）出血：尽管中和了抗凝药物，但仍有相当一部分患者（最高可达 60%）需要再开胸探查止血、清除血块，否则可能导致心脏压塞（表现为装置引流不充分）。造成出血的原因包括：长时间体外循环手术相关的凝血功能异常，纵隔引流管周围有大量无效腔，延迟关胸，以及为了避免装置内血栓形成而在术后早期启动抗凝治疗。虽然早期抗凝是可取的，但一经发现出血即应停止，直至出血量减至很少。

a. 15%~30% 的患者会发生胃肠道出血，原因包括抗凝治疗、非搏动性血流、主动脉瓣发育畸形以及获得性 vW 因子缺乏。后者的出现是由于高剪切力导致 vW 因子高分子量多聚体的降解，而 HM 3 之所以较少出现这一问题正是因为剪切力较低[228]。

b. 使用 LVAD 常常会发生溶血、纤溶，并可能造成血小板功能障碍等[229]。

c. 一项研究发现，肝素诱导的血小板减少症（HIT）的发生率可高达 26%[230]。除非诊断 HIT 与心脏移植之间的间隔时间超过 3 个月，否则在心脏移植时应选用华法林或其他抗凝剂来替代肝素。

2）纵隔炎与脓毒血症：使用植入性 VAD，感染源通常与穿透皮肤的能量传输电缆相关，约 20% 的患者因此发生感染，15%~20% 会发展成纵隔炎或脓毒血症[231-232]。由于需要长期服用抗生素，因此非常容易发生耐药。另外，很多患者非常虚弱、营养不良，且同时有数量较多的血管内置管和有创管道，因此，病原菌易于定植。最为常见的病原菌为金黄色葡萄球菌和凝固酶阴性葡萄球菌、念珠菌及铜绿假单胞菌。感染会导致死亡率显著升高，尤其是真菌性心内膜炎，其发生率可高达 20%。这种情况一旦发生，在抗真菌的同时，应考虑紧急更换新的辅助装置或进行心脏移植，只有这样，才可能使患者获救。通常，感染可以得到控制，并不会影响心脏移植的成功率。

3）神经系统并发症：见于 10%~20% 的患者，发生缺血的概率大于出血，但脑出血所面临的死亡率更高[233]。缺血性脑卒中多与辅助装置或人造血管内形成的血栓相关，而出血性卒中相关的因素则包括：抗凝、获得性 von Willebrand 综合征、感染性心内膜炎、高血压及缺血性脑梗死的出血性转化。EDURANCE 试验发现：与 HM Ⅱ相比，使用 HeartWare 的卒中发生率会高出 2.5 倍（12% vs.30%）[220]；但如果血压控制满意，这两种装置的 2 年卒中发生率相近，均为 12%~15%[234]。而 MOMENTUM 试验显示：与 HM Ⅱ相比，HM 3 的卒中发生率下降了 50%（19% vs.10%）[221]。选择机械瓣置换主动脉瓣的患者，应使用组织包裹缝合环，以防止血栓的形成。既往接受主动脉瓣人工机械瓣置换的患者，如果需要植入循环辅助装置，应利用机体组织包裹机械瓣或隔断人造血管与机械瓣的连接，以预防血栓栓塞。

4）恶性室性心律失常：产生此类心律失常的原因包括心肌缺血、梗死或使用儿茶酚胺类药物[235]。在室颤发作期间，只要 PVR 不是过高，BiVAD 和 LVAD 均可正常工作；如果 LVAD 血流无法维持正常，则可能需要植入 RVAD。室颤可促进心室内形成血栓，应积极处理。为了避免长时间室颤对右心室造成的损害，应考虑早期复律。对于经皮植入的恒流辅助装置，可以行胸外按压，但通常无此必要，也不推荐[188]。

5）肾衰竭：通常是由于在 VAD 植入前存在长时间的低血压或低心排血量综合征所导致。如果没有其他器官衰竭（尤其是肝脏）或感染，在植入 VAD 后，血清肌酐通常可恢复至基线水平。应考虑在早期积极行肾脏替代治疗（通常为持续静脉 – 静脉血液滤过）。VAD 辅助患者如果出现持续的肾衰竭，死亡率将非常高。

6）呼吸衰竭：风险因素包括长时间体外循环、脓毒血症及输入多种血制品。

7）血管扩张性休克：多由于血管升压素水平异常降低所导致，而这一情况在需使用 VAD 的患者中并不少见。事实上，可以发现患者对血管升压素存在高敏反应。使用精氨酸血管升压素可有效升高这些患者的平均动脉压，最大剂量可以达到 0.1U/min [187]。

8）心力衰竭进一步恶化，原因如下。

a. 新发主动脉瓣反流：在植入 HM Ⅱ 的患者中，有 30% 在 2 年后会发生主动脉瓣反流。这可能与过度降低心室负荷、主动脉瓣缺少启闭动作有关，主动脉瓣将因此发生重构、交界融合。保持一定程度的搏动性血流有助于减少此类并发症[236]。

b. 植入 LVAD 后早期，15%~25% 的患者会发生右心室衰竭，约 4% 的患者需要植入 RVAD [194,201]。这种情况通常是因为左心室过度减负，而右心室前负荷增加，使既已存在的右心室功能障碍被显露出来。预测需要植入 RVAD 的因素包括：通过导管或超声心动图检查可发现右心室功能障碍的征象（高 PVR，高 PCWP/CVP），呼吸机依赖及肾功能障碍。ENDURANCE 试验显示：与 HM Ⅱ 相比，HeartWare 导致右心衰竭的风险更高[220]。

c. 辅助装置泵内血栓：与湍流、几何构型及抗凝不足有关。随着新型装置的设计改进，该并发症发生率逐渐减少，例如 HM 3 引发的泵内血栓发生率仅为 1% [221]。

9）接受 LVAD 的患者被致敏后，由于交叉配型的问题，此类患者可接受心脏移植的比率会下降；进一步而言，即使移植，其免疫排斥的风险也更高。但在移植完成后，此类患者的生存率与那些移植前未经 LVAD 过渡、未被致敏的患者相同。静脉注射免疫球蛋白和环磷酰胺进行免疫调节治疗可抵消致敏所造成的问题[237]。

6. 体循环高血压

（1）概述

1）心脏直视术后发生高血压的情况相当常见，即使术前无高血压病史的患者亦如此。在手术刚刚结束的早期，由于低体温、交感张力升高及压力感受器敏感性发生改变，导致血管收缩，引发高血压。慢性高血压、糖尿病、血管疾病及慢性肾脏病患者，发生术后高血压的情况更为常见。

2）导致高血压的最常见原因是 SVR 的升高，而非心脏高动力。因此，在拟定治疗方案前，必须对血流动力学状态进行评估。永远不要主观假设高血压是心脏高动力的结果。如果心排血量处于临界状态，而高血压是由于血管收缩所致，此时停用正性肌力药物将导致血流动力学状态的迅速恶化。

3）治疗的目标是将收缩压维持在 < 130 mmHg，平均动脉压在 < 90 mmHg。积

极的治疗可以确保尽可能降低高血压的潜在负面影响，包括：后负荷的增加（可导致收缩期室壁张力升高，进而引发心肌缺血及心室功能损伤）、纵隔出血、缝合线崩裂、主动脉夹层及卒中。

（2）病因

1）体外循环将导致去甲肾上腺素、血管升压素水平升高，肾素–血管紧张素系统发生改变，自主神经张力升高，诱发交感神经兴奋状态。

2）由于低体温、血管升压素或低心排血量状态所致的血管收缩。

3）发热、焦虑、疼痛、躁动，以及镇静药物停用后患者开始清醒。

4）血气分析结果异常（低氧血症、高碳酸血症、酸中毒）。

5）咽喉部的操作（调整气管插管的位置、置入胃管或食管超声探头）。

6）左心室高动力，尤其是左心室肥厚的患者。

7）CABG + 颈动脉内膜剥脱术后，压力感受器功能发生改变。

8）严重急性低血糖。

（3）评估

1）仔细体检，尤其应重点关注呼吸音及外周灌注情况。

2）评估心脏血流动力学情况。

3）复查血气分析、血清钾及血细胞比容（HCT）。

4）分析胸部 X 线片及 12 导联 ECG。

5）注意：对于纵隔出血的患者，不应忘记检查胸管引流液。

（4）治疗　应将收缩压控制在 100~130 mmHg（平均动脉压约为 80 mmHg）。治疗的目标是：在充分降低 SVR、减少心肌氧耗的同时，保证冠状动脉灌注压。这样的治疗方案常常可以使心肌功能得到改善。在理想的情况下，抗高血压药物可以防止心肌缺血，但又不会对心率、房室传导及心肌收缩力产生负面影响。术后早期用药时，应选择起效快的药物，且在血流动力状态发生变化后药效能迅速消失。

1）确保满意的氧合及通气。

2）如果心排血量满意，可使用扩血管药物。

3）如果心排血量处于临界状态 [心指数 < 2.0 L/（min·m^2）]，可同时使用扩血管药物及正性肌力药物。

4）使用下列药物进行镇静：异丙酚 25~75 μg/（kg·min），右美托咪定 0.5~1.5 μg/（kg·h），静脉注射咪达唑仑 2.5~5.0 mg 或吗啡 2.5~5.0 mg。通常，对于全辅助通气且在短时间内没有拔除气管插管计划的患者，首先启动镇静治疗是合理的；但对于早期拔除气管插管的患者来说，应首先使用抗高血压药物而非镇静剂。

5）控制寒战：静脉注射哌替啶（杜冷丁）25~50 mg，右美托咪定 0.75~1.0 μg/（kg·h），或肌松剂（总是与镇静药物同时使用）[238]。

7. ICU 内常用的扩血管药物及抗高血压药物

（1）概述

1）一系列药物可用于治疗高血压（表 11.8），它们的血流动力学效应取决于患

表 11.8　常用静脉抗高血压药物的配制及剂量

药 物	配 制	剂 量
硝普钠	50 mg/250 mL	0.1~8 μg/（kg·min）
硝酸甘油	50 mg/250 mL	0.1~5 μg/（kg·min）
钙通道阻滞剂		
氯维地平	50 mg/100 mL	1~21 mg/h
尼卡地平	50 mg/250 mL	5~15 mg/h
地尔硫䓬	100 mg/100 mL 5% 葡萄糖液	0.25 mg/kg 推注，用时 2 min；继之 0.35 mg/kg 推注，用时 2 min；随后 5~15 mg/h
维拉帕米	120 mg/250 mL	0.1 mg/kg 推注，用时 2 min；继之 2~5 μg/（kg·min）维持
β 受体阻滞剂		
艾司洛尔	2.5 g/250 mL	0.25~0.5 mg/（kg·min）推注；继之 50~200 μg/（kg·min）维持
拉贝洛尔	200 mg/200 mL	1~4 mg/min
肼屈嗪		10~20 mg 静脉注射，每 6h 1 次
非诺多泮	10 mg/250 mL	初始剂量为 0.05~0.1 μg/（kg·min），最高可达 0.8 μg/（kg·min）

者的血管内容量状态、心肌功能及抗高血压的作用位点。扩血管药物是通过提高静脉的容积（降低前负荷）、降低动脉阻力（降低后负荷，通常也会降低前负荷）来实现降压作用；其他一些抗高血压药物则是通过抑制中枢性肾上腺素的释放、表现出负性肌力作用来实现，数种扩血管药物也通过这一机制发挥作用。因此，在选择药物前，应对心功能进行充分评估。

2）抗高血压药物最常用于术后早期，即患者尚处于低体温、血管收缩及高血压状态的阶段。当血管出现扩张时，应逐步减停药物，将收缩压维持在 100~130 mmHg。可单独使用扩血管药物，也可能与正性肌力药物同时使用，通过降低 SVR 来改善心肌功能。

3）ICU 内最常用的静脉抗高血压药物为硝普钠和氯维地平，两者均为短效药物。其他一些静脉用药也可根据实际情况选用，例如硝酸甘油、钙通道阻滞剂（尼卡地平）、β 受体阻滞剂（间断静脉推注美托洛尔或持续滴注艾司洛尔或拉贝洛尔）、肼屈嗪及非诺多泮。

4）对于大部分无慢性高血压史的患者，术后仅表现为短暂性高血压，通常术毕 24 h 后不需要使用抗高血压药物。但对于有高血压病史的患者，在转出 ICU 前，即应恢复口服抗高血压药物。根据患者的血流动力学状态及肾功能来选择理想的药物。

（2）硝普钠

1）血流动力学效应。

a. 硝普钠主要是通过松弛动脉血管平滑肌来达到降低 SVR 和 PVR 的作用。它对静脉容量血管也有作用，可降低前负荷，但作用较弱。总体效应表现为降低血压及充盈压，常常可以改善左心室功能。为了维持或改善心排血量，通常需要中等程度扩容，以使充盈压达到最佳水平。实现路径为：优化前负荷→降低后负荷→恢复前负荷。如果在使用硝普钠时出现反射性心动过速，通常意味着低血容量。

b. 硝普钠是一个非常危险的药物，使用时务必留置动脉测压管以便密切监视血压的变化。其起效速度非常快（数秒之内），可以使血压骤然下降；但幸运的是，其药效可在 1~2 min 内消失。

2）适应证。

a. 控制因 SVR 升高导致的高血压：如果心功能处于边缘状态、充盈压升高、SVR 较高，则硝普钠是一个非常好的选择。

b. 改善高 SVR 状态下的心肌功能：此时患者通常表现为高血压状态。硝普钠与正性肌力药物联合使用效果最好。

3）剂量：将 50 mg 硝普钠溶入 250 mL 溶液中，初始剂量为 0.1 μg/（kg·min），必须用铝箔纸包裹注射瓶，防止光照导致药物分解。可以逐渐加大剂量，极限用量为 8 μg/（kg·min）。

4）不良作用。

a. 可能造成心肌缺血，原因如下。

• 舒张压下降。如果舒张压下降而充盈压并未降低，则舒张期心肌跨壁压差将会下降，营养心肌的冠状动脉血流量将会减少，有可能造成心肌缺血。

• 冠状动脉循环中阻力血管的扩张将导致冠状动脉窃血，血流经行分流通道而无法进入缺血区。

• 引起反射性心动过速。

b. 心肌收缩力及等容收缩期左心室内压力上升最大速率（dp/dt）反射性增强，因此，对于主动脉夹层的患者，在给予 β 受体阻滞剂之前，一般不会使用硝普钠，除非患者存在心动过缓。

c. 抑制缺氧性肺血管收缩，导致 V/Q 不匹配及低氧血症。

d. 扩张血管作用出现快速耐受。

e. 氰化物毒性：硝普钠可代谢为氰化物，然后在肝脏中转化为硫氰酸盐。氰化物毒性表现为代谢性酸中毒和混合静脉 PO_2 升高，这种情况见于大剂量 [> 8 μg/（kg·min）] 使用数天之久的患者（12~24 h 累积剂量 > 1 mg/kg），也可见于肝功能障碍的患者。体外循环期间出现的溶血和游离血红蛋白释放，可加速游离氰化物从硝普钠中的释放[239]。中等程度的氰化物毒性可通过将氰化物转化为硫氰酸盐，并由肾脏排泄，达到解毒效果。

- 可输入碳酸氢钠来应对代谢性酸中毒，剂量为 1 mmol/kg。
- 静脉注射硫代硫酸钠 150 mg/kg（约 12.5g 硫代硫酸钠溶入 5% 葡萄糖溶液 50 mL），注射用时 10 min。

f. 硫氰酸盐的毒性（> 5 mg/dL）：如果长期使用硝普钠，尤其在肾排泌功能受损，无法正常排出硫氰酸盐时，也会出现相应的毒性。主要症状为呼吸困难、呕吐、精神状态改变，如头晕、头痛或意识丧失。严重氰化物及硫氰酸盐中毒的治疗均可使用亚硝酸盐来诱导高铁血红蛋白的形成，高铁血红蛋白与氰化物结合后可形成无毒的氰化高铁血红蛋白。

- 吸入亚硝酸异戊酯 1 支，时间为 15 s。
- 以 2.5 mL/min 的速度缓慢静脉推注亚硝酸钠 5 mg/kg，即给予 3% 的亚硝酸钠溶液 10~15 mL。如果毒性再次出现，则可再次注射，剂量为初次剂量的一半。
- 注射上述剂量的硫代硫酸钠来转化氰化物，氰化物则逐步从氰化高铁血红蛋白中解离，以硫氰酸盐的形式被肾脏排泌。

（3）硝酸甘油

1）血流动力学效应。

a. 硝酸甘油的主要作用为扩张血管，可以通过降低前负荷、充盈压、每搏输出量及心排血量来降低血压。如果充盈压满意，硝酸甘油可以维持主动脉舒张期灌注压，但如果剂量过大，则可能造成一些动脉扩张。在低血容量或心排血量处于临界状态时应避免使用，否则将导致心排血量进一步下降，出现反射性心动过速。

b. 硝酸甘油可扩张冠状动脉，改善缺血区血供[240]。

c. 静脉注射硝酸甘油可在 2~5min 起效，持续作用时间为 10~20 min。

2）适应证。

a. 与心肌缺血或充盈压升高相关的高血压。

b. ECG 呈现心肌缺血改变。术前，硝酸甘油可与去氧肾上腺素联用，以维持冠状动脉灌注压。

c. 冠状动脉痉挛。

d. 对肺动脉高压患者，硝酸甘油可降低右心室后负荷，改善右心室功能。

3）剂量：将硝酸甘油 50 mg 溶入 250 mL 溶液中，起始剂量为 0.1 μg/（kg·min），剂量可逐渐提高至 5 μg/（kg·min）。用于预防桡动脉桥血管痉挛的剂量仅为 5~10 μg/min。输注硝酸甘油的输液器管路必须为非聚氯乙烯材料，否则会导致高达 80% 的硝酸甘油被吸收。

4）不良作用：硝酸甘油可被肝脏代谢成为亚硝酸盐，其可使血红蛋白氧化成为高铁血红蛋白。如果患者在数日内静脉注射很大剂量 [> 10 μg/（kg·min）] 硝酸甘油或罹患肝肾功能障碍，有可能会并发高铁血红蛋白血症，损害氧的运输。如果血液呈巧克力色，或血氧仪测得的氧饱和度低于 PaO_2 下的预期值，则提示可能并发高铁血红蛋白血症。如果高铁血红蛋白水平升高（超过总血红蛋白的 1%）则可确诊。当高铁血红蛋白水平未超过 15%~20% 时，相关症状（发绀、进行性虚弱及酸中毒）通常不明显。治疗方案是按照 1 mg/kg 静脉注射 1% 亚甲蓝溶液[241]。

（4）钙通道阻滞剂（CCB）

　　1）血流动力学及电生理效应。

　　a. CCB 类药物可以通过松弛血管平滑肌、扩张外周血管来控制血压。不同的CCB 对血流动力学及电生理的作用不同（表 11.9）。在围手术期使用此类药物可降低心肌梗死、心肌缺血及室上性心律失常的发生率，也可以提高生存率[242]。

表 11.9　钙通道阻滞剂的药效

	氯维地平	尼卡地平	地尔硫䓬	维拉帕米	硝苯地平	氨氯地平
正性肌力作用	0	0	↓	↓	0 ↑	0
心率	0	0 ↑	↓↓	↓↓	↑	0
房室传导	0	0 ↑	↓↓	↓↓	0	0
体循环阻力	↓↓↓	↓↓↓	↓↓	↓↓	↓↓	↓↓
冠状动脉阻力	↓↓	↓↓↓	↓↓	↓↓	↓↓	↓↓

0：无作用；↑：增加；↓：降低。箭头的数量反映相对强度

　　b. 其他作用：扩张冠状动脉、负性肌力作用、降低窦房结的自主节律性（减慢窦性节律），还可以减慢房室结的传导速度（在应对房性心动过速时可减慢心室率）。

　　2）适应证。

　　a. CCB 是控制术后高血压的一线用药。由于静脉注射氯维地平和尼卡地平并不产生负性肌力作用，因此无论心排血量如何均可使用；而其他 CCB 类药物存在负性肌力作用，适用于控制血管痉挛或房颤时的心室率，而非术后高血压。

　　b. 治疗冠状动脉痉挛。

　　c. 预防桡动脉痉挛。

　　d. 在房颤或房扑时，减慢心室率（地尔硫䓬）。

　　3）氯维地平：一种短效 CCB 类药物，可松弛动脉平滑肌，但不会产生心肌抑制。此药不降低前负荷，但可通过降低后负荷来改善左心室功能。用药 2~4 min 后即可降低血压，半衰期仅为 1 min，而药效可以维持 5~15 min。此药可被血液和组织中的酯酶代谢，因此可安全地用于肝、肾功能障碍患者[243-244]。

　　a. 适应证：由于氯维地平起效迅速，并通常在 6 min 内即可达到目标血压，因此成为控制术后高血压极其出色的一线用药。它可以减小血压的波动，一旦遭遇血流动力学的问题，药效也可以迅速消失。氯维地平常用于 TAVR 术中，这是由于在瓣膜施放的过程中，血流动力学状态会发生急剧变化。对主动脉夹层患者的初始药物治疗中，氯维地平是 β 受体阻滞剂的良好补充[245-246]。

　　b. 剂量：初始剂量是 1~2 mg/h，如果血压仍然较高，可每隔 90 s 将剂量加

倍。如果血压接近目标值，剂量的增加幅度要减小，每次间隔时间也要调到 5~10 min。常规的维持剂量为 4~6 mg/h，但最高可以达到 21 mg/h。此药为预配剂型，溶于 50 mL 或 100 mL 溶液中，浓度为 0.5 mg/mL。

c. 优势：ECLIPSE 试验结果显示，与硝普钠或硝酸甘油相比，氯维地平可更有效地将血压维持在目标区间；如果目标区间较小，相较尼卡地平，氯维地平可以更有效地减小血压的波动[247]。

4）尼卡地平：可选择性松弛动脉血管平滑肌，降低 SVR。此药无明显负性肌力作用，仅会轻微加快心率，对房室传导无影响。尼卡地平起效快，但半衰期可达到 45 min，药效能够持续 4~6 h。

a. 适应证。

• 对于血流动力学状态稳定的患者，此药是一种绝佳的一线控制血压用药，因为其起效快速、选择性扩张动脉血管、对心脏影响很小。唯一的担心是在血流动力学状态发生改变时，其药效作用时间较长。

• 用于预防桡动脉桥痉挛的剂量为 0.25 µg/（kg·min）[248]。联合使用静脉注射硝酸甘油可获得更理想的预防效果[249]。但一项研究发现：对于已经存在痉挛的冠状动脉血管桥，尼卡地平与硝酸甘油合用的扩张血管效果并不优于单独使用硝酸甘油[250]。

b. 剂量：将尼卡地平 50 mg 溶于 250 mL 溶液中，初始剂量为 5 mg/h，每隔 5~15 min 可以增加 2.5 mg/h，最大剂量为 15 mg/h。

c. 与硝普钠相比，尼卡地平的优势在于：可以更稳定地控制血压、避免前负荷下降和反射性心动过速，同时可避免冠状动脉窃血。尼卡地平具有强效的扩张冠状动脉作用，可以改善缺血区血供。有研究发现：与硝酸甘油相比，尼卡地平可以缩小术后心肌缺血的范围、缩短缺血时间[251]。

d. 缺点：作用时间过长，可能会为血流动力学状态不稳定的患者带来麻烦；同时会提高 V/Q 比，进而造成低氧血症。

5）地尔硫䓬：可以通过降低 SVR 来降低血压，但由于其对心脏有明显影响，因此，在抗高血压治疗上的使用受到限制。地尔硫䓬的负性肌力作用会抑制心脏的收缩功能、减慢心率、抑制房室传导。当将地尔硫䓬用于其他适应证时，降低血压是一项附加优势，但如果患者当时的血压并未升高，则这一"优势"可能会成为劣势。

a. 适应证。

• 可减慢房颤患者的心室率：地尔硫䓬可减慢房颤传导，并造成传导阻滞，因此，在静脉给药时，务必有起搏器备用。注意：当患者发生房颤时，血压和心排血量常常会表现为临界状态，因此，此时使用地尔硫䓬来控制心室率会受到限制；但另一方面，心室率的控制有助于提高每搏输出量和血压。如果血压处于临界状态，可联合使用纯 α 受体激动剂与地尔硫䓬。如果血压低至无法接受，应考虑复律措施。

• 预防桡动脉桥血管痉挛。

- 治疗冠状动脉痉挛（地尔硫䓬具有较强的扩张冠状动脉作用）。
- 存在其他适应证的同时伴有高血压，可应用此药降压（例如，预防桡动脉桥痉挛或减慢房颤患者的心室率）。

  b. 剂量：静脉推注 0.25 mg/kg，用时 2 min；并可在 15 min 后再次推注，剂量为 0.35 mg/kg。然后将 100 mg 地尔硫䓬溶入 100 mL 溶液中，以 5~15 mg/h 的速度持续滴注。

  6）维拉帕米：可以通过降低 SVR 来降低血压，但同时对心肌收缩力存在显著抑制作用，也会减慢心率并抑制房室传导。术后早期应用此药的适应证与地尔硫䓬相同，但会首选地尔硫䓬。将 120 mg 维拉帕米溶入 250 mL 溶液中，以 0.1 mg/kg 的剂量静脉推注后，以 2~5 µg/（kg·min) 持续滴注。

  7）硝苯地平：是一种强力动脉血管扩张剂，通过降低 SVR 来降压。由于可导致压力感受器介导的反射性心动过速及轻度的心肌收缩力提高、房室传导加速，因此可提高心排血量。此药也是强力的冠状动脉扩张剂，有助于治疗冠状动脉痉挛。虽然它能有效地治疗高血压，但由于药效作用时间长（6~8 h），因此很少会在 ICU 内使用。

  8）氨氯地平：是一种口服 CCB 类药物，可降低 SVR 和血压。由于其可降低后负荷，因此可带来心排血量的增加。此药无负性肌力作用，对窦房结及房室结传导无影响。口服后可逐渐降低血压，作用时间可长达 24 h。因此，氨氯地平适用于长时间的血压控制。氨氯地平是有效的抗血管痉挛剂，因此常用于预防桡动脉血管桥痉挛，剂量为 5 mg /d。氨氯地平可与 β 受体阻滞剂联合使用降压，如因心动过缓无法使用 β 受体阻滞剂时也可单独使用。

（5）β 受体阻滞剂

  1）血流动力学效应。

  a. 与扩张血管的药物不同，β 受体阻滞剂主要是通过负性肌力和负性变时作用来降低血压。此类药物可以降低心肌收缩力、减少每搏输出量和心排血量，并通过抑制窦房结来减慢心率。β 受体阻滞剂的抗高血压作用还源于对中枢交感兴奋的减弱及对肾素活性的抑制。

  b. β 受体阻滞剂可减慢房室结传导速度，由此可能造成房室传导阻滞。因此，在静脉推注 β 受体阻滞剂时，应备有起搏器。此电生理作用可在应对房性心动过速时减慢心室率。

  2）适应证。

  a. β 受体阻滞剂可用于控制术后心排血量满意状态下的收缩期高血压，尤其适用于左心室功能正常和（或）左心室肥厚患者的高动力、心动过速状态。注意：对于心排血量下降的高血压患者，应避免静脉给予 β 受体阻滞剂。

  b. 可常规用于房颤的预防（通常是口服美托洛尔或卡维地洛）或治疗（通常是静脉用美托洛尔），而降压可产生额外的获益（或不利作用）。

  c. 对于疑似急性主动脉夹层的患者，可在初始评估期即开始使用 β 受体阻滞剂，同时达到降压和减慢心率的作用。

3）艾司洛尔：是一种心脏选择性 β 受体阻滞剂，具有超快起效、药效作用时间短等特点，推注后 2 min 起效，5 min 即可达到稳定的血药浓度，停药后 10~20 min 药效消失。由于其药效持续时间非常短，可用于 ICU 内处理高心排血量下的短暂性高血压，也可作为急性主动脉夹层的初始治疗。

a. 心排血量下降的高血压患者禁用艾司洛尔。在每搏输出量低的情况下，通过加快心率可维持正常的血压和心排血量。在这种情况下，应用艾司洛尔，其负性肌力作用及轻度的心率减慢作用会导致血压和心排血量下降。即使患者的心排血量非常理想，艾司洛尔的降压作用通常也会比减慢心率作用明显很多。

b. 有支气管痉挛史的患者可以安全地使用艾司洛尔，此药仅选择性作用于心脏的 β 受体。

c. 剂量：手术刚刚结束的一段时间内，患者对艾司洛尔非常敏感，因此初始应先给予 0.25 mg/kg 或更低剂量以确定其对血压和心率的影响。如果不能充分降压，再重复推注一次，剂量不超过 0.5 mg/kg；而后以 50~100 μg/（kg·min）维持。其间可以再次推注，并可将滴注速度调至最大剂量 200 μg/（kg·min）。滴注的药物溶液浓度为 2.5 g 艾司洛尔溶入 250 mL 溶液。

4）拉贝洛尔：同时具有 α 受体和 β 受体阻滞剂作用，并可直接扩张血管。口服剂型的 β：α 作用比为 3：1，而静脉剂型则为 7：1。对于心脏外科手术后的患者，静脉注射拉贝洛尔的降压作用主要是通过其负性肌力作用和变时作用来实现的。α 受体阻滞作用可以防止血管发生反射性收缩[252]。

a. 静脉剂型的拉贝洛尔起效快，推注 5 min 内即可发挥最大降压作用，持续滴注则需要 10~15 min。此药的药效可持续约 6 h，因此可用作长效抗高血压药物。对于主动脉夹层患者，无论术前还是术后，均表现出理想的疗效。

b. 剂量：静脉推注拉贝洛尔 0.25 mg/kg，用时 2 min；如果没有达到治疗目标，每 15 min 追加 0.5 mg/kg（总剂量可达 300 mg）。另外，也可将 5 mg/mL 的拉贝洛尔溶液 40 mL 加入 160 mL 溶液，即 200 mg/200 mL，然后以 1~4 mg/min 的速度持续滴注。

5）美托洛尔：是一种选择性作用于心脏 β 受体的阻滞剂，常规口服用于预防房颤（起始剂量为 12.5~25 mg，每天 2 次）。在心室率过快的情况下，可以每 5 min 静脉推注 2.5~5 mg，重复 3 次。静脉用药后 2~3 min 起效，20 min 达到峰浓度，药效持续时间可达 5 h。虽然美托洛尔具有降压作用，但用于治疗快速房颤的剂量通常并不能使血压降至目标水平，因此，在 ICU 内通常不会选择静脉注射美托洛尔进行降压，除非患者伴有心动过速。加大口服剂量有助于降低术后血压，但要求心率须 > 60 /min，且心功能良好。

（6）肼屈嗪

1）肼屈嗪可以直接作用于小动脉血管，导致其扩张，从而降低 SVR 和血压。后负荷的降低有助于改善心功能，但常常会引起代偿性心动过速。

2）适应证：在抗高血压治疗从静脉剂型向口服剂型转换过程中，如果血压的控制未达到目标，可在必要时给予肼屈嗪，这是最常见的应用。患者术后常常会以稍低于术前的剂量恢复术前抗高血压药物，但术后高血压可能会持续数日，而后逐渐消失。必要时使用肼屈嗪可以避免临床医生过度地加大抗高血压药物的剂量或采用多种药物联合降压，否则，当术后短暂性交感兴奋状态缓解后，即会呈现低血压。

3）剂量：常规剂量为 10 mg，静脉注射，每 15min 1 次，直至起效，而后必要时每 6 h 1 次。另一种较少用的给药方式为肌内注射 20~40 mg。静脉用药后 5~10 min 起效，20 min 达到峰浓度，药效持续时间为 3~4 h。

（7）非诺多泮

1）非诺多泮是一种多巴胺受体（DA1）激动剂，可快速作用于外周血管和肾血管，达到扩张血管的目的。此药可在给入 5 min 后起效，药效持续时间短于 30 min。在抗高血压的同时可引起反射性心动过速和每搏输出量增加，带来心排血量增加[253]。非诺多泮还可以降低 PVR，有助于改善术前存在右心室功能障碍患者的心功能。其对肾功能的益处来自对入球小动脉的扩张，使肾血流量增加。此药还可以通过直接增加钾的排泄及加强 K^+–Na^+ 交换，导致低钾血症。

2）适应证：很少用于治疗术后高血压，但如果因术中需要肾保护而使用此药时，可以通过加大剂量来快速地控制严重的高血压。

3）剂量：将非诺多泮 10 mg 加入 250 mL 溶液中，以 0.05~0.1 μg/（kg·min）的初始剂量持续滴注；每 15min 可以增加 0.05~0.1 μg/（kg·min），直至达到疗效，最大剂量为 0.8 μg/（kg·min）。通常，可提供肾保护效应的非诺多泮剂量 [0.1 μg/（kg·min)] 并不会导致低血压。

（8）心脏外科手术后抗高血压药物的选择

1）当充盈压正常或轻度升高、心排血量满意或处于临界状态，最好使用选择性扩张动脉且对心脏影响较小的药物。

　　a. 氯维地平：是一种超短效动脉扩张药，可迅速达到目标血压，且在血流动力学受损时，药效可以快速消除。它是 TAVR 术中和术后的首选用药，如果患者在手术结束时仍有高血压，可加用异丙酚。

　　b. 硝普钠：是一种可以同时扩张动脉和静脉的药物，因此可降低升高的充盈压，在降低血压的同时增加心排血量。如果充盈压较低，则必须补液扩容，避免硝普钠导致的血压骤降。由于硝普钠药效强劲，启用时务必小心，防止血压的过度下降，因此，与氯维地平相比，通过使用硝普钠来达到目标血压的时间反而会较长。如果患者在转入 ICU 的过程中使用此药，应非常小心。

　　c. 心脏外科术后出现的高血压常常是短暂性的，因此，最好避免使用诸如尼卡地平这样的长效药物，否则可能在药效消失前出现低血压。

　　d. 无论使用上述哪一种抗高血压药物，如果患者的心排血量低或处于临界状态，都应考虑加用正性肌力药物。在这种情况下，通过优化前负荷和降低后负荷无法使病情得到改善。

2）静脉注射硝酸甘油适用于充盈压高、心排血量正常的患者，可以减少静脉回流、降低充盈压、每搏输出量、心排血量及血压。如果存在心肌缺血的迹象，使用此药将会对病情有所帮助。但是，如果患者为低血容量或心排血量处于临界状态，最好避免静脉使用硝酸甘油。

3）如果心脏处于高动力状态，即充盈压理想、高心排血量，常常还会合并心动过速，此时应选择有负性肌力作用和变时作用的 β 受体阻滞剂，如艾司洛尔；也可以选择 CCB 类药物，尤其是像地尔硫䓬这样具有负性变时作用的药物，它们可以改善心肌有氧代谢，特别适合有心肌缺血的患者。在手术结束时出现的心动过速常常令人担忧：可能与使用儿茶酚胺或低血容量有关，较易处理；但也可能是心肌损伤或缺血的征象，应尽可能及时发现原因并处理。对于右心室或左心室功能受损而出现心动过速的患者，一定要避免使用 β 受体阻滞剂。

4）一旦患者可以使用口服药物，则可将静脉用药逐步减停，同时密切监测血压，观察口服药的疗效。一般情况下，患者术前服用的药物应在术后恢复使用，但对于一些特殊情况，则需要进行如下考虑。

a. 为了防止发生房颤，所有患者均应使用 β 受体阻滞剂（口服美托洛尔 12.5~75 mg，每天 2 次），可有效治疗窦性心动过速，同时可控制血压。如果患者没有心动过缓，可以安全、有效地使用 β 受体阻滞剂。如果患者左心室功能受损，但并没有低心排血量综合征及升压药依赖，可以使用卡维地洛，它是一种同时对 α 受体和 β 受体有阻滞作用的药物，起始剂量为 3.125 mg，每天 2 次；如果耐受良好，最大剂量可升至 25 mg，每天 2 次。

b. 次选方案通常为 ACEI，如赖诺普利，5~10 mg 口服，每天 1 次。对于所有心功能不良（EF < 40%）患者均应考虑使用此类药物，慢性肾脏病也并非此药的使用禁忌 [254]。但在术后早期阶段，罹患急性肾损伤的患者应慎用，此时稍高的血压有助于改善肾灌注。另一替代方案，或针对无法耐受 ACEI 者（通常是因为咳嗽），可选择 ARB 类药物：如氯沙坦，25~50 mg 口服，每天 1 次；也可以使用缬沙坦，80 mg，每天 1 次。

c. 第三种方案通常为 CCB 类，如氨氯地平，此药并不具有正性肌力作用，也不会影响心率。地尔硫䓬主要用于房颤患者的心率控制，也用于预防桡动脉血管桥痉挛。

d. 长效硝酸盐类药物能扩张冠状动脉，可用于接受桡动脉桥血管移植的患者，此药还具有抗高血压作用。

8. 围手术期心肌梗死

虽然心肌保护有所进步，采取了非体外循环手术，外科技术也越来越精细，但仍有一小部分患者会罹患围手术期心肌梗死（PMI）。事实上，所有在体外循环下使用心脏停搏液的手术，都会导致心脏标志物伴随围手术期心肌损害而有所升高，因此，定义 PMI 的界值标准存在一定的主观性，核心在于心肌坏死的程度是否会损害临床结局。在短时间内，PMI 会导致低心排血量、心力衰竭及恶性心律失常；而从长期看，这可能会对生存率产生负面影响[255-256]。

（1）易患因素

1）左主干病变或弥漫性三支血管病变。

2）术前发生心肌缺血或心肌梗死，包括 ST 段抬高心肌梗死（STEMI）、其他急性冠脉综合征，或持续性心肌缺血，常常继发于 PCI 操作失败。

3）左心室收缩和舒张功能差（EF 下降，LVEDP > 15 mmHg，左心室肥厚）。

4）再次手术，可致粥样斑块栓塞或桥血管栓塞。

5）靶血管不理想，需要行冠状动脉内膜剥脱术。

6）未得到良好控制的糖尿病。

（2）机 制

1）在麻醉诱导阶段或冠状动脉灌注恢复前，心肌长时间处于缺血状态，通常会导致心动过速、高血压、低血压或心室扩张。但有时会因为再次手术造成桥血管损伤或狭窄的静脉桥发生栓塞。

2）体外循环或主动脉阻断时间过长。

3）心肌保护欠佳或心脏停搏带来的缺血 – 再灌注损伤。

4）血运重建不彻底。

5）急性桥血管流量下降，可能原因包括：吻合口狭窄，桥血管痉挛、栓塞，桥血管质量不佳，ITA 细小。

6）冠状动脉痉挛、粥样斑块破裂、栓塞。

7）冠状动脉气栓或颗粒栓塞（通常源于在再次手术时通畅但存在粥样硬化的静脉桥血管）。

8）其他可导致血流动力学损害和氧合不良的问题：心动过速、休克、呼吸衰竭、严重贫血。

（3）诊断 心脏外科术后，心脏标志物几乎无一例外地会升高，因此很多医疗团队在术后并不会常规复查心脏标志物水平，这导致 PMI 难于诊断。治疗干预是根据血流动力学表现，而非生物标志物的升高。尽管如此，还是存在一套围手术期心肌损伤的疾病谱，而严重 PMI 的定义基于：心肌酶水平超出某一阈值，伴心肌更严重的坏死和不良结局。

1）2018 年的第 4 版心肌梗死通用定义将 CABG 相关心肌梗死归入第 5 型心肌梗死[257]。定义如下。

a. 术前基线 cTn（肌钙蛋白）正常，术后 48h 内 > 10×URL 第 99 百分位数（URL：上限参考值）；如果术前已经升高，术后 cTn 升高须超过 20%、且须 > 10×URL 第 99 百分位数。此外，还需满足以下其中一项：

· 新发病理性 Q 波；

· 冠状动脉造影发现桥血管或固有冠状动脉新发堵塞；

· 影像学发现新出现的非存活心肌，且与缺血病理相符。

b. 部分病例在术后 48h 内仅可见单纯 cTn 升高，却没有符合心肌梗死的 ECG

改变或造影及其他影像学表现。如果 $cTnT > 7 \times URL$ 或 $cTnI > 20 \times URL$，则提示手术操作带来了严重的心肌损伤；如果存在以下情况则更为严重：难于撤离体外循环，对术中的手术技术存在担忧，低心排血量状态，ECG 发生改变及反复出现室性心律失常。此时应做进一步评估，确定是否存在与桥血管相关的衰竭，并决策是否需要进一步行 PCI 完成血运重建。

2）虽然超声心动图发现低心排血量状态及局部室壁运动异常提示可能存在 PMI，但在很多情况下，它们反映的是可逆的心肌顿抑，而这种心肌顿抑可在药物和机械循环支持下经过数日得以恢复。但如果在一系列的评估中发现新发的局部室壁运动异常持续存在，则更可能说明发生了 PMI。

3）如果术后 ECG 显示明显的 ST 段抬高，则提示桥血流出现了问题和正在发生的 PMI。单纯通过 ECG 鉴别 PMI 与急性心包炎有一定困难：当 ECG 存在异常，而血流动力学或超声心动图表现无异常时，往往提示为急性心包炎（图 8.2、图 8.3）。术后约 5% 的患者可见新出现的 Q 波，但很多并无明显的酶学指标升高，因此对结局并无太大影响。假性 Q 波可能与病变区去极化改变有关，也可能是因陈旧性梗死[258]。如果术后 48 h 以上仍然呈现持续性 ST 段压低、深 T 波倒置、室性心动过速及新发束支传导阻滞，则提示可能存在一定程度的心肌损害，如果有新发的局部室壁运动异常，则更加可以证实心肌损害的判断。即使并无 PMI 的其他证据，术后也常常会见到持续数日乃至数周的 T 波倒置。

（4）症状与治疗

1）术中心肌缺血：通过 TEE 发现新发的局部室壁运动异常，是一种评估术中心肌缺血的敏感方法。TEE 中看到的变化先于 Swan-Ganz 监测（肺动脉压升高）或 ECG（ST 段抬高）所提示的心肌缺血证据。为了降低 PMI 风险，应采取积极的措施来降低心肌氧需，并维持灌注压。对于持续性心肌缺血或左心室功能障碍的患者，可以在行旁路手术前置入 IABP，以降低 PMI 的风险[259]。再次手术的患者，对于已经发生病变但尚通畅的血管桥，应尽量减少操作，以防止粥样斑块脱落造成栓塞。

2）术后低心排血量综合征伴或不伴 ECG 缺血性改变。虽然长时间的主动脉阻断会导致心肌酶的升高，但严格的心肌保护措施仍然可以消除长时间主动脉阻断带来的负面影响。术后出现的严重心室功能障碍，无论是因为缺血、心肌顿抑还是 PMI，均需要仔细的评估和治疗。

a. 如果在体外循环结束时即发现心肌功能障碍或心肌缺血的征象，应立即评估手术操作是否存在问题。对于旁路手术，有可能需要增加血管桥，或对已完成的血管桥吻合进行翻修；而对于瓣膜类手术，应充分考虑可能的病因并有针对性地解决问题。在药物辅助的基础上，可能需要考虑使用 IABP 或机械循环支持。

b. 如果在患者转入 ICU 时发现 ECG 的异常表现（尤其是 ST 段抬高），应立即给予静脉硝酸甘油或 CCB 类药物（如果怀疑发生血管痉挛）。强烈建议立即行冠状动脉造影，并在可能的情况下行 PCI 或对桥血管行外科翻修[260-261]。IABP 有助于暂时性改善冠状动脉灌注，并降低心脏负荷。

c. 对于严重影响血流动力学的 PMI，在控制了心律失常并使血流动力学状态达到稳定前，均应给予支持性治疗。按常规策略优化心排血量，但必须注意，切忌过度扩容和发生心动过速，否则会增加心肌氧耗，加重缺血造成的损害。使用米力农或置入 IABP 可显著降低氧耗。对于常常与低心排血量状态并存的窦性心动过速，处理较为困难，因为此时的心动过速常常是低心排血量的代偿，用于维持心排血量。窦性心动过速往往是心脏受损的征象，且会使心肌缺血和损伤持续存在，只有心排血量改善后才能使窦性心动过速得以逆转。

3）心排血量理想但 SVR 偏低：PMI 较轻的患者可表现为心排血量正常但低血压。此时通常需使用 α 受体激动剂数日以维持血压，直至 SVR 恢复至正常水平。

4）持续室性异位心律反映了心肌缺血、PMI 或此前缺血心肌的再灌注损伤，可短期使用利多卡因或胺碘酮。β 受体阻滞剂一般可作为抗心律失常药物使用，无论左心室功能状态如何均可获益，但是，低心排血量综合征或严重心动过缓时禁用 β 受体阻滞剂。持续或非持续性室性心动过速见于心室功能受损的患者，常常需进行电生理检查，可使用胺碘酮和（或）LifeVest (ZOLL Medical Corporation)，或植入 ICD。

5）一些患者虽然根据其 ECG、酶学和功能指标诊断为 PMI，但并无临床和血流动力学后遗症。对于这样的患者，无须特殊治疗，但应使用 β 受体阻滞剂进行维持。

（5）预后

1）非复杂性 PMI 通常并不会影响手术死亡率和远期生存率。虽然心室功能可以恢复到基线水平，但运动状态下的心功能并无改善。

2）那些心肌酶显著升高以及对血流动力学状态有严重影响（即：并发低心排血量综合征或恶性心律失常）的 PMI，会使手术死亡率增加，远期生存率也会下降[262-265]。

3）PMI 的预后主要取决于血运重建的充分程度及术后 EF。一项研究发现：EF > 40% 的 PMI 患者经过彻底的血运重建后，其预后与未发生 PMI 的患者相似[266]。

9. 冠状动脉痉挛

（1）概述　人们越来越意识到冠状动脉痉挛是 CABG 术后出现并发症及死亡的原因之一。痉挛可以波及正常的冠状动脉、靶血管、大隐静脉或动脉桥血管（ITA、桡动脉、胃网膜动脉）[249-250,267-268]。

（2）病因　可源于获取桥血管时的机械性损伤或静脉内皮损伤、α 受体反应性升高、使用 α 受体激动剂（如去氧肾上腺素）来维持血压等，也可因一氧化氮产生减少所致血管内皮功能障碍、低温、低镁血症，或停用 CCB 类药物[269-270]。有时也会因使用 5-HT₃ 拮抗剂，如昂丹司琼（枢复宁），这是一种应对术后恶心的常用药物[271]。

（3）诊断　诊断相当困难，需进一步的评估才能将其与其他具有相似临床表现且更常见的情况进行鉴别。常见的表现包括缺血引起的 ST 段抬高，常常合并低心排血量、低血压、室性心律失常或传导阻滞。

（4）评估

1）ECG 通常显示部分导联 ST 段抬高，偶尔会表现为弥漫性抬高，ST 段抬高更常见于桥血管的解剖性问题导致的血流减少，通常发生在吻合口。如前所述，冠状动脉痉挛可以发生在自身冠状动脉（未行旁路术的血管或吻合口以远的冠状动脉），也可发生于动脉桥血管，但鲜见于静脉桥血管。冠状动脉痉挛最常见于桡动脉桥，但通常因围手术期预防性使用扩血管药物而减轻。

2）通常，超声心动图显示的心室壁局部低动力区与 ECG 的变化相符，但这并不能诊断冠状动脉痉挛。

3）如果经静脉给予扩血管药物后病情并未缓解，则有必要行冠状动脉造影以明确诊断。造影后常可见桥血管内血流淤滞、弥漫性痉挛以及进入远心端自体血管的血流量很少。在冠状动脉内注射硝酸甘油或维拉帕米后痉挛解除，则可以确诊为冠状动脉痉挛。此外，鉴别是冠状动脉痉挛还是吻合口处的技术问题较为困难，这主要是因为此处流量较小。如果心脏对所有的药物干预均无明显反应，则应考虑再开胸探查。

（5）**治疗** 包括对血流动力学的支持，以及通过药物来逆转冠状动脉痉挛。如果 ECG 出现改善，则符合冠状动脉痉挛的诊断，但也不能排除外科原因所致的桥血管血流减少。

1）优化氧合，纠正酸中毒。

2）优化血流动力学参数。如果需要使用正性肌力药物，磷酸二酯酶抑制剂（米力农）是最佳选择，因为其可强效扩张 ITA，并对自体冠状动脉可能也有扩张作用。

3）纠正低镁血症（硫酸镁 1~2 g 溶于 10 mL 5% 葡萄糖溶液中，静脉注射）

4）虽然有多种扩血管药物可有效预防和治疗自体冠状动脉及动、静脉桥的痉挛，但最有效的方法是静脉注射硝酸甘油，并联合使用一种 CCB[268]。

　a. 硝酸甘油的起始剂量为 0.5 μg/（kg·min），可根据耐受情况增加剂量。

　b. 地尔硫䓬：0.25 mg/kg 静脉推注，注射时间为 2 min；15min 后可再次推注 0.35 mg/kg；继之持续滴注，将 100 mg 地尔硫䓬加入 100 mL 溶液中，以 5~15 mg/h 滴注。

　c. 尼卡地平：将尼卡地平 50 mg 溶入 250 mL 溶液中，以 5 mg/h 静脉滴注；其后每 5~15 min 可增加 2.5 mg/h；如果耐受良好，最大剂量可增加至 15 mg/h。

　d. 维拉帕米：0.1 mg/kg 静脉推注，然后将 120 mg 加入 250 mL 溶液中，以 2~5 μg/（kg·min) 的速度持续滴注（非常有可能造成低血压）。

5）如果患者的病情没有改善和（或）ECG 缺血性改变持续存在，应考虑急诊行心导管检查，以明确可能的原因并予以纠正。在导管检查过程中，在冠状动脉内推注硝酸甘油和维拉帕米常常可成功逆转冠状动脉痉挛。

6）一旦患者的病情趋于稳定，即建议口服冠状动脉扩张剂，包括：单硝酸异山梨酯缓释片（依姆多），20 mg 每天 1 次；硝苯地平，30 mg 每 6 h 1 次，地尔硫䓬控释胶囊， 180 mg 每天 1 次；氨氯地平，5 mg 每天 1 次。

7）目前已经证实他汀类药物有助于减少冠状动脉痉挛的发生。

8）因弥漫性痉挛而导致心源性休克的患者，可紧急使用 ECMO [273]。

10. 心脏停搏

（1）**概述**　心脏停搏是一种极其严重的并发症，可见于任何心脏外科手术后，可以无征兆地发生在手术结束时、从手术室转出时以及 ICU 内，甚至在病房的恢复期也可能发生。术后发生心脏停搏的 3 个主要原因是：室颤、心脏压塞和纵隔出血，而抢救成功率最低的是室颤所致的心脏停搏，这是因为导致室颤的主要原因是心肌梗死和泵衰竭。心脏外科术后，长时间心脏停搏的死亡率平均可达 50%[274-275]。

1）心脏外科手术后的患者，如果在 ICU 内发生心脏停搏，可以遵循以下 3 个抢救策略——2009 年欧洲心胸外科协会（EACTS）指南、2015 年欧洲复苏委员会（ERC）指南及 2017 年美国胸外科医师学会（STS）指南[275-277]。与 ACLS 标准教学不同的两条基本原则是：将胸外按压推迟 1 min，以赢得时间建立起搏或进行除颤；如果复苏失败，应在 5 min 内紧急再次开胸（图 11.15）。再次开胸有助于发现导致心脏停搏的最主要原因（尤其是纵隔出血或心脏压塞），且有助于实施胸内心脏按压——在增加心排血量和冠状动脉灌注压上，此操作的效率是胸外按压的 2 倍[278]。

2）对于在 ICU 以外场所发生的心脏停搏，可遵循基本的抢救流程及 ACLS 的建议，如果复苏失败、且患者术后未超过 10 d，应尽早再次开胸。如果发现患者心脏停搏，

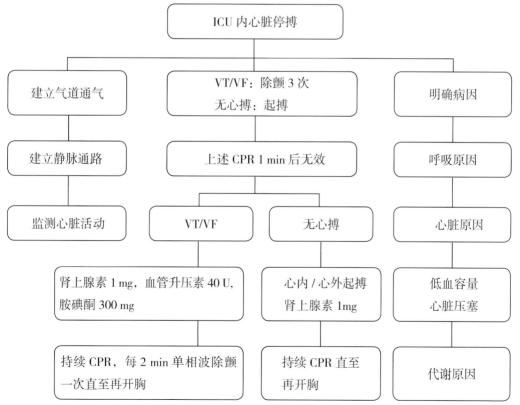

图 11.15　ICU 内发生心脏停搏的简化抢救流程图。注意：一旦在 ICU 内发现心脏停搏，应在 1min 内尝试 3 次针对室颤的除颤或对无心搏尝试起搏，而后再进行胸外按压。VT：室性心动过速（室速）；VF：心室颤动（室颤）；CPR：心肺复苏

应遵循 1min 启动除颤原则。

（2）**复苏**　这是一项包含 7 个主要任务的团队工作，即：气道及呼吸，胸外按压，除颤 / 起搏，药物使用，一名团队领导者协调抢救，一名 ICU 协调员协调所需的周边配合，多名医务人员进行开胸操作。简言之，应遵循 "ABCD" 原则。

1）气道（A）及呼吸（B）：手动通气，8~10/min。

2）循环（C）：首先应连续进行 3 次除颤来应对室速或室颤，ICU 患者发生心脏停搏 1 min 内应尝试起搏，而后开始胸外按压（100~120/min）。

3）对于无搏动的室速或室颤行除颤（D），对于心跳停止或心动过缓的患者行起搏。

4）使用药物（表 11.10）

表 11.10　心脏停搏抢救用药

血管升压素	40U 静脉推注，单剂
肾上腺素（1:10 000）	1 mg 静脉推注，每 3~5 min 重复一次
胺碘酮	300 mg 静脉推注，可每 5 min 给予 150 mg，24 h 总剂量为 2.2 g
利多卡因	1~1.5 mg/kg 静脉推注，随后每 5~10 min 推注 0.5~0.75 mg/kg，总量为 3 mg/kg
硫酸镁	1~2 g 溶入 10 mL 5% 葡萄糖溶液中
阿托品	1 mg 静脉推注，每 3~5 min 重复一次，总剂量为 0.04 mg/kg

（3）**病因、评估及治疗**　在复苏的同时，应评估并判断导致心脏停搏的可能原因（表 11.11）。心脏外科术后患者发生非室颤性心脏停搏，最常见的原因包括：心脏压塞、因失血造成的严重低血容量、起搏失败及张力性气胸。如果通气充分，开胸即可明确上述可能的病因。

1）听诊双侧呼吸音，检查呼吸机工作状态，复查血气、电解质及酸碱平衡。如果患者没有气管插管，则应首先保证气道通畅，充分给氧后行气管插管。在通过面罩给氧前，不要尝试立即行气管插管，否则会延长低氧时间。上述评估旨在判断患者是否存在如下问题。

a. 严重的通气或氧合功能障碍（因气胸所致低氧血症和高碳酸血症，气管插管移位，急性肺栓塞）。

b. 严重的酸碱平衡和电解质紊乱（酸中毒，高钾或低钾血症）。

2）核查心电监护及 ECG，可以发现是否存在以下问题。

a. Ⅲ度房室传导阻滞（可自主发生，也可见于完全性房室传导阻滞患者的房室起搏失败）。

b. 急性心肌缺血（桥血管栓塞，冠状动脉痉挛）。

c. 室性快速心律失常（室速或室颤）。

3）检查胸管引流及回顾胸部 X 线片可以发现是否存在以下问题。

表 11.11　术后心脏停搏的最常见原因

原　因	治　疗
低血容量	扩容
低氧	100% 吸氧浓度手动通气
氢离子酸中毒	碳酸氢钠
高钾血症	氯化钙，葡萄糖、胰岛素、碳酸氢钠滴注
低钾血症	静脉滴注氯化钾
低体温	加温毯
心脏压塞	心包穿刺，剑突下开窗或紧急开胸
张力性气胸	穿刺减压、放置胸管
栓塞（导致心肌梗死）	IABP，紧急行心导管检查
栓塞（导致肺栓塞）	抗凝，栓子切除术，下腔静脉伞式滤器
药物所致	
药物过量	洗胃，活性炭
地高辛中毒	地高辛抗体
β 受体阻滞剂、钙通道阻滞剂	正性肌力药物，起搏器

IABP：主动脉内球囊反搏

　　a. 急性静脉回流受阻（张力性气胸，心脏压塞，有时出现大量纵隔出血突然停止）。

　　b. 急性低血容量（大量纵隔出血）。

　　4）评估正性肌力药物、血管升压药物及血管扩张药的输注速度是否正确。由于有可能发生正性肌力药物意外停用或推注大量扩血管药物，因此建议：心脏停搏时先停用所有静脉用药以明确问题所在，直至成功复苏。

（4）治疗　心脏外科术后的患者通常会在 ICU 内进行全面监护。一旦发生心脏停搏，可在床边立即用急救球囊（Ambu bag）进行通气。很多患者在停搏时尚处于气管插管状态，大部分停搏可被"目睹"。因此，应遵循 ICU 内方案即刻进行复苏。但对于在病房的患者，大部分可能只有遥测监护，很多心脏停搏并非立即被发现。在这种情况下，可遵循 ACLS 复苏策略进行抢救。

　　1）断开气管插管与呼吸机管路的连接，用急救球囊进行手动通气，100% 给氧，氧流量为 8~10 L/min，听双侧呼吸音。如果患者已经拔除气管插管，则需要做好充分的气道准备，短时手动通气并获得满意的通气效果后再行气管插管。经气管插管吸痰以应对可能存在的气管插管或气道阻塞。如果确有气道梗阻，则应首先拔除气管插管，手动通气，由经验丰富的医生再次插管。如果一侧呼吸音无法闻及，应怀疑张力性气胸，立即用一根较粗的穿刺针从患侧第 2 肋间进行穿刺减压，然后经此置入胸管。重新接回呼吸机后，不要加用 PEEP。

2）对于心脏外科术后发生心脏停搏的患者，从一开始即应考虑开胸抢救；如果停搏后抢救 5min 仍未成功，应立即实施床边开胸。

3）室速或室颤：可以从心电监护上辨识，如果脉搏消失，则可以立即确诊。

a. ICU 患者：停搏后 1 min 内尝试 3 次除颤，能量为 200 J（双相）或 360 J（单相）。如果 1 min 后患者仍表现为室速或室颤、严重低血压，应立即开始胸外按压，起始节律为 100~120/min，同时立即为床边紧急开胸做准备，应在停搏 5 min 内完成开胸这一关键操作。之所以要延迟胸外按压，主要是考虑到此操作可造成胸骨闭合处哆裂、桥血管损伤以及人工瓣膜对心室肌造成损伤。如果在短暂的延迟期间（1 min）通过除颤及起搏能解决心脏停搏或心动过缓的问题，即可避免再次开胸并降低由此带来的风险。在除颤后，仍建议继续行短暂的心肺复苏（CPR），因为在心跳恢复的早期，节律较慢，可能不足以产生足够的灌注压。

b. 在病房内或无目击状态下的心脏停搏：由于无法确知心脏停搏的发生时间，也不太可能在停搏发生后 1 min 内进行除颤，因此，一经发现须立即行胸外按压，同时应尽快准备除颤，并在必要时每 2 min 重复进行一次。建议在每次除颤后立即恢复 CPR，通过心电监护仪评估心律，并通过触诊脉搏情况来评估 CPR，每次暂停 CPR 的时间不应超过 10 s。如果没有心电监护，应在连续行 CPR 2 min 后再评估脉搏；CPR 2 min 后尝试再次除颤。心脏外科术后病房应常规配备抢救车，可在抢救开始 5min 后有能力立即开胸。

c. 对于 ICU 患者，如果在停搏 1 min 内 3 次电除颤均未成功，即应给予药物治疗；对于病房的患者，2 次除颤后即应给予药物治疗（表 11.10）。患者在停搏前使用的所有静脉用药均应立即停用。欧洲和 STS 指南均建议：除非现场有富有经验的心脏外科团队，否则不可以常规使用血管升压素或肾上腺素，这将导致心搏恢复后出现严重的高血压。

- 血管升压素：单剂 40 U 静脉推注，其在促进自主循环恢复方面，与肾上腺素相当，甚至更好[279]。
- 肾上腺素：除颤后如果室速或室颤持续或复发，静脉推注肾上腺素 1 mg（1:10 000 溶液 10 mL）。每 3~5min 可以重复一次。对于即将停搏的患者，通常建议使用较小的剂量（50~300 μg）。
- 如果患者在 ICU 以外区域发生心脏停搏，短时间内无法建立静脉通路，可以将肾上腺素、血管升压素及利多卡因用生理盐水 10 mL 溶解后，经气管插管滴入，剂量为静脉用量的 2~2.5 倍。注意：ACLS 策略建议将骨内注射上述药物作为第二选择，但这要求在急救包内备有特殊的硬质穿刺针。

d. 抗心律失常药物的使用有助于提高除颤的成功率，对于持续或复发的室速或室颤，在实施 3 次除颤仍未扭转后应给予抗心律失常药。每次用药后应继续重复除颤。

- 胺碘酮：应首先静脉推注 300 mg，每 3~5 min 可重复推注 150 mg；而后以

1 mg/min 的速度滴注 6 h，再降低剂量至 0.5 mg/min，持续给入 18h；最后转为口服用药。24 h 静脉用药最大剂量为 2.2 g。

- 利多卡因：对于顽固性室速或室颤，可以静脉推注 1~1.5 mg/kg，以后每 5~10 min 可重复推注 2 次，每次的推注剂量为 0.5~0.75 mg/kg，总剂量为 3 mg/kg。

- 硫酸镁：将 1~2 g 硫酸镁加入 10 mL 5% 葡萄糖溶液中推注，有助于治疗尖端扭转型室速，尤其是怀疑因低镁所致的病例。

4）停搏或无脉性电活动（PEA）：可见起搏钉或 QRS 波，但无可探测到的脉搏。

a. 注意：起搏的患者在疑似发生 PEA 时，其实质是室颤，只是心电监护仪上难于发现。需要将起搏器暂停才可正确地辨识这一节律。

b. 将心外膜起搏导线连接于临时起搏器上进行起搏。抢救时的初始默认起搏模式为 VOO，起搏节律为 80~100/min。但对于 ICU 患者，大部分同时具备心房和心室起搏导线，可以选择 DDD 模式作为初始起搏设置；对于无心房起搏导线、但窦性节律理想的患者，此模式同样可以获得理想的效果。

c. 如果在第一时间发现了心脏停搏，应将 CPR 推迟 1min，在此期间连接起搏导线。如果在停搏 1min 内并不能成功起搏，则应立即开始胸外按压。对于无法确定停搏准确发生时间的患者，一经发现即应立即开始胸外按压，因为建立起搏需要一定的时间。

d. 肾上腺素：每 3~5 min 推注 1 mg（1∶10 000 溶液 10 mL），心动过缓的患者以 2~10 µg/min 滴注。

e. 血管升压素：静脉推注 40 U，可替代肾上腺素。

f. 阿托品：根据 STS 指南，对于停搏和心率极其缓慢的病例，不建议使用阿托品。根据 ACLS 策略，建议静脉注射 1 mg 阿托品，每 3~5 min 重复 1 次，总剂量为 0.04 mg/kg。

5）对心外膜起搏无反应的心动过缓。

a. 尝试使用经皮起搏。

b. 肾上腺素 2~10 mg/min（1 mg/250 mL 溶液）

6）有脉搏的心动过速：当心率 < 150/min 时，可以被很好地耐受；但更快的心率则有可能导致胸痛、精神状态改变或低血压。

a. 如果状态不稳定，可用 200~360 J 做同步电复律。

b. 如果状态稳定且 QRS 波较窄，通常提示室上性机制。

- 规则的心律：快速推注腺苷 6 mg，并重复推注 2 次，剂量为 12 mg。如果心律可以转为正常，多提示为折返性室上性心动过速（SVT）；如果心律没有转为正常，则提示为房扑、房性异位性心动过速或交界性心动过速，应使用地尔硫䓬和（或）β 受体阻滞剂。

- 不规则的心律：可能为房颤、房扑或多源性房性心动过速，应静脉推注地尔硫䓬和（或）β 受体阻滞剂。

c. 状态稳定伴宽 QRS 波：通常为室速或房颤伴室内差异性传导。

- 规则的心律：最大的可能是室速，可静脉注射 150 mg 胺碘酮，推注时间为 10 min；如果室速持续存在，可行同步电复律。如果是 SVT 合并室内差异性传导，可使用腺苷。

- 不规则的心律：最多见于房颤伴室内差异性传导，可使用地尔硫草和（或）β 受体阻滞剂治疗；较少见的情况为房颤伴预激综合征（使用腺苷）、多形性室速、尖端扭转型室速（使用镁剂）。

7) 紧急开胸。

a. 当心脏停搏发生时，即应立即想到再次开胸抢救的可能性。如果抢救 5 min 不能复苏，应立即再次开胸。一般需要一定的时间来备齐人员和设备才能开始开胸。抢救团队的主导者负责协调整个抢救过程，同时应严格控制时间：由于心脏停搏的心理压力，有时抢救 1min 变得好像 5 min 一样长，而有时又觉得抢救了 5 min 又像 1 min 那样的短暂。只要针对室速或室颤的除颤或针对无心搏的起搏没有成功恢复正常心律，就应不间断地进行胸外按压，从而优化灌注。在开胸前，只要需要，就应不间断胸外按压。如果胸外按压无法使收缩压达到 60 mmHg 以上，则说明可能存在心脏压塞或严重的低血容量，应立即再次开胸。

b. 对于出血或心脏压塞的患者，立即开胸是挽救生命的重要措施，可以及时地排出积血并控制出血。如果现场缺乏有经验的外科医生，可先由一些经验不太丰富的医务人员手动压迫止血，待外科医生到场后进行精确止血。如果已经给予患者液体复苏，血流动力学状态几乎可以无例外地在开胸后获得即时改善；如果因其他原因导致心脏停搏，诸如因桥血管堵塞所致的心肌缺血、原发性心律失常等，心脏按压可较胸外按压获得更显著的疗效。

c. 术后 10 d 内的患者均可以考虑再次紧急开胸抢救，对于术后时间更长的患者是否可以快速开胸，则需要有经验的外科医生进行判断。

d. 对于初次手术没有选择全胸骨切口的患者，针对心脏停搏行紧急再次开胸抢救可能存在困难。为了能获得最有效的心脏按压，通常需要将胸骨完全锯开，因此，建议在 ICU 内准备一把胸骨锯，在需要时由富有经验的外科医生进行操作。部分全胸骨切开的患者会使用特殊装置(胸骨爪、胸骨钢板)拉闭胸骨,因此，应在 ICU 准备好相应设备以便能及时解除这些坚固的固定装置。

e. 对于大多数行心脏按压的"第一反应"人员，需双手操作：在明确桥血管（重点关注 LITA 桥）的位置后，将右手置于心脏后壁，将左手手指展开后置于心脏前壁，这样可以减轻对心脏的损伤。按压的节律控制在 100~120/min。对于有经验的医生来说，单独使用左手就可以获得非常理想的按压效果。

f. 因心脏事件导致的心脏停搏，如果无法成功复苏，可经股动脉置入 IABP 以改善心肌灌注。而更为有效的辅助方法是经胸部切口建立体外循环，以达到让心脏休息的目的。也可以考虑通过外周血管建立 ECMO,这对于未行全胸骨切口，且没有因出血或心脏压塞而致心脏停搏的患者格外有益；对于需要较长时间循环辅助的患者，ECMO 也是更为理想的措施。

8）持续低血压：使心肌获得理想的灌注是成功复苏的最重要因素。由于冠状动脉的灌注发生于按压的"舒张期"（此时主动脉压超过了右心房压），因此，升高 SVR 和冠状动脉灌注压至关重要，最佳方法是使用主要激动 α 受体的药物（大剂量肾上腺素）或强血管收缩剂（血管升压素）。心源性心脏停搏常常会受益于 IABP 的使用。

9）其他情况。

a. 主动脉内球囊反搏（IABP）。

- IABP 会对起搏钉产生反应，对于无心搏或 PEA 患者，监视器可追踪识别起搏钉，并错误地将其认定为心脏活动。如果 IABP 曲线上的其他波形没有搏动成分，或者没有心脏做功的成分，说明心脏无收缩或收缩幅度很小。
- 如果将 IABP 设定为压力触发模式，那么控制系统将会对心外按压做出反应。如果在较长时间内不能进行心外按压，应选择节律为 100/min 的内在触发模式。

b. 微创切口：前文已经提及，如果原手术采用了半胸骨切口或微小的侧胸部切口，那么为了进行心脏直接按压，应将胸骨完全锯开。

c. 心脏辅助装置：对于已植入了离心泵或轴流泵心脏辅助装置的患者，可以行胸外按压，但通常并不建议，因为这样的操作会导致装置移位。

10）存在争议的药物。

a. 肾上腺素和血管升压素：根据 ACLS 的建议，这两种药物均可用于治疗难治性室颤及停搏。但对于心脏外科手术后的患者，静脉推注有可能造成高血压，因此，并不鼓励将其常规用于心脏外科术后患者的抢救。

b. 碳酸氢钠：如果通气及按压效果理想，不应常规使用碳酸氢钠。此药可以导致 SVR 及脑灌注下降，造成细胞外碱中毒，进而导致氧解离曲线左移，抑制氧向组织释放，加重中心静脉酸中毒，使停搏抢救期给入的儿茶酚胺类药物失活，同时可能会造成高钠血症和高渗透压。在心脏停搏期间，应每 10 min 复查一次血气，根据血气分析结果决定是否应用碳酸氢钠。如果没有复查血气，也不清楚具体的停搏时间、CPR 的启动时间点及效果，那么假设患者处于酸中毒状态也并非不合理，可以按照 1 mmol/kg 的剂量给入碳酸氢钠，并在 10 min 后再次给入半量。

c. 氯化钙：不建议常规用于停搏的抢救，否则可能造成细胞内损伤。对于高钾血症、低钙血症及 CCB 中毒，可给予 10% 氯化钙 5~10 mL。

d. 阿托品：根据 STS 指南，不建议对心动过缓及停搏的患者使用阿托品，此药并不能改善疗效 [275]。相反，应尝试使用起搏器，通过心表电极或经皮穿刺心腔内电极进行起搏。

11）停搏抢救后的管理：所有因停搏而抢救的患者在成功救治后，均应在 ICU 内监护并评估。如果能尽早发现导致停搏的原因并予以干预，大部分患者将趋于稳定。

开胸抢救的患者，在条件允许的情况下，可在 ICU 内关胸。如若不然，也可送回手术室内行进一步的评估及关胸。事实上，因抢救而在 ICU 内紧急开胸的患者，其伤口感染的风险相当低[280]。

> a. 大部分患者需要机械辅助通气，镇静剂的使用会干扰对神经系统的评估。虽然低温策略会带来一定获益，但患者的血流动力学状态、血气分析、酸碱平衡、电解质及血糖一经改善，即可早期停用镇静药物。
>
> b. 在抢救后发生心肌"顿抑"很常见，因此，在成功抢救后的早期使用超声心动图来评估心肌功能会出现误导，无法断定停搏是源于原发的心脏问题。同样，抢救后的心肌标志物也会因缺血和除颤而升高，因此不一定能反映停搏前的心肌损伤。但如果怀疑心肌受损，使用 IABP 是非常有益的；而如果在停搏前或抢救后出现 ECG 改变，应考虑行心导管检查。发生室速或室颤且伴左心室功能受损的患者，应进一步行电生理方面的评估，并决策植入 ICD 的必要性。
>
> c. 术后发生心脏停搏的患者，其远期结局欠佳。一项术后平均随访 7.5 年的研究发现：与术后没有发生心脏停搏的患者相比，曾经发生心脏停搏的患者的死亡率是前者的 2 倍[274]。

11. 起搏导线与起搏器

（1）概述[281-282]

1）冷心脏停搏液的使用常常会导致窦房结或房室结发生短暂性功能障碍。在这种情况下，可在右心房和右心室心表各放置两条临时起搏导线，以优化体外循环结束时及 ICU 入室后数小时内的血流动力学状态（图 11.16）。在使用药物控制房颤时，使用起搏导线也有助于防止出现严重的房室传导阻滞。此外，放置起搏导线还可以实

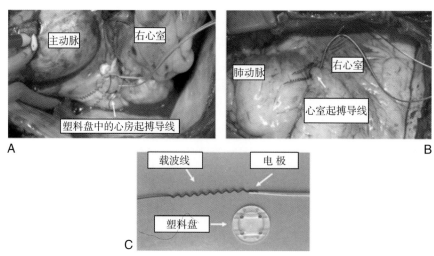

图 11.16　A. 将心房起搏导线（Medtronic 6500）放置在一个塑料盘装置中，并缝合在右心房游离壁的下部，使电极可以与心房壁良好接触。B. 将两条心室起搏导线浅表地缝合于右心室游离壁或下部的心肌间。C. 起搏导线近观，显示一段塑料连接线连接起搏导线电极，心房起搏导线放置于塑料盘中

现超速抑制起搏，并可诊断一些不常见的心律失常。

2）在手术期间，外科医生之所以不愿意常规留置心外膜起搏导线，主要是担心出血和心脏压塞，这些并发症会使移除起搏导线复杂化。虽然这些并发症很少见，但却是致命的，而一旦发生几乎均需要移除起搏导线。尽管如此，大多数心脏外科医生还是会留置心室起搏导线，而倾向于不放置心房导线。如果心房导线并非直接缝合在心房壁上，那么移除时发生出血的情况较为罕见。使用塑料扣将起搏导线（Medtronic model 6500 导线）缝合于右心房游离壁的下部，基本上可以避免移除导线时发生出血。对于左心室肥厚和左心室功能障碍的患者，心房起搏治疗心动过缓的益处非常明显。

3）一项用于探索是否应常规留置起搏导线的研究发现：在手术结束时，15% 的患者需使用起搏器才能撤离体外循环；而在术后阶段，需要短时起搏辅助的患者不足 10%[283]。但在实际操作中，医生并不能预测哪些患者在未来会需要起搏，因此，建议最少应留置一条心室起搏导线（同时在皮肤上缝置阳极地线）；通过对风险－获益的分析可以发现，同样应常规留置心房起搏导线。

（2）在诊断中的应用 当通过 12 导联 ECG 无法精准确定心律失常的原因时，可使用心房心电图（AEG）做出明确诊断。利用心房起搏导线通过单极和双极模式来描记心房的电活动。通过适用的监测设备，同时记录标准肢体导联和 AEG，可以鉴别房性或交界性心律失常，还可以区分更为致命的室性心律失常。在"12. 心律失常"中说明了心脏外科术后最常见心律失常的同期 ECG 和 AEG 描记。通过心房电极描图的方法如下。

1）多导记录仪可用于同时描记 ECG 和 AEG。大多数监测系统有 3 个记录 AEG 的导联：其中两个代表上肢导联，通过"鳄鱼夹"与心房电极连接；第 3 个代表左下肢导联，与一个电极贴片连接，置于患者的侧腹部。这样，Ⅰ 导联即为双极 AEG（图 11.17），显示为高大的心房复合波及非常小甚至无法看到的心室复合波。Ⅱ 导联或Ⅲ 导联为单极 AEG，可见高大的心房复合波及稍小的心室复合波。

2）如果使用标准的 ECG 记录仪，则用两个"鳄鱼夹"分别将两个上肢导联与心房电极连接在一起，下肢电极则连接在患者的左下肢和右下肢，Ⅰ 导联记录的是双极 AEG，而Ⅱ、Ⅲ 导联则记录的是单极 AEG。也可以将心房电极与 V 导联连接，将此作为一个替代方案。双极 AEG 较单极 AEG 能更好地评估心房电活动，鉴别窦性心动过速和房性心律失常。但是，由于仪器的限制，AEG 和标准 ECG 无法同时描记，需要单极描记图来鉴别窦性和交界性心动过速，此图可以显示大的心房波和小的心室波之间的关系。

（3）在治疗中的应用

1）在心脏外科手术后的早期，90 /min 左右的心率可以获得最理想的血流动力学状态。将临时起搏导线连接于外置起搏器（图 11.18）来提高心率，其效果优于正性变时药物，因为后者对心肌功能还有其他影响。如果传导功能正常，心房起搏对血流动力学的影响优于房室起搏，而后者又优于心室起搏。体外循环术后，房室传导延迟会有所增加，通过房室起搏人为地缩短这一延迟有助于改善血流动力学，尤其是对于

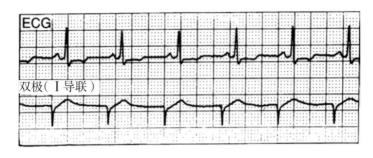

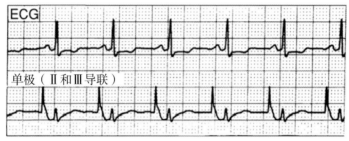

图 11.17 标准 ECG 和 AEG 同时记录的窦性心律。上图为双极 AEG（Ⅰ导联），可见明显的心房复合波，看不到心室复合波；下图显示的是单极 AEG（Ⅱ和Ⅲ导联），可见高大的心房复合波和稍小的心室复合波

心室功能受损的患者[284]。

2）一些研究（非全部）认为：对于左心室功能障碍、房室传导阻滞的患者，在手术期间置入双心室起搏可以改善左心室收缩和舒张功能，其效果优于右心房或右心房 – 右心室起搏。对于 QRS 波宽大的患者，其优势最为明显[40-43]。

3）通过心房快速起搏可以终止折返性心律失常，此技术适用于Ⅰ型房扑（房扑率 < 350/min）和其他阵发性室上性心动过速。而心室快速起搏则可以终止室速。

（4）起搏模式的命名

1）基于永久起搏器的高精密性和再编程能力，北美起搏与电生理学会（NASPE）和英国起搏与电生理协作组（BPEG）共同制定了起搏命名体系，该命名体系根据功能模式对起搏器进行了分类（表 11.12）。

2）对命名的前三个字母的理解有助于心脏外科手术后临时起搏器的使用（表 11.13）。最常用的模式为 AOO（非同步性心房起搏）、VVI（心室按需起搏）、DVI（房室顺序起搏）及 DDD（房室顺序按需起搏）。

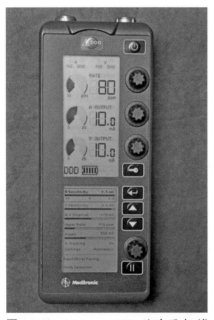

图 11.18 Medtronic 5392 型外置起搏器。此装置可实现多种起搏模式，包括 AAI、DVI、DDD 和 VVI，同时具有快速心房起搏功能

表 11.12　起搏器辨识码

码 位				
起搏腔室 （Ⅰ）	感知腔室 （Ⅱ）	对感知的反应 （Ⅲ）	编程／心率应答 （Ⅳ）	抗心律失常功能 （Ⅴ）
O– 无	O– 无	O– 无	O– 无	O– 无
A– 心房	A– 心房	T– 触发起搏	R– 心率应答	P– 抗心动过速起搏
V– 心室	V– 心室	I– 抑制起搏	P– 可简单编程	S– 电击
D– 双腔	D– 双腔	D– 触发和抑制起搏	M– 多程序化	D– 双效（起搏和电击）
S– 单腔	S– 单腔		C– 信息传达	

表 11.13　心脏术后应用的临时起搏模式

码 位			描述
Ⅰ	Ⅱ	Ⅲ	
A	O	O	非同步性心房起搏
A	A	I	心房按需起搏
V	V	I	心室按需起搏
D	V	I	房室顺序起搏（心室按需）
D	D	D	房室顺序起搏（双腔感知）

A：心房；V：心室；D：双腔；I：抑制；O：不适用

（5）心房起搏

1）通过将两个心房电极分别与起搏器连接来实现心房双极起搏。双极起搏较单极起搏所生成的起搏钉更小，即使在多导联中也无法分辨（图 11.19），这就使得 IABP 控制系统不会将大的心房起搏钉误判为 QRS 波。

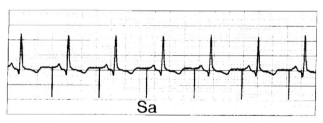

图 11.19　心房起搏，速率为 95/min。在心电图上可以清晰地看到心房起搏钉（Sa），但在监护仪上常常难以辨识。为了方便识别，心房起搏监测仪上会增加起搏钉的高度；但在 ECG 或 IABP 上，则需要降低起搏钉高度，以避免对 ECG 或 IABP 误读

2）也可使用经食管电极或穿过 Swan-Ganz Paceport 导管中的起搏导管进行心房起搏，该方法尤其便于微创手术[285]。

3）通常会选择 AOO 或 AAI 起搏模式。常规参数设置包括：脉冲强度 10~20 mA（非同步模式，对 ECG 信号不感应），设定速率高于自主心率。如果使用

Medtronic 5392 外置双腔起搏器，在心房感知理想的情况下可选择 AAI 按需起搏。

4）适应证：心房起搏要求起搏器可以正常地捕获心房电活动，且能通过房室结正常传导。在房颤或房扑的情况下，心房起搏无效。

　　a. 窦性心动过缓或希望将窦性心律的速率提高至更高的水平。

　　b. 抑制室性期前收缩（室性早搏）：将起搏心率提升至稍高于窦性心律的速率。

　　c. 抑制房性期前收缩或预防房颤（需要双极心房起搏）。

　　d. 缓慢的交界性心律。

　　e. 超速起搏抑制室上性心动过速（房扑、阵发性房性或房室交界折返性心动过速）。心房快速起搏可以中断折返通路，逆转为窦性心律或非持续性节律，如房颤，以便更理想地控制心室率并可自发性终止室上性心动过速。

5）超速起搏技术。

　　a. 在使用起搏器进行超速起搏时，可将起搏频率上调至 800/min。在将起搏导线与起搏器连接时，务必确保所连接的起搏导线的另一端是与心房连接，而并非与心室连接。起搏之初，将起搏频率设定在高于心室率 10~15/min 的水平，以判断心室是否被起搏信号意外起搏，当心房起搏线与心室的距离过近时，有可能发生这一问题。

　　b. 在快速心房起搏时，必须保证严密的 ECG 监测。应使用双极起搏以减少心房波发生扭曲。Ⅱ导联是观察起搏钉的最佳导联。

　　c. 将起搏器调至最大输出电流（20 mA），上调起搏频率，要求高于已经过速的心率(或房扑率)10/min。当确定心房电活动被成功捕获后，缓慢增加起搏频率，直至房扑波形发生改变（心房波变为正向直立）。此时的起搏频率通常会比房扑率高出 20%~30%。在此水平起搏的持续时间需要 1 min 以上。

　　d. 应快速突然地关闭起搏器，先经过一个短暂的间歇，继之为窦性心律、房颤或再次房扑，而后恢复为窦性心律（图 11.20）；如果出现严重的心动过缓，

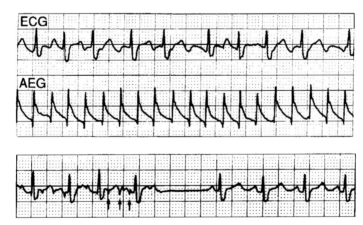

图 11.20　房扑的心房双极快速起搏在连续 ECG 监测中的表现。上图证实为Ⅰ型房扑（速率达到 300/min）伴有变异性房室传导阻滞。下图显示快速心房起搏，频率稍高于心房自主节律；骤然停止起搏，经过短时中断后，恢复窦性心律。箭头所示为心房起搏钉

则开启起搏器，将频率设定在 60/min，直至窦性心律恢复。

（6）房室（AV）起搏

1）将两条心房导线分别接入双腔起搏器的两个心房接口，将两条心室导线分别接入双腔起搏器的两个心室接口（图 11.21）。如果仅有一条心室电极或某一条心室电极发生故障，则在皮肤上缝置一条阳极，与仅有的一条心室电极形成回路，共同完成心室起搏。将心房与心室的输出电流均设置为 10~20 mA，PR 间期设置为 150 ms。通过调整 PR 间期来改变心室充盈时间，通常可以提高心排血量[284]。ECG 可以显示心房和心室的起搏钉，但心房起搏钉一般难于发现。

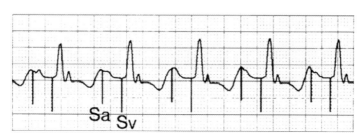

图 11.21　房室（AV）起搏，频率为 75/min，PR 间期为 220 ms。P 波常常位于 Sa 和 Sv 之间，很难辨识（Sa：心房起搏钉；Sv：心室起搏钉）

2）当前的外置起搏器，例如 Medtronic 5392 型，内设多种起搏模式。DDD 模式可以感知心房电活动，心房收缩后，经过一段预设的时间，心室将会收缩。此模式可以降低触发房性、交界性及起搏器诱导性心律失常的风险。对于房颤和房扑患者必须密切监测，避免起搏器追踪到这些心房信号，对触发产生误导，引起极快的心室率。设定起搏频率上限可以避免发生此类问题。偶尔也会发生起搏器诱发的心动过速，这是由于室性期前收缩发生重复性逆向传导，出现心房波偏转，并被起搏器感知、产生反应动作。

3）如果缺少心房电活动，可选择 DDD 或 DVI 模式。在 DVI 模式下，起搏器仅感应心室电活动，如果心室没有跳动，则心房和心室均会被起搏。在这种情况下，如果心房率较快，则可能会导致心房竞争性电活动。

4）适应证。

a. 完全性房室传导阻滞。

b. 使 II 度房室传导阻滞恢复 1∶1 传导。

c. 虽为 I 度房室传导阻滞，但由于 PR 间期长，快速心率下无法获得 1∶1 传导时。

5）其他说明。

a. 房室顺序起搏对房颤、房扑无效。

b. 由于心房收缩有助于心室的充盈，因此房室起搏总是优于心室起搏，对于心室顺应性差的患者，这一优势尤为明显，心房收缩可以使心排血量增加 20%~30%。对于传导功能正常的患者，单纯的心房起搏优于房室起搏，可以确保双心室同时激动。对于左心室功能障碍的患者，尤其是 QRS 间期延长的患者，双心室起搏总是优于右心房 – 右心室起搏，前者可以获得更理想的血流动力学效果[40-43]。

c. 在房室起搏时，如果血流动力学状态突然恶化，应考虑发生房颤的可能，此时心房收缩丧失。如果房室传导速度较慢，则通过 ECG 可以发现 2 个起搏钉及 1 个 QRS 波，这提示起搏模式为房室顺序起搏，但可能只有心室被起搏。这种情况可见于对房颤感知不足的 DDD 起搏，也可见于未感知到心房电活动的 DVI 起搏。如果监护仪上可见起搏钉，但无血压波形，则可能发生了室颤。

（7）心室起搏

1）将两条心室起搏导线分别与起搏器两极相连，实现双极心室起搏；也可将一条心室起搏导线与起搏器阴极相连，而将皮肤导线或心房导线与阳极相连，实现单极心室起搏。

2）在起搏器上选择 VVI 模式。同步模式（按需起搏）下，将心室输出电流设定在 10~20 mA。起搏速率的设定取决于起搏器是否用于潜在的心动过缓，据此设定为治疗性速率或超速起搏速率（图 11.22）。在 VOO 或 VVI 模式下的心室起搏，无法感知自身的 R 波，当心室处于易损状态时，这两种模式的起搏会导致在 T 波上出现一个不恰当的起搏钉，可能诱发室性心动过速。

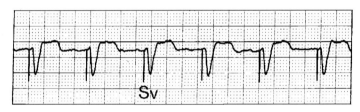

图 11.22　心室起搏速率设定为 80/min，可见宽大的心室波。由于患者自身心室率较慢，因此，起搏器产生的均为心室波。Sv：心室起搏钉

3）适应证。

a. 房颤或房扑时心室率过慢。

b. 心房起搏未能维持理想的心率。

c. 室性心动过速（超速起搏）。

4）如果患者依赖房室起搏或心室起搏，则必须测试起搏阈。逐渐减小起搏电流直至无法成功捕获。如果起搏所需电流增加或超过 10 mA，应考虑经静脉植入起搏装置（临时或永久起搏器）。

5）如果将起搏器设置为按需模式，则应测试感知阈，此数值代表可以被起搏器所感知的心电信号最小电压值（mV）。由于按需起搏依赖于自主节律来决定何时起搏，当无法感知到自主节律时有可能会造成错误的起搏，而过度敏感的感知将会导致起搏受到抑制。在确定感知阈时，首先应将起搏模式设定为 VVI 或 DDD 模式，将输出调至极低值。降低感知的敏感性（增加 mV 值）直至感知提示灯停止闪烁、起搏指示灯开始闪烁；然后逐步增加敏感性（降低 mV 值）直至感知提示灯开始闪烁，此时所获

得的电压数值即为感知阈。心室起搏电极的不正确感知可能会诱发室速。

（8）心外膜起搏电极存在的潜在问题

1）功能障碍可能由以下问题引起。

a. 延长线与起搏导线或起搏器错误连接。

b. 起搏电缆线发生故障。

c. 起搏器故障（低电量）。

d. 起搏电极与心脏接触不良或捕获阈过高。

e. 起搏导线从心房或心室外膜脱落而未被发现。

f. 未发现房颤、房扑导致心房捕获失败。

2）恢复起搏器功能和（或）恢复节律。

a. 核查所有的连接，更换起搏延长电缆。

b. 增加起搏器输出至最大值（20 mA）。

c. 调换起搏导线与起搏器阴阳极的连接，以不同的导线充当起搏阴极。

d. 起搏器单极化：即利用体表 ECG 电极或皮肤电极作为阳极，而将全部心脏连接线作为阴极。

e. 如果心房刺激无法捕获，则切换为心室起搏模式。

f. 使用正性变时药物（任何一种儿茶酚胺类药物），一方面提高自主心率，另一方面有可能会提高心房对起搏器电刺激的敏感性。

g. 如果患者存在传导阻滞或严重的心动过缓，且呈现起搏器依赖，应考虑经静脉置入一根起搏导线。

h. 使用经皮起搏电极板。

3）阈值的变化：从起搏电极植入之时开始，起搏捕获阈就在不断提高，产生这种情况的原因包括水肿、炎症反应、血栓或电极植入附近区域的瘢痕形成。如果患者传导阻滞的程度较严重，已持续超过数日，则需要考虑经静脉植入永久起搏器。

4）过度感知：在 DDD 起搏模式下，如果房颤或房扑的心房电活动被感知，将会诱导出非常快的心室率，应在程序中设定心室率上限以防止这样的情况发生。如果无法做到这一点，则应将起搏模式改为 VVI。对 T 波的过度感知可能抑制 VVI 起搏。

5）与自主节律的竞争：在非同步起搏时，如果发生房性或室性异位心律，则应怀疑起搏器所设定的速率与心脏自主速率相同，仅需关闭起搏器即可解决上述问题。

6）意外触发室速或室颤：在非同步心室起搏时，当自主心律与起搏器发生竞争时，可能诱发室性异位心律。如果此时起搏器与患者连接并处于打开状态，应首先确认起搏器的感知状态理想。如果选择心室起搏，必须选择按需起搏模式（DVI、VVI、DDD）。对于并不使用的起搏导线，应做妥善的绝缘处理，以防止受到附近交流或直流电的干扰而诱发室颤。将导线置入绝缘针套中，放在可接触到的位置备用。

7）纵隔出血：如果起搏导线或电极外的塑料载波线（Medtronic 6500 起搏导线）与桥血管位置过近，心脏收缩可导致其与桥血管不时地摩擦，对桥血管造成剪切力，导致纵隔出血。在拔除心外膜起搏导线时，右心室心外膜脂肪、肌肉、右心室腔的血管，甚至邻近的桥血管均可能发生出血，如果用缝针固定了起搏导线，则更易出血。无论是简单拔除还是过度用力都有出血的可能。如果将心房起搏导线置于塑料套管中，其与心房壁仅有表浅接触，则不太可能发生出血。

　　a. 应在停用肝素后拔除起搏导线，服用华法林的患者应在 INR 达到治疗水平前拔除，而服用 NOAC 类药物的患者应在停用 12 h 后拔除。拔除起搏导线后数小时，患者应保持卧床休息，并密切监护生命体征，以便及时发现心脏压塞的征象。

　　b. 一些医生喜欢在仍留有胸管时早期即拔除起搏导线，如果有出血可及时发现。在没有胸管的情况下拔除起搏导线，如果出现血流动力学不稳定，并进行性加重，应立即行超声心动图检查，以确定是否存在心包积液。但是，对于严重出血的患者，有时拔除起搏导线数分钟内即发生心脏压塞，此时可能须在床旁紧急开胸抢救。

　　8）无法移除起搏导线电极：起搏导线有可能被心脏上的缝线缠住，更易被左右两侧胸骨或皮下缝线卡顿，无法移除。可持续柔和地牵拉起搏导线，让心脏的跳动使卡顿松解。侧位 X 线胸片可以证实起搏导线是否被卡住。如果确实无法移除，应尽可能多拽出一些导线，然后在皮肤水平剪断，并容许其回缩。起搏导线的皮下窦道有可能发生感染，但并不常见。

　　（9）其他临时起搏模式

　　1）电流监测 / 除颤装置：可通过凝胶贴片经皮起搏，而贴片置于患者的胸部和背部。此装置主要用于心外膜临时起搏导线发生故障的紧急情况。由于随着时间的推移，心室捕获会越来越差，因此使用此经皮起搏的时间不应超过数小时。对于患者来说，这种起搏方法很不舒适。

　　2）如果患者依赖起搏器，而心外膜起搏阈过高或起搏导线出现故障，应经静脉置入一 5F 的临时心室起搏导线。这些临时起搏导线一般通过一个引导鞘管经颈内静脉或锁骨下静脉置入，也可以选择股静脉。在 TAVR 术中，会常规选择经股静脉置入临时起搏导线，并在术后留置，以预防严重的传导阻滞及心动过缓。这些起搏导线的末端有一个球囊，协助将导线漂浮至右心室心尖部，即使如此，有时仍需要 X 线透视进行辅助定位。

　　3）一些 Swan-Ganz 导管（Paceport 导管）设有额外的通路，开口于右心房和右心室，可经此通路置入起搏导线。这便于微创心脏外科手术术中及术后起搏导线的放置，也有助于紧急情况下的起搏，因为中心静脉通路已经建立。但对于需要长时间起搏的患者，不可应用此类起搏导线。

　　4）在微创手术中，经食管心房起搏具有很高价值。房室传导功能正常的患者，在 ICU 滞留期间可以使用此方法进行临时起搏[285]。

　　（10）永久起搏器的适应证

　　1）虽然在心脏外科手术后需要临时起搏的情况并不少见，但大多数术前为窦性心律的患者会在术后数日内恢复窦性心律，并可使用 β 受体阻滞剂来预防房颤。诸如Ⅰ度房室传导阻滞、束支传导阻滞等传导系统功能异常是 CABG 术后最常见的并发症，但并无证据显示会影响远期结局[286]。

2）心脏外科术后，1%~2% 的患者需要植入永久起搏器（PPM）。这种情况多见于老年患者、术前有肺动脉高压或术前既已存在左束支传导阻滞（LBBB）者，还可见于瓣膜手术（三尖瓣＞主动脉瓣＞二尖瓣）以及需要长时间主动脉阻断的复杂手术、再次手术[287-289]。

    a. 三尖瓣置换时，缝线会贴近房室结的近端，一旦有发生完全性房室传导阻滞的证据即应放置永久心外膜起搏导线。

    b. 在行二尖瓣手术时，如果切口波及房间隔上部，则需要植入 PPM 的概率将增加 1 倍，主要是因为窦房结功能可能因此出现问题[290]。PPM 的植入也常见于二尖瓣环重建及 Maze 手术后[287]。

    c. 5% 的主动脉瓣置换的患者存在需要植入 PPM 的风险，如果手术是因为感染性心内膜炎、主动脉瓣反流及广泛钙化，则更可能需要植入 PPM。主动脉瓣置换的预后将因 PPM 的植入而变差[291-292]。

3）对于 TAVR 的病例，使用自膨胀瓣膜所导致的 PPM 植入风险高于球囊扩张瓣膜，但最新的设计以及高位瓣膜可以使这一风险降至 5% 以下。如果术前既已存在传导功能紊乱，尤其是右束支传导阻滞（RBBB）伴Ⅰ度房室传导阻滞，术后发生完全性房室传导阻滞且需要植入 PPM 的风险将进一步升高[293]。事实上，术前 RBBB 将会增加发生高度房室传导阻滞和出院后心源性猝死的风险[294]。新发 LBBB 可导致左心室功能恶化，增加植入 PPM 的风险，大多数研究认为：这一情况会对中期生存率产生负面影响[295-298]。

4）对于术后可能需要植入 PPM 的患者，应停用华法林或减量；当有抗凝指征时，可通过静脉注射肝素来应对房颤或瓣膜血栓的形成。如果 INR 已经达到治疗区间，则应对存在血栓高风险的患者减少华法林使用剂量，达到治疗区间的低限即可，此时可以安全地行 PPM 植入手术。最好避免使用肝素作为过渡性抗凝措施，因为这更易导致 PPM 植入的围手术期出血[299]。

5）术后发生下述情况，是植入 PPM 的适应证。

    a. 完全性房室传导阻滞。

    b. 有症状的或严重的窦房结功能障碍。

    c. 即使停用相关药物，包括 β 受体阻滞剂、胺碘酮、CCB 及地高辛，仍持续存在房颤伴慢心室率（通常指＜ 50 /min）。

    d. 快 – 慢综合征：当使用药物来控制房颤伴快速心室率时，导致非常缓慢的窦性心律。

    e. 严重的Ⅱ度房室传导阻滞，伴心室率过慢。

6）关于植入 PPM 的最佳时机，目前并无定论。部分患者仅表现出短暂的植入 PPM 的适应证，等待数日后这一需求则会消失。然而，似乎更具成本 – 效益的方案是在出现 PPM 植入适应证后的 3~4 d 植入，从而加快出院的速度。一项来自梅奥诊所的研究显示：在此类人群中，近 40% 的患者在其后的随访中并未表现出起搏器依赖；但因完全性房室传导阻滞而植入 PPM 的患者，约 85% 会真正成为起搏器依赖 [300]。一项针对 TAVR 术后植入 PPM 的随访研究发现：在 TAVR 术后 10 d 内植入起搏器的患者中，1 年后随访时仅 10% 表现为起搏器依赖 [301]。

12. 心律失常

心脏外科直视手术后发生心律失常的情况相当常见。约 25% 的患者发生室上性心律失常，尤其是房颤。室性心律失常的发生较为少见，常常反映了心肌受到不同程度的损伤。房颤通常为良性事件，但室性心律失常则需要进一步的评估和治疗，因为此类心律失常可能会危及生命。大多数心律失常的发生机制是因心搏的自主性（心电活动脉冲的产生）和传导性（心电活动传导性）发生改变。对心律失常机制的认识以及对抗心律失常药物电生理效应的认识，可以为药物的选择与使用提供理论基础。表 11.14 总结了心脏外科直视手术后常见心律失常的治疗。

（1）病因　虽然导致心律失常的原因各异，但首先应考虑几种常见的原因。

1）心脏原因。

a. 心脏方面的基础疾病。

b. 术前存在心律失常。

c. 心肌缺血或梗死。

d. 术中心肌保护欠佳。

e. 心包炎症。

2）呼吸原因。

a. 气管插管刺激或移位。

b. 低氧血症，高碳酸血症，酸中毒。

c. 气胸。

3）电解质紊乱（高钾或低钾血症、低镁血症）。

4）心腔内留置的监测管路（Swan-Ganz 肺动脉导管）。

5）外科创伤（心房或心室切口），近传导系统的解剖操作（主动脉瓣）以及靠近房室结的缝线（三尖瓣手术）。

6）药物原因（血管活性药，抗心律失常药物的促心律失常作用）。

7）低体温。

8）发热，焦虑，疼痛。

9）胃扩张。

（2）评估

1）复查血气，检查呼吸机是否存在故障，确定气管插管的位置，复查胸部 X 线片以排除机械力学方面的问题。

2）复查血清电解质（尤其是血钾）。

3）回顾 12 导联 ECG 以排除心肌缺血，并针对心律失常做更为详尽的检查。如

表 11.14　常见心律失常的治疗

心律失常	治 疗
1. 窦性心动过缓	起搏：心房或房室起搏 > 心室起搏 静脉使用儿茶酚胺类药物
2. Ⅲ度房室传导阻滞	起搏：房室起搏 > 心室起搏 静脉使用儿茶酚胺类药物
3. 窦性心动过速	针对病因 β 受体阻滞剂
4. 房性期前收缩	不进行治疗 心房起搏（最好为双极起搏） 硫酸镁 β 受体阻滞剂 胺碘酮 钙通道阻滞剂
5. 房颤	如果血流动力学状态受损，尝试复律 控制心率 　　β 受体阻滞剂 　　地尔硫䓬 　　胺碘酮 复律 　　胺碘酮 　　普罗帕酮 / 伊布利特 　　电复律 如果心室率较慢，则心室起搏
6. 房扑	如果血流动力学状态受损，尝试复律 快速心房起搏 参见房颤的治疗
7. 阵发性室上性心动过速 [阵发性房性心动过速（PAT）或房室结折返性心动过速（AVNRT）]	心房超速起搏 复律 腺苷 维拉帕米 / 地尔硫䓬 β 受体阻滞剂 地高辛
8. 缓慢的交界性心律	起搏：心房起搏>房室起搏 > 心室起搏 使用具有变时作用的药物
9. 非阵发性房室交界性心动过速	未使用地高辛：β 受体阻滞剂 　　　　　　　钙通道阻滞剂（地尔硫䓬、维拉帕米） 　　　　　　　如果没有结构性心脏病，使用普罗帕酮或氟卡尼 正在使用地高辛：停用地高辛 　　　　　　　　补钾 　　　　　　　　苯妥英钠
10. 室性期前收缩	处理低钾血症 心房超速起搏 利多卡因 胺碘酮
11. 室速及室颤	除颤 胺碘酮 利多卡因

果诊断不能明确，行心房心电图（AEG）检查，通过将心房波放大，往往可以与一些较为常见的心律失常进行鉴别。

（3）窦性心动过缓

1）窦性心动过缓是指 < 60 /min 的窦性心律。常常是由于持续使用 β 受体阻滞剂、右美托咪定及麻醉药物所导致，可同时发生房性、交界性及室性逸搏。

2）由于窦性心动过缓可以导致心排血量下降，因此，为了优化血流动力学状态，要求体外循环手术后的心率应维持在 90/min 左右。同时，心率的提高可以改善心肌收缩力及心排血量。

3）诊断：见图 11.23。

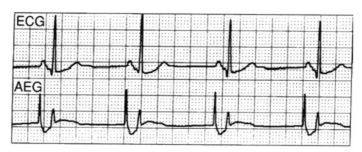

图 11.23　ECG Ⅰ导联及单极心房心电图（AEG）均显示窦性心动过缓，心率 54 /min。AEG 可以将心房波放大，而将心室波缩小，PR 间期为 0.18 s

4）治疗。

a. 心房起搏，将通过加入心房收缩的成分而使每搏输出量提高 20%~30%。这对于术后早期的患者尤其有帮助，此时的再灌注损伤、心肌水肿会导致心室顺应性下降，引起舒张功能障碍。对于左心室肥厚患者（例如主动脉瓣病变或高血压患者），心房的收缩尤其重要，缺少心房的"激动"，每搏输出量将会下降 25%~30%。

b. 如果存在房室传导异常（Ⅱ度或Ⅲ度房室传导阻滞），心室率因此下降，可选择房室起搏模式。

c. 如果在手术结束时没有放置心房起搏导线，或者虽然放置，但存在障碍无法使用，可给予一种儿茶酚胺类药物以刺激窦房结功能。可使用肾上腺素 1~2 μg/min，或多巴酚丁胺 5~10 μg/min，或异丙肾上腺素 1~2 μg/min，但需注意：这些药物不仅可以提高心率，还具有其他的血流动力学影响。对于存在严重症状的心动过缓，可在紧急情况下静脉使用阿托品 0.01 mg/kg（通常的使用剂量为 0.5~1 mg）。

d. 如果无法捕获心房或对药物无明显反应，可使用心室起搏。心室起搏对于血流动力学的帮助通常会弱于室上性起搏。如果心室起搏无法起效，可以考虑前文中所罗列的其他起搏方式。

e. 对于因使用预防或治疗房颤的药物而诱导出现的窦性心动过缓，如果心率 < 60/min，可考虑减小这些药物的剂量，甚至停用。如果术前已知存在快 - 慢综合征，那么在术后使用药物来减慢房颤心室率时，常常会造成心室率过慢，

在这种情况下，则需要植入 PPM。

（4）传导异常与传导阻滞

1）CABG 术后，25%~45% 的患者会发生短暂性房室结传导功能紊乱，这一问题更常见于使用冷心脏停搏液的情况。

a. 传导异常更常见于左心室功能下降、高血压、冠状动脉严重病变（尤其是右侧优势人群罹患右冠状动脉病变）、主动脉阻断时间过长以及心肌温度过低的情况。发生传导异常通常提示传导系统发生缺血性损害或冷冻伤。大部分患者可在 24~48 h 内恢复，但如果持续存在新发 LBBB，则提示可能发生了围手术期心肌梗死。CABG 术后的新发 LBBB 似乎并不影响远期预后[286]。

b. 主动脉瓣置换术后发生传导异常的原因包括出血、水肿及缝针，在房室结或希氏束附近清理创面也可以导致这一问题。无论是外科手术置换主动脉瓣还是行 TAVR，术后新发 LBBB 及需要植入 PPM 都是预后不良的征兆，可能会影响远期生存情况[291,295-298,302]。

c. TAVR 术后传导异常的处理流程可遵循 2019 年 JACC 的专家共识[303]。所有TAVR 术后患者，手术当晚均应行心电遥测监护。如果发生高度房室传导阻滞或完全性房室传导阻滞，建议植入 PPM。如果新发 LBBB，或 PR 间期及 QRS 波宽持续增加超过 20 ms，且术前存在传导功能紊乱（RBBB、LBBB、左右心室间传导延迟伴 QRS 波宽＞120 ms、Ⅰ度房室传导阻滞），建议留置起搏导线过夜。如果上述的病理性改变持续，或 PR 间期＞240 ms 或 QRS＞150 ms，无论是否合并 LBBB，患者均有很高风险发展为高度或完全性房室传导阻滞，需要额外增加 24 h 密切监护。对于此类患者，建议植入 PPM，出院后仍监测 ECG，或进行有创性电生理评估以决策是否植入 PPM。如果在心房起搏期间出现希氏束下方传导阻滞，或自发性出现希氏束到心室的传导时长＞100 ms，应立即考虑植入 PPM。

d. 如果通过房间隔入路显露二尖瓣，可能导致窦房结动脉和前结间束被切断。虽然一些研究并未发现此径路所面临的术后节律紊乱的发生率更高，但另一些研究显示窦房结功能紊乱伴房性异位心律、交界性心律及不同程度传导阻滞的发生率均有所升高。选择此入路进行手术的患者，约 10% 会因心动过缓或完全性房室传导阻滞而需要植入 PPM[290]。

2）诊断：见图 11.24 至图 11.28。

3）治疗。

a. 传导异常的最佳治疗是术毕即留置心房和心室起搏导线。

b. Ⅰ度房室传导阻滞：表现为 PR 间期延长，超过 200 ms，通常不需要特殊治疗。如果 PR 间期明显延长，过快的心房起搏将无法达到 1∶1 传导，这是由于房室结在下一次冲动到来时仍处于不应期，从而引起功能性Ⅱ度房室传导阻滞。这种情况可使用 DDD 或 DVI 模式进行房室起搏。缩短延长的房室传导间期能明显改善血流动力学状态，尤其适用于左心室功能受损的患者[284]。

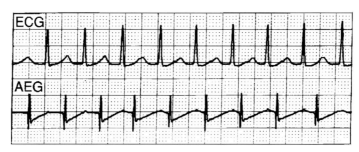

图 11.24　ECG 中 II 导联和双极 AEG 均显示 I 度房室传导阻滞。PR 间期约为 0.26s（260 ms）

c. II 度房室传导阻滞是由于间歇性房室传导障碍所致。

• 莫氏 I 型（Wenckebach）：表现为 PR 间期进行性延长，累积到一定程度导致出现一个无法传导的 P 波，无 QRS 波（图 11.25）。除非心室率过缓，否则通常不需要治疗；如果治疗，可以选择房室起搏（DVI），并将起搏频率设置在稍高于自主心率的水平；如果心房率过快、无法进行超速起搏，则选择 DDD 起搏模式。

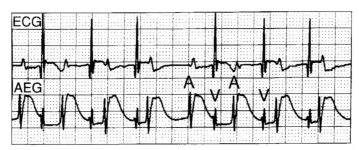

图 11.25　莫氏 I 型（Wenckebach）II 度房室传导阻滞。单极 AEG 显示心房率稳定在 120 /min，而房室传导（PR）间期进行性延长，直至心室波脱落。AEG 中所显示的心房波是一组较大的双峰波（A：心房波；V：心室波）

• 莫氏 II 型：表现为 PR 间期固定，QRS 波间歇性脱落。而 PP 间期和 RR 间期不变。这反映了希氏束 – 浦肯野纤维传导发生阻滞，伴随 QRS 波增宽。如果心室率过慢，应选择 DVI 或 DDD 模式进行房室起搏。如果这种节律状态持续存在，很可能会发展至完全性房室传导阻滞，通常需要植入 PPM。

• 2∶1 传导阻滞：表现为 PR 间期固定，心房冲动每隔一次即会脱落一个 QRS 波（图 11.26）。治疗方法同莫氏 II 型房室传导阻滞，行房室起搏。

• 高级别 II 度房室传导阻滞（high-grade second-degree heart block）：表现为 PR 间期固定，但 2 个或多个连续的心房波不能下传至心室。需行房室起搏，如果病情持续，则可能需要植入 PPM。

d. III 度（完全性）房室传导阻滞：是指所有的心房电活动均无法下传至心室，因此 P 波与 QRS 的节律不同，而 QRS 波有时会消失，有时会因逸搏而触发 QRS 波，代表不同节律的逸搏（图 11.27 和图 11.28）。通常需要选择 DDD

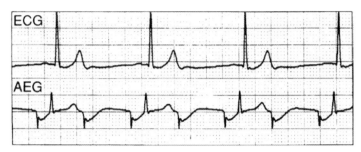

图 11.26　Ⅱ度房室传导阻滞。心房电活动频率为 100/min，经 2 : 1 传导后，产生的心室率为 50/min

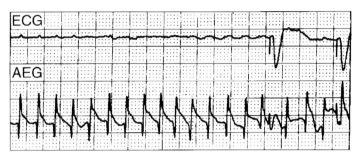

图 11.27　完全性房室传导阻滞。AEG 显示 Ⅰ 型房扑，但 ECG 则显示在心室起搏前无心室波

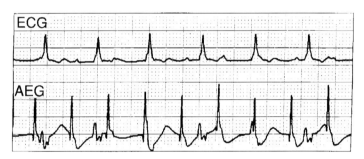

图 11.28　完全性房室传导阻滞伴房室分离。单极 AEG 显示心房率为 140/min（大尖波），与 QRS 波界限不清，此时的 QRS 波表明交界区的电节律为 100/min

或 DVI 模式进行房室起搏。如果心房率可接受，则选择 DDD 模式以追踪心房电活动，并提供心室收缩。如果心房电活动丧失或心房率较慢，仍然可以选择 DDD 或 DVI 模式。如果出现房颤或房扑，则应选择心室起搏。如果交界性心律或室性自主心律的频率足够，通常无须起搏。但如果心房跳动较慢，无法利用心房收缩来改善心室的充盈，则应考虑使用 DDD 或 DVI 进行房室起搏。

e. 如果患者依赖于房室或心室起搏，则必须检测起搏阈值，逐步减小起搏电流直至不能捕获。如果产生电活动所需电流持续上升或超过 10 mA，应考虑经静脉置入起搏导线（临时或永久起搏）。

f. 如果持续存在严重的房室传导阻滞，应分析患者的用药情况。应停用可能加重房室传导阻滞的药物（β 受体阻滞剂、胺碘酮、CCB 或地高辛），以评估患者自主心率及传导。如果停用此类药物数日后，仍存在完全性房室传导阻滞，应植入 PPM。预测起搏器依赖的最主要因素就是因完全性房室传导阻滞而植入起搏器。

（5）窦性心动过速

1）当窦性心律的速率 > 100 /min，即可称为窦性心动过速。一般心率不会超过 130/min。更快速、但规律的心室律常常提示为房扑 2∶1 传导或阵发性室上性（房性或交界性）心动过速。

2）过快的心率将对心肌代谢造成损害。心率加快会增加心肌氧耗、减少冠状动脉舒张期灌注时间，导致心肌缺血加重。同时，心室充盈时间也会缩短，导致每搏输出量下降，对于左心室肥厚和舒张功能障碍的患者，这一问题将尤其严重。

3）病因。

 a. 与交感过度兴奋相关的良性高动力反射。

  • 疼痛、焦虑、发热。

  • 肾上腺素能反弹（术前使用 β 受体阻滞剂）。

  • 药物（儿茶酚胺类药物）。

  • 胃扩张。

  • 贫血。

  • 高代谢状态（脓毒血症）。

 b. 心肌损害或呼吸循环功能下降的代偿反应。

  • 低氧血症、高碳酸血症、酸中毒。

  • 低血容量或每搏输出量下降，见于因左心室肥厚和舒张功能减弱导致的左心室减小、室壁僵硬。

  • 心肌缺血或梗死。

  • 心脏压塞。

  • 张力性气胸。

  • 肺栓塞。

 c. 当患者病情稳定，从 ICU 转出至普通病房后出现窦性心动过速，其原因往往是疼痛、贫血、低血容量或呼吸问题。但永远要对延迟性心脏压塞保持警觉。一些交感兴奋度高的患者，可能在没有明确诱因的情况下即表现出基础心率加快。

4）诊断：见图 11.29。

5）治疗。

 a. 纠正基础病因。

 b. 在 ICU 内应行镇静、镇痛，在病房也应充分镇痛。

 c. 如果患者心脏表现为高动力状态，心排血量理想，可使用 β 受体阻滞剂；但如果心功能处于临界状态，则须慎用。当每搏输出量下降时，心动过速是一种代偿机制，用于维持心排血量，此时降低心率可产生负面影响。即使心排血量满意，β 受体阻滞剂产生的降压作用也远远明显于其减慢心率的效应。

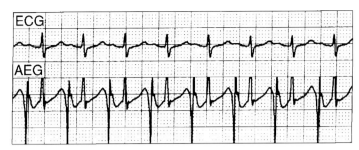

图 11.29　ECG 的 Ⅱ 导联和单极 AEG 均显示窦性心动过速，心率为 130 /min。注意单极 AEG
中显示了大的心房波和较小的心室波，可见 1:1 传导

- 艾司洛尔：0.25~0.5 mg/kg，静脉推注，用时 1min；而后持续静脉滴注
  50~200 µg/（kg·min)。建议先推注 0.125 mg/kg 进行试验，以明确患者是否
  可以耐受此药。
- 美托洛尔：2.5~5 mg 静脉推注，每 5 min 加强一次，共 3 剂。
- 对于已经转入病房的患者，通常增加口服美托洛尔的用量（25~100 mg，
  每天 2 次）来控制术后窦性心动过速。部分患者对此药的反应性较差，可选
  择反应性更好的阿替洛尔（25~100 mg，每天 1 次）。

　　d. CCB 类药物对窦房结具有轻度的负性变时作用，但它们一般不作为治疗窦性
心动过速的候选方案。

　　e. 注意：无论是 β 受体阻滞剂还是 CCB 均可以安全地单独使用，在没有放置
功能良好的起搏导线时，联合用药须格外慎重。

（6）房性期前收缩

　　1）通常，源自心房的期前收缩（早搏）的 P 波形态和 PR 间期均有别于正常，
其 PR 间期会＞ 120 ms。虽然这是一种良性的心律失常，但常常是房颤或房扑的先兆，
而房颤或房扑非常难预防。

　　2）在术后早期，硫酸镁有助于减少房性期前收缩的发生，可将硫酸镁 2 g 溶于
100 mL 溶液中使用。

　　3）诊断：见图 11.30。

　　4）治疗。

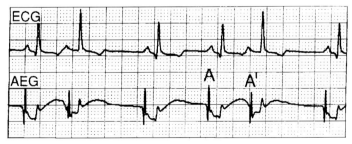

图 11.30　从 ECG 的 Ⅱ 导联和单极 AEG 中可见房性期前收缩。注意：正常的心房波（A）与
期前收缩的心房波（A'）的形态及相应的 PR 间期均有轻微差异，这提示期前收缩的起源点并
非窦房结。由于 PR 间期＞ 120 ms，因此可以将房性与交界性期前收缩区别开来

a. 一般无须治疗，但由于它们常常会诱发房颤，因此，可以使用能提高心房自主节律性和传导功能的药物，或使用可减慢心室对房颤反应的药物，包括 β 受体阻滞剂、CCB 类药物及胺碘酮。

b. 地高辛有助于降低房性期前收缩的发生频率，如果发生了房颤，还可以减慢房室结的传导。但是，由于地高辛可以加速心房内传导，如果存在房性期前收缩，理论上，地高辛可提高发生房颤的风险。此药已很少用于心脏外科术后的患者。

c. 以更高的频率临时起搏右心房（"超速起搏"）可以抑制房性期前收缩，但可能触发房性心律失常并诱发房颤。即使是在 AAI 起搏模式下，如果起搏器难以感知心房电活动，会造成起搏不当，这一问题通常不会发生在使用双腔 PPM 时。如果在心房起搏的情况下发生房性期前收缩，应怀疑是否存在起搏节律与自主节律的竞争。双极心房起搏可抑制房性期前收缩，并预防房颤。

（7）房颤与房扑

1）房颤（心房率 > 380/min）和房扑（心房率通常 < 380/min）是心脏外科直视手术后最常见的心律失常。尽管有多种预防措施，但它们的发生率仍可达 25%~30%。这可能是由于存在潜在促发因素（心房不应期离散度增加导致心房内传导的不一致）的患者，术后被某种可逆性原因触发了房颤。

2）有很多风险因素可导致房颤，如果存在这些因素，则建议积极地抗心律失常治疗，以预防其发生。有多个模型可预测术后房颤的发生风险，但准确性有限。

a. 风险模型具体如下[304-308]。

• CHA_2DS_2-VASc 评分：风险因素包括心力衰竭、高血压、高龄、糖尿病、卒中或短暂性脑缺血、外周血管疾病、女性。

• POAF 评分：风险因素包括年龄 > 60 岁（随年龄增长递增）、COPD、透析、急诊手术、术前使用 IABP、EF < 30%。

• 房颤风险指数：风险因素包括高龄、COPD、同期行瓣膜手术、房颤既往史、停用 β 受体阻滞剂和 ACEI。

• HATCH 评分：风险因素包括心力衰竭、卒中或短暂性脑缺血、年龄 > 75 岁、COPD。

• CHARGE-AF 评分：风险因素包括年龄、人种、身高和体重、血压、使用抗高血压药物、吸烟、糖尿病、心肌梗死或心力衰竭既往史。

b. 在各种风险模型中，最为统一的风险因素包括：高龄、心力衰竭（收缩功能或舒张功能衰竭）、左心室功能下降、COPD 及停用 β 受体阻滞剂。其他研究显示的风险因素包括：同期行二尖瓣手术（尤其是左心房增大患者）、合并左心室肥厚、基础心率 > 100/min 及 P 波增宽[309-312]。

c. 针对不同模型的比较研究发现，一些分析模型的预测效果更为理想。一项分析表明：CHA_2DS_2-VASc 评分用于预测未服用抗凝药物的房颤患者罹患卒中的风险，其在预测术后房颤发生方面，优于 POAF 和 HATCH 评分[305]。另一项研究发现：在预测一般人群术后发生房颤方面，除了 CHARGE-AF 评分外，最理想的预测因子是患者的年龄[308]。

3）房颤可损害心脏的血流动力学，并会使左心房血栓导致的机体血栓栓塞及卒中风险增加 2~3 倍[313]，还可导致住院时间延长，住院费用增加。虽然房颤对手术死亡率的影响并未得到一致的结果，但术后发生房颤的确会增加房颤早期复发的风险（一项研究显示 1 个月内复发的风险达到 28%）[314]，远期发生房颤的风险增高 8 倍，而在冠状动脉和瓣膜手术后，远期生存率的降幅达 50%[315-320]。术后房颤的持续时间越长，对远期生存率的影响也就越大[321]。

4）房颤的发生最常见于术后第 2~3 天，此时心肌功能已恢复至基线水平，对血流动力学的负面影响也较少。但是，如果术后第 1 个 24 h 内发生房性心动过速，尤其是当患者的血流动力学状态不稳定，或肥厚增生的心室顺应性差时，快速的心室率会因缺少心房收缩无法使心室充分充盈而导致心肌缺血、心排血量下降，造成低血压。虽然减慢心室率可以提高血压，但由于大部分减慢心率的药物也有降压作用（β 受体阻滞剂和 CCB 类药物），因此低血压的情况仍会维持。

5）在最初的 24 h，房颤常常仅是在 ECG 上偶然出现，很多患者甚至都没有意识到房颤的出现。症状包括心悸、恶心、疲乏，或者出现轻微的头昏，尤其是一些左心室肥厚或心室功能差的患者。

6）病因。

a. 心脏外科手术后交感兴奋性升高（内源性或外源性儿茶酚胺），术前而非术后服用 β 受体阻滞剂的患者出现肾上腺素能作用反弹[322]。但也可见于在术后第 1 天晨起服用 β 受体阻滞剂的患者。

b. 主动脉阻断期间，由于心肌保护欠佳而导致心房缺血。由于房颤的发生常常与复杂手术相关（再次手术、瓣膜与 CABG 联合手术），其主动脉阻断时间较长，对心房的保护不充分或低体温有可能成为诱发因素。尽管如此，目前大多数研究却并未证实非体外循环手术可以降低房颤的发生率[323-324]。

c. 液体原因造成的急性心房扩张，或由于既已罹患的结构性心脏病（包括高血压、缺血性或瓣膜疾病）导致的心房慢性扩张。这些因素可导致术后房颤的发生和持续存在。

d. 外科创伤、炎症反应（心包炎）及氧化应激。

e. 代谢紊乱（低氧血症、低钾血症及低镁血症）。

7）诊断：见图 11.31 和图 11.32。

8）预防：预防性治疗可降低约 50% 的房颤发生风险，同时也可降低卒中的发生风险[309-312,325-328]。

a. 唯一一项 I 级证据药物推荐是启用小剂量 β 受体阻滞剂，其可使房颤的发生率降低达 65%。除了存在使用禁忌，如心动过缓、低血压、升压药物依赖或低心排血量，否则所有术后患者均应遵循此建议。最常用的用药方案为：美托洛尔 12.5~50 mg（每天 2 次）及阿替洛尔 25 mg（每天 1 次）。大量研究报道：同时具备 α 受体和 β 受体阻滞作用的卡维地洛，具有减轻氧化应激的作用，

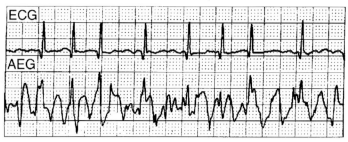

图 11.31 房颤，心室率为 130 /min。AEG 可见心房电活动混乱，这是房颤的特征

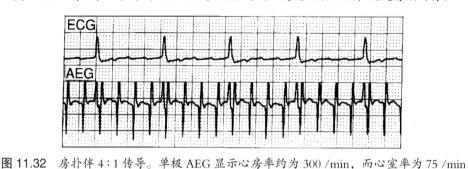

图 11.32 房扑伴 4 : 1 传导。单极 AEG 显示心房率约为 300 /min，而心室率为 75 /min

常用于左心室功能下降的患者，在降低房颤发生率方面优于美托洛尔[329-331]。

b. 胺碘酮（Ⅱa 级推荐）：是一种Ⅲ类抗心律失常药物，同时具有一定程度的Ⅰ、Ⅱ、Ⅳ类抗心律失常药物的特性，可降低 50% 的房颤发生率，可单独服用，也可以与 β 受体阻滞剂联用[309,327-328,332-337]。

• 关于使用胺碘酮的最佳时机（术前、术中和术后）和途径（口服或静脉），目前并无定论，不同的研究选择了不同方案。要获得最佳的预防效果，应在房颤发生风险达到最高点时使药物浓度达到足够水平，以产生电生理学效应。因此，术前开始服药需要数日才能达到足够的时长和剂量，从而获得疗效。

• 大部分研究发现：胺碘酮可降低术后房颤的发生率。关于是否应给所有患者均使用还是仅给高危患者使用，目前并无定论。对于具有前文所提出的常见风险因素的患者，建议使用胺碘酮；但更为特定的用药人群是高龄患者，无论年龄 > 60 岁还是 > 70 岁。对于 COPD 患者，胺碘酮的作用尤其明显，此类患者发生房颤及相关并发症的概率都更大[338]。但在使用时一定要牢记，此药可能造成类似低氧血症的急性毒性反应[339]。

• 对于存在房颤高危因素的患者，通常建议在手术前服用负荷剂量的胺碘酮。在经典的 PAPABEAR 试验中：术前 6 d 使用负荷剂量 10 mg/kg，每天 1 次，全疗程达到 13 d，可降低 50% 的术后房颤发生率[335]。这一出色的疗效独立于年龄因素，但在 > 65 岁患者中获益更显著。接受择期手术的患者推荐以下方案[312]。

  – 术前 200 mg，每天 2 次，使用 5 d；术后 400 mg，每天 2 次，使用 4~6 d。

  – 术前 400 mg，每天 4 次，使用 1d；手术当天 600 mg，服用 2 次；术后 400 mg，每天 2 次，使用 4~6 d（如果计划在 1~5 d 内实施手术）。

- 对于需要施行紧急手术的患者，必须选用更合理的替代方案。
  - 在体外循环结束时，静脉注射负荷剂量 150 mg，用时 15min；而后以 1 mg/min 持续滴注 6 h，然后减量至 0.5 mg/min，持续 18 h（相当于 24 h 用量达到 1050 mg）；转为口服用药，起始剂量为 400 mg 每天 2 次，使用 4 d，而后减至 200 mg 每天 1 次，持续用药数周。
  - 术后第 1 天静脉注射 300 mg，用时 20min；而后口服 600 mg，每天 2 次，使用 5 d[336]。
  - 在拟进入手术室时给予胺碘酮，起始剂量 0.73 mg/min，而后持续用药 48 h；最后转为口服 400 mg，每 12h 1 次，使用 3 d[337]。
- 出院后继续使用胺碘酮是否有益，目前尚不清楚。由于胺碘酮的电生理疗效可以持续数周，因此，如果房颤预防效果理想，可以在出院时即停用胺碘酮。如果患者出现阵发性房颤，则通常需要持续用药约 1 个月，而剂量则可以下调至 200 mg（每天 1 次）。有人认为：如果此类患者出院时呈窦性心律，出院后用药 1 周即可[340]。

c. 雷诺嗪：主要用于治疗顽固性心绞痛，但它同时也是一种非常有效的抗心律失常药物，其特性与胺碘酮相似。此药可降低术后房颤的发生与复发率高达 60%[341-343]。与静脉注射胺碘酮联用，可提升房颤复律的成功率、缩短复律时间，尤其适用于 EF 下降的患者[344]。一项研究发现：在降低术后房颤发生率方面，雷诺嗪的效用是 β 受体阻滞剂的 4 倍以上[345]。其中一种推荐用药方案为：术前口服 1 g；术后口服 1 g，每天 2 次，服用 7 d。

d. 索他洛尔：是一种 β 受体阻滞剂，具有 Ⅲ 类抗心律失常药物的特性。当使用剂量为 80 mg 每天 2 次时，其预防室上性心动过速的效应与常规 β 受体阻滞剂相同或更好，与胺碘酮相似[327-328,346]。但其负性肌力作用使 20% 左右的患者无法耐受，包括低血压、心动过缓及房室传导阻滞的患者。索他洛尔同时还可能造成 QT 延长及多形性室性心律失常，包括尖端扭转型室速。索他洛尔经肾脏排泄，因此应避免用于肾功能障碍的患者。如果患者不能口服，可以选择静脉剂型（75 mg 静脉型 =80 mg 口服型）。

e. 硫酸镁（2g 溶于 100 mL 溶液）：常可有效降低术后房颤的发生率及发生次数，但一项荟萃分析并未证实其如此多的益处[347]。当与索他洛尔合用以及血清镁水平较低时，硫酸镁的疗效最明显[348-349]。由于其性质柔和，且具有潜在效用，所以全部患者在术中及术后第 1 天均可与 β 受体阻滞剂联用。

f. 尽管常规的右心房起搏可能增加房性异位心律，且无法降低房颤的发生率，但大量研究发现：双极心房起搏可降低房颤的发生率，尤其是当与 β 受体阻滞剂联用时[350-351]。理论上说，心房内传导的延迟可导致房颤。双极心房起搏可改变心房电活动的顺序性，从而使心房的电活动更为统一。同时可以超速起搏，抑制房性期前收缩，消除房性期前收缩后的代偿性间歇，降低可导致房颤的不应期离散度。

g. 其他药物：人们对其他很多药物也进行了研究，评估它们对减少术后房颤的效用。可常规考虑使用那些副作用较少的药物。通常并不会使用可导致潜在并发症的药物，而是选择更常规的 β 受体阻滞剂和胺碘酮。

- 多非利特：可有效降低房颤发生率（一项研究显示可降低 50%），但出于对其价格及导致 QT 延长的顾虑，人们更倾向于使用其他药物[352]。
- 普罗帕酮：300 mg 口服，每天 2 次，同样可有效地治疗房颤。一项研究表明，其疗效可媲美阿替洛尔[353]。
- 秋水仙碱（Ⅱb 级适应证）：具有抗炎作用，可降低术后心包切开综合征的发生率。一项荟萃分析发现，其可降低 30% 的房颤发生率[354]。
- 类固醇（Ⅱb 级适应证）：可减轻炎症反应，并可能降低房颤的发生风险，但常常会引起高血糖，并增加感染风险[355]。相关研究中的一些用药方案包括：术前使用氢化可的松 100 mg，而后 100 mg，每 8h 1 次，使用 3 d[356]；或术前使用甲基泼尼松龙 1 g，术后使用地塞米松 4 mg，每 6h 1 次，共 4 次[357]。
- 他汀类：一些研究发现，对于未使用过他汀类药物的患者给予大剂量他汀类药物（阿托伐他汀 40~80 mg）可降低 50% 的房颤发生率，但荟萃分析的结果却未证实任何获益[358-362]。尽管如此，实际上几乎所有接受心脏外科手术的患者都因其他原因在服用他汀类药物，因此降低房颤发生率是个"意外惊喜"。
- 抗坏血酸（维生素 C）：术前给予 2 g，而后每天给予 1 g，使用 5 d，可增强 β 受体阻滞剂预防房颤的作用[363]。一项荟萃分析发现：服用维生素 C 可降低 60% 的房颤发生率[364]，但另外一些研究却并未发现任何获益[365-366]。
- ω-3 脂肪酸（鱼油）：术前开始使用，每天 2g，可降低行 CABG 患者的房颤发生率，但仅限于 EPA 与 DHA 之比小于 1 时才具有此作用[367]。而公布于 2012 年的 OPERA 试验结果并未能证实此作用[368]。
- 多种抗氧化剂：联合使用维生素 C、维生素 E 及多不饱和脂肪酸，可使房颤的发生率绝对值降低 22%[369]。
- N- 乙酰半胱氨酸：是一种抗氧化剂，多项研究证实此药可降低房颤发生率达 30%[364,370]。麻醉诱导后给予 50 mg/kg，并在术后第 1 天和第 2 天再次使用。
- CCB：包括地尔硫䓬和维拉帕米，以及地高辛，在预防房颤中未被一致性证实有效。
- 如果心包内有血，会在心包腔内形成一种促炎症及促氧化的环境，进而促使房颤的发生。在后纵隔内留置心包引流管有助于改善引流，也可以在心包后壁行开窗术，将心包内的血液引流进入胸膜腔，从而降低房颤的发生率[371-372]。

9）如果病情不稳定的患者发生了房颤，应首先考虑行复律治疗；对于病情稳定的患者，则首先考虑控制心室率，如果房颤持续存在，则给予抗凝治疗，并尝试将心律转为窦性（表 11.15 和图 11.33）。虽然 β 受体阻滞剂可以使 50%~80% 的患者在出院前转为窦性心律[373]，但为了促进复律、避免抗凝治疗，通常建议加用其他药物。

表 11.15 房颤 / 房扑的治疗策略

1. 预 防

a. 体外循环结束及术后第 1 天早晨静脉注射硫酸镁 2g

b. β 受体阻滞剂

- 美托洛尔 12.5~50 mg，口服（可经胃管给入），每天 2 次，术后 8h 开始使用

- 卡维地洛 3.125~12.5 mg，口服，每天 2 次

c. 替代方案

- 胺碘酮：术前开始口服，也可在手术当天静脉注射

- 雷诺嗪：术前口服 1g；术后 1 g，每天 2 次，服用 7d

- 索他洛尔：80 mg 口服，每天 2 次

- 双极心房起搏

2. 治 疗

a. 如果病情不稳定，应考虑 50~100 J 电复律

b. 如果出现房扑，可考虑快速心房起搏

c. 如果血流动力学状态稳定（心率＜ 100/min），可以加大预防用 β 受体阻滞剂的口服剂量

d. 如果心率＞ 100/min，应控制心率

- 美托洛尔：5 mg 静脉注射，每 5 min 推注 1 次，共 3 剂

- 胺碘酮：初始静脉推注（如果此前已经使用，则再次推注）150 mg，用时 30 min；而后以 1 mg/min 持续滴注 6 h，继之 0.5 mg/min 滴注 18h；最后转为口服，400 mg，每天 2 次

- 地尔硫䓬：静脉推注 0.25 mg/kg，用时 2 min；15 min 后静脉推注 0.35 mg/kg，用时 2 min；而后根据需要，以 10~15 mg/h 持续滴注

e. 恢复窦性心律及抗凝治疗

- 硫酸镁：静脉注射 2 g

- 选项 1：按上述剂量给予胺碘酮

    - 如果成功复律，则持续服用胺碘酮 1~4 周

    - 如果不能成功复律，可在 36~48 h 内考虑电复律，其间可不需要使用肝素，也可以在复律后使用肝素；考虑行经食管超声心动图（TEE）来排除左心房血栓

    - 如果仍然不能成功复律，应考虑抗凝治疗并使用 β 受体阻滞剂，需停用胺碘酮

- 选项 2：48 h 后使用肝素 / 华法林或非维生素 K 拮抗剂口服抗凝药（NOAC）；使用 β 受体阻滞剂后，等待自行复律，以窦性心律或房颤状态出院

- 选项 3：如果不计划尝试电复律或电复律失败，可考虑使用其他药物治疗。48 h 后开始启动抗凝治疗

    - 索他洛尔：80 mg，每 4 h 1 次，共 4 剂；而后改为 80 mg，每天 2 次，并停用其他 β 受体阻滞剂

    - 普罗帕酮：静脉注射 1 mg/kg，用时 2 min，10 min 后再次注射 1 mg/kg；如果没有静脉通路，可以单次口服 600 mg

    - 伊布利特：静脉推注 1 mg，用时 10 min（体重＜ 60 kg 者剂量为 0.01 mg/kg）；10min 后再次推注

    - 多非利特：口服 500 μg，每天 2 次

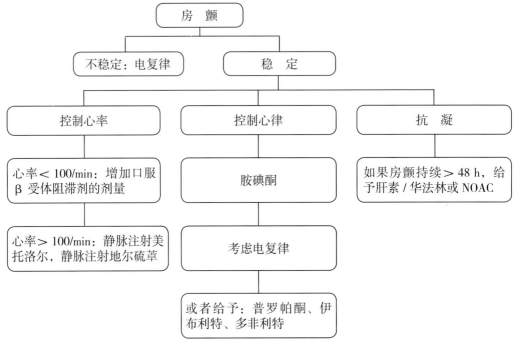

图 11.33　房颤管理的简明流程（NOAC：非维生素 K 拮抗剂口服抗凝药）

虽然大部分患者可以维持窦性心律，但多项随访研究显示高达 30% 的患者会出现房颤复发，这是影响远期生存率的因素之一[314]。这一结果与内科患者的结果截然相反，对于后者，人们认为控制心室率这一方案是可以接受的，因为生存率相仿，而药物存在不良作用，且发生更差的功能结局的情况也较为少见[374]。

    a. 电复律：根据不同情况，所使用的功率范围在 50~100 J。

      • 如果房颤导致严重的血流动力学状态恶化，应始终首先考虑电复律，而这一情况在术后早期阶段尤为常见，此时常常会出现非常快速的心室率，表明心肌因外科手术受到了中等程度的损伤。对于存在严重左心室肥厚的患者，房颤更有可能造成负面影响。

      • 如果经过药物治疗，患者在 48 h 内仍无法恢复至正常的窦性心律，可采用电复律来恢复心律以避免房颤所必需的抗凝治疗。给予胺碘酮可增加成功复律的可能性[375]。如果患者在房颤和窦性心律之间不断反复，则很可能会再次发生房颤，那么复律可能并无意义。如果房颤发作和复发超过 48 h，而患者并未开始抗凝治疗，则应在复律治疗前首先行 TEE 检查以排除左心房血栓[376-377]。在电复律治疗后一段时间内，由于心房机械活动减弱，有可能形成新发血栓，因此对于延迟复律后的患者，应考虑抗凝治疗 1 个月[378]。

      • 如果药物和电复律均不能成功，应考虑抗凝治疗 3 周，而后再次择期尝试复律；如果复律成功，则将抗凝治疗再维持 4 周。

    b. 对于房扑，应行心房超速起搏进行治疗（图 11.20 和"超速起搏技术"一节）。通常可以成功复律的房扑仅为 I 型房扑（心房率 < 350/min）。普

罗帕酮和伊布利特等药物可以通过延长房扑周期来提高快速心房起搏的效率[379-380]。

c. 控制心率：最简便的方法是使用一种快速起效的静脉药物。心率一经得到控制，即可将静脉药物改为口服药物。一项研究发现：约 80% 的患者仅使用"心率控制"药物，如 β 受体阻滞剂和 CCB，即可在 24 h 内转变为窦性心律。这说明一些药物具有一定的复律作用，或者说有自发复律的可能性[373]。但需要多种药物协同作用来达到心率控制及转律的情况也并不少见。

- 在心率控制方面 β 受体阻滞剂表现出非常理想的效果，并可使约 50% 的患者转复为窦性心律（无论是否考虑自发复律的可能性）。如果口服 β 受体阻滞剂后心室率仍然较快，可考虑加用静脉用药。如果患者的心室率较慢（无论是否已经接受 β 受体阻滞剂治疗），且在之后发生了房颤，最理想的用药是胺碘酮或地尔硫䓬，以避免在复律后出现心动过缓。

  – 美托洛尔：是一种理想的 β 受体阻滞剂，无论是在 ICU 还是在普通术后病房均可使用。但是，由于此药具有负性肌力作用，因此，左心室功能明显下降或低血压的患者必须慎用。如果心率相当快（＞ 100 /min），可每 5 min 静脉推注 2.5~5 mg，总量可达 15 mg。静脉推注美托洛尔后的起效时间为 2~3 min，峰效出现在用药后 20 min，作用持续时间约为 4 h。如果心率相对较慢（＜ 100 /min），可口服美托洛尔，剂量加大。

  – 艾司洛尔：可用于手术室和 ICU，这些环境里有完善的动脉测压装置。由于艾司洛尔可造成低血压，因此它属于一种非常危险的药物。此药给入约 2 min 后即可生效，10~20 min 药效即可发生逆转。因此在术后早期，一旦发生不良事件，例如支气管痉挛、传导功能紊乱、严重心动过缓及左心室功能障碍，艾司洛尔比长效药物更为安全。使用剂量：静脉推注 0.125~0.5 mg/kg，用时 1 min；而后以 50~200 μg/（kg·min) 持续滴注[381]。

- 胺碘酮：可有效降低房颤患者的心室率，其具有多种作用机制（β 受体阻滞，Ⅲ类抗心律失常药物作用），但在起效时间和减慢心率的效果上弱于 β 受体阻滞剂和 CCB。由于胺碘酮并无负性肌力作用，因此，尤其适用于血流动力学处于临界状态、左心室功能受损更严重的患者。如果患者心率并非特别快，或存在使用 β 受体阻滞剂和 CCB 的禁忌证，可将胺碘酮作为一线用药；否则，应在心率得到控制后再加用，主要是尝试转变为窦性心律。

- 地尔硫䓬：因其负性肌力作用相当弱，因此是治疗快速房颤伴轻、中度左心室功能障碍的出色替代用药。但由于此药具有扩张血管的作用，因此须慎用于低血压患者；而事实上，在心率得到控制后血压常常会有所升高。如果血压仍处于临界状态，可加用 α 受体激动剂。如果此前的窦性心律速率较慢，那么在控制非常快的心室率时，地尔硫䓬优于 β 受体阻滞剂。在降低房扑心室率时，地尔硫䓬的效果较差。其将房颤转复为窦性心律的能力，相比 β 受体阻滞剂和胺碘酮也较低。

– 剂量：0.25 mg/kg 静脉推注，用时 2 min；15 min 后可再次推注 0.35 mg/kg，用时 2 min；必要时，此后可以 10~15 mg/h 的速度持续滴注。用药约 3 min 后心率开始下降，峰效则出现在用药后 7 min。单剂给入后，减慢心率的作用可持续 1~3 h。持续用药 24 h 后，药效的持续中位时间为 7 h。

– 注意：如果同时静脉使用 CCB 和 β 受体阻滞剂，须非常慎重，此配伍将增加诱发完全性房室传导阻滞的风险，必须准备功能良好的起搏装置。

d. 抗凝：为了降低因左心房血栓造成的卒中风险，对于复发性或持续性房颤患者，应考虑肝素化。应个体化评估抗凝治疗的风险 – 获益，以平衡卒中和纵隔出血的风险。对于抗凝治疗的开始时间以及采用多大的强度来达到治疗水平区间（例如，启用华法林的同时并不同时使用肝素），多个指南的意见并不统一。这一点也是可以理解的 [382-383]。一项报道指出：心脏外科术后出现的房颤是一种短暂且自限的情况，并非高风险，无须激进的抗凝治疗 [384]。但另一项报道指出：36% 的患者在发生卒中前存在房颤，而两者之间的时间间隔中位值仅为 21.3 h[385]。此外，一项超声研究发现：14% 的患者会发生血栓栓塞，而 39% 的患者在发生房颤后 3 d 内，左心房内可见自发性回声增强 [386]。

• 通常，建议在发生持续性或阵发性房颤后 48 h 即开始抗凝治疗 [313]。如果房颤发生在术后前几天，此时相较对卒中风险的担忧，更应关注抗凝所致的出血风险。采用 CHA_2DS_2-VASc 评分来评估卒中风险，用 HAS-BLED 评分（附录 10A 和 10B）来预测出血风险，有助于决策启动抗凝治疗的时机以及是否需要持续抗凝。但事实上，这两种评分手段均未用于心脏外科术后患者的评估 [387]。如果患者准备服用华法林（机械瓣置换术后的患者），则可以开始肝素化；否则完全有理由选择一种 NOAC 类药物，其从一开始就可以充分地预防血栓形成，出院后仍可继续使用。早期复律可避免抗凝治疗。但对于延迟复律的患者，在复律前需接受抗凝治疗以降低血栓栓塞的发生风险。此外，在尝试复律前，应行 TEE 检查来排除左心耳血栓。

• 如果患者持续呈现房颤，出院带药是华法林而非 NOAC。对于高风险患者（高龄、低 EF 及瓣膜术后），应使用低分子肝素作为抗凝过渡治疗。

• 对于术后数日恢复窦性心律的患者是否应持续抗凝这一问题，目前存在争议。一种观点认为：如果患者在出院后房颤复发，抗凝治疗可以为卒中的预防提供保障。一项研究发现，出院后房颤复发的概率可达到近 30%[314]。虽然 CHA_2DS_2-VASc 评分系统并未确证可用于此类人群，但应用此评分体系辅助决策也不无道理。

e. 复律至窦性心律：通过使用 β 受体阻滞剂和胺碘酮恢复至窦性心律的情况相当常见。文献报道：服用 β 受体阻滞剂或 CCB 类，而非 I 类或 III 类抗心律失常药物的患者，近 80% 无须其他辅助药物即可恢复窦性心律 [373]。尽管如此，仍有大量的药物可用于实现药物复律。但是，如果药物复律失败，则应采用抗凝、心率控制及后续的电复律措施，这些是可靠且具有理想成本 – 效益比的策略。

• 硫酸镁：静脉注射 2 g，用时 15 min。此药较为柔和，在恢复窦性心律方面相对有效。一项研究结果显示：用药 4 h 内 60% 的患者可恢复窦性心律[388]。

• β 受体阻滞剂：与地尔硫䓬相比，β 受体阻滞剂可更有效地控制心率及复律[381]。如果患者的血压及心率尚可接受，β 受体阻滞剂作为预防性用药的剂量可适当增加。可用索他洛尔（80 mg，每天 2 次）替代选择性 β 受体阻滞剂，此药可以使复律成功率有所提升；但是很多患者无法耐受索他洛尔，其可造成心动过缓或低血压。

• 胺碘酮：可能是将房颤转复为窦性心律最有效的药物，且同时可实现心率控制，但在复律速度和有效性上稍弱于 β 受体阻滞剂。由于此药对心脏的其他指标并没有显著影响，因此安全性很高。通常只有在快速静脉注射时才可能发生低血压；虽然常常会造成 QTc（指经心率校正后的 QT 间期）延长，但通常并不会伴随促心律失常效应。注意：QTc 一般 < 450~470 ms。为了能快速起效，胺碘酮会按标准静脉负荷剂量注射（150 mg，用时 15~30 min；而后以 60 mg/h 的速度持续滴注 6 h，再后降为 30 mg/h 持续滴注 18 h），最后改为口服，并逐渐减量（400 mg 每天 2 次，用药 1 周；400 mg 每天 1 次，用药 1 周；200 mg 每天 1 次，用药 2 周）。如果预防性使用了胺碘酮后仍发生房颤，可额外静脉推注 150 mg，用时 30 min。另一个方案是：口服负荷剂量，400 mg 每天 3 次，用药 1 周，而后减量至每天 200 mg。

• IC 类及其他 Ⅲ 类抗心律失常可将 50%~70% 新近发生的房颤成功恢复至窦性心律。这些药物所致的低血压通常会弱于胺碘酮，而复律速度会更快。

　– 普罗帕酮（IC 类）可有效减慢心室率，并在数小时内恢复至窦性心律。但由于具有负性肌力作用，因此左心室功能下降的患者禁用。多项比较研究发现：在恢复窦性心律方面，普罗帕酮与胺碘酮效果相似，但复律速度更快[389-391]。静脉与口服在复律成功率方面相似，但口服需要更长的时间[392]。静脉注射剂量为 1~2 mg/kg，用时 15 min，10 min 后重复 1 次，剂量为 1 mg/kg。口服剂量为 600 mg，单剂。美国市场没有普罗帕酮静脉剂型在售。

　– 伊布利特（Ⅲ 类）：可有效地将房颤转复为窦性心律，尤其适用于房扑[393]。静脉推注 1 mg，用时 10 min（如果体重 < 60 kg，剂量调整为 0.01 mg/kg）；如有必要，10 min 后可再次推注。大部分患者可在给药 1h 内恢复为窦性心律。但由于其具有促心律失常的风险（室速或尖端扭转型室速），因此在用药时应密切监护，心律失常一经停止或发生室速、QT 间期明显延长，应立即停药。虽然左心室功能中度受损的患者仍可安全地使用，但最好避免用于 EF 非常低的患者。比较研究发现：伊布利特将房颤 / 房扑转为窦性心律的有效性与胺碘酮相似[394]。

　– 多非利特（Ⅲ 类）：无负性肌力作用。当患者存在使用 Ⅰ 类抗心律失常药物（左心室功能障碍）或 β 受体阻滞剂禁忌证（心动过缓及 COPD）时，可使用此药。常规剂量为 500 μg 每天 2 次，口服。一项针对多非利特静脉剂型（8 μg/kg，用时 15 min）的研究发现：推注 1 h 内可更有效地将房扑复律（70%），而房颤则仅为 30%[395]。但是，此药同样会导致 QT 延长，并具有促心律失常作用。必须根据肌酐清除率和基线 QTc 调整使用剂量。一项研究发现：使用镁剂不会影响多非利特对房颤的复律，但可使电复律的成功率提高 1 倍[396]。多非利特的静脉剂型在美国未获得认证。

– 氟卡尼（IC 类）：可有效地将房颤转复为窦性心律。一项研究发现，此药优于普罗帕酮和胺碘酮静脉剂型[391]。虽然氟卡尼禁用于结构性心脏病患者，但如果已经实现彻底的血运重建，在其他药物无效的情况下应用此药也是合理的。

• 维纳卡兰（III 类）：是一种针对心房的选择性钾、钠通道阻滞剂，对于术后新发房颤的患者，恢复至窦性心律的成功率可达约 50%，中位起效时间仅稍长于 10 min。初始剂量为 3 mg/kg，推注时间为 10 min；如果 15 min 后仍存在房颤，可加用 2 mg/kg，用时 10 min。此药于 2010 年 9 月获得欧盟批准，但截至 2020 年中期尚未在美国获批[397-400]。

• 低能量体内电复律：使用术中留置于左心房和右心房的心外膜导线进行除颤，其恢复窦性心律的成功率可高达 90%[401]。

（8）其他类型的室上性心动过速（SVT）

1）本节所指 SVT 包括：源于心房（阵发性房性心动过速，PAT）、房室结区（房室结折返性心动过速，AVNRT）和涉及房室结折返通道（房室折返性心动过速，AVRT）的突发心动过速。此类心律失常的心率多为 150~250/min，心脏外科术后并不常见。伴有房室传导阻滞的 PAT 与心肌缺血有关，也常常源于地高辛中毒。无论是哪一种心律失常，只要是可以导致心室率增快即应立即处理，否则将对心肌代谢和功能存在潜在的不利影响。

2）诊断：鉴别窦性心动过速、PAT、AVNRT、AVRT 以及房扑 2 : 1 传导阻滞需要进行 AEG 检查（图 11.34）。人们常常建议通过颈动脉窦按摩来进行鉴别诊断，如果可以减慢心室率则为房性心动过速。但是，对于罹患冠心病的患者，行此操作时应非常小心，因为这不仅可能导致心脏停搏，还可能使合并颈动脉疾病的患者发生栓塞

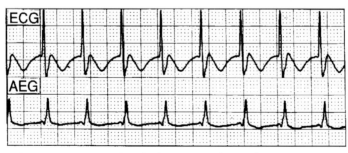

图 11.34 ECG 和双极 AEG 均显示房室交界性心动过速，心率为 140 /min。注意：AEG 可见逆向传导的心房电活动，而通过常规心电监护可见前向传导的心室电活动，两者几乎同时发生

性卒中。

3）治疗[402]。

a. 心房超速起搏来捕获心房电活动，使心律转为窦性心律。

b. 如果有证据显示血流动力学状态受损，应考虑心脏复律。

c. 迷走神经刺激常常可以中断涉及房室结的折返性心律。至于前文所述的颈动脉窦按摩，应谨慎为之。

d. 腺苷：可产生短暂的高度房室传导阻滞，从而能成功终止 AVNRT 所致 SVT[403]。应通过中心静脉管路快速推注 6 mg，并立即用生理盐水冲管，2 min 后可重复用药 12 mg。腺苷的半衰期仅为 10 s。可以通过使用腺苷来对 AVRT 和 AVNRT 与房扑或房颤进行鉴别：腺苷可中断前两者的折返通路；而对于后两者，腺苷仅可以短时减慢房室传导并降低心室率。

e. 可通过减慢窦房结和房室传导来治疗 AVNRT 的药物如下。

• 维拉帕米：静脉推注 5~10 mg（0.075~0.15 mg/kg），用时 2 min；30 min 后可再次注射 10 mg（0.15 mg/kg），然后以 5 μg/（kg·min)持续滴注。

• 地尔硫䓬：静脉推注 0.25 mg/kg，用时 2 min；15 min 后再次注射 0.35 mg/kg；而后根据需要以 10~15 mg/min 持续滴注。这一标准剂量可有效地将 AVNRT 转复至窦性心律，成功率达 90%[404]。通常剂量为静脉推注 20 mg，而后以 10 mg/min 持续滴注。

• 美托洛尔：5 mg，每 5 min 1 次，直至总剂量达到 15~25 mg。

f. 伴有传导阻滞的 PAT 通常与地高辛中毒有关，需采取相应的治疗策略。

• 停用地高辛并测量地高辛浓度。

• 滴注氯化钾。

• 如果地高辛中毒严重，可使用地高辛特异性抗体 [地高辛免疫片段(Ovine)]，起始剂量为 400 mg（10 小瓶），用时 30 min。

• 苯妥英钠（大仑丁）250 mg 静脉推注，用时 5 min。

（9）房室交界性心律及非阵发性房室交界性心动过速[402]

1）当交界区自主节律高于窦房结节律时，即可出现房室交界性心律。这种情况多见于心率＜ 60 /min 时，称为交界性异位心律。

2）非阵发性房室交界性心动过速多发生于心率 70~130/min 时，通常是因希氏束自律性增高所致，也可能是由电活动触发。对于术后患者，这一现象可能反映了地高辛中毒、心包炎或下壁心肌梗死。房颤患者表现出规律的心室律时提示可能发生了房室交界性心动过速，通过 AEG 可确诊。

3）任何非房性心律，由于缺少房室同步收缩，均可导致心排血量下降。

4）诊断：见图 11.34 和图 11.35。通过分析体表 ECG 上 P 波与 QRS 波的关系（高位房室结性显示 PR 间期缩短，中位房室结性无可见 P 波，低位房室结性可见 P 波位于 QRS 波之后）可以定位异位起搏点。在 AEG 上能够更加清晰地显示出 P 波与 QRS 波之间的关系。

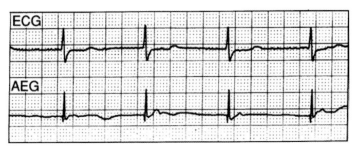

图 11.35　缓慢的交界性心律 (54 /min)。注意：心房和心室同时激动

5）治疗。

　　a. 减慢交界性心律（交界性逸搏）。

　　　• 如果房室传导正常，则选择心房起搏。

　　　• 如果房室传导受到抑制，则选择房室起搏。

　　　• 使用具有变时作用的 β_1 受体激动剂（血管活性药）来刺激窦房结。停用
一切可以导致窦房结节律减慢的药物。

　　b. 非阵发性交界性心动过速[402]。

　　　• 以更快的速度进行超速起搏，实现房室同步。

　　　• 如果患者正在服用地高辛，应停用。严重的地高辛中毒应使用地高辛特异
性抗体。钾剂、利多卡因、苯妥英钠和 β 受体阻滞剂有助于稳定病情。

　　　• 如果患者并没有使用地高辛，可使用 β 受体阻滞剂或 CCB 类（地尔硫䓬
或维拉帕米）来减慢交界区兴奋点节律（Ⅱa 级适应证），同时行心房或房
室起搏来实现房室同步。氟卡尼或普罗帕酮同样有助于病情改善（Ⅱb 级适
应证），但由于两者均存在负性肌力作用，且禁用于左心室功能减退的患者，
因此在心脏外科术后很少使用。

（10）室性期前收缩（PVC）

　　1）即使实现了彻底的血运重建，且术中心肌保护理想，术后发生 PVC 仍然相当
常见。一项研究发现：心脏外科手术后发生 PVC 和二联律的百分比分别为 100% 和
82%，但由于相对较轻，很少会发展成持续性的室速[405]。

　　2）PVC 是围手术期一种常见现象，多为短暂性。发生原因包括：肾上腺素能张
力或儿茶酚胺水平升高（内源或外源性），炎症和氧化应激，心肌牵拉（更常见于不
同程度的二尖瓣反流），Swan-Ganz 导管或气管插管造成的激惹，酸碱平衡紊乱，低
氧等因素。因此，大部分 PVC 具有自限性，表现较为温和，并非发生严重的、甚至
危及生命的心律失常的先兆。心肌梗死后的患者术前出现室性异位心律相当常见，并
可持续至术后，尽管术后因缺血所诱发的异位心律会有所改善。

　　3）新发的 PVC 还意味着术中心肌保护欠佳，或存在心肌缺血或梗死，有可能是
恶性室性心律失常的先兆。因此，一些外科医生认为：只要术后早期出现 PVC，即使
是偶然出现也不应忽视。术后第 1 个 24 h 内可能存在多个心源性或非心源性促发因素，
认真应对室性异位心律具有潜在益处，可大幅降低风险。

4）诊断：见图 11.36。

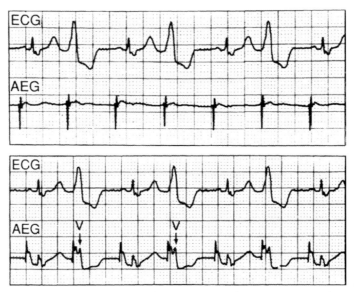

图 11.36　室性期前收缩（PVC）（二联律）：ECG 的 Ⅱ 导联和双极 AEG（上图）、单极（下图）AEG 均显示。注意：ECG 上所显示的 PVC 有宽大的 QRS 波，表明为单异位节律灶。双极 AEG：虽然存在 PVC，但心房波之间间隔保持不变。单极 AEG：PVC 直接跟随着一次窦性心律出现，但下一次的窦性激动则落入心室不应期，产生了一个完整的代偿性间歇。V：室性期前收缩

5）治疗。

a. 通过中心静脉导管输入氯化钾以纠正血清钾，用药速度最大为 10~20 mmol/h。部分患者要求血钾达到 4.5~5.0 mmol/L 才能消除室性异位心律。

b. 除非有心动过速，否则可采用节律高于当前窦性节律的心房起搏（超速起搏）。

c. 在体外循环结束时注射硫酸镁（2 g 溶于 100 mL 溶液中），以降低室性异位心律的发生率[406]。

d. 左心室功能受损、新近心肌梗死及当前存在心肌缺血的患者，PVC 更易导致室速或室颤，只是这两种情况均较为少见。但尽管如此，对于此类患者群，甚至是所有的手术患者，通过使用药物来抑制室性异位心律都是合理的。常用的药物如下。

• 利多卡因：1 mg/kg，可间隔 10min 重复给药 1~2 次，每次剂量为 0.5 mg/kg。将利多卡因 1 g 加入 250 mL 溶液中，以 1~2 mg/min 持续滴注 12~24 h。为了避免发生惊厥，最大滴注速度不应超过 4 mg/min。在计算最大剂量时，应考虑患者的体重、肝功能及可能的充血性心力衰竭。多项研究结果显示：预防性使用利多卡因可减少约 50% 的 PVC，且更少发生室速或室颤，但目前鲜有证据显示此策略会影响结局[407–408]。另一项研究发现：利多卡因可降低 OPCAB 术中的心肌损伤[409]。注意：利多卡因是 del Nido 心脏停搏液的主要

成分，可在术中提供出色的心肌保护。

• 胺碘酮：静脉注射负荷剂量 150 mg，用时 15 min；而后以 60 mg/h 持续滴注 6 h，再以 30 mg/h 持续滴注 18 h。在预防性使用胺碘酮来防止房颤的同时，还可控制室性异位心律，这也算是额外获益。

（11）室性心动过速（VT）和心室颤动（VF）

1）病因。

a. 心脏直视手术后，1%~3% 的患者会发生 VT/VF，死亡率达 20%~30%[410-412]。发生 VT/VF 的风险因素包括：既往心肌梗死、EF < 40%，NYHA Ⅲ ~ Ⅳ级、不稳定型心绞痛、肺动脉高压及高血压、长时间体外循环、低心排血量综合征、使用 IABP；另外，当选定梗死区或完全堵塞且无侧支血管（尤其是左前降支）的靶血管为桥血管吻合点时，也是发生 VT/VF 的风险因素。一项研究发现：行 CABG 且 EF < 50% 的患者（其中 20% 的患者同期行其他手术），VT/VF 的发生率大幅升高（15%），但死亡率却较低（7.6%）。此外，除了左心室扩张及心肌梗死后心室重构，其他可导致 VT/VF 风险增加的因素还包括慢性肾脏病、EF < 30% 及术前未服用 β 受体阻滞剂[413]。

b. VT 源于心搏脉冲的形成和传导出现异常。如果因心肌缺血而导致术前即发生 VT，则可期待对缺血区进行血运重建后，VT 可得以消除；但是，缺血区或梗死区的再灌注可能触发新生的恶性室性心律失常。潜在的触发因素包括：因血运重建不彻底而导致的残余缺血或围手术期心肌梗死、血管吻合问题或急性桥血管闭塞。术后早期儿茶酚胺水平的升高及自主神经兴奋性的失衡也是促成上述问题的原因。

• 非持续性 VT（NSVT）：VT 持续时间 < 30 s，发生的原因与室性期前收缩的发生原因相似，无论心室功能是否正常都有发生的可能。

• 持续性单形性 VT：VT 持续时间 > 30 s，通常见于存在心肌梗死既往史及左心室功能下降的患者，常伴有左心室室壁瘤。瘢痕组织与存活心肌的交界区是折返形成的电生理基础，电信号穿行梗死区存活心肌细胞带形成折返[414-416]。

• QT 间期正常的持续性多形性 VT：通常是由于缺血区或梗死区再灌注而导致复极化离散度增加所致。所触发的电兴奋以延迟后除极形式出现，偶尔表现为自主节律性增强，这是此心律失常的形成机制。促发多形性 VT 的围手术期因素包括：缺血、血流动力学状态不稳定、使用儿茶酚胺类药物或内源性交感兴奋性增加、停用 β 受体阻滞剂及其他一些代谢方面的问题。而 VF 则可由急性缺血损伤所触发。

• QT 间期延长的多形性 VT：也称为尖端扭转型 VT，其形成机制涉及早期后除极，这是电兴奋的一种触发形式。这会使ⅠA 和Ⅲ类抗心律失常药物的应用复杂化，在发生低钾血症的情况下尤其明显。可导致尖端扭转型 VT 的药物还包括：在 ICU 内使用的甲氧氯普胺（胃复安）、氟哌利多（减轻术后恶心）及大剂量氟哌啶醇（＞ 35 mg/d，治疗躁动）[417]。

　　c. 对植入并设置为 VVI 或 DDD 模式起搏器的患者，手术过程中使用电刀会使感知环路失活，应将其修正为 VOO 模式。这将导致出现一些形态怪异的心律失常，进而触发 VF。应用此类起搏器的患者在进入 ICU 后必须进行二次评估，并根据需要再次调整程序[418]。

　　2）诊断：见图 11.37 至图 11.40。易与 VT 产生混淆的心律失常是伴有心率依赖

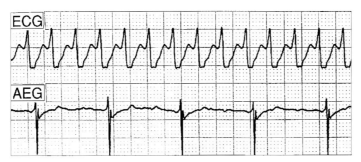

图 11.37　ECG 的 II 导联和双极 AEG 均显示为室速（VT）。从 AEG 中可见窦性心律，节律为 72/min，但在 ECG 上可见具有宽大 QRS 波的 VT，节律为 210/min，这两者已经完全分离

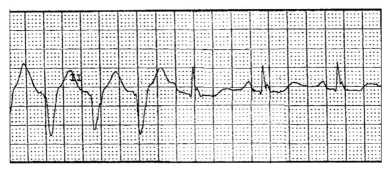

图 11.38　非持续性室速 (VT)，速率超过 130/min；自发转变为窦性心律（75/min）

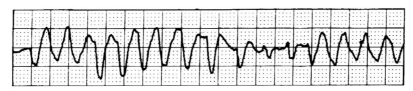

图 11.39　监护仪上显示出室颤（VF）

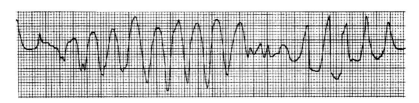

图 11.40　监护仪上显示出尖端扭转型室速（VT）。注意 QRS 波如何沿着等位基线发生扭转。此类心律失常常常表现出间歇依赖性发作，由一个在 T 波末出现的室性期前收缩所启动，且常常伴有长 QT 间期

性传导阻滞的房颤（室内差异性传导），后者可以产生宽大的 QRS 波。通过节律的不规则性可以区别两者，但如果心室率过快，则依然难于鉴别。

3）评估与治疗：取决于左心室功能情况、心律失常的基本特征（持续或非持续性，单形性或多形性），还需要明确此时的 VT 是否具有可诱发性[419]。

a. 应找出所有潜在的触发因素并加以控制，包括：酸碱平衡紊乱、电解质异常、心腔内导管、心肌缺血或梗死、心力衰竭及使用具有促心律失常作用的药物。

b. 左心室功能良好的 NSVT 预后较好。虽然在此类心律失常发作时可考虑使用利多卡因或胺碘酮，但如果评估后显示 EF > 35%，单纯使用 β 受体阻滞剂已足够[420]。

c. 伴有左心室功能下降的 NSVT，如果不经治疗，预后不良。从 MADIT 及 MUSTT 试验的结果推知：如果术后发生 NSVT，应进行详细的电生理检查，并考虑植入 ICD。

d. 对于没有血流动力学受损的持续性 VT，管理策略如下。

- 心室超速起搏以终止折返通路。

- 如果 VT 持续或对血流动力学状态造成负面影响，应考虑电复律。

- 静脉注射胺碘酮 150 mg，用时 15 min；然后以 1 mg/min（60 mg/h）持续滴注 6 h，再后以 0.5 mg/min（30 mg/h）持续滴注 18 h。

e. 根据 ACLS 抢救策略：任何无脉搏或血流动力学状态不稳定的 VF 及持续性 VT，均应立即除颤。如果除颤不成功，应立即开胸进行心脏按压。

f. 为了改善远期预后，应对所有并发心室功能受损的持续性 VT 患者进行电生理评估。对于 EF < 35% 的患者均应考虑植入 ICD。关于 ICD 的临床试验推荐：如果患者希望在血运重建术后观察 90 d，可在出院时使用 LifeVest 装置[419]。

- 单形性 VT：在自发性 VT 患者中，近 80% 可诱发出单形性 VT，且与陈旧性心肌梗死有关，此类患者存在通过折返机制诱发心律失常的基础。通常需要抗心律失常治疗（常使用胺碘酮），同时需植入 ICD。

- 多形性 VT：常常与心肌梗死、心肌缺血或再灌注损伤有关，需进一步评估以排除目前持续存在的心肌缺血，包括通过冠状动脉动脉造影来排除桥血管阻塞或吻合口狭窄，这些均属于可纠正的问题。多形性 VT 常常是短暂发生，应采取个体化治疗方案。

g. 尖端扭转型 VT[421]。

- 如果出现血流动力学状态受损或发作时间延长，应立即电复律（通常会怀疑发生了 VF）。

- 除非有高钾血症，否则应给予氯化钾以缩短 QT 间期。

- 心室起搏，起搏频率设定为 90~100/min；或启用异丙肾上腺素，1~4 μg/min[422]。这样的措施可缩短动作电位时长，预防早期后除极及触发心电活动。

- 镁剂 1~2 g 和 β 受体阻滞剂可消除心电触发，从而防止复发，但并不能缩短 QT 间期。

第 11 章 心血管管理 485

13. 抗心律失常药物

有大量的药物可用于控制室上性及室性心律失常。认识这些药物的作用机制对正确选择药物至关重要，如前文所述。本节将阐述心脏外科术后抗心律失常药物的选择。读者也可通过参考一些主要的心脏病学教材或网站来获得更为详尽的知识。

（1）心律失常药物的 Vaughan-Williams 分类　该分类已更新。随着对药物作用机制的深入认识及新药的开发，该分类方法有了进一步的改良（表 11.16）[423-424]。

表 11.16　抗心律失常药物的现代分类

分　类	作用位点	药物名称
0 类	HCN 通道阻滞剂	伊伐布雷定
Ⅰ类	钠通道阻滞剂	
	ⅠA 类	普鲁卡因胺 丙吡胺
	ⅠB 类	利多卡因 美西律
	ⅠC 类	普罗帕酮 氟卡尼
	ⅠD 类	雷诺嗪
Ⅱ类	自律性抑制剂和激动剂	
	ⅡA 类：自律性抑制剂（β 受体阻滞剂）	美托洛尔 阿替洛尔 卡维地洛
	ⅡB 类：β 受体激动剂	异丙肾上腺素
	ⅡC 类：胆碱 M_2 受体抑制剂	阿托品
	ⅡD 类：胆碱 M_2 受体激动剂	地高辛
	ⅡE 类：腺苷 A_1 受体激动剂	腺 苷
Ⅲ类	钾通道阻滞剂及开放剂	
	ⅢA 类：电压依赖性钾通道阻滞剂	
	非选择性钾通道阻滞剂	胺碘酮 决奈达隆
	Kv11.1 (HERG) 通道介导快速钾电流（I_{Kr}）阻滞剂	多非利特 伊布利特 索他洛尔
	Kv1.5 通道介导超快钾电流（I_{Kur}）阻滞剂	维纳卡兰
Ⅳ类	钙通道调节剂	
	ⅣA 类：膜表面 CCB，Ca1.2 和 Ca1.3 通道调节 L 型钙电流（I_{CaL}）阻滞剂	地尔硫䓬 维拉帕米
	ⅣB 类：细胞内 CCB，SR RyR2– 钙通道阻滞剂	普罗帕酮

经许可引自：Lei et al., Circulation ，2018，138:1879 – 1896.[424]

（2）**电生理学特点**　表11.17说明了不同类型抗心律失常药物对自律性、传导速度（CV）和有效不应期（ERP）的影响。一些药物由于存在多种属性（如胺碘酮和索他洛尔），因此可有额外的电生理作用。理想的抗心律失常药物分类有助于应对以下常见的心律失常。

表 11.17　常用抗心律失常药物的电生理学特点

特点		0类	IA类	IB类	IC类	II类	III类	IV类
自律性								
窦房结		↓	—	—	—	↓	↓	↓
室性异位节律（浦肯野纤维）		↓	↓	↓	↓	↓	↓	
延迟后除极		—	—	↓	↓	↓	—	↓
传导								
心房	CV	—	↓	—	↓	—	↓	—
	ERP	—	↑	—	↑	—	↑	—
房室结	CV	—	↓	—	—	↓	↓	↓
	ERP	—	—	—	↑	↑	↑	↑
希氏束–浦肯野纤维	CV	—	↓	↓	—	—	—	—
	ERP	—	↑	—	↑	—	—	—
心室	CV	—	↓	↓	—	—	↓	—
	ERP	—	↑	—	↑	—	↑	—

CV：传导速度；ERP：有效不应期。很多抗心律失常药物同时具有多种类别药物的属性

　　1）改变自律性。

　　a. 窦性心动过速（窦房结）：0、II、IV类。

　　b. 室性异位节律（浦肯野纤维及心室纤维）：IA、IB、IC、II、III类。

　　c. 地高辛毒性相关异位节律（延迟后除极）：IB类（苯妥英）。

　　2）改变传导速度和有效不应期。

　　a. 房颤复律（心房）：IA、IC、II、III、IV类。

　　b. 减慢房颤心室率（房室结）：II、III、IV类，地高辛。

　　c. 房室结折返性心动过速（AVNRT）或房室折返性心动过速（AVRT）复律：II、IV类，地高辛。

　　d. 室性心动过速（终止希氏束–浦肯野纤维或心室的折返环）：IA、IB、III类。

（3）**注意**　下文中所列出的每一种抗心律失常药物的临床适应证，是指有证据证实其有效，并非一定是美国食品药品监督管理局（FDA）颁发了认证。下文中按从0类到IV类的顺序，列出了心脏外科手术患者可以使用的抗心律失常药物。

（4）**伊伐布雷定（ivabradine）：0类**

　　1）临床适应证：超出合理范围的窦性心动过速；需要减慢缺血心脏的心率，但因存在禁忌证而无法使用 β 受体阻滞剂。

　　2）剂量：2.5~5 mg，口服，每天2次。

3）代谢：超过 50% 经肝脏代谢（CYP3A4），禁止与 CYP3A4 抑制剂同时使用（地尔硫䓬、维拉帕米）。

4）治疗浓度：未知。

5）血流动力学影响：无，除非与心率减慢相关。

6）电生理影响及禁忌证。

    a. 直接抑制窦房结起搏电流（If 电流），减慢窦房结节律，但对心肌收缩力不产生影响。

    b. 可增加房颤的发生风险。

    c. 禁忌：急性失代偿性心力衰竭，低血压，病态窦房结综合征，窦房结 – 心房传导阻滞，完全性房室传导阻滞，严重的心动过缓。

7）非心脏方面的不良作用：对亮光敏感，头痛，眩晕。

（5）普鲁卡因胺（procainamide）：ⅠA 类

1）临床适应证（由于胺碘酮存在优势，此药并不常用）。

    a. 房颤的预防和复律。

    b. 抑制房性和室性期前收缩及持续性室速。

    c. WPW 综合征（减慢旁路的传导速度）。

2）剂量。

    a. 静脉推注 100 mg，每 5 min 1 次，最大剂量为 1000 mg（绝对不能超过 50 mg/min），然后以 2~4 mg/min 持续滴注（1g/250 mL 溶液）。

    b. 普鲁卡因胺的口服剂型已经退市。

3）代谢：经肝脏形成活性代谢产物乙酰卡尼（NAPA），由肾脏排泄。

4）治疗浓度：普鲁卡因胺浓度达到 4~10 μg/mL 或 NAPA 浓度达到 2~8 μg/mL。

5）血流动力学影响：降低外周循环阻力，大剂量使用存在负性肌力作用。

6）电生理学影响。

    a. 减慢传导，降低心房和心室的自律性和兴奋性。

    b. 减慢房扑的心房率，但其对房室传导的迷走松弛效应会提高房颤或房扑的心室率。必须首先给予可预防加速房室传导的药物。

    c. 毒性反应。

      • QT 延长及多形性室速。

      • 心肌抑制。

      • NAPA 可在心力衰竭及肾衰竭患者的体内积聚。其半衰期长于普鲁卡因胺（分别为 7 h 和 4 h），因此可造成心脏毒性，包括早期后除极、触发心电活动及包含尖端扭转型室速在内的室性心律失常。

      • 胺碘酮可增加普鲁卡因胺浓度，因此在联用时，应将普鲁卡因胺的剂量减少 20%~33%，但最好不要同时使用。

7）非心脏方面的不良作用：恶心、厌食，失眠、幻觉、精神病及抑郁，皮疹，药物热，粒细胞缺乏，长期使用会引起狼疮样综合征。

（6）丙吡胺（disopyramide）： IA 类

1）临床适应证。

a. 抑制室性和室上性心律失常。

b. 终止和预防 AVNRT 复发。

c. 房颤的预防或复律。

d. WPW 综合征（减慢旁路的传导速度）。

2）剂量：100~200 mg，口服，每 6 h 1 次。

3）代谢：65% 经肾脏代谢，35% 经肝脏代谢。

4）治疗浓度：2~5 μg/mL。

5）血流动力学影响：强烈的负性肌力作用（因此可用于肥厚型梗阻性心肌病）。

6）电生理学影响。

a. 降低心室的自律性，减慢房室结传导速度，延长动作电位时间。

b. 可导致与 QT 延长相关的尖端扭转型室速或其他室速。

7）非心脏方面的不良作用：抗胆碱作用（尿潴留、便秘、视觉模糊）、恶心、眩晕及失眠。

（7）利多卡因（lidocaine）： IB 类

1）临床适应证：室性期前收缩和室速。

2）剂量。

a. 静脉推注 1 mg/kg，而后以 2~4 mg/min 速度持续滴注（1 g/250 mL）；为了达到稳定的血药浓度，可在初次给药后 15 min 再次给入 0.5 mg/kg 利多卡因。

b. 如果拟增加持续给入的药物剂量，为了能迅速升高血药浓度，应首先加推一剂：0.5 mg/kg。

3）代谢：此药经肝脏代谢，单剂推注的半衰期为 15 min，而持续滴注用药的半衰期为 2 h（如果存在肝损害，时间会延长）。

4）治疗浓度：1~5 μg/mL。

5）血流动力学影响：在没有严重左心室功能障碍的情况下对血流动力学无影响。

6）电生理学影响：获益源于对心室纤维异常自律性的抑制。

7）非心脏方面的不良作用：眩晕、谵妄、震颤、癫痫，恶心。

（8）普罗帕酮（propafenone）： IC 类

1）临床适应证：房颤的复律。

2）剂量。

a. 口服：负荷剂量为 600 mg，然后服用 150~300 mg，每 8h 1 次（中等释放剂型，intermediate release），或 225~425 mg 每天 2 次（缓释型）。

b. 静脉：1 mg/kg，推注时间 2 min，10 min 后再推注 1 mg/kg（用于房颤复律）。截至 2020 年尚未在美国获批。

3）代谢：经肝脏代谢。

4）治疗浓度：0.2~3.0 μg/mL。

5）血流动力学影响：具有负性肌力作用，结构性心脏病及左心室功能障碍的患者禁用。

6）电生理学影响。

　　a. 减慢心房（延长 PR 间期）、房室结（可造成房室传导阻滞）、希氏束 – 浦肯野纤维及心室（导致 QRS 波增宽）的传导，延长心房不应期。

　　b. 具有一定的 β 受体阻滞功能，可造成房室传导阻滞及窦房结功能抑制。

　　c. 在 5% 的患者中可见促心律失常作用。

　　d. 可使地高辛浓度加倍，应减少华法林的使用剂量。

7）非心脏方面的不良作用：可见于约 15% 的患者，包括眩晕、复视，味觉异常，哮喘及胃肠道不适。

（9）氟卡尼（flecainide）：IC 类

1）临床适应证：预防或治疗房颤，维持窦性心律。

2）剂量。

　　a. 负荷剂量：200~300 mg，口服。

　　b. 维持剂量：50~150 mg，口服，每天 2 次。

3）代谢：主要经肾脏代谢 [如果肾小球滤过率（GFR）＜ 50 mL/min，应减量50%]，部分被肝脏清除，清除半衰期为 20 h。

4）治疗浓度：0.2~1.0 μg/mL。

5）血流动力学影响：具有负性肌力作用，可因此加重心力衰竭并增加相关死亡率。通常禁用于结构性心脏病患者，但如果患者左心室功能正常、血运重建彻底，可以使用。

6）电生理学影响。

　　a. 延长 PR 间期、QRS 波宽，并可导致 QT 间期延长，延长房室传导；可降低房扑节律，但可能造成 1∶1 房室传导。必要时应使用阻滞房室结传导的药物（β受体阻滞剂、地高辛）。

　　b. 阻止钾、钠内流。

　　c. 即使没有 QT 间期延长，也有促心律失常作用。

　　d. 虽然一般不建议与 β 受体阻滞剂同时使用，以避免心动过缓；但对于部分合适的患者，与美托洛尔同时使用可以降低房颤的复发率[425]。

7）非心脏方面的不良作用：眩晕、震颤、视觉模糊、头痛、气促、疲乏和恶心。

（10）雷诺嗪（ranolazine）：ID 类

1）临床适应证：预防或治疗房颤，主要用于缺血性心脏病。

2）剂量：500~1000 mg，术前口服；继之口服 1 g，每天 2 次，服用 7 d。

3）代谢：在肝脏通过 CYP3A 酶进行代谢，如果使用了能抑制 CYP3A 酶的药物（地尔硫䓬、维拉帕米），应适当减量。

4）治疗浓度：未知。

5）血流动力学影响：降低细胞内钙离子浓度及室壁心肌张力，降低心肌氧耗，减轻心肌缺血。

6）电生理学影响。

　　a. 阻止钠、钾内流，预防细胞内钙超负荷，稳定细胞膜，降低兴奋性。同时，此药可以延长心房有效不应期，加快心房传导速度 [426]。

　　b. 减慢窦房结节律，延长动作电位时长和 QT 间期。

7）非心脏方面的不良作用：眩晕、便秘、恶心、头痛，肝病患者禁用。

（11）β 受体阻滞剂：(β-adrenergic blockers)：ⅡA 类

1）临床适应证。

　　a. 预防或治疗术后房颤和房扑。

　　b. 窦性心动过速。

　　c. 与地高辛中毒、心肌缺血及 QT 延长相关的室性心律失常。

　　d. AVNRT 及 WPW 综合征的折返性心动过速。

2）剂量。

　　a. 美托洛尔（静脉与口服的相对效能比为 2.5∶1）。

　　　• 静脉：5 mg，每 5 min 1 次，共 3 剂。

　　　• 口服：25~100 mg，口服，每 12 h 1 次。

　　b. 阿替洛尔：25~100 mg，口服，每天 1 次。

　　c. 艾司洛尔：静脉负荷剂量为 500 μg/kg，而后以 50~200 μg/（kg·min)持续滴注。

3）代谢：经肝脏（美托洛尔）、肾脏（阿替洛尔）和血液代谢（艾司洛尔）。

4）血流动力学影响：负性肌力作用（加重心力衰竭），低血压。

5）电生理学影响。

　　a. 降低各节段的自律性，减慢心率。

　　b. 减慢房室传导（延长房室结不应期），可造成心脏传导阻滞。

6）非心脏方面的不良作用：支气管痉挛（使用心脏选择性 β 受体阻滞剂，如阿替洛尔和美托洛尔，可减轻此并发症）、疲乏、腹泻、阳痿、抑郁及跛行。

（12）腺苷（adenosine）：ⅡE 类

1）临床适应证：因房室结折返形成的阵发性室上性心动过速（AVNRT 和 AVRT）。

2）剂量：经外周静脉通路快速推注 6 mg，并立即以盐水冲管；如有必要，2 min 后可再推注 12 mg。

3）代谢：在血液中快速降解，半衰期不足 10 s。

4）电生理学影响：对窦房结和房室结均有负性影响，可造成停搏及短暂性高度房室传导阻滞；而高度的房室传导阻滞可揭示心房电活动，以鉴别窄波和宽波心动速的原因。

5）不良作用：短时出现面红、呼吸困难及胸闷。

（13）胺碘酮（amiodarone）：Ⅲ 类

1）临床适应证。

　　a. 术后房颤的预防或复律。

　　b. 无脉性室速或室颤（提高除颤成功率的首选药物）。

　　c. 持续性室速。

　2）剂量。

　　a. 口服：400 mg 每天 3 次，使用数周后（数日后才能起效）减量至 200 mg 每天 1 次。在减量前，总服用剂量应达到 10 g。

　　b. 静脉：150 mg 推注，用时 15~30 min（心脏停搏期间推注 300 mg）；然后按照 1 mg/min 滴注 6 h，继之以 0.5 mg/min 滴注 18 h，最后调整至 1 g/d。用药数小时后起效，但在停药 30min 内血药浓度就会下降。如果房颤复发，可重复推注 150 mg，用时 30 min。

　3）代谢：经肝脏代谢（半衰期为 58 d），停药 3 个月后临床效用消失。

　4）治疗浓度：1.0~2.5 μg/mL。

　5）血流动力学影响：β 受体阻滞（Ⅱ类），冠状动脉及外周血管扩张。

　6）电生理学影响。

　　a. 具备 Ⅰ、Ⅱ、Ⅳ类抗心律失常药物的特性。

　　b. 初始静脉给药的效应为延长房室传导时间及不应期，在一定程度上呈现出 Ⅱ 类（β 受体阻滞）和 Ⅳ 类药物（钙通道阻滞）的作用。这一特性带来的早期获益是使房颤患者的心室率有所下降，但对延长心房和心室的复极影响很小。其还可以减慢窦房结率，因此有可能造成心动过缓和传导阻滞。

　　c. 可导致 QT 间期延长，但鲜见会造成室性心律失常。PR 间期将会延长，QRS 的波宽也会有所增加。

　7）胺碘酮会导致经肝脏代谢的药物的清除率下降（血浆浓度将因此升高），这些药物包括地高辛、普鲁卡因胺和华法林；如果使用胺碘酮的同时也在使用这些药物，它们的剂量需减半。由于横纹肌溶解风险也会因此升高，因此对使用胺碘酮的患者，辛伐他汀的用量不可超过 20 mg。

　8）非心脏方面的不良反应：在应用胺碘酮的患者中，超过 50% 会出现这些反应，尤其是长期用药者。一些较轻的不良反应包括角膜微粒沉积、肝功能指标升高、光敏及甲状腺功能改变 [427]。

　9）用药前应检查基线肝功能及甲状腺功能，并跟踪复查。外周神经病变和肌肉病变会导致步态不稳。最为严重的并发症为肺毒性，在大剂量、长期用药人群中更为常见，而术前即表现出胸部 X 线片异常或肺功能异常的患者尤甚。可能表现为高敏反应的急性肺毒性也有发生，但较为罕见 [339]。对于拟服用胺碘酮超过 1 个月的患者，同样建议行基线肺功能检查。

（14）**多非利特（dofetilide）：Ⅲ类**

　1）临床适应证：房颤或房扑的复律。

　2）剂量：125~500 μg 口服，每天 2 次（根据肾功能和 QT 延长程度进行调整）。最初的 5 次服药必须在住院期间，服药后 2~3 h 内行 ECG 检查，明确 QT 延长情况。

有大量针对多非利特静脉制剂的研究，但在美国尚未获批。

3）代谢：50% 经肾脏代谢，50% 经肝脏代谢。

4）治疗浓度：未知。

5）血流动力学影响：无负性肌力作用，因此可用于结构性心脏病患者。

6）电生理学影响。

a. 轻度减慢窦性节律，但对房室传导无影响。

b. 由于可导致 QT 延长，因此具有促心律失常作用，QT 间期 > 440 ms（或肌酐清除率 < 20 mL/min）时禁用此药。4% 的用药者可发生尖端扭转型室速。

c. 严禁与维拉帕米配伍。

d. 在使用此药前，应停用所有 I 类或 III 类抗心律失常药物，停药时间不少于 3 个半衰期。

e. 在使用此药前，必须停用胺碘酮 3 个月以上（或药物浓度 < 0.3 mg/L）。

（15）**索他洛尔（sotalol）：III 类**

1）临床适应证。

a. 预防或治疗术后房颤。

b. 抑制室速的发生。

2）剂量。

a. 80~160 mg，口服，每天 2 次。

b. 75~150 mg，静脉滴注，每天 2 次（用时 5 h）。

3）代谢：以原型经尿液排出（如果 GFR < 60 mL/min，每天仅可使用 1 次；如果 GFR < 40 mL/min，则禁用）。

4）血流动力学影响：可导致心动过缓，其所具有的负性肌力特性可造成低血压、疲乏及心力衰竭。

5）电生理学影响。

a. 延长心房和心室动作电位及不应期的时长（减慢窦性节律，增加房室结不应期），QT 间期延长。

b. 表现出 II 类（β 受体阻滞剂）及 III 类抗心律失常药物的属性。

c. 4% 的用药患者可发生尖端扭转型室速或促心律失常效应，尖端扭转型室速表现为剂量依赖，从 QT 间期可以预测（当 QT > 500 ms 时，应避免使用）。

6）非心脏方面的不良作用：疲乏、呼吸困难、眩晕、心力衰竭加重、恶心和呕吐。

（16）**伊布利特 (ibutilide)：III 类**

1）临床适应证：近期发生的房颤或房扑的复律。

2）剂量：静脉推注 1 mg，用时 10min（如果体重 < 60kg，剂量为 0.01 mg/kg）；如果无效可再推注 1 剂。

3）代谢：肝脏。

4）治疗浓度：未知。

5）血流动力学影响：无明显影响，但不建议用于严重左心室功能减退的患者。

6）电生理学影响。

　　a. 延长心房、房室结和心室的不应期。

　　b. 剂量依赖的 QT 间期延长（如果 QT 间期 > 440 ms，应避免使用）。QT 延长可导致尖端扭转型室速；但即使没有 QT 延长，也可发生持续性多形性室速。

　　c. 单形性或多形性室速（持续性或非持续性）可见于 10% 的用药人群。用药后应在 ICU 内密切监护 4 h（半衰期为 6 h），或直至 QT 间期恢复至基线水平。

7）非心脏方面的不良作用：头痛、恶心。

（17）**维纳卡兰 (vernakalant)：Ⅲ类**

1）临床适应证：房颤的复律。

2）剂量：静脉推注 3 mg/kg，用时 10 min；如果用药 15 min 后房颤仍然存在，可再次推注 2 mg/kg，用时 10 min。截至 2020 年中期，此药尚未在美国获批。

3）代谢：肝脏 > 肾脏，半衰期为 3~4 h。

4）治疗浓度：未知。

5）血流动力学影响：无。

6）电生理学影响。

　　a. 阻断心房钠离子以及钾离子外流，影响心房复极，有助于控制非常快速的心率。

　　b. 可造成心动过缓、低血压、尖端扭转型室速及其他室性心律失常。

7）非心脏方面的不良作用：味觉改变、打喷嚏、感觉异常、恶心和皮肤瘙痒。

（18）**钙通道阻滞剂（calcium channel blockers）：Ⅳ类**

1）临床适应证。

　　a. 控制房颤或房扑患者的快速心室率。

　　b. 治疗室上性心动过速，包括 AVRNT、WPW 综合征的折返性心动过速（AVRT）及多源性房性心动过速。禁用于伴有房颤的 WPW 综合征。

　　c. 缺血性室性异位心律。

2）剂量。

　　a. 地尔硫䓬。

　　　•静脉：0.25 mg/kg 推注，用时 2 min；15 min 后重复推注 0.35 mg/kg；而后以 10~15 mg/h 持续滴注（100 mg/100 mL）。

　　　•口服：30~90 mg，每 8 h 1 次（或长效剂型 180~360 mg，每天 1 次）。

　　b. 维拉帕米。

　　　•静脉：5~10 mg（0.075~0.15 mg/kg）推注，用时 2 min，30 min 后再推注 10 mg（0.15 mg/kg）；然后以 2~5 μg/（kg·min) 持续滴注（120 mg/250 mL）。

　　　•口服：80~160 mg，每 8 h 1 次。

3）代谢：经肝脏代谢。

4）治疗浓度：0.1~0.15 μg/mL（维拉帕米）。

5）血流动力学影响：具有负性肌力作用和扩张血管作用（维拉帕米强于地尔硫䓬），可导致低血压，并加重心力衰竭。

6）电生理学影响。

a. 减慢窦性节律，延长 PR 间期，减慢房室传导。如果与静脉注射 β 受体阻滞剂同时使用，可能发生心动过缓、停搏或传导阻滞。

b. 维拉帕米可减少地高辛的清除，使地高辛浓度增加约 35%。

7）非心脏方面的不良作用：便秘、恶心、头痛、眩晕及肝功能指标升高。

（19）地高辛（digoxin）

1）临床适应证。

a. 减慢房颤或房扑的心室率。由于其疗效远差于 CCB 或 β 受体阻滞剂，且会增加死亡率，因此目前已很少用于心脏外科术后的患者[428]。

b. 预防 AVNRT。

2）剂量。

a. 静脉：推注 0.5 mg，然后 每 4~6 h 给予 0.25 mg，总剂量为 1.0~1.25 mg；随后以 0.125 mg 每天 1 次维持。

b. 口服：0.5 mg，然后每 4~6 h 给予 0.25 mg，总剂量为 1.25 mg；随后以 0.25 mg 每天 1 次维持（如果不使用负荷剂量，需要 7~10 d 才可能达到稳定的血药浓度）。

- 维持剂量取决于血浆浓度及治疗效果。
- 肾衰竭患者的剂量为 0.125 mg 每天 1 次。
- 静脉用量是口服剂量的 2/3。

3）代谢：经肝脏代谢（肾衰竭可延长地高辛的半衰期，药物分布将会下降）。

4）治疗浓度：1~2 ng/mL（口服 6 h、静脉给药 4 h 后抽血检查地高辛浓度）。

a. 如果同时使用可导致地高辛清除减少和分布容积下降的药物，血浆浓度将会上升，因此，所用剂量应相应减少。

b. 胺碘酮和维拉帕米可导致地高辛血浆浓度升高，将分别升高 70%~100% 和 35%。

5）血流动力学影响：轻度的正性肌力作用，扩张外周血管。

6）电生理学影响：增加拟迷走作用，导致窦房结自律性下降（减慢心率），延长房室结传导和不应期（控制房颤患者的心室率）。

7）非心脏方面的不良作用：厌食、恶心、呕吐，头痛、疲劳、思维混乱、惊厥及视觉症状。

（20）关于地高辛的毒性[429]

1）地高辛主要用于减慢房颤或房扑患者的心室率，其本质是对房室结的拟迷走作用（小剂量）及直接作用（大剂量）。在术后早期，由于肾上腺素能神经处于高兴奋状态，地高辛与很多药物相比，其减慢房颤患者心室率的效果较弱。因此，地高辛不适合用于急性的心率控制；但它可以提供额外的心率控制，尤其适合房颤持续存在的人群。

2）在心脏外科术后早期，对快速房颤实施积极的洋地黄化通常并不能成功地控制心率，反而会因为一系列的原因导致地高辛中毒。

a. 地高辛敏感性升高：相关因素包括交感张力升高、心肌缺血、电解质紊乱（高血钾、低血钾、高钙血症及低镁血症）、酸碱失衡，以及使用了血管活性药物或抗心律失常药物（维拉帕米）。

b. 由于地高辛的拟迷走效应被升高的交感张力所抵消，因此，为了达到地高辛的疗效，需要加大剂量。通常是在首个 24 h 内静脉给予 1.25 mg 地高辛，为了避免毒性反应，其后的静脉用量应为口服剂量的 2/3。

c. 很多年龄较大、去脂体重下降的患者，地高辛的分布容积将会减少。

d. 术后利尿治疗及低镁血症所致的低钾血症，易使患者发生地高辛中毒。

e. 慢性肾脏病患者的肾排泌功能可能会受损。年龄较大的患者 GFR 下降，排泌地高辛的效率也会下降。

3）任何服用地高辛的患者心律一旦发生改变，均应考虑地高辛中毒，具体如下（按照频度降序列出）。

a. 室性期前收缩（多形和二联律）。

b. 非阵发性房室交界性心动过速。

c. 房室传导阻滞：Ⅰ度或文氏型Ⅱ度房室传导阻滞。

d. 阵发性房性心动过速伴 2∶1 传导。

e. 室速（尤其是双向室速，速率为 140~180 /min）。

f. 窦性心动过缓或窦房结阻滞。

4）房颤患者地高辛中毒的常见表现如下。

a. 慢心室率（< 50 /min）。

b. 房室分离伴房室交界逸搏或加速性交界性心律。房颤患者一旦表现出规律的心室率，即应考虑到可能发生了完全性房室传导阻滞伴交界性逸搏。

5）治疗。

a. 对于心动过缓，可通过心房、房室及心室起搏进行应对，但起搏模式的选择依赖于心房自身节律和房室传导状态。可使用阿托品，但应避免使用异丙肾上腺素，其可诱发恶性室性心律失常。

b. 心动过速。

• 氯化钾：除高度房室传导阻滞者外均可使用，因为高钾血症可加重地高辛对房室传导的抑制作用。

• 利多卡因：常规剂量。

• 苯妥英钠（大仑丁）：100 mg 静脉推注，每 5min 推注 1 次，最大剂量为 1 g；然后改为 100~200 mg 口服，每 8h 1 次。

• 地高辛特异性抗体 [地高辛免疫片段 Fab（Ovine）]：400 mg（10 支）静脉

注射，数小时后可重复给药，用于危及生命的地高辛中毒。

6）特殊要点。

a. 地高辛中毒可降低复律后发生恶性心律失常的阈值，而低钾血症或高钙血症会使这一问题变得更为严重。应考虑使用利多卡因、苯妥英钠，或较低能量电复律。

b. 透析对清除地高辛无效。地高辛的半衰期为 36~48 h。

参考文献

请登录 www.wpcxa.com 下载中心查询或下载，或扫码阅读。

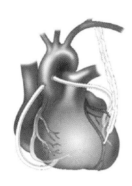

第 12 章
液体管理与肾、代谢及内分泌问题

第12章
液体管理与肾、代谢及内分泌问题

围手术期肾功能不全是影响心脏手术及术后远期死亡率的主要因素之一[1-3]。即使患者在术前仅有轻度的肾功能障碍，术后发生急性肾损伤（AKI）的可能性都会增加，损害短期及远期临床结局[4-5]。因此，有必要在术前即找出术后面临AKI高风险的人群，并通过优化肾功能的特殊干预措施使此类患者受益。虽然很多导致AKI的风险因素无法纠正，但可以通过在术前、心导管检查过程中、手术中及手术后所采取的措施来降低发生AKI的风险[6]。如果确实发生了AKI，周密的医疗管理措施以及必要时采取的早期肾脏替代治疗，可以降低与术后AKI相关的高死亡率。

1. 体液的分布

对心脏外科直视手术后的液体管理须了解体液的分布。人体质量的60%左右为水（女性为50%），其中2/3在细胞内，1/3在细胞外；而在细胞外液中，约2/3位于组织间隙（包括第三间隙），另外的1/3则构成血管内容积。

1）水可在细胞内、组织间隙和血管这三部分之间自由扩散，以维持正常的血浆渗透压（通常反映了血浆钠离子浓度）。

2）而钠离子仅在血管与组织间隙之间自由转运，不会被动进入细胞内。因此，如果患者输入较大量的低张盐水（如0.45%的盐水），将导致血浆渗透压和钠离子浓度下降，水分则会从细胞外进入细胞内以维持血浆渗透压和钠离子的正常。因此，如果术后出现血浆钠离子浓度下降，往往说明患者体液量超载。

3）Starling定律反映了静水压和胶体渗透压对液体移动的影响。胶体渗透压的主要决定因素是血管内的血浆蛋白。静水压升高[如肺毛细血管楔压（PCWP）升高]或血管内胶体渗透压下降（如血浆白蛋白非常低，通常< 20 g/L）将导致水分从血管内转移至组织间隙，这是导致肺水肿和组织水肿的因素。反之，如果为低白蛋白血症的患者输注胶体（如25%的白蛋白溶液），可提高血管内胶体渗透压，将肺间质中的水分回抽入血管内。

4）但是应注意：Starling定律所阐述的液体转移并没有考虑细胞膜完整性异常的情况。体外循环（CPB）可诱发全身炎症反应，特征为毛细血管渗透性增加，呈现短暂性毛细血管渗漏；这种渗漏的存在，会导致输入的水分更易进入组织间隙。临床上可以发现氧合变差、肺组织顺应性下降（呼吸机进气峰压升高），并伴有肺血管外水分的增加，即非心源性肺水肿。组织间隙的水分增加可导致脑水肿（精神迟钝）、肝淤血（黄疸）及内脏淤血（肠梗阻）。

5）由于 CPB 可导致毛细血管渗漏，因此患者在 CPB 术后可呈现一种"矛盾"现象：机体总体液量过载，但充盈压却下降，而心排血量也会因此下降。所以，在毛细血管渗漏终止前（通常为手术后 12 h 内），需要补充胶体液或晶体液，以优化前负荷、维持心排血量。

2. CPB 和非 CPB 手术对肾功能的影响

（1）CPB 对肾功能的影响因素　CPB 对肾功能存在多种影响因素[7-11]，涉及非搏动性血流灌注、血液稀释及不同程度的低温损害。有大量因素会对肾血管张力造成负面影响，导致肾血流下降。CPB 时间越长，在负面因素下暴露的时间越长，发生 AKI 的风险也就越大。

1）CPB 会提高血中激素水平（内源性儿茶酚胺、血管升压素），诱发肾素 - 血管紧张素 - 醛固酮级联反应，改变血管张力、肾血流、肾小球滤过率（GFR）、滤过分数及电解质平衡。

2）血液稀释会导致血细胞比容（HCT）及携氧能力下降[12-15]。

3）CPB 期间，血管扩张会导致血压下降，液体需要量增加，同时需要升压药物的支持才能维持足够的平均动脉压。ACEI 及 ARB 类药物可减弱去甲肾上腺素等血管收缩药物的效应，因此，应在术前停用这些药物以降低术中发生低血压的风险，当然，也会降低发生 AKI 的风险[16-21]。同样，在术中合理地使用其他一些扩血管药物（异丙酚、麻醉药物、吸入性麻醉剂、硝酸甘油）也可减少低血压的发生。

4）CPB 会通过活化补体及中性粒细胞、释放细胞因子及产生氧自由基（"氧化应激"）来激发炎症反应。

5）主动脉插管及阻断可造成动脉粥样硬化斑块栓塞。

6）CPB 造成的轻度溶血会导致铁离子的释放，进而发生活性氧自由基的氧化[22]。

（2）CPB 肾损伤的评估　事实上，CPB 会导致所有肾小管损伤标志物——肾特异性蛋白——浓度的增加[23]。一些与早期 AKI 相关的生物标志物，如中性粒细胞明胶酶相关载脂蛋白 (NGAL)、胱抑素 C、肾损伤分子 -1 (KIM-1) 及白介素 -18 (IL-18)，均可反映 AKI 的严重程度及持续时间[24-26]。但在临床工作中，鲜有心脏中心会常规行血清肌酐（S_{Cr}）以外的肾功能评估检查。大量的病例研究发现：只要肾脏可以产生满意的尿量（无论是否使用利尿剂）、且 S_{Cr} 仅有微小的变化，那么肾小管功能的微小变化并不具有显著意义。

（3）非 CPB 手术对肾功能的影响　在非 CPB 下行冠状动脉旁路术（OPCAB），避免了 CPB 是否就可以降低术后 AKI 的发生风险？对此问题，目前仍存争议。

1）一些研究认为：虽然 OPCAB 可减少 AKI 的发生，但对肾脏替代治疗的需求并无显著影响[27-31]。另一些研究认为：OPCAB 仅可降低肾功能正常患者术后发生 AKI 的风险，对于术前已存在慢性肾脏病（CKD）的患者并无此获益[32-33]。

2）从理论上讲，不采用 CPB 可以维持相对较高的体循环压，因此可以更好地维持肾血流和肾小球功能；由于补体活化减少、炎症反应减轻，肾小管上皮功能可以得到更好的保护[34]。然而，在非 CPB 手术过程中，需要大量补液，使用相关的麻醉药物及血管活性药物，释放的细胞因子会损伤近端肾小管，灌注压也会发生改变（显露心脏后壁时会造成血压下降、静脉压升高，吻合桥血管近心端时会导致血压下降），所有这些都会对肾功能造成负面影响。

3）导致术后肾功能障碍的主要原因是已存在的肾脏疾病或显著的血流动力学状态改变，而非炎症反应，因此，无论是否采用 CPB 进行手术，都需要重点关注液体和血流动力学状态。

3. 术后早期的常规液体管理

（1）CPB 对体液的影响　　在 CPB 期间，血液的稀释会造成机体水钠潴留，体重会因此增加约 5% [约为 800 mL/($m^2 \cdot h$)，但变异度很大]；而充盈压往往无法反映液体的超负荷状态，这是由于全身炎症反应导致毛细血管渗漏、血浆胶体渗透压下降，以及应用心脏停搏液所致的缺血 – 再灌注损害使心肌松弛功能受累（舒张功能不全），血管扩张。

1）虽然机体内的水分超负荷，但由于面临与低血容量共存的低充盈压，因此往往需要补充额外的液体来维持满意的血流动力学状态。

2）高充盈压常常提示高血容量状态或心室功能障碍，但也会出现于低血容量状态时，尤其是舒张功能不全、血管严重收缩的患者，此时依然需要补充液体。Swan-Ganz 导管监测（及其与超声心动图检查结果的关联性）可以为术后液体管理提供科学的依据，虽然这对于低风险患者来说并无必要，但对于左、右心室存在严重功能障碍及长时间 CPB 下完成的复杂手术来说，则是非常必要的。

（2）补液的必要性　　术后早期，无论尿量充分还是处于临界状态 [< 1 mL/（kg·h）]，通过补液来获得理想的前负荷及心排血量都是非常必要的。术后 4~6 h 心排血量常常会有所降低，而获得满意的血流动力学状态以优化肾灌注依赖于足够的前负荷和正性肌力药物的使用。因此，必须通过补液来维持血管内容积及心脏血流动力学状态，而这样做的代价是组织间隙的液体量将会增加。需要指出：早期拔除气管插管有助于减少机体对补液的需求量，这是因为消除了正压通气对静脉回流和心室功能的负面影响。

（3）补液的类型　　很难决定需要使用哪种补液来维持充盈压。显然，在毛细血管发生渗漏时，补充任何种类的液体都会增加组织间隙的液体量；因此，应首选可有效扩容、且能最低程度增加组织间隙液体量的溶液。但无论为危重患者输入晶体还是胶体溶液，临床结局相似；对于存在全身炎症反应的大部分心脏外科术后患者更是如此[35-36]。大部患者有充足的肺功能储备，可以耐受液体超负荷直至开始利尿治疗；但对于出现少尿的 AKI 患者而言，治疗进程可能非常艰难。

1）在血管扩容方面，血液和胶体溶液优于低张或等张的晶体溶液[37-38]。虽然可以通过快速输入晶体溶液来达到迅速扩容的目的，但维持时间短暂[39]。例如，在没有毛细血管渗漏时，输入 1000 mL 乳酸林格液 5 min 后，血管内扩容幅度约 630 mL；但由于溶液会向组织间隙中快速再分布，1h 后留于血管中的补液量不足输入量的 20%。这样的情况同样见于使用生理盐水，即输入 1000 mL 生理盐水后 1 h，留于血管内的部分仅剩下 25%（250 mL）。相反，如果同样输入 1000 mL 6% 羟乙基淀粉（hetastarch）溶液 5 min 后，血管容积可以扩充 1123 mL，而这一效果也会更为持久。5% 白蛋白溶液的扩容效果是同体积生理盐水扩容量的 5 倍[40]。

2）通常相对合理的方案是：如果患者氧合情况理想，首先给予中等剂量、价格便宜的晶体液（最大 1000 mL），输入更多的溶液可能导致组织水肿，通常会影响氧合；如果还需要进一步补充容量，可选择胶体溶液，有些心脏中心会将胶体溶液作为首选。在选择胶体溶液时，应考虑患者的肺、肾功能及纵隔出血情况。

a. 白蛋白（5%）的扩容效果非常理想（每 500 mL 溶液可扩容约 400 mL），半衰期可达 16 h，输注速度为 5~8 g/h。白蛋白溶液会导致凝血因子稀释，但即使如此，其对凝血功能的保留效果仍优于各种淀粉溶液[41]。此溶液可以清除氧自由基，并具有抗炎特性，对肾脏有所保护。但由于毛细血管渗漏，白蛋白可能渗透至组织间隙，引起水分从细胞内流出。需要说明的是，5% 白蛋白溶液是含盐胶体溶液，其中包含大量氯离子。有研究显示：心脏外科术后的患者输注白蛋白溶液可增加发生 AKI 的风险，表现为剂量依赖性[42]。因此，虽然一些外科团队青睐在术后使用 5% 白蛋白溶液进行扩容，但如果所需要的剂量较大，使用时应慎重。

b. 羟乙基淀粉（HES）制剂是一种无蛋白质的胶体溶液，可用于扩容，效果良好，其扩容量大于所输入的羟乙基淀粉量。

• Hespan［浓度为 6%，高分子量羟乙基淀粉（hetastarch）溶于生理盐水］和 Hextend（浓度为 6%，hetastarch 溶于平衡盐溶液）属于高分子量溶液，可维持扩容效果长达 24 h，但同时也可能造成肾功能障碍。由于羟乙基淀粉会与 vW 因子 – 因子 Ⅷ 复合物结合，引发血小板功能障碍和纤溶，进而导致凝血异常[43]。相对而言，Hextend 的风险会稍低一些[44-46]。因此，尽管建议其最大用量为 20 mL/kg，但术后早期不鼓励使用，对于术后出血的患者，应绝对避免使用[37-38,43]。

• Pentaspan［中分子量羟乙基淀粉（pentastarch）溶于生理盐水］、Volvuven［低分子量羟乙基淀粉（tetrastarch）溶于生理盐水］、Volulyte（tetrastarch 溶于平衡盐溶液），属于低分子量溶液，它们的扩容效果也非常出色，但持续的时间较短（pentastarch 为 18~24 h，而 tetrastarch 为 6 h）。虽然此类低分子量溶液造成的肾功能损害及凝血功能障碍风险稍低于高分子量溶液，但仍有存在[47]，因此，此类溶液也不建议用于出血的患者。对于可以使用此类溶液的患者，pentastarch 的限制用量为 28 mL/kg（每天最大用量为 2 L），而 tetrastarch 的限制用量为 50 mL/kg（每天最大用量为 3.5 L）。

c. 注意：上述盐基溶液（0.9% 生理盐水、5% 白蛋白溶液、Hespan、Pentaspan 及 Volvuven）中均含有较多的氯离子，大量使用可使肾血管进行性收缩、GFR

下降，且可能造成高氯性代谢性酸中毒。有多项研究发现：限量使用含有氯离子的溶液，如乳酸林格液、Volulyte 及勃脉力复方电解质注射液（Plasma-Lyte），可降低发生 AKI 的风险 [48-51]。与高氯相关的代谢性酸中毒的发生会导致组织灌注不足，造成一些不必要的医疗干预。

d. 高张溶液通过将细胞内和组织间隙内的水分"回抽"进入血管腔内，可有效地实现血管扩容。在机体总水量超负荷的情况下，使用此类溶液可以维持血管容积、减少补液需求。每 100 mL 25% 白蛋白溶液可以完成 450 mL 血管扩容。其他一些高张溶液同样可以实现血管扩容而不会提供过多的水分，但通常仅在低钠血症情况下使用。高张盐水（3%）一旦造成急性高钠血症，即会导致神经系统的问题。多项来自欧洲的研究显示：高张盐水（7.5%）可舒张肾血管，使 GFR 升高，具有利尿的作用 [52]。需注意：脱水患者使用高张胶体溶液可造成高张性肾衰竭。其病理是：肾小球对高张胶体分子的滤过可导致肾小管血液黏度过高和淤滞、肾小管堵塞，这也是高分子量羟乙基淀粉诱导肾功能障碍的机制之一。

（4）Oxyvita 溶液　理想的扩容溶液应是商品化的、含可携氧血红蛋白（Hb）的溶液。Oxyvita 是一种以多聚牛源性可携氧血红蛋白为基质的溶液，多项针对此溶液的血栓弹力图研究发现：当使用剂量为 23 mL/kg 时，其凝血曲线与 Hespan 溶液相似；当使用推荐剂量 2~3 mL/kg 时，其对凝血功能仅有微小的影响 [53]。但 Oxyvita 会增强纤溶作用，不能用于出血患者 [54]。

（5）术后液体管理的目标　维持充足的血管内容量，以确保满意的心排血量及组织灌注，实现这一目标极其重要。通过大量输液来维持高充盈压和尽可能高的心排血量会增加血管外液体量，主要表现为肺水肿，影响早期拔除气管插管。对于舒张功能障碍、充盈压已经处于高位，但心排血量仍处于临界状态的患者来说，很难清晰地确定补液量。另外，扩容可导致血液稀释、HCT 下降、凝血因子的浓度也会相应下降，可能导致出血，需辅以自体血回输或输注成分血。

（6）心功能满意，但需要持续补液才能维持充盈压或血压　这通常是毛细血管渗漏、血管扩张及大量排尿等因素共同导致。应避免大量补液来"冲灌"患者。当输注 1.5~2 L 液体后，应使用去甲肾上腺素或血管升压素来维持充盈压、改善血压。去甲肾上腺素可提供一定的心脏支持，同时可改善肾血流，并通过降低肾脏交感张力来降低肾血管阻力 [55-56]。对于心排血量正常，但出现"血管麻痹性扩张"的患者来说，血管升压素（0.01~0.1 U/min）可非常有效地将血压回升至肾脏的自主调节区间（通常是平均动脉压 > 80 mmHg）[57-58]；但对于心排血量下降的患者来说，升压素可能导致内脏血管收缩，引发肠缺血。去氧肾上腺素只能用于心排血量正常的患者，因为此药仅具有单纯的 α 受体激动效应，会导致肾小动脉收缩。

（7）充盈压充足，但心排血量和尿量均处于临界状态　须首先考虑使用正性肌力药物，仅在体循环血管阻力低的情况下才考虑使用缩血管药物。对于心排血量处于临界状态的患者，较大剂量地使用 α 受体激动剂总是会使人担忧，因为药物会造成肾血管收缩，损害肾功能。

（8）**利尿治疗**　除非合并肺水肿、氧合处于临界状态，否则，术后前 6 h 应尽可能避免使用利尿剂。如果肺水肿为心源性，那么利尿是有益的；但如果为非心源性的，那么，即使是在低血容量状态下，依然可以发生肺水肿。术后 6~12 h 后，当患者的中心体温已经恢复正常，毛细血管渗漏已经停止，即使少量补液也可以使充盈压稳定、甚至有所升高。此时，心肌功能通常已恢复，正性肌力药物可以逐渐减停，并可以拔除气管插管。随后可以开始利尿，排出 CPB 期间和术后早期输入的过量的盐和水。如果 CPB 时间较长（通常指 > 3 h），或持续表现为低心排血量综合征，患者可能面临更长时间的毛细血管渗漏，需要进一步补充液体来维持充盈压。无论面临上述哪一种情况，即使液体超负荷，只要充盈压较低，均应推迟启动利尿治疗。

（9）**袢利尿剂的强效利尿**[59-60]

1）袢利尿剂可抑制髓袢升支钠的重吸收，增加远端肾小管中钠的含量。由于肾小管钠和氯的重吸收受到了抑制，尿钠排泄和尿量将会增加。此外，此类药物还能在一定程度上扩张肾血管，增加肾血流及 GFR、改善髓质氧合。

2）对于大部分有肾功能储备的患者，静脉注射呋塞米（速尿）10~20 mg 即可获得良好的效果。如果没有肾功能障碍，速尿的半衰期为 1.5~2 h，因此，可以根据需要每 4 h 重复使用一次；单次给药后利尿效果可一直持续的情况也并不少见。部分罹患严重 CKD 的患者对静脉注射布美他尼（bumetanide）1~2 mg 具有更好的反应性，而后可以口服托拉塞米（torsemide）10~20 mg（也可静脉注射 10~20 mg，但此制剂尚未获得美国认证）。

3）对于显著液体超负荷、血流动力学状态不稳定的患者，可选择更为柔和的持续给药方案，即静脉推注速尿 40~60 mg 后，以 0.1~0.5 mg/(kg·h)（通常为 10~20 mg/h）持续静脉输注[61]。此方案可降低总用药量，通常可以增强利尿效果，尤其适用于对利尿治疗已经出现"耐受"的患者。其优越性同样在 CKD 患者身上得以体现。辅以噻嗪类利尿药（氯噻嗪 500 mg 静脉注射）可以更好地解决药物耐受的问题。所谓耐受，可能是由于长期使用此类袢利尿剂，使远端肾单位暴露于更高水平的钠环境，引起远端肾单位的代偿性增生所致。

4）在患者体重恢复至术前水平之前，应采用口服或静脉使用利尿剂持续利尿。这是一种常规的临床操作，但大部分肾功能正常的患者，术后数日即使不使用利尿剂，也有自主利尿的效果。一项研究证实：对于肾功能正常的低风险患者，早期利尿并无临床获益[62]。另一项研究发现：不仅是术中使用速尿，术后使用任何利尿剂都会增加 AKI 的发生风险[63]。

（10）**多巴胺的使用**　对于肾功能正常的患者，"肾剂量"多巴胺 [2~3 μg/(kg·min)] 可增加肾血流和 GFR，带来有效的利尿和钠排泄，同时有可能减少利尿剂的使用。但是，术中启用、术后又延长使用 24 h 的多巴胺不仅不具备肾保护能力，还会对肾功能造成损害，因此，心脏外科手术后不推荐使用多巴胺[64-67]。

（11）**术后典型场景中血流动力学和液体管理**　相关指南在第 8 章已述。

4. AKI 风险的识别

（1）**术后 AKI 风险** 如果患者术前肾功能正常、手术过程顺利、术后血流动力学状态满意，术后发生 AKI 的风险非常低。相反，如果术前已存在一定程度的肾功能障碍，术后发生 AKI 及死亡的风险则会升高[1-5]。因此，术前发现肾功能障碍患者及存在其他术后 AKI 高风险因素的患者就变得非常重要。

（2）**术前肾功能障碍的定义** CKD 的分级基于 GFR 而非 S_{Cr}，GFR 同时还可以更好地评估肾功能储备及肾脏耐受"外科打击"的能力，这与院内死亡及远期预后相关[68-69]。即使 GFR 下降超过 50%，S_{Cr} 仍有可能处于正常区间，GFR 所反映的是功能性肾单位数量。依据 GFR 水平 [单位为 mL/(min · 1.73 m^2）]，CKD 的分级如下。

CKD 1 级：　　　　　　　GFR > 90

CKD 2 级：　　　　　　　GFR 60~89

CKD 3A 级：　　　　　　GFR 45~59

CKD 3B 级：　　　　　　GFR 30~44

CKD 4 级：　　　　　　　GFR 15~29

CKD 5 级：　　　　　　　GFR < 15 或需要透析

1）GFR < 60 mL/(min · 1.73 m^2）(CKD 3~5 级) 代表严重的 CKD，术后发生 AKI 的风险会升高，死亡率也会增加[1]。已经证实：产生不良预后（包括需要肾脏替代治疗和死亡）的更大风险是"隐匿性"肾病，即 GFR 下降但 S_{Cr} 正常，这一情况在 S_{Cr} 正常的患者中的发生率约为 13%[4-5]。一项研究发现：如果患者 GFR 正常，但在摄入高蛋白食物后出现可证实的肾功能储备受损，将同样面临术后发生 AKI 的风险[70]。

2）与基于 S_{Cr} 的估算公式算得的结果相比，精确测量 24 h 尿液的肌酐清除率（ C_{Cr} ）所获得的结果并不会更加可靠。

a. 使用 Cockcroft-Gault 方程，在床旁即可轻松地计算出 GFR，并可通过患者的年龄和体重进行 GFR 的指数化。这可能是预测院内死亡率的最佳 GFR 方程[68]：

$$C_{Cr} = \frac{(140-年龄)\times 体重（kg）}{72\times S_{Cr}（mg/dL）}$$

如为女性，分子为（140- 年龄）× 体重（kg）×0.85。

S_{Cr} 单位换算：1mg/dL=88.4 μ mol/L

b. 其他一些公式，包括肾脏病饮食改良 (MDRD) 公式、2009 版慢性肾脏病流行病学合作研究 (CKD-EPI) 方程，均可以更精确地计算 GFR，尤其是较高水平的 GFR[71-72]。医院的检验科室通常会常规选用其中之一来计算 GFR。

（3）**术后 AKI 风险因素及预测模型**（ 表 12.1 ）[3,8-11,73-77]

1）术后 AKI 的基本病理生理包括：肾缺血和其他与 CPB 相关的情况，如炎症、再灌注损伤、氧化应激及血红蛋白尿等。术前、术中及术后血流动力学状态的恶化可增加 AKI 的发生风险，并可能影响其发病时长。因此，围手术期 AKI 的主要风险因

表 12.1　导致术前、术后急性肾损伤（AKI）的因素

术前因素	人口统计学因素：高龄、女性
	共病：CKD 3 级、糖尿病、血管疾病、高血压、高脂血症
	低心排血量综合征 / 低血压（急性心肌梗死所致心源性休克、心肌梗死所致机械并发症）
	使用可影响肾自主调节的药物（ACEI、NSAID）
	肾毒性物质（造影剂诱导性肾病，尤其对于糖尿病患者）和药物（氨基糖苷类）
	利尿药
	贫血
	肾动脉粥样硬化栓塞（导管、IABP）
	间质性肾炎（抗生素、NSAID、速尿）
	肾小球肾炎（感染性心内膜炎）
术中因素	CPB（非搏动性血流、低流量、低灌注压伴肾灌注减少、低血压、肾自主调节受损）
	CPB 后低心排血量综合征 / 低血压
	输血
	严重贫血（HCT < 21%）
	长时间 CPB 导致溶血和血红蛋白尿
术后因素	低心排血量状态（心肌收缩力下降、低血容量、肥厚的心脏出现房室同步性丧失）
	低血压
	输血
	强烈的血管收缩（低血流状态、α 受体激动剂）
	动脉粥样硬化栓塞（IABP）
	脓毒血症
	药物（头孢类、氨基糖苷类、ACEI）

CKD：慢性肾脏病；ACEI：血管紧张素转化酶抑制剂；NSAID：非甾体抗炎药；CPB：体外循环；HCT：血细胞比容；IABP：主动脉内球囊反搏

素包括：需要长时间 CPB 的复杂手术，需使用血管活性药物来改善低心排血量状态。

2）AKI 通常可以划分为肾前性（肾灌注减少）、肾性（肾脏自身的损伤）以及肾后性（尿路梗阻）。表 12.1 中列出了围手术期导致前两类病变的因素。如果肾脏在术前持续暴露于损伤因素中，无论是由于心导管操作还是失代偿性心力衰竭，或是因急性心肌缺血所致的心源性休克，都使得肾脏对于 CPB 所带来的异常生理及术后脆弱的血流动力学状态更为敏感，而这一情况对于慢性肾功能障碍急性发作的患者影响尤大。因此，应在术前尽可能将尿素氮（BUN）和 S_{Cr} 恢复至术前基线水平。

3）大部分 AKI 预测模型包括了相似的风险因素。虽然一些研究还确认了其他风险因素，如 CPB 时长、近期使用造影剂等，但很多风险模型并未将这些因素纳入其中 [3,75-78]。常见的风险因素如下。

a. 高龄（一项研究发现：年龄每增加 10 岁，风险上升 2.5 倍 [79]）。

b. 术前存在并发疾病（CKD、糖尿病、高血压、血管疾病）。

c. 术前使用利尿剂、肾毒性药物及可影响肾血管张力的药物。

d. 血流动力学状态较为脆弱（休克、近期心肌梗死、术前使用 IABP 及 EF 降低）、再次手术及紧急或急诊手术。

　　4）一个简化的风险模型发现：可通过 4 个因素来预测 AKI，准确性很高。即：年龄 > 65 岁、GFR < 80 mL/(min·m²)、主动脉阻断时间 > 50 min 及较为复杂的手术。

　　5）事实上，在所有预测 AKI 和术后需要透析的风险模型中，影响最大的因素是术前存在肾功能障碍，而大多数模型使用了 S_{Cr} 而非 GFR 作为 CKD 的标志性指标[73]。基于多因素的风险模型有助于个体化评估 AKI 及需要肾脏替代治疗的风险。

　　a. 图 12.1 显示了隐匿性 CKD 患者发生严重 AKI 的估测风险[81]。

　　b. 图 12.2 显示了根据术前、术中及术后参数预测 AKI 的风险模型，AKI 定义为：

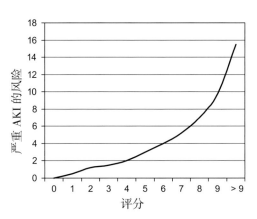

风险因素	分值
年龄 70~74 岁	1.5
年龄 75~79 岁	2.0
年龄 ≥ 80 岁	2.5
女性	1.5
糖尿病	1.5
白细胞 > 12 × 10⁹/L	1.5
CABG 手术史	2.0
慢性心力衰竭	2.5
外周血管疾病	1.5
高血压	1.5
术前 IABP	3.0

图 12.1　术前肾功能正常或接近正常 [GFR > 60 mL/（min·1.73m²）] 的患者发生严重术后肾功能不全的多因素风险预测模型。CABG：冠状动脉旁路移植；IABP：主动脉内球囊反搏；AKI：急性肾损伤。数据源自：Brown，et al. Circulation，2007，116(11 Suppl):I-139-143.[81]

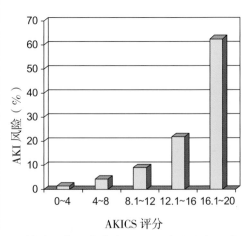

风险因素	分值
术前风险因素	
NYHA Ⅲ ~ Ⅳ级	3.2
S_{Cr} > 1.2 mg/dL（106 μmol/L）	3.1
年龄 > 65 岁	2.3
术前血糖 > 140 mg/dL（7.7 mmol/L）	1.7
术中与术后风险因素	
联合手术	3.7
CPB > 120 min	1.8
低心排血量	2.5
CVP > 14 cmH₂O	1.7

图 12.2　心脏外科术后急性肾损伤（AKICS）预测模型评分。发生术后 AKI 的风险定义为：血清肌酐（S_{Cr}）> 2.0 mg/dL（176.8 μmol/L）且 S_{Cr} 升高 50%。CPB：体外循环；CVP：中心静脉压；AKI：急性肾损伤。经许可引自：Palomba，et al.Kidney Int，2007，72：624 - 631.[82]

$S_{Cr} > 2.0$ mg/dL 且 S_{Cr} 上升超过 50%[82]。

c. 图 12.3 和图 12.4 是克利夫兰诊所风险模型和 STS 风险模型，用于预测心脏外科术后对肾脏替代治疗的需要[83-84]。

风险因素	分值
女性	1
慢性心力衰竭	1
EF < 35%	1
术前 IABP	2
COPD	1
糖尿病使用胰岛素	1
再次手术	1
急诊手术	2
单纯瓣膜手术	1
CABG+ 瓣膜手术	2
其他非 CABG 心脏手术	2
术前 S_{Cr} 1.2~2.0 mg/dL（106~176.8 μmol/L）	2
术前 S_{Cr} > 2.0 mg/dL（176.8 μmol/L）	5

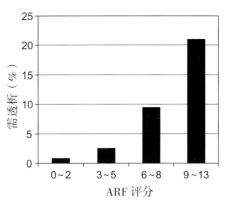

图 12.3　急性肾衰竭（ARF）需透析的克利夫兰诊所预测模型。根据风险评分，将风险分为 4 级。EF：射血分数；IABP：主动脉内球囊反搏；COPD：慢性阻塞性肺疾病；CABG：冠状动脉旁路移植。经许可引自：Thakar, et al. Am J Soc Nephrol, 2005, 16：162 – 168.[83]

风险因素	分值
S_{Cr} (mg/dL) × 10	5~40
年龄 :55 岁以上每 5 岁增加 1 分	最高 10
AVR	2
AVR+CABG	5
MV 手术	4
MV+CABG 手术	7
糖尿病 – 口服降糖药	2
糖尿病 – 使用胰岛素	5
心肌梗死 < 3 周	3
非白种人	2
COPD	3
再次手术	3
NYHA Ⅳ 级	3
心源性休克	7

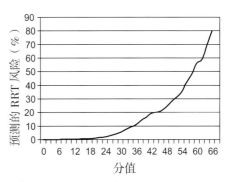

图 12.4　预测透析风险的床旁模型（STS 风险模型）。AVR：主动脉瓣置换；CABG：冠状动脉旁路移植；MV：二尖瓣；COPD：慢性阻塞性肺疾病；RRT：肾替代治疗。数据源自：Mehta et al. Circulation, 2006, 114：2208-2216.[84]

6）上述风险预测模型并没有预测手术死亡率，因为这与其他多种因素相关，例如：对于紧急或急诊且高度复杂的手术而言，无论患者的 S_{Cr} 水平如何，均面临更高的预期死亡率。因此，最理想的方法是使用 STS 短期风险计算公式（可在线获得：www.sts.org），并结合其他参数，来决定 AKI 及手术死亡的风险。S_{Cr} 浓度的增加通常会导致死亡风险升高，而这一风险又与少尿的程度和持续时间相关[85]，非透析依赖的 CKD 患者的平均死亡率为 10%[1]。

7）术后发生 AKI 可能导致术后死亡率上升 4 倍[73,86]。大多数研究认为，术前需要透析的患者，其死亡率可达 10%~15%[87-89]；另一些研究发现可高达 37%[90]。一些研究还发现：发生 AKI 且需要透析（术前不需要透析）的术后患者，其手术死亡率可达 25%~58%[91-92]。另有一项研究甚至发现：如果术前 S_{Cr} > 2.5 mg/dL（221 μmol/L），术后需要透析的风险超过 30%[89]。

8）这些警示性统计数据强调：术后应采取一切可能的措施来降低肾损伤，保护围手术期肾功能，尤其是风险增加的患者。对于术前存在的任何程度的肾功能障碍，应探寻潜在的、可治疗的病因，以降低术后发生 AKI 的风险。术前发现并纠正风险因素、术中和术后采取措施来优化和改善肾灌注及肾小管功能以预防 AKI，将减少与少尿性肾衰竭相关的并发症。相关风险因素包括：电解质异常、心肺功能障碍、出血、影响营养状态的胃肠道功能延迟恢复、因免疫功能异常所致的感染等，当然也包括透析及其相关并发症。

5. AKI 的预防

（1）术前措施

1）在心导管检查前及检查过程中，应考虑采取以下干预手段（表 12.2）。

a. 在行心导管检查的当天，应避免使用对肾功能存在负面影响的药物，包括利尿剂。

b. 在心导管检查的术前、术中及术后，应用生理盐水进行充分水化。全天禁食、过晚的时间进行导管检查且没有充分水化可导致造影剂诱导性肾病。有研究指出，此并发症会使手术死亡率升高 4 倍[93]。可根据预估的左心室舒张末压（LVEDP）来补液。

c. 常用水化方案如下。

术前		3 mL/kg × 1h
术中	LVEDP < 13 mmHg	5 mL/（kg·h）
	LVEDP 13~18 mmHg	3 mL/（kg·h）
	LVEDP > 18 mmHg	1.5 mL/（kg·h）
术后		1.5mL/（kg·h）× 4 h 或 1 mg/kg × 6 h

d. 虽然数项研究认为：单独或联合使用碳酸氢钠或 N- 乙酰半胱氨酸可降低造影剂诱导性肾病的发生风险，但大多数团队认为水化的效果最为理想[94-96]。

表 12.2　术前及术中采取的降低急性肾损伤（AKI）风险的措施

术前措施

1. 心导管检查前、术中及术后水化

2. 使用低容量、低渗造影剂

3. 除非有明确的临床适应证，否则避免在术前使用利尿剂

4. 如果术前患 CKD，应复查 S_{Cr}，尤其是糖尿病患者；在可能的情况下应推迟手术直至 S_{Cr} 恢复至基线水平

5. 在可能的情况下，心导管检查术后应推迟行手术至少 24 h

6. 手术当天应停用 ACEI 和 ARB 类药物，提前数天停用 NSAID

7. 优化血流动力学状态

8. 纠正严重贫血：择期手术患者使用促红细胞生成素和铁剂；对于更为紧急的病例，术前输血

9. 如可行，对心源性休克应行急诊手术以逆转器官灌注不足，对极高危患者可考虑机械循环支持

10. 纠正酸碱平衡紊乱及代谢问题

11. 对于透析依赖的患者，术前 1d 应行透析治疗；对 CKD 4~5 级患者，可考虑术前行透析治疗

术中措施

1. 在可能的情况下行非 CPB 手术

2. CPB 前优化血流动力学状态

3. 使用抗纤溶药物（ε – 氨基己酸或氨甲环酸）以减少出血

4. 使用药物进行肾保护：在可能的情况下使用非诺多泮或地尔硫䓬

5. CPB 期间的考量

　a. 使用肝素涂层管路系统，如有条件可使用小型化管路

　b. 使用无钾晶体溶液进行预充（用生理盐水替代乳酸林格液、Normosol 溶液或勃脉力）

　c. 考虑使用白细胞滤器

　d. CPB 期间维持高灌注压（75~80 mmHg）

　e. 减少体温下降幅度，避免过度复温

　f. 尽可能缩短 CPB 转机时间

　g. 将 HCT 维持在 > 20%

　h. 保守使用高钾停搏液，可考虑使用 del Nido 停搏液

　i. 控制高血糖

　j. 使用超滤排出多余水分

CPB 结束后措施

1. 优化血流动力学状态（药物、IABP）

2. 使用右美托咪定进行镇静

3. 使用凝血因子浓缩物、醋酸去氨加压素（弥凝）（如果怀疑尿毒症性血小板功能障碍）止血以减少输液量

4. 对于需要透析的高危患者，考虑留置透析管

CKD：慢性肾脏病；S_{Cr}：血清肌酐；ACEI：血管紧张素转化酶抑制剂；ARB：血管紧张素受体阻滞剂；NSAID：非甾体抗炎药；CPB：体外循环；HCT：血细胞比容；IABP：主动脉内球囊反搏

　　e. 使用小量的等渗或低渗非碘造影剂。

　　2）心导管检查术后应复查 S_{Cr}，如有可能应推迟手术，直至 S_{Cr} 恢复至基线水平。但遗憾的是，对于既已罹患 CKD 的患者，导管检查术后 S_{Cr} 还会持续上升 24~36 h，因此，即使将 CPB 手术（非 CPB 手术可能例外）推迟至导管术后 24 h 仍不足以降低术后 AKI 风险[78,97-99]。有的研究认为：手术应在冠状动脉造影 5 d 后进行，尤其是使用了大剂量造影剂（> 1.4 mL/kg）的患者[100-102]。但对于血流动力学状态及肾功能恶化的危重患者，不应推迟手术，否则常常会导致难以逆转的肾衰竭及多器官功能衰竭。

　　3）停用一切具有潜在肾毒性的药物，例如 NSAID 类，它们会破坏肾血流的自主调节。对于是否应在手术当天早晨停用 ACEI 及 ARB 类药物，目前尚存在争议：这些药物可能导致 CPB 期间出现顽固性低血压，造成肾损伤；但多项研究显示，术前服用 ACEI 的患者，有的呈现为 AKI 高风险，有的则为低风险，因此 ACEI 对 AKI 发生率的影响并不一致[16-21]。

　　4）应避免液体超负荷，否则可能导致 AKI 风险增加、手术结局变差，最主要是因为液体超负荷可能导致心力衰竭失代偿及血流动力学状态不稳定[103]。对于此类患者，可能需要使用利尿剂来改善临床状况。对于 CKD 患者，如果术前病情稳定，通常应停用利尿剂，并考虑在术前进行一定程度的水化[104]。

　　5）行冠状动脉旁路移植术（CABG）和瓣膜手术的患者，常规服用他汀类药物。有证据显示：服用他汀类药物可降低术后肾损伤标志物的水平，表明此类药物具有一定的肾保护作用[105]。尽管一些研究获得了上述结论，但一项荟萃分析和其后关于大剂量使用阿托伐他汀的研究中却并未得到上述结论[107-108]。而一项针对瑞舒伐他汀的研究却发现此药可增加 AKI 的发生风险[109]。另一项荟萃分析显示：他汀类药物并不会影响发生 AKI 的风险，但的确能降低对肾脏替代治疗的需要[110]。一项综述报告指出：持续使用他汀类药物可能会有肾保护作用，但对于新近刚使用他汀的患者来说并无这样的效果[111]。

　　6）优化血流动力学状态。如果药物治疗得当，一些心功能差、液体超负荷和心力衰竭失代偿患者的肾功能常常能够得到显著改善，进而降低手术风险。心源性休克患者死亡率高，急诊手术干预可降低死亡率。如果已发生多器官功能衰竭，可考虑行机械循环支持，这将使肾功能得以改善。这些高危人群术后发生 AKI 几乎是不可避免的，但希望病程是暂时性和可逆的。

　　7）术前贫血的患者，因为需要多次输血，将会使术后 AKI 的发生风险有所增加[6,112-114]。对拟行择期手术的患者，建议使用促红细胞生成素并辅以铁剂，这有助于提高 HCT[115]。对于那些基于患者体型和血容量计算后预判 CPB 期间 HCT 可能 < 21% 的患者，术前输血不失为一个合理的决定，并有可能降低 AKI 的发生风险[116]。

　　8）CKD 患者常常存在酸碱平衡紊乱及代谢异常，应予以纠正。此类患者更易于发生一些围手术期问题，包括：液体超负荷、代谢异常（低钠血症、高钾血症、低镁血症及高磷血症）、代谢性酸中毒或碱中毒（源于利尿）。

9）长期透析的患者，应在术前 24 h 内和手术结束 24 h 内均进行一次透析治疗。此类患者在接受心脏直视手术后的死亡率为 10%~15%，如果患者为 NYHA 高分级、需要紧急或急诊手术以及复杂手术，死亡率会更高。

10）非透析依赖的肾衰竭（4~5 级）患者，应在术前进行一次透析。对于术前 $S_{Cr} \geq 2.5$ mg/dL（221 μmol/L）的患者，术前透析可降低术后对透析的需求，并发症发生率有所下降，而死亡率的下降则更为明显[117-119]。

（2）术中措施　对于已存在肾功能障碍或有相关风险因素的患者，术中应采取措施来改善肾血流、提高 GFR、预防肾小管损害，从而增加肾功能的储备（表 12.2）。

1）可考虑在非 CPB 下行 CABG，尤其是术前既已存在肾功能障碍的糖尿病患者。但至于这一措施是否能降低 AKI 风险，目前尚存在争议[27-33]。

2）优化 CPB 开始前的血流动力学状态，具体措施包括补液、治疗心肌缺血、使用血管活性药物来改善心肌功能及体循环阻力。

3）术中及术后使用右美托咪定镇静，以获得更为稳定的血流动力学状态，从而降低 AKI 的发生率[67,120-121]。

4）使用抗纤溶药物来减少出血，出血的同时还常常会伴随肾功能障碍（尿毒症性血小板功能障碍）。通常选用较为安全的 ε - 氨基己酸，但此药也可能导致一定程度的肾小管功能障碍，而不会引起肌酐清除率的明显变化[122]。氨甲环酸也是一个不错的替代选项。

5）目前，已经开展应用药物来优化肾灌注的研究，但结果存在差异[121,123]。

a. 非诺多泮 [0.03~0.1 μg/（kg·min）] 可以降低 AKI 的发生风险，但并不会降低肾脏替代治疗的需求率及死亡率。这一结论目前并未得到一致的证实[123-124]。

b. 地尔硫䓬 [0.1 mg/kg 静脉推注后以 2 μg/（kg·min）持续滴注] 通过扩张肾小球入球微动脉来降低肾血管阻力，从而达到增加肾血流和 GFR 的目的。地尔硫䓬可限制钙离子内流进入肾小管细胞，保护这些细胞的完整性；同时增加钠的排出，通过对肾小管重吸收的直接作用，增加 S_{Cr} 和水的清除率。但在 CPB 期间，地尔硫䓬的扩血管作用会对肾功能造成负面影响，一些研究证实这会增加发生 AKI 的风险[79]。多项研究发现：对于轻至中度肾功能障碍患者，地尔硫䓬更可能改善而非降低肾小球功能[125]。一项研究发现：围手术期未使用钙通道阻滞剂会增加 AKI 的发生风险[126]。另一项研究发现：术前 24 h 即开始同时使用多巴胺和地尔硫䓬，持续用药 72 h，与单独使用这两种药物相比，可以增加 S_{Cr} 清除率和水分的清除[127]。

c. 联合使用碳酸氢钠、N- 乙酰半胱氨酸及他汀类药物，其表现出的结果较为混杂，因此并不推荐使用[10,121,123,128-129]。在 CPB 期间使用肾剂量多巴胺 [3 μg/（kg·min）] 可以增加尿量，但并不具备肾保护作用[65-66]。螺内酯是盐皮质激素受体阻滞剂，可以减轻缺血 - 再灌注损伤，但并未显示出具有降低 AKI 风险的效用[130]。

d. 甘露醇常常会被加入预充液中，增加肾小管血流并产生利尿效果。甘露醇可增加胶体渗透压，减轻组织水肿，同时减轻因使用心脏停搏液而造成的心肌细胞水肿。预充液中的甘露醇多为 25~50 g。但目前并没有证据证实甘露醇有助于保护肾功能，无论术前肾功能是正常还是异常[131-132]。

e. 呋塞米：术中常常会使用呋塞米来增加尿量，用于治疗严重容量超负荷、严重少尿或高钾血症。虽然呋塞米可增加尿量，但大多数研究认为其并不具有肾保护作用[66,133-135]。一项研究认为：对于轻度以上 CKD 患者，呋塞米显示出一定益处[136]。CPB 期间少尿可增加发生 AKI 的风险，但通过药物来增加尿量并不意味着这一风险会降低[137]。

6）CPB 期间的考量。

a. 使用白细胞滤器、肝素涂层和（或）小型化管道，有可能会减轻全身炎症反应，进而降低术后发生 AKI 的风险[138-140]。

b. 使用无钾离子的晶体液进行预充，可降低心脏停搏液诱发高钾血症的风险。

c. 转机期间，通过增加流量来维持较高的灌注压（约 80 mmHg）；如果无法达到目标血压，可考虑使用去氧肾上腺素、去甲肾上腺素或血管升压素。当血压下降至 80 mmHg 左右时，肾血流的自主调节机制将会启动，但如果血压进一步下降，则肾血流将表现为压力依赖性[141]。尽管如此，一项研究仍然指出：无论 CPB 期间的血压 < 60 mmHg 或为 60~69 mmHg，还是 > 70 mmHg，术后 AKI 的发生率并无显著性差异，但血压降低会使尿量减少[77]。

d. 对于常规病例，应避免轻度以上低温的 CPB，在 CPB 结束前应避免过度复温。轻到中度低温对肾功能的影响很小，但复温至 37℃ 则会产生不利影响[142-143]。因此，通常建议仅复温至 36.5℃，超过 37℃ 会促发 AKI[144]。之所以出现这一问题，是因为肾脏的复温速度快于包括大脑在内的其他器官，这将导致高温相关的肾损伤加重。对于需要深低温停循环（DHCA）的手术，AKI 的发生与 DHCA 的时长相关[145]。

e. 应尽可能缩短 CPB 转机时间，迅速完成所需操作。总体而言，CPB 时间越长，AKI 的发生率越高[75-77]。

f. CPB 期间应避免过度血液稀释。有多项研究认为：转机期间最低的 HCT（通常为 < 21%，但一项研究为 < 24%）[14] 与 AKI 发生之间存在相关性，尤其是肥胖的患者[12-13]。但事实上，HCT 仅是影响携氧量的一个因素，AKI 的发生更常见于氧供低于临界值 [272 mL/（min·m²）] 的情况，因此，只要氧供给量能维持在临界值以上，较低的 HCT 是可以接受的[146]。在最低可耐受的 HCT 与输血阈值之间存在精细的平衡，因为输血多于 2U 可导致 AKI 发生率升高[114]。由于长期贫血的患者对 CPB 期间低 HCT 有更好的耐受性，因此可以减少输血需要[147]。

g. 避免过量灌注心脏停搏液，尽可能降低钾负荷。可以考虑重复使用低钾含血停搏液，如 del Nido 心脏停搏液，其要求的灌注频度更低，也可以间歇性给予冷血来替代心脏停搏液，从而降低发生高钾血症的风险。

h. 预防高血糖的发生；同时，在转机期间静脉注射胰岛素时，应避免血糖大幅度波动[148]。非常严格的血糖控制方案有可能会造成低血糖，将血糖控制在 80~100 mg/dL（4.4~5.5mmol/L）可显著降低 AKI 的发生率；而对于非糖尿病患者来说，可显著降低透析的需求[149]。胰岛素还具有抗炎性反应及抗氧自由基的作用。

i. 转机即将结束时启动超滤以减少液体正平衡，提高 HCT。这一措施尤其有益于术前心力衰竭和贫血、需要紧急手术的患者[150]。

j. 一项研究指出：对于择期行 CABG 的患者，在复温期间使用硝普钠有助于改善肾功能，但决不允许以无法接受的低血压为代价[151]。另外，在 CPB 期间发生任何溶血及出现游离血红蛋白，都可能会使硝普钠加速释放游离氰化物[152]。

7) CPB 停机时的考量。

a. 使用 Swan-Ganz 导管监测血流动力学参数，并采用经食管超声心动图（TEE）频繁地评估充盈压、正性肌力药物及血管升压药的使用，或决定是否采用 IABP 来支持血流动力学状态。

b. 对于术前已罹患 CKD 的患者，应密切监测血清钾浓度。如果血钾＞6 mmol/L，应在停机前使用葡萄糖 – 胰岛素进行纠正。

c. 在停机后及入住 ICU 早期，使用右美托咪定进行镇静。

d. 对表现出血小板功能障碍的尿毒症患者，可考虑使用醋酸去氨加压素[153]。在 CPB 结束后因凝血功能障碍而出血的患者，可考虑使用凝血因子浓缩物（凝血酶原复合物浓缩物或纤维蛋白原浓缩物）而非血浆，从而减少输入的液体量。

e. 如果认为术后早期有可能需要进行透析，应在中心静脉留置双腔透析管。

6. 术后少尿及 AKI

（1）术后少尿　CPB 手术中，血液稀释导致细胞外水分明显增加，因此在手术刚刚结束的一段时间，尿量非常充足。心脏外科手术后尿量＜0.5 mL/（kg·h）时，即为少尿。一过性少尿多发生在术后最初的 12 h，通常会随着补液或小剂量正性肌力药物的使用而有所改善。持续性少尿通常是 AKI 的表现，主要由长时间 CPB、长时间低血压或低心排血量状态引起。在 CPB 结束即刻及次日晨起所测得的 S_{Cr} 经常会因血液稀释的作用而较低；即使 GFR 明显下降，S_{Cr} 的上升也会出现得较迟，因为 S_{Cr} 的血中积聚需要时间。因此，AKI 可表现为突发、但持续的少尿和（或）GFR 下降，而这一变化会先于 S_{Cr} 的上升，认识到这一点非常重要。肾脏的生物标志物是早期发现 AKI 的最灵敏指标[23-26]。

（2）AKI 的界定　术后 AKI 的发生率取决于 AKI 的界定，其发生率估计可达到 30%~50%，死亡率可因此上升 4 倍[73,86,154]。即使术后 S_{Cr} 仅有很轻微的升高也会导致死亡率上升[155]。

（3）RIFLE 系统　该系统于 2004 年推出，对进行性恶化的肾功能障碍进行了分类（表 12.3）[156]。由于肾脏承担含氮废物排泄及尿液生成的双重任务，因此，该系统根

据 S_{Cr}/GFR 或尿量指标进行严重程度分类，而下文将阐述的另外两个系统也是这样。需要说明：尿量取决于 GFR 和肾小管重吸收率的差值，因此，GFR 下降、肾小管重吸收功能也下降的 CKD 患者，在早期阶段仍可以有较好的尿量；而 AKI 患者，其肾小管的重吸收功能初始正常、GFR 下降，因此尿量会减少。

1）RIFLE（表 12.3）设定了 7 d 的时间窗来评估 S_{Cr} 的变化。随着 AKI 程度的加重，透析需求将会增加，短期和中期死亡率会上升[157]。事实上，一旦须肾脏替代治疗，死亡率通常已达 50% 左右。

表 12.3　RIFLE 肾衰竭分类

严重度分级	S_{Cr}/GFR 标准	尿 量	总发生率 [157,159–160]	透析率	90 d 估测死亡率 [157]
有风险	S_{Cr} 升高 1.5 倍或 GFR 下降超过 25%	< 0.5 mL/（kg·h）达 6 h	9%~30%	1%	8%
损伤	S_{Cr} 升高 2 倍或 GFR 下降超过 50%	< 0.5 mL/（kg·h）达 12 h	3.5%~12%	7%	21%
衰竭	S_{Cr} 升高 3 倍或 GFR 下降超过 75%；如果基线 S_{Cr} > 4 mg/dL，S_{Cr} 急性升高 > 0.5 mg/dL	< 0.3 mL/（kg·h）达 12 h，或无尿达 12 h	3.5%~5%	55%	33%
预后分级					
肾功能丧失	持续急性肾衰竭，肾功能完全丧失 > 4 周				
终末期肾病	终末期肾病 > 3 月				

S_{Cr}：血清肌酐；GFR：肾小球滤过率。S_{Cr} 单位换算：1mg/dL=88.4 µmol/L

2）2007 年，急性肾损伤网络（AKIN）对 RIFLE 体系进行了小范围的修改（表 12.4）[158]。新的版本并没有使用 GFR，也不需要基线 S_{Cr}，但需要在 48 h 内测定 2 次 S_{Cr}。这一系统在评估 AKI 方面与传统方法有可比性，但对于 48 h 以后发生的 AKI 则不具备辨识能力[159–160]。

3）2012 年，一个被称为"改善肾脏病全球结局"（KDIGO）的评估体系诞生，将 AKI 定义为术后 48 h 内 S_{Cr} 从基线水平升高 0.3 mg/dL（26.52 µmol/L），术后 7 d 内 S_{Cr} 增加 50%，或尿量 < 0.5 mL/（kg·h）并持续 6 h。

表 12.4　AKIN 急性肾损伤分级

	血清肌酐（S_{Cr}）	尿 量
1 级	S_{Cr} 升高 1.5 倍或增加 ≥ 0.3 mg/dL	< 0.5 mL/（kg·h）超过 6 h
2 级	S_{Cr} 升高 2 倍	< 0.5 mL/（kg·h）超过 12 h
3 级	S_{Cr} 升高 3 倍或 ≥ 4 mg/dL、短时升高 > 0.5 mg/dL	< 0.3 mL/（kg·h）超过 24 h，或无尿超过 12 h

4）如果达到 S_{Cr} 升高、少尿的标准，无论采用上述哪种方法评估，预后均不理想[155]。

5）STS 对 AKI 的定义（2.42 版，2020 年）是 S_{Cr} 升高达基线水平的 3 倍，或 > 4 mg/dL（353.6 μmol/L）并在短时间内升高 > 0.5 mg/dL（44.2 μmol/L），或需要透析治疗。这与 RIFLE 系统中的"衰竭"分级和 AKIN 的 3 级相对应，但未考虑"少尿"这一因素。

（4）AKI 的诊断　由于 S_{Cr} 的升高存在延迟，且即使存在肾单位损伤，尿量仍可维持一段时间，因此早期诊断 AKI 有一定困难。

1）S_{Cr} 不仅受到肾小球功能的影响，还会受到肾小管功能及 S_{Cr} 生成的影响。同时，S_{Cr} 还会受到性别、年龄及肌肉含量的影响。GFR 的计算通常以 S_{Cr} 的清除率来代表，而 S_{Cr} 的升高有所延迟，因此术后早期对肾功能障碍的程度有低估倾向。肾小管损伤发生后的数日内 S_{Cr} 可能并不升高，而其最终升高的程度反映了 GFR 的变化，因此这对于 AKI 的确诊具有非常大的价值。S_{Cr} 的下降预示着肾脏从 AKI 中逐渐恢复，24 h 内 S_{Cr} 下降的百分比与远期结局具有强相关性[163]。

2）肾脏特异性标志物，包括中性粒细胞明胶酶相关脂质运载蛋白（NGAL）、半胱氨酸蛋白酶抑制剂 C、肾损伤分子 1（KIM-1）及白介素 8（IL-8），手术开始后 2~6 h 可在血浆和尿液中表现出来。这些指标与 AKI 的程度及病变时长具有相关性[23-26]，它们是 AKI 发生的早期指标，非常具有价值，先于 S_{Cr} 的升高。虽然半胱氨酸蛋白酶抑制剂浓度比 S_{Cr} 能更准确地反映基线 GFR、且独立于肌肉含量，但 NGAL 可以更快速地反映出肾小管细胞的缺血性损伤；虽然 NGAL 的早期出现独立于 GFR，但通常可预测后续 GFR 的下降。NGAL 较 S_{Cr} 能更早地提供诊断，促进对 AKI 的早期干预，一些专家认为：应检查所有患者 NGAL 的基线浓度，并与术后的系列复查进行对比[164]。

3）非少尿性肾衰竭是指 S_{Cr} 升高，但尿量 > 400 mL/d。这是 AKI 最常见的表现形式。当患者术前既已罹患肾功能障碍或存在风险因素时，即使手术顺利，术后仍可能发生。有时，甚至术前并无任何风险因素存在也会发生。这是肾损伤较轻的一种表现，死亡率为 5%~10%。对于大部分患者，可以在等待肾功能恢复的时间窗内进行审慎的补液、血流动力学支持及大剂量利尿剂的使用，以优化尿量。发生过 AKI 的患者再次入院的比例更高，AKI 程度越严重，再入院越频繁[165]。

4）少尿性肾衰竭见于 GFR 不同程度下降的患者，如果 12~24 h 尿量 < 0.3~0.5 mL/（kg·h）且 S_{Cr} 升高 2 倍，这种严重 AKI 存在更高比例的肾脏替代治疗需求，死亡率也更高。与非少尿性肾衰竭患者相比，此类患者如果需要肾脏替代治疗，死亡率将升高达 3 倍之多[166]。在过去的 10~15 年中，虽然早期即实施了多种形式的肾脏替代治疗，术后管理技术也有所提高，但此类患者的高死亡率并没有发生明显变化；这反映了接受手术的人群面临更高的风险，而并发疾病常常与肾衰竭相关，例如低心排血量状态、呼吸衰竭、感染和卒中。

（5）术后 AKI 的病因学和病理生理学[8-11,167]

1）术前既已存在肾功能障碍的患者，在 CPB 的复杂环境下，常常会诱发出一定程度的 AKI。具体机制包括：低流量、低压的非搏动性灌注伴血液稀释和低温导致肾灌注不足，以及可导致肾入球小动脉收缩的炎症反应。CPB 的持续时间是导致 AKI 发生的主要因素 [3,75-77]。表 12.2 中列出了一些关键性建议，以尽可能降低术中损伤，在没有进一步创伤的情况下使肾功能在术后数日即可恢复至基线水平。导致肾损伤恢复延迟的最常见原因是低心排血量综合征，此并发症可以始于 CPB 结束时，并可能持续至进入 ICU 后的术后早期。另一重要因素是外周血管的强烈收缩，经常是因使用 α 受体激动剂所致。GFR 的下降导致少尿，在术后早期最为明显，此时的液体超负荷和高钾血症又会导致肺部和心脏并发症，对术后康复造成负面影响。

2）肾脏具有强大的自主调节能力，在灌注压下降的情况下，仍然可以维持肾血流、GFR、滤过分数及肾小管重吸收率。肾脏维持自主调节的内在机制包括降低入球小动脉阻力和增加出球小动脉阻力。但当低心排血量和低血压状态持续或使用强烈的血管收缩剂时，这些代偿机制将逐渐耗竭，滤过储备超出极限，内源性及（或）外源性收缩血管的物质将使入球小动脉的阻力升高，导致 GFR 下降。病情发展至此，会出现肾前性氮质血症及少尿，但肾小管的功能尚处于正常状态。此时应采取积极措施来优化肾灌注，避免肾小管损伤。

3）如果缺血持续，将最终导致肾小管发生结构性损伤，内皮细胞脱落，堵塞肾小管，造成原尿回流进入血液。钠重吸收机制受损，远端肾小管钠浓度升高，导致蛋白质聚集，形成管型尿。而氧自由基损伤和炎症反应导致进一步的低灌注和肾小管细胞受损。这些损伤，一部分具有可逆性，另外一些则可能导致细胞凋亡。"急性肾小管坏死"（ATN），即常常用于描述这种情况，但由于在一定程度上会造成误导，因此更常使用"急性肾损伤"（AKI）这一名称。可见，肾损伤常常是肾前性的"低灌注"在短时间内所引发的肾脏自身病变。

4）要注意：急性缺血性肾损伤是一种低灌注损伤，血压正常的患者常常难于发现 [168]。如果自主调节机制受损，程度较轻的低灌注也可能会对肾脏造成损伤。风险因素如下。

a. 肾小动脉病变。在高龄，伴有高血压、CKD 或肾动脉狭窄的患者中尤其明显。

b. 入球小动脉无法适度扩张。NSAID 及 COX-2 抑制剂减少前列腺素合成，使得内源性缩血管物质在无拮抗的环境下发挥作用；脓毒血症和肝衰竭会增强入球小动脉的收缩。

c. 低心排血量。使用血管收缩药物虽然可以使体循环压达到正常水平，但会导致肾血流下降。

d. 出球小动脉无法收缩。这种情况见于使用 ACEI、ARB 类药物，以及直接肾素抑制剂，如阿利吉仑 (aliskiren)。

e. 体静脉高压。常见于右心室衰竭、心脏压塞或者可以导致肾灌注下降的腹腔间隔室综合征 [169]。

5）一旦在术后数日后突发少尿及 S_{Cr} 升高，则应怀疑发生了心脏压塞。如果体静脉压力升高与低心排血量同时出现，即使低血压并不明显，仍会损害肾灌注。患者可能会表现出非特异性的全身症状，而如果已经使用 β 受体阻滞剂，则可能并不会出现代偿性心动过速。

6）如果机体携氧能力受损（失血所致严重贫血、呼吸衰竭所致低氧血症），即使是临界状态的低灌注都有可能造成肾缺血。

（6）**急性肾衰竭的模式**　30 年前已经阐述了心脏直视术后急性肾衰竭的 3 种模式，至今仍在沿用（图 12.5）[170]。第一种情况被称为"短暂性急性肾衰竭"（abbreviated ARF），指术中短暂性损伤所致的肾缺血，无肾小管受损；S_{Cr} 会在术后第 4 天达到峰值，然后恢复至正常水平。第二种情况称为"显著性急性肾衰竭"（overt ARF），指急性损伤后出现更长时间的心功能障碍，伴有轻度肾小管受损；S_{Cr} 会升高至较高水平，随着血流动力学状态的改善及肾小管细胞的再生，1~2 周内 S_{Cr} 会逐步回落。第三种情况称为"迁延性急性肾衰竭"（protracted ARF），表现为初始的肾损伤后继以心功能障碍，而后心功能改善；就在 S_{Cr} 开始回落时，肾脏受到再次创伤，常常是因为脓毒血症或低灌注/低血压，进而导致更为严重的、常常是不可逆的 S_{Cr} 升高。还有另外一种可以理解为"迁延性急性肾衰竭"的情况是：初始创伤非常严重，可以

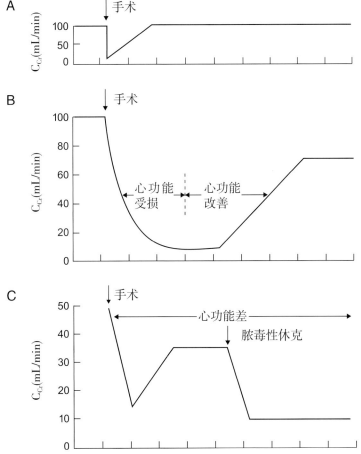

图 12.5　心脏直视术后急性肾衰竭（ARF）的不同形式。A. 短暂性 ARF。B. 显著性 ARF。C. 迁延性 ARF。肌酐清除率（C_{Cr}）的下降平行于 S_{Cr} 的上升。经许可复制于：Myers, et al. N Engl J Med，1986，314(2):97－105. doi:10.1056/nejm198601093140207.170

发生在术中，也可能发生于术后早期，一开始即造成了大范围肾小管损伤，长时间难以改善。

（7）评估（表 12.5）

1）血流动力学评估（充盈压和心排血量）：如果患者不再需要严密的监护，可插入一条 Foley 导尿管，通过尿量进行评估。如果发现颈静脉扩张或直立生命体征，则怀疑心脏压塞。应考虑行超声心动图检查，以评估心室功能并排除严重心包积血的可能。

表 12.5   少尿病因的评估

	肾前性	肾性
BUN/Cr	> 20 : 1	< 10 : 1
U/P Cr	> 40	< 20
U_{Osm}	> 500	< 400
U/P 渗透压	> 1.3	< 1.1
尿比重	> 1.016	< 1.010
U_{Na}（mmol/L）	< 20	> 40
FE_{Na}	< 1%	> 2%
尿沉渣	透明管型	肾小管上皮细胞颗粒状管型

BUN: 尿素氮；Cr: 肌酐；U/P：尿液 / 血浆；U_{Osm}：尿渗透压；U_{Na}：尿钠；FE_{Na}：钠排泄分数

2）需明确是否使用了可能对肾功能有负性作用的药物（ACEI、ARB、NSAID 及肾毒性抗生素等）。

3）复查血清 BUN、S_{Cr} 及电解质。注意：在 AKI 患者中，常常会见到 S_{Cr} 的升高伴随轻度的 BUN 升高，或 S_{Cr} 与 BUN 的升高程度平行。相反，如果 BUN 明显升高、而 S_{Cr} 的升高幅度较小，可能反映了肾前性病变或蛋白质的摄取过多、全胃肠道外营养（TPN）、胃肠道出血（常常导致肾前性氮质血症）、高分解代谢状态，或使用了可增加尿素产生的类固醇激素。

4）检查尿沉渣：出现肾小管上皮细胞管型或颗粒管型（泥棕色）说明肾小管损伤，而透明管型则见于低灌注状态。尿沉渣检查是非常重要的，这是由于在使用利尿剂的情况下，尿钠和渗透压等肾小管功能检测结果可能并不准确。

5）测量尿钠（U_{Na}）和尿肌酐（U_{Cr}）浓度。这些检测结果有助于鉴别肾前性或肾性原因，但对结果的解读会受到使用利尿剂的影响。$U_{Na} < 20$ mmol/L 强烈提示肾前性病变，但如果尿量较少，此数值将会升高。钠排泄分数（FE_{Na}）可以更好地反映肾脏清除钠的能力，因为它结合了肌酐的排泄情况，可使钠清除的计算更加准确，因此独立于尿液浓度。计算公式如下：

$$FE_{Na} = \frac{U_{Na} \times P_{Cr}}{P_{Na} \times U_{Cr}} \times 100$$

U 和 P 分别代表尿液和血浆中钠和肌酐的浓度。

a. 对于少尿患者，如果 $FE_{Na} < 1\%$，表示肾小管仍保留重吸收钠和水的功能，符合肾前性病变的表现；但需要排除一些情况，如：造影剂肾毒性、心力衰竭及肝肾综合征。相反，如果 $FE_{Na} > 2\%$，通常是由于急性肾小管坏死引起；但这种情况也见于 CKD 基础上叠加肾前性病变，此时处于基线水平的肾脏仍然无法适度地保留盐和水分。在肾功能恢复的过程中，由于钠的流动 FE_{Na} 可升高。

6）注意应频繁、多次复查电解质（尤其是钾）、血糖及酸碱平衡情况。

7）通过肾脏超声来评估肾脏的大小，并排除梗死。如果怀疑肾脏发生了栓塞，可行肾扫描。

（8）少尿和 AKI 的管理（表 12.6）[171-173]　对少尿及早期出现 AKI 症状的患者，早期、积极的干预可预防进行性的肾小管损伤，避免肾功能进一步恶化。但是，一旦确诊 AKI，除了预防额外损伤外，几乎没有其他促进肾功能恢复的措施。目前鲜有证据证明：那些通过增加肾血流或增加尿量来降低肾小管堵塞风险的治疗策略能够增强肾小管上皮细胞的增殖，并促进肾功能恢复。应关注尿量，以减轻组织水肿、纠正电解质或代谢方面的问题。

1）确保 Foley 尿管正确留置于膀胱中，且保持通畅（可排除尿路梗阻）。如有

表 12.6　尿量减少的管理策略

1. 保证 Foley 尿管位于膀胱内且通畅
2. 改善心脏功能
・纠正低血容量：减少高氯溶液的使用
・控制心律失常，心动过缓时使用起搏器
・提高心肌收缩力
・降低升高的后负荷，但可以接受血压上升至 130~140 mmHg
3. 利尿剂或其他药物
・加大呋塞米的用量（可达 500 mg，静脉注射），或以 10~20 mg/h 的速度持续滴注
・在使用祥利尿剂的同时，加用氯噻嗪 500 mg
・考虑使用布美他尼 4~10 mg，也可在静脉推注 1 mg 后以 0.5~2 mg/h 维持
・考虑使用非诺多泮 0.1 μg/（kg・min），尤其适用于高血压患者
4. 如果上述治疗无效
・限制液体入量至不显性失水量
・调整药物剂量
・避免补钾
・营养：补充必需氨基酸
→如果已使用透析，则可以鼻饲高氮食物
→使用含有 4.25% 氨基酸和 35% 葡萄糖的全胃肠外营养
5. 考虑尽早行肾脏替代治疗

必要，可用生理盐水冲洗尿管或根据经验来更换尿管。如果已经拔除了尿管，则需要行膀胱超声扫描，以鉴别是真正的少尿还是尿潴留。严重的尿潴留提示后尿路梗阻可能是 S_{Cr} 升高的原因。无论是何种情况，更换尿管均有助于对尿量做进一步的评估。

2）停用所有可能具有肾毒性的药物（ACEI、ARB、NSAID 及肾毒性抗生素），同时应避免一切需要静脉注射造影剂才能实现的诊断。

3）优化血流动力学状态。虽然增加心排血量并不一定能迅速恢复肾功能，但有一点很明确：任何可导致低血压或低灌注的进一步损伤都有可能将肾功能推向"迁延性肾衰竭"状态。这些损伤包括低血容量（常常由胃肠道出血所致）、低心排血量状态（心脏压塞）、心律失常（快速房颤、室性心动过速）、使用抗高血压药物及脓毒血症。因此，优化血流动力学以增加尿量，即使不能加速肾脏的恢复，也没有坏处。

a. 如果怀疑低心排血量，应置入 Swan-Ganz 导管监测血流动力学参数。如果无法确诊，可行超声心动图来鉴别心室衰竭和心脏压塞或严重的低血容量。同时应评估液体平衡，严格控制出入量，并仔细进行体格检查，以整体评估患者液体平衡状态及血管内容积。

b. 优化前负荷，但应避免过度补液。应记住：在毛细血管渗漏（常见于长时间 CPB 手术后、持续性低心排血量及脓毒血症）和胶体渗透压下降（见于血液稀释及营养状态不良）的情况下，大量补液会导致非心源性肺水肿。应尽可能避免补充高氯液体（5% 白蛋白溶液、生理盐水、Hespan 及 Volvuven 溶液），此类补液会增加发生 AKI 的风险[42,49-51]。

c. 优化心率，治疗心律失常。可以使用心房起搏或房室起搏（仅当心房无法捕获时才使用心室起搏），将心率提高至 > 80/min，以增加心排血量，这将有助于改善肾灌注和 GFR。通过电复律或药物复律将房颤转为窦性心律，可以提高心排血量。

d. 如果患者处于低心排血量状态，可以通过使用正性肌力药物来改善心肌收缩力。

e. 使用扩血管药物来降低后负荷，有助于改善心功能，但需要非常谨慎；停用可能会收缩肾血管的药物；避免使用 ACEI 和 ARB 类药物。

• 如果患者术前既已存在高血压和 CKD，则不应过度积极地降低收缩压。此类患者通常需要较高的血压（收缩压达到 130~140 mmHg）才能维持肾灌注。事实上，当此类患者在 ICU 时，使用 α 受体激动剂将血压升至上述区间后，尿量会有明显改善。

• 如果使用具有扩张血管作用的正性肌力药物，如米力农或多巴酚丁胺，可能有必要同时使用 α 受体激动剂来维持血压。当心排血量正常、而血管处于扩张状态（"血管麻痹"）时，可使用血管升压素。如果心排血量处于临界状态，可考虑使用去甲肾上腺素，因为它在收缩血管的同时还有正性肌力作用。除非心排血量非常理想，否则使用单纯的 α 受体激动剂如去氧肾上腺素，很可能造成肾血管收缩。

f. 如果使用了多种正性肌力药物后心排血量仍处于临界状态，应考虑置入 IABP，这常常会导致尿量骤然大量增加。

4）如果血流动力学状态得到优化后仍然少尿，应根据患者的容量状态选择使用一种利尿药物。大部分研究证实：袢利尿剂并不会预防 AKI，不能促进肾功能的恢复，也不会改变 AKI 的发展进程及降低对肾脏替代治疗的需要；事实上，此类药物可导致手术死亡率升高和肾功能恢复延迟[174-177]。如果患者容量正常或仅仅轻度超负荷，则无须使用利尿剂来实现利尿的目标。但是，袢利尿剂可能改善尿量，如果在肾衰竭早期使用，常常可以将少尿性肾衰竭转变为非少尿性肾衰竭。尿量的增加（利尿剂反应性 AKI）提示肾损伤并非很严重，往往在比较早期即可出现 S_{Cr} 下降。因此，使用利尿剂来降低液体负荷，主要作用在于改善肺功能，而并不能因此加速肾功能的康复。

a. 呋塞米：起始剂量为 10 mg，静脉注射，并可在后续加大剂量。但是，一经确诊急性肾衰竭，通常需要将剂量提高到 100 mg。为了降低耳毒性，注射时长应在 20~30 min。如果用药数小时后尿量仍然不能增加，应考虑以下措施。

• 将呋塞米静脉注射剂量加大到 200 mg（全天总剂量不大于 1 g）。

• 持续静脉滴注呋塞米。先给予负荷剂量 40~100 mg，然后以 10~20 mg/h 维持。在增加滴注速度前，应再次推注。这是维持充足尿量的最理想方法。

• 另外，还可静脉推注布美他尼 4~10 mg；也可在给予 1 mg 负荷剂量后，以 0.5~2 mg/h 持续滴注，根据肌酐清除率来决定用药剂量。目前鲜有证据显示某一种袢利尿剂优于其他，但不同的患者会对某种药物更为敏感。

b. 联合用药可以获得更好的利尿效果。

• 可在袢利尿剂基础上加用噻嗪类利尿药，包括：氯噻嗪 500 mg，静脉注射；美托拉宗 5~10 mg，口服或经胃管给药；氢氯噻嗪 50~200 mg，口服，每天 1 次。噻嗪类药物阻断远端肾单位，与袢利尿剂可产生协同作用增加远端肾小管的充盈，这样的联合用药对于存在利尿剂抵抗的患者尤其有益[178]。应在使用袢利尿剂前 20 min 使用噻嗪类利尿药，以便远端肾小管能充分充盈，否则会导致远端肾小管发生代偿性钠离子重吸收。

• 虽然多巴胺并不能有效地预防 AKI，也不能减轻其严重程度、缩短病程、降低需要使用透析的风险，但一项研究发现：在出现少尿的 6 h 内，联合使用甘露醇（500 mL 20% 甘露醇溶液）+ 呋塞米（1g）+ 多巴胺 [2~3 μg/（kg·min）]，可以显著改善利尿效果，早期保留肾功能[179]。

5）非诺多泮治疗心脏外科术后 AKI 的效果尚不清楚。一项针对早期 AKI（S_{Cr} 升高 50%）的研究显示：连续静脉滴注 72 h 非诺多泮有助于降低非糖尿病患者的死亡率及透析需求。但其他研究并未显示此药具有明显的优势[180-181]。

6）地尔硫䓬：无论是术中还是术后（主要用于预防桡动脉桥痉挛）使用，均未显示出可显著改善肌酐清除率。目前并不清楚此药是否有助于 AKI 治疗[182]。

7）注意：甘露醇是一种渗透性利尿剂，通常在术中应用以增加因血液稀释而导致的血浆渗透压下降，从而减轻组织水肿。它可以改善肾小管血流、减轻肾小管细胞水肿、增加尿量。对于术后 AKI 早期的患者，甘露醇可以通过降低肾血管阻力来增加肾血流，但并不会影响滤过分数及肾脏氧供[183]。尽管如此，在术后早期仍应尽可能避免使用这种可以通过渗透作用将水分"拉"入血管内的药物。理论上说，在尿量没有增加的情况下增加液体负荷会导致肺水肿；而事实上，血浆渗透压的显著升高会导致肾血管收缩，诱发肾衰竭。

（9）肾衰竭的管理

1）一旦确诊少尿性肾衰竭，治疗方针应调整为：优化血流动力学，减少过度补液，提供合理营养及启动早期肾脏替代治疗，以期降低并发症发生率、提高生存率。高血压患者往往需要高于平常的血压才能获得更理想的肾灌注压。

2）严格控制液体，使出入量平衡，同时，每天需要另外补充 500 mL 5% 葡萄糖盐溶液 [约 200mL/(m² · d)]。每日测量体重有助于评估液体状态的变化情况，但同时应关注营养状态对体重的影响。

3）监测电解质和血糖情况。

a. 避免补钾及使用可提高血钾的药物（β 受体阻滞剂、ACEI）。纠正高血钾（见后文）。

b. 在低钠血症的同时如果伴有抗利尿激素（ADH）分泌不当综合征（SIADH），应限制补液量。如果同时合并低血容量，可以补充等张盐水。

c. 在急、慢性肾损伤患者中，代谢性酸中毒很常见，当血清 $HCO_3 > 15$ mmol/L 时无须处理；如果低于此值，寻找造成低灌注的潜在原因并予以处理。

d. 纠正高血糖及钙、磷、镁的代谢异常。

4）相关药物。

a. 停用可影响肾灌注及具有肾毒性的药物（ACEI、ARB、氨基糖苷类及 NSAID）。

b. 对于需要经肾脏代谢或排泄的药物（尤其是低分子量肝素及经肾脏排泄的抗生素），应避免使用，或者调整使用剂量（见附录 12 和附录 13）。对于机械瓣膜置换的患者，在服用华法林使 INR 达到治疗区间前，可以使用普通肝素。如果患者虽未接受机械瓣置换，但因其他原因需要抗凝时，可使用 NOAC 类药物（尤其是阿哌沙班），但需要减量使用。

c. 服用抗酸药物 [质子泵抑制剂（PPI）] 来降低胃肠道出血风险，但应避免使用含镁的抗酸剂和缓泻药。PPI 类药物使用超过 1 周可导致低镁血症、间质性肾炎及其他一些肾脏问题[184]。

5）需每天更换 Foley 尿管，也可以根据尿量进行更换。如有需要，应进行尿培养。

6）尽可能通过肠道营养来改善患者的营养状态[185-186]。如果患者可以进食，应给予必需氨基酸饮食；如果患者正在接受血液透析，有可能会造成 3~5 g/h 的蛋白丢失，此时无须限制蛋白摄入，此类患者人群，每天应接受 25~30 kcal/kg(1kcal=4.184 kJ) 的热量，同时保证最低 1.5 g/(kg · d) 的蛋白质摄入。

a. 正在透析的患者，如果不能进食，但胃肠道功能良好，应鼻饲高氮饮食。对于大部分急性肾衰竭患者，无须更改蛋白质摄入量；只要没有发生高钾血症，即可采用标准鼻饲配方。不需要透析的 CKD 患者，则必须减少蛋白质摄入量至 0.5~0.8 g/(kg·d)。

　　b. 如果患者无法耐受肠道营养，建议选择全胃肠道外营养，内含 4.25% 氨基酸和 35% 葡萄糖，但不含钾、镁、磷。

　　7）考虑尽快开始肾脏替代治疗。

7. 肾脏替代治疗

（1）概述　可采用多种形式的肾脏替代治疗（RRT）来清除多余的体液和溶质，以维持电解质平衡，并清除含氮代谢废物（表 12.7）[187]。

表 12.7　肾替代治疗技术（血液滤过和血液透析）

患者情况	HD	SCUF	CVVH	CVVHDF
血流动力学状态不稳定	–	+++	+++	+++
肝素使用禁忌	++	+	+	+
血管通路难于建立	+++	+++	+++	+++
液体超负荷	++	+++	+++	+++
高钾血症	+++	0	++	+++
严重尿毒症	+++	0	+	++
呼吸功能不全	++	+++	+++	+++

HD：血液透析；SCUF：缓慢连续超滤；CVVH：连续静脉 – 静脉血液滤过；CVVHDF：连续静脉 – 静脉血液透析滤过。–：避免；0：作用较小；+：有作用；++：较好的作用；+++：更好的作用

　　1）适应证：RRT 的最主要适应证包括液体超负荷、高钾血症及代谢性酸中毒。其他一些尿毒症表现,诸如神智改变、心包炎及胃肠道出血等，虽然在急性期并不常见，但一经出现，也应尽快启动 RRT。而更为重要、有时也更为困难的问题是：是否应在呈现持续性少尿或 S_{Cr} 升高的第一时间即开始 RRT？尤其是 S_{Cr} 往往滞后于相对应的肾功能恶化程度。一些针对心脏外科术后患者的研究发现：在出现肾衰竭症状和体征前及 S_{Cr} 明显升高前，早期、积极的透析治疗可改善预后[188-189]，但其他一些针对 ICU 患者群的研究却得出了相反的结论[190-191]。当然，心脏外科术后早期、液体严重超负荷的患者，如果出现明显少尿及对利尿剂反应欠佳的情况，推迟启动 RRT 可能引起呼吸功能受损、延长辅助通气时间，并带来相应的风险。但也需要考虑 RRT 的另一个方面，即：一些患者无须透析肾功能也可恢复，透析本身也具有很多风险，包括低血压，从而引起肾衰竭病程延长。

　　2）对于中度肾功能障碍患者 [S_{Cr} > 2~2.5 mg/dL（176.8~221 μmol/L）]，可在术前考虑行"预防性"透析。多项研究证实：此措施有助于降低术后 RRT 的需求率，并可降低总体死亡率和并发症发生率[117-119]。

3）RRT 通过多个步骤来清除水分、尿素、肌酐及代谢废物。在跨膜压（基础静水压）的作用下，血浆中的水分（超滤）和尿素、肌酐等（对流转运）可通过半透膜。半透膜两侧血浆和电解质溶液间存在的溶质浓度差驱动尿素、肌酐等溶质发生弥散并被清除。

4）心脏外科手术后最常用的 RRT 方式是间歇性血液透析（HD）和连续性静脉 – 静脉血液滤过（CVVH）。可根据适应证（主要目的是否为水分或溶质的清除）及血流动力学状态的稳定情况来选择 RRT 的方式。这两种 RRT 方式在肾功能恢复和生存率方面，均有相似的表现[189-191]。

（2）间歇性血液透析（HD）

1）基本原理：在浓度差的作用下，尿素、肌酐等溶质会从浓度较高的血液中，通过弥散作用的驱动，穿过由中空纤维制成的半透膜进入透析液中。在半透膜两侧静水压差的作用下，也会通过超滤清除水分，通过对流转运清除尿素、肌酐等溶质。

2）适应证：针对高钾血症、酸碱平衡紊乱、液体超负荷及高分解状态，如果患者血流动力学状态稳定，适合施行 HD。在排除血中溶质（尿素和肌酐）及纠正酸碱平衡紊乱方面，HD 是最有效的方法。与超滤技术结合在一起可清除多余的水分。

3）径路：标准的间歇性 HD 使用一条 12F 双腔导管 [如：Mahurkar（Medtronic）、Niagara, DuoGlide 和 Power-Trialysis 导管（Bard）]，短期透析首选颈内静脉径路。将透析管置于锁骨下静脉可导致静脉血栓，影响同侧瘘管的形成，如果未来需要用到此径路，应尽量避免选择此处。股静脉径路虽然可行，但会影响患者的行动。对于需要长时间透析的患者，为了降低感染风险，可使用 Permcath (Medtronic) 或 HemoGlide (Bard) 的双腔长期透析管，置入颈内静脉，并经过皮下隧道以此作为"中心静脉"管路。其后，可形成瘘管用于长期透析。如果认为肾功能几乎无恢复的可能，并考虑建立瘘管，则应尽一切可能保护一侧上肢的血管不被使用。

4）技术：在肾功能恢复之前，每周最少应行 3 次 HD，每次不少于 3~4 h。将血液以 300~400 mL/min 的速度泵入透析器中，而透析液则以 500~700 mL/min 逆血流方向给入。虽然在临床操作中通常会使用肝素，但如果患者存在出血或肝素诱导的血小板减少症，则应选择无肝素透析。

5）局限性。

a. HD 最常见的并发症是交感神经对低血容量反应迟钝，导致低血压及循环系统状态不稳定，尤其是在短时间内滤出大量液体时，这一并发症会表现得更严重。液体容积的快速减少会引起心肌顿抑，如果超滤速度 > 13 mL/（kg·h）则会增加心血管死亡率[192]。如果在透析开始时血流量过大，血浆渗透压将会下降，促使水分进入细胞内，加速细胞外容量的减少。通过一些措施可在一定程度上减轻这一反应，包括：使用生物相容性半透膜、透析液中加入碳酸氢根、提高初始透析液钠离子浓度、低温及容量控制。通常必须输入胶体液、血液，并给予药物支持（一般使用 α 受体激动剂或口服米多君）来稳定血流动力学状态。20%~30% 的患者会在 HD 期间发生低血压，约 10% 的人群因血流动力学不稳定而无法耐受透析。这种情况更多见于术后早期的患者，尤其是那些主要因血流动力学不稳定而造成 AKI 的患者。因此，当血流动力学状态不稳定时，应尽可能避免行 HD。

b. HD 的设备复杂且昂贵，需要有专门经验的操作者。

（3）**连续静脉 – 静脉转流系统** 可用于一系列不同模式的 RRT，包括：缓慢连续超滤（SCUF）、连续静脉 – 静脉血液滤过（CVVH）及连续静脉 – 静脉血液透析（CVVHD）或血液透析滤过（CVVHDF）。

1）原理：工作泵按照设定速度从静脉主动抽出血液，以一定的静水压通过血液滤过膜后，回流进入静脉。此管路可实现滤过或与透析液进行物质交换。在 CVVHDF 的超滤膜中，透析液流动方向与血液的流动方向相反。在浓度差的作用下，血液中的物质向透析液中弥散。

2）适应证：这些装置适用于治疗液体超负荷，尤其适用于血流动力学状态不稳定或低血压的患者。CVVH 以不同配方的晶体溶液作为置换液，缓慢地纠正电解质紊乱。对于严重的电解质紊乱及高分解代谢状态，最佳治疗模式为 CVVHDF。

3）径路：经颈内静脉或股静脉置入一条 12 F 双腔导管（每腔均为 12G）。

4）技术（图 12.6）。

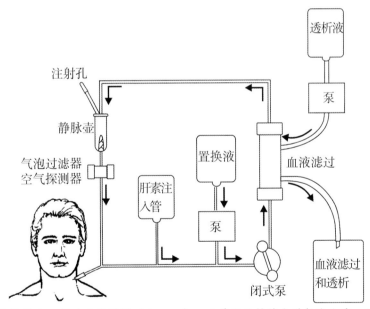

图 12.6 连续静脉 – 静脉血液滤过（CVVH）。工作泵从静脉主动抽取血液，通过超滤膜后，再将血液回流入静脉系统。血液进出患者机体均通过一条置于颈内静脉的双腔导管

a. 大多数连续静脉 – 静脉管路为"整合式"系统，包括：血泵泵头、压力监测装置、气泡监测及切断控制，以及用于超滤控制的液体平衡系统。高效生物相容透析装置连接于泵的下游，肝素则由管路流入端注入，保证透析器流出端（静脉）的 PTT 在 45~60 s。也可以在管路局部注射柠檬酸抗凝剂进入流入端，替代肝素，这一方案尤其适用于出血及肝素诱导的血小板减少的患者[193-194]。如

果使用柠檬酸抗凝，必须采取措施避免低钙血症和代谢性碱中毒。补充钙离子应经滤器后的静脉回路输入，同时减小 CVVH 置换液或 CVVHDF 透析液中缓冲碱的浓度。

b. SCUF 通过超滤来清除水分，但不能清除溶于血液中的溶质。将血流速度设定为 50~80 mL/min，并按照理想速度进行超滤（约为 5 mL/min），从而达到体液负平衡，最高可达 7 L/d。由于血流速度较为缓慢，经过滤器后的血液 HCT 较高，因此滤器容易形成血凝块。由于 SCUF 并不使用置换液，仅有极少的溶质会被排出，因此 SCUF 主要用于液体超负荷，对尿毒症或高钾血症无效。

c. CVVH 通过超滤及交换作用，可以将水分和血液中的溶质清除，但并不使用透析液。将泵速设定为 50~300 mL/min 运送血流，而超滤速度则通常设定为 16.7 mL/min 或 1 L/h（范围为 0.5~4 L/h）。血液经气泡过滤器后回输给患者。将置换液（也可使用：0.9% NaCl 1 L+10% 葡萄糖酸钙溶液 10 mL 及 0.45% NaCl 1L+8.4% NaHCO$_3$ 50 mL）从管路的出口（回流）端输入，也可直接注入静脉贮血腔，以纠正电解质及酸碱平衡紊乱，给入量取决于每小时液体负平衡目标量。CVVH 具有高超滤速度，可以实现中等程度的水分和溶质清除。由于在超滤前会使用大量的液体对透析器进行预冲洗，因此很少会发生血液凝集的问题。

d. CVVHD 可通过不同程度的超滤弥散来转运出溶质，并清除水分；而 CVVHDF 是结合了 CVVH 的溶质交换性清除及 HD 的溶质弥散性清除，外加超滤。血流速度设定为 50~300 mL/min，将透析液（1.5% Dianeal 2L+4 mL 23% NaCl）注入透析器中，透析速度为 1~2 L/h；如果是 CVVHDF，则可以设置更高的速度。这一技术的最适宜人群为高分解代谢患者，可以清除大量的代谢产物。为了获得理想的溶质清除效果，应将流出速度（血液滤过速度 + 透析速度）设置为 20~25 mL/kg。

5）优点及局限性。

a. 柠檬酸抗凝可以消除对使用肝素的担心。

b. CVVH/CVVHDF 血流速度快，降低了 SCUF 带来的形成血凝块的问题。

c. 由于在 CVVH 中使用了血泵，因此可用于低血压或血流动力学状态不稳定的患者。

d. 由于 CVVH 可以清除大量水分，因此应密切监测电解质，必要时应调整置换液的电解质配方，以维持电解质平衡。

e. 与动脉 – 静脉血液滤过相比，CVVH 系统中加入了血泵，这使得复杂性和费用均有所升高。

（4）连续动脉 – 静脉血液滤过（CAVH）　主要用于手术过程中，在 CPB 结束前将多余的水分清除。这有助于改善血流动力学状态、凝血功能，以及高危患者的肺功能。由于需要动脉通路、肝素化以降低滤器发生凝血的风险，同时需要理想的动脉压来提供滤过所需的静水压，因此其术后应用受到限制。正是由于这些缺点，大部分 ICU 已经用 CVVH 替代了 CAVH。

（5）腹膜透析（PD）　已很少用于心脏外科术后的患者，因为其可造成腹胀和葡萄糖吸收，影响呼吸功能，同时会带来腹膜炎的风险。通常仅用于需要长期 PD 的患者。

8. 高钾血症

（1）心脏外科患者高钾血症的病因

1）大量高钾心脏停搏液的使用。通常，如果肾功能正常，增加的钾可以很快被排出，但对于急、慢性肾功能障碍的患者以及由于各种原因发生少尿的患者来说，高钾血症可能成为严重的问题。

2）低心排血量伴少尿。血钾浓度会迅速升高到警戒水平，甚至可能危及生命。

3）严重的组织缺血，无论是外周原因（严重的外周血管疾病或 IABP 并发症）还是腹腔内原因（肠系膜缺血），高钾血症常常是发现这些问题的第一线索。

4）急性及慢性肾功能障碍。

5）使用影响钾排泄或增加钾浓度的药物 [ACEI、ARB、保钾利尿剂（氨苯蝶啶、螺内酯、阿米洛利、依普利酮）、NSAID 及 β 受体阻滞剂]。

6）严重高血糖可导致钾从细胞内释放到细胞外。

7）注意：高钾血症会因酸中毒而加重，而酸中毒又会与低心排血量或缺血相伴。pH 每出现 0.2 的波动就会导致血钾发生 1 mmol/L 的变化。但是，在有机酸中毒情况下，钾升高主要源于组织分解及从细胞内的直接释放（乳酸酸中毒），也可能是因为胰岛素不足及高血糖（酮症酸中毒），而不是因为 pH 的变化。

（2）表现　高钾血症主要表现为 ECG 的变化，这是因为心肌细胞静息膜电位的去极化，使胞膜的兴奋性下降。如果血钾浓度快速升高并 > 6.5 mmol/L，心脏将会停搏。但血钾逐渐升高不一定会出现 ECG 的变化，血清钾升高的速度比钾的绝对浓度对 ECG 的影响更明显。ECG 的改变包括：①高尖 T 波；② ST 段压低；③ R 波减小；④ PR 间期延长；⑤ P 波消失；⑥ QRS 波增宽、心动过缓、室颤及停搏。使用起搏器的患者在出现高钾血症时，会使心肌对起搏刺激无反应。

（3）治疗　治疗策略包括稳定细胞膜，将钾离子转移至细胞内，增加血钾的排出（表 12.8）[195-196]。急症高钾血症的诊断：ECG 发生改变且血清钾 > 6.5 mmol/L；如果存在 AKI、组织分解或钾吸收（胃肠道出血），血清钾 > 5.5 mmol/L 即可诊断。应立即降低急症患者的血钾水平，其他高钾情况的处理可以较为缓和。

1）必须明确钾摄取的途径并予以切断，发现并停用可导致血钾升高的药物，对于肾功能障碍及持续性高钾血症的患者选择低钾饮食。

2）处理其心脏毒性。

a. 如果有证据显示存在严重的心脏毒性或 ECG 发生改变，这种情况下血钾通常达到了 6.5 mmol/L 以上。给予 10% 葡萄糖酸钙溶液 10 mL（1 g）静脉推注，用时 2~3 min，可用于稳定细胞膜，数分钟即可见效，但药效持续时间只有 30 min。需注意：钙剂有可能会加重地高辛对心脏的毒性，因此，服用地高辛的患者如果发生高钾血症，首选地高辛特异性抗体片段（Digibind）；也可以

表 12.8　高钾血症的紧急处理

药　物	剂　量	起效时间	药效维持时间
葡萄糖酸钙*	10% 葡萄糖酸钙溶液 10 mL，注射时间为 2~3min	立即起效	30 min
胰岛素*	普通胰岛素 10U 加入 50% 葡萄糖溶液 50 mL，静脉推注	10~20 min	4~6 h
碳酸氢钠	7.5% 碳酸氢钠溶液 1 支（含 44.6 mmol）	30 min	1~2 h
沙丁胺醇	10~20 mg，雾化吸入	90 min（峰值疗效）	2~3 h
呋塞米*	20~40 mg，静脉推注	15~60 min	4 h
聚磺苯乙烯钠	口服：30 g（加入 60~120 mL 山梨醇中）灌肠：50 g 保留灌肠	1~2 h	4~6 h

*为急症高钾血症的处理

缓慢注射钙剂，但注射时间应达 30 min，这样是比较安全的。

b. 也可经中心静脉导管给入 10% 氯化钙溶液 5~10 mL（0.5~1 g），推注时间为数分钟。此药会导致血流动力学状态发生改变，但其提供的钙可达葡萄糖酸钙的 4 倍。

3）将钾离子转运至细胞内。

a. 普通胰岛素 10 U 加入 50 mL 50% 葡萄糖溶液中，静脉推注，可在 15 min 内将血钾降低 0.5~1.5 mmol/L，疗效可持续数小时。另一方案是：将普通胰岛素 10~20 U 加入 500 mL 10% 葡萄糖溶液中静脉滴注，时间为 60min。此方案最适用于血钾明显升高，但尚无 ECG 改变的患者。

b. 碳酸氢钠（NaHCO₃）适用于酸中毒患者，可使细胞释放氢离子，将钾离子交换至细胞内。因此，纠正酸中毒会降低血清钾离子浓度。碳酸氢钠同时具有直接降低血钾的疗效，且不受 pH 值的影响[197]。但直接推注碳酸氢钠的效果并不十分理想，因此，在急症高血钾情况下，建议滴注（将 150 mmol 碳酸氢钠加入 1 L 5% 葡萄糖溶液中滴注，时间为 2~4 h）。对于低钠血症的患者，补充钠离子会逆转高钾血症所造成的 ECG 变化。

c. β₂ 受体激动剂可激活 Na⁺–K⁺–ATP 酶，使钾离子进入细胞，从而使血钾降低 0.5~1.5 mmol/L。唯一的推荐用药是沙丁胺醇，将 10~20 mg 沙丁胺醇加入 4 mL 生理盐水中，雾化吸入，时间约为 10 min，峰值疗效出现在用药后 90 min。虽然肾上腺素 [0.05 μg/（kg·min）] 也有效，但最好不要用于心脏外科手术的患者，除非患者需要使用正性肌力药物。

4）由于钙离子和葡萄糖 – 胰岛素的作用持续时间均较短，因此，应加强钾离子的排出。

a. 呋塞米：对于无严重肾功能受损的患者，静脉注射呋塞米 20~40 mg 可非常有效地降低血钾水平。对于高血容量的患者，可单纯使用利尿剂，但对于容量正常或低血容量的患者，应在使用利尿剂的同时补充盐溶液，可考虑连续滴注。对于肾功能受损的患者，可以在输注盐水或等张碳酸氢钠溶液的同时进行利尿，用量通常会较大，这是因为只有当钠进入远端肾小管才能促进钾的排出。

b. 血液透析：合并严重肾功能障碍的高钾血症患者应进行血液透析，血液透析每小时可以清除高达 50 mmol 的钾离子。

c. 聚磺苯乙烯钠：是一种阳离子交换树脂，可以口服（将聚磺苯乙烯钠 15~30 g 加入 60~120 mL 20% 山梨醇溶液中），也可以灌肠（将 50 g 聚磺苯乙烯钠加入自来水中，但不可与山梨醇合用）。每克聚磺苯乙烯钠可以与 1 mmol 钾离子结合。如果其他方法无效或无法即时生效，可以考虑此措施。但不可用于肠梗阻或正在使用麻醉剂的患者，而这正是大部分术后患者所处的境况。由于聚磺苯乙烯钠会降低结肠的动力，因此，无论是否与山梨醇合用，都有可能导致结肠坏死[198]。

d. 环硅酸锆钠（ZC-9）：是一种选择性阳离子交换剂，通过与钠和氢的交换，将钾离子留置于肠道之中。起始剂量为 2.5 g，每天 3 次，可在 48 h 内快速地降低血钾，且表现出剂量依赖性[199-200]。

e. Patiromer 口服悬浮液（8.4 g）：是一种肠道阳离子交换剂，可以在肠道内结合钾离子与钙离子进行交换，从而达到减少钾离子吸收、增加钾离子通过粪便排泄的目的。用药 7 h 后血钾开始下降，持续约 48 h。对于存在严重肾功能障碍的患者，如果不能在短时间内开始血液透析，可考虑选用此药，但是，其通常用于治疗慢性高钾血症，而非针对急症[200]。

9. 低钾血症

（1）病　因

1）高强度利尿的同时，没有补充足够的钾。CPB 术后，钾离子与尿液同时排出，由于存在血液稀释，因此排出量往往很大。术后早期使用强效利尿剂会产生显著的利尿作用，同时导致钾离子随尿液一并排出。

2）使用胰岛素治疗高血糖的同时，导致钾离子再分布，部分细胞外的钾离子会进入细胞内（"再分布性低钾血症"）。

3）低镁血症（通常因为利尿）会引起顽固的低钾血症。

4）碱中毒（包括呼吸性及代谢性碱中毒）。

5）大量胃管引流。

（2）表现　对于心脏外科手术后的患者，低钾会增强心脏的自主节律性，同时导致心室复极延迟，诱发折返性心律失常，这是针对低钾血症的首要关注点。低钾血症会导致房性、交界性或室性异位节律（房性期前收缩、室性期前收缩）及阵发性房性和交界性心动过速，还可能导致房室传导阻滞及室速或室颤。ECG 显示 ST 段低平、T 波低平，并出现 U 波。可促使低钾性心律失常的因素包括：心肌缺血、交感张力升高（常常源于肾上腺素或 β_2 受体激动剂）、使用地高辛以及低镁血症（CPB 术后常见）。

低钾血症还可以导致呼吸肌、胃肠道平滑肌（造成肠梗阻）和骨骼肌疲劳。

（3）治疗　只有当血钾＜ 3 mmol/L 时，ECG 才可能出现明显的改变；但任何低于正常范围的低钾血症都应予以治疗[201-202]。大部分低钾血症都是利尿所致，同时伴有代谢性碱中毒和低氯。低氯会强化碳酸氢根在肾脏的重吸收，促使钠 – 钾之间发生交换而非排氯。因此，如果不能补充氯离子将会导致钾的进一步消耗。

1）在补钾（氯化钾）前，有必要对肾功能及尿量进行评估——在少尿和肾功能障碍的情况下，补钾后会在短时间内发生急性高钾血症。此时建议减慢补钾速度，并多次复查血钾。尤其要注意是否存在尿源或胃肠道的钾丢失，如果存在，应强化补钾。

2）注意复查血清镁，低镁血症会使低钾血症难以纠正。如果确实存在低镁，应予以补充。

3）在 ICU 内，可以经中心静脉导管补充氯化钾，速度为 10~20 mmol/h（使用 0.45% 盐水溶液，混合后钾浓度达到 20~40 mmol/100 mL）。如果使用袋装补液，当钾总量超过 40 mmol 或滴注速度超过 10 mmol/h 时，应换用恒速泵来输注，以避免发生灾难性的高钾血症。不应选用葡萄糖溶液，因为葡萄糖会刺激胰岛素分泌而导致血钾进一步下降。每给入 2 mmol 的氯化钾，血清钾浓度约上升 0.1 mmol/L。根据血清钾的复查结果来调整补钾策略。

4）如果没有中心静脉导管，则不可以经外周静脉输注高浓度含钾溶液，否则可能导致静脉硬化。外周静脉入路可输注的最高氯化钾浓度为 60 mmol/L，因此，通常袋装补液的含钾浓度为 60 mmol/L，或将 10 mmol 氯化钾溶于 100~200 mL 盐水中。

5）一旦拔除了气管插管，对于血钾为 3~4 mmol/L 的低钾血症患者可选择口服补钾（10~20 mmol 片剂，每天 3~4 次），通常可以满足补钾的需要。但是，如果血钾＜ 3 mmol/L，补钾需要量可能要达到每次 40~60 mmol，每天 3~4 次，才可以维持正常的血钾水平。

6）对于慢性心力衰竭患者，应考虑使用保钾利尿剂，此类药物并不会急速拉升血钾浓度。首选药物是阿米洛利，它是一种肾皮质集合管内皮细胞钠通道阻滞剂。对于肾功能正常或轻度异常 [S_{Cr} ＜ 2.5 mg/dL（221 μmol/L）] 的心力衰竭患者，可以考虑使用盐皮质激素拮抗剂（螺内酯和依普利酮）。

7）注意：血糖未得到控制的糖尿病患者，由于胰岛素缺乏及血液的高渗状态，细胞内的钾离子有向细胞外转移的倾向，因此，即使有明显的钾缺乏，血清钾仍会升高。强化胰岛素治疗可降低血钾，因此应务必仔细评估血钾浓度，以确定补钾的时机。如果患者罹患严重的高血糖和低血钾，应在使用胰岛素前补钾，否则可能造成血钾的进一步下降。

10. 低钙血症

（1）概述　在心肌能量供给和再灌注损伤方面，钙扮演了较复杂的角色。应测量钙离子浓度（正常值为 1.1~1.3 mmol/L），心脏外科手术期间总钙离子浓度（受到蛋白结合的影响）通常会降低，这是因术中的血液稀释、低温、pH 值的变化、低镁血症及输入柠檬酸抗凝的血液所致。低钙血症通常会造成 QT 间期延长，降低心脏对地高辛的敏感性。

（2）治疗

1）临床上多在 CPB 结束时经验性推注氯化钙 500 mg，以提高体循环阻力，且有可能增加心肌收缩力[203]。也可与鱼精蛋白同时使用，以抵消后者的血管扩张作用[204]。

2）治疗在 ICU 内出现的低钙血症能否改善心血管功能？对这一问题目前尚存在疑问。钙盐可能会削弱儿茶酚胺类药物（如多巴酚丁胺或肾上腺素）的强心作用；但对米力农的药效几乎无影响[205]。尽管如此，当离子钙水平 < 1 mmol/L 时，即使并无明确获益，通常还是会注射葡萄糖酸钙（10% 葡萄糖酸钙 10 mL 加入 50 mL 5% 葡萄糖溶液中），注射时间为 10~20 min；也可以配制好 10% 溶液（将 100 mL 葡萄糖酸钙加入 1 L 5% 葡萄糖溶液）以 50 mL/h 的速度持续滴注。对于无症状低钙血症，应尽可能避免使用氯化钙，以减轻任何对血流动力学的急性作用。如果血清镁浓度低，则低钙血症很难得到纠正，可静脉注射 10% 硫酸镁溶液，其中含镁盐 2 g（8 mmol），注射用时 10~20 min；而后每小时补充 1 g（4 mmol），溶于 100 mL 溶液中[206]。

3）在低心排血量综合征或突发严重低血压等紧急情况下，可静脉注射氯化钙 0.5~1 g 提供暂时的循环支持。在血流动力学状态获得短时改善期间，分析紧急状况出现的原因，并启动其他的药物支持。在心脏停搏期间，不应将其视作常规抢救方案。

11. 低镁血症

1）镁在能量代谢和心脏搏动产生方面发挥作用。低镁可导致冠状动脉痉挛、低心排血量综合征、通气支持时间延长、术后房性或室性心律失常发生率升高、围手术期心肌梗死及死亡率升高[207-210]。

2）通常术中并不测定血清镁浓度（正常区间为 0.75~1 mmol/L），但大部分患者会有所下降，这是由于 CPB 期间的血液稀释及经尿液的排出，但即便是选择非 CPB 手术，低镁的情况同样非常常见[211]。可导致低镁的药物包括利尿剂和质子泵抑制剂（PPI）。

3）将 2 g 硫酸镁加入 100 mL 溶液中滴注，输注时间为 1 h，可提高镁浓度 1 mmol/L，有效地降低术后（包括 CPB 和非 CPB 手术）房颤和室性心律的发生率[211]。有研究发现镁可以抑制肾上腺素的血管收缩作用，但不会影响其强心作用[212]。建议在 CPB 结束时及术后第 1 天早晨给予 1~2 g 硫酸镁。

4）镁剂有助于治疗尖端扭转型室性心动过速。

12. 代谢性酸中毒

（1）病　因

1）对于心脏外科术后患者，低心排血量导致组织低灌注往往是代谢性酸中毒（乳酸）的首要原因，而血管升压药物的使用会使外周组织及器官灌注进一步下降。

2）当出现进行性加重的代谢性酸中毒时，应排除腹腔发生灾难性并发症的可能

（例如低流量所致的肠系膜缺血）。

3）在心排血量满意的情况下，低剂量肾上腺素偶尔会造成代谢性酸中毒，与其 α 受体激动效应不相称。这可能反映了 B 型乳酸性酸中毒（与组织缺氧无关），原因可能是一些代谢因素导致乳酸产生增多，例如高血糖和脂类分解[213-214]。

4）脓毒血症。

5）大剂量使用硝普钠。

6）肾衰竭（减少酸性物质的排出）。

7）急性肝功能障碍。

8）糖尿病酮症酸中毒。

9）强化输入大量含氯离子的晶体溶液（生理盐水）。

（2）影响

1）通常，代谢性酸中毒的负面影响会在 pH < 7.20 后显现[215-216]。原发性代谢性酸中毒（血清碳酸氢根减少及酸性 pH）可见于深度镇静的患者，此时缺少呼吸代偿。如果患者保持自主呼吸，代偿性高通气将会中和酸中毒，碳酸氢根每下降 1 mmol/L，PCO_2 通常会下降约 1.2 mmHg，但不完全性代偿的情况并不少见，呈现出呼吸性与代谢性酸中毒共存。值得注意的是：一些酸中毒的有害作用是由酸中毒代谢产物造成的，并非因 pH 的绝对水平所致，但使用碳酸氢钠仍可以改善。

2）如果酸中毒严重或进行性发展（根据血清碳酸氢根进行判断），往往说明严重的病因仍存在并发生作用，在引发进一步的不良后果前必须予以纠正。有时，这一问题比较隐匿，不易被发现，例如，在拔除了气管插管和动脉测压管后，患者出现不明原因的气促。血气分析或基本的代谢检查可提示机体正在代偿严重的代谢性酸中毒。代谢性酸中毒导致的不良结果如下。

　　a. 心血管方面。

　　　• 心肌收缩力及心排血量下降，肝、肾血流减少。

　　　• 儿茶酚胺类药物的正性肌力作用减弱。

　　　• 静脉收缩、小动脉扩张，导致充盈压升高而收缩压下降。

　　　• 肺血管阻力升高。

　　　• 易发生折返性心律失常，降低室颤发生的阈值。

　　b. 呼吸方面。

　　　• 呼吸困难及气促。

　　　• 呼吸肌力量减弱。

　　c. 代谢方面。

　　　• 代谢需求增加。

　　　• 由于组织胰岛素抵抗及无氧酵解受到抑制，导致高血糖。

　　　• 肝脏组织更新减弱，而肝脏的乳酸生成量增加。

　　　• 高钾血症。

　　　• 蛋白质分解代谢增强。

　　d. 脑功能。

　　　　· 脑代谢与细胞容积调节受到抑制。

　　　　· 反应迟钝及昏迷。

　　3）A 型乳酸性酸中毒反映组织氧合受损，以及因循环衰竭所致的无氧代谢机制受损。酸中毒是一个可自我持续发展的病理过程，这是因为在肝脏对乳酸的利用受到抑制时又会产生大量乳酸。与酸中毒本身相比，乳酸离子对于心血管功能的负面影响更为显著。如果在转入 ICU 时的乳酸水平升高 > 3 mmol/L，则预示着不良预后[217]。这种情况更常见于：术前已存在肾功能障碍、长时间 CPB 及术中使用血管升压药物。这有可能说明 CPB 期间氧供给不足，导致内脏及肾缺血，而低心排血量综合征又会使酸中毒持续存在。因此，如果 CPB 期间或转入 ICU 时乳酸升高，应引起高度关注。如果在术后数日发生代谢性酸中毒则应怀疑是否发生了肠系膜缺血，尤其应关注需在 ICU 内延迟滞留的患者。

　　4）B 型乳酸性酸中毒发生在并没有组织缺氧的情况下[213-214]。它可能是一种儿茶酚胺（尤其是肾上腺素）诱导的代谢反应，原因包括高血糖及脂肪酸代谢的改变，这种改变导致丙酮酸堆积及乳酸升高。急性肝衰竭时也会伴发严重的乳酸酸中毒，因为衰竭的肝脏无法清除乳酸。肾衰竭、低心排血量、肝病及使用造影剂的患者在服用二甲双胍时会并发乳酸酸中毒。

（3）评　估

　　1）复查阴离子间隙（AG）非常重要，有助于明确酸中毒的病因 [AG = Na^+ – (Cl^- + HCO_3^-)，正常值为 10~12 mmol/L]。

　　2）虽然有大量因素会影响 AG，但 AG 的升高通常反映有额外酸性物质的生成。心脏外科术后最常见的酸中毒是因乳酸堆积而导致高 AG 的代谢性酸中毒。当然，AG 的升高也可能是因为糖尿病酮症酸中毒（与 β－羟基丁酸的产生有关），肾衰竭导致酸性物质排出减少及碳酸氢根排出增多，以及过度服用阿司匹林或摄入过多甲醇、乙二醇。

　　3）正常或低 AG 表示碳酸氢根减少（腹泻）或无法排泄酸性物质（肾小管性酸中毒）。

（4）治疗　　主要是逆转酸中毒的形成原因。通过乳酸氧化及再次生成碳酸氢根来纠正酸中毒。当血清碳酸氢根 < 15 mmol/L 时（碱缺失 > 8~10 mmol/L），是否应纠正原发性酸中毒（不是原发性呼吸性碱中毒的代偿），对此目前存在争议[218-222]。

　　1）支持使用碳酸氢钠者认为：严重的酸中毒会对心血管功能造成显著损害，通过将 pH 调整至相对正常的水平可以降低此类损伤。此外，比较正常的 pH 会提高机体对儿茶酚胺类药物的反应性。因此，在酸中毒病因尚不明确或并不能立即纠治的情况下，纠正酸中毒是非常重要的。

　　2）另一些人认为：使用碳酸氢钠可造成代谢紊乱，且少有证据证实这一举措有助于改善血流动力学状态[219-220]。给予碳酸氢钠可能造成液体超载、高钠血症、高渗透压，增加血红蛋白的氧亲合力（氧在组织中的释放减少），同时还会降低离子钙浓度，使心肌收缩力下降。他们认为：碳酸氢钠只会改变血液 pH，并不会纠正细胞内 pH，这将造成 CO_2 的产生增加，在低心排血量状态下难于清除，影响乳酸的利用，导致乳酸持续升高。

3）一项针对 ICU 内严重代谢性酸中毒患者的随机研究发现：使用碳酸氢钠仅能降低 AKI 患者的 1 个月死亡率，但同时会造成更多的高钠血症和低钙血症[221]。一项临床综述指出：对于危重的代谢性酸中毒患者，鲜有研究发现碳酸氢钠有临床获益[222]。

4）尽管如此，如果决定纠正 pH，那么碳酸氢钠仍然是最常用的选择。对于高钠血症患者，可选择氨基丁醇（THAM）作为替代，适用于代谢性 – 呼吸性混合酸中毒，但在美国已经没有此产品的供应。

a. 按照下列公式计算碳酸氢钠（$NaHCO_3$）的使用剂量：

$$0.5 \times 体重（kg）\times 碱缺失 = NaHCO_3(mmol/L)$$

可以推注 8.4% 碳酸氢钠（50 mmol/50 mL）或 7.5% 碳酸氢钠（44.6 mmol/50 mL），而更理想的方式是持续数小时的静脉滴注（将 3 支碳酸氢钠加入 1 L 5% 葡萄糖溶液中，浓度约为 150 mmol/L），同时应密切监测血清钠浓度。由于碳酸氢根会代谢成 CO_2，因此，对于肺功能受损的患者，这可能会加重呼吸性酸中毒。

b. 氨基丁醇 0.3M（THAM 或 Tris 缓冲液）可限制 CO_2 的形成，且不会升高血清钠。与碳酸氢钠相比，Tris 不会使血清钾下降，但会造成低血糖和呼吸抑制。通常会选择持续滴注，肾衰竭患者禁用[223]。此药在美国以外的国家尚有供应，是 Buckberg 心脏停搏液的重要组分（见第 6 章）。使用剂量为 0.5 g/（kg·h）。

$$体重（kg）\times 碱缺失 = 0.3M \ THAM（mL）$$

5）机械辅助通气的患者，可以通过调整呼吸机参数来实现过度通气，以降低 PCO_2，进而使细胞内、外 pH 有所升高。

6）硫胺素缺乏的危重患者易患乳酸性酸中毒，静脉注射硫胺素 300 mg 可迅速逆转病情[224]。

13. 代谢性碱中毒

（1）病因

1）过度利尿，尤其是应用袢利尿剂，可促发低血容量、氢离子和氯离子的丢失。

2）在胃肠道引流的同时，没有经静脉补充充足的电解质溶液。

3）全肠外营养中电解质成分配比不合理。

4）继发于呼吸性酸中毒的代偿反应。

（2）病理生理

1）有效循环血量的下降（低血容量）刺激醛固酮分泌，导致钠潴留，阻碍碳酸氢钠的排出。醛固酮还会增加氢离子排泌进入肾小管，增加碳酸氢根的重吸收。

2）进入远端肾小管的氯离子减少，导致氯离子 – 碳酸氢根交换减少，使碳酸氢根排出减少。

3）钾离子的丢失直接导致碳酸氢根重吸收增加，使氢离子进入细胞，与之交换的是钾离子出细胞，血浆碳酸氢根浓度升高；而细胞内 pH 的降低刺激了氢离子的分泌及碳酸氢根的重吸收。

（3）影响

1）降低血清钾水平，可能导致房性和室性心律失常（尤其是地高辛诱导性心律失常）以及神经肌肉无力。

2）使心血管系统对儿茶酚胺的反应性降低，其效果与酸中毒相似[216]。

3）氧解离曲线左移，导致组织氧供给受损。慢性代谢性碱中毒的这一效应会被红细胞内 2,3–DPG 的增加所抵消。

4）导致小动脉收缩，影响脑及冠状动脉灌注。神经系统的异常包括：头痛、惊厥、手足抽搐，还可能由于碱中毒导致的低钙血症而表现出淡漠。上述表现通常见于 pH > 7.60 时。

5）呼吸中枢驱动减弱，导致通气不足、CO_2 潴留，并有可能导致低氧血症。

（4）治疗[225]

1）代谢性碱中毒可因容量丢失（“收缩性碱中毒”）、钾和氯离子的丢失而持续存在。因此，应针对这些因素进行治疗，增加肾的碳酸氢根排泄。

2）发现导致代谢性碱中毒的原因并予以处理。

　　a. 减少袢利尿剂和噻嗪类药物的用量，避免容量不足。使用 PPI 类药物来减少胃酸经胃管丢失。

　　b. 避免使用乳酸林格液和醋酸盐（常见于肠外营养液中），这些成分可分解为碳酸氢根。

3）补充氯离子 [常用氯化钾（KCl）和氯化钠（NaCl）] 是治疗代谢性碱中毒的首要措施。根据患者的容量状态和血钾浓度来选择合理的补液。

　　a. 对于低血容量患者，0.9% NaCl 为首选补液，有低钾血症的患者，可给予 KCl。补足容量后，刺激钠离子重吸收的机制减弱，使更多的碳酸氢根被排出。而氯离子的补足，使更多的氯离子到达远端肾小管，加强氯 – 碳酸氢根的交换。钾离子与氢离子交换后进入细胞内，而氢离子则可以对碳酸氢根进行缓冲。肾小管细胞内 pH 的下降使氢离子的排泄和碳酸氢根的重吸收均减少。

　　b. 总水量超负荷是术后或心力衰竭患者的典型状态，补充 NaCl 会加重组织水肿。如血钾无升高，补充 KCl 有助于病情改善，但要限制输注速度（20 mmol/h）。在强化利尿的同时，如果血钾显著下降，应适当加快补钾速度。

4）对于液体超负荷的患者，碱中毒的治疗还包括如下方案。

　　a. 阿米洛利：5 mg 每天 1 次，为保钾利尿剂，有助于改善代谢性碱中毒。还可以考虑口服螺内酯，25 mg 每天 1 次；或口服依普利酮，50 mg 每天 1 次。但它们可导致心力衰竭患者迅速出现高钾血症。

　　b. 乙酰唑胺（丹木斯）：250~500 mg 静脉注射，可与袢利尿剂同时使用，以增加尿量及碳酸氢根的排出。乙酰唑胺是碳酸酐酶抑制剂，可抑制近端肾小管对碳酸氢根的重吸收，单独使用时利尿效果较弱。此药可导致钾离子丢失，因此，在用药前应保证血钾正常。

c. 盐酸（100 mmol/L，HCl）：可经中心静脉导管输入，速度为 10~20 mmol/h，但心脏外科手术后患者鲜用及此药。可根据 50% 体重的碳酸氢根容积来计算所需盐酸的剂量。以下介绍两条计算公式。

　　• 氯缺乏 (chloride deficiency) 计算法：

$$HCl（mmol）= 0.5 \times 理想体重 (kg) \times (103- 氯离子测量值)$$

　　• 碱剩余计算法：

$$HCl（mmol）= 0.5 \times 理想体重 (kg) \times (血清 HCO_3^- -24)$$

（血清 HCO_3^- -24）代表碱剩余。如果碱中毒严重，需要将输液时长延至 12 h，其间须复查、评估。

14. 高血糖

（1）病　因

1）无论是否罹患糖尿病（糖尿病患者的胰岛素生成受损），手术所致激素应激反应都会导致胰岛素抵抗[226]。高血糖会导致反调节激素分泌量增加，包括皮质醇、肾上腺素及生长激素。

2）与去甲肾上腺素相比，肾上腺素更能促进术后高血糖的发生[227]。

3）使用全肠外营养时，胰岛素反应不充分。

4）脓毒血症（首发表现常常是隐匿性胸骨感染或腹腔脏器感染）。

（2）表现　无论患者是否罹患糖尿病，术中及术后高血糖均可增加死亡率和并发症发生率[228-231]。采取血糖控制方案有助于降低风险，但对于胰岛素依赖患者，这一作用不明显[232-235]。与血糖控制不佳相关的问题如下。

1）渗透性利尿作用导致尿量增加。虽然低张液体的丢失会造成高钠血症，但血糖诱导的水分向细胞外转移可造成低钠血症。在这种情况下，虽然血钠浓度下降，但血浆渗透压将会升高，治疗方案应为补充液体而非限液。

2）影响伤口愈合，增加胸骨感染风险。无论患者是否罹患糖尿病，只要并发高血糖，均会面临这一风险，这说明血糖是一个独立的风险因素[236-237]。

3）发生房颤及心脏、呼吸、肾脏并发症风险升高[228-230]。

4）认知功能恶化，此情况可见于非糖尿病患者，但并不会发生于糖尿病人群[238]。一项研究发现：对于非糖尿病患者，血糖的控制对患者神经系统或神经认知的预后没有影响[239]。

5）术后谵妄多见于术前糖化血红蛋白（HbA1c）升高的糖尿病患者[240]。事实上，严格的血糖控制会增加发生谵妄的风险，但并不会加重谵妄的严重程度[241]。

（3）治疗 [242-245]

1）预防术中高血糖可以降低发生感染、AKI 及神经系统并发症的风险，还可以降低死亡率。因此，应将术中和术后血糖管理视为一体，至少术中使用胰岛素要将血糖控制在 < 180 mg/dL（10 mmol/L）。多项研究评估了严格的术中及术后血糖控制 [分别将血糖控制在 < 100~130 mg/dL（5.5~7.2 mmol/L）和 < 160 mg/dL（8.8mmol/L）] 策略后发现，预后并无显著性差异 [246-247]。虽然严格的血糖控制可降低 AKI 风险，但必须防止可能发生的低血糖 [149]。一项研究发现：与不良预后更为相关的风险因素并非术中血糖，而是术前 HbA1c；如果术前 HbA1c 没有得到良好控制，术中很难将血糖控制在目标区间 [248]。另一项研究发现：HbA1c 升高是预测糖尿病患者术中胰岛素敏感性下降的因素 [249]。

2）在 ICU 内，术后 48 h 内将血糖控制在 < 180 mg/dL（10 mmol/L）可降低死亡率及伤口感染的风险。这一获益在糖尿病和非糖尿病人群中均有表现，但一些学者认为在胰岛素依赖人群中优势并不明显 [235]。血糖在正常区间的时间比与伤口感染率最为相关 [250]。因此，应遵循高血糖控制方案，密切监测血糖（附录 6）。Novolin R 是最常用的静脉推注和滴注制剂。静脉推注胰岛素可迅速地从血液中代谢，在降低血钾的同时并不会影响血糖。因此建议在推注后持续滴注（将 100U 普通胰岛素加入 100 mL 生理盐水中）。过度严格的血糖控制 [使血糖维持在 < 120 mg/dL（6.6 mmol/L）] 存在潜在风险，也并非必需。

3）所有糖尿病患者在恢复进食后，均应测量餐前和夜间睡前指尖血糖。由于手术所导致的反调节激素的残留升高，因此，实测血糖值可能会高于口服摄食后的估测值。另一方面，部分进食很少的患者，即使不使用药物，其血糖水平仍能处于可接受的水平。

4）对于 1 型糖尿病患者，应根据血糖及术后对胰岛素的需求情况，逐渐增加胰岛素的使用量直至术前水平。建议在初期使用小剂量中效及长效胰岛素（一般为通常用量的一半），并在需要时加用普通胰岛素（表 12.9）。当患者运动量加大、进食改善后，有可能需要将胰岛素加量。

5）对于 2 型糖尿病患者，一旦开始正常进食，就应恢复口服降糖药物，并根据指尖血糖值评估血糖控制是否充分。有可能需要加用普通胰岛素（Novolin R）。如果术后血糖控制不理想，或术前 HbA1c > 7%，应请内分泌医生会诊，启动胰岛素治疗。

（4）高渗高糖性非酮症昏迷　有报道发现 2 型糖尿病患者在术后可能会出现这一问题，通常发生于术后 4~7 d，表现为多尿、尿素氮和血清钠上升。患者会出现脱水，如果发生胃肠道出血或通过胃管给入高氮、高渗营养饮食，会加重脱水，并造成高渗透压状态 [251]。在这种情况下，应逐步纠正低血容量、高血糖、低钾血症及高钠血症。在评估和治疗此类患者人群时，请内分泌科医生会诊是非常必要的。

（5）糖尿病酮症酸中毒　鲜见于心脏外科术后，但在 1 型糖尿病患者中仍可能发生。请内分泌科医生会诊，给予盐水、胰岛素滴注，并纠正血钾及酸碱平衡紊乱。

（6）低血糖　心脏直视手术后很少会发生低血糖。发生的可能原因如下。

表 12.9　术后患者常用的胰岛素

制 剂	品 牌	起 效	峰 值	平均作用时间
超短效（餐前 15 min 用药）				
赖脯胰岛素（lispro）	Humalog（优泌乐）	<15 min	30~90min	2~4 h
门冬胰岛素（aspart）	Novolog（诺和锐）	5~10 min	1~3 h	3~5 h
短 效				
普通胰岛素	Humulin R（优泌林 R）	30~60 min	2~3 h	5~8 h
普通胰岛素	Novolin R（诺和灵 R）	30~60 min	2.5~5 h	5~8 h
中 效				
NPH 胰岛素	Humulin N（优泌林 N）	60~90 min	6~12 h	16~24 h
NPH 胰岛素	Novolin N（诺和灵 N）	60~90 min	4~12 h	16~24 h
长 效				
甘精胰岛素	Lantus（来得时）	60 min	无	24 h

注：精蛋白锌赖脯胰岛素 / 赖脯胰岛素（优泌乐 75/25）、精蛋白锌门冬胰岛素 / 门冬胰岛素（诺和锐 70/30），以及 NPH/ 普通胰岛素（优泌林 70/30，诺和灵 70/30，优泌林 50/50），可快速起效，并有 2 个峰值（第一个在用药后 1~3 h，第二个在用药后 4~10 h），药效持续时间为 10~16 h。此外，药物起效、峰值及作用持续时间根据剂量及患者的活动程度而有所不同。优泌林产品由礼来公司生产，诺和灵产品由诺和诺德公司生产，来得时由赛诺菲安万特公司生产

　　1）给予过量的胰岛素（经皮下或持续静脉滴注）。对于持续静脉滴注胰岛素的患者，每 2 h 应复查一次血糖，尤其是那些滴速较快的患者，这是非常重要的。

　　2）对于进食差的患者，过早给予术前剂量的胰岛素或口服降糖药。

　　3）肾功能障碍患者口服降糖药存在残余药效。

　　4）严重肝损伤导致葡萄糖生成障碍。

15. 甲状腺功能减退

（1）**概述**　由于甲状腺激素可加重心肌缺血症状，因此对于缺血性心脏病患者，术前难以治疗甲状腺功能减退。即便如此，很多医生并未在服用甲状腺素治疗的患者中意识到这一问题。一项研究发现：术前服用甲状腺素的患者，其手术死亡率会显著升高，而原因正在于此[252]。尽管如此，大多数心脏外科手术患者仍可以很好地耐受轻中度甲状腺功能减退。

（2）**手术与甲状腺功能的相互影响**　无论是否选择 CPB 手术，术后血浆总三碘甲状腺原氨酸和游离三碘甲状腺原氨酸（T_3 和游离 T_3）均会明显下降，并可维持此低水平达 6 d 之久；而甲状腺素（T_4）会在手术后即刻下降，并在 24 h 内恢复正常[253-255]。一些证据显示：术前低 T_3 水平的患者，术后更易发生非甲状腺病态综合征（nonthyroidal illness syndrome）和低心排血量。如果长时间表现出 T_4 向 T_3 的转化量减少，将导致患者术后恢复缓慢。罹患此症的患者自我感觉不理想，但通常对心功能的影响很小[256-257]。

（3）**表现**　甲状腺功能严重减退的患者可表现出一定程度的情绪低迷，同时，由于

心肌收缩力下降及心动过缓而出现低血压。偶尔表现为难以脱离呼吸机[258]。

（4）**诊断注意事项**　胺碘酮的使用可导致 15%~20% 的患者出现甲状腺功能障碍，可因此造成碘诱导性甲状腺功能亢进或破坏性甲状腺炎及甲状腺功能减退[259]。因此，对于所有服用胺碘酮的患者，均应在术前检查甲状腺功能。即使是那些因预防房颤而需要短时间（＜1月）服用胺碘酮的患者，术前也应检查甲状腺功能；当然有人认为对于无已知甲状腺疾病的患者，此类检查可能并非必需。

（5）**治疗**

1）术后一旦发生心室功能紊乱，可给予 T_3 10~20 μg，同时使用正性肌力药物，如米力农，此类药物并不依赖于 β 受体[260]。

2）对于虽存在甲状腺功能减退，但已经平稳地耐受了手术的患者，术后应口服左旋甲状腺素 50 μg（每天 1 次），后期可根据促甲状腺激素（TSH）和 T_4 水平来增加剂量。如果患者无法口服进食，可经静脉注射口服剂量的一半。

3）如果甲状腺功能严重减退，必须立即请内分泌医生会诊。建议的 T_4 剂量：初始剂量为静脉注射 0.4 mg，其后 3 d 为静脉注射 0.1~0.2 mg/d，继之以口服 50 μg 每天 1 次维持。

16. 肾上腺功能不全

（1）**概述**　CPB 可导致促肾上腺皮质激素（ACTH）水平升高，而后很快恢复至基线水平。但皮质醇水平将会保持高位，这将增加认知功能障碍的风险[261-262]。

（2）**病因**　肾上腺功能不全是心脏外科术后一种罕见并发症，可能是由于肝素化（或其他抗凝药物）造成肾上腺出血所致；对于高龄患者，也可能是由于激素的应激反应。

（3）**表现**　侧腹部疼痛、非特异性胃肠道不适（厌食、恶心、呕吐、停止排气排便、腹痛或腹胀）、发热及谵妄。后期表现：高钾血症、低钠血症、低血压且对血管活性药物反应不良。从临床角度观察，易与脓毒血症相混淆。一项研究指出：持续性升压药物依赖性低血压事实上是一种"相对性肾上腺功能不全"，CPB 心脏手术后，超过 50% 的患者罹患此并发症[263]。

（4）**诊断**　血清皮质醇水平下降，静脉推注二十四肽促皮质素（一种人工合成的 ACTH 模拟物）0.25 mg 1h 后皮质醇水平不升高，即可确诊。正常人群皮质醇水平应上升 4 倍或达 20 mg/mL 以上。

（5）**治疗**　静脉注射氢化可的松 100 mg，每 8h 1 次，同时输注葡萄糖及生理盐水。如果额外需要使用盐皮质激素，可给予氟氢可的松 0.05~0.2 mg，每天 1 次。

17. 垂体异常

（1）**垂体卒中**[264-267]

1）病因：此罕见并发症因缺血、水肿、出血导致垂体肿瘤梗死所致。CPB 的肝素化及脑血流的减少会进一步增加此风险。如果患者罹患垂体腺瘤，应考虑在非 CPB 下完成手术[266]。

2）症状：如果压迫视神经交叉及蝶鞍旁结构，可导致眼肌麻痹、第 3 对脑神经麻痹、失明及头痛。垂体功能减退可导致艾迪生病危象（Addisonian crisis）[267]。

　　3）治疗。

　　a. 通过过度通气、甘露醇及类固醇（地塞米松 10 mg，每 6h 1 次）的使用来减轻颅内水肿。

　　b. 如果病情无改善，应考虑行垂体切除术。

（2）尿崩症　心脏外科术后的一种罕见并发症，主要原因是抗利尿激素（ADH）生成量减少。有报道见于术前因抑郁症而服用锂剂的患者[268]。如果出现多尿、尿液渗透压为 50~100 mOsm/L 及高钠血症，则应怀疑尿崩症。治疗中枢性尿崩症的方案包括：使用去氨加压素喷鼻（1~2 喷 =10~20 μg），入睡前使用；或 0.05~0.4 mg 口服，每天 2 次。此方案对肾源性尿崩症无效，其通常需使用非激素治疗策略。

参考文献

请登录 www.wpcxa.com 下载中心查询或下载，或扫码阅读。

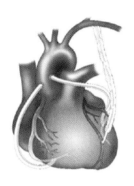

第 13 章
ICU 转出后的护理及并发症

第13章
ICU 转出后的护理及并发症

1. 概 述

1）经过在 ICU 内的短时间治疗，大多数心脏外科手术后患者会进入常规康复阶段。快通道策略及重症护理路径的采用，可确保医疗团队和患者对康复的过程有清晰的认识和准确的期盼值。这些临床路径的设计是为了使术后康复标准化，及时发现与预期的偏离；但这并不能替代仔细的患者评估，仔细的评估可以发现一些被"刻板"的临床路径所忽略的问题。

2）大部分患者会在术后第 1 天由 ICU 转出，进入过渡病房或心脏外科普通术后病房。停用所有的有创监测手段，但床旁遥测监护应继续数日以便及时发现心律失常。应记住：此时的患者仍处于心脏外科术后早期康复阶段，还存在多种生理功能紊乱。帮助患者恢复至正常的生理状态需要细心照护，预防、发现及治疗各种并发症，在住院期间，这些并发症在任何时间均有可能发生。须认真执行每天的详尽检查，重点关注每一脏器的功能情况。虽然在患者转运过程中有预印好的或电子版的医嘱模板，但必须仔细思考并进行个体化调整，以确保最佳的术后康复。

3）虽然术后并发症多见于高龄及存在共病的患者，但仍然有可能发生在低危、相对健康的人群，即使手术和术后早期过程平顺亦如此。房性心律失常等并发症十分常见，多呈良性表现，对患者住院病程及远期预后几乎没有影响。相反，一些较少见的并发症，如卒中、纵隔炎、心脏压塞、肾衰竭或急腹症，可能是灾难性的，导致早期死亡，并可能因多器官功能衰竭而使住院时间延长。

2. ICU 转出及术后常规处理

如果心脏直视手术过程顺利，通常可以在术后 6~8 h 拔除气管插管，并在术后第 1 天早晨停用所有正性肌力药物。表 13.1 中描述了标准化的重症监护临床路径，适用于大部分患者。病情更为严重的患者可能需要更长时间的机械辅助通气和药物支持，需调整这些措施的使用时间，并慎停"重症监护"医嘱，避免操之过急。表 13.2 为典型的 ICU 转出至术后病房的医嘱。

（1）术后当天及当晚

1）减停血管活性药物。

2）减停机械辅助通气、拔除气管插管。

3）拔除胃管。

4）拔除 Swan-Ganz 导管及动脉测压管。

5）下床至座椅。

　　6）启用 β 受体阻滞剂和阿司匹林。

　　7）瓣膜手术后患者，如果胸管引流量很少，可以开始服用华法林。

（2）术后第 1 天

　　1）如果胸管引流量很少，可拔管。

　　2）由 ICU 转出至术后病房，遥测监护及末梢血氧饱和度监测 72 h。

　　3）下床并开始步行。

　　4）开始进食。

　　5）拔除尿管。

　　6）瓣膜手术后患者，如果前一晚未服用华法林，可以开始服用。

（3）术后第 2~3 天

　　1）如果胸管引流量很少，可拔管。

　　2）停用抗生素（最长使用时间为 48 h）。

　　3）增加进食以获得理想的营养补充。

　　4）增加活动量。

　　5）持续利尿，使体重恢复至术前水平。

　　6）机械瓣置换的患者考虑开始使用肝素。

　　7）开始筹划家庭照护及康复。

（4）术后第 3~4 天

　　1）行出院前检查（血细胞比容、电解质、尿素氮、肌酐、胸部 X 线片、ECG）。

　　2）拔除起搏导线。

　　3）评估是出院回家还是到康复中心。

　　4）开始出院前教育。

（5）术后第 4~5 天

　　1）认真复核出院带药，向患者及家属说明药物的使用。

　　2）出院回家或到康复中心。

3. 术后常见症状的鉴别诊断

　　术后早期出现胸痛、气促、发热等并不少见，有时仅仅就是感觉"不适"伴食欲差、疲劳，年长的患者表现得尤其明显。虽然这些症状和体征可能是良性的，但不应忽视，它们可能是发生某些严重问题的先兆，应仔细探究。每天或更频繁地检查、评估，分轻重缓急来诊断，以便及时、合理地进行治疗。

（1）胸　痛

　　1）鉴别诊断：心脏外科术后出现胸痛症状，常常是由于心肌缺血，但仍需进行鉴别诊断。最令人担心的就是手术失败所致胸痛复发，而外科医生有时会主观上选择其他原因进行解释。虽然肌肉酸痛是胸部不适的最常见原因，但如果疼痛严重，一定要考虑以下可能性。

　　　　•心肌缺血。

表 13.1　冠状动脉旁路移植（CABG）重症治疗临床路径

	术前日	手术当天	术后第 1 天	术后第 2~3 天	术后第 4~5 天
心血管	双侧血压 身高、体重 血氧饱和度	监测与治疗 寒战 出血 心律失常 血流动力学 药物（术后 8 h 启用） 阿司匹林 美托洛尔	每 2h 测量生命体征 遥测监护 拔除颈部及动脉穿刺管 药物：硫酸镁 2 g	每 4~8h 测量生命体征 遥测监护	拔除导管前测量生命体征 拔除起搏导线
呼吸	右心房血氧饱和度，如果＜90%，应行血气分析如果罹患 COPD，行肺功能检查	术后 6~8 h 减停呼吸机至拔除气管插管 清醒后，每小时行激励性肺活量测定 固定保护下的咳嗽训练	40% 面罩或鼻管吸氧 清醒后，每小时行激励性肺活量测定 固定保护下的咳嗽训练	如果血氧饱和度＜95%，鼻管吸氧 清醒后，每小时行激励性肺活量测定 固定保护下的咳嗽训练	停止吸氧，以 2~4L/min
液体及电解质	每小时统计出入量 保持尿量＞1 mL/（kg·h）	每小时统计出入量 保持尿量＞1 mL/（kg·h）	测量体重 每 2h 统计出入量 静脉注射呋塞米	测量体重 每班统计出入量 静脉注射呋塞米	测量体重 静脉注射或口服呋塞米，直至恢复至术前体重

表 13.1（续）

	术前日	手术当天	术后第 1 天	术后第 2~3 天	术后第 4~5 天
伤口和敷料	用洗必泰沐浴	手术用敷料每 12 h 更换一次（使用医用黏合剂多抹棒除外）监测、管理胸管引流	使用聚维酮碘擦拭伤口（使用医用黏合剂多抹棒除外）和起搏导线 如果过去 8 h 总引流量 < 100 mL，拔除胸腔引流管	使用聚维酮碘擦拭伤口（使用医用黏合剂多抹棒除外）和起搏导线	开放伤口，不再使用敷料
镇痛		持续滴注或小剂量静脉推注硫酸吗啡 NSAID 静脉推注对乙酰氨基酚	硫酸吗啡（静脉 → 自控镇痛泵）静脉推注酮咯酸	羟考酮 + 对乙酰氨基酚 对乙酰氨基酚	羟考酮 + 对乙酰氨基酚 对乙酰氨基酚
营养 /胃肠道	午夜后禁食	禁食 低负压引流鼻胃管	拔除鼻胃管 全流质饮食	高热量、高蛋白的无盐饮食 糖尿病患者采用美国糖尿病协会（ADA）推荐食物 膳食纤维、通便胶囊（Metamucil/Colace）	日常饮食
活动	步行	拔除气管插管后，尝试下床至座椅 下床至座椅	下床至座椅，尝试在可耐受情况下，尝试步行	室内步行 3 次（有帮助），病房走廊步行 4 次	病房走廊步行 6 次 楼梯行走 12 级，1 次

表 13.2　ICU 转出常规医嘱

过敏：_____

1. 转出至：_____
2. 手术名称：_____
3. 基本情况：_____
4. 护理

　□ 测量生命体征 每 4h 1 次，共 2d，然后改为每班测量 1 次

　□ ECG 遥测

　□ 统计出入量，每 8 h 1 次

　□ 每天测量体重

　□ 尿管自然引流，拔管时间____：____，因 8 h 后大多可恢复自主排尿

　□ –20 cmH$_2$O 负压胸管引流

　□ 走廊步行，心脏康复

　□ T.E.D. 弹力袜

　□ 测量 SpO$_2$，每 8 h 1 次；步行前后分别测量 1 次

　□ 根据临床常规处理起搏导线和伤口

　□ 将鼻管吸氧从 6 L/min 逐渐减至 2 L/min，保持 SpO$_2$ > 92%

　□ 清醒时行激励性肺活量测定，每小时 1 次

　□ 糖尿病患者每小时测定一次末梢血糖

　□ 出现以下情况通知医生

　　○ 心率 < 60/min 或 > 110/min

　　○ 收缩压 < 90 mmHg 或 > 150 mmHg

　　○ 不吸氧情况下血氧饱和度 < 90%

　　○ 体温 > 38.5℃

　□ 盐水封管、冲管，每 8 h 1 次或必要时

5. 饮食

　□ 禁食

　□ 无渣液体 / 无盐饮食（NAS）

　□ 全流质饮食 /NAS

　□ NAS、低脂、低胆固醇饮食

　□ 糖尿病患者：_____ cal ADA、NAS、低胆固醇饮食（1cal=4.184J）

　□ 限制液体入量：_____ mL/24 h（静脉 + 口服）

6. 临时起搏器设置

　□ 起搏器开机状态：模式 □ AAI □ VVI □ DVI □ DDD

　　　　　　　　心房输出：_____ mA　心室输出：_____ mA

　　　　　　　　起搏心率：_____ /min　房室间隔：_____ ms

　□ 起搏器正常连接，但处于关机状态

　□ 起搏器与患者连接断开，但需要置于床旁

7. 实验室检查

　□ 拔除胸管后复查胸部 X 线片

表 13.2（续）

> □ 转出 ICU 后上午复查：血常规、电解质、尿素氮、肌酐、血糖
>
> □ 如果服用华法林，每日复查 PT/INR
>
> □ 如果使用肝素，每日复查 PTT 和血小板计数（见附录 7）
>
> □ 出院前一天复查：胸部 X 线片、ECG、血常规、电解质、尿素氮、肌酐

8. 建议咨询
   - □ 心脏康复师
   - □ 社工
   - □ 物理治疗师
   - □ 作业治疗师
   - □ 营养师

9. 药物
   - a. 抗生素
     - □ 头孢唑啉 1 g 静脉注射，每 8h 1 次，_____ 剂（总量为 6 剂）；最后一剂时间：_____
     - □ 万古霉素 1 g 静脉注射，每 12h 1 次，_____ 剂（总量为 4 剂）；最后一剂时间：_____
     - □ 2% 莫匹罗星软膏涂抹鼻腔，术后当晚，每天 2 次，共 3d（总量）

   - b. 心血管药物
     - □ 美托洛尔 _____ mg，口服，每 12h 1 次；心率＜ 60/min 或收缩压＜ 100 mmHg 时停用
     - □ 卡维地洛 _____ mg，口服，每 12h 1 次；心率＜ 60/min 或收缩压＜ 100 mmHg 时停用
     - □ 胺碘酮 _____ mg，口服，每 12h 1 次
     - □ 赖诺普利 _____ mg，口服，每天 1 次
     - □ 地尔硫䓬 30 mg，口服，每 6 h 1 次（使用桡动脉作为桥血管）
     - □ 氨氯地平 5 mg，口服，每天 1 次（使用桡动脉作为桥血管）
     - □ 单硝酸异山梨酯 (缓释剂) 20 mg，口服，每天 1 次（使用桡动脉作为桥血管）
     - □ 辛伐他汀 _____ mg，每晚睡前服用 1 次；如果正在服用胺碘酮，辛伐他汀剂量不可超过 20 mg

   - c. 抗凝及抗血小板药物
     - □ 阿司匹林 □ 81 mg □ 325mg，口服，每天 1 次（如果血小板＜ 60×10^9/L，停用）
     - □ 氯吡格雷 75 mg，口服，每天 1 次
     - □ 替格瑞洛 90 mg，口服，每天 2 次
     - □ 低分子量肝素 _____ mg 皮下注射 _____
     - □ 肝素 5 000U，皮下注射，每天 2 次
     - □ 肝素 25 000 U 加入 5% 葡萄糖液 500 mL，滴速为 _____ U/h，开始时间 _____（遵照附录7）
     - □ 华法林 _____ mg，口服，每天 1 次，开始时间 _____；通过 INR 核查每天用药剂量（遵照附录 8）

   - d. 镇痛药物
     - □ 硫酸吗啡：用于强烈疼痛，可经自控式镇痛泵给入，或根据需要每 3 h 肌内注射 10 mg
     - □ 酮咯酸：用于中重度疼痛（疼痛分级为 4~10 级），15~30 mg 静脉注射，可根据需要每 6h 1 次；术后 72 h 停用

表 13.2（续）

□ 羟考酮 + 对乙酰氨基酚：用于强烈疼痛（疼痛分级为 6~10 级）时，口服 2 粒，每 4h 1 次
□ 羟考酮 + 对乙酰氨基酚：用于中度疼痛时，口服 1 粒，每 4h 1 次；如果用药 1h 后无缓解，可加用 1 粒
□ 对乙酰氨基酚：用于轻度疼痛，口服 650mg，根据需要每 4h 1 次
e. 胃肠道用药
□ 泮托拉唑：40 mg 口服，每天 1 次
□ 治疗恶心
□ 胃复安：10 mg，静脉注射或口服，根据需要可每 6h 1 次
□ 昂丹司琼 4~8 mg，静脉注射或口服，根据需要可每 4h 1 次
□ 丙氯拉嗪：10 mg，口服、肌内或静脉注射，根据需要可每 6h 1 次
□ 氧化镁混悬液：根据需要可每晚睡前口服 30 mL
□ 多库酯钠：100 mg 口服，每天 2 次
□ 比沙可啶栓：10 mg，便秘时使用
f. 糖尿病用药
□ 口服降糖药：_____
□ _____ U 普通胰岛素（诺和灵 R 或优泌林 R）皮下注射 _____ AM _____ PM
□ _____ U NPH 胰岛素（诺和灵 N 或优泌林 N）皮下注射 _____ AM _____ PM
□ 浮动用药剂量：根据 06:00 AM、11:00 AM、3:00 PM、8:00 PM 的末梢血糖（mg/dL）进行剂量调整（mg/dL ÷ 18=mmol/L）
150~160，2U 普通胰岛素 皮下注射（诺和灵 R 或优泌林 R）
160~200，4U 普通胰岛素 皮下注射
201~250，6U 普通胰岛素 皮下注射
251~300，8U 普通胰岛素 皮下注射
301~350，10U 普通胰岛素 皮下注射
＞ 350，呼叫医生
g. 其他用药
□ 对乙酰氨基酚：650mg 口服，体温＞ 38.5℃时，根据需要可每 3h 1 次
□ 抗坏血酸：1 g 口服，每天 1 次，服用 5d
□ 唑吡坦：2.5~5 mg 口服，根据需要可每晚睡前服用 1 次
□ 美乐托宁（褪黑素）_____ mg，口服，根据需要可每晚睡前服用 1 次
□ 呋塞米 _____ mg，静脉 / 口服，每 _____ h 使用 1 次
□ 氯化钾 _____ mmol，口服，每天 2 次（使用呋塞米时使用）
□ 沙丁胺醇：2.5 mg 加入 5 mL 生理盐水雾化吸入，根据需要每 4h 1 次
□ 左旋沙丁胺醇：0.63 mg 加入 3 mL 生理盐水雾化吸入，每 8h 1 次；也可以通过加压喷雾器给入，每 4~6 h 2 喷
□ Duoneb（含沙丁胺醇和异丙托溴铵）喷雾剂，每 6 h 1 次
□ 其他：_____

SpO$_2$：脉搏血氧饱和度（经皮血氧饱和度）；ADA：美国糖尿病协会；PT：凝血酶原时间；PTT：部分凝血活酶时间；INR：国际标准化比值；ECG：心电图

- 心包炎。
- 心律失常。
- 气胸。
- 肺炎。
- 肺栓塞。
- 胸骨感染。
- 主动脉夹层。
- 胃食管反流。

2）评估：仔细行体格检查（呼吸音、心包摩擦音、胸部伤口）、胸部 X 线片和 12 导联 ECG 常常可以获得较为正确的诊断，并指导行其他检查。ST 段抬高可能源于心肌缺血或心包炎，鉴别诊断非常关键，但有时会比较困难（图 8.2 和图 8.3）。如果怀疑心源性胸痛，有必要请心脏内科医生进行会诊，必要时可行负荷显像，甚至行冠状动脉造影。其他一些检查方法，包括超声、肺血管 CT 造影，可排除肺栓塞及伤口感染。

（2）气促

1）鉴别诊断：气促常常是因胸壁活动受限所致，在贫血且合并肺部病变的患者中并不少见。但是，如果气促严重、急性发作，或肺功能明显恶化，则应意识到可能存在严重问题，包括原发性肺部病变、心功能障碍或少尿性急性肾损伤（AKI）。应考虑以下诊断。

a. 胸膜、肺方面的问题。
- 因痰栓或吸气动作减弱而导致的肺不张或低氧。
- 气胸。
- 肺炎（有可能是吸入性肺炎）。
- 支气管痉挛。
- 大量胸腔积液。
- 肺栓塞。

b. 心肺方面的问题——低心排血量或急性肺水肿，可能的原因如下。
- 急性心肌缺血或心肌梗死。
- 心脏压塞。
- 残余或新发二尖瓣反流（缺血性、高血压相关性）或室间隔穿孔复发。
- 手术或心力衰竭所致的液体超负荷，常合并少尿性 AKI。
- 严重舒张功能障碍。
- 房性或室性心律失常。

c. 代谢性酸中毒的代偿反应（低心排血量状态）。

d. 脓毒症。

2）评估：仔细进行肺部检查，如果闻及呼吸音消失及弥漫性干、湿啰音，则提示可能存在肺实质病变、气胸及肺水肿。同时应寻找是否存在心脏压塞的临床证据（心音低沉、直立性低血压及奇脉）。复查动脉血气、胸部 X 线片和 ECG。行超声心动图检查评估心室功能，发现瓣膜功能障碍及间隔穿孔复发，同时还可以发现是否存在大量左侧胸腔积液或心包积液、心脏压塞。如果怀疑肺动脉栓塞，应行肺动脉 CT 造影。

（3）发热

1）鉴别诊断：术后 48~72 h 内的发热极为常见。初期，发热可能是由于体外循环（CPB）所致的机体炎症反应或细胞因子的释放；但在拔除气管插管后，则可能是因为吸气动作减弱所致的肺不张。术后 72 h 后反复发热时，应进行全面评估[1-2]。术后发热的可能原因如下。

- 肺不张或肺炎。
- 尿道感染。
- 伤口感染：胸部切口或腿部伤口。
- 艰难梭状芽孢杆菌肠炎或其他腹腔病变。
- 鼻窦炎（常见于长时间留置气管插管或鼻胃管的患者）。
- 导管源性脓毒症。
- 感染性心内膜炎（尤其是人工瓣膜置换术后患者）。
- 褥疮。
- 药物热。
- 深静脉血栓或肺栓塞。
- 心包切开术后综合征。

2）评估：仔细检查双肺、胸部及腿部切口。行血常规及细胞分类检查、胸部 X 线片、尿常规分析及相应的菌培养。如果患者有腹痛或腹泻，应行大便艰难梭状芽孢杆菌培养。应对中心静脉导管及动脉测压管行培养，如果留置超过 5d 或菌培养阳性，应拔除。如果白细胞正常，但嗜酸性粒细胞增多，可能为药物热。行胸部 CT 检查以排除隐匿性胸骨感染，但结果常常缺乏特异性；如果高度怀疑，应行伤口穿刺检查。头颅 CT 可确诊鼻窦炎。可通过经食管超声心动图（TEE）评估感染性心内膜炎及出现的瓣膜赘生物。

3）治疗：最好可延迟启动抗生素治疗，直至明确致病菌。但是，在完成了菌培养采样后，即可根据推测的致病菌来选用广谱抗生素，这对于植入了人工瓣膜或人造血管的患者尤其重要。在明确致病菌或药敏后，可用相对窄谱的抗生素进行替代。如果怀疑艰难梭状芽孢杆菌性肠炎，可经验性口服万古霉素（125 mg，每天 4 次）。有时，患者可出现发热及白细胞升高，但无明显的感染源，此时可以启动短期抗生素治疗。关于医源性感染及脓毒症，将在后文进行详述。

4. 呼吸系统监护及并发症[3-4]

（1）概述　即使患者已经从 ICU 转出至术后病房，其呼吸系统仍存在损伤，很多患者会因胸壁运动受限而呈现气促症状。动脉血氧饱和度（SaO_2）下降的情况并不少见，在脉搏血氧饱和度（SpO_2）升至 > 90% 之前，所有患者均应每日测量数次脉搏血氧饱和度。随着运动量的加大，会出现血氧饱和度的显著下降。大部分患者有一定程度的液体超负荷，需要利尿治疗，同时须采取措施克服吸气运动减弱和肺不张的问题。潜在的并发症包括肺炎、支气管痉挛、胸腔积液及气胸等，可以通过体检和胸部 X 线片发现（表 13.3）。常规医嘱包括如下事项。

表 13.3　术后呼吸系统并发症

- 肺不张
- 胸腔积液
- 气胸
- 肺炎（可能为吸入性肺炎）
- 支气管痉挛
- 肺水肿（心源性或非心源性）
- 低氧血症、高碳酸血症性呼吸衰竭、急性呼吸窘迫综合征（ARDS）
- 肺栓塞
- 膈肌功能障碍（膈神经麻痹）
- 乳糜胸

1）在入住术后病房期间，经鼻管给氧，流量为 2~6 L/min。ICU 内有高流量给氧装置及双水平气道正压（BiPAP）呼吸机，有助于改善低氧血症；因此，如果患者在术后病房通过鼻管或面罩吸氧无法获得满意的血氧饱和度，可能需要将患者转回 ICU 以便实施更严密的呼吸管理。

2）频繁使用激励性肺活量测定来鼓励患者进行深呼吸。

3）积极的活动。

4）给予充分、但不可过量的镇痛药。自控式镇痛泵（通常使用吗啡）尤其适用于术后 1~2 d 的患者，还可使用其他药物辅助，如酮咯酸（15~30 mg 静脉注射，每 6h 1 次，术后数日内使用）。如果患者肾功能异常，在 ICU 内可静脉注射对乙酰氨基酚。对于大部分患者，术后 2~3 d 通过口服镇痛药即可获得充分的镇痛效果。规律的使用此类药物似乎优于"必要时使用"，镇痛效果更理想。

5）如果气道分泌物过多或出现支气管痉挛，应采用雾化吸入支气管扩张剂。常用药物包括沙丁胺醇、左旋沙丁胺醇或沙丁胺醇与异丙托溴铵的混合制剂（Duoneb）。胸部物理治疗可助力咳痰困难的患者。

6）根据患者的活动量及风险状况，考虑使用抗血栓长筒袜、序贯加压装置及皮下注射肝素或低分子量肝素等措施，来降低静脉血栓栓塞的风险。

7）术前因阻塞性睡眠呼吸暂停而需要使用连续气道正压（CPAP）或其他辅助呼吸装置的患者，应在夜间继续使用此类装置。

（2）呼吸功能急性失代偿　术前既已存在肺疾病或严重吸烟史的患者，术后常常表现出脆弱的呼吸状态，氧合处于临界状态，类似步行这样微小的刺激即可诱发急性失代偿。吸气运动减弱可能造成痰栓堵塞气道及肺不张，液体进入第三腔隙，而即使是很小的心脏方面的问题都有可能造成 SaO_2 下降及呼吸窘迫。对于没有严重基础性肺疾病的患者，发生急性失代偿通常提示发生了严重的病理改变，如胸膜肺部疾病（严重气胸、肺炎及肺栓塞等）、心肌缺血、二尖瓣反流加重、心脏压塞或因少尿性 AKI 而致急性液体超负荷。

（3）**相关处理**　关于呼吸功能不全、气胸、胸腔积液及支气管痉挛的处理，已在第 10 章阐述；其他并发症，如因膈神经麻痹所致膈肌功能障碍以及肺栓塞将在下文阐述。

（4）**膈神经麻痹**　心脏直视术后，10%~20% 的患者会因膈神经麻痹而出现膈肌功能障碍[5]。

　　1）病因及预防。

　　a. 在心包腔内放置冰屑造成膈神经的冷冻伤是最主要的原因。低体温也同样会对膈神经造成损害。为了降低这一损害，可使用隔温垫，从而避免寒冷的溶液对膈神经造成损伤。此外，减轻低温程度，间歇性在心脏表面倾倒冷盐水，避免使用冰屑，这些措施均可降低膈神经麻痹的风险[6-8]。

　　b. 在上纵隔分离胸廓内动脉（ITA），尤其是分离右侧 ITA 时，有可能会对膈神经造成直接损伤。在心包纵向切缘做"V"形切口以更好安放 ITA 蒂时，也可能伤及膈神经。心包膈动脉的损伤使膈神经失去血供，也可导致膈神经麻痹，多见于糖尿病患者[9]。

　　2）症状。

　　a. 大多数单侧膈神经受损并不会引发明显的呼吸症状，常可顺利地拔除气管插管。呼吸机撤机困难、气短及需要重新插管的情况可见于合并严重慢性阻塞性肺疾病（COPD）的患者。

　　b. 如果双侧膈神经受损，那么在撤停呼吸机过程中会出现气促、腹式反常呼吸及 CO_2 潴留。

　　3）评估。

　　a. 在自主呼吸状态下，胸部 X 线片会显示呼气末单侧膈肌抬高（以左侧多见），但这一征象在机械辅助通气期间并不明显。如果肺基底部存在肺不张或存在胸腔积液，则可能较难意识到单侧膈肌抬高。因此，如果拟行胸腔穿刺或置管来引流胸腔积液，应考虑到可能有单侧膈肌成像模糊且抬高。可以通过 X 线片上所显示的胃泡位置来判断左侧膈肌的抬高程度。如果膈肌抬高，穿刺针有可能误入膈下而损伤腹腔脏器。

　　b. 如果单侧膈肌麻痹，那么在自主吸气时行透视检查（"吸气试验"）可以发现膈肌的矛盾性上抬。

　　c. 超声也可以发现在呼吸运动过程中，膈肌动力减弱、静止不动或矛盾性运动。

　　d. 在颈部经皮穿刺行膈神经刺激，在第 7 和第 8 肋间记录动作电位，由此可测量膈神经传导速度及动作电位潜伏期[10]。这将有助于判断呼吸问题是否因膈神经功能障碍所致。

　　e. 双侧膈神经麻痹患者，可以考虑通过测量跨膈压力来确诊[11]。

4）治疗：主要通过支持性治疗直至膈神经功能恢复，过程可能长达 2 年。一项针对 COPD 患者的中期随访研究发现：近 25% 的患者持续存在肺方面的问题，生活质量下降[12]。膈肌折叠可明显改善症状，并在客观上纠正严重的呼吸困难。可以通过机器人、开胸手术 [电视辅助胸腔镜（VATS）或直视] 或腔镜来完成[13]。双侧膈神经受累的患者常常需要通气支持。部分患者可以出院回家治疗，需要使用胸甲式呼吸器或摆动床。

（5）静脉血栓栓塞（VTE）　包含了深静脉血栓（DVT）和肺栓塞（PE）。多项无创筛查研究发现：心脏外科手术后，DVT 的发生率达到 15%~20%，PE 的发生率达到 6%~20%，均以 OPCAB 术后更为常见[14-15]。但有症状的 VTE 仅为 1%~2%[16-17]。一项针对择期 CABG 术后、VTE 低风险患者所进行的常规肺动脉 CT 造影和下肢静脉血栓的研究发现：DVT 的发生率达到 21%，在这些人群中，超过一半的患者在没有下肢 DVT 的情况下发生了 PE[18]。

1）由于 CPB 手术期间的肝素化、血液稀释以及术后早期的血小板减少及功能下降，人们曾认为术后发生 VTE 的风险较小，而这一假设有可能并不正确。在手术后早期，血小板活性增强、纤维蛋白原水平升高、凝血酶原生成增多、组织因子活化，而纤溶作用减弱。非 CPB 手术后出现血小板活性增加、阿司匹林抵抗的情况尤为常见，但有症状 VTE 的发生率仍仅为 1%[19-22]。一项针对 CPB 下 CABG 的研究发现：术后早期，阿司匹林吸收会减少，导致其抗血小板作用减弱，进而易于发生 VTE[23]。因此，术后早期使用小剂量阿司匹林可能无法充分抑制血小板聚集，这一点对桥血管通畅性的影响更甚于形成 VTE 的风险。

2）围手术期发生 VTE 的风险因素包括高龄、肥胖（BMI > 30kg/m^2）、左心或右心衰竭、既往 VTE 病史、长时间卧床或制动、长时间辅助通气、多次输血及成分血、术后发生严重并发症（包括 AKI、感染 / 脓毒症及神经系统并发症）[17,24-25]。VTE 还可能因肝素诱导的血小板减少症（HIT）所致，可在术后数周后发生。

3）预防：大量研究探讨了应用机械方法及药物来预防 VTE 的发生，总体建议如下[25-27]。

a. 早期恢复活动是降低 VTE 的最重要举措。患者病情一经稳定，即可鼓励患者下床，每天步行数次，这是非常重要的。如果难以行走，下床后也至少应该让患者坐在椅子上。

b. 当患者腿部敷料和绷带拆除后，即可使用分级加压弹力袜（GCS），例如 T.E.D. 袜，双腿均应使用。对于能下床活动的患者，也可使用序贯加压装置（SCD）或间歇性充气加气装置（IPC），但与单独使用 GCS 相比，加用上述装置后并不能提供更多额外的益处[26-27]。

c. 虽然术后患者的血小板反应性和聚集性升高，但术后通常还是给予大多数患者每天 1 次 81 mg 的阿司匹林，这一剂量并不足以抑制血小板聚集，可能也没有明显降低 VTE 风险的作用[20]。一项研究发现：对于 OPCAB 术后的患者，在皮下注射肝素 5000 U（每 8h 1 次）的基础上加用小剂量阿司匹林可以将 VTE

风险降低至未使用阿司匹林时的 1/6 [28]。

d. 由于病情原因，ICU 患者多为卧床休息，通常少有活动。对于这类人群，以及前文所述的具有发生 VTE 风险的患者，应使用药物预防 VTE，同时辅以加压装置。一项研究发现：与单纯使用肝素的患者相比，加用压迫装置可以将 PE 的风险降低 60% [29]。但另外一项研究则认为：如果 ICU 患者已经使用了肝素，那么 IPC 并不会进一步降低 VTE 风险 [30]。尽管如此，对于是否应早期启动肝素（皮下注射 5000 U，每 12 h 1 次）或低分子量肝素（皮下注射 40 mg，每天 1 次）进行预防性治疗，以及何时开始使用等问题均未形成共识。一些学者建议在术后第 1 天、纵隔出血量逐渐减少后即开始使用上述药物中的一种 [24-25,31]；但其他一些指南认为，这样做所带来的出血风险大于早期获益 [32]。在决定术后早期开始使用肝素时，一定要对血性心包所导致的心脏压塞保持高度警惕。

4）表现：胸膜炎性胸痛、气短伴低氧血症很常见。突然出现上述症状时，应与典型的术后呼吸系统症状进行鉴别。应将出现新发房颤、窦性心动过速及不明原因的发热作为诊断的线索。小腿压痛及水肿并不是 DVT 的可靠征象，尤其是剥取过大隐静脉的腿部出现这一表现时。但是，如果在术后数天至数周时出现这些问题，应立即进行评估。

5）评估：行血气分析、胸部 X 线片、ECG 及肺血管 CT 造影。SaO_2 下降并不具有特异性，但可以与术后早期的结果进行比较。下肢静脉的无创检查阳性伴呼吸症状、低氧，提示肺栓塞，应立即做进一步评估。VTE 伴血小板计数下降须排除 HIT 的可能，如果确诊，应考虑更换抗凝药物。

6）治疗：传统治疗策略是静脉注射肝素 1 周（除非伴发 HIT），而后服用华法林 6 个月。但使用非维生素 K 拮抗剂口服抗凝药（NOAC）可以获得同等抗凝效果，包括：阿哌沙班（10 mg 每天 2 次，服用 1 周，然后改为 5 mg 每天 2 次）或利伐沙班（15 mg 每天 2 次，服用 3 周，然后改为 20 mg 每天 1 次）——根据肾功能情况调整剂量，无须抽血监测。早期活动并不会增加 DVT 扩大和发生 PE 的风险，而传统的治疗策略则是将卧床视为常规 [33-34]。如果存在抗凝治疗禁忌，应置入下腔静脉滤网。由于近期曾经接受手术的原因，应避免全身溶栓治疗，但可以考虑使用 EKOS 系统，在超声引导下通过导管导引进行局部溶栓 [35-36]。其他干预措施包括栓子及碎片切除、吸引术，此技术适用于大面积 PE。外科手术策略仅用于抢救，以避免再次开胸和 CPB；肺栓子的手术切除适用于血流动力学稳定的大面积 PE 患者；对于术后早期、存在溶栓禁忌的大面积 PE 患者（罕见）首选手术治疗 [38-39]。

5. 心脏护理及并发症

（1）概述 当患者转入术后病房后，应连接遥测系统监护心率及心律数日。如果患者病情稳定，可每班复查一次生命体征；如果患者心率、心律和血压异常或处于临界状态，应更为频繁地复查。

（2）常见并发症　第 11 章中已阐述了 ICU 内最为常见的并发症的评估与处理，包括：低心排血量、围手术期心肌梗死、心脏停搏、冠状动脉痉挛、高血压及心律失常。本章中将重点讨论术后康复期间常出现的一些问题（表 13.4）。

表 13.4　心脏外科手术后常见的心脏并发症

- 房性及室性心律失常
- 低心排血量综合征：右心室功能障碍、左心室收缩功能或舒张功能障碍
- 心肌缺血、梗死
- 冠状动脉痉挛
- 高血压
- 低血压
- 心脏压塞：早期发生或迟发
- 急性心包炎
- 心包切开术后综合征
- 心脏停搏
- 缩窄性心包炎（晚期）

（3）心律失常及传导功能障碍

1）房性心律失常：是心脏直视手术最常见的并发症，多见于术后第 2~3 天。虽然部分患者可能出现一些症状，例如头晕、疲乏或心悸，但相当多的患者并无症状，仅是在遥测时发现。治疗方案包括心率控制和尝试转为窦性心律，如果房颤为持续性或为复发，应考虑抗凝治疗。表 11.15 详细说明了管理策略。

2）室性心律失常：应始终对此保持高度关注，它们可能源于心肌缺血或梗死，有可能预示着心脏停搏的发生。在心室功能正常的情况下，如果出现偶发的异位节律或非持续性室性心动过速（VT），无须过于积极的处理，服用 β 受体阻滞剂即可。相反，VT 伴左心室功能受损则需要进一步评估，安装植入式心脏复律除颤器（ICD）可能有助于病情逆转。通过超声心动图可以发现是否存在新发的室壁运动异常，这可能源于围手术期心肌梗死，可能导致心律失常。有时，临时起搏器的不当感知会诱发 VT，起搏脉冲出现在 T 波上，从而造成恶性心律失常（"R on T"现象）。

3）传导异常及传导阻滞：第 11 章已详述。临时起搏导线会在术后第 3 天常规拔除，但有下述情况需除外：有症状的窦性心动过缓、长时间窦性停搏、严重的传导阻滞、房颤时心室率过慢。如果存在这些问题，应停用可降低心房自主性、减慢房室传导的药物，包括 β 受体阻滞剂、胺碘酮、钙通道阻滞剂（CCB）及地高辛。如果采取上述措施后，传导异常和阻滞的问题仍然存在，应考虑植入永久起搏器。

a. CABG 术后，高达 45% 的患者可出现新发束支传导阻滞，这可能与长时间主动脉阻断有关，但超过一半的患者会在出院前恢复[40-41]。

b. 病态窦房结综合征（快 - 慢综合征）患者可表现为房颤下的快速心室率及间或出现的缓慢窦性心律，这将导致 β 受体阻滞剂的使用受到限制。如果此状

态持续 3 d 以上，应考虑植入永久起搏器。但有多项研究发现：除非是因完全性传导阻滞而安装起搏器，否则起搏器依赖的问题常常会在数月间即消失 [42]。

c. 主动脉瓣手术过程中，因清创、水肿、出血及靠近传导组织的缝线，会更易导致术后发生传导功能紊乱和传导阻滞。主动脉瓣置换术后需要植入永久起搏器的平均发生率为 5% ~9% [43-44]，使用快速施放的人工瓣膜时发生率会更高 [45]。无论选择传统人工瓣膜还是快放式人工瓣膜，术后发生传导阻滞的主要风险因素通常为术前存在传导功能异常，包括 I 度房室传导阻滞、左前半束支阻滞、右束支传导阻滞（RBBB）、左束支传导阻滞（LBBB）。无论是术后新发 LBBB 还是在主动脉瓣置换术后早期需要植入永久起搏器，均会严重影响远期预后，生存率将会下降 [46-47]。

d. 拔除临时起搏导线始终都存在出血和心脏压塞的风险。因此，建议在 INR < 2 的情况下拔除起搏导线，但这仍然无法消除出血的可能性。如果 INR 保持较高水平，应剪断起搏导线，将残端留在体内，而非将其拔除。拔除起搏导线后，患者应卧床休息 1 h，其间每 15 min 测量一次生命体征，而后可以每小时测量一次，密切观察直立后生命体征是否会发生改变。心脏压塞可发生在数分钟至数小时之内，除非能够及时发现并紧急处理，否则是致命的。如果因低血压或出现胸痛主诉而对心脏压塞的担忧进一步升高，应立即行超声心动图检查。床旁紧急开胸有可能挽救生命。

e. 如果在经皮主动脉瓣置换（TAVR）手术结束时心率过慢或发生严重的传导阻滞，可经股血管置入临时起搏导线。术前既已存在 RBBB 和 I 度房室传导阻滞的患者更易在术后发生严重的传导阻滞。

- 如果心率可以稳定在 > 50~60/min，且没有证据显示发生了完全性房室传导阻滞，可在术后数小时或次日早晨拔除临时起搏导线。虽然这属于常规操作，但仍有部分术前已存在传导异常的患者会发生迟发性（> 48 h）传导阻滞。如果传导阻滞持续存在，应考虑植入永久起搏器。关于 TAVR 术后传导功能紊乱的处置指南见第 11 章 [48]。一项研究发现：在 TAVR 术后植入永久起搏器的患者中，1 年后仍表现为起搏器依赖的仅为 21%；起搏器依赖的情况更多见于使用自膨胀瓣膜、球囊扩张术后，以及因完全性房室传导阻滞而植入永久起搏器的患者 [49]。

- 由于 TAVR 术后数小时会常规启动抗血小板治疗，因此对于经 6 F 股血管鞘置入起搏导线的患者，拔除导线有可能会导致穿刺点持续性出血，即使短时的手动按压也无法改善。如果出现这样的情况，将皮肤穿刺孔缝合，并施以沙袋做局部压迫，通常可有效控制出血。

（4）高血压 当患者从 ICU 转入术后病房，必须使用口服抗高血压药物来替代强效的静脉用药。术后数天，随着患者心功能恢复至基线水平、恢复运动及使用中等强度的镇痛药物控制胸壁疼痛，血压会逐渐恢复至术前水平。为了防止与血压波动相关的问题出现，应积极地个体化调控血压，这一点非常重要。例如，如果患者存在肾功能障碍，为了保证肾灌注，应使血压保持在稍高的水平；相反，对于高龄、组织脆弱的患者以及围手术期出血的患者，则需严格控制血压。高血压不仅会增加心室壁张力、导致心肌缺血，还可能增加二尖瓣残余反流，导致与人造血管连接处或插管处的主动脉发生夹层。

1）收缩压低于术前水平的情况可见于低血容量、贫血及围手术期心肌梗死的患者。对于此类患者，可停用术前已使用的抗高血压药物，待血压恢复后从小剂量开始重新服用。相反，一些持续被疼痛困扰的患者，以及因主动脉狭窄而行主动脉瓣置换的患者，术后会出现明显的收缩压升高。

2）为了预防房颤，所有患者术后均应服用 β 受体阻滞剂，并可通过剂量的调整来调节心率和血压。而后，应恢复术前用药，以便更好地控制血压。在选择抗高血压药物时，还需考虑如下问题。

　　a. 心室功能差（EF < 40%）的患者：选择使用一种 ACEI 或 ARB 类药物。也可使用一种 β 受体阻滞剂，首选卡维地洛，但对于心力衰竭失代偿或低心排血量综合征患者，应慎用。

　　b. 左心室功能良好的窦性心动过速或有证据显示仍有残余心肌缺血的患者：应使用较大剂量的 β 受体阻滞剂（美托洛尔）或拉贝洛尔。

　　c. 冠状动脉痉挛或使用桡动脉桥的患者：使用硝酸甘油或 CCB（氨氯地平、地尔硫䓬、尼卡地平）。

　　d. 左心室功能良好的窦性心动过缓患者：如果初始使用的 ACEI 或 ARB 不足，应考虑使用氨氯地平。

（5）低血压　可发生在患者转入术后病房后，应鉴别诊断是休克还是低心排血量状态（见第 11 章）。

1）病因：虽然短暂性低血压是相对良性的，但也可能指示着严重的临床状况，须始终高度重视。在 ICU 内即将拔除动脉测压管前，最好对照袖带血压计测量值和动脉测压管测量值，因为患者转至术后病房后，两者的显著差异会干扰对袖带血压计测量值的判读。必须要始终注意可能存在的低氧血症、伴发心源性休克的心肌缺血或梗死、主动脉夹层（如果双上肢血压存在压力差）、脓毒症，尤其应排除迟发性心脏压塞。术后数日后发生低血压的最常见原因如下。

　　a. 低血容量，通常由于强化利尿治疗。

　　b. 严重贫血。

　　c. 为预防房颤使用 β 受体阻滞剂或胺碘酮。

　　d. 严重心动过缓。

　　e. 心律失常，尤其是因房颤、房扑下的快速心室率使用药物治疗，通常会导致较低的血压（β 受体阻滞剂、CCB 及胺碘酮）。

　　f. 因 CPB 所致机体炎症反应的残余效应以及糖尿病自主神经病变所致的血管麻痹。

　　g. 术后恢复使用术前用药时，初始剂量过大。患者在术后表现出的高血压常常是因疼痛及交感神经过度兴奋,这些问题一经解决,即可能发生低血压,须补液,但并无输血的必要。

2)评估及管理。

a. 回顾用药史,评估容量状态,测量不同体位的血压,测定心率及心律、末梢血氧饱和度,检查 12 导联 ECG 及血细胞比容,这些资料通常可足以解释低血压机制。如果患者末梢温暖、灌注良好,中等量补液并调整药物的使用即可。

b. 处理与房颤相关的低血压较为困难,因为减慢心率的药物会导致血管扩张,血压会进一步下降(尤其是美托洛尔及地尔硫䓬)。胺碘酮是理想的替代用药,仅在快速静脉推注时会造成低血压。但对于大多数患者来说,心率的控制可以改善左心室的充盈及血压。如果患者在表现出顽固性低血压的同时,难于通过药物来控制快速心率,应行复律治疗。

c. 如果患者呈现顽固性低血压,且灌注欠佳,则心脏压塞的可能性加大,应立即行超声心动图检查。

(6)**心肌缺血** 术后心绞痛复发或发生新的 ECG 改变(通常表现为 ST 段升高),应仔细评估心肌缺血或心肌梗死的可能性。临床表现主要包括低心排血量状态、低血压、心力衰竭及肺水肿、室性心律失常或心脏停搏。

1)病因。

a. 冠状动脉灌注不足。

• CABG 术后血管桥急性栓塞,可能源于解剖因素、桥血管弯折或桥血管与心内膜未彻底切除的靶血管的吻合。

• 吻合口狭窄导致血流减少(技术问题)或桥血管过小导致灌注不足(例如使用非常细小的 ITA,或在再次手术时使用管径较小的 ITA 替换中度病变的静脉桥血管)。

• 冠状动脉痉挛(桥血管或固有冠状动脉)。

• 未对病变血管施行旁路,原因是:无法定位靶血管、靶血管过于细小或存在严重钙化(血运重建不彻底)。

• 主动脉瓣置换术后或实施冠状动脉纽扣移植的主动脉根部手术后,发生冠状动脉开口狭窄、阻塞或弯折。

• 二尖瓣手术术中发生冠状动脉旋支受损。

b. 术中心肌保护不良。

2)评估。

a. 仔细分析 ECG,判断 ECG 改变是源于缺血还是心包炎(图 8.2 和图 8.3)。

b. 经验性应用硝酸甘油和(或)CCB,有助于心肌缺血或冠状动脉痉挛的改善,同时用于诊断。

c. 如果发生明显的 ECG 改变,应考虑紧急行冠状动脉造影[50],可用于发现桥血管移植中外科技术方面的问题,或确认冠状动脉痉挛。

d. 对稍稍不太紧急的病例,可行核素负荷成像,以确定是否存在心肌缺血,同时鉴别缺血性和非缺血性胸痛。

3）治疗。

a. 强化药物治疗，使用硝酸甘油及 β 受体阻滞剂。

b. 置入主动脉内球囊反搏（IABP）有助于改善心肌缺血或血流动力学状态，术后早期作用尤其明显。但 IABP 仅可视为支持措施，应尽快找出病因。

c. 如果冠状动脉造影证实为桥血管移植的技术问题，或桥血管未能与适宜的动脉吻合或桥血管吻合点位于最狭窄处的近心端，可考虑行经皮冠状动脉介入（PCI），这是最为快捷的治疗措施[50-51]。如果 PCI 不可行，而大面积心肌处于危险之中，且患者在围手术期并未经历严重的心肌梗死，应考虑再次手术。相反，下述情况应考虑内科治疗，即：供应缺血区的冠状动脉细小且有弥漫性病变；虽然已经完成旁路手术，但因窃血而导致桥血管流量受限；或者靶血管不适于行旁路手术。如果无法定位细小的病变血管，可以保留小部分心肌处在可能的缺血状态。对于管径较粗大、更靠近近心端的狭窄冠状动脉可以施行PCI，这将有助于改善冠状动脉血流。如果患者存在广泛梗死区，且评估延迟，外科干预可能无法获益，患者将面临高风险。

d. CABG 的远期疗效取决于桥血管、非靶血管及靶血管吻合点远心端发生粥样硬化的情况。可以改善疗效的因素包括：使用动脉桥血管（一侧或双侧 ITA 及桡动脉）、积极控制风险因素（戒烟、使用他汀类药物治疗脂质代谢紊乱、控制高血压和糖尿病、使用阿司匹林至少 1 年）[52]。对于因急性冠脉综合征而接受手术的患者及 OPCAB 术后患者，加用 P2Y12 抑制剂。在极其少见的情况下，远期心肌缺血可能源于冠状动脉窃血综合征，具体可能是冠状动脉 – 锁骨下动脉间窃血，也可能是 ITA– 肺动脉瘘窃血[53]。

（7）心包积液和迟发性心脏压塞　术后 1~2 周常规行超声心动图可发现 60%~70% 的患者存在心包积液，但通常可自行消除[54-55]。数项大型研究发现：1%~2% 的患者会发展成为有症状的心包积液，随着积液量的增加，心排血量将下降并形成压塞，需要引流[56-57]。但一些规模相对较小的研究认为：约 5% 的患者需要对其心脏压塞前期或心脏压塞进行有创干预[58-59]，这一情况可见于术后第 1 周或数周之后，心脏压塞的症状有时可能相对隐匿，并难以与术后康复进程缓慢的情况相鉴别，因此应保持警觉。心脏压塞是各种术后并发症中最为严重、但同时又是最可治疗的一种并发症。

1）病因。

a. 发生心包积液及迟发性心脏压塞的风险因素[57-60]。

• 围手术期使用抗血小板药物（阿司匹林、P2Y12 抑制剂）或其他抗凝药物（肝素、低分子量肝素、NOAC）。

• 术后早期发生需要输血或再开胸止血探查的纵隔出血。

• 因预防静脉血栓、人工机械瓣置换或预防房颤而早期启用抗凝药物，抗凝决策务必慎重，因为即使术后仅有很少量的出血都可能导致心包内发生缓慢的积血。

•存在一些伴发疾病，包括：体表面积过大、高血压、免疫抑制、慢性肾脏病（CKD）、肝功能障碍。

•非常严重的心力衰竭。

•紧急手术、需要长时间 CPB 的复杂手术（凝血功能障碍更为严重）、感染性心内膜炎的手术治疗。

b. 在拔除心室起搏导线时有可能造成右心室表面浅表动脉或静脉的损伤，或右心室本身的损伤，从而发生急性出血。一些医生要求在拔除胸腔引流管之前先拔除起搏导线，但大多数医生是在引流管拔除数日后才会拔除起搏导线。由于抗凝治疗会导致出血加重，因此，建议在 INR 达到治疗水平前将起搏导线拔除，同时需要停用 NOAC 1~2 剂，或停用肝素数小时后进行操作，以降低出血风险。如果在拟拔除起搏导线时，INR 已经达到治疗水平，建议剪断起搏导线而不是将其拔除。如果心房起搏导线是直接缝合在心房壁上，而非置入一个塑料鞘（Medtronic 6500 型导线）后再缝合在心房上，那么在拔除心房起搏导线时易引发出血。较为罕见的一种情况是梗死区迟发破裂或二尖瓣人工瓣膜导致左心室破裂出血。

c. 如果患者存在上述风险因素，尤其是术前或术后服用抗凝药物或抗血小板药物的患者，有可能出现进行性加重的血性心包，而症状会较为隐匿。一项来自梅奥诊所的大型研究发现：患者常常是因非特异性症状而行超声心动图检查，但约 42% 的患者会呈现因心脏压塞所导致的血流动力学受损。该研究还指出：在瓣膜手术后超声提示仅有不明显心包积液的患者中，约半数患者在出院后 2 周内因心脏压塞而需要再次入院[56]。

d. 有时术后 ECG 可发现急性心包炎，但其表现难以与进展中的心肌梗死进行鉴别（图 8.3）。此并发症的发生可能与心外膜出血、心包积血或早期炎症反应有关，但事实上，其病因多不明确。有时，患者并无症状，仅在 ECG 上有所表现，这可能与浆液性或浆液血性心包积液的形成有关。

e. 后期发生的浆液性或浆液血性心包积液源于心包切开术后综合征，人们将之视为"心脏损伤后综合征"的一个类型[61]。

2）临床表现。

a. 急性出血伴顽固性低血压和急性心脏压塞的各种临床表现。

b. 急性心包炎可以导致胸部不适，但在术后早期难以与胸部切口疼痛相鉴别。

c. 迟发性心脏压塞的典型症状为低心排血量，难于描述的不适、气短、胸部不适、厌食、恶心或低热。这些症状常常会归因于药物的使用或术后康复缓慢。同时，常常出现颈静脉怒张、心包摩擦音、进行性直立性低血压、心动过速（由于服用 β 受体阻滞剂而常常被掩盖）及奇脉。偶尔首发表现为因肾功能进行性下降而出现的尿量减少，尿素氮和肌酐升高；肾功能下降是由于低心排血量、动脉低血压及体静脉压力升高所致。

3）评估。

a. 胸部 X 线片：可见心影扩大，而这也可能是因为吸气困难导致床旁后前位成像欠佳所导致。但胸部 X 线片经常表现正常，这与血液积聚的位置和速度有关。

b. 二维超声心动图可以确诊心包积液并明确心脏压塞的生理状态（吸气相三尖瓣血流量增加 40% 以上，而二尖瓣血流量下降 25% 以上），同时还可以评估心室功能状态。需要清醒地意识到：心脏压塞可发生于局部，导致某一心腔受压，在这种情况下，积液量往往较少，并非大量的、包绕整个心脏的积液[57,62]。经胸超声心动图（TTE）在获取某一声窗时常常会受限，可能与患者体型有关，因此有时无法发现积液。

c. 如果临床高度怀疑心包积液，但 TTE 显示欠佳，可考虑行 CT 扫描，既可明确诊断，又能确定大量积液的位置。此措施适用于术后多日、血流动力学状态稳定且已转回术后普通病房的患者[63]。如果患者入住 ICU 或病情不稳定，可考虑 TEE，在明确心室后壁积液的情况时，TEE 较 TTE 更为敏感（图 13.1）[64]。

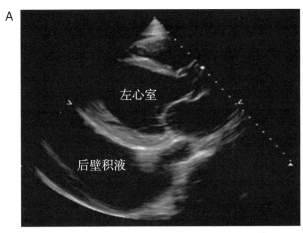

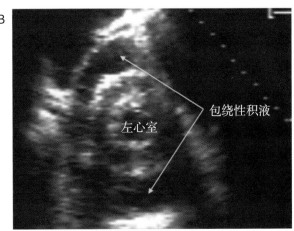

图 13.1　二维超声心动图可见术后大量心包积液。A.TTE 胸骨旁长轴切面显示大量后壁积液。B.TEE 胃底短轴切面。注意：包绕心脏的大量心包积液会阻碍心室充盈，出现舒张期塌陷说明积液已造成明显的血流动力学影响

4）预防。

a. 术前选择合适时机停用抗血小板药及抗凝药，这一点非常重要，不可忽视。

b. 手术结束时应仔细止血以降低出血风险，输注血制品；凝血功能障碍有可能导致迟发性心脏压塞。

c. 手术即将结束时在心包后壁做一小切口，可以降低后壁心包积液的发生率[65]。也可以在心脏下壁放置一条引流管，而非将两条引流管均放置在心脏前壁，在改善引流的同时可降低发生残余积液的风险。

d. 如果过去 8 h 的总引流量 < 100 mL，即可拔除胸管。一项研究发现：将胸管至少留置至术后第 2 天，同时，仅当引流量 < 50 mL/4h 时再拔除胸管，可以将迟发性心脏压塞的发生率降低 50% 以上[66]。

e. 心脏瓣膜手术后，预防静脉血栓栓塞或管理房颤均需要在术后早期即开始抗凝治疗，但此时应仔细判断这样的治疗策略是否有可能增加纵隔出血的风险或导致迟发性心脏压塞。

f. 预防性使用非甾体抗炎药（NSAID）可以降低术后发生心包积液的风险[67]。有多种药物均已成功用于治疗心包切开术后综合征，但并没有任何一种药物被推荐为常规使用。对于没有造成血流动力学负面影响的心包炎或心包切开术后综合征，可以使用秋水仙碱、抗炎药物和（或）类固醇激素来应对心包积液。

g. 只能在 INR 尚未达到抗凝治疗水平时拔除起搏导线。

5）治疗。

a. 对于活动性出血，应立即开胸探查。如果出血量巨大、患者病情极度不稳定，可在 ICU 内、甚至病房的床边开胸抢救，因此需要准备开胸包。如果患者病情稳定，但怀疑存在活动性出血，应首选将患者转运至手术室进行再开胸探查。

b. 心包穿刺是创伤最小的一种干预措施，用于治疗进行性加重的心包积液，其有效率达到 50%，通常适用于前壁及大量包绕性心包积液[56-57]。通常选择心导管室进行操作，应在 ECG 或二维超声心动图监测下进行穿刺。如果存在血凝块或局部包裹，可能无法完全消除积液。

c. 如果超声心动图提示无法通过经皮穿刺抽出积液（通常是位于后壁的积液）或存在局部包裹，可选择剑突下切口进行引流。如果仍然无法成功引流，应将胸骨切口完全敞开进行引流。

d. 对于后壁包裹性积液或术后数周出现的复发性积液，可以考虑经左胸切口行心包开窗或心包切开进行引流。

（8）心包切开术后综合征（PPS）　有报道指出，此并发症见于心脏直视术后，发生率为 10%~20%，是一种自身免疫性炎症反应，常常与围手术期出血及输血有关[68-69]。炎症标志物将会升高，包括细胞因子、中性粒细胞活化标志物及氧化应激介质[70]。PPS 属于"心脏损伤后综合征"的一种类型，同样会见于起搏器植入术后、PCI 术后、透壁心肌梗死、心律失常射频消融术后，推测是机体对心脏损伤的一种反应[61]，可发生在术后 1 周至数周，甚至数月之后，与术后早期发生的心包炎及心包积液有着不同的病因学机制。PPS 的发生可能与心脏压塞、静脉桥血管早期闭塞或缩窄性心包炎有关[71]。

1）发生 PPS 的风险因素包括：低龄、非糖尿病、慢性肾脏病、术前血小板计数及血细胞比容较低（可能导致围手术期更大量的出血并需要输血），以及二尖瓣或主动脉瓣手术[68-69,72]。术前白介素 8（IL-8）水平降低是发生 PPS 的高风险标志物[73]。

2）表现：发热、胸膜炎性胸痛、心包摩擦音、新发胸腔积液、心包积液或有所加重。有 2 种或以上表现者，可诊断为 PPS。同时可能存在不适和关节疼痛。

3）预防：术后即开始使用秋水仙碱（1g 每天 2 次，服用 1 d；然后 0.5 mg 每天 2 次，服用 1 月），这是目前预防 PPS 最为可靠的方案[74-75]。关于术中使用类固醇激素能否有效预防 PPS，目前并无定论[76]—— 一项研究认为甲基泼尼松龙有此作用[77]，而另一项研究认为地塞米松无此功效[78]。双氯芬酸（NSAID 的代表）可有效降低 PPS 的发生率[79]。

4）评估：可见淋巴细胞增多、嗜酸性粒细胞增多及红细胞沉降率（血沉）加快，但可能并无发热。通常是通过胸部 X 线片和超声心动图诊断出 PPS。

5）治疗。

a. 最理想的 PPS 初始治疗方案为阿司匹林（750 mg 每天 3 次，服用 2 周）与秋水仙碱（0.5 mg 每天 3 次，服用 6 月）联合使用，同时给予质子泵抑制剂（PPI）[61]。如果症状缓解不理想或需要替换阿司匹林，可使用 1~2 周的 NSAID，例如，布洛芬 600 mg 每天 3 次，停用阿司匹林。需要注意的是：常规性使用 NSAID（尤其是布洛芬）会抑制阿司匹林抗血小板作用对心脏的保护[80]。

b. 对于复发性 PPS 患者，可采用泼尼松龙治疗 1 个月，剂量递减，起始剂量为 0.5 mg/kg 每天 1 次，与阿司匹林、秋水仙碱联合使用[61]。

c. 对于急性心包炎或复发者，建议使用秋水仙碱（0.5 mg 每天 2 次，服用 1 月）[75,81]。

d. 对于有症状的大量心包积液，有必要行心包穿刺。

e. 对于复发的大量心包积液或限制性心包积液（在低龄患者的早发性 PPS 中更常见），可以采用心包开窗。

（9）缩窄性心包炎　尽管术后可发生纵隔粘连，但缩窄性心包炎是一种心脏外科术后十分罕见的远期并发症。可见于：术后早期血性心包积液未充分引流、使用华法林及早期 PPS 患者，还可见于有纵隔放疗史的患者，此外，在没有上述任何因素时也有可能发生。从理论上讲，如果心包内残存积血和促炎物质，有可能导致 PPS 的发生，并在远期形成致密粘连，易导致心外膜增厚。这将导致心室舒张功能受限（缩窄性心外膜炎）及桥血管的衰竭[70,82]。

1）表现：患者可呈现隐匿性劳力性呼吸困难、胸痛及疲劳，右心衰竭的征象（外周水肿、腹水、颈静脉怒张）较为常见，但奇脉的发生却并不多见。

2）评估。

　　a. 如果没有心包积液，则胸部 X 线片常常无异常表现。

　　b. 二维超声心动图：可以显示出缩窄性症状，例如间隔反弹和下腔静脉内径随呼吸运动应发生的变化减小。

　　c. CT 或 MRI：首选 MRI，可显示心包增厚、MRI 延迟强化，偶尔还会见到心包积液。但是，如果存在缩窄性心外膜炎，则可能见不到心包增厚。

　　d. 右心导管：可以提供最为确切的信息，舒张压保持均衡状态，而右心室舒张压则呈现低谷 – 平台波（"方波"征）（图 1.32）。有时，严重的液体超负荷也会产生缩窄性病变的血流动力学表现，但事实上除了有手术造成的术后瘢痕外，并无心包增厚或心外膜炎的解剖学证据。

　　3）治疗：如果使用利尿剂和类固醇激素均无法使临床症状有所改善，则应考虑行心包剥脱术。最理想的手术径路为胸骨正中切口，经此径路可以充分地剥离右心房、右心室及大部分左心室的脏层心包。如果手术操作难度较大或出血量较多，可以建立 CPB。对于缩窄性心外膜的剥脱存在一定的难度，有可能损伤桥血管或造成严重出血。可采用"华夫饼"或"龟壳"操作，通过在心外膜瘢痕组织上行纵隔交错的切口来解除心腔所受到的限制 [82]。如果存在以下方面的问题，手术效果可能欠佳：左心室收缩功能障碍、右心室和左心室舒张压过高、持续性舒张功能障碍（与术前症状持续时间相关）等。如果存在严重的三尖瓣反流，那么单纯行心包剥脱通常并不能使病情得到改善。

6. 肾功能、代谢及液体管理和并发症

（1）常规护理

　　1）大部分患者在从 ICU 转入术后病房时，体重仍会明显高于术前体重。每天称重，并与术前体重进行比较，由此来决定利尿治疗的强度，从而将多余的水分清除。如果术前已经存在心力衰竭，要获得理想的"干重"则需要强化利尿。术前存在慢性心力衰竭的患者，尽管液体超负荷，但由于营养不良，术后仅需数日即可降低至术前体重。

　　2）对于大多数病例来说，无须过度严格地限制饮食（水和钠）。在强大的利尿剂作用下，很快即可实现液体的负平衡；而术后更常见的问题是纳差，因此，不限制地提供可口的饮食更为重要，以增加热量的摄取。

　　3）如果患者术前已使用利尿剂（尤其是瓣膜病和心肌功能差的患者），建议在出院后仍继续利尿治疗，即使体重已恢复至术前水平。

（2）短暂性肾衰竭（见第 12 章）

术前肾功能障碍、高血压和糖尿病、长时间 CPB、术后并发低心排血量综合征及需要大剂量血管收缩药的患者，术后可能发生 AKI。虽然为了降低术后早期液体超负荷而常规使用利尿剂，但对于发生了 AKI 的患者，利尿剂的使用应格外慎重，利尿剂会使血管内容量减少，引发肾前性氮质血症，事实上这会加重肾功能障碍。当患者转入术后病房后，由于缺少对血管内容积状态的监测，管理会变得非常困难。

1）轻度 AKI 的常见表现为血清肌酐（S_{Cr}）逐渐升高，伴有或不伴有尿素氮（BUN）的升高，同时还会出现血钠浓度下降，这反映了液体量的持续超负荷。适当的用药可以纠正少尿症状，使 AKI 的持续时间较短。对于高血压患者，可适当减少降压药用量，使血压稍高于正常。应停用 ACEI，避免使用 NSAID，如果需使用利尿剂，应采用小量温和策略，以保证充足的血管内容量。如果患者曾接受强化利尿治疗，且食欲较差，应考虑补充一定的水分以改善肾前性氮质血症（表现为 BUN 水平升高）。只要心排血量满意，大部分患者的肾功能障碍都是短暂性的。

2）如果 S_{Cr} 升高伴显著的液体潴留，常常会损害肺的氧合功能。虽然大剂量应用利尿剂不能直接改善肾功能，但可以通过增加尿量来改善氧合。如果无法改善氧合，则可能需要将患者转回 ICU 行有创监护，可能需经静脉注入正性肌力药物，更积极地使用无创或机械辅助通气；如果存在严重的肾功能不全，可行超滤透析。如果发生不明原因的 BUN 和 S_{Cr} 升高，尤其是新发生了无尿症状，应怀疑迟发性心脏压塞。应行超声心动图来评估心脏功能，排除心脏压塞的诊断。

（3）**高钾血症**　常常与肾功能障碍并发。前文已经阐述了高钾血症的临床表现和处理方法。应高度注意：避免外源性钾离子的摄取，避免使用 ACEI、ARB 及 NSAID，重新评估肾功能。

（4）**高血糖**　是一种常见的术后并发症，见于糖尿病患者，偶尔也可见于非糖尿病患者，术后血糖的升高可能源于胰岛素抵抗及残余对抗激素（胰高血糖素、皮质醇）水平的升高[83]。术后早期静脉注射胰岛素不仅可降低伤口感染率，还可降低其他并发症发生率及手术死亡率，但应注意血糖控制充分即可，不应过分严格（见附录 6）[84-87]。患者一经转入术后病房，应频繁测量末梢血糖（通常为餐前及睡前），以确保血糖控制满意。

1）胰岛素抵抗常常见于术后早期。对于胰岛素依赖的患者，应根据进食情况及血糖情况，逐步增加胰岛素剂量至术前水平。初始应先使用较小剂量的中效胰岛素，必要时可辅以普通胰岛素（表 12.9）。

2）当患者完全恢复口服进食后，可重新开始使用口服降糖药，起始剂量通常为术前剂量的一半，并根据进食和血糖情况逐步加量。

（5）**其他**　当患者转入术后病房后，其他的一些有关电解质、内分泌的并发症相当罕见。第 12 章已阐述了对这些问题的评估与管理。

7. 血液系统并发症及抗凝策略

（1）**贫 血**

1）虽然 CPB 不可避免地导致血液稀释，但有效的血液保护策略及非 CPB 手术均可降低围手术期输血需求。尽管 STS 指南建议低风险的 CPB 患者的血红蛋白（Hb）< 60 g/L 时再输血[88]，但如此严格的输血策略增加了肾衰竭、卒中及神经认知障碍的风险，因此，不应将该指南用于高龄、糖尿病、罹患脑血管病或存有脏器缺血风险的患者。

2）大部分研究建议：CPB 期间应将血细胞比容（HCT）维持在＞ 20%，术后至少将 HCT 提升至 22%。多项研究比较了心脏外科术后的限制（Hb ＜ 70 g/L 时输血）和非限制（Hb ＜ 90 g/L）性输血策略，显示结局相似[89~90]。但对于以下一些人群，即使 HCT 相对较高也应考虑输血，包括：高龄、感觉严重虚弱疲惫、ECG 改变、低血压或严重心动过速者。

3）虽然术后利尿可导致 HCT 逐渐升高，但红细胞通常不会像液体那样可以从细胞外自由进入血流。此外，HCT 还受红细胞寿命的影响，CPB 会使红细胞寿命缩短，输注的红细胞会在 24 h 内损失近 30%。一项研究发现：几乎所有手术患者都会发生"血红蛋白漂移"（hemoglobin drift）现象，平均变动幅度达到 11 g/L，CPB 时间越长，变动幅度越大，与是否输血无关[91]。在利尿的作用下，80% 的患者在出院前其血红蛋白浓度都会有所改善，因此，在决策是否应进行输血时，应将这一因素考虑其中。

4）出院前，如果 HCT ＜ 30%，应服用铁剂（硫酸亚铁或葡萄糖酸亚铁 300 mg，每天 3 次，服用 1 个月）。如果患者住院期间曾多次输血，则无须补充外源性铁剂，因为溶血可增加机体的铁储备。

5）还可以考虑使用重组促红细胞生成素（Epogen 或 Procrit）来刺激红细胞的生成（50~100 U/kg 皮下注射，每周 3 次），尤其适用于有充足的铁储备（转铁蛋白饱和度＞ 20%，转铁蛋白＞ 100 ng/mL）的慢性肾脏病患者。

（2）血小板减少症 是由于 CPB 管路系统对血小板造成破坏及血液稀释所致，但在术后数天，血小板计数将会逐步恢复至正常水平。术后早期，凝血功能会因血小板功能障碍而受损，而血小板功能的异常正是由于 CPB 诱导或因术前使用抗血小板药物所致，抗纤溶药物的使用会在一定程度上减轻凝血功能受损程度。

1）病因。

a. CPB 期间血小板被激活或发生稀释。

b. 大量出血、输血，而未及时补充血小板。

c. 使用主动脉内球囊反搏（IABP）。

d. 肝素诱导的血小板减少症（HIT）。注意：所有使用肝素的患者，必须每天复查血小板计数。如果血小板在最初恢复后出现下降，应保持警觉并怀疑 HIT，应行体外凝集试验来确诊 HIT。

e. 使用了可导致血小板计数下降的药物，例如呋塞米、NSAID 及雷尼替丁。

f. 脓毒症。

g. 血栓性血小板减少性紫癜（TTP），通常会表现出 AKI、血小板减少症及微血管病性溶血性贫血，此时血液涂片上可见裂红细胞。偶尔会出现发热及精神状态改变[92]。

2）治疗：输注血小板的指征如下。

a. 血小板计数＜（20~30）× 10^9/L。

b. 血小板计数＜ 100 × 10^9/L，但表现出持续性出血；有时，如果怀疑血小板功能障碍，即使更高的计数同样需要输注血小板。

c. 对于计划内手术（例如经皮 IABP 导管拔除），血小板计数＜ 60×10^9/L 时。

（3）肝素诱导的血小板减少症（HIT）　是一种非常严重的并发症，可导致广泛的动、静脉内血栓，死亡率高达 20%。由于其风险高，须用直接凝血酶抑制剂进行治疗，因此，早期怀疑、确诊及治疗十分必要 [93-96]。

1）HIT 是一种免疫介导性疾病，因形成 IgG 抗体所致，此抗体与底物结合后会形成肝素 - 血小板因子 4（PF4）复合物，激活血小板，进一步导致促凝微颗粒释放，生成凝血酶。而 PF4 复合物的形成又会导致更多 PF4 的释放，激活更多的血小板。IgG 抗体与黏多糖在血管内皮细胞表面结合后，导致内皮细胞受损、组织因子表达。这样的促凝环境会导致 30%~50% 的患者形成动、静脉血栓，进而发生卒中、心肌梗死、肠系膜栓塞或深静脉栓塞。

2）疑似 HIT。

a. HIT 的诊断需要两个条件——存在肝素抗体及血小板减少。其更易见于牛源性肝素，使用普通肝素的 HIT 发生率是使用低分子量肝素的 8~10 倍。

b. 疑似 HIT 基于 4 个 "T"，即血小板减少的程度（Thrombocytopenia）、发生的时间点（Timing）、发生栓塞（Thrombotic）和存在其他可能原因（oTher）。一项计分系统发现：CPB 后发生 HIT 的独立风险因素为血小板计数的双时相反应，即与 CPB 的间隔时间＞ 5 d 及 CPB 时间超过 2 h [97]。

• 术后发生血小板减少极其常见，相关因素包括：血液稀释、CPB 对血小板的破坏、输注血小板的清除及脓毒症。CPB 术后血小板计数一般会减少 40%，但术后第 3~4 天开始恢复。如果 4 d 后仍无改善或进一步下降超过 50%，应怀疑发生了 HIT。

• 术前 100 d 内接受过肝素治疗的患者术后有可能立即发生 HIT（注射肝素数小时内），这是由于循环内残留有 HIT 抗体；但如果术前仅短时接受肝素治疗，术后 4 d 内即发生 HIT 的情况非常罕见。最常见的情况是在术后 5~14 d 发生 HIT。

• 迟发性 HIT（停用肝素后发生，原因是残留肝素 –PF4 血小板活化抗体）常表现为静脉血栓栓塞，但由于已停用肝素，很少会复查血小板计数，因此常常无法诊断。如果发生栓塞事件（例如下肢静脉栓塞），而血小板计数偏低，应疑似发生了 HIT。

• 据估计 30%~50% 的 HIT 患者会发生栓塞，这要求在停用肝素后辅以额外治疗。但令人不安的是：约 25% 的患者在出现血小板减少前既已发生栓塞 [98]。可见，HIT 是一个非常棘手的并发症，因为人们欲使用肝素应对栓塞，而此时却禁用肝素。更常见的情况是：在血小板计数下降达到最低点时将发生某种栓塞事件，但正如前文所述，在停用肝素后，HIT 仍有可能发生（迟发性 HIT）。因此，临床上常常是 HIT 已经发生但却没有引起怀疑，于是导致诊治的推迟，引起一系列的并发症。

• 其他因素：尤其是药物和 IABP 的使用以及脓毒症，均应被考虑作为引起血小板减少的原因。

3）诊断试验：检测特异性肝素依赖性血小板 IgG 抗体的 ELISA 血清学试验，已经取代了此前使用的也可检测出非 HIT 所致 IgM 抗体的方法。对于心脏外科手术的患者，术前约为 20% 的抗体阳性率，而术后可高达 50%，但很少与血栓栓塞事件存在关联[94,99-102]。估计仅有 1%~2% 的心脏手术患者可能罹患 HIT。使用 ELISA 光密度（OD）检测及抗体滴定有助于提高检测的特异性，大部分 HIT 病例的 OD 值 > 1.4U[95]。对洗涤血小板活化进行的更为特异的功能学检测（血清素释放检测和肝素诱导血小板聚集试验）可以更准确地发现可触发血小板活化的抗体。在没有血小板减少或血栓栓塞的情况下，不推荐术前检测肝素抗体。

4）治疗[95,102-103]。

a. 如果术前已检测出 HIT 阳性，同时存在血小板减少，术中必须选择肝素以外的其他抗凝药物（通常为比伐芦定）。在注射最后一剂肝素后，一般需要 3 个月才能将抗体彻底消除，如果 HIT 检测结果为阴性，则可以安全地进行肝素化。

b. 如果怀疑发生了术后 HIT，在检测结果出来前，即应停用所有肝素，包括冲管用肝素，同时应拔除肝素涂层的肺动脉导管。但是，如果根据临床表现认为 HIT 的可能性较低，而确有必要预防性抗凝（例如预防静脉栓塞），可以安全地使用磺达肝癸钠（磺达肝素，皮下注射 5~10 mg，每天 1 次，根据体重调整剂量）。

c. 无须常规输注血小板，否则可能造成血栓栓塞；但是，如果患者出血或因血小板过少（< 30 × 10^9/L）需要预防出血，则可以输注血小板。血小板通常会在停用肝素 1 周后开始回升。

d. 不要立即启用华法林，因为维生素 K 依赖的自体抗凝蛋白 C 的减少会导致组织因微血管栓塞而发生坏死。这一情况可见于 INR 迅速超过治疗区间的患者。当血小板计数达到 150 × 10^9/L，并在使用非肝素抗凝药情况下这一血小板计数连续保持 5 d 时，即可开始安全使用华法林，即便 INR 已经达到治疗区间也较为安全。

e. 为降低血栓栓塞的风险，并为原本需要使用肝素的操作提供保护，可更换其他抗凝药物。如果仅仅是停用肝素，患者发生有症状的栓塞风险仍较正常高出 25%，因此，上述的替代治疗方案非常必要。

• 阿加曲班：一种合成的直接凝血酶抑制剂。由于本药经肝脏代谢，因此更为适用于存在肾功能障碍的患者。阿加曲班的血浆半衰期为 40 min。在肝素作用消除后（普通肝素的效应消除时间为 4 h，低分子量肝素为 12 h）开始使用，初始剂量为 2 μg/（kg·min），维持剂量为 0.5~1.2 μg/（kg·min），根据 PTT 调整药量，要求 PTT 达到基线水平的 1.5~3 倍。罹患肝病或心力衰竭的患者应减小剂量。由于阿加曲班和华法林都会影响 INR，因此从阿加曲班转为华法林可能会比较棘手。启用华法林时要求血小板计数 > 150 × 10^9/L，以 2.5~5 mg 的剂量维持 5 d 作为叠加治疗方案。在此时间点，通常的治疗策略是：如果 INR ＞ 4，则停用阿加曲班，4 h 后复查 INR，只要复查结果 INR ＞ 2，则无须恢复使用阿加曲班。但也存在如下情况：虽然 INR ＞ 4，但患者所面临的栓塞风险仍高于出血风险[104]。

- 比伐芦定：直接凝血酶抑制剂，可与凝血酶发生可逆性结合，半衰期仅为 25 min。可用于 HIT 患者的抗凝治疗，初始剂量为 0.75 mg/kg，而后以 0.15 mg/(kg·h) 滴注，目标 PTT 为基线的 1.5~2.5 倍。比伐芦定的优点在于 80% 为酶促代谢（GFR ＜ 30 mL/min 的患者应做剂量调整），无免疫原性，对 INR 影响小。
- 达那肝素：一种类肝素制剂，与肝素抗体的反应性较低。用药时先推注 2250 U 抗 Xa，而后以 400 U/h 滴注 4 h，再以 300U/h 滴注 4 h。可通过抗 Xa 的水平监测达那肝素，目标血药浓度为 0.5~0.8 U/mL。此药由 Aspen Pharmacare 生产，目前没有在美国上市。
- 非维生素 K 拮抗剂口服抗凝药（NOAC）：对 HIT 治疗作用的评估资料有限，但可考虑作为超处方使用，剂量为治疗急性 VTE 的推荐剂量。
- 通常情况下，如果没有血栓栓塞发生，则抗血栓治疗时间为 1 个月；否则应延长至 3 个月。

（4）冠状动脉旁路移植（CABG）　为了保持大隐静脉桥的通畅性，应在术后使用阿司匹林，但目前并无资料显示其有助于改善动脉桥的通畅性[52]。

1）目前，大多数指南（ACCP 指南、ACC/AHA 指南、ESC 指南、STS 指南）均将阿司匹林作为 CABG 术后抗血小板治疗的 I 级推荐。术后 6~24 h 开始使用阿司匹林 75~325 mg；如果是 OPCAB，则同时辅以氯吡格雷 75 mg[105-108]。更大剂量的阿司匹林可能会抵消术后血小板活性的升高，并使阿司匹林的吸收度下降[23]。建议选用吸收度更好的非肠溶阿司匹林。术后启用的时机应根据纵隔出血情况来确定。由于阿司匹林对冠心病具有二级预防作用，因此建议终生服用，但用药超过 1 年对桥血管的通畅性不再有改善作用。

2）如果患者因急性冠脉综合征（ACS）而行 CABG，术后使用双重抗血小板药物（DAPT）——阿司匹林和 P2Y12 抑制剂（替格瑞洛是一种理想的选择）——为 IIa 级推荐。有 7 项荟萃分析证实：因稳定型缺血性心脏病而行 CABG 术后，使用 DAPT 有助于降低静脉桥的堵塞率，而这一优势在 OPCAB 术后最为明显（因此为 I 级推荐），但有可能导致更多的出血[109-110]。然而，FREEDOM 试验结果显示：对于罹患糖尿病伴多支血管病变、因稳定型缺血性心脏病或 ACS 而行 CABG 的患者，DAPT 并不会改善心血管预后[111]。依据 ACC/AHA 指南的建议：CPB 下 CABG 术后，使用 DAPT 仅为 IIb 级推荐。如果患者不能耐受阿司匹林，应给予氯吡格雷，300 mg 作为负荷剂量，其后给予 75 mg 每天 1 次。

3）如果患者在外科手术前 1 年内植入了药物涂层支架、且目前保持通畅，应在术后继续 DAPT 治疗。

4）与阿司匹林比较，目前并没有发现使用华法林或 NOAC（利伐沙班）能更好地保持桥血管的通畅性，无论单独使用还是同时服用阿司匹林均如此[112]。在冠状动脉内膜剥脱术后是否应使用上述的某一种药物，目前并不确定。

（5）人工瓣膜　所有接受机械瓣置换的患者，术后均应终生服用维生素 K 拮抗剂（VKA）；但对于生物瓣置换术后是否应短期服用 VKA 这一问题，不同的指南给出了不同建议[113]。表 13.5 对各种建议做出了总结，这些一般性共识来自 2012 版 ACCP[114]、2014/2017 版 ACC/AHA[115] 及 2017 版 ESC 指南[116]。上述指南每隔几年都会有所更新，可在线查询。关于指南的更新和比较，2019 年出版了纸质版[117]。

1）生物瓣。

a. 主动脉瓣生物瓣外科置换：多篇综述得出结论认为，主动脉瓣生物瓣置换术后，使用阿司匹林和 VKA 的疗效相似，两者合用虽然可略降低栓塞和死亡风险，但会被出血风险的升高而抵消[118]。虽然外科医生和患者常常选择生物瓣以避免使用 VKA，即使是短时间避免；但确有证据显示：术后前 3 个月，如果不服用 VKA，更易发生血栓栓塞并发症，卒中的风险也会稍有升高[119]。另外，无论是外科主动脉瓣置换还是 TAVR 术后，均发现有"亚临床瓣叶血栓"，这将导致外科主动脉瓣置换术后卒中的发生风险增加[120]。

• 根据 2012 版 ACCP 指南：如果患者为窦性心律，建议终生服用阿司匹林 75~100 mg（通常为 81 mg）；如果患者存在较高血栓栓塞风险（房颤、异常的高凝状态、EF < 35%、既往血栓栓塞史或左心房直径 > 50 mm），建议加用华法林，目标 INR 为 2.5[114]。

• 根据 2017 版 ACC/AHA 指南：推荐终生服用阿司匹林，如果患者出血风险低，则使用 VKA 3~6 个月，目标 INR 为 2.5，以上为 IIa 级推荐；但指南中并未说明应单独还是同时使用两种药物。3~6 个月后，如果没有因其他适应证而需要继续使用华法林，推荐单独使用阿司匹林[115]。新的指南于 2020 年底在线上发布。

• 根据 2017 版 ESC 指南：使用阿司匹林为 IIa 级推荐，而使用口服抗凝剂（不与阿司匹林同时使用）为 IIb 级推荐，这是因为：虽然加用 VKA 可降低血栓栓塞风险，但却会增加出血风险[116]。与 ACC/AHA 指南不同，ESC 指南并不建议终生服用阿司匹林。

• 在应对房颤且既往曾行瓣膜置换或成形的患者时，有限的数据显示：NOAC 在抗凝上不劣于华法林。因此，在手术结束 3 个月后，如果存在抗凝适应证（如房颤），可以考虑使用 NOAC 类药物[121]。

b. 经皮主动脉瓣生物瓣置换（TAVR）：TAVR 术后，标准的治疗方案推荐使用氯吡格雷 75 mg 每天 1 次，疗程为 6 个月；阿司匹林 81 mg 每天 1 次，终生服用。对于使用 DAPT 面临高出血风险的患者，有数据显示：使用单一抗血小板药与 DAPT 的效果相似[118,122-123]。对于房颤患者，无论是使用 VKA 还是 NOAC，都可以与一种抗血小板药物联合使用，但如果 VKA 与 NOAC 联用，则无须再加用抗血小板药。

表 13.5　人工瓣膜置换术后抗凝方案

	华法林	抗血小板药物
AVR：生物瓣	如果存在下述情况，服用 3 个月，目标 INR 为 2.5： • 存在风险因素（ACCP） • 所有患者（ACC/AHA Ⅱa），服用 3~6 个月 • 所有患者（ESC Ⅱb），服用 3 个月 3 个月后可能需要服用一种 NOAC	如果没有风险因素，单纯服用阿司匹林 75~100 mg（ACCP） 终生服用阿司匹林 75~100 mg（ACC/AHA Ⅱa） 单纯服用阿司匹林 75~100 mg（ESC Ⅱa）
AVR：机械瓣	终生服用，目标 INR 为 2.5	阿司匹林 75~100 mg（ACC/ACCP）；如有动脉粥样硬化史或血栓栓塞史，则仅用阿司匹林（ESC）
二尖瓣成形	服用 3 个月，目标 INR 为 2.5（ACC/ESC）	阿司匹林 75~100 mg（ACCP）
MVR：生物瓣	目标 INR 为 2.5，服用 3~6 个月（ACC/AHA Ⅱa）或 3 个月（ESC Ⅱa） 如果存在风险因素，则终生服用 3 个月后可能需要服用一种 NOAC	阿司匹林 75~100 mg 加华法林 3 个月（ACC Ⅱa） 华法林停用后给予阿司匹林 75~100 mg
MVR：机械瓣	终生服用，目标 INR 为 3	阿司匹林 75~100 mg（ACC/ACCP）；如有动脉粥样硬化史或血栓栓塞史，则仅用阿司匹林（ESC）
AVR-MVR：生物瓣	目标 INR 为 3.0，服用 3 个月 3 个月后可能需要服用一种 NOAC 类药物	3 个月后服用阿司匹林 325 mg
AVR-MVR：机械瓣	终生服用，目标 INR 为 3.0~4.5	阿司匹林 75~100 mg
上述任何情况伴房颤	终生服用 如果使用生物瓣则 3 个月后可能需要服用一种 NOAC	

AVR：主动脉瓣置换；MVR：二尖瓣置换；INR：国际标准化比值。风险因素：高凝状态、血栓栓塞史、射血分数（EF）＜ 35%、前尖壁心肌梗死史、房颤。ACCP：美国胸科医师协会 2012 版指南推荐；ACC/AHA：美国心脏病学会、美国心脏协会 2014 版指南推荐；ESC：欧洲心脏病协会 2017 版指南推荐。改编自：Whitlock，et al. Chest，2012，141(2 Suppl):e576S‐600S[114]；Nishimura，et al. Circulation，2017，135:e1159‐1195；Nishimura，et al. J Am Coll Cardiol，2017，70:252‐289[115]；Baumgartner，et al. Eur Heart J,2017,378:2739‐2791[116]

- 对亚临床瓣叶血栓导致跨瓣压差加大及卒中风险增加的忧虑，促使人们思考是否应对此类患者使用 VKA。对于出血风险较低的此类患者，ACC/AHA 对 VKA 为 Ⅱb 级推荐[115]。年龄较大的患者较少考虑使用 VKA，因为出血对高龄患者更加危险，但可用于风险较低的 TAVR 年轻患者。

• GALILEO 研究发现：对于除主动脉瓣置换外、没有其他抗凝治疗适应证的患者，使用"利伐沙班 + 阿司匹林"比使用"氯吡格雷 + 阿司匹林"会面临更高的出血风险、血栓栓塞风险和死亡[124]。因此，不建议将 NOAC 与阿司匹林联用作为 TAVR 术后的抗凝。但这一研究并未评估：对于没有房颤的患者，单独使用 NOAC 是否能比华法林或 DAPT 更好地降低亚临床瓣叶血栓的发生、且不会增加风险。

c. 二尖瓣生物瓣置换：应在术后第 1 天开始使用华法林，并同时服用阿司匹林（ACC/AHA 指南 Ⅱa 级推荐）3~6 个月，INR 的目标值为 2.5（范围 2.0~3.0）。ESC 指南的 Ⅱa 级推荐为：使用 VKA 3 个月，无须同时使用阿司匹林。在住院期间，当 INR 未达到目标值前，可考虑使用肝素。患者出院后可使用低分子量肝素，直至 INR 达到治疗区间。3 个月后，如果患者为窦性心律，可停用华法林，每天服用阿司匹林 75~100 mg（通常为 81 mg）；如果患者存在较高的血栓栓塞风险，则应终生服用华法林，同时辅以阿司匹林。房颤患者在手术 3 个月后可服用 NOAC[113,121]。

d. 二尖瓣环成形：目前并不明确在二尖瓣成形后，使用 VKA、而非阿司匹林所带来的收益。ACCP 指南建议，如果患者为窦性心律，可单独服用阿司匹林；ACC/AHA 和 ESC 指南则建议使用 3 个月 VKA。这一结论的建立主要是根据"约 30% 的患者出院时表现为窦性心律，但短时间后即转为房颤"，而并非基于"人工二尖瓣环所带来的血栓栓塞风险"。但一些研究认为，单独使用阿司匹林即可充分解决问题[125]。

2）机械瓣：基于 2013 年发表的 RE-ALIGN 研究结果，达比加群酯不可用于机械瓣置换术后的抗凝，由此推论，Xa 因子抑制剂 NOAC 面临同样的使用禁忌[126]。

a. 主动脉瓣机械瓣置换：当代双叶机械瓣（Abbott St. Jude, Medtronic，ATS）置换术后当天即应开始服用华法林，且需终生服药，目标 INR 为 2.5（范围 2.0~3.0）。旧型号人工机械瓣（Starr-Edwards 瓣或 Bjork-Shiley 瓣）面临更高的血栓栓塞风险，对于置换此类瓣的人群以及双机械瓣置换术后的患者，目标 INR 设定为 3.0（范围 2.5~3.5）。ESC 指南建议：如果患者存在前文述及的高血栓栓塞风险因素，则应将目标 INR 提高 0.5。On-X 主动脉瓣置换后的目标 INR 同样为 2.5，但 3 个月后可降至 1.5~2。

b. 二尖瓣机械瓣置换：术后第 1 天开始服用华法林，需终生用药，目标 INR 为 3.0（范围 2.5~3.5）。

c. ACC/AHA 和 ACCP 指南均建议所有接受二尖瓣机械瓣置换的患者在使用华法林的基础上每天加用阿司匹林 75~100 mg；但是，由于支持证据不足，且出血风险升高，因此 ESC 建议：仅对存在血管病变、冠状动脉支架及栓塞复发的患者加用阿司匹林[116-117]。

3）机械瓣置换或伴有房颤的生物瓣置换患者，在术后早期、INR 未达到治疗区间前，发生血栓栓塞的潜在风险会升高。因此，在此阶段建议使用肝素，直至 INR 达到治疗区间。但作为抗凝过渡治疗的肝素应在何时开始使用，目前并无明确定义，需要个体化考量。一些团队主张在术后第 1 天即尽早开始使用肝素，但这会增加出血风险。一个较为安全的方案是：如果术后第 4~5 天的 INR 仍 < 1.8，则启用普通肝素或低分子量肝素，当 INR 达到治疗区间 2 d 后再停用。ESC 建议：如果使用低分子量肝素，应监测抗 Xa 因子浓度，以确保充分抗凝。

（6）剂量及过度抗凝　华法林是一种高危药物，周全的考量及仔细的监护是避免过度抗凝的要点[127]。

1）开始服用华法林后，因子 Ⅶ、Ⅸ 及 Ⅹ 较因子 Ⅱ（凝血酶原）耗竭更快，后者的半衰期更长。因此，此药的抗凝效应会先于抗血栓效应出现，抗血栓效应主要是由于因子 Ⅱ 的减少。心脏外科手术后使用华法林时，不应给予负荷量，且在剂量选择上应个体化，以免迅速发生过度抗凝。大多数患者的起始剂量为 5 mg，但对于体型较小的高龄女性、肝功能障碍、伴有慢性病及使用抗生素或胺碘酮的患者，起始剂量应减至 2.5 mg（表 13.6）。INR 会在服用华法林后 2~3 d 开始上升，通常需要 5~7 d 达到稳定的剂量浓度。

表 13.6　启用华法林的剂量策略

评估患者是否因对华法林的敏感性而面临更高的风险 —— 如果是，应采用低剂量策略

1. 体型小、高龄女性
2. 年龄 > 75 岁
3. 肝、肾功能 [肌酐 > 1.5 mg/dL（132.6 μmol/L）] 障碍
4. 药物的相互作用（胺碘酮、抗生素）

术后天数	INR	标准剂量	低剂量
1	在正常范围	5 mg	2.5 mg
2	< 1.5	5 mg	2.5 mg
	1.5~1.9	2.5 mg	1.25 mg
	≥ 2	停用 *	停用 *
3	< 1.5	7.5 mg	5 mg
	1.5~1.9	5 mg	2.5 mg
	2~3	2.5 mg	停用 *
	> 3	停用 *	停用 *
4	< 1.5	10 mg	7.5 mg
	1.5~1.9	7.5 mg	5 mg
	2~3	5 mg	停用 *
	> 3	停用 *	停用 *
5	< 1.5	10 mg	10 mg
	1.5~1.9	10 mg	5 mg
	2~3	5 mg	停用 *
	> 3	停用 *	停用 *
6	< 1.5	12.5 mg	10 mg
	1.5~1.9	10 mg	7.5 mg
	2~3	5 mg	2.5 mg
	> 3	停用 *	停用 *

* 当国际标准化比值（INR）< 3.0 时，重新开始使用华法林

2）过度抗凝的潜在风险包括：心包内出血导致的心脏压塞、胃肠道出血、颅内出血及腹膜后出血。华法林与阿司匹林联合使用策略通常推荐用于瓣膜手术患者，而对于因其他适应证而抗凝的患者，此策略可能增加远期出血的风险[128]。2017 版的 ACC 专家共识谈及了与口服抗凝药相关的出血处理方案[127]。因华法林所致过度抗凝的简明管理策略见图 13.2 及附录 9。

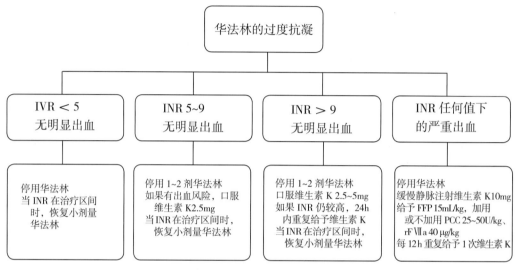

图 13.2　过度抗凝的管理策略［INR：国际标准化比值；FFP：新鲜冰冻血浆；PCC：3 因子（Profilnine）或 4 因子（Kcentra）凝血酶原复合物浓缩物；rFⅦa：重组因子Ⅶa］

3）如果患者因 INR 明显升高而造成严重出血，应停用华法林，并输注新鲜冰冻血浆（最大剂量为 15 mL/kg）。将维生素 K 5~10 mg 溶于 50 mL 生理盐水中，用时 30 min 静脉注射；如果 INR 仍然较高，可每 12 h 重复注射一次维生素 K。可使用 4 因子凝血酶原复合物浓缩物（4F-PCC）25~50 U/kg（1000~1500 U），还可考虑使用重组Ⅶa 因子（rFVⅡa）40 μg/kg。

4）如果患者并无出血征象，对于升高的 INR 的一般性管理策略如下；如果术后出现 INR 快速升高，应给予更为积极的处理。

a. INR ≥ 9：停用华法林，口服维生素 K 2.5~5 mg（INR 将在 24~48 h 下降）。

b. 5 ≤ INR < 9：停用华法林 1~2 d，当 INR < 4 时恢复使用；或者停用一剂华法林并口服维生素 K 1~2.5 mg。

c. 如果 INR 高于治疗区间但 < 5：减少华法林用量或停用一剂，直至 INR 回落至治疗区间。

5）口服小剂量维生素 K 可在数天内将 INR 降低至治疗区间，这通常是处理停用华法林后仍不能将 INR 降至目标水平的最理想方法。大剂量静脉使用维生素 K 能迅速纠正过高的 INR，但存在一定过敏风险，同时还会造成华法林抵抗，一般应尽可能避免采用这一方法。如果纠正后的 INR 下降至治疗区间以下（通常较明显升高的 INR 更安全），可给予肝素直至 INR 回升至治疗区间。长期服用华法林的患者，如果 INR

波动明显，可同时口服维生素 K 100~200 μg/（kg·d）以稳定 INR[129-130]。

6）口服 NOAC 的患者发生出血，可采用以下方法来处理。

a. 如果使用达比加群酯，可静脉注射依达赛珠单抗（idarucizumab）5 g 进行中和；如果没有此药，可输注 4 因子 PCC 25~50U/kg 作为替代。

b. 如果使用因子 Xa 抑制剂（阿哌沙班、利伐沙班），可通过输注重组 Xa 因子 400~800 mg 进行中和，速度为 30 mg/min；如果没有此药，可输注 4 因子 PCC 25~50 U/kg 作为替代。

c. 凝血酶原复合物中包括维生素 K 依赖性凝血因子 II、IX 和 X（即所谓的 3 因子 PCC），也可含有剂量不等的因子 VII（即 4 因子 PCC）。

d. 另外一种被称为 FEIBA（抗抑制剂凝血复合物或活化 PCC）的药物，是最理想的控制出血的产品，它包含了非活化因子 II、IX、X 及活化因子 VII，还包括因子 VIII 旁路活性抑制剂及一些因子 VIII 凝集抗原。通常情况下，使用剂量为 500~1000 U。

8. 伤口的护理及感染性并发症

（1）概 述

1）为了降低术后发生纵隔炎的风险，心脏外科手术前均需预防性使用抗生素。通常会选用一代头孢菌素类抗生素（头孢唑啉），但一些证据显示二代头孢菌素（头孢呋辛）更为有效[131]。对青霉素过敏的患者可选择万古霉素，由于万古霉素可有效杀灭革兰氏阳性菌，故植入人工瓣膜或人造血管的手术常选其作为预防性抗生素。在使用万古霉素的同时，STS 指南推荐（IIb 级）使用一种可以覆盖革兰氏阴性菌的抗生素（庆大霉素），但这并非常规做法，很多医疗团队选择"万古霉素 + 头孢唑啉"方案。手术开始后的第 1 小时内给予头孢菌素，第 2 小时内给予万古霉素，持续时间为 24~48 h，之后停药，但可能仍留置一些有创管路[132-133]。

2）皮下缝合后覆以 2- 氰基丙烯酸酯黏合剂（Dermabond），无须使用伤口敷料。对于胸骨正中切口，如果选用负压伤口闭合装置（PREVENA, KCI），则需要留置 5~7 d。如果选择其他伤口闭合技术，术后前 3 d 应每日清洁伤口并更换敷料。此后，如果伤口没有明显渗出则无须使用敷料；如果有渗出，应对渗出物进行菌培养，并覆以无菌封闭敷料。

（2）医源性感染
CPB 下心脏直视术后，医源性感染的发生率为 5%~10%。大部分的感染涉及尿道、呼吸道、中心静脉导管及外科伤口。OPCAB 的医源性感染率较低，可能是由于该术式对输血的需求较低，同时没有 CPB 对免疫调节功能造成干扰[134-135]。医源性感染不仅会导致住院时间延长，而且常常会因为造成多器官功能衰竭而致手术死亡率显著升高（约 20%）[135-137]。在菌血症和伤口感染中，葡萄球菌是最常见的致病菌，而革兰氏阴性菌则更多见于呼吸道感染。纵隔炎（死亡率为 20%~25%）和败血症（死亡率为 30%~50%）的高死亡率并不因致病菌是否为耐甲氧西林金黄色葡萄球菌（MRSA）而有明显变化[138]。

1）风险因素：有多项研究确认了相关风险因素，大部分已被纳入 STS 感染风险模型，见图 13.3[139-140]；这些风险因素很大程度上与前文所述的纵隔感染风险因素相重叠。

CABG 术后严重感染的感染风险评分

风险因素	仅术前	合并
术前因素		
年龄（55 岁以上每增加 5 岁增加 1 分）	1	1
体重指数（BMI） 30~40 kg/m^2	4	3
BMI > 40 kg/m^2	9	8
糖尿病	3	3
肾衰竭	4	4
充血性心力衰竭	3	3
外周血管疾病	2	2
女性	2	2
慢性肺疾病	2	3
心源性休克	6	N/A
心肌梗死	2	N/A
同期手术	4	N/A
术中因素		
体外循环时间 100~200min	N/A	3
体外循环时间 200~300min	N/A	7
主动脉内球囊反搏（IABP）	N/A	5

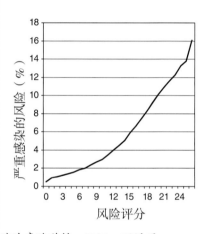

将所有风险因素评分累加即为总风险评分。CABG：冠状动脉旁路移植；N/A：不适用

图 13.3　心脏外科术后严重感染风险的胸外科医师协会 (STS) 风险模型。经许可引自：Fowler, et al. Circulation，2005，112(9 Suppl):I - 358 - 365.[140]

a. 共病及人群特征：高龄、女性、糖尿病及肥胖。

b. 金黄色葡萄球菌鼻腔定植：与术后 MRSA 感染相关（发生率约 20%），死亡率达 15%~30%[141-142]。

c. 术中因素：长时间的复杂手术，紧急或急诊手术，再次手术，使用 IABP。

d. 术后因素：括号中为存在特异性关系。

• 高血糖（伤口感染）。

• 长时间气管插管或需要重插管（肺炎）。呼吸机相关性肺炎的总体风险为 5%~8%；但对于插管时间超过 48 h 的患者，预估感染率超过 50%[143]。

• 长时间留置 Foley 尿管（尿路感染），每延长 1 d，感染风险即增加 3%~8%[144]。

• 长时间留置中心静脉导管（菌血症）。多腔中心静脉导管及需要使用导丝辅助置管的情况将导致菌血症发生风险进一步增加[145-146]。

- 输血（肺炎）。
- 因出血而需要再次手术。
- 经验性使用广谱抗生素。
- 低心排血量综合征。
- 术后卒中。
- 术后早期发生肾衰竭。

2）采取预防措施可降低医源性感染的风险。

a. 围手术期使用莫匹罗星涂鼻腔可以降低葡萄球菌在鼻腔内的定植。虽然可以通过聚合酶链反应（PCR）检测来确定葡萄球菌定植者，从而有针对性地使用莫匹罗星；但实际上不一定所有医院都具备 PCR 检测能力，也不符合成本 – 效益原则。因此更易实现的策略是：在手术前，尽早给所有患者用莫匹罗星涂鼻腔，术后 3~5 d 继续使用这一措施[147-149]。

b. 0.12% 氯己定（洗必泰）漱口液漱口可降低医源性呼吸道感染、伤口感染及死亡率[150]。

c. 控制血糖以维持术后早期血糖 < 180 mg/dL（10mmol/L）。

d. 尽早拔除有创导管，尤其是中心静脉导管。

e. 严格遵守抗生素使用原则，避免长时间预防性使用抗生素[133]。一项研究发现：术后早期发生的肺炎通常是由术前已定植在呼吸道的致病菌所导致；但是，延长抗生素的使用时间并不会有效降低肺炎的发生率[151]。

f. 积极遵循呼吸机撤停方案，以缩短机械辅助通气时间，并采用其他一些措施来预防呼吸机相关性肺炎。

g. 提高输血阈值（除非有明确的临床指征，否则仅当 HCT < 22% 时才输血）[89-90]。

3）治疗医源性感染需要有针对性地选择抗生素，并掌握好疗程时间。通常没有延长疗程的必要，因为这易于导致耐药性或真菌感染，并会引起肝、肾功能障碍。人工瓣膜置换术后的患者如果发生革兰氏阳性菌血症，应假定其为感染性心内膜炎，需要 6 周的抗生素治疗。如果病情复杂，应请感染科会诊。

（3）脓毒症

1）临床表现：导致血流动力学状态恶化及多器官衰竭的脓毒症并不少见，有很高的致死率和手术并发症发生率，预估死亡率超过 30%[152-153]，常发生于滞留在 ICU 内的危重患者，此类患者留置多条有创监测管路，易发生呼吸系统并发症，并常常会存在一定程度的肾功能障碍。隐匿性胸骨切口感染可能是第一表现。

2）管理：为了降低与脓毒症相关的高死亡率，应在早期即启动基本的血流动力学管理及 ICU 管理方案，具体如下。

a. 通过输液、使用正性肌力药物及选择性使用血管收缩药物（初始时使用 α 受体激动剂，而后根据需要使用血管升压素）来改善血流动力学状态。应通过充分的血流动力学监测手段（肺动脉导管及中心静脉或混合静脉血氧饱和度）

对病情进行评估，确保血氧饱和度＞70%。

b. 完成全面的微生物培养后使用广谱抗生素，并根据培养结果对抗生素进行及时调整。

c. 如果发生 ARDS，采用低潮气量通气模式，降低镇静程度以尽早拔除气管插管。

d. 早期积极实施肾脏替代治疗（CVVH）。

e. 维持血糖＜180 mg/dL（10mmol/L）。

f. 充分的营养支持治疗，最好采用肠道内营养。

g. 预防 VTE（气动压迫装置，可能需要皮下注射肝素）。

h. 预防应激性溃疡（硫糖铝，质子泵抑制剂）。

i. 对促肾上腺皮质激素（ACTH）兴奋试验反应不足的患者，可考虑使用小剂量类固醇激素。

（4）胸骨切口感染 经胸骨正中切口施行的心脏外科手术，术后胸骨切口感染的发生率为 1%，并可使住院死亡率明显升高（约 20%）。凝固酶阴性的葡萄球菌及金黄色葡萄球菌是最常见的病原体，即使预防性使用了专门针对此类致病菌的抗生素，情况依然如此。然而，考虑到越来越多的心脏直视手术患者病情极其严重且伴有多种疾病，同时应用了 CPB，并有高输血率及长时间的伤口显露，因此，1% 的发生率已经是非常理想的了。尽管如此，胸骨切口感染仍然是造成生理、心理创伤及经济压力的主要因素[154]。

1）风险因素：现已设计出众多模型（包括来自 STS 的模型，是风险计算的一部分，可在 www.sts.org 网站查询）用于预测纵隔炎的发生风险。经研究发现，风险因素如下[135,155-156]。

a. 存在共病：肥胖（BMI＞40kg/m^2）[157-158]、糖尿病（HbA1c 升高）[159-161]、吸烟及 COPD[162]、心力衰竭、肾功能障碍、外周血管疾病、高龄、营养状态不良（血浆白蛋白降低）[158]、使用类固醇激素及术前存在 MRSA 定植[142]。

b. 导致胸骨切口感染风险升高的外科因素。

• 使用刮刀而非剪刀进行备皮。

• 急诊手术。

• 再次手术。

• 糖尿病患者使用双侧 ITA（存在争议）[163]。

• 长时间 CPB 或手术时间长。

• 需要 IABP。

• 大量使用骨蜡[164]。

• 使用被分枝杆菌嵌合体污染的变温器会增加胸骨伤口感染的潜在风险[165]。

c. 术后并发症。

• 大量纵隔出血，再开胸探查、止血、大量输血。

- 长时间机械辅助通气（通常为存在活动性细菌定植的 COPD 患者）。
- 需使用 IABP 的低心排血量状态（心源性休克）。
- ICU 内发生顽固性高血糖，与患者有无糖尿病病史无关。
- AKI。
- 与中心静脉导管相关的菌血症，可使风险增加 5 倍[145]。

2）预防[154,166]：由于下文列出的围手术期基本管理措施被广泛接受和采用，STS 数据库中记录的深部胸骨切口感染风险仅为 1%——其中包括了高比例的具有多重风险因素的患者，尤其是糖尿病、肥胖及吸烟人群。一些新技术的应用（例如负压管理）总体上并未显示出理想的成本 – 效益比，可能在那些感染风险极高的患者中有所获益[167]。

　　a．术前管理措施。
- 发现并治疗术前既已存在的感染。
- 术前应建议患者尽快戒烟；吸烟可增加发生胸骨切口感染的风险[162]，而术后此类人群易发生严重的咳嗽，同样会增加胸骨哆开的风险[168]。
- 如果 HbA1c > 7.5%，应采取措施控制糖尿病。
- 在可能的情况下，改善低血浆白蛋白（< 25 g/L）患者的营养状态。
- 0.12% 洗必泰漱口液漱口[150]。
- 在手术前一晚及手术当天的早晨，用洗必泰多次擦洗胸部及腿部，以减少皮肤细菌数量。
- 最晚在手术当天早晨在鼻腔内涂抹莫匹罗星软膏，并持续使用 5 d，以降低鼻内所携带的葡萄球菌量。虽然此措施对于 MRSA 阴性的患者可能并无帮助，但除非通过鼻拭子和 PCR 检测能够明确诊断 MRSA 为阴性，否则建议所有患者均需在鼻腔内涂抹莫匹罗星软膏[149]。虽然莫匹罗星对甲氧西林敏感的金黄色葡萄球菌（MSSA）非常有效，但对于去除 MRSA 定植的有效率仅为 50%。对于给患者普遍地去除细菌定植，人们的顾虑不仅仅是经济成本，更在于这有可能导致抗生素耐药[169]。
- 术前使用剪刀进行备皮。
- 预防性使用抗生素的时机及剂量。
  - 头孢菌素类药物应在手术开始 1h 内给入。建议选用头孢唑啉：体重 < 120 kg 者使用 2 g，体重 > 120 kg 者使用 3 g；静脉推注，以使 20 min 内达到血浆峰值浓度，60 min 内达到组织峰值浓度，因此，最理想的用药时间为术前 20~30 min[135]。如果 4 h 内未完成手术应加用 1 剂，如果采用 CPB，补充剂量可经 CPB 系统给入。
  - 拟行人工瓣膜或人造血管置换，且对青霉素或头孢菌素类过敏的患者，通常选用万古霉素作为替代。应在手术开始 2 h 内给入，剂量为 20 mg/kg。2007 版 STS 指南建议（Ⅱb 级）：如果选用万古霉素作为预防用抗生素，则术前应辅以单剂庆大霉素，剂量不超过 4 mg/kg[132]，但这一措施在临床中

　　并不常用。

　　如果上述抗生素的使用均存在禁忌，通常会选用达托霉素（6 mg/kg 静脉注射）。

b. 术中管理措施。

• 使用洗必泰醇进行仔细的皮肤消毒，其效果优于聚维酮碘（不含酒精）[170-172]。所有的皮肤消毒剂只能减少细菌计数，但不能达到灭菌效果。一项研究发现：在心脏外科手术完成、开始缝合皮肤时，切口皮下组织的细菌培养阳性率为 89%，而邻近切口处皮肤的细菌培养阳性率为 98%[173]。

• 可考虑使用能将细菌制动的微生物密封剂（InteguSeal, Halyard Health）。部分研究认为此密封剂可降低胸骨切口感染的发生风险，而另一些研究却未得到这一结果[174-176]。

• 使用 Ioban 黏合抗菌敷料而非常规敷料[177]。

• 确保胸骨切口位于中线，并牢固地将其拉闭。一些研究认为："8" 字缝合胸骨钢丝或使用硬质胸骨固定装置优于简单的环扎钢丝，可以提供更理想的胸骨固定效果，降低胸部切口感染率。但一篇荟萃分析的结论则未显示出上述差异[178-182]。如果胸骨较窄、有骨质疏松或切口偏离中线，可使用 Robiscsek 编织缝合胸骨固定技术。

• 糖尿病患者采用双侧 ITA 作为桥血管时，应有选择性。对于存在其他风险因素者，如严重肥胖和 COPD，虽然骨骼化 ITA 技术有所帮助，但应避免使用双侧 ITA 作为桥血管[163]。

• 仔细的外科操作，尽可能减少组织损伤，并充分止血，可减少纵隔出血。

• 避免使用骨蜡。

• 静脉注射胰岛素，将术中血糖维持在 < 180 mg/dL（10mmol/L）。

• 如果手术超过 4 h，应再次注射 1 剂头孢菌素。一项研究发现：如果手术时间接近 6 h，缝合伤口时，之前注射的头孢唑啉的血浆浓度已降至很低的水平（< 104 mg/L），这将使胸骨切口感染风险增加[183]。

• 在 CPB 期间，可以忍受 20% 的 HCT；仅当绝对必要时才会使用血制品来帮助止血。

• 缝合皮下组织，而非使用皮肤钉和皮肤胶（Dermabond）来闭合。

• 一项研究发现：在闭合的伤口表面使用杆菌肽（前提是没有使用 Dermabond），几乎可以成功地消除深部胸骨切口感染的风险[184]。

• 在胸骨切缘处使用富含血小板 – 白细胞的凝胶[185] 及含有庆大霉素的明胶海绵，或许可以降低发生深部胸骨切口感染的风险[171,186-188]。早期文献认为在此处涂抹万古霉素膏会有所帮助，但近期的研究结果并证实此益处[189]。

• 对存在感染高风险的患者，可考虑使用负压伤口闭合装置。有研究发现：此类装置对使用双侧 ITA 作为桥血管的患者，有降低胸骨切口感染发生率的趋势[190]。但普遍应用似乎不符合成本 – 效益原则[167]。

c. 术后管理措施。

- 在术后早期（48 h 内），可以通过静脉注射胰岛素将血糖维持在＜ 180 mg/dL（10mmol/L）。
- 术后应采取严格的输血策略（当 Hb ＜ 80 g/L 时才考虑输血），除非有临床指征，否则术后不使用血制品[191]。
- 计划早期拔除气管插管，并尽早拔除有创导管，因为这些管路有可能造成菌血症，导致胸骨切口感染。
- 48 h 后停用抗生素。

3）表现：纵隔感染的表现可能是明显的，也可能是隐匿的，这常常取决于病原体。例如金黄色葡萄球菌感染常常毒性较强，多发生于术后 10 d 内。相反，凝固酶阴性的葡萄球菌感染则发生较晚、起病隐匿、呈慢性病程。

a. 人们对胸骨切口感染提出了不同的分类系统，包括根据发生时间来划分，根据发生深度和范围来划分，根据是否曾尝试采取治疗措施来划分等[192-194]。美国疾病预防控制中心（CDC）和 STS（见附录 14）在浅表切口、深部切口、器官 / 腔隙的外科感染位置的定义上均存在差异，但后两种分类趋于重叠。例如：当前胸肌筋膜或胸骨钢丝被感染累及时，很难排除胸骨或胸骨后感染，此时的定义重叠则显得尤其突出。最终的处理通常还是取决于术中所见。

b. 轻微 / 浅表的感染通常表现为局部的压痛、红肿、浆液性渗出及局部伤口溃破出现脓性分泌物，而胸骨则通常是稳定的。

c. 严重 / 深部切口感染（深部皮下组织炎、骨髓炎、纵隔炎）除了上述表现，通常还会出现大量脓性分泌物，而胸骨也常常不稳定。患者常常会出现发热、寒战、嗜睡及胸壁疼痛。白细胞必然会升高。纵隔炎症可见胸骨不稳定，但如果缺乏其他临床证据，则有可能是无菌性机械性胸骨裂开。

d. 如果出现无法解释的胸壁疼痛或压痛、发热、革兰氏阳性菌血症或白细胞升高，应怀疑胸骨切口感染的可能——心脏外科术后革兰氏阳性菌血症中，50%是由胸骨切口感染所致。隐匿性感染尤其多见于糖尿病患者，其炎症性反应常常很差，即使术后数周内发生有大量脓性分泌物的纵隔炎，也可能没有明显的全身表现。

e. 慢性骨髓炎常见的迟发表现是形成慢性窦道或胸骨皮肤瘘，常源于胸骨钢丝[164]。

4）评估。

a. 评估胸骨不稳定的严重程度对于未来的决策非常重要。如果胸骨不稳定，应行手术进行探查；如果稳定，则应进行进一步的诊断检查，以发现或排除深部感染。

b. 对脓性分泌物的培养可确认病原菌，并选择合适的抗生素治疗。

c. 如果没有明显的脓性分泌物，可通过对伤口的负压抽吸进行诊断[195]。

d. 如果胸骨稳定，胸部 CT 有助于诊断和评估。如果胸骨后软组织脂肪层的完整性消失，或存在未被引流的胸骨后脓肿及气体，即可确诊深部感染。虽然CT 对于切口感染的诊断具有非常好的灵敏度和特异性[196]，但在解读 CT 影像时须注意：胸骨后常常存在血肿或伴行胸腔引流管形成的纤维，易被认为是"感染灶"。在拟行开胸探查前，有必要结合临床表现及伤口抽吸物进行判断。胸部 CT 及胸骨的三维重建非常有助于发现胸骨无菌性裂开或感染，以便外科医生采取合理措施闭合胸骨。

e. 核素试验中的铟 111（In）或锝 99（Tc）标记白细胞扫描、^{99m}Tc 标记单克隆粒细胞抗体闪烁扫描，有助于发现或定位感染[197-198]；FDG-PET/CT 同样有助于诊断[199]。

f. 有时，在临床高度怀疑、而各种检查手段无法做出结论性诊断时，感染本身导致的自发性引流将"自证"感染。

5）无菌性胸骨裂开的治疗。

a. 当发生无菌性胸骨裂开后，患者通常自述胸壁活动度加大、呼吸时疼痛，尤其是一阵严重的咳嗽之后。此并发症一经诊断即应手术治疗。探查时，如果怀疑存在感染，应做伤口分泌物培养，以决定是否需要长期使用抗生素治疗。应尝试胸骨重建。发生此并发症的主要原因是锯开胸骨时偏离了中线，或钢丝穿缝了一侧或两侧胸骨体。在这种情况下，可采用 Robicsek 编织缝合技术，然后再用常规方法用钢丝拉闭胸骨；也可以使用硬质胸骨固定装置（SternaLock Blu，Zimmer Biomet），此装置可以将固定点延伸至肋骨上。如果仍然不能充分解决问题，可将胸骨切除，植入肌肉瓣（后文将详述）。

b. 对于体重较大、发生胸骨裂开风险较高的患者，可预防性使用硬质胸骨固定装置，但不要用于胸骨过窄及骨质疏松的患者。此装置可降低发生胸骨裂开及伤口感染的风险[179-182]。

6）轻症感染的治疗。

a. 通常，轻症的表浅感染通过口服抗生素、开放伤口及局部的伤口处理即可达到治疗效果。对于较大的伤口感染，为了加速愈合，可使用负压伤口闭合装置，根据需要也可进行二期外科缝合。如果长期存在窦道或多处反复发生破溃，提示可能存在深部感染，常常累及胸骨闭合钢丝，此时往往需要外科探查，而非反复更换敷料。有时仅需将某一条钢丝去除，或是使用咬骨钳将受累的胸骨组织去除并辅以 6 周抗生素治疗。负压伤口闭合装置还有助于胸骨皮肤瘘的治疗。

b. 在对切口进行外科探查时，如果已经显露了胸骨固定钢丝或胸骨，须排除更深部位的感染，同时应行纵隔探查。这有可能会使浅表感染扩散至纵隔，但优点是放置引流后有可能再次一期闭合，主要取决于感染的范围。

7）重症感染的治疗[166,200]：重症感染需进行纵隔探查，以对感染组织清创、去除植入材料（钢丝或钢板）、充分引流并消除无效腔等。通常建议进行 6 周抗生素治疗。闭合伤口的方法取决于伤口感染的发生时机、纵隔脓肿的波及范围及胸骨的受累程度。

a. 如果胸骨看起来较为健康，则仅需小范围清创，并从胸骨后较为柔软的纵隔组织中将少量的脓肿清除，这将有助于消除腔隙（通常在探查术后 2~3 周），可使用钢丝或硬质固定装置来尝试一期拉闭胸骨 [201]。

b. 如果胸骨后的无效腔范围较大，或担心人工植入材料被直接暴露，可考虑使用大网膜覆盖伤口 [202]。

c. 如果仍存在残余的纵隔感染，可使用稀释的抗生素（并非聚维酮碘）进行冲洗并使用灌洗 – 引流系统，还可以使用闭式胸骨后负压引流。但是，如果对灌洗液的引流不佳，引流量小于灌洗量时有可能发生心脏压塞 [203-204]。

d. 虽然可以考虑缝合皮肤及皮下组织，但更推荐开放皮下组织，可采用负压伤口治疗（NPWT），例如 V.A.C. Granufoam 敷料（KCI，Acelity Company），而不必连续缝合皮下组织。

e. 如果伤口的缺损非常大，可考虑在伤口内放置带蒂胸肌瓣，然后将皮肤伤口即时或数天后直接缝闭。虽然闭合胸骨可以获得更为稳定的胸壁，呼吸状态也将有所改善，但如果患者存在严重的纵隔炎或去血管化胸骨，那么直接闭合胸骨伤口将造成可预见的失败。

f. 如果存在以下的情况，则胸骨不应该或者说几乎不可能对合：严重的纵隔感染及化脓、严重的胸骨坏死（使用双侧 ITA 更易发生）、因胸骨骨髓炎而需要大范围清除骨组织、前次清创后再次发生感染等。

- 传统的治疗方案：气管插管并充分镇静数日，将敷料直接覆盖在心脏表面直至脓液减少。优化营养支持，而后在手术室内将肌瓣覆盖在心脏表面，同期或延迟缝合皮肤。将由胸肩峰动脉供血的一侧或两侧胸大肌瓣覆盖上 3/4 的伤口；将由腹壁上动脉供血的右腹直肌瓣（左 ITA 桥的对侧）覆盖下 1/4 的伤口，也可以用由胃网膜动脉供血的大网膜进行覆盖。事实上，在腹腔镜的辅助下，可将胃网膜动脉进行充分游离，使网膜覆盖全部伤口 [205]。在第一次开胸探查时，应将心脏与胸骨充分游离，否则心脏与胸壁的粘连可导致右心室面临穿孔的风险，通常是致命的 [206]。保留腰大肌瓣，可用于修补非常大的伤口缺损 [207]。

- 为了避免长时间的气管插管和潜在的心脏损伤，可以在胸骨清创后立即完成组织瓣的覆盖。除非患者纵隔炎累及范围很大，否则此策略均具有可行性。将肌肉和网膜瓣覆盖在心脏表面，两者间置入引流管以引流出血及渗出的浆液。可将皮下组织直接缝闭，但如果感染程度严重，应使用负压伤口敷料（NPWT 敷料）处理后二期缝合。

- 在纵隔炎累及范围广泛且存在大量脓液的情况下，立即覆盖伤口既不明智也很难成功，有可能造成持续性感染。可选择 NPWT，在心脏和 NPWT 敷料之间放置一层纱布（如塞罗仿纱布或油纱）以减轻组织受到的侵蚀 [157,208]。这在一定程度上会增加胸壁的稳定性，但由于覆盖物并非硬质，并不能预防心脏在左右半胸骨间移位，因此，虽然发生右心室破裂较为罕见，但预防其发生并非不必要[209]。然而，NPWT 可促进早期拔除气管插管，还可以加速伤口闭合，无论是借助肌肉还是网膜瓣的闭合，都有足够的胸骨组织拉闭胸骨。这种在早期将 NPWT 覆于心脏表面，数日后直接缝闭胸骨或通过组织瓣来闭合的措施，显著降低了与深部胸骨切口感染相关的死亡率[208,210]。

• NPWT 敷料包括聚氨酯醚泡沫和用于将伤口渗出物在负压的作用下引流至废弃罐的管路。此装置有助于减轻伤口水肿、减少细菌定植、扩张微小动脉、改善微循环血流，从而促进肉芽组织形成，加速伤口愈合。它可以作为一种过渡手段，为后续操作做准备，包括肌瓣覆盖、用钢丝再次拉闭胸骨（如果保留了充足的胸骨组织）及二期缝合皮下组织。

8）发生深部胸骨切口感染的患者预后非常差，但随着早期诊断及治疗能力的提升，预后已有所改善。然而，患者出院后的远期生存率仍较未发生深部胸骨切口感染的人群差[211-212]。影响死亡率的最大风险因素是呼吸机相关肺炎。因此，在适当游离了心脏后更早地覆盖伤口或采用 NPWT，促使更早地撤停呼吸机，可以降低与纵隔感染相关的死亡率。

（5）腿部伤口并发症　随着应用内镜获取大隐静脉技术的广泛使用，腿部伤口并发症已不常见[213]。在膝部做一切口，游离后结扎大隐静脉的远心端和近心端。如果内镜腔道内出血明显，应通过外科手术进行处理；如果存在持续渗血，应放置引流管。尽管如此，仍存在发生腔道内血肿的可能性，导致组织硬结和瘀斑。感染可发生在近膝关节的切口处，腔道内的感染则相当罕见。如果采用传统的长切口来获取大隐静脉，20%~30% 的患者会发生蜂窝织炎，多发人群为严重外周血管病、糖尿病和肥胖患者，女性更多见。大多数并发症与外科技术欠佳相关，包括皮瓣创建、未充分消除无效腔、缝线过多及血肿形成。多皮肤切口技术导致的感染发生率与开放切口技术相似，因为此技术需要对组织进行牵拉以获得理想的显露，从而会导致更严重的组织损伤。

1）临床表现。

a. 蜂窝织炎。

b. 伤口破溃并出现脓性分泌物。

c. 在过薄的皮瓣处及大的皮下血肿处发生皮肤坏死，形成焦痂。

d. 内镜腔道上方伤口温热、硬结，常伴有血肿或皮肤瘀斑及明显的患肢水肿。

2）预防。

a. 精细的外科操作：避免组织损伤、减少皮瓣形成、仔细止血、避免过多缝线和组织勒伤，尤其应注意内镜下获取大隐静脉的膝部小切口。

b. 在缝闭切口前，用抗生素冲洗创面。

c. 在闭合内镜切口前，用纱布卷滚压腔道，将其中的积血挤出，避免在肝素化后出现大量积血。如果担心会出现持续性出血，经鱼精蛋白中和后可再次检查伤口以确保止血效果满意；如果仍然担心出血，可在腔道内置入引流管以清除积血、消除腔隙。

d. 手术结束时加压包扎伤口。

3）治疗：在应对较轻的内镜腔道感染时，可口服抗生素，去除暴露的缝线异物并行引流。如果腔道内发生感染，可能需要行皮肤切口进行暴露，但一般通过小的皮肤切口放置 Blake 引流管进行抗生素灌洗即可[214]。如果在直视取静脉术后出现大的血肿或切口皮肤边缘坏死，应尽早进手术室清除血肿、闭合腿部切口。如果失去活力的皮瓣形成焦痂，则应进行更积极的清创。

（6）获取桡动脉时的感染　通过开放切口获取桥血管的过程中，在逐层闭合切口前应充分止血，保持筋膜开放以避免血肿形成。最常见的感染为蜂窝织炎，抗生素治疗有效。因脓性感染而需要进一步引流的情况较为罕见。使用内镜获取桡动脉时通常会放置一条止血带，操作完成后，松开止血带导致的腔道内积血可手工清除。通常需要置入一条引流管，在清除积血的同时消除无效腔。

（7）预防性抗生素的使用　所有植入人工瓣膜或人造血管的患者，在进行口腔治疗前，均须预防性使用抗生素。2007 年，ACC/AHA 针对感染性心内膜炎预防的指南出现了较大幅度的修改：仅对植入人工材料的术后患者及其他一些面临感染高风险的患者，在口腔治疗操作前预防性使用抗生素。可在线查询该指南（www.acc.org），表13.7 中也已列明[115,215]。

9. 神经系统并发症

心脏外科术后神经系统并发症可发生于中枢神经系统（CNS）或外周神经。中枢

表 13.7　口腔操作前防止感染性心内膜炎的抗生素预防性应用指南（ACC/AHA）

标准方案	阿莫西林 2g，治疗前 1h 服用
如果无法口服药物	氨苄西林 2g 静脉或肌内注射，治疗前 30min 给入；或 头孢唑啉或头孢曲松 1 g，静脉或肌内注射
青霉素过敏者	头孢氨苄 2g 口服，或 克林霉素 600 mg 口服，或 阿奇霉素 或克拉霉素 500 mg 口服
青霉素过敏且无法口服药物	头孢唑啉或头孢曲松 1 g 静脉或肌内注射，或 克林霉素 600 mg 静脉或肌内注射

以下感染高风险患者，在口腔操作前推荐预防性使用抗生素：

1. 植入人工瓣膜或人造血管者，包括同种异体血管

2. 使用人工材料进行瓣膜成形（人工瓣环、人工腱索）

3. 既往感染性心内膜炎病史

4. 心脏移植患者，因异常的瓣膜结构而存在瓣膜反流

5. 未修复的发绀型先天性心脏病患者

6. 先天性心脏病术后，在人造补片或植入装置处或邻近处存在残余分流或瓣膜反流

即使是高危患者，在胃肠道、泌尿生殖道操作术前也无须使用预防性抗生素。经许可复制于：Wilson, et al. Circulation, 2007, 116:1736 - 1754.[215]; Nishimura, et al. Circulation, 2017, 35:e1159-1195.[115]

神经系统损伤可分为缺血性卒中、谵妄（脑病）及神经认知缺陷。缺血性卒中常常是因脑栓塞或低灌注所致，而谵妄和神经认知缺陷往往是多因素导致，有时甚至原因不清。CPB 被认为是很多神经系统并发症的"罪魁祸首"，因为 CPB 过程中涉及主动脉插管及阻断、低血压、全身炎症反应，且可能导致血脑屏障受到破坏。一项荟萃分析发现：非 CPB 手术的确可使卒中发生率下降 50%，但这一下降主要见于存在短暂性脑缺血（TIA）或卒中既往史的患者[216-217]；此外，CPB 与非 CPB 手术并不存在神经认知功能的差异[218-219]。

（1）中枢神经系统异常：缺血性卒中

1）风险因素。

a. 术前因素：人们发现一系列风险因素可导致术后缺血性卒中[220-224]。一个整合了多因素的风险计算模型可估测术后的卒中风险（图 13.4）[220]。

- 如果有卒中或 TIA 既往史，则提示患者存在脑血管疾病或导致卒中和 TIA 的风险因素（例如房颤）。而 CPB 可能会加重已存在的脑缺血，同时，曾受损并引起血脑屏障破坏的区域会因 CPB 而发生脑水肿。一项研究发现：在有脑卒中既往史的人群中，44% 会在 CPB 术后发生局灶性中枢神经系统损伤；其中 8.5% 为新发，27% 为陈旧病灶复发，而 8.5% 为陈旧病灶的恶化[225]。另一项研究发现：有卒中既往史的患者新发卒中的风险将会增加 4 倍[226]。尤其需注意：在没有已知卒中的人群中，通过弥散加权成像（DWI）MRI 发现，有相当高比例的患者（4.5%~54%）术前存在静息性脑梗死，其与术后发生卒中高度相关[227-231]。此类患者多为高龄，术前既已存在认知障碍、升主动脉粥样硬化及颅内动脉狭窄。

- 脑血管病变，包括颅内和颅外脑动脉病变，以及颈动脉病变[232]。一项研究发现：任何级别的双侧颈动脉病变均会导致卒中风险增加[233]。

- 女性。

- 并存疾病，包括糖尿病、吸烟、高血压、外周血管病变及肾功能障碍。

- 房颤。

风险因素	权重评分
年龄（岁）	（年龄 -25）×10/7
不稳定型心绞痛	14
糖尿病	17
卒中 /TIA 既往史	18
CABG 既往史	15
外周血管或脑血管病变	18
肺疾病	15

当总分＞80 时，卒中风险将以指数级升高

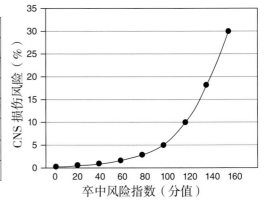

图 13.4 心脏外科术后神经损伤的风险模型。TIA：短暂性脑缺血；CABG：冠状动脉旁路移植；CNS：中枢神经系统。经许可复制于：Newman, et al. Lancet, 2006, 368:694‐703.[220]

- 低 EF、心力衰竭、近期心肌梗死。
- 再次手术 [233]。
- 紧急或急诊手术。
- 瓣膜手术。

b. 术中所见及术后情况。

- 升主动脉及主动脉弓粥样硬化及钙化 [234-235]。
- 长时间 CPB（＞2 h）。
- 需大量输血。
- 左心室附壁血栓。
- 术中开放心腔的手术，存在气栓可能。
- 围手术期低血压或心脏停搏。
- 术后房颤。

2）机制 [220,236]。

a. 术后卒中约 2/3 为栓塞性卒中，通常源自主动脉，且大多数为累及右侧大脑半球 [221,237]。卒中主要是由于主动脉的操作和（或）主动脉弓部疾病，因此，减少主动脉的操作可降低此风险 [238-239]。经颅多普勒超声研究发现：脑部并发症的发生与术中所见微血栓相关 [240]。虽然术后 DWI MRI 发现约 45% 的患者有新发的、与微栓塞相关的脑部梗死灶，但明显可见的卒中症状并不常见 [231,241]。栓子的可能来源如下。

- 主动脉粥样硬化灶（主动脉插管、阻断、开放及使用侧壁钳吻合桥血管近心端）。
- 源自 CPB 的固体（脂肪）和气体栓子，多见于开放心腔的手术。
- 来自左心系统的气栓。
- 来自左心房和左心室的血栓（房颤是迟发性卒中的最常见原因）。
- 源自颈动脉溃疡斑块的血小板 – 纤维蛋白碎片。
- 大量输血和血制品。

b. 因低血压或颅内、外颈动脉病变所致脑部低灌注。

- 在 CPB 期间，体循环低血压的情况较为常见，而脑血管通过自身调节可将平均灌注压维持在 40 mmHg。这种代偿机制通常对糖尿病、高血压患者缺少效用，并可能造成脑部微栓塞 [242]。对于此类患者，为了获得充足的、独立于体循环灌注的脑血流，应将血压维持在更高的水平 [243]。一项研究发现：与术前相比，术中平均动脉压下降 10 mmHg 将使分水岭脑梗死的发生率增加 4 倍 [244]。
- 在非 CPB 手术中，对心脏的操作可导致血压下降；而在吻合桥血管近心端时，由于需要在升主动脉放置侧壁钳，通常会使用药物来降低血压。
- 卒中在有症状的颈动脉疾病人群中更常见，也同样多见于罹患无症状的单侧或双侧严重颈动脉疾病患者 [233]。因此，如果围手术期发生低血压，可导致此类患者大脑低灌注，有可能造成分水岭脑梗死。一项研究发现：单纯CABG 术后，单侧颈动脉病变达 50%~99% 的患者，其卒中风险可达 3.8%；如果是双侧病变，风险可达 6.5%[245]。

• 在 CPB 期间，低 HCT 导致的脑部低氧血症可增加卒中的发生风险。一项研究发现：HCT 每降低 1 个百分点，卒中的风险增加 10%，当 HCT < 21% 时，情况尤其严重[246]。

c. 虽然不同时期发生的卒中有不同的风险因素，但脑栓塞始终是主要机制。与这一说法相符合的是：一项研究显示，术后 77% 的患者存在大面积栓塞性梗死，16% 为分水岭型，7% 为混合型[247]。

3）临床表现：在不同的研究中，"早发性卒中"（麻醉过后即出现）与"迟发性卒中"（经过一段时间正常的神经恢复后再发生的卒中）的比例有所不同，有的研究认为早发性卒中更多见，而另一些研究则认为迟发性卒中更多见[249-250]，荟萃分析则认为两者的分布是均衡的[251]。虽然临床表现主要与梗死发生的部位和范围有关，但迟发性卒中的预后优于早发性卒中[248-251]。而不同的卒中发生时机伴随着不同的风险因素：早发性卒中更常见于有卒中病史、主动脉粥样硬化及长时间 CPB 的患者[248]；而迟发性卒中常见于发生了房颤的患者以及已知患有脑血管疾病和低心排血量状态的患者[248]。但是，一项研究发现：仅当伴有低心排血量时房颤才是迟发性卒中的风险因素[249]。

a. 有相当比例的患者在术中发生静息性脑损伤，而 DWI MRI 可见 25%~50% 的患者存在新发异常[231-252]。事实上，TAVR 术后，MRI 扫描可见 77.5%~90% 的患者存在新发的无症状异常[253-254]。

b. 局灶性病变最常导致的病变包括偏瘫、失语或构音障碍。视网膜栓塞、枕叶梗死及前部缺血性视神经病变可导致视觉障碍[255]，而前部缺血性视神经病变多见于长时间 CPB 及严重血液稀释的患者。一项研究发现：累及大脑后动脉及小脑的后脑是发生卒中的最常见部位，而大脑中动脉的栓塞也可导致近 50% 的卒中，表明多发性栓塞十分常见[256]。另一研究发现大脑中动脉及大脑前动脉分布区是梗死最常见区域[221]。

c. TIA 或可逆性神经功能缺失。

d. 吞咽困难伴误吸风险。

e. 严重的意识混乱或谵妄。

4）预防：预防神经系统并发症需要在术前、术中及术后各阶段识别潜在的风险因素，并采取合理的措施。

a. 对所有当前或一段时间以来一直存在神经系统症状、可闻及颈动脉杂音的患者，术前均应评估是否有颅外颈动脉疾病。一些医院将此作为常规，另一些医院则选择性进行评估，目前并无证据显示两种做法会带来神经结局的差异。如有指征，可先行无创检查而后进行磁共振血管造影（MRA）来确诊严重的颈动脉疾病。一项研究发现：经 MRA 确诊的颅内和颅外脑动脉病变比颅外颈动疾病更能预测卒中的发生[233]。

- 对于有症状的颈动脉疾病，均应选择实施预防性颈动脉内膜切除术（CEA）、颈动脉支架或同期 CABG+CEA[257]。
- 对于无症状的颈动脉疾病患者的管理非常具有争议。有人认为：如果存在严重的颈动脉病变，在 CPB 期间或撤停期间发生低血压，则有可能导致大脑低灌注，因此，如果单侧颈动脉病变 > 80%~90% 或双侧高度病变，或对侧闭塞（Ⅱa 级适应证），应同期处理颈动脉[106]。预防性处理颈动脉或同期处理颈动脉病变均可降低卒中的风险，疗效相似[258]。

b. 围手术期使用阿司匹林可将卒中风险降低约 50%[259]。

c. 术前使用他汀类药物不仅可降低卒中风险，还可降低谵妄的发生风险[260-261]。

d. 术中可使用心表超声来确诊主动脉粥样硬化病变，从而修正主动脉插管位置和阻断技术，以防止对病变升主动脉的操作[262-263]。如果不能常规行超声检查，则应在有主动脉粥样硬化标志的患者中使用，例如高血压、外周血管病变、脑血管病变、慢性肾脏病及 COPD。如果 TEE 发现降主动脉壁增厚，也应使用心表超声进行探查[264]。

e. 优化 CPB 期间血压。有研究发现：将平均动脉压维持在 > 80 mmHg（而非50~60 mmHg）可减少神经系统并发症[243]。

f. 使用脑血氧监测仪可以发现明显的局部脑氧合下降的情况，应采取一些措施来改善，例如在 CPB 期间维持较高的平均动脉压、升高 PCO_2 来增加脑血流或通过输血来治疗严重贫血。理论上说，这些措施均有助于降低神经系统损伤的发生率，尤其是低血流量造成的分水岭脑梗死[265-267]。一些研究发现：20% 的患者脑血流自主调节机制会受损，而低于自主调节下限的总时长与围手术期神经系统并发症存在相关性[268-269]。

g. 术中应减少对主动脉的操作[238-239]。CPB 下 CABG 应在一次主动脉阻断下完成桥血管的远心端和近心端吻合，而非采用半阻断技术来完成近心端吻合，这样可降低卒中的发生率[270]。对于非 CPB 手术，可使用类似 Heartstring（MAQUET）的近心端封堵器，以避免使用主动脉侧壁钳，同时使用 ITA 作为供血桥血管。如果患者合并严重主动脉钙化、且需要 CPB 来完成手术，应考虑采取深低温停循环策略，避免阻断主动脉。

h. 避免发生高血糖，尤其是对于非糖尿病患者，这可降低发生神经认知障碍的风险[271]。但过于严格的血糖控制会增加发生卒中的风险[272]。

i. 在 CPB 复温过程中，应避免体温（可由此推断脑温）过高，否则可能增加发生卒中和神经认知障碍的风险[273]。

j. CPB 期间，应维持理想的 HCT。大多数研究认为：HCT 不应 < 20% 这一低限，HCT 的进一步降低会增加发生卒中和神经认知障碍的风险[274]。但是，STS指南建议仅当 Hb < 60 g/L（HCT < 18%）时输血，除非患者存在脑部氧供减少的风险，如糖尿病、高龄、已知的脑血管病、心肌功能障碍或存在器官缺血

的风险等[88]，而这些情况已经涵盖了心脏外科手术中相当比例的人群。

k. 在主动脉开放时，可使用 Embol-X 主动脉内滤器（Edwards Lifesciences）来捕获颗粒样栓子，直至 CPB 结束。

l. 术中使用 CO_2 来填充术野可将空气"挤"出，以降低神经损伤的发生率，此技术尤其适用于瓣膜手术的患者[275]。

m. 使用药物预防房颤，或在房颤发作时即启用抗凝药物，有助于降低迟发性卒中的发生风险[223,248,276]。通常，房颤持续 48 h 或复发即应开始抗凝治疗。对于所有术前既已存在房颤的患者，即使术中没有同期行 Maze 手术，也应考虑结扎左心耳。由于术后房颤的总体发生率为 25%，因此对于是否应常规结扎左心耳，目前尚存在争议。

n. TAVR 术后的常规 MRI 扫描发现，近 90% 的患者出现新发脑梗死[253-254]。虽然各种各样的脑保护装置可以捕获 99% 的栓塞碎片，但并没有证据显示可以减少新发缺血性损伤的总例数，只是可能稍稍减小新发损伤的体积，且对临床卒中及神经认知障碍的发生率并无明显影响[278]。尽管如此，对于钙化灶负担较大的患者，例如因人工瓣膜狭窄而行"瓣中瓣"的患者，应考虑使用这些脑保护装置。

5）评估：在对神经功能障碍进行评估时，应仔细检查功能性损伤程度，并通过 CT 或 DWI MRI 来确定大脑梗死的解剖范围，这是评估是否存在出血的最重要手段。约 30% 的梗死会转化成出血，从而使肝素的使用受限[247]。近 70% 局灶性病变的患者，其最初的 CT 检查并不会显示梗死的表现，但后续的 CT 扫描通常会显示出明显的异常[279]。DWI MRI 在辨识缺血性改变、分水岭脑梗死或多发栓塞性脑梗死病变上比 CT 扫描更敏感，但对于使用呼吸机、多通道输液泵的危重患者，很难实施 MRI 检查。此外，很重要的一点是要分析这样的病理改变是围手术期的急性梗死还是术前既已存在，因为术前通常无法行 MRI，即使行此检查，仍有高达 50% 的患者存在异常[231]。在评估的同时，还应尝试寻找可能的卒中源，这可能需要额外的一些检查，例如超声心动图、颈动脉无创检查等。

6）治疗。

a. 对于发生栓塞性卒中的患者是否应使用肝素，目前存在争议。如果伴有房颤、瓣叶栓子及其他源自心腔的血栓，则推荐使用肝素，但不清楚其是否能预防主动脉粥样硬化栓塞。使用肝素可以改善脑部微循环血流，也就必须考虑到同时可能导致梗死区发生出血。一些神经学专家认为：为了减少从梗死向出血的转化，应在卒中发生后至少 72 h 内不使用肝素。

b. 在缺血性卒中发生 6~8 h 内，应考虑使用取栓装置。

c. 采用常规措施降低颅内压，包括利尿剂、甘露醇及类固醇激素，根据脑梗死的范围和程度进行干预。

d. 对于严重颈动脉狭窄及术后短暂性神经功能障碍或小卒中的患者，可以考虑行 CEA。

e. 尽早开始物理治疗很重要。

7）预后：如果神经功能障碍轻微或表现为短暂性，则预后理想。永久性卒中患者的手术死亡率可达 20%[221,224,280]。昏迷患者的预后极差，超过 50% 的患者死亡或处于植物人状态。术后卒中患者的 5 年生存率为 50%~60%，且大部分患者表现为中至重度残疾[224,280-282]。鉴于此，任何能够降低卒中发生的措施均须尝试。

（2）脑病和谵妄　表明患者精神状态发生急性改变，认知功能发生全面损伤。

1）人们已经发现了一些可导致谵妄的风险因素和临床状况，并开发了风险模型来预测其发生的可能[283-287]。但目前对谵妄的病因学和病理生理学并不十分清楚。MRI 上发现的新发或之前已存在的脑梗死病灶，均为术后发生谵妄的独立风险因素。因此，大脑的潜在损伤可使大脑更易于受到来自外科手术的额外打击，包括微小栓塞或轻度的脑部低灌注[286-288]。但一些研究认为：微小栓塞与谵妄的发生并无相关性[289]。因此学界提出：与机体炎症反应相关的神经炎症反应、内皮功能障碍以及与 CPB 相关的血脑屏障受损可能是发生谵妄的基础性机制[290]。虽然一些研究认为 OPCAB 可稍降低谵妄的发生率，但其他一些研究则认为采用 CPB 与否并不会导致差异[286]。总体而言，如果患者存在易感风险因素，那么任何可以导致 ICU 滞留时间延长的药物、代谢及临床问题都有可能导致谵妄的发生。

2）易感风险因素[236,285-286,292-296]。

a. 高龄（年龄＞ 65 岁，风险＞ 20%；年龄＞ 80 岁，风险＞ 30%）[293]。

b. 近期曾使用酒精、阿片类、苯二氮䓬类药物，或术前服用抗精神病药物。

c. 术前存在器质性脑病。

• 神经系统疾病：既往卒中、帕金森病、阿尔茨海默病及其他类型痴呆。

• 精神异常：抑郁症、精神分裂症。

• 执行功能和认知功能受损，简易精神状态评价量表（MMSE）得分低[294]。

d. 严重心脏疾病，手术时处于高风险状态（心源性休克、紧急状态、严重的左心室功能障碍）。

e. 伴发疾病或不良状态，包括房颤、吸烟、糖尿病、脑血管疾病、外周血管病、慢性肾脏病及营养状态不良（低蛋白）。

f. 复杂的、长时间 CPB 手术。

3）促发因素。

a. CPB 期间的异常情况：低流量、低血压、低 HCT、脑血氧饱和度仪显示低脑氧饱和度。

b. 药物：苯二氮䓬类药物、异丙酚及镇痛药[292]

c. ICU 方面的问题：剥夺睡眠、夜间灯光过强及物理性限制措施。

d. 代谢异常。

e. 酒精戒断。

f. 反复多次输血。

g. 术后不良事件：低心排血量、AKI、低氧血症及长时间辅助通气、卒中。

h. 感染：无论是否存在脓毒症。

4）表现[296]。

a. 多动性谵妄表现为易激惹和躁动不安。

b. 少动性谵妄表现为淡漠、反应性下降。

c. 定向力丧失、思维混乱、注意力不集中、失忆、睡眠周期紊乱。

d. 妄想、幻觉。

5）评估：有不同的评估模型用于谵妄的评估，并可同时判断干预的时机。

a. 意识模糊评估法（CAM-ICU）：包括 4 个方面——精神状态发生急性改变或发生波动，注意力不集中，思维混乱，清醒程度发生改变[297]。

b. 重症监护谵妄筛查量表（ICDSC）：包括 8 个方面——清醒程度的改变，注意力不集中，定向力丧失，幻觉或错觉，精神运动性激惹或迟滞，情绪或言语失常，睡眠周期紊乱，症状发生波动。大多数谵妄患者会至少出现上述特征中的 4 种[298]。

c. 回顾当前用药及用药剂量。

d. 明确近期是否有嗜酒及药物滥用。

e. 行神经专科检查及头部 CT 或 MRI。

6）管理[296,199]。

a. 使用软质束带，拉高床栏防跌落。

b. 避免睡眠剥夺，鼓励早期下床，如果患者正在接受呼吸机辅助治疗，则应尝试每日镇静中断。

c. 纠正代谢异常。

d. 停止不当用药：避免使用苯二氮䓬类及阿片类药物，这些药物有可能导致谵妄；如果已经存在谵妄，则可能会加重意识混乱，导致躁动和昏迷，尤其是对于高龄患者。奥氮平是一种噻吩并 - 苯二氮䓬类药物，可视为非典型性抗精神病药物，可成功地用于治疗有谵妄症状的危重患者，较氟哌啶醇的副作用更少[300]。

e. 对于滞留 ICU 的患者，应仔细选择镇静药物，以降低发生谵妄的风险。在术后早期镇静时，使用右美托咪定较异丙酚或咪达唑仑更少发生谵妄[301-302]，在控制躁动、精神错乱方面也比氟哌啶醇更有效，有助于更早拔除气管插管[303]。

f. 选择合适的药物来控制躁动和精神错乱。整体而言，大部分药物的疗效相仿，但不良作用有所不同[304-306]。

•氟哌啶醇：是治疗谵妄最常用的药物，2.5~5.0 mg 口服或肌内、静脉注射，每 6 h 1 次。但永远应牢记：静脉注射氟哌啶醇可能增加 QT 延长及发生尖端扭转型室速的风险[307]；同时，它还能诱发锥体外系效应，用药后 48 h 内即可发生。

•昂丹司琼：一种 5-HT$_3$ 受体拮抗剂，可对抗血清素激活系统。主要用于术后恶心，同时也可有效应对心脏切开术后谵妄，且无明显的不良作用，4~8 mg 静脉注射或口服。一项研究发现：在治疗心脏切开术后谵妄方面，昂丹司琼与氟哌啶醇具有相同效用 [308]。也可以使用另外一种相似的药物——多拉司琼，用法为 12.5~25 mg 静脉注射。

- 还有多种非典型的抗精神病药物有助于治疗谵妄 [304-307]。
  - 利培酮：为多巴胺 D_2 受体和血清素 $5-HT_2$ 受体拮抗剂，0.5 mg 口服，每天 2 次，可用于治疗谵妄。此药可导致锥体外系效应，但通常可被良好耐受。一项研究发现：使用 1mg 利培酮来恢复意识，可降低谵妄发生率达 67% [309]。另一项研究发现：早期使用利培酮治疗亚谵妄综合征（CAM-ICU 4 项评分标准中 2 项为阳性，或总分为 8 分的 ICDSC 评分为 1~3 分），可显著降低发生谵妄的风险 [310]。
  - 奥氮平：起始剂量为 2.5 mg 每天 1 次，逐渐加量至 10 mg/d，可达到与氟哌啶醇相似的治疗效果，但其镇静作用稍强 [300]。
  - 喹硫平：起始剂量为 12.5 mg 每天 1 次，可产生更为强烈的镇静作用，同时可引起低血压和长 QT。

g. 疑似酒精戒断的治疗 [311]。

- 可采用临床研究所戒断评估（CIWA）评分来评估戒断反应程度。如果评分＞10 分，则需要使用药物进行治疗。
- 可能需要使用数日苯二氮䓬类药物（劳拉西泮、地西泮、氯氮卓），其间，患者可能需要通气支持或在镇静的同时再插管。
- 硫胺素 50~100 mg 肌内注射或口服，每天 2 次；叶酸 1 mg 口服，每天 1 次。
- 精神治疗：精神安慰和支持。

7）结局：谵妄可导致更多的术后并发症、ICU 滞留时间延长、围手术期死亡率升高、再入院率升高以及生活质量下降。同时，可导致认知障碍，包括注意力持续时间、记忆力、认知力及运动能力均会受损，病程可长达 1 年或更久。谵妄还会带来更严重的功能损害，降低日常独立生活能力和运动能力最少 6 个月，还会增加远期死亡与卒中风险 [312-315]。

（3）神经认知障碍　主要表现为记忆、执行功能和认知障碍，是心脏外科术后相当常见的并发症。根据发生的时间点及神经心理测试的异常程度，有报道指出发生率高达 63% [316-318]。大量研究发现，非 CPB 手术并不会减少早期或晚期神经认知障碍的发生 [319-322]；但一项荟萃分析的结果却相反 [323]。事实上，冠状动脉疾病无论经内科还是外科治疗，在认知功能下降速率或治疗 6 年后记忆力的受损程度方面均无显著性差异 [324-326]。因此，术后发生进行性神经认知障碍的原因更可能与患者基线认知功能状态及共病有关，而非术后的某种特定因素。

1）易感因素。

a. 风险因素包括：高龄、糖尿病、高血压、已存在的脑血管病变、慢性致残性神经疾病及缺乏社会层面支持 [327]。非冠状动脉的粥样硬化病变可能是一个风险因素，但主动脉的粥样硬化程度与认知障碍并非总具有相关性 [328-329]。

b. 大量研究发现：既已存在的认知障碍或异常的 MRI 扫描与术后认知功能下

降相关。

- 高达 45% 的 CABG 患者在术前既已出现认知功能异常[330-331]。缺少认知功能储备、痴呆或焦虑、抑郁的患者更易感致残性认知障碍。
- 即使在 DWI MRI 中缺少可证实的缺血性病变，但依然可以发生神经认知障碍；而只要术前或术后发生了脑梗死，无论有无症状，均有很大的可能导致神经认知功能下降。预估计，高达 50% 的患者已存在无症状性脑梗死，25%~50% 的患者术后新发脑梗死[227-230,252,331-333]。虽然大部分新发脑梗死表现为无症状[252,332]，但一些研究认为，所有 MRI 异常的患者均存在神经认知障碍的证据[317]。一项研究发现：在多发性脑梗死患者中，约 2/3 无症状，但有 25% 会发生认知功能下降[228]。另一项研究发现：早期神经认知障碍，而非新发的脑缺血性损伤，是发生远期神经认知障碍的预测因素[333]。

2）机制：术后早期和远期发生的认知功能下降，其发生机制可能有所不同。早期功能障碍可能与脑部微栓塞、低血压及与 CPB 相关的全身炎症反应有关，且可能具有可逆性；而远期功能障碍则更可能与已存在的脑血管病变相关[334]。

a. 人们常常将脑部微栓塞视为导致认知功能下降的原因。但是，CPB 或非CPB 心脏手术后，神经认知障碍的发生率几乎一致（尽管 CPB 手术更易导致栓塞），同时缺乏"栓塞与认知功能下降相关"的强证据，因此这一假说尚存疑[335-338]。而主动脉粥样硬化与神经认知障碍之间的关联性也存在争议，但动脉粥样硬化与围手术期卒中的相关性却是明确的。一项研究结果证实：血液回收机的使用可以减少脂肪栓塞，进而会略微降低早期神经认知障碍的发生率，但 1 年随访发现获益并不明显，说明远期神经认知障碍可能源于进行性脑血管疾病[339]。

b. 人们常将脑部低灌注视为脑病、谵妄和神经认知障碍的病因。这种低灌注可能是由于 CPB 期间或紧随其后的低血压，还可能是由于 CPB 期间发生严重的或长时间的脑血氧下降，可以通过脑血氧仪进行监测[267]。

c. 全身炎症反应综合征（SIRS）可能是导致神经损伤的因素之一，但并非因果关系。

d. 术中高血糖及复温期间出现过高的体温都会导致神经认知障碍[271,273]。

3）临床表现。

a. 神经认知异常包括智力下降和记忆力受损，表现为健忘、措词困难、注意力集中时间发生改变、精神运动功能下降及视觉、语言记忆能力下降。

b. 部分患者的认知障碍程度可在短时内即很明显，但也有患者只能通过术前、术后的对比才能发现。

4）预防：手术期间采取措施来减少脑栓塞、并保持更高的灌注压有助于预防高风险患者发生神经认知障碍。其他推荐措施包括：在深低温期间采用 α 稳态调节pH，控制术中血糖水平，复温期间避免脑部温度过高。使用脑血氧仪有助于发现与分水岭脑梗死相关的脑部低氧，但并不足以结论性预判认知障碍的发生[266]。

5）评估：MRI 常常可以显示多发性梗死，但这样的改变在无症状患者中也相当常见，也有可能在术前已存在。脑部单光子发射计算机断层扫描（SPECT）研究发现：术后发生认知障碍的患者，术前基线状态及术中的脑灌注均明显减低。

6）自然病程：不同研究中给出的认知能力下降的持续时间差异较大。一项影响深远的、针对 CABG 患者的研究发现：53% 的患者在出院时表现出认知能力下降，6 个月后这一比例降至 24%，但 5 年随访时可达 42%[316]。大多数研究发现：患者的认知功能会从出院时开始逐步改善，1 年后会相对稳定或有轻度下降[340]。冠心病患者无论是采用外科治疗还是内科治疗，远期的认知功能情况相似，因此迟发性认知能力下降更可能是因为对脑血管病风险因素的控制欠佳，包括高血压和糖尿病[324-326]。

（4）精神问题　这一问题在心脏外科直视手术后相当常见。如果患者术前既已存在精神障碍，那么术后出现焦虑和抑郁或许更常见，但也会见于曾有家人因心脏病去世的患者。术后出现这些症状可导致不良预后，甚至包括早期和远期迟发死亡[341-343]。既已存在的病症出现加重的情况也并不少见，包括抑郁、躁郁双相障碍及人格障碍等。关注术后患者精神问题的精神病学专家可帮助患者改善症状并提供合理的药物治疗建议。认知行为疗法及压力管理有助于减轻术后抑郁[344]。

（5）惊厥　可因低氧、气栓或颗粒栓塞致大脑受损而出现，也可因药物过量（如利多卡因）所致。应明确诱发因素，并由神经病学专家对患者进行评估，并根据他们的会诊意见，考虑行 CT 或 MRI、脑电图及抗惊厥治疗。

（6）危重症多发性神经病　是一种原因未明的综合征，会使脓毒症及多器官衰竭的病程进一步复杂化，导致机械辅助通气时间及 ICU 滞留时间延长，死亡率高达近 50%。通常因膈肌和胸壁肌肉虚弱而无法撤停呼吸机。运动及感觉神经轴突退化是基础病因，可表现为近端肌肉萎缩、麻痹、深部肌腱反射减弱，部分患者还会表现出咽喉动力减弱、吞咽困难。这将造成运动和感觉功能障碍，通过肌电图及神经传导检查来确诊。本综合征具有自限性，需要辅助支持治疗、通气支持及物理治疗，早期运动，通过强化胰岛素治疗来控制血糖，避免使用神经肌肉接头阻滞剂和类固醇激素。虽然近半数罹患此症的患者可完全恢复，但通常需要 1~3 个月。必须与其他术后出现的肌肉无力病因相鉴别，包括药物作用、营养不良、失用性萎缩及其他神经肌肉接头异常[345-346]。

（7）臂丛神经损伤

1）病因及预防：为牵拉臂丛下束所致，原因包括：使用胸骨牵开器将胸骨向左右两侧牵拉，或在获取 ITA 时将一侧胸壁非对称性抬高，使锁骨与第 1 肋骨之间的臂丛神经受压，这是臂丛损伤最常见的原因[347-349]。为了预防或减轻这一创伤，在获取 ITA 中非对称性抬高胸壁时需特别小心并限制好幅度，确保在中线位切开胸骨，在偏尾侧置入胸骨牵开器，充分显露但避免过度牵开胸骨，避免头部向左右侧偏斜[11]，将患者双侧前臂向头侧屈曲上举也可以减少臂丛神经损伤。但即使采取上述措施，仍会有少数患者发生臂丛牵拉伤，这主要是与其胸壁解剖结构有关。常规的电生理学检查可发现超过 20% 的患者出现异常，但大部分并无症状[350]。骨骼扫描时常见第 1 肋骨骨折，但常规胸部 X 线片常常会漏诊。

2）表现：感觉功能发生改变，包括麻木和感觉异常，有时会感到刺痛及软弱无力，后者常见于尺神经分布区（T8~T1），常累及第 4、5 手指。也可出现指骨间肌无力。更少见的形式表现为正中神经或桡神经分布区受累。桡神经功能障碍通常源于直接的上肢压迫，即来自获取 ITA 时的胸骨牵开器横杆或体位压迫。

3）评估：肌电图、运动感觉神经传导速度及躯体感觉诱发电位可用于评估神经功能的改变情况，但这些检查的意义尚不完全明确。它们可用于评估病变的严重程度及功能的恢复情况。

4）治疗：95% 以上的患者症状可在数月内缓解。极少数情况下可能需要 1 年的康复时间，而有一些患者可持续存在令人困扰的症状。理疗是维持运动功能的必要手段。如果患者有严重的疼痛，可使用阿米替林 10~25 mg 睡前服用，加巴喷丁 300 mg 每天 1 次，或卡马西平 50~100 mg 每天 4 次，有助于症状的改善。

（8）截瘫　心脏外科直视手术后，因脊髓梗死所致截瘫是一种非常罕见的并发症。最常见于胸 - 腹主动脉瘤术后，也可见于大范围腔内支架治疗术后；还可以是主动脉夹层或 IABP 的并发症，预估其病理基础为粥样斑块的移位或崩解，或胆固醇栓子造成脊髓栓塞。现有一些罕见的单纯 CABG 术后发生截瘫的病例报道，通常是术前有高血压或严重血管疾病的患者，而术中又出现了一段时间的低血压，导致脊髓灌注受损[351-353]。有一例关于双侧大脑前动脉栓塞而导致截瘫的病例报道[354]。

（9）腓总神经、坐骨神经及胫神经麻痹　是心脏外科术后的罕见并发症，通常难以确定致病原因。腓总神经损伤会导致小腿外侧及足部无力、感觉异常，胫神经麻痹则会影响小腿后部及足背。由于在获取大隐静脉时并不会造成直接的神经损伤，因此，可能是下肢体位对神经造成的直接压迫，并引起缺血。高龄糖尿病患者、罹患外周血管病者及体重低于正常并存在组织萎缩的人群，更易发生这一与长时间 CPB 手术相关的并发症。但在大多数情况下，这一并发症无法预测和预防。幸运的是，大多数患者的感觉运动功能可恢复至满意的状态，不会使活动受限[355]。

（10）间室综合征　可继发于长时间下肢血流减少，但很少累及大腿部肌肉。

1）机制：当一个限定区域内的间隙组织压力超过了微循环压力时，即可发生间室综合征，导致组织缺血。长时间缺血及随之的再灌注会损伤细胞膜，使液体渗漏至组织间隙。最初神经组织的血供会下降，最终大血管将会受压，血管搏动将会消失。因此，脉搏消失是间室综合征的后期症状之一，一旦出现，说明已经发生了组织坏死。

2）易感因素：间室综合征很少发生于使用 IABP 的患者，这可能是因为人们对患者下肢水肿、远端灌注及长时间下肢严重缺血保持了高度的警觉，但却可见于长时间（通常 > 4~6 h）经腹股沟置管的 CPB 手术（主动脉手术、微创或机器人手术）或长时间 ECMO 辅助。也有发生于 CABG 术后的病例报道，其中既有直视切开获取，也有内镜下获取大隐静脉的患者[356-360]。对于内镜下操作发生间室综合征的机制，人们怀疑是动脉或静脉分支在切断后回缩，导致肌肉内出血。

3）预防：选择其他方法来替代经腹股沟直接插管，改善远心端灌注（在股动脉侧壁缝合一段人造血管），可以预防间室综合征 [361-362]。但事实上，很少会采用这些措施，因为无法预计 CPB 的时间，一旦在术中遭遇技术问题，其时间往往会被延长。虽然在股动脉通过 Seldinger 技术置管可以避免在插管的远心端放置紧缩带，但受制于插管的口径及手术期间出现低血压时使用缩血管药物，插管远心处的血流仍会受到相当大的限制。如果预计会长时间经股动脉插管进行灌注（例如通过股动脉插管的 ECMO），应在股动脉远心端置入一条口径较小的插管，或在股动脉侧壁人造血管上置入股动脉插管，以确保远端灌注。在应用内镜获取大隐静脉时，充分止血可避免 CABG 术后发生间室综合征。

4）监测和治疗：对于所有经腹股沟置管并长时间转机的患者，均应仔细评估间室综合征的发生情况。由于患者在相当一段时间内处于麻醉和镇静状态，无法主诉严重的腿部疼痛，而这又恰恰是间室综合征的首要症状。因此，如有可能，应测量小腿部周径，并感受其张力和柔软度，并与对侧下肢做比较，但如果从对侧下肢获取过大隐静脉则不适用此法。如有任何怀疑，可将连接压力计的穿刺针刺入以测量筋膜室内压力。如果压力 > 35 mmHg，或舒张期压力 < 20 mmHg，则往往合并有间室综合征。如果确有怀疑，应将患者送至手术室，行间室筋膜腔减压术。如果水肿改善后，肌肉组织仍然存活，可在数天后缝闭切口。由于肌肉的坏死是由内而外，即使表层肌肉仍在出血，而深层肌肉可能已经坏死，仔细评估非常重要。

5）累及手部和前臂的间室综合征可发生于内镜获取桡动脉之后，但更常见的情况是大量液体不慎经静脉通路渗漏至筋膜室，尤其是输血时。常常是更换敷料才被发现，一经发现，症状就已经十分明显，表现为前臂及手掌苍白、呈花斑样、张力高及大范围肿胀。应立即拔除患侧的动脉测压管，并行筋膜腔切开减压术 [263-364]。

（11）隐神经病变　由隐神经小分支受损所致。隐神经在小腿部与隐静脉伴行 [11,348]。隐神经病变会导致小肠内侧至足部踇趾水平的感觉异常。直视获取静脉后常常损伤隐静脉，而从踝部上行取静脉时发生的概率高于从上向下操作，这可能是因为由下而上操作可能会撕脱隐神经的胫前或髌下支。如果分两层来闭合直视切开的伤口，可能由于闭合过紧而造成神经功能障碍。使用内镜取静脉时，这一问题则少得多，但仍有可能伤及小腿部的神经。

（12）前臂神经症状　获取桡动脉后这一问题并不少见。一项研究比较了直视技术与内镜技术发生此并发症的情况，发现发生率分别为 42% 和 64%。在直视取血管手术中，感觉神经受损或功能异常常见于桡神经浅支分布区，而前臂外侧皮神经损伤则仅见于直视切开手术后 [365]。

（13）声带麻痹　心血管手术后此并发症的发病率为 1%~2%，最初的表现为声音嘶哑。此并发症存在多种发生机制，而最常见的原因是喉返神经的间接损伤，造成可逆性神经功能异常 [366-367]。最主要的原因是手术时间延长，这通常会导致术后气管插管时间延长。而对喉返神经的直接损伤常见于在胸腔顶部游离 ITA、中心静脉导管置入及主动脉弓手术时。除了嘶哑，声带麻痹还会导致无效咳嗽、喉鸣，且有可能造成吸入性肺炎及呼吸衰竭。喉镜检查可确诊，并可与喉头水肿进行鉴别。症状在数月后通常会有所改善，但如果症状持续，则说明声带损伤可能是永久性的。在这种情况下，可考虑行声带内移或甲状软骨成形术来治疗单侧喉返神经麻痹。

（14）膈神经麻痹　见"4.呼吸系统监护及并发症"。

10. 胃肠道并发症

（1）机制及易感因素

1）心脏外科直视术后，胃肠道并发症的发生率约为4%。由于胃肠道并发症多见于危重患者，因此还常伴有其他严重的术后并发症，例如低心排血量综合征、卒中、呼吸衰竭及肾衰竭。一项针对2010—2012年全美心脏外科手术的研究发现：当出现胃肠道并发症时，手术死亡率将上升3倍，达到10.8%，住院时间也将增加1倍[368]。

2）常见的病理生理机制为交感缩血管效应、低血压及内脏血管床低血氧[369-371]。这些情况可见于CPB期间，平均动脉压偏低、非搏动性血流导致区域性血流再分布，使肠黏膜缺血。但多项研究发现：肠系膜低灌注及胃黏膜缺氧同样见于OPCAB，且严重程度相似[372-373]。术后发生的低心排血量、低血压及使用缩血管药物同样可导致组织灌注不足，造成黏膜缺氧，使吸收功能和屏障功能减退。这些病理改变可导致应激性溃疡、黏膜萎缩、细菌过度生长（对应激性溃疡的预防性干预所致），以及黏膜的通透性增加，这些反过来可能导致肠道细菌移位、全身炎症反应综合征、脓毒症及多器官衰竭[374]。

3）多项研究探索了胃肠道并发症的预测因素，具体如下[375-380]。

a. 术前状况：高龄、慢性肾脏病、外周血管病、主动吸烟、既往胃肠手术史及使用抗凝药物。

b. 术前心功能状态：左心室功能差或NYHA Ⅳ级、需要使用正性肌力药物、紧急或急诊手术。

c. 手术因素：再次手术、瓣膜与CABG联合手术、长时间CPB（＞120~150 min）、多次输血。

d. 术后问题：低心排血量综合征和低血压[使用正性肌力药物、缩血管药物和（或）IABP]、因出血而需要输血或再开胸止血、因代谢性酸中毒而需要使用碳酸氢钠、长时间机械辅助通气、房颤、过度抗凝、血管并发症、脓毒症及胸骨感染。

e. 胃肠道并发症的3个最强预测因素为长时间机械辅助通气、AKI和脓毒症，三者的共同作用会导致内脏器官低灌注、蠕动不足及黏膜缺氧[376]。

4）使用胃肠道并发症评分（GCS）建立的风险分层模型可用于评估9个可预测胃肠道并发症发生风险的变量（图13.5）[381]。

5）总体状况：全美范围内的调查发现，从统计学角度观察，OPCAB比CPB下CABG术后更常发生胃肠道并发症[368]。但其他的一些研究结果则显示两组风险相似[382-383]。瓣膜成形的风险稍高，这可能与CPB时间较长有关。麻痹性肠梗阻约占全部胃肠道并发症的一半以上，而其他任何一种并发症的发生率均未超过1%。按照发生

风险因素	评分
年龄 > 80 岁	2.5
主动吸烟	2.5
术前使用正性肌力药物	4.0
NYHA Ⅲ ~ Ⅳ级	2.0
体外循环 > 150 min	2.5
术后房颤	2.5
术后充血性心力衰竭	3.5
再开胸止血	3.5
术后血管并发症	9.5

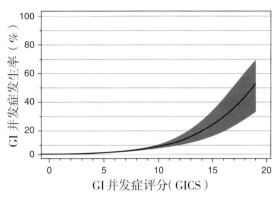

图 13.5　通过风险分层来预测胃肠道（GI）并发症。经许可复制于：Andersson，et al. Interact Cardiovasc Thorac Surg, 2010,10:366 - 370. [381]

率的降序排列包括：胃肠道出血、胰腺炎、肠系膜缺血、肠梗阻、急性胆囊炎及肠穿孔。上述任何一种并发症的死亡率都相当高：肠系膜缺血可达 37%，肠穿孔达 32%，胃肠道出血为 18%，胆囊炎为 17%，肠梗阻为 7%。很多患者还伴有其他问题，导致死亡率进一步升高，包括心内膜炎、心肌梗死、心律失常及 COPD。罹患胃肠道并发症的患者更易发生 AKI、房颤（可导致血栓栓塞或因需要服用抗凝药而促发胃肠道出血）及持续的围手术期心肌梗死。当胃肠道并发症伴发休克（死亡率为 31%）、卒中（30%）、AKI（21%）和脓毒症（20%）时，死亡率最高。

6）规模较小的单中心研究显示出不同并发症的发生率和死亡率，但均证实：胃肠道并发症虽不常见，却预示着高死亡率和高并发症发生率[375-31]。因此，恪守围手术期管理常规非常重要，包括：术前状态的优化，快速而彻底地完成手术并确保良好的心肌保护，认真止血减少输血需求，对于低心排血量患者给予充分的正性肌力支持，优化肾功能，早期拔管以便早期下床活动，采取措施预防感染，对于术后有抗凝指征的患者应审慎地进行抗凝治疗。为了降低相关死亡率，应及时发现并积极处理胃肠道并发症。

（2）常规护理及常见主诉　大部分患者在全身肝素化前或使用鱼精蛋白中和后，会在手术室内置入胃管，这会使患者在术后正压通气时保持胃肠减压，减少胃潴留以降低误吸风险和胃内酸度，同时使 ICU 内应用口服药及抗酸药成为可能。早期预防应激性溃疡常常可以通过胃管注入硫糖铝[384-386]。在拔除气管插管后，如果肠鸣音恢复，即可拔除胃管，然后恢复口服进食，从流质逐步过渡至正常饮食。

1）厌食、恶心、无食欲：是外科术后相当常见的并发症，可能因药物（麻醉药）的副作用，也可能是由于矿物质缺乏（尤其是锌），但一定不要忽视存在肠梗阻或其他腹腔病变的可能，务必仔细体检，必要时行放射学检查。有多种药物可用于治疗有明显不良影响的恶心，效果相仿。

a. 甲氧氯普胺（胃复安）：10~20 mg 肌内注射，每天 4 次（注：国内很少会使用如此大剂量）。可刺激胃肠道运动并减轻腹胀。

b. 5-HT$_3$ 拮抗剂：是一类强效止吐剂，但因可导致 QT 间期延长而存在促心律失常作用。最常用的一种药为昂丹司琼（枢复宁），用法为静脉注射 4 mg。

2）咽部功能障碍：表现为吞咽液体和固体食物存在困难，在 CABG 术后患者中发生率为 1%~3%，可导致吸入性肺炎（也可表现为隐匿性）。

a. 易感因素：高龄、共病（胰岛素依赖性糖尿病、COPD 及肾功能障碍）、心力衰竭、卒中史或围手术期新发卒中、围手术期脓毒症[387-390]。

b. 术中使用 TEE 的患者，常常会发生吞咽困难或疼痛[390-392]。由于大部分中心会常规使用 TEE，因此应对术后早期出现的咽部感觉异常及口服进食时发生的咳嗽保持警觉。一项研究发现：随着超声探头在食管中停留时间的延长，发生吞咽困难的风险将会升高。使用 TEE 完成初始评估后将超声探头拔除，并在撤停 CPB 前重新插入探头，这样做可使吞咽困难的发生风险由 51% 降至 29%[393]。如果气管插管时间＞48 h，高达 50% 的患者会发生吞咽困难，这将导致口服进食的恢复推迟，住院时间延长[294]。大部分医院会针对长时间插管的患者进行吞咽功能评估。

c. 在没有常见风险因素（TEE、辅助通气）的情况下发生咽部功能障碍，属于新发神经功能障碍。此时，建议行全面的 CT 或 MRI 以确定致病机制。

d. 床边吞咽试验（通常是吞咽 50 mL 水，通过脉搏血氧仪来观察血氧饱度下降情况以及观察咳嗽、窒息的情况）可用于评估误吸风险，但对于发现无症状性误吸的灵敏度变异较大。在允许患者口服进食前，可能需要在 X 线透视下进行改良钡餐检查[395-396]。

e. 咽部功能障碍患者的管理包括：饮食调整、体位调整及言语治疗师的辅助治疗。在疾病发生的早期，可请耳鼻喉专家进行会诊，以发现是否存在喉水肿或声带麻痹，对这些问题的处理有助于降低罹患肺炎的风险[297]。如果吞咽困难持续，应插胃管进行鼻饲，直至吞咽功恢复良好。

3）便秘：是心脏外科术后常见的问题。原因包括：术前通常并未灌肠，使用一定的麻醉药物来镇痛，高龄患者常常在术后数日不能充分运动。可使用氧化镁乳剂、容积性缓泻剂（美达施膳食纤维）、粪便软化剂（多库酯钠），均有助于改善高龄患者的便秘；直肠用通便栓剂[比沙可啶（乐可舒）]及灌肠也有助于便秘的改善。在积极使用促肠动力药以前，应始终保持对肠梗阻的警觉。

（3）急性腹痛的鉴别诊断

1）临床表现：在 ICU 内的危重患者，发生急腹症时可能难以发现，常常因患者出现发热、白细胞升高、明显的腹部压痛、血流动力学方面出现脓毒症的表现及血培养阳性而被怀疑。虽然在诊断上十分具有挑战性，但仍需快速评估与治疗，这一点非常关键，因为死亡率通常较高。

2）病因。

a. 胆囊炎（结石或非结石性）。

b. 脏器穿孔（胃或十二指肠溃疡、憩室炎）[398]。

c. 胃炎。

d. 胰腺炎。

e. 肠缺血（肠系膜缺血）。

f. 难辨梭状芽孢杆菌肠炎。

g. 严重的麻痹性肠梗阻（常为特发性，但有时与急性炎症反应或肠炎相关）。

h. 小肠或结肠梗阻。

i. 严重便秘。

j. 严重的泌尿系问题（感染或膀胱膨胀）。

k. 腹膜后出血。

3）评估。

a. 回顾术前存在的腹部病变或腹部手术史。

b. 反复检查腹部压痛、腹胀、肠鸣音。

c. 实验室检查：肝功能、乳酸、血清淀粉酶和脂肪酶；如果有腹泻，行难辨梭状芽孢杆菌检测。

d. 放射学检查。

• 尿路平片（用于诊断梗阻）。

• 半卧位胸部 X 线片（用于发现膈下游离气体）。

• 上腹部超声检查或胆道闪烁成像（HIDA 扫描，如果怀疑胆管梗阻）。

• 腹部增强 CT。

• 肠系膜动脉造影（如果怀疑肠系膜缺血）。

• 如果其他检查不能确诊，可考虑行诊断性腹腔镜检查[399]。

4）治疗：应考虑请普外科进行会诊，尽早开腹探查可降低胃肠道并发症导致的死亡。腹腔镜在评估这些并发症方面极其灵敏，但可能仍有必要行剖腹探查做进一步的评估和治疗。虽然很多罹患胃肠道并发症的患者病情严重，常合并脓毒症，但在完成了心脏外科手术后，他们往往会有比术前更好的耐受力。

（4）麻痹性肠梗阻　偶尔会在术后持续数日，通常是良性和自限性的，更常见于糖尿病患者（可能发生胃瘫），但有时也预示着脓毒症或严重的腹部脏器病变。急性结肠假性梗阻（Ogilvie 综合征）是一种大范围结肠扩张，可能是副交感神经张力下降或交感张力增强造成的自主神经功能紊乱所致。必须将其与机械性肠梗阻或中毒性巨结肠相鉴别，后者常常是由难辨梭状芽孢杆菌所导致。

1）致病因素。

a. 药物（儿茶酚胺类 / 术后细胞因子应激反应，阿片类药物，辅助通气患者所使用的肌松剂）。

b. 胃胀（可能与迷走神经损伤有关）。

c. 肝及内脏血管床充血性改变（因术中静脉引流不良或体静脉高压）。

d. 炎症反应（如胆囊炎、胰腺炎）。

e. 腹膜后出血（因腹股沟穿刺插管所致，有时可见于服用抗凝药物的患者出现自发性出血）。

f. 难辨梭状芽孢杆菌肠炎。

g. 肠系膜缺血。

2）评估。

a. 反复查体，注意与炎症相关（缺血或穿孔）的腹胀、肠鸣音及压痛。

b. 实验室检查：血常规、淀粉酶、肝功，如果有腹泻，应行难辨梭状芽孢杆菌肠炎检测。

c. 尿路平片：如果结肠扩张至 9 cm 即为严重病变；如果盲肠直径超过 12 cm，穿孔的风险将会升高。

d. 行腹部增强 CT 检查。

3）管理。

a. 在禁食的同时经胃管引流进行肠道减压，这一措施可以在肠蠕动恢复前避免胃部膨胀。如果存在明显的结肠膨胀，可经肛管进行排气。

b. 启动全胃肠道外营养。

c. 咀嚼口香糖有助于促进肠道运动[400]。

d. 所有可能损害肠道动力的药物均须停用。此类药物包括麻醉剂、钙通道阻滞剂及抗胆碱能药物。虽然胃复安常常用于改善胃肠动力，但目前并无证据显示其可有效预防或治疗术后肠梗阻。外周阿片类 μ 受体拮抗剂（爱维莫潘和甲基纳曲酮）有助于改善使用麻醉剂患者的肠道动力，但并未评估是否可用于治疗心脏外科术后发生的肠梗阻[401]。

e. 纠正一切代谢紊乱，并针对所发现的问题进行治疗。

f. 胆碱能张力不足可导致"假性梗阻"，此时使用胆碱酯酶抑制剂可快速实现结肠减压。已证实静脉注射 2 mg 新斯的明对 90% 的此类患者有效，但对于心脏外科术后典型的肠梗阻无效[402]。持续滴注与间歇性推注新斯的明的初始效果相同，但在用药后 24 h，持续滴注会显示出更为理想的膨胀结肠缓解作用[403]。不良作用包括腹痛、流涎、呕吐及心动过缓。对于反复发生假性梗阻的患者，使用溴吡斯的明 10 mg 、每天 2 次有助于病情的改善[404]。

g. 在药物治疗后，如果结肠膨胀情况持续（ > 12 cm），应考虑行结肠镜检查并减压；如果膨胀情况仍持续、甚至加重，应考虑行紧急手术干预，通常行盲肠造口术或半结肠切除术。

h. 严重的肠膨胀可造成腹腔内压力明显升高（ > 20 mmHg），进而会导致腹腔间室综合征。腹部张力非常高，下腔静脉受压将导致体静脉高压、脏器及肾灌注受损，影响血流动力学及呼吸功能，甚至出现神经系统症状。细胞因子的释放、氧自由基的产生及其他一些因子可导致肠道菌群移位、间质水肿，最终发生多器官衰竭。如果不能及时发现，可能会迅速导致进行性代谢性酸中毒，并在数小时内死亡[405]。

（5）胆囊炎

1）病因及风险因素：胆囊炎是一种心脏外科术后少见的后期并发症，发生率为0.1%~0.3%。此并发症多见于高龄、长时间 CPB 手术后、因低心排血量综合征而需使用正性肌力药物和（或）IABP 的患者，以及需要持续使用血管收缩剂的人群。这些风险因素提示：低灌注是胆囊炎的主要发生机制，更可能引起非结石性炎症而不是结石性胆囊炎。其他一些易感因素包括：血管病变、因出血而再开胸止血或大量输血、长时间机械辅助通气、菌血症及医源性感染。禁食、肠外营养及麻醉剂的使用会降低胆囊的收缩性，产生胆汁淤积。如果患者对抗生素治疗反应差，需要行外科手术，则死亡率较高。一项覆盖全美范围的调查发现死亡率高达 17%，而另外 3 项大型临床研究则提示死亡率高达 23%~43%[406-408]。

2）评估。

a. 反复查体，关注右上季肋区炎症反应情况。

b. 肝功能检查（胆红素和碱性磷酸酶升高，而 AST 和 ALT 变化较小）可提示肝外胆管梗阻。

c. 右上季肋区超声或 HIDA 扫描可见胆囊扩张及胆管梗阻。

3）治疗。

a. 对于非结石性胆囊炎患者，如果没有腹膜炎表现，使用抗生素治疗即可。

b. 如果抗生素治疗 24~48 h 后，临床表现没有明显改善，应考虑外科干预，行经皮胆囊造口术（尤其是病情危重的患者）或胆囊切除术（直视或腹腔镜手术）。

（6）上消化道出血

1）病因：上消化道出血是心脏外科手术后（无论是否采用 CPB）第二常见的胃肠道并发症，发生率为 0.5%~1%。通常因十二指肠应激性溃疡所致，因胃溃疡、胃食管炎症引起的上消化道出血较少见[409-410]。致病机制通常是血流量减少、黏膜缺血，以及低灌注、再灌注损伤，而这一损伤又会因胃部酸度的增加而进一步加重。术前应充分了解患者的病史，并仔细查体（留意肝病的体征及粪便隐血），这将有助于发现术后胃肠道出血的高风险患者群。

2）风险因素。

a. 术前因素：高龄、已经患有胃炎或胃溃疡、肝硬化伴门脉高压 – 静脉曲张、慢性肾脏病及吸烟。

b. 术中因素：长时间 CPB、瓣膜手术、再次手术、CPB 期间乳酸水平升高（提示低灌注）。

c. 术后因素：因低心排血量而需使用缩血管药物、长时间机械辅助通气、肺部感染、凝血障碍或使用抗凝药物（抗血小板药、肝素制剂及华法林）、输血。

3）预防：所有有溃疡及胃炎病史的患者，在 ICU 期间均应服用药物以预防与应激相关的胃肠道黏膜损伤及可能的出血[411]。另外，所有长时间机械辅助通气的患者，如果合并脓毒症或凝血功能障碍，均应预防应激性溃疡。虽然对于低风险患者并无必要进行常规预防性治疗，但对于术后早期心排血量处于临界状态、并有一定程度凝血功能障碍的气管插管患者，启动短期的预防性治疗并没有什么负面影响[412-413]。

a. 可口服或经胃管鼻饲硫糖铝 1 g，每 6 h 1 次。胃内 pH 升高会增加细菌的定植，硫糖铝不会升高胃内 pH，因此与其他升高胃 pH 的药物相比，其可降低医源性肺炎的发生率。但硫糖铝并不能降低出血的发生率及 ICU 患者的死亡率[385]。

b. 在降低出血性胃炎及活动性溃疡形成方面，质子泵抑制剂（PPI）较 H_2 受体拮抗剂（如雷米替丁）更为有效[386,413-414]。泮托拉唑 40 mg 静脉注射或口服，以及其他一些常用口服制剂，例如奥美拉唑 20 mg 每天 1 次，兰索拉唑 15 mg 每天 1 次，雷贝拉唑 10 mg 每天 1 次，均可用于预防。SUP-ICU 研究发现：与安慰剂相比，泮托拉唑会增加死亡率[415-416]。雷尼替丁通常为口服，150~300 mg 每天 2 次。

c. CABG 或瓣膜术后应服用非肠溶型阿司匹林制剂，其抗血小板功效更为理想。多项研究表明，肠溶阿司匹林并不能降低胃肠出血或溃疡的发生率[417]。

d. 对于没有溃疡史的患者，虽然氯吡格雷引起的胃肠道并发症较阿司匹林更少，但对于已经治愈的溃疡，可以在使用 PPI 的基础上加用阿司匹林或氯吡格雷（或两者兼用）[418-421]。

4）临床表现：从胃管中引流出鲜红血液或呕出血液是上消化道出血的明显症状。较为缓慢的出血通常会表现为黑便，但如果出血速度非常快，则会出现鲜红色血便。对于病情危重或肝素化的患者，如果出现无法解释的血细胞比容（HCT）下降或进行性心动过速、低血压，须高度注意是否存在胃肠道出血的情况。如果无法证实有胃肠道出血，则需要排除腹膜后出血的可能，应行腹部 CT 检查进行评估。

5）评估与治疗：如果纠正了凝血功能异常、强化了内科治疗后，出血仍然继续，则需要做进一步的评估[421-423]。在抗凝治疗期间发生出血通常与某些基础疾病有关。

a. 如果有证据显示胃肠道出血，必须停用所有的抗血小板药物及抗凝药，必要时应使用逆转药物以终止持续性出血。可考虑使用维生素 K、新鲜冰冻血浆或凝血酶原复合物浓缩物以应对因使用华法林而增高的 INR（图 13.2），或使用选择性拮抗剂来应对 NOAC（依达赛珠单抗逆转达比加群酯，重组 Xa 因子逆转阿哌沙班或利伐沙班）。

b. 在控制和预防反复出血方面，PPI 优于 H_2 受体阻滞剂[421]。对于活动性出血患者，建议使用泮托拉唑 80 mg 静脉推注后，以 8 mg/h 持续滴注 72 h，这一治疗方案可以将胃内 pH 迅速提高至 > 6[422-423]。还可以使用雷尼替丁 50 mg/h 持续滴注。

c. 可考虑使用胃镜来定位上消化道出血点，并使用激光双极电凝来控制出血。超过 90% 的患者可成功止血，但有一项研究发现，约 30% 的患者在最初使用了胃镜治疗后仍需手术[424]。

d. 疗程 5 d 的生长抑素（250 μg/h）可有效治疗严重上消化道出血[425]。

e. CABG 或瓣膜术后的患者，一旦出血得到有效控制，应立即恢复使用抗血小板药物。即使对于明确存在阿司匹林诱导的胃肠道出血的患者，阿司匹林与 PPI 联用的效果亦优于单纯使用氯吡格雷作为抗血小板药物[420]。对于需要同时使用阿司匹林和氯吡格雷的患者（通常是接受了药物洗脱支架的人群），在使用胃镜控制了出血点后，可与 PPI 类安全地同时使用。如果患者术后需要终生服用抗凝药物（例如植入机械瓣），在启动抗凝治疗前，应完成确切的止血程序。患者应理解：如果停用抗凝药物，他们将面临更高的血栓栓塞风险。

6）结果：心脏外科术后发生上消化道出血的总死亡率约为 15%[368,424]。

（7）下消化道出血　可表现为直肠流出鲜红色血液、大便带血或黑便。与上消化道出血的鉴别点为胃管引流物隐血阴性。

1）病因。

a. 因长时间低灌注所致的肠系膜缺血或缺血性结肠炎。

b. 结肠病变导致缺血（结肠息肉、肿瘤或憩室），因抗凝治疗进一步加重。

c. 肠血管发育不良，如果伴有主动脉瓣狭窄，则称为"Heyde 综合征"，可导致获得性 von Willebrand 病（vWD–ⅡA）。通常，当使用生物瓣进行主动脉瓣置换后，出血情况会有所好转，但肠血管发育异常的情况仍会持续存在[426-428]。

d. 抗生素相关性结肠炎（通常为难辨梭状芽孢杆菌感染）。

2）评估：一旦排除了上消化道出血，即应行乙状结肠镜检查或结肠镜检查，以发现出血点。如果出血情况持续，则需要行肠系膜动脉造影。

3）治疗：包括纠正凝血功能障碍及消除病因。

a. 对于难辨梭状芽孢杆菌性肠炎，可使用抗生素进行治疗（万古霉素 125 mg 口服，每天 4 次；或非达霉素 200 mg 口服，每天 2 次）。

b. 在肠系膜动脉造影的同时注射血管升压素（0.2~0.4 U/min）或使用微线圈、明胶海绵及其他一些颗粒材料对肠系膜动脉分支进行选择性栓塞[429-432]。

c. 奥曲肽（50 μg，用时 30 min）或生长抑素（推注 50 μg 后，以 250 μg/h 滴注），可减少内脏血流，有助于治疗胃肠道血管发育异常引起的出血[433]。

d. 很少需要采用外科手术处理持续性出血。

（8）肠系膜缺血　是一种非常罕见（发生率仅为 0.2%~0.4%）、但致死率非常高的心脏外科术后并发症，常见于伴有广泛动脉粥样硬化的高龄患者。常常会合并脱水。

1）病因：最常见的病因为低心排血量所致内脏低灌注引发的非阻塞性肠系膜缺血，无论是否采用 CPB 都有可能发生，但多见于长时间 CPB 术后[434-435]。粥样斑块栓塞（通常因使用 IABP）或肠系膜血栓栓塞（可能因肝素诱导的血小板减少症）并不常见。

2）风险因素[434-438]。

a. 术前因素：高龄、左心室功能差、高 NYHA 分级、广泛的动脉粥样硬化病变、慢性肾脏病。

b. 术中因素：主动脉阻断时间 > 100 min。

c. 术后因素：低心排血量、使用 IABP、使用正性肌力药物、使用≥ 2 种的缩血管药物、长时间机械辅助通气、AKI、透析、输血及房颤。

3）临床表现：典型的表现是严重的腹痛或肠梗阻，但查体结果却与之不符。对于危重患者来说，诊断可能非常困难，此类患者常处于机械辅助通气或深度镇静状态。同时，脓毒症常常伴血流动力学状态不稳定、乳酸性酸中毒、呼吸窘迫、胃肠道出血及腹泻。通常在术后 5~10 d 可以确诊。

4）诊断：可根据前文所述临床表现做出诊断，包括白细胞升高、严重乳酸酸中毒、尿路平片提示肠梗阻及腹腔内游离液体。内镜有助于发现结肠缺血。肠系膜 CT 血管造影可显示肠壁囊样积气、门静脉积气、肠壁增厚以及动脉闭塞、静脉栓塞[439]。常规的肠系膜动脉造影可以辨识血栓栓塞，但最常见的表现是外周肠系膜血管收缩。遗憾的是，往往是在开腹探查时才能确诊，而此时已发生了不可逆的病理改变。如果出现持续存在的麻痹性肠梗阻、使用泻药数日仍无法恢复肠运动、乳酸水平处于临界状态或升高，应早期怀疑肠系膜缺血，并通过使用罂粟碱等血管扩张剂进行早期干预，可提高治疗成功率[440]。

5）治疗：早期诊断、早期治疗对降低肠系膜缺血的死亡率至关重要。美国的数据显示肠系膜缺血的致死率为 37%[368]，但大多数报道死亡率超过 65%[436-438]。如果发现肠系膜血管收缩，可静脉滴注罂粟碱 0.7 mg/（kg·h），疗程 5 d，这尤其适用于早期缺血的患者[440]。如果缺血时间延长，可在数小时内发生不可逆的肠坏死。如果怀疑肠坏死，应急诊行开腹探查。虽然可以对小肠进行局限性切除，但往往会在术中发现多发性缺血肠管，而无法进行广泛切除。如果对肠管的存活性存疑，可在后期再行腹腔镜探查。如果发生腹腔间室综合征，可导致其他腹腔脏器功能迅速恶化，需要急诊手术行开腹探查[411]。

（9）**腹泻** 滞留于 ICU 的患者发生腹泻常常是不良征兆，因为这可能是低灌注导致的肠道缺血所引发。但多数情况下是由可治疗的因素引起，具体如下。

1）抗生素的使用可导致肠道菌群数目减少，即使在没有难辨梭状芽孢杆菌感染的情况下，仍有可能导致腹泻。

2）难辨梭状芽孢杆菌肠炎的总体发病率为 0.8%，通常与长时间抗生素治疗有关，但并非总是如此。使用头孢菌素和喹诺酮类药物的致病率相似。而发生难辨梭状芽孢杆菌肠炎的人群常为高龄、女性、有慢性肾脏病、术后发生急性高血糖的患者。此并发症在服用 PPI 及多次输血的患者中更为常见。对于持续性腹泻或无法解释的腹痛及白细胞升高的患者，应考虑此诊断，并送检大便行难辨梭状芽孢杆菌检测。在怀疑此诊断时，应立即口服万古霉素（125 mg 口服，每天 4 次）或非达霉素（200 mg 口服，每天 2 次），当明确为难辨梭状芽孢杆菌感染后应服用 10 d[442-444]。

3）胃肠道出血。

4）无法耐受高渗透压的鼻饲食物：加水稀释并减慢给入速度。

（10）**肝功能障碍** 表现为谷丙转氨酶（ALT）、谷草转氨酶（AST）、胆红素及碱性磷酸酶的短暂性升高，此并发症在心脏外科手术后并不少见。约 25% 的患者会在术后出现短暂性高胆红素血症 [总胆红素 > 3 mg/dL（51.3 μmol/L）]，而在瓣膜成形或置换术后的发生率会更高 [445-447]。但进展成肝炎或肝衰竭的严重肝细胞损害的比例不足 1%。胆红素升高是多因素作用的结果，包括溶血导致的胆红素生成量增加以及肝功能受损，这将导致结合和非结合胆红素的升高。

　　1）易感因素。

　　　　a. 术前罹患肝病：可以表现为肝功指标升高，但有时指标也会正常。合成功能受损（血浆白蛋白水平下降、INR 升高）是发生肝病的标志。心力衰竭患者如果胆红素升高，强烈预示出现了术后肝功能障碍 [448]。

　　　　b. 心脏问题。

　　　　　　• 右心衰竭会导致右心房压升高，引起肝被动淤血。

　　　　　　• 术前发生心源性休克（急性心肌梗死、乳头肌断裂、瓣膜血栓）可导致肝功指标升高，出现 "肝休克"，并在急诊心脏直视手术后触发患者的肝脏及多器官衰竭。

　　　　　　• 感染性心内膜炎伴脓毒症可导致肝功能障碍。

　　　　c. 手术因素：长时间 CPB、复杂手术（同期 CABG+ 瓣膜手术、多瓣膜手术）、大量输血。

　　　　d. 术后因素：低心排血量综合征、使用多种正性肌力药物或 IABP、脓毒症及输血。

　　　　e. 药物因素，包括他汀类药物、对乙酰氨基酚及氯吡格雷 [449]。

　　2）病理生理：肝功能障碍可能因肝脏低灌注或体循环淤血所致。

　　　　a. 肝细胞坏死。

　　　　　　• 低心排血量状态，通常需要正性肌力药物辅助和（或）血管收缩药物的支持。

　　　　　　• 右心衰竭或严重的三尖瓣反流（慢性被动性淤血）。

　　　　　　• 脓毒症对肝脏的损伤主要因炎性介质及其他毒素，脓毒症造成的肝功能障碍是导致多器官衰竭及死亡的主要风险因素 [450]。

　　　　　　• 输血导致的丙型肝炎或巨细胞病毒感染（远期）。

　　　　b. 高胆红素血症。

　　　　　　• 溶血（瓣周漏、长时间 CPB、脓毒症、大量输血、药物）。

　　　　　　• 肝内胆汁淤积（肝炎、肝细胞坏死、良性术后胆汁淤积、肠外营养、细菌感染及药物）。

　　　　　　• 肝外梗阻（胆道梗阻）。

　　3）临床表现：依赖于特定的诊断。黄疸是肝细胞损伤或胆汁淤积的最常见表现。严重的肝衰竭会导致低血压、凝血功能障碍、顽固的乳酸酸中毒、低血糖、肾衰竭、高血氨所致脑病，以及脓毒症。

　　4）评估：具体的肝功指标异常通常可提示病变的特点。辅助检查包括确诊溶血所需的实验室检查（乳酸脱氢酶升高、血清结合珠蛋白减少、外周血涂片可见碎裂红细胞）、心功能和瓣膜功能的评估（超声心动图）、判断胆管病理状态的检查（右上季肋区超声或 HIDA 扫描），以及肝炎的相关检查（血清学分析）。

5）治疗。

a. 术后胆红素的升高多为良性和自限性的。随着血流动力学的改善，胆红素将逐渐恢复正常，除非存在严重的肝脏基础病变。如果存在严重肝脏病变，则肝功能有可能会发生进行性、不可逆的障碍，进而导致多器官衰竭和死亡。

b. 当肝功能障碍时，凝血因子的生成受损，导致"自体抗凝"的凝血功能障碍。对于需要抗凝的患者，应减小华法林的用量，以防止 INR 升至危险的水平。一旦发生这种情况，会出现心脏压塞或胃肠出血。另外，经肝脏代谢的药物也必须调整剂量。

c. 选用一种 PPI 类药物预防应激性溃疡（泮托拉唑 40 mg 静脉注射或口服，每天 1 次）。

d. 由于能量消耗增加和蛋白代谢，应补充肠内蛋白，1~1.5 g/（kg·d）。

e. 高血氨可导致脑病，当血氨＞ 150~200 μmol/L 时，可引起颅内高压及脑水肿[451-452]。治疗如下。

• 控制发热，并采用低温治疗方案。

• 气管插管，并诱导低碳酸血症。

• 颅内高压的治疗。

– 高张盐水溶液（30% 氯化钠 20 mL 或 3% 氯化钠 200 mL），使血清钠
＜ 150 mmol/L。

– 甘露醇（20% 甘露醇溶液 2 mL/kg）。

• 药物治疗：例如，乳果糖 30 mL 每天 4 次，并辅以山梨醇，口服新霉素 6 g，每天 1 次。这些对于慢性肝病的治疗有效，但对于急性肝衰竭是否有效尚不清楚。

• 血液透析（很少使用）。

f. 仔细监测血糖，预防低血糖。

g. 乳酸性酸中毒的病因是乳酸代谢受损，而非因组织灌注受损导致乳酸生成障碍。如果碱缺失＞ 10 mmol/L，可考虑使用碳酸氢钠进行部分纠正。同时还应考虑到硫胺素不足引起乳酸性酸中毒的可能，这种情况易于纠治。

（11）**高淀粉酶血症** 在 CPB 术后早期相当多见，发生率可达 35%~65%，但与胰腺炎相关的比例仅为 1%~3%。术后早期，单纯的高淀粉酶血症通常并无临床症状，也不会导致脂肪酶升高。最常见的原因并非源于胰腺，而是源于唾液腺等，还有可能因肾脏排泌功能下降。无论是否采用 CPB，短暂性高淀粉酶血症的发生率相似，这说明它的升高与 CPB 并无直接关系[453]。但部分患者在术后早期淀粉酶＞ 1000 U/L，约 1周后出现亚临床的胰腺炎轻微症状（厌食、恶心和肠梗阻），脂肪酶也会有所升高。后期出现的淀粉酶升高则趋于胰腺源性。短时间的肠道休息有助于此类患者的康复，除非有明显的胰腺炎表现或胃肠道功能障碍，否则无须进行特殊治疗[454]。

（12）**显性胰腺炎** 在心脏外科手术后的发生率低于 0.5%，然而一旦发生即可表现得非常严重，死亡率很高。心脏外科术后因多器官衰竭死亡的人群中，约 25% 可见

胰腺坏死[455]。

1）病因学：胰腺炎的发生通常代表因低心排血量和低灌注所致的缺血、坏死性损伤。长时间的 CPB 使得胰腺对后续的持续性低心排血量更为敏感，因低心排血量而需使用血管收缩药物会导致坏死性胰腺炎的发生。其他风险因素包括酗酒史、高血压史、慢性肾脏病史，以及术前即需要使用去甲肾上腺素[456-457]。

2）临床表现：通常不典型，也相对缺少特异性。首先出现发热、白细胞升高、麻痹性肠梗阻及腹胀等，而后出现腹痛、压痛等，血流动力学不稳定为晚期表现。

3）诊断：腹痛伴脂肪酶升高提示胰腺炎诊断。通过腹部超声或 CT 可以证实胰腺发生蜂窝织炎或脓肿。

4）治疗：首先进行胃管引流并使用抗生素，而剖腹探查、清创引流往往是最后的无奈之举，但对于严重的坏死性胰腺炎患者，这可能又是唯一能带来生存希望的措施。

11. 营　养

（1）**概述**　术后早期康复阶段，应提供充分的营养支持来逆转患者面临的分解代谢状态，营养不良会增加术后死亡率和并发症发生率[458-461]。饮食必须提供充足的热量以促进伤口愈合、维护免疫功能。虽然限盐、限液和限制胆固醇的摄入非常重要，但更重要的是要为患者提供可口、高热量、能刺激食欲的食物，而非过于严格的控制。过于频繁地出现厌食、恶心，以及饮食不合口味会导致患者难于获得理想的营养。对于没有气管插管的患者，如果口服进食无法满足能量供给，应加用少残渣的营养添加剂，例如 Boost (Nestlé Health Science) 或 Ensure (Abbott Nutrition)，以更好地满足患者所需的热量。

（2）**肠道营养**　需要机械辅助通气的患者、拔管后吞咽困难者，以及很多因卒中无法进食的患者，他们的胃肠功能通常正常。如果术后 48 h 不能进食，可考虑经胃管以稳定的速度进行鼻饲，而非一次性给入；逐渐加量，经过 3~7d 达到目标量。大多数需要气管切开的患者，经过 1~2 周机械辅助通气后，可从胃管进食中获益。如果没有明确的胃食管反流，也可以考虑行经皮内镜下胃造瘘（PEG），以便长期经此途径提供食物；如果存在胃食管反流，可考虑在气管切开的同时行空肠造口术。

1）肠道营养的一般禁忌证包括未控制的休克、低氧血症、高碳酸血症、酸中毒，活动性上消化道出血、肠缺血或肠梗阻及腹腔间室综合征。只要不怀疑患者存在肠缺血或肠梗阻，即使在肠鸣音尚未恢复时也可以开始肠道进食。如果存在腹胀或严重胃潴留（＞ 500 mL/6h），则说明患者当前尚不能耐受鼻饲。对于血流动力学状态欠稳定，尤其是那些需要使用缩血管药物的患者，只要血容量充足，即使开始恢复肠道营养时有些勉强，患者也是安全的[462-463]。ECMO 的患者，包括伴有胰腺炎、使用肌松剂辅助通气的患者，也同样可以早期给予肠道营养。

2）选用质地柔软的胃管，确定其确实位于胃内以后，即可以开始鼻饲喂养。幽门后置管可降低误吸风险，但很难实现。如果患者罹患胃瘫综合征或面临较高的误吸风险，无法耐受胃内喂养，则建议选用幽门后置管。风险因素包括高龄、机械辅助通气、精神状态发生改变、神经功能障碍及胃食管反流。可服用 3 d 的促胃动力药物，包括红霉素 200 mg 加入 50 mL 生理盐水中经中心静脉导管给入，或加入 200 mL 生理盐水中经外周静脉通路给入，每天 3 次，可辅以或不辅以胃复安（10 mg 静脉注射，每 12 h 1 次），这一治疗方案有助于刺激胃动力，从而提高机体对鼻饲的耐受度。

（3）**肠外营养**　如果无法经胃肠道进食，则需要选用经中心静脉导管给药的肠外营养策略。与胃肠道营养相比，肠外营养会增加感染风险，因此建议：延迟启动胃肠道外营养 3~7 d，当患者确实无法耐受任何胃肠道营养时再使用[459]。另外，如果经数日肠道营养后，所供给的能量仍然无法达到理想要求的 60%，应考虑增加肠外营养。肠外营养时可辅以脂肪乳剂，富含 0.1~0.2 mg/kg 鱼油，从而提高二十二碳六烯酸（DHA）和二十碳五烯酸（EPA）的供给量，这将有助于免疫调节及抗炎[459,461]。

（4）**降低肠道营养患者误吸风险的措施**[458]

1）床头抬高 30°~45°。

2）使用氯己定漱口，每天 2 次，以降低肺炎的发生风险。

3）服用胃复安来促进胃动力。

4）检查胃潴留的严重程度，如果 > 500 mL，应暂停鼻饲 2~4 h，然后以更慢的速度持续性给入。

5）必要时将胃管深入小肠。

（5）**热量供给**　在肠道营养的初期，热量供给应低于患者的消耗值，经过 3~7 d 逐步加量，达到全热量供给。即初期热量为 8~10 kcal/（kg·d）（1 kcal=4.184 kJ），经过 1 周逐步增加至全热量 25 kcal/(kg·d)（按照理想体重进行计算）。对于严重肥胖的患者，热量计算时所采用的体重为"理想体重 +0.4×（实际体重 – 理想体重）"。成年患者的一般营养需求包括：葡萄糖 2~5 g/(kg·d)，蛋白质 1.3 g/(kg·d)，脂肪 1.2~1.5 g/(kg·d)（建议使用富含 ω–3 的配方）。如果患者病情危重，出现多器官衰竭，应将每日热量增加 10%~20%，并将蛋白质的供给量提高到 2~2.5 g/(kg·d)。常用的鼻饲配方，如 Jevity 1.2 (Abbott Nutrition)，可提供 1.2 kcal/mL 的热量。因此，对于一名 70 kg 的患者，1500 mL/d 的 Jevity 1.2 可提供 1800 kcal 热量，即 25 kcal/(kg·d)。

（6）**危重患者的特殊关注点**

1）在恢复肠道营养的初期，每天应多次监测血糖。可静脉注射胰岛素来预防高血糖。

2）在恢复肠道营养的第 1 周，应每天复查血清电解质，包括钾、镁、磷等，尤其应关注"复食性低磷血症"，此并发症可见于营养不良患者恢复肠道进食的早期阶段[464]，可给予磷剂 0.3~0.6 mmol/(kg·d)。

3）为了优化肠道功能，应在肠道营养中加入可溶性纤维和纤维低聚糖（FOS），腹泻患者也应加入这些物质。Jevity 等标准鼻饲配方中均已加入。

4）对于使用肠外营养的危重患者，应注意补充具有抗氧化作用的维生素和微量元素，包括维生素 C 和硒。多项研究发现，维生素 C（和鱼油）可降低术后房颤的发生率。

5）对于高碳酸血症性呼吸衰竭的患者，高脂、低糖饮食有助于病情的改善，但这并非必需。如果需要限制液体量，可选择高热量配方，如 Isosource 1.5 (Nestlé Health Science) 或 Jevity 1.5，两者的热量均可达到 1.5 kcal/mL。对于出现严重的急性肺损伤患者，可使用含有 ω–3 鱼油和抗氧化物质的抗炎配方，如 Impact (Nestlé Health Science) 或 Oxepa (Abbott Nutrition)。

6）优化蛋白质的摄入，一方面提高氮摄取，另一方面还要避免蛋白质过量。大部分 AKI 患者可以接受标准的肠道营养配方。透析患者每天的蛋白摄入量应增加至 2.5 g/kg，而流失的蛋白质可达 3~5 g/h。Novasource Renal (Nestlé Health Science) 或 Nepro (Abbott Nutrition) 配方属于高蛋白、低糖、低钾的配方。

7）内脏蛋白（转铁蛋白和前白蛋白）的水平可以说明营养供给是否充分，但其数值与疗效的改善未显示出相关性。

12. 瓣膜相关的问题

人工瓣膜置换术后会面临发生瓣膜相关并发症的风险，因此对所有接受人工瓣膜的患者均需认真跟踪与随访，并发症包括血栓栓塞、感染性心内膜炎、抗凝相关的出血及人工瓣膜的退行性变[465]。人们认为"瓣膜置换是将一种疾病变成了另外一种"，这一说法很恰当地反映出瓣膜置换存在的现实问题[466]。

（1）血栓栓塞　主动脉瓣和二尖瓣置换后发生血栓栓塞的年风险分别为 1%~2% 和 2%~4%，而因置换机械瓣（需服用华法林）所面临的风险稍高于置换生物瓣（仅服用阿司匹林）。对于生物瓣和机械瓣的抗凝建议见表 13.5。

（2）瓣膜血栓　即使已达到治疗性抗凝要求，机械瓣置换术后的患者仍然会发生瓣膜血栓，而生物瓣置换术后极少出现这一问题。不论是 TAVR 还是外科植入生物瓣，超声心动图上的表现常令人怀疑存在"亚临床的瓣叶血栓"，这些患者术后并不服用华法林，这可能会增加卒中的风险[120,467–471]。如果听诊发现机械瓣的"嘀嗒"声音消失，则要高度怀疑发生了机械瓣瓣叶血栓，通过透视或超声心动图可以确诊（图 2.10）。对于一些特定的情况，可考虑行溶栓治疗，但通常需要立即行外科手术换瓣[472]。

（3）怀孕　这会为人工瓣膜置换术后的患者带来一系列严重的问题。如果在孕期的前 1/3 阶段服用华法林，流产率可高达 60%；如果胎儿已足月，先天性缺陷的发生率也会明显升高（"华法林胚胎病"）。因此，育龄女性应接受生物瓣置换，并接受人工瓣膜寿命有限的现实。对于年轻的女性患者，可考虑选择冷冻的同种异体瓣或自体肺动脉瓣（Ross 手术）。ACC/AHA 及 ESC 为接受人工机械瓣的女性怀孕后提供的抗凝指南如下[473]。

1）孕早期（怀孕至孕 13 周）：如果华法林使用量 < 5 mg/d，可继续使用华法林；也可使用调整剂量后的低分子量肝素或静脉推注普通肝素。普通肝素的常用剂量为 10 000 U 皮下注射，每天 2 次，使 PTT 达到正常的 2 倍；低分子量肝素为皮下注射，每天 2 次（以维持注射后 4 h 抗 Xa 肝素浓度 > 0.5 U/mL）。

2）孕中期或孕晚期：华法林联合（或不联合）阿司匹林。

3）围生期（或孕晚期的后半阶段）：使用调整剂量后的普通肝素或低分子量肝素（通常可达 20 000 U 皮下注射，每 12h 1 次），直至分娩。

4）分娩后恢复使用华法林。

（4）抗凝相关性出血 接受华法林治疗的患者，抗凝相关性出血是最主要的并发症，尤其是对于＞65 岁的患者。事实上，预估超过20%的患者会经历或大或小的出血情况。术后患者对于华法林的反应存在很大的差异，可能与遗传因素有关。其他药物的使用也会影响 INR（最常见的是胺碘酮及抗生素），因此，在调整华法林剂量时应将这些因素考虑其中。在启用华法林时遵循抗凝策略有助于剂量的调整（表 13.6 和附录 8）。至关重要的是：对出院需继续服用华法林的所有患者均须密切随访，以避免发生抗凝不足和过度抗凝的情况。家用自测装置方便患者自查 INR，可以减小 INR 的波动，减少血栓栓塞的发生，提高生存率[474]。对于那些 INR 非常难于调节的患者，在服用华法林的同时口服维生素 K 100~200 μg/d，有助于稳定 INR[129-130]。

（5）人工瓣膜心内膜炎（PVE） 可发生在术后的任何时间点，年风险为 1%~2%，外科置换与 TAVR 引起的 PVE 发生率相似[475-476]。术后早期发生的心内膜炎（术后 60 d 内）多因葡萄球菌（凝固酶阴性葡萄球菌多于金黄色葡萄球菌）、真菌、革兰氏阴性菌及肠球菌感染所致。早期 PVE 的死亡率明显高于晚期 PVE，晚期 PVE 多因凝固酶阴性的葡萄球菌和溶血性链球菌感染引起。临床表现包括反复发热、伴有反流和心力衰竭的瓣膜功能障碍、脑及外周栓塞，而预后最差的情况是传导功能障碍，这可能是瓣周脓肿所致。手术适应证在第 1 章已有阐述。应教育患者清晰地知晓：在任何口腔治疗操作时均需预防性使用抗生素，这一点至关重要。ACC/AHA 关于 PVE 的建议见表 13.5[215]。

（6）溶血 一经发生，通常提示发生了瓣周漏，且漏口越小、溶血越严重，这是由于小的漏口会引起更显著的湍流。也可能是由于血管翳内生导致跨瓣漏，或机械瓣形成血栓使瓣叶活动受限，或者一片或两片瓣叶部分固定于某一个半开放状态。亚临床溶血主要表现为乳酸脱氢酶及网织红细胞计数升高、结合珠蛋白浓度降低。患者可表现出轻度黄疸或持续性贫血，需要输血。严重溶血或严重的瓣周漏是再次换瓣的适应证[477]。

（7）瓣膜衰竭 被定义为一种需要瓣膜置换的并发症[465]。机械瓣功能衰竭的常见原因包括血栓形成、血栓栓塞、感染性心内膜炎、抗凝相关性出血以及极其罕见的结构性衰败。与之相对应的是，原发性组织瓣衰败是生物瓣功能障碍最常见的原因，需重新换瓣。由于二尖瓣较主动脉瓣需要承受更大的作用力，因此更易发生二尖瓣的功能衰竭。当代的人工生物瓣，无论是猪源还是牛源，一般都会经过某些形式的抗钙化处理以便延长瓣膜的使用寿命。尽管如此，早期和晚期的瓣膜衰竭仍有发生，因此须时刻保持警觉，并行超声心动图随访。生物瓣的衰败是一个逐步加重的过程，因此，对于主动脉瓣和二尖瓣再次置换，无论选择外科路径还是经导管的"瓣中瓣"路径，均可择期进行；而机械瓣衰败常常是灾难性的，通常需实施高风险的急诊手术。

13. 出院规划

（1）**概述**　随着住院时间的不断缩短，为了在出院后患者能顺利康复，制定合理的出院计划非常关键。一些需要额外的亚急性监护的患者可转至康复医院，也可在出院前由有经验的护理机构护理数日。即使患者已经恢复得较为理想，可在家接受看护，但出现分离焦虑的情况也并不少见，即使是一些小的问题也会使患者和家人经历困难的应对过程。

（2）**理想的出院规划**　应涉及患者、家人、主管医生、营养师、护士、医师助理及心脏内科医生。必须明确告诉患者他（她）可能会面临什么样的感受、预期康复时间、哪些事情必须避免做、未来的期盼以及什么时候与外科医生或医院联系。有多本手册探讨了术后预期以及术后出院在家中重新建立的标准化常态生活方式（见 www.sts. org，点选 "patients"，然后点按 "What to Expect After Heart Surgery"）。让患者获得医生办公室的联系方式有助于减缓患者的恐惧心理，还可以回答和解决一些常规问题。由于"手术死亡率"定义为术后 30 d 内的死亡，因此在这个时间点必须与患者联系，询问患者是否有再次入院及康复的情况。这是一项必做的工作，以准确分析结局，并向 STS 数据库提交准确的数据资料。

（3）**出院后的早期陪护**　对于大多数患者来说，出院的第 1 周应有家人或朋友在家中陪伴，这可以确保在患者在尚不能完全自理的情况下依然能得到理想的照护；同时，一旦有严重的问题发生，这些家人或朋友可以与医院联系，并提供客观的说明。

（4）**药物** [52,478]　应将所有使用的药物及用法清晰列出提供给患者。应告知患者每一种药物开具的原因、不良作用、与其他药物的相互作用等。如果患者需服用抗凝药物，如华法林，则务必妥善安排复诊时间以复查 INR 并调整药物剂量。应重点说明酒精、其他药物及食物对抗凝效果的影响（附录 11）。最常用的出院带药如下。

　1）阿司匹林：所有接受 CABG 手术的患者均应使用，不仅是为了改善桥血管的通畅性，同时也作为冠状动脉事件的二级预防。阿司匹林可降低 CABG 术后远期死亡率。主动脉瓣生物瓣置换术后，可以单独服用阿司匹林进行抗凝；二尖瓣置换术后（机械瓣或生物瓣），阿司匹林与华法林联用以达到抗凝目标。

　2）P2Y12 抑制剂（氯吡格雷、替格瑞洛和普拉格雷）：用于近期植入药物洗脱支架的患者，也可以用于 TAVR 或 MitraClip 术后的患者。OPCAB 术后或因急性冠脉综合征行 CABG 的患者，可同时加用阿司匹林。

　　a. 可降低氯吡格雷抗血小板活性的药物：奥美拉唑（不包括泮托拉唑）、吗啡和氨氯地平（不可与替格瑞洛同时使用），柚子也有这样的效果。

　　b. 可增强氯吡格雷抗血小板活性的药物：阿司匹林和 ACEI。

　3）华法林：可用于房颤、机械瓣置换及部分生物瓣置换术后的患者（表 13.3）。NOAC 类药物可用于房颤人群，也可用于生物瓣置换 3 个月后，但不能单独用于机械瓣置换术后。

　4）他汀类：由于可降低血脂、具有多效性，因此适用于所有冠状动脉疾病患者。

他汀类可以稳定斑块、促进斑块回缩、减缓大隐静脉血管桥病变的进程，还可以改善 CABG、甚至瓣膜手术的短期和长期疗效。服用他汀类药物的人群均应检查基线肝功，并每半年复查一次。75 岁以下 CABG 术后的患者，建议选用大剂量方案（阿托伐他汀 40~80 mg 或瑞舒伐他汀 20~40 mg）；对于更高龄的患者，建议选择中等剂量方案。潜在的药物间相互作用可能会影响药物的使用或使用剂量。

    a. 辛伐他汀与胺碘酮、氨氯地平、地尔硫䓬及替格瑞洛有显著的相互作用。对于正在服用维拉帕米和地尔硫䓬的患者，辛伐他汀的用量不应超过 10 mg；而对于正在服用胺碘酮或氨氯地平的患者，辛伐他汀的用量不应超过 20 mg。

    b. 阿托伐他汀与地高辛、地尔硫䓬及维拉帕米有显著的相互作用。对于正在服用地尔硫䓬的患者，阿托伐他汀的用量不可超过 40 mg。

  5）β 受体阻滞剂：为了预防围手术期房颤的发生，CABG 术后通常会使用 β 受体阻滞剂。对于心肌梗死后接受药物治疗或 CABG 的患者，以及 EF 下降或心力衰竭的患者，β 受体阻滞剂可提高生存率。对于没有心力衰竭或心肌梗死病史的患者，β 受体阻滞剂还可以提高远期生存率[479]。卡维地洛常用于左心室功能受损的患者，其他人群最常用美托洛尔，其还有助于控制高血压。

  6）胺碘酮：可用于预防房颤的发生，但最佳疗程目前尚不明确。当患者窦性心律稳定数周后通常即可停药，对于 Maze 术后的患者，推荐使用数月。胺碘酮会影响肝脏、甲状腺及肺功能，因此，所有预计使用超过 1 个月的患者均应检查基线时的肝、甲状腺及肺功能。在 www.drugs.com 上可查到近 600 种药物会与胺碘酮发生相互作用。心脏外科术后使用胺碘酮的注意事项如下。

    a. 可导致华法林代谢减少，因此需将华法林剂量减少 25%~50%。

    b. 很少会降低氯吡格雷对血小板的抑制作用。

    c. 当与氟喹诺酮类药物（环丙沙星、左氧氟沙星）、5-HT$_3$ 拮抗剂（昂丹司琼）、氟哌啶醇同时使用时，会导致 QT 间期延长。因此，当使用胺碘酮时，禁用上述药物。

    d. 与 β 受体阻滞剂或钙通道阻滞剂合用会加重心动过缓。

  7）ACEI：心脏外科术后高血压首选 ACEI（如果不耐受，可使用 ARB 类药物），适用于所有 EF < 40%、有心肌梗死史、糖尿病或慢性肾脏病的患者。虽然 ACEI 并未能改善短期死亡率，但却可提高远期生存率。

（5）**预防用抗生素**　所有人工材料（人工瓣膜和血管）植入术后的患者，必须知晓在拟行口腔治疗时预防性使用抗生素的必要性。应告知患者务必将病史告诉主诊医生或口腔医生，并遵照 ACC/AHA 指南预防性使用抗生素[215]，具体用法见表 13.5。

（6）**血糖控制**　糖尿病患者在 CABG 术后将面临更高的死亡率和并发症发生率；如果术后血糖控制欠佳，可能会损害桥血管的通畅性，导致自体血管的快速病变。应优化饮食和药物治疗，使 HbA1c < 7%。

（7）**饮食**　在出院前，营养师应与患者进行交谈，告知患者特殊的饮食控制以满足心脏病康复的需要，包括低胆固醇或低盐饮食，同时制定合理的饮食计划。

（8）**自我评估**　患者必须进行居家的自我评估。每天测量脉率、体温及体重，检查各个切口是否有红肿、压痛或引流液。同时，常常会需要有家访护士协助出院的患者进行评估。如果发现任何异常，应督促患者与主治医生办公室联系。

（9）**增加活动**　应鼓励患者在可耐受的前提下逐步增加活动量。胸骨正中切口的患者应避免抬举超过 10~15 磅（4.5~6.8 kg）的重物，否则会对胸骨的愈合造成压力。术后 6 周内应避免驾驶汽车。对于采用胸部小切口微创手术以及行 TAVR 和 MitraClip 的患者，并没有太多的运动限制。

（10）**优化生活方式**　为了改善远期疗效，应调整生活方式，控制一切可以调节的风险因素，以优化术后远期结局，包括：减重、戒烟（初期可使用尼古丁贴片或辅助戒断药物）、治疗血脂异常、控制糖尿病和高血压。术后抑郁症并不少见，应及时发现并进行治疗，否则会带来不良的预后。鼓励患者加入心脏康复计划，这是术后长期照护的重要组成部分。

参考文献

请登录 www.wpcxa.com 下载中心查询或下载，或扫码阅读。

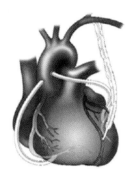

附 录

♡ 附录缩略语

ACEI	血管紧张素转化酶抑制剂
ARB	血管紧张素受体阻滞剂
ALT	谷丙转氨酶
AST	谷草转氨酶
BUN	尿素氮
CABG	冠状动脉旁路移植
CPR	心肺复苏
ECG	心电图
ECMO	体外膜肺氧合
HbA1c	糖化血红蛋白
IABP	主动脉内球囊反搏
ICU	重症监护室
INR	国际标准化比值
NOAC	非维生素 K 拮抗剂口服抗凝药
PCC	凝血酶原复合物浓缩物
PRU	血小板反应单位
PT	凝血酶原时间
PTT	部分凝血活酶时间
rFⅦa	重组因子Ⅶa
STS	美国胸外科医师协会
TSH	促甲状腺激素

♡ 附录1A　美国心脏病学会（ACC）推荐类别及证据等级

Ⅰ 类　　获益远大于风险，该操作／药物应被实施／使用（有效的）。

Ⅱa 类　获益大于风险，该操作／药物被实施／使用是合理的(很可能是有效的)。

Ⅱb 类　获益可能超过风险，该操作／药物可以考虑被实施／使用(有用性／有效性不足)。

Ⅲ 类　　风险可能超过获益，该操作／治疗不应被实施／使用(不推荐)。

A 级　　来源于多项随机对照试验（RCT）或荟萃（meta）分析的证据。

B 级　　来源于单一随机对照试验或具有获益冲突的非随机试验的证据。

C 级　　来源于专家意见或病例研究的证据。

这些是治疗推荐中的一般性总结。

♡ 附录1B　纽约心脏病协会（NYHA）心功能分级

Ⅰ 级　　患者存在心脏疾病，但一般体力活动不受限。一般体力活动（例如步行数个街区或爬楼梯）不会导致过度疲劳、心悸、呼吸困难或心绞痛。明显劳累时可能会出现轻微症状。

Ⅱ 级　　患者存在心脏疾病，一般体力活动轻度受限。患者休息时无症状。一般体力活动，如步行多于 2 个街区或爬 1 层以上的楼梯，会出现轻微症状（例如疲劳、心悸、呼吸困难或心绞痛）。

Ⅲ 级　　患者存在心脏疾病，一般体力活动明显受限。患者在休息时无症状。但运动量小于一般体力活动时（例如步行 1~2 个街区或爬 1 层楼梯），即可出现疲劳、心悸、呼吸困难或心绞痛。

Ⅳ 级　　患者存在心脏疾病，在休息时即出现呼吸困难，在任何体力活动后均加重。无法在无不适的情况下进行任何体力活动，任何体力活动均会加重不适感。

♡ 附录1C　加拿大心血管协会（CCS）心绞痛分级

Ⅰ级　　一般体力活动不会引起心绞痛，仅在剧烈、快速或长时间运动后才会引起心绞痛。

Ⅱ级　　一般体力活动轻微受限。快速行走或爬楼梯、饭后行走或爬楼梯时出现心绞痛，天冷、情绪激动情况下出现心绞痛，起床后的几小时内出现心绞痛；或在正常情况下，平地行走长于2个街区或以正常速度爬1层以上楼梯后出现心绞痛。

Ⅲ级　　一般体力活动明显受限。在正常情况下，平地行走1~2个街区或以正常速度爬1层楼梯后出现心绞痛。

Ⅳ级　　无法在无不适的状态下进行任何体力活动，在休息时即可出现心绞痛。

附录 1D 晚期心力衰竭患者机械循环支持的机构间注册 (INTERMACS) 分级

NYHA Ⅳ 级和美国心脏协会（AHA）D 期心力衰竭患者可被分类为 INTERMACS1~6 级，表明其临床心力衰竭的严重程度。INTERMACS 7 级 为晚期 NYHA Ⅲ级的心力衰竭。

INTERMACS 1　严重心源性休克，并发危及生命的低血压，对能快速升压的正性肌力药物无反应，伴有严重的器官低灌注。处于"循环崩溃"状态，需要在数小时内使用机械循环支持 (MCS)。

INTERMACS 2　在正性肌力药物支持下，血压尚可维持，但在进行性下降，肾功能、营养状况和终末器官功能在恶化。处于"快速恶化"状态，需要在数天内使用 MCS。

INTERMACS 3　病情稳定，但血压和器官灌注依赖于正性肌力药物，脱离正性肌力药物支持将出现低血压、心力衰竭症状或器官功能（通常为肾功能）持续恶化。处于"药物依赖性稳定"状态，可能需要在数周到数月内使用 MCS。

INTERMACS 4　居家口服药物的情况下休息时出现症状，同时在休息或日常生活活动（ADL）时出现心力衰竭的日常症状。可暂停正性肌力药物支持，但暂停药物后患者经常出现液体超负荷，并需要大剂量利尿剂。症状和体征包括端坐呼吸、ADL 时的呼吸困难、下肢水肿。处于"经常住院"状态，可能需要在数月内使用 MCS。

INTERMACS 5　无法耐受劳力活动，休息时感到舒适、无心力衰竭症状，但无法从事其他任何活动；通常存在潜在的难治性容量超负荷，常并发肾功能障碍。一般处于"足不出户"状态。

INTERMACS 6　劳力活动受限，休息时患者感到舒适，无液体超负荷的证据，能胜任 ADL 和户外轻微活动。处于"尚能行走"状态。然而，任何体力活动都会导致疲劳。症状偶尔会恶化，大多数患者在过去 1 年内都曾住院治疗。

INTERMACS 7　临床稳定的晚期 NYHA Ⅲ级患者，可舒适地完成合理水平的轻微活动，如行走一个街区。

附录 2 常规术前医嘱单

略（见正文表 3.6）

♡　附录 3　心脏手术术前评估核查单

术式计划：_____

手术日期：_____

☐ 手术记录单及知情同意书：_____

☐ 麻醉术前记录单：_____

☐ 抗生素医嘱：_____

☐ ECG：_____

☐ 胸部 X 线片：_____

☐ 心导管检查报告：_____

☐ 心脏超声检查报告：_____

☐ STS 风险评分 [或欧洲心脏手术风险评分 (EuroSCORE)]：_____

☐ 血常规：

☐ 基础代谢功能检查：

☐ 肝功能检查：

☐ INR/PTT：

☐ 血型与交叉配血：

☐ 尿常规 / 培养：

☐ 药物：

☐ 阿司匹林剂量减至 81mg：_____

☐ 如果患者未使用 β 受体阻滞剂且心率＞ 60/min, 口服美托洛尔 12.5~25 mg, 每天 2 次 (CABG 患者)

☐ 手术当天患者不使用 ACEI/ARB、糖尿病药物、利尿剂

☐ 日期及时间：

　• 最后一次使用 P2Y12 抑制剂：_____

　• 最后一次使用华法林：_____

　• 最后一次使用低分子量肝素：_____

　• 最后一次使用 NOAC：_____

☐其他检查 / 评估：_____

_____

_____

_____

签名：_____　日期：_____　时间：_____

♡　附录 4　入 ICU 常规医嘱

略（见正文表 7.2）

♡　附录 5　ICU 转出常规医嘱

略（见正文表 13.2）

♡　附录 6　心脏手术高血糖患者的治疗方案

目标：维持术后血糖在 110~150 mg/dL（6.1~8.3 mmol/L）

□ 每小时用血糖仪测量一次血糖。

□ 如果胰岛素滴注速度 6 h 无变化，且连续 3 次抽血测量血糖 < 130 mg/dL（7.2 mmol/L），则降至每 4 h 测量一次血糖。

□ 每天根据抽血测量结果校正血糖仪。

□ 维持血钾水平在 4.0~4.5 mmol/L。

□ 血糖 < 90mg/dL(5.0 mmol/L) 或 > 320 mg/dL（17.8 mmol/L））时呼叫值班医生。

□ 入院或任何时候患者血糖 > 150 mg/dL（8.3mmol/L) 时的初始治疗方案：普通胰岛素 100U/100mL 生理盐水持续滴注。

血糖 (mg/dL)	普通胰岛素静脉推注	滴注速度
151~200	无须推注	2U/h
201~240	4U	2U/h
241~280	6U	4U/h
281~320	10U	6U/h

血糖单位换算：mg/dL ÷18=mmol/L

静脉注射胰岛素的调整原则

血糖（mg/dL）	胰岛素静脉推注及滴注速度
< 90	静脉推注 1/2 安瓿的 50% 葡萄糖液，并停止滴注胰岛素
91~110	停止滴注胰岛素，当血糖< 150 时以原来滴注速度的 50% 重新启动
111~150	滴注速度不变
151~200	滴注速度提高 2U/h
201~240	静脉推注 4U, 且滴注速度提高 2U/h
241~280	静脉推注 6U, 且滴注速度提高 2U/h
281~320	静脉推注 10U, 且滴注速度提高 4U/h
> 320	呼叫值班医生

血糖单位换算：mg/dL ÷18=mmol/L

过渡至皮下注射胰岛素

□单位甘精胰岛素 (来得时) 皮下注射，每天 1 次。

□单位门冬胰岛素 (诺和锐) 皮下注射，每天 3 次。第一次注射在停止静脉胰岛素输注前 30 min。

1. 取过去 4 h 的平均每小时所需胰岛素量 (U/h)，乘以 24，即每天总剂量 (如 1U/h × 24 = 24U/d)。

2. 将该剂量的 80% 作为每天的皮下注射胰岛素总剂量 (例如，24U/d 变成 20U/d)，一半为甘精胰岛素 (基础)，一半为门冬胰岛素 (超短效作用，分成 3 次)。随后可根据患者对这些初始剂量的反应进行调整。

3. 在本例中，总量为 20U/d，患者将接受 10U 的甘精胰岛素和约 4U 的门冬胰岛素（每天 3 次）。

♡ 附录 7　心脏手术患者的肝素用药原则

1. 患者体重：＿＿＿ kg。

2. 肝素治疗前检查 PT、PTT、血常规。

3. 滴注肝素 6 h 后测量初始 PTT（如果给予负荷量则 4 h 后测量）。

4. 调整输注速度后复查 PTT。

5. 每天早晨查 PTT。

6. 如果血小板计数 ＜ 100×10^9/L 则每日复查，如果计数 ＞ 100×10^9/L 且同时使用肝素，则隔日复查一次。

7. 粪便隐血试验。

8. 如果有任何出血，PTT ＜ 35 s 或 ＞ 100 s，通知值班医生。

9. 停止先前的所有肝素医嘱。在最后一次使用低分子量肝素 12 h 内不给药。

10. 肝素推注：

　　□ 无推注

　　□ 静脉推注 50~75 mg/kg = ＿＿＿ U(四舍五入至接近 100)

11. 肝素滴注 25 000 U/500 mL 0.45% 盐水，滴注速度 = ＿＿＿＿ U/h(通常为 15~18 U/kg)。

　　□ 40~60 kg　　600 U/h

　　□ 61~70 kg　　800 U/h

　　□ 71~80 kg　　1000 U/h

　　□ 81~90 kg　　1100 U/h

　　□ 91~100 kg　1200 U/h

　　□ ＞ 100 kg　　1500 U/h

12. 肝素调整计划。

PTT(s)	滴注速度	检查 PTT 频率
＜ 46	增加 4U /(kg·h)	4 h
46~55	增加 2U /(kg·h)	4 h
56~65	无须调整	8 h
66~75	减量 1U /(kg·h)	6 h
76~90	减量 2U /(kg·h)	4 h
91~100	停止 1h，并减量 3U /(kg·h)	4 h
＞ 100	停止 2h，并减量 4U /(kg·h)	4 h

♡ 附录 8 华法林启用方案

略（见正文表 13.6）

♡ 附录 9 INR 的逆转方案

略（见正文图 13.2）

♡ 附录 10A CHA$_2$DS$_2$-VASc 评分

CHA$_2$DS$_2$-VASc 评分可预测非风湿性房颤患者不进行抗凝治疗的卒中发生风险。

分值	项目
1	C: 充血性心力衰竭（或左心室收缩功能障碍）
1	H: 高血压
2	A: 年龄 > 75 岁
1	D: 糖尿病
2	S: 脑卒中或 TIA 病史
1	V: 外周血管疾病
1	A: 年龄在 65~74 岁
1	性别（女性）

发生脑卒中的年风险

分值	发生脑卒中的年风险 (%)
0	0
1	1.3
2	2.2
3	3.2
4	4.0
5	6.7
6	9.8
7	9.6
8	12.5
9	15.2

一般性建议：
- 男性 0 分或女性 1 分不需要抗凝治疗
- 男性 1 分考虑口服抗凝治疗
- 2 分需要抗凝治疗

♡ 附录 10B　HAS-BLED 评分

HAS-BLED 评分是预测因抗凝引起 1 年内大出血的风险模型，包括颅内出血、住院、血红蛋白降低＞ 20g /L 和（或）需要输血。评分 ≥ 3 被认为是出血高风险。

分 值	项 目
1	H：未控制的高血压
1 或 2	A：肾功能异常 [透析，肌酐＞ 2.26 mg/dL（200 μmol/L）]、肝功能异常（肝硬化，胆红素＞ 2 倍正常值，ALT、AST、碱性磷酸酶＞ 3 倍正常值）
1	S：脑卒中病史
1	B：有大出血病史及出血倾向
1	L：INR 不稳定
1	E：年龄＞ 65 岁
1	D：药物（同时服用抗血小板药物、非甾体抗炎药，或每周饮酒 8 杯）

♡ 附录 11　药物、食物和膳食补充剂与华法林的相互作用

增强作用 (INR 升高)	抑制作用 (INR 降低)	无影响
对乙酰氨基酚	硫唑嘌呤	酒精 (如果不存在肝脏疾病)
酒精 (如果存在肝脏疾病)	巴比妥类	抑酸药
胺碘酮	波生坦	阿替洛尔
合成代谢类固醇 (合成雄激素)	卡马西平	头孢唑啉
阿司匹林	氯氮卓	法莫替丁
阿奇霉素	考来烯胺	呋塞米
水合氯醛	环孢霉素	布洛芬
西酞普兰	双氯西林	酮咯酸
氯贝丁酯	萘夫西林	美托洛尔
地尔硫䓬	利福平	尼扎替丁
非诺贝特	硫糖铝	雷尼替丁
氧氟沙星		万古霉素
氟伐他汀		
吉非贝齐		
洛伐他汀		
甲硝唑		
奥美拉唑		
苯妥英		
普罗帕酮		
普萘洛尔		
舍曲林		
辛伐他汀		
曲马多		
食物和补充剂		
鱼油	牛油果	绿茶
西柚	人参	
杧果	绿叶蔬菜	
	含有维生素 K 的复合维生素	
	豆浆	

以上是与华法林相互作用的部分药物和产品。改编自：Ansell, et al. Chest, 2008, 133:160S‑198S.

♡ 附录 12　ICU 常用静脉 / 肌内用药剂量及其在肾衰竭时的调整

药物种类	常规剂量	代谢途径	在中度肾衰竭时剂量的调整
镇痛药			
芬太尼	50~100 μg 静脉 → 50~200 μg/h	肝脏	无须调整
氢吗啡酮（Dilaudid）	1~2 mg 静脉 / 肌内，每 4~6 h 1 次	肝脏	无须调整
酮咯酸（痛力克）	15~30 mg 静脉，每 6 h 1 次，使用 72 h	肾脏	减量
哌替啶（杜冷丁）	50~100 mg 肌内，每 3 h 1 次	肝脏	慎用
吗啡	2~10 mg 静脉 / 肌内，每 2~4 h 1 次	肝脏	无须调整
抑酸药			
泮托拉唑 (Protonix)	40 mg 静脉，用时 15 min	肝脏	无须调整
雷尼替丁（善胃得）	50 mg 静脉，每 8 h 1 次，或 6.25 mg/h	肾脏	减量
抗心绞痛			
艾司洛尔	0.25~0.5 mg/kg 静脉 → 0.05~0.2 mg/（kg·min）静脉	血液	无须调整
美托洛尔（倍他乐克）	2.5~10 mg 静脉，每 15 min 1 次，共 3 剂	肝脏	无须调整
抗心律失常药			
胺碘酮（可达龙）	150 mg 静脉 → 1 mg/min × 6h → 0.5 mg/min × 18 h，后改为 1 g/ d	肝脏	无须调整
利多卡因	1 mg/kg 静脉 → 1~4 mg/min	肝脏	无须调整
抗生素（预防用药剂量）			
头孢唑啉（安斯夫）	1~2 g 静脉 → 1 g 静脉，每 8 h 1 次	肾脏	减量
头孢呋辛（西力欣）	1.5 g 静脉 → 1.5 g 静脉，每 8 h 1 次	肾脏	减量
万古霉素	15~20 mg/kg → 1 g 静脉，每 12 h 1 次	肾脏	减量
止吐药			
多拉司琼（立必复）	12.5 mg 静脉	肝脏 / 肾脏	无须调整
氟哌利多（氟哌啶）	0.625~1.25 mg 静脉	肝脏	无须调整
甲氧氯普胺（胃复安）	10~20 mg 肌内 / 静脉，每天 4 次	肾脏 > 肝脏	减量
昂丹司琼（枢复宁）	4~8 mg 静脉	肝脏	无须调整
丙氯拉嗪（康帕嗪）	5~10 mg 肌内，每 4 h 1 次	肝脏	无须调整
降压药（见表 11.8）			
利尿剂			

药物种类	常规剂量	代谢途径	在中度肾衰竭时剂量的调整
乙酰唑胺 (丹木斯)	250~500 mg 静脉，每 6 h 1 次	肾脏	慎用
布美他尼 (Bumex)	1~5 mg 静脉，每 12 h 1 次；或 0.5~2 mg/h 滴注	肾脏>肝脏	慎用
氯噻嗪 (Diuril)	500 mg 静脉，每天 1 次	肾脏	慎用
依他尼酸 (Edecrin)	50~100 mg 静脉，每 6 h 1 次	肝脏>肾脏	慎用
呋塞米 (速尿)	20~200 mg 静脉，每 6 h 1 次；或 5~20 mg/h 滴注	肾脏>肝脏	慎用
正性肌力药 (见表 11.6)			
肌松剂 (见表 4.3)			
阿曲库铵 (卡肌宁)	0.4 mg/kg 静脉→ 8 μg/（kg·min）	血液	无须调整
顺阿曲库铵 (赛机宁)	0.1 - 0.2 mg/kg 静脉→ 3 μg/（kg·min）	血液	无须调整
多库氯铵 (Nuromax)	0.06 mg/kg → 0.005 mg/kg，每 30 min 1 次	肾脏	减量
泮库溴铵 (巴夫龙)	0.1 mg/kg 静脉→ 0.5~1 μg/（kg·min）	肾脏 > 肝脏	无须调整
罗库溴铵 (爱可松)	0.6~1.2 mg/kg 静脉→ 10 μg/（kg·min）	肝脏	无须调整
维库溴铵 (诺科隆)	0.1 mg/kg 静脉→ 0.5~1 μg/（kg·min）	肝脏	无须调整
精神药 / 镇静药			
右美托咪定 (Precedex)	1 μg/kg 负荷剂量，继之 0.2~1.5 μg/（kg·h）	肝脏	无须调整
氟哌啶醇 (哈力多)	2~10 mg 肌内 / 静脉，每 4~6 h 1 次	肝脏	无须调整
劳拉西泮 (阿提凡)	1~2 mg 静脉 /2~4 mg 肌内，每 6 h 1 次	肝脏	无须调整
咪达唑仑 (Versed)	2.5~5 mg 静脉，每 1~2 h 1 次	肝脏	无须调整
异丙酚 (Diprivan)	25~75 μg/（kg·min）	血液	无须调整
其 他			
氨茶碱	5 mg/kg 静脉负荷剂量→ 0.2~0.9 mg/（kg·h）	肝脏	无须调整
氟马西尼	0.2 mg，每 30 s 1 次，后改为 0.3 mg, 再调整为 0.5 mg；最大剂量 3 mg/h	肝脏	无须调整
纳洛酮	0.04~0.08 mg/min 静脉 (术后患者)，总量 0.4 mg	肝脏	无须调整

肾衰竭时，经肝脏代谢的药物不需要减量；由肾脏代谢的药物必须根据血清肌酐，或更准确地说—— 通过肾小球滤过率进行调整。请参考 *Physician's Desk Reference* 或在线（PDR.net），或其他在线药物网站，如 Rxlist.com，以获得完整的处方信息

♡ 附录 13 心脏术后常用口服药物剂量及其在肾衰竭时的调整

药物分类	常规剂量	代谢途径	在中度肾衰竭时的调整
镇痛药			
对乙酰氨基酚	650 mg 口服，每 4 h 1 次	肾脏	减量
加巴喷丁（善痛眠）	300~600 mg 口服，每天 3 次	肾脏	减量
氢可酮[a]	5 mg 口服，每 4~6 h 1 次	肝脏	无须调整
氢吗啡酮（Dilaudid）	2~4 mg 口服，每 4~6 h 1 次	肝脏	无须调整
布洛芬	400~800 mg 口服，每天 3 次	肾脏	减量
酮咯酸（痛力克）	20 mg 口服→ 10 mg，每 4~6 h 1 次	肾脏	减量
羟考酮[a]	4.5 mg 口服，每 6 h 1 次	肝脏	无须调整
[a] 通常与对乙酰氨基酚 325 mg 同时使用（维柯丁或扑热息痛）			
抑酸 / 抗反流药			
硫糖铝（Carafate）	1 g 口服，每天 4 次	肾脏	减量
H$_2$ 受体抑制剂			
法莫替丁（Pepcid）	20~40 mg 口服，睡前服	肾脏＞血液	减量
尼扎替丁（爱希）	150 mg 口服，每天 2 次或 300 mg 睡前服	肾脏	减量
雷尼替丁（善胃得）	150mg 口服，每天 2 次	肾脏	减量
质子泵抑制剂			
兰索拉唑（普托平）	15 mg 口服，每天 1 次	肝脏	减量
奥美拉唑（洛赛克）	20 mg 口服，每天 1 次	肝脏	无须调整
泮托拉唑（Protonix）	40 mg 口服，每天 1 次	肝脏	无须调整
抗心绞痛药（降压药）			
β 受体阻滞剂			
阿替洛尔（天诺敏）	25~50 mg 口服，每天 1 次	肾脏	减量
卡维地洛（Coreg）	3.125~25 mg 口服，每天 3 次	肝脏	无须调整
琥珀酸美托洛尔 (Toprol XL)	25~200 mg 口服，每天 1 次	肝脏	无须调整
酒石酸美托洛尔 (Lopressor)	12.5~100 mg 口服，每天 2 次	肝脏	无须调整
钙通道阻滞剂			

药物分类	常规剂量	代谢途径	在中度肾衰竭时的调整
氨氯地平	5~10 mg 口服，每天 1 次	肝脏	无须调整
地尔硫䓬	30~60 mg 口服，每天 3 次；或长效制剂 180~360 mg，每天 1 次	肝脏	无须调整
尼卡地平	20~40 mg 口服，每天 3 次	肝脏	无须调整
硝苯地平	10~30 mg 口服 / 舌下含服，每天 3 次	肝脏	无须调整
维拉帕米	80~160 mg 口服，每天 3 次	肝脏	无须调整
硝酸盐类			
硝酸异山梨酯 (Isordil)	5~40 mg 口服，每天 3 次	肝脏	无须调整
单硝酸异山梨酯 (依姆多)	20 mg 口服，每天 1 次	—	无须调整
硝酸甘油贴	1~3" （ 6.45 cm^2 ），每 4h 1 次	肝脏	无须调整
抗心律失常药 (见第 11 章)			
胺碘酮	400 mg 口服，每天 3 次；逐渐减量至 200 mg，每天 1 次	肝脏	无须调整
地高辛	0.125~0.25 mg 口服，每天 1 次	肾脏	减量
索他洛尔	80 mg 口服，每天 2 次	肾脏	减量
抗生素			
头孢氨苄	500 mg 口服，每天 2 次	肾脏	减量
环丙沙星	500 mg 口服，每天 2 次	肾脏	减量
抗凝药			
阿哌沙班 (艾乐妥)	5~10 mg 口服，每天 2 次	肾脏	减量
达比加群酯 (泰毕全)	75~150 mg 口服，每天 2 次	肾脏	减量
依度沙班 (Savaysa)	30~60 mg 口服，每天 1 次	肾脏	减量
利伐沙班 (拜瑞妥)	20 mg 口服，每天 1 次	肾脏	减量
口服降糖药			
氯磺丙脲 (Diabinese)	250 mg 口服，每天 1 次	肾脏	避免使用
格列吡嗪 (Glucotrol)	5 mg 口服，每天上午 1 次	肾脏	无须调整
格列本脲 (优降糖)	2.5~5 mg 口服，每天上午 1 次	肝脏 = 肾脏	慎用
二甲双胍 (格华止)	常规片剂 500~1000 mg 口服，每天 2 次；缓释片，每天 1 次	肾脏	避免使用
吡格列酮 (Actos)	15~30 mg 口服，每天 1 次	肝脏	无须调整
罗格列酮 (文迪雅)	4~8 mg 口服，每天 1 次	肝脏	无须调整
止吐药			

药物分类	常规剂量	代谢途径	在中度肾衰竭时的调整
多拉司琼（立必复）	100 mg 口服	肝脏 / 肾脏	无须调整
甲氧氯普胺（胃复安）	10~20 mg 口服，每天 4 次	肾脏＞肝脏	减量
昂丹司琼（枢复宁）	8~16 mg 口服	肝脏	无须调整
丙氯拉嗪（康帕嗪）	5~10 mg 口服，每 6 h 1 次	肝脏	无须调整
降压药			
血管紧张素转化酶抑制剂（ACEI）			
卡托普利（开搏通）	6.25~50 mg 口服，每天 2 次	肾脏	避免使用
依那普利（Vasotec）	2.5~5 mg 口服，每天 1 次	肾脏	避免使用
赖诺普利（捷赐瑞）	5~40 mg 口服，每天 1 次	肾脏	避免使用
喹那普利（Accupril）	10 mg 口服，每天 1 次	肾脏	避免使用
雷米普利（Altace）	2.5 mg 口服，每天 1 次	肾脏＞肝脏	减量
血管紧张素Ⅱ受体阻滞剂（ARB）			
坎地沙坦（Atacand）	8~32 mg 口服，每天 1 次，或分 2 次服用	肝脏	无须调整
厄贝沙坦（Avapro）	150~300 mg 口服，每天 1 次	肝脏	无须调整
氯沙坦（科素亚）	25~100 mg 口服，每天 1 次，或分 2 次服用	肝脏	无须调整
缬沙坦（代文）	80~160 mg 口服，每天 1 次	肝脏	无须调整
β 受体阻滞剂（参见抗心绞痛药）			
卡维地洛（Coreg）	3.125~25 mg 口服，每天 2 次	肝脏	减量
拉贝洛尔（Trandate,Normodyne）	100~400 mg 口服，每天 4 次	肝脏	无须调整
奈必洛尔（Bystolic）	5~40 mg 口服，每天 1 次	肝脏	无须调整
钙通道阻滞剂（参见抗心绞痛药）			
氨氯地平（络活喜）	2.5~10 mg 口服，每天 1 次	肝脏	无须调整
尼卡地平（Cardene）	20~40 mg 口服，每天 3 次	肝脏	无须调整
其　他			
可乐定（Catapres）	0.1~0.3 mg 口服，每天 2 次	肾脏	减量
多沙唑嗪（可多华）	1.0~8 mg 口服，每天 1 次	肝脏	无须调整
哌唑嗪（脉宁平）	1.0~7.5 mg 口服，每天 2 次	肝脏	无须调整
降胆固醇药			
阿托伐他汀（立普妥）	10~80 mg 口服，每天 1 次	肝脏	无须调整
依泽替米贝（Zetia）	10 mg 口服，每天 1 次	—	无须调整

药物分类	常规剂量	代谢途径	在中度肾衰竭时的调整
普伐他汀 (普拉固)	40~80 mg 口服，每天 1 次	肝脏	无须调整
瑞舒伐他汀 (可定)	10~20 mg 口服，每天 1 次	—	无须调整
辛伐他汀 (舒降之)	10~80 mg 口服，每天 1 次	肝脏	无须调整
利尿药			
乙酰唑胺 (丹木斯)	250~500 mg 口服，每天 4 次	肾脏	减量
布美他尼 (Bumex)	0.5~2 mg 口服，每天 1 次	肝脏	无须调整
呋塞米 (速尿)	10~100 mg 口服，每天 2 次	肾脏>肝脏	无须调整
氢氯噻嗪 (Hydrodiuril)	50~100 mg 口服，每天 1 次	肾脏	无须调整
美托拉宗 (Zaroxolyn)	2.5~10 mg 口服，每天 1 次	肾脏	无须调整
托拉塞米	5~20 mg 口服，每天 1 次	肝脏>肾脏	无须调整
利尿药 (保钾利尿药)			
阿米洛利 (Midador)	5~10 mg 口服，每天 1 次	肾脏	避免使用
依普利酮 (Inspra)	50 mg 口服，每天 1 次	肝脏	无须调整
螺内酯 (安体舒通)	25 mg 口服，每天 1 次	肾脏	避免使用
精神类 / 镇静 / 抗抑郁药			
阿普唑仑 (Xanax)	0.25~0.5 mg 口服，每天 3 次	肝脏和肾脏	减量
阿米替林 (Elavil)	10~20 mg 口服，睡前服或 每天 2 次	肝脏	无须调整
安非他酮 (Wellbutrin,Zyban)	100 mg 口服，每天 2 次	肝脏	无须调整
丁螺环酮 (Buspar)	7.5 mg 口服，每天 2 次	—	无须调整
氯氮卓 (利眠宁)	5~25 mg 口服，每天 3 次	肝脏	无须调整
西酞普兰 (喜普妙)	20 mg 口服，每天 1 次	肝脏	无须调整
氟西汀 (百忧解)	20~40 mg 口服，每天 1 次	肝脏	无须调整
氟哌啶醇 (哈力多)	0.5~2.5 mg 口服，每天 3 次	肝脏	无须调整
劳拉西泮 (阿提凡)	0.5 mg 口服，每天 2 次或睡前服	肝脏	无须调整
奥氮平 (Zyprexa)	5~10 mg 口服，每天 1 次	肝脏	无须调整
帕罗西汀 (Paxil)	20~50 mg 口服，每天 1 次	肝脏 / 肾脏	减量
喹硫平 (思瑞康)	25~100 mg 口服，每天 2 次	肝脏	无须调整
利培酮 (维思通)	2 mg，口服，每天 1 次	肝脏	无须调整
舍曲林 (左洛复)	50~200 mg，口服，每天 1 次	肝脏	无须调整
文拉法辛 (怡诺思)	25 mg，口服，每天 2~3 次	肾脏	减量
安眠药			

药物分类	常规剂量	代谢途径	在中度肾衰竭时的调整
水合氯醛	500~1000 mg，睡前口服	肝脏	无须调整
苯海拉明（可他敏）	25~50 mg，睡前口服	肝脏	无须调整
褪黑素	0.5~5 mg，睡前口服	肝脏	无须调整
替马西泮（Restoril）	15~30 mg，睡前口服	肝脏	无须调整
三唑仑（酣乐欣）	0.125~0.25 mg，睡前口服	肝脏	无须调整
扎来普隆（Sonata）	5~10 mg，睡前口服	肝脏	无须调整
唑吡坦（安必恩）	5~10 mg，睡前口服	肝脏	无须调整
其他			
卡马西平（得理多）	200 mg，口服，每天 2 次	肝脏	无须调整
伐尼克兰（畅沛）	0.5~1.0 mg，口服，每天 1 次	—	无须调整

每天服用 4 次的抗心绞痛药物通常在白天间隔 4h 服用。其他药物一般应等间隔服用。

肾衰竭时，经肝脏代谢的药物不需要减量；由肾脏代谢的药物必须根据血清肌酐，或更准确地说——通过肾小球滤过率进行调整。读者应参考 *Physician's Desk Reference* 或在线 (PDR.net)，或其他在线药物网站，如 Rxlist.com，以获得完整的处方信息

♡ 附录 14　STS 数据库中的定义（2020 4.20 版本）

术前疾病

1. 慢性肺疾病

a. 轻度：第 1 秒用力呼气容积（FEV_1）为预计值的 60%~75%，以及（或）长期吸入或口服支气管扩张剂治疗。

b. 中度：FEV_1 为预计值的 50%~59%，以及（或）针对肺部疾病长期口服或静脉注射激素治疗。

c. 重度：$FEV_1 < 50\%$，以及（或）在不吸氧条件下 $PO_2 < 60$ mmHg 或 $PCO_2 > 50$ mmHg。

2. 外周动脉病变（不包括颈动脉、脑血管或胸主动脉疾病）

a. 运动或休息时跛行。

b. 因动脉血管功能不全而截肢。

c. 外周血管重建、旁路移植手术或经皮介入治疗（不包括透析造瘘和静脉剥脱）。

d. 经治疗或未治疗的腹主动脉瘤病史。

e. 无创或有创检查阳性，提示外周动脉狭窄程度超过血管直径的 50%。

f. 锁骨下动脉狭窄病史。

3. 脑血管疾病

a. 卒中：因出血或梗死引起的脑、脊髓或视网膜血管损伤，导致局灶性或整体性神经功能障碍的急性发作，神经功能障碍持续时间 > 24h。

b. 短暂性脑缺血（TIA）：由脑、脊髓或视网膜缺血引起的局灶性神经功能障碍的短暂发作，无急性梗死，神经功能障碍在 24h 内缓解。

c. 无创或有创动脉影像学检查显示任何颅外或颅内主要血管狭窄 ≥ 50%。

d. 椎动脉、颈内动脉或颅内血管的动脉粥样硬化性疾病，并有脑血管疾病史。

e. 曾接受过颈动脉、脑动脉血运重建或经皮介入治疗。

f. 脑动脉瘤。

g. 因夹层引起的椎动脉、颈内动脉或颅内血管闭塞。

4. 糖尿病

a. 糖化血红蛋白（HbA1c）≥ 6.5%; 或：

b. 由医务人员提供的糖尿病诊断和（或）治疗病史。

c. 先前规范中的定义包括：

- 空腹血糖 ≥ 126 mg/dL (7.0 mmol/L); 或：
- 在一次口服葡萄糖耐量试验中，餐后 2 h 血糖 ≥ 200 mg/dL（11.1 mmol/L）；或：
- 患者出现典型的高血糖或高血糖危象，随机血糖 ≥ 200 mg/dL。

5. 肾衰竭　STS 4.20 版本中透析是唯一的标准。血清肌酐是一个参考，以下所述

的慢性肾脏病分级有助于评估急性肾损伤或透析的风险。肾小球滤过率（GFR）的单位为 mL/（min·1.73 m²）。

  a. 1 级   GFR > 90

  b. 2 级   GFR 60~89

  c. 3a 级   GFR 45~59

  d. 3b 级   GFR 30~44

  e. 4 级   GFR 15~30

  f. 5 级   GFR < 15

6. 高血压

a. 有高血压的诊断病史，并接受药物、饮食和（或）运动治疗。

b. 目前正在接受降压药物治疗。

 c. 既往规范中的定义包括：无糖尿病、慢性肾脏病的患者收缩压 > 140 mmHg 和（或）舒张压 > 90 mmHg，或糖尿病、慢性肾脏病患者至少 2 次收缩压 > 130 mmHg 或舒张压 > 80 mmHg(J Am Coll Cardiol, 2017, 71:e127 - 248)。

7. 心力衰竭
轻度活动时出现异常呼吸困难，仰卧位时反复出现呼吸困难，液体潴留；或在体检时出现啰音、颈静脉怒张、肺水肿，或在 X 线胸片上出现肺水肿并推测为心功能障碍。如果没有心力衰竭的临床证据，单纯低射血分数不能定性为心力衰竭。如果没有其他证据支持，单纯脑钠肽（BNP）升高也不能诊断为心力衰竭。

  a. 急性心力衰竭：在手术后 2 周内迅速出现心力衰竭症状和体征（无论是否有心脏病史）。急性失代偿性心力衰竭是心力衰竭体征和症状的突然恶化，通常包括呼吸困难、腿或脚水肿和疲劳。

  b. 慢性心力衰竭：随时间推移逐渐出现呼吸短促、下肢水肿、乏力，在入院前 2 周内无加重。

  c. 慢性心力衰竭急性发作：手术后 2 周内出现慢性心力衰竭症状的急性发作或加重。

8. 稳定型心绞痛
6 周内心绞痛在发作频率和模式上无改变。心绞痛可通过休息和 (或) 口服、经皮药物控制。

9. 不稳定型心绞痛

a. 静息心绞痛：在休息时发生，持续时间通常 > 20 min。

b. 新发心绞痛：在过去 2 个月内，严重程度至少达到加拿大心血管协会（CCS）Ⅲ级。

 c. 心绞痛加重：先前诊断的心绞痛明显变得更加频繁、持续时间更长，或严重程度由 CCS Ⅰ 级、Ⅱ 级增加到至少 CCS Ⅲ 级。

10. 非 ST 段抬高心肌梗死（NSTEMI）
患者有因 NSTEMI 住院的医疗记录。既往的定义包含以下两点。

  a. 心脏标志物 [肌酸激酶同工酶（CK-MB），肌钙蛋白 T 或 I] 超出正常值上限。实验室检查证实心肌坏死，实验室检查与心肌缺血符合或提示心肌缺血。可以有或没有 ECG 的改变和（或）心肌缺血的症状。

  b. 诊断 STEMI 时缺乏心电图改变。

11. ST 段抬高心肌梗死 （STEMI）　患者在既往的医疗记录中出现与 STEMI 相当的疾病。既往的定义包含以下两点。

a. 新发 / 推测的 ST 段抬高或新发左束支传导阻滞，并在 20 min 内无改善。ST 段抬高的定义是在两个相邻 ECG 导联的 J 点上出现新发或推测的持续 ST 段抬高，临界点：V2~V3 导联男性 ≥ 0.2 mV 或女性 ≥ 0.15 mV，和 (或) 其他导联 ≥ 0.1 mV 且持续时间 ≥ 20 min。后胸导联 ST 段抬高（V7~V9），或在 V1~V3 导联 ST 段压低最明显，其他导联无 ST 段抬高，提示后基底部心肌梗死，与 STEMI 相当。

b. 心脏标志物 （CK-MB, 肌钙蛋白 T 或 I） 超过正常上限，具有符合或提示心肌缺血的临床表现。

12. 心源性休克　持续的(> 30 min)低灌注发作,证据是收缩压 < 90 mmhg 和(或)继发于心功能不全的心指数 < 2.2 L/ (min · m^2) （如果可获得），同时（或）需要静脉注射正性肌力药物、升压药物或机械支持 (如 IABP、体外循环、心室辅助装置) 来维持上述血压和心指数。

13. 复苏　手术麻醉诱导前 24h 内进行心肺复苏，包括 ECMO 或机械循环支持，但不包括 IABP。

14. 紧急状况

a. 择期手术 : 患者的心功能在手术前的几天或几周内一直很稳定。手术可以延期进行，不会增加心脏受损的风险。

b. 紧急手术 : 手术需要在同一次住院完成以最大限度减少临床恶化的可能。包括但不限于：加重或突发的胸痛，心力衰竭，急性心肌梗死，解剖畸形，IABP，需要静脉注射硝酸甘油的不稳定型心绞痛 , 静息心绞痛。任何需要患者留院直到可以进行手术的情况，但患者可以等待手术室可安排开之后再手术。推迟手术是为了改善患者的病情，获得配偶或父母知情同意，准备好血液制品，或等待必要的检查和实验室检查结果。

c. 急诊手术 : 不能有任何延迟的手术，主要是对于持续、难治 (困难、复杂、难以处理)、急需救治的心脏损伤，伴有或不伴有血流动力学不稳定，且除心脏手术外对任何形式的治疗均无反应。

· 休克，血流动力学参数需要药物或机械维持，如需静脉注射正性肌力药物或 IABP 以维持心排血量。

· 需要插管及机械通气的肺水肿。

· 范围不断扩大的心肌梗死。

· 呈现持续心肌缺血的表现 , 如 ECG 改变。

· 急性自体瓣膜功能障碍（急性乳头肌断裂或瓣叶撕裂）。

· 人工瓣膜功能障碍伴结构性衰竭 (人工瓣膜断裂或瓣叶撕裂 , 血栓形成 , 血管翳形成导致瓣口堵塞或瓣膜开裂)。

· 急性主动脉夹层，在心导管操作中出现撕裂或破裂 ; 心导管操作后出现穿孔、心脏压塞。

d. 急诊 / 抢救性手术 : 患者在送往手术室的途中，在麻醉诱导前接受心肺复苏，或持续以 ECMO 维持生命。

术后并发症

1. 围手术期死亡 所有在手术住院期间发生的死亡 (任何原因)，即使在 30 d 后 (包括转移到其他急症护理机构的患者)，以及所有出院后、术后第 30 天之前发生的死亡 (任何原因)。

2. 神经损伤

a. 永久性卒中：任何经证实的由大脑供血紊乱引起的急性神经功能缺损，24h 内无法恢复。

b. 脑病：精神状态改变。

c. 瘫痪：新发的术后瘫痪、下肢轻瘫或截瘫，与脊髓缺血相关而与卒中无关。

3. 肾衰竭

a. 血清肌酐（S_{Cr}）水平升高大于基线 3 倍，或 $S_{Cr} \geqslant 4$ mg/dL（353.6 μmol/L）。急性升高必须至少有 0.5 mg/dL（44.2 μmol/L）。

b. 术后需要透析。

4. 长期机械通气 术后机械通气时间＞ 24 h（包括从出手术室后加上重新插管后的额外时间）。

5. 软组织感染 手术后 30 d 内发生的感染，仅涉及切口的皮肤或皮下组织，且患者至少符合下列条件之一。

a. 浅表切口脓液流出。

b. 从浅表切口的液体或组织中分离出微生物。

c. 手动打开浅表切口后培养阳性，或未进行培养但患者至少有以下一项：局部疼痛或压痛、局部肿胀、红斑或发热。注意：单独的蜂窝织炎或缝线脓肿不符合浅表切口感染。

6. 深部胸骨切口感染 手术后 30 d 内发生的感染，涉及切口深部软组织 (例如筋膜和肌肉层)，且伴有下列至少一项。

a. 切口深部脓液流出。

b. 深部切口自发开裂或手动打开，培养阳性；或未进行培养但患者至少出现以下一个症状或体征：发热（＞ 38 ℃），局部疼痛或压痛，脓肿形成或其他切口深部感染证据（通过直接检查、有创操作、组织病理学检查或影像学检查发现）。

7. 器官系统感染 发生在手术后 30 d 内，涉及任何比筋膜或肌肉层更深的部位，这些部位在手术过程中被打开或进行过操作，且患者至少符合下列一项。

a. 器官 / 腔隙引流管中引流出脓液。

b. 从器官 / 腔隙的液体或组织中分离出微生物。

c. 通过直接检查、有创操作、组织病理学或影像学检查发现的、累及器官 / 腔隙的脓肿或其他感染证据，并至少满足以下纵隔炎中特定器官 / 腔隙感染的标准之一。

• 在有创操作中，从纵隔组织或体液培养出微生物。

• 在有创操作或组织病理学检查中发现纵隔炎的证据，且

• 出现以下至少一种症状或体征：发热（＞ 38 ℃）、胸痛，或胸骨松动；且

• 出现以下至少一项：纵隔区域有脓液排出、血培养或纵隔积液培养阳性。

♡ 附录 15　体表面积（BSA）计算图表

身高	体表面积	体重

```
身高                    体表面积                   体重

cm 200  ┬ 79 in          ┬ 2.80 m²         kg 150 ┬ 330 lb
        ┤  78            │                        ┤  320
195     ┤  77            ┤ 2.70            145   ┤  310
        ┤  76            │ 2.60            140   ┤  300
        ┤  75            ┤                 135   ┤  290
190     ┤  74            ┤ 2.50            130   ┤  280
        ┤  73            │ 2.40            125   ┤  270
185     ┤  72            ┤                 120   ┤  260
        ┤  71            ┤ 2.30            115   ┤  250
180     ┼  70            ┤ 2.20            110   ┤  240
        ┤  69            │                 105   ┤  230
175     ┤  68            ┤ 2.10            100   ┤  220
        ┤  67            ┤ 2.00             95   ┤  210
170     ┤  66            ┤ 1.95             90   ┤  200
        ┤  65            ┤ 1.90             85   ┤  190
165     ┤  64            ┤ 1.85                  ┤  180
        ┤  63            ┤ 1.80             80   ┤  170
160     ┤  62            ┤ 1.75             75   ┤  160
        ┤  61            ┤ 1.70             70   ┤  150
155     ┤  60            ┤ 1.65             65   ┤  140
150     ┤  59            ┤ 1.60                  ┤
        ┤  58            ┤ 1.55             60   ┤  130
145     ┤  57            ┤ 1.50             55   ┤  120
        ┤  56            ┤ 1.45             50   ┤  110
140     ┤  55            ┤ 1.40             45   ┤  105
135     ┤  54            ┤ 1.35             40   ┤  100
130     ┤  53            ┤ 1.30             35   ┤  95
125     ┤  52            ┤ 1.25             30   ┤  90
        ┤  51            ┤ 1.20                  ┤  85
120     ┤  50            ┤ 1.15                  ┤  80
115     ┤  49            ┤ 1.10                  ┤  75
110     ┤  48            ┤ 1.05                  ┤  70
105     ┤  47            ┤ 1.00                  ┤  66
cm 100  ┤  46            ┤ 0.95
        ┤  45            ┤ 0.90
        ┴  39 in         ┴ 0.85 m²        kg 30  ┴ 66 lb
```

附录16　体重指数（BMI）表

体重（磅，1b= 0.453 592kg）

	120	130	140	150	160	170	180	190	200	210	220	230	240	250	260
82	13	14	15	16	17	18	19	20	21	22	23	24	25	26	27
80	13	14	15	16	18	19	20	21	22	23	24	25	26	27	29
78	14	15	16	17	18	20	21	22	23	24	25	27	28	29	30
76	15	16	17	18	19	21	22	23	24	26	27	28	29	30	32
74	15	17	18	19	21	22	23	24	26	27	28	30	31	32	33
72	16	18	19	20	22	23	24	26	27	28	30	31	33	34	35
70	17	19	20	22	23	24	26	27	29	30	32	33	34	36	37
68	18	20	21	23	24	26	27	29	30	32	33	35	36	38	40
66	19	21	23	24	26	27	29	31	32	34	36	37	39	40	42
64	21	22	24	26	27	29	31	33	34	36	38	39	41	43	45
62	22	24	26	27	29	31	33	35	37	38	40	42	44	46	48
60	23	25	27	29	31	33	35	37	39	41	43	45	47	49	51
58	25	27	29	31	33	36	38	40	42	44	46	48	50	52	54
56	27	29	31	34	36	38	40	43	45	47	49	52	54	56	58
54	29	31	34	36	39	41	43	46	48	51	53	55	58	60	63

身高（英寸，1 in= 2.54 cm）

| 正常 | 超重 | 肥胖 |

♡ 附录 17　胸主动脉瘤的主动脉大小指数

	主动脉大小 (cm)									
BSA (m²)	3.5	4.0	4.5	5.0	5.5	6.0	6.5	7.0	7.5	8.0
1.30	2.69	3.08	3.46	3.85	4.23	4.62	5.00	5.38	5.77	6.15
1.40	2.50	2.86	3.21	3.57	3.93	4.29	4.64	5.00	5.36	5.71
1.50	2.33	2.67	3.00	3.33	3.67	4.00	4.33	4.67	5.00	5.33
1.60	2.19	2.50	2.80	3.13	3.44	3.75	4.06	4.38	4.69	5.00
1.70	2.05	2.35	2.65	2.94	3.24	3.53	3.82	4.12	4.41	4.71
1.80	1.94	2.22	2.50	2.78	3.06	3.33	3.61	3.89	4.17	4.44
1.90	1.84	2.11	2.37	2.63	2.89	3.16	3.42	3.68	3.95	4.22
2.00	1.75	2.00	2.25	2.50	2.75	3.00	3.25	3.50	3.75	4.00
2.10	1.67	1.90	2.14	2.38	2.62	2.86	2.10	3.33	3.57	3.80
2.20	1.59	1.82	2.05	2.27	2.50	2.72	2.95	3.18	3.41	3.64
2.30	1.52	1.74	1.96	2.17	2.39	2.61	2.83	3.04	3.26	3.48
2.40	1.46	1.67	1.88	2.08	2.29	2.50	2.71	2.92	3.13	3.33
2.50	1.40	1.60	1.80	2.00	2.20	2.40	2.60	2.80	3.00	3.20

　= 低风险（约 4%/ 年）　　　= 中风险（约 7%/ 年）

　= 高风险（约 12%/ 年）　　　= 极高风险（约 18%/ 年）

经许可引自：Davies, et al. Ann Thorac Surg, 2006, 81:169-177.

♡ 附录 18 胸主动脉瘤的主动脉身高指数

		主动脉大小 (cm)									
		3.5	4.0	4.5	5.0	5.5	6.0	6.5	7.0	7.5	8.0
身高 (in)	(m)										
55	1.40	2.50	2.86	3.21	3.57	3.93	4.29	4.64	5.00	5.36	5.71
57	1.45	2.41	2.76	3.10	3.45	3.79	4.14	4.48	4.83	5.17	5.52
59	1.50	2.33	2.67	3.00	3.33	3.67	4.00	4.33	4.67	5.00	5.33
61	1.55	2.26	2.58	2.90	3.23	3.55	3.87	4.19	4.52	4.84	5.16
63	1.60	2.19	2.50	2.81	3.13	3.44	3.75	4.06	4.38	4.69	5.00
65	1.65	2.12	2.42	2.73	3.03	3.33	3.64	3.94	4.24	4.55	4.85
67	1.70	2.06	2.35	2.65	2.94	3.24	3.53	3.82	4.12	4.41	4.71
69	1.75	2.00	2.29	2.57	2.86	3.14	3.43	3.71	4.00	4.29	4.57
71	1.80	1.94	2.22	2.50	2.78	3.06	3.33	3.61	3.89	4.17	4.44
73	1.85	1.89	2.16	2.43	2.70	2.97	3.24	3.51	3.78	4.05	4.32
75	1.90	1.84	2.11	2.37	2.63	2.89	3.16	3.42	3.68	3.95	4.21
77	1.95	1.79	2.05	2.31	2.56	2.82	3.08	3.33	3.59	3.85	4.10
79	2.00	1.75	2.00	2.25	2.50	2.75	3.00	3.25	3.50	3.75	4.00
81	2.05	1.71	1.95	2.20	2.44	2.68	2.93	3.17	3.41	3.66	3.90

= 低风险 (约 4%/ 年)　　= 中风险 (约 7%/ 年)

= 高风险 (约 12%/ 年)　　= 极高风险 (约 18%/ 年)

经许可引自：Zafar, et al. J Thorac Cardiovasc Surg，2018，155:1938-1950.

♡ 附录 19 胸主动脉瘤的主动脉身高和长度指数

根据主动脉大小和身高判断腹主动脉扩张（AAE）的风险，并在图表中给出主动脉身高指数

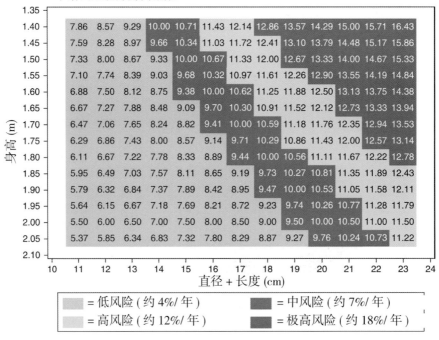

经许可引自：Wu，et al. J Thorac Cardiovasc Surg，2019，74:1883－1894.

♡ 附录 20　胸腔穿刺术

1. 积液量应通过胸部 X 线来确定，并通过叩诊进行确认。备皮、铺巾后，用 1% 利多卡因做皮肤局部浸润麻醉。用 22G 的针在肋骨上缘进针，进行骨膜麻醉。然后将针头穿过肋间隙到达胸膜腔。

2. 到达胸膜腔后，应能抽出积液以确认积液的位置。然后用更大的"套管针"穿刺入胸膜腔，将塑料套管送入胸膜腔并将金属针头退出，以防止肺在扩张时紧贴壁胸膜造成肺损伤。然后将积液吸入收集瓶中。

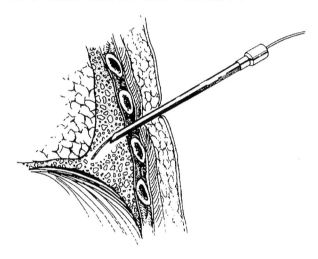

♡ 附录 21　胸腔闭式引流

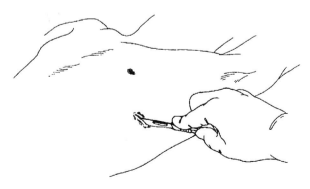

1. 切皮。用 1% 利多卡因做局部浸润麻醉，在腋中线第 5 或第 6 肋间出现皮丘。将针头插入肋骨上缘做骨膜麻醉。抽出积液以确定积液位置。然后做 1cm 皮肤切口。

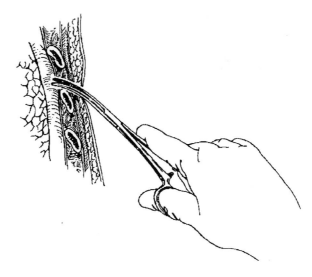

2. 进入胸膜腔。使用 Kelly 钳向下分离并穿过肋间肌，然后穿过壁胸膜，进入胸膜腔。仅当存在分隔时才使用手指进行分离。

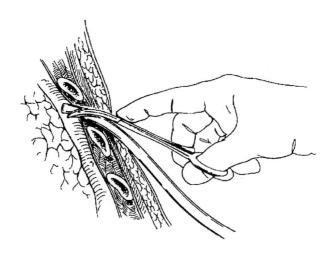

3. 放置胸管。插入胸管，当引流空气时则朝上摆放，引流液体时则朝下摆放。如果要引流液体，插入时应予以夹闭。然后用 2–0 丝线缝合固定胸管。永远不要使用套管针穿透胸膜。